Dr FRANCIS HECKEL

GRANDES ET PETITES OBÉSITÉS

CURE RADICALE

MASSON ET Cie, ÉDITEURS
LIBRAIRES DE L'ACADÉMIE DE MÉDECINE
120, BOULEVARD SAINT-GERMAIN, PARIS

OBÉSITÉS

D' FRANCIS HECKEL

GRANDES ET PETITES

OBÉSITÉS

CURE RADICALE

Aux gras surnourris : l'inertie, l'asthénie, la vie courte.
Aux musculeux sobres : l'action, la force, la durée.

F. HECKEL.

AVEC 70 FIGURES FORMANT 12 PLANCHES

PRÉFACE DE M. HUCHARD

DE L'ACADÉMIE DE MÉDECINE

PARIS

MASSON ET Cⁱᵉ, ÉDITEURS

LIBRAIRES DE L'ACADÉMIE DE MÉDECINE

120, BOULEVARD SAINT-GERMAIN

1911

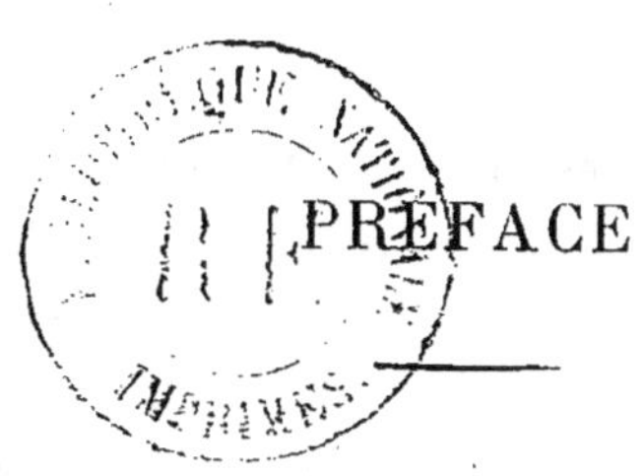

PRÉFACE

Voici un beau livre : bien pensé et bien écrit. C'est un gros ouvrage, mais qui renferme une des grandes questions de la médecine, et que l'auteur a traitée comme telle avec une envergure et une hauteur de vues qui laissent au lecteur un agréable étonnement.

Il ne s'agit pas ici d'une simple mise au point, et, comme M. Heckel s'en excuse dans son avant-propos, pas davantage d'une fiche bibliographique. Certes, les conclusions des travaux récents sont complètement exposées ici et la documentation transparaît à chaque page, mais surtout la part de l'auteur, sa contribution personnelle à l'étude de ce problème clinique font la valeur intrinsèque de ce travail considérable.

Il est difficile de résumer ces vues particulières, et les sortir du cadre où elles sont placées risque de les affaiblir en coupant le lien qui les unit. C'est d'abord la conception des obésités-syndromes qui s'impose à l'esprit aussitôt qu'elle est exposée ; elle entraîne après elle une étude d'étiologie complète et des considérations pathogéniques remarquables. La série des onze chapitres se déroule donc suivant un plan judicieux et essentiellement clinique et physiologique.

L'auteur s'attache à montrer qu'en dehors de la graisse « de constitution » il n'y a pas d'engraissement normal, et que « l'état gras » est l'expression d'une auto-intoxication latente, d'où la nécessité de combattre les préjugés sur l'utilité des réserves graisseuses; de là aussi une clinique délicate et subtile des « petites obésités », les plus fréquentes, les plus intéressantes pour le praticien et aussi riches en accidents imprévus et redoutables que les « grandes obésités ».

L'étude du trouble fonctionnel, en général, sert de fil conducteur à la Pathogénie qui est le chapitre le meilleur au point de vue scientifique; il reste clair malgré les difficultés des problèmes abordés, grâce à la simplicité du style et à une ordonnance parfaite que synthétise une classification complète et lucide. M. Heckel reconnaît deux grandes classes d'obésités : les nerveuses et les vasculaires. Dans celles-ci, il faut retenir le rôle des variations de la tension artérielle et veineuse, et de l'hypertension portale où l'auteur a bien voulu accorder une grande place à des travaux, très intéressants au point de vue clinique et thérapeutique, qui ont vu le jour, il y a longtemps déjà, à l'hôpital Bichat, avec l'aide de mon collaborateur et ami M. A. Weber.

Le traitement, très détaillé, donne toutes les indications de la pratique; exposé avec la préoccupation d'être utile au praticien, ce chapitre remplit le but et ne laisse aucun point dans l'ombre. Il n'est pas de situations, de combinaisons cliniques qui n'y trouvent leurs indications minutieusement décrites, et où l'auteur montre une autorité et une compétence évidentes.

Il m'est particulièrement agréable de dire que cet ouvrage, né en France, est non seulement le plus complet, le plus considérable qui ait jamais été produit sur la question, mais encore le plus personnel. Par sa grande clarté, ses assises physiologiques et cliniques, ses déductions thérapeutiques, il réalise les plus belles qualités d'un livre médical et aussi les plus françaises : l'auteur s'y révèle comme un clinicien et un pathologiste consommés. La partie clinique intéresse constamment à cause de son allure essentiellement moderne. Imprégné des recherches les plus récentes en clinique et en physiologie, on peut dire que ce livre est fait de médecine « d'avant-garde », de pathologie de « demain ». Les chapitres sur la pathologie fonctionnelle, digestive, nerveuse, rénale, hépatique, cardio-vasculaire, sont une revue, un défilé de toutes les acquisitions importantes de ces dix dernières années. La clinique qui s'en dégage reste toujours, malgré cela, d'une application facile, parce que l'œuvre émane de la pratique, plus encore, de la clientèle de ville. L'opposition que l'auteur fait parfois entre la médecine d'hôpital et celle du cabinet médical y apparaît en effet nettement. Le diagnostic précoce, l'interprétation des moindres symptômes permettent de dépister le trouble fonctionnel, de le corriger sans laisser le patient évoluer vers les stades définitifs.

La partie philosophique est représentée par l'attachante étude des fonctions « morphostatiques », des rapports de la « forme et de la santé » et de l'athlète, homme morphologiquement normal, opposé à l'homme moyen. Ces conceptions permettent à l'auteur d'exposer des éléments d' « Extérieur » qui nous font entrer de plain-pied dans la pathologie comparée. Le Traitement s'inspire de cette synthèse, dont la méthode myothérapique et morphogénétique est une suite naturelle : elle explique le développement du chapitre « Modifications morphologiques » où sont exposées les idées modernes sur l'asthénie, l'auto-intoxication et l'équilibre statique des viscères. Du reste l'auteur n'est pas exclusif, et nous montre, avec une loyauté et une bienveillance qu'il faut louer, toutes les autres conceptions qui peuvent aussi contribuer à éclairer le problème pathogénique dont il souligne les difficultés.

M. Heckel ne s'est pas contenté de décrire les obésités et de nous les expliquer : il a voulu les situer dans le domaine pathologique, nous les faire voir, pour ainsi dire, au stéréoscope, avec tous leurs reliefs. Il y a parfaitement réussi en nous montrant leurs analogies ou leurs contacts avec les autres cycles pathologiques, et notamment les troubles glycogéniques. Les rapports des glycosuries et des obésités, modifications fonctionnelles communes du cycle métabolique du carbone, sont expliqués, malgré les difficultés, d'une façon séduisante, car leur démonstration s'appuie à la fois sur la physiologie et la clinique.

Le praticien retirera de ces considérations cette notion pratique que l' « état gras », l'embonpoint, les ébauches d'obésités sont des signes de la plus grande importance, parce que faciles à constater en clinique par le *simple examen*. Ils ont cependant autant de valeur pronostique et diagnostique qu'une albumi- nurie, qu'une glycosurie et ne nécessitent ni examen chimique, ni laboratoire. En cela. M. Heckel s'est montré essentiellement pragmatique, et il a enrichi la séméiologie et la clinique quoti- dienne de l'étude minutieuse d'un symptôme *accessible à la vue :* l'état d'adiposité qui, si léger qu'il soit, est pathologique au- dessus d'un certain taux faible, qu'il établit.

L'adiposité doit donc être analysée et interprétée avec soin ; car, dit l'auteur, « de même qu'il n'y a pas de petite albuminurie ou de petite glycosurie physiologiques, de même il n'existe pas de petite obésité normale ». Les chapitres Diagnostic et Pronostic, et celui de l'Évolution nous apprennent tout ce que le praticien peut soupçonner devant l'engraissement, depuis l'auto-intoxica- tion digestive légère jusqu'aux artério-scléroses, aux urémies, aux cachexies.

Enfin, en cours de route, des aperçus intéressants, les uns scientifiques : tels que l'insuffisance de la théorie des calories, l'action toxique de la suralimentation opposée à son action éner- gétique, le mécanisme toxique de l'adipose cellulaire dans les rétentions liquides interstitielles, ou pratiques, tel l'exposé des difficultés de clientèle au cours du traitement; d'autres philo- sophiques, tels les rapports des obésités et de la sociologie, la mentalité de l'obèse, l'histoire de la petite obésité de Napoléon, l'obésité chez les médecins, rendent la lecture agréable et reposent de la partie purement technique. Le style, très attachant, par sa fluidité et son naturel, parfois concis et dense dans les parties ardues, entraîne le lecteur et l'empêche d'être débordé par la multiplicité des détails ou lassé par la succession des aspects innombrables de la question.

Contrairement à l'adage « *De minimis non curat prætor* » M. Heckel s'est complu à la dissection attentive des états cliniques et des variétés; cependant il a su conserver, grâce à son esprit de synthèse, le fil conducteur des idées générales.

La physiologie, la pathologie comparée, la sociologie, l'esthéti- que sont le canevas où les fils menus de la clinique pratique s'entrecroisent sans égarer ni fatiguer l'attention. Enfin, l'iconographie, les beaux clichés que mes collègues P. Richer et Launois ont obligeamment mis à la disposition de l'auteur, ses photographies originales qui vivifient les observations semées dans le texte concourent au but qui a été sa préoccupation constante : faire lire en entier un gros ouvrage sur une question dont il a su montrer l'intérêt considérable en pratique et au point de vue de la pathologie générale.

Aussi, il n'est pas de médecin qui ne retire de grands avantages de cette lecture : mise au point de nombreuses questions d'actualité en pathologie, connaissances pratiques pour le traitement d'états morbides d'une grande fréquence aujourd'hui, guérison facile de troubles rencontrés constamment dans la pratique par des méthodes physicothérapiques et diététiques simples, et du reste actuellement en pleine évolution, description du mécanisme de ces troubles par une étude de pathologie et de pathogénie générales qui est une clef pour toutes les maladies de la nutrition, tel est le bilan de ce travail qui mérite tous les éloges et le succès que je souhaite à l'auteur.

Celui-ci m'apparaît incontestablement comme « l'homme de la question », parce qu'il l'a vécue, qu'il a souffert du trouble qu'il décrit et qu'il a pratiqué lui-même la thérapeutique qu'il recommande. Il est donc bien : « *The right man in the right... question.* »

HUCHARD.

Paris, 1910.

AVANT-PROPOS

Ce livre n'est ni une compilation ni une fiche bibliographique. Dire qu'il est l'expression d'idées nouvelles parce que personnelles, ne serait que prétention. Ses origines sont de toute banalité.

Désireux de me débarrasser d'une obésité progressive, j'ai pu me rendre compte des sérieuses difficultés que présente une cure de ce genre. J'ai cru m'apercevoir aussi que tout ce qu'il est bon de savoir et de faire en cette matière n'est pas enfermé dans le dogme classique. Le succès thérapeutique que j'ai obtenu sur moi-même a engagé des confrères. des parents, des amis, des clients de mon entourage, et atteints du même trouble, à me demander conseil. Par là, j'ai pu corriger l'équation d'erreur personnelle, inévitable dans toute auto-observation, et aussi, en quelques années, me faire une expérience dont pourront bénéficier, j'espère, patients et médecins.

Il est de toute évidence — l'intérêt que je portais à mon principal malade en est garant — que rien de ce qui a été écrit sur ce syndrome n'a échappé à mes lectures. Aussi n'est-ce point le désir de restreindre ma tâche qui m'a empêché de donner à cet ouvrage le caractère médiéval que notre routine réclame encore de toute production technique. Ce n'est pas davantage le mépris ou l'indifférence vis-à-vis des travaux d'autres médecins; mais il y avait, m'a-t-il semblé, tellement à dire déjà, au point de vue pratique, que si j'avais encore voulu être complet au

point de vue historique et discussion des textes établis, je risquais
fort, au prix d'un travail ingrat, de submerger mon idée directrice qui peut s'exprimer ainsi :

« Étant donné un obèse désireux de guérir, quelles méthodes
son médecin doit-il employer pour le mener, avec certitude, vers
un succès définitif, c'est-à-dire le débarrasser, avec sa surcharge
graisseuse, des causes si variées qui sont à l'origine de ce syndrome? »

D^r Fr. HECKEL.

Paris, 1910.

GRANDES ET PETITES OBÉSITÉS

LEUR CURE RADICALE

I

DÉFINITION DES TERMES : OBÈSE ET OBÉSITÉS

D'après la tradition, l'obésité est un état pathologique dû à l'accumulation excessive de la graisse dans les tissus de l'organisme. et surtout dans le tissu conjonctif. Mais la graisse étant un élément indispensable à notre constitution, les définitions courantes de l'obésité sont incomplètes parce qu'elles n'en déterminent pas la quantité normale et ne visent que l'état de la maladie confirmée, celui où le malade est devenu presque un infirme.

Or, de même qu'on ne restreint pas le domaine de l'albuminurie ou de la glycosurie à celles-là seules dont le taux urinaire est élevé, de même les petites obésités ne peuvent pas être négligées et doivent entrer en ligne de compte dans l'exposé des caractéristiques du syndrome. Nous verrons du reste que le pronostic n'est pas directement lié à l'importance de la quantité de graisse et qu'il y a de petites surcharges graves et de grosses obésités qui restent longtemps bénignes. L'adiposité n'est donc pas toute l'obésité.

Aussi n'est-il pas possible d'accepter les termes utilisés dans les dictionnaires ou les traités pour spécifier l'obésité dans laquelle on ne veut voir que la grosse surcharge graisseuse, que l'augmentation considérable du corps humain en poids et en volume.

Nous constaterons, dans la suite de cette étude, qu'entre l'état physiologique exprimé par le rapport normal de la graisse contenue dans l'organisme et l'état pathologique complet décelé par le rapport anormal qui constitue l'obésité franche, il existe une suite d'états intermédiaires qui montrent la série des étapes morbides.

C'est pourquoi, cliniquement, avant d'être franchement obèse, le candidat à la polysarcie est d'abord simplement gras, puis en état d'embonpoint; l'obésité légère s'établit alors, et enfin l'obésité confirmée termine l'évolution.

Importance des troubles associés. — Au symptôme principal de l'obésité, c'est-à-dire à la surcharge graisseuse, s'ajoutent des symptômes associés dont l'apparition suit aussi une gradation progressive.

L'œdème, les troubles cardiaques ou pulmonaires d'une albuminurie, comme la polydypsie, la polyphagie, la polyurie, l'asthénie dans le diabète suivent une évolution souvent, sinon toujours, proportionnée et parallèle au symptôme urinaire principal. Ainsi, les troubles digestifs, respiratoires, circulatoires, nerveux, urinaires qui vont avec la surcharge graisseuse lui sont très intimement liés, à titre de cause ou d'effet, et doivent entrer en ligne de compte au moment de la définition du syndrome : obésité.

Pour être complète, celle-ci doit donc s'inspirer, au point de vue descriptif, de tout le système symptomatique qui gravite autour de la surcharge graisseuse.

« L'obésité ne paraît jamais seule, jamais isolée, elle évolue toujours au centre d'un cortège de symptômes plus ou moins graves, plus ou moins nombreux (Leven[1]). » C'est la même idée qu'on retrouve chez Bouchard[2] : « L'obésité, dit-il, est une maladie accompagnée ». De ce que l'adiposité est le plus apparent des symptômes, rien ne prouve qu'il soit primordial ou principal. C'est cependant lui qui est considéré comme critérium du diagnostic.

Inversement, la surcharge graisseuse peut être des plus légères, à peine ébauchée, et des troubles accessoires occuper toute la scène clinique : l'obésité n'en existe pas moins, véritable obésité décapitée. L'évolution ultérieure nous le montrera bien, du reste, car il est rare que l'adiposité ne vienne pas, surgissant à son heure, indiquer le véritable sens de cette symptomatologie associée, seule préoccupation du malade et du médecin. Ne sommes-nous pas habitués à ces anomalies cliniques : une petite albuminurie, une faible glycosurie évoluant sournoisement, ne peuvent-elles pas conditionner l'urémie convulsive ou le coma acétonémique; et bien que, d'habitude, ces symptômes

---

1. Leven, *L'Obésité*, Baillière, 1901.
2. Bouchard, Troubles préalables de la Nutrition, *Path. générale*, t. III, 330, Masson, 1900.

urinaires soient plus notoires, ne savons-nous pas cependant les rattacher, avec la convulsion ou le coma, au brightisme et au diabète dont
ils sont l'expression? Le syndrome de Basedow nécessite-t-il la présence immédiate du goitre, et ne voyons-nous pas la tachycardie,
l'exophtalmie, le tremblement, la précéder pendant des mois et des
années?

Notion de l'évolution progressive. — Cette manière de concevoir l'obésité nous approche de la vérité infiniment plus que celle qui
consiste à saisir, dans l'évolution fonctionnelle étendue de la physiologie à la pathologie, un moment très éloigné du début où l'on fixe
une seule des phases évolutives : la dernière.

Cette image figée, tardivement isolée, correspond à la description
dogmatique de l'obésité de nos livres qui est une maladie très proche
de son terme ultime.

Une évolution pathologique ne peut pas être décrite ainsi. On doit
en déterminer la courbe totale et la considérer dans son ensemble,
sous peine de n'en pouvoir saisir convenablement les causes et les
relations, avec d'autres cycles pathologiques voisins qui prennent fatalement contact avec elle à certains moments.

Les obésités sont cliniquement des états morbides essentiellement
progressifs qui s'atténuent rarement d'eux-mêmes. Aussi peut-on
affirmer que les gras tendent vers l'obésité, les obèses vers la polysarcie, les polysarciques vers la monstruosité.

Les obésités sont des syndromes. — Sous le nom d'obésités, nous
allons donc suivre une série de réactions économiques d'abord fonctionnelles et plus tard organiques, produites par des causes nombreuses et très diverses. Comme nous constaterons dès le début *l'absence de spécificité causale*, la notion du syndrome et non de la
maladie s'imposera aussitôt.

Nous étudierons dans ces syndromes non seulement les cas typiques
et pleinement évolués, correspondant à l'obésité traditionnelle, mais
encore toutes les phases précédentes de cet état complet, c'est-à-dire
toutes les variétés d'obésités fonctionnelles légères, d'apparence atténuée, précédant cet aboutissant tardif qu'on pourrait appeler l'obésité-
maladie.

A un moment donné, en effet, toutes les petites obésités frustes,
quelle qu'ait été la cause de leur mise en évolution, peuvent aboutir à
un ensemble symptomatique très fortement indiqué par une surcharge
abondante, et des symptômes accessoires éclatants.

Ainsi, se dégageant d'un point originel qui représente schématique-
ment l'état physiologique, une gradation progressivement croissante
des troubles fonctionnels s'établit, qui trace des chemins pathologiques

divers, aboutissant tous à un carrefour commun : l'obésité confirmée.

Avantages didactiques et cliniques de cette conception. — La pathologie générale, en nous apprenant comment on va du trouble fonctionnel à la lésion, nous montre le bien-fondé de cette façon de voir au point de vue théorique, comme la clinique, en nous dessinant des esquisses symptomatiques de plus en plus précises, nous montre sa véracité au point de vue pratique.

Ainsi comprises, les obésités sont des syndromes englobant l'ensemble des troubles fonctionnels qui vont de l'état physiologique à la surcharge graisseuse abondante, et au point de vue clinique elles sont les groupements des différents types symptomatiques qui se succèdent depuis l'état normal jusqu'à l'obésité-maladie, aboutissant univoque de nombreuses formes cliniques dont les étapes répondent successivement à l'*engraissement*, l'*embonpoint*, l'*infiltration localisée*, puis *généralisée*, l'obésité-symptôme, l'obésité-syndrome, l'obésité-maladie.

De cette façon rentrent dans ce cadre élargi non seulement les grosses obésités, mais aussi les petites ; non seulement la polysarcie, mais aussi l'engraissement et l'embonpoint qui ne sont plus déjà l'état physiologique et marquent les premières phases de l'évolution progressive pathologique.

Les accumulations graisseuses *bénignes* et les *malignes*, celles qui sont généralisées à tout le tégument et aux viscères, comme celles qui, localisées, constituent les *maniements* et les *lipomatoses*, seront ainsi étudiées pendant la jeunesse, l'âge adulte et l'âge mûr ; car l'évolution d'un état pathologique se poursuit lentement à travers les périodes de la vie, suivant une progression que rien n'arrête en dehors de l'action médicatrice précoce. La loi de l'unité morbide est le lien qui unit les différentes étapes de cette évolution chez le même individu.

L'étude des obésités conçues dans cet esprit est un chapitre de la pathologie fonctionnelle du métabolisme des graisses.

Avantages thérapeutiques. — Une pareille conception est d'un grand intérêt, car elle permet une action thérapeutique d'autant plus efficace, qu'elle est précoce. Le médecin qui surprend le trouble fonctionnel à ses premières phases peut l'enrayer avant qu'il soit fortement imprimé dans l'organisme et qu'il soit devenu, en quelque sorte, un nouveau mode physiologique sur lequel se greffera toute une vie cellulaire déformée.

Enfin, cette vision d'ensemble lui indique mieux les bases d'un traitement rationnel, parce que l'étude des « circumfusa » permet de tenir compte davantage des éléments pathogéniques accessoires ; elle nous pousse à dépister le trouble à ses débuts et, par suite, facilite le diagnostic précoce des obésités.

Or, c'est là un avantage de premier ordre : que le médecin puisse soupçonner l'obésité à la vue d'un état d'engraissement léger accompagné de certains troubles fonctionnels, dont l'association avec cette accumulation graisseuse est justement un critérium diagnostique et, par cela même, c'est la guérison rapide assurée. Qu'au contraire, on attende quelques années encore la pleine obésité des classiques, l'infirmité polysarcique du public, déjà surgissent les complications organiques graves et les intrications avec les cycles fonctionnels ou organopathiques voisins ; ce n'est plus seulement l'obésité, c'est le diabète, son compagnon fidèle, c'est la lithiase, la goutte, le mal de Bright, l'artério-sclérose ; c'est le déchaînement des fléaux évolutifs de l'arthritisme.

En réalité, on ne naît pas obèse ; mais plutôt candidat à l'obésité. On le devient en utilisant des prédispositions et des débilités héréditaires, à la faveur de circonstances occasionnelles ou d'erreurs quotidiennement répétées.

Un obèse n'a pas pesé 120 kilogrammes du jour au lendemain. Définir son obésité à ce moment seulement, c'est vouloir raconter un long voyage en décrivant le quai d'arrivée au point terminus. On peut y aboutir par bien des chemins. Et c'est l'étude de la route qui est intéressante pour le médecin praticien :

C'est pourquoi, quand le lecteur rencontrera, dans la suite de cette étude, les termes : obèse et obésité, il ne doit pas avoir toujours la seule vision de l'infirme énorme et déformé que le public et même les médecins désignent ainsi. Mais il doit classer aussi parmi les petits obèses ceux qui sont seulement gras ou « en bon point », véritables candidats à l'obésité confirmée, qui n'en ont pas encore tous les signes et doivent cependant se soigner de bonne heure pour éviter des complications qui peuvent surgir, même avant l'apparition de leur période d'état.

Après cet exposé on peut donner des obésités la définition suivante :

« Les obésités sont des syndromes à extension progressive, dus aux altérations des fonctions adipo-régulatrices du système nerveux, produites par des intoxications endogènes ou exogènes, et caractérisés :

« 1° Par la surcharge et parfois la dégénérescence graisseuses des tissus ;

« 2° Par un ensemble de troubles fonctionnels : musculaires, nerveux, digestifs, rénaux et cardio-vasculaires. »

II

ERREURS ET PRÉJUGÉS
AU SUJET DE L'OBÉSITÉ

L'obésité est un état pathologique des plus fréquents. Aussi peut-on croire que des recherches nouvelles sur cette question seront bienvenues et du monde médical et du public. Il devrait en être ainsi, car l'obésité est toujours et a toujours été, à toutes les époques, une question d'actualité, par le nombre considérable de personnes qui en sont atteintes.

Cependant il est remarquahle que c'est surtout pour les autres qu'on s'y intéresse, personne ne voulant accepter d'être obèse. Il y a là, non seulement un étrange sentiment de vanité, ou une preuve d'ignorance, mais peut-être aussi la marque d'une difficulté qui est de fixer les limites de ce trouble de la santé : à partir de quel moment peut-on prononcer le mot, et quelle est la réserve de graisse qui peut être considérée comme normale dans la race humaine?

Dès le début même de cette étude, il faut fixer cet élément de départ.

L'homme normal n'engraisse pas avec l'âge. — On croit volontiers que, normalement, l'homme porte plus de graisse à mesure qu'il avance en âge. Il est certain que c'est un fait indiscutable *en apparence*. On rencontre peu d'adolescents gras et, vers la trentaine, il semble bien que beaucoup de personnes suivent une évolution sinon normale, du moins fréquente en prenant du poids et du volume, dû non pas au développement musculaire, mais seulement à l'invasion graisseuse.

Il faut, en effet, mettre de côté l'agrandissement du thorax, et le développement des muscles qui se produisent seulement chez les adultes qui mènent une vie physique suffisante. Ces phénomènes dans ces conditions spéciales peuvent exister jusqu'à la vieillesse, ainsi que l'expérience me l'a montré. Mais les adultes qui prennent du corps en dehors de ces conditions d'exercice musculaire font simplement de la pléthore et de l'obésité, quelle que soit leur prétention contraire.

Si nous regardons autour de nous, nous sommes surpris par le grand nombre d'adultes, hommes ou femmes, qui ont au moins de l'embonpoint. Dans l'esprit du public, et du reste aussi dans l'esprit de quelques médecins, exceptionnels, je dois le dire, cela passe pour être de bon augure. On dit trivialement : « que l'on renforce », « que l'on gagne », « qu'on se développe ». Toutes ces expressions courantes et peu grammaticales ne sont, en réalité, que des cache-misère, car on commence simplement à être malade, et il s'agit là, comme nous le verrons par la suite, d'un trouble fonctionnel qui apparaît entre vingt-cinq et trente ans chez la moyenne des civilisés, pour des raisons qui n'échappent pas à l'analyse.

A titre plus exceptionnel, on le voit apparaître dans l'adolescence et même dans l'enfance. Et à Paris. où l'obésité fruste est d'une fréquence telle qu'elle touche peut-être 50 p. 100 de la population totale, alors que le taux peut monter jusqu'à 60 p. 100 dans les classes riches, il est ordinaire de rencontrer, dans les promenades, des enfants de sept à quinze ans qui portent déjà des signes de la surcharge graisseuse : joues pleines et hanches disproportionnées. Il faut voir l'ignorante fierté des parents qui vous présentent ces enfants pour saisir combien les notions fausses dont je parle sont profondément ancrées dans la masse.

En général, pour qu'on accepte l'idée de maladie, il faut que l'obésité ait atteint des proportions énormes. En somme, pour le public, elle est liée directement à une question de grande masse du corps. Ce n'est guère qu'à partir ou autour de 100 kilogrammes, que personne ne songe plus à contester le diagnostic du médecin. A ce sujet, que de fois j'ai entendu discuter des hommes pesant de 90 à 95 kilogrammes, ou des femmes au-dessus de 75 kilogrammes, qui, sous le prétexte qu'ils atteignaient une taille supérieure à la moyenne, ne voulaient pas se croire obèses.

Il y a dans le monde, à ce sujet, une confusion constante entre la bonne santé, la force, le volume du corps, le poids, le faciès, qu'on appelle vulgairement « la mine », la coloration de la peau, la largeur apparente des épaules, les muscles, la chair, la graisse, la bouffissure, le poids des os, une série de causes d'erreurs et de discussions que nous allons analyser, parce que le médecin se heurtera souvent à elles dans sa pratique.

Erreurs sur le poids des parties constituantes. — A l'état normal, le poids net d'un homme moyen oscille, en France, entre 60 et 70 kilogrammes, de vingt à trente ans. Au même âge, le poids moyen de la femme est de 50 à 56 kilogrammes au maximum (dévêtue). Or, de quoi est composé le corps humain à ce moment, et quel est le poids réciproque des différents tissus qui le composent?

Poids des muscles. — Pour l'homme, le poids important est constitué par l'appareil musculaire. On peut l'estimer, chez une personne qui n'a pas une vigueur supérieure à la moyenne, comme valant 40 p. 100 du poids total.

Richet admet qu'il représente la moitié du poids total, plus exactement 47,8 p. 100. Chez la femme, moins musculeuse, ce rapport est plus petit.

Poids du squelette. — Le poids du squelette est de beaucoup inférieur à ce qu'on imagine, et entre l'ossature d'un homme très vigoureux et de grande taille et celle d'un homme moyen, il n'y a pas une différence de poids excédant 1 kilogramme. Des raisons d'ordre anatomique expliquent ce fait. Les os sont creux et leur augmentation de volume est très loin d'être suivie d'une augmentation proportionnelle du poids.

Quoi qu'il en soit, le poids du squelette total d'un homme vigoureux est de 6 kilogrammes pour une taille de 1 m. 70 (Sappey). Celui d'une femme de 1 m. 56 est de 5 kilogrammes. S'il s'agit de sujets plus grêles, on trouve pour l'homme 5 kgr. 500 et pour la femme 4 kgr. 600. Le squelette d'une main avec le carpe, qui est une des parties les plus osseuses du corps, pèse de 50 à 60 grammes. L'ensemble des os du pied et de la jambe pèse 300 grammes. J'ai préparé les squelettes d'un couple de forains morts dans un accident. Celui de l'homme athlète, tout muscles (74 kilogrammes, 1 m. 76), pesait 6 kgr. 700; celui de sa femme, obèse de 72 kilogrammes (1 m. 56), pesait 5 kgr. 200.

Voici donc qui réduit à néant un point très important de discussion pour les obèses vis-à-vis de leur médecin : c'est celui du poids de leur ossature qu'ils invoquent toujours pour expliquer leur obésité et, à ce sujet, leur objection est traditionnelle : « J'ai de gros os, ne manquent-ils pas de vous dire, j'ai donc le droit de peser lourd ».

Il est utile de leur faire observer que le poids de leur ossature n'a pas varié depuis leur vingt-cinquième année, où l'ossification est terminée, et que cependant leur augmentation de poids est constamment progressive depuis.

Poids des organes. — Le poids des viscères doit être considéré ensuite. Il représente aussi un appoint très important. Voici la liste des poids moyens des principaux viscères et organes pleins pour un adulte d'une taille moyenne.

Muscles.	31 kgr. (47,8 p. 100 d'après Richet.)	Reins.	300 g. (150 chaque).
Os secs.	6 kilogrammes.	Rate	200 grammes.
Cerveau	1 130 grammes.	Matrice.	50 —
Cervelet	140 —	Ovaires.	14 g. (7 chaque).
Isthme et bulbe.	26 —	Mamelles . . .	200 chaque (jeune fille), à 600 (nourrice).
Moelle	27 —	Testicules . . .	40 g. (20 chaque).
Foie	1 500 g. + 400 de sang.	Prostate	20 grammes.
Cœur.	275 grammes.	Thyroïde. . . .	30 —
Poumons. . . .	1 000 g. (600 pour le droit).	Œil	7 — chaque.

Le cœur augmente de poids par la surcharge graisseuse ou par l'hypertrophie musculaire ; le poumon s'infiltre très difficilement de graisse, et si, à l'autopsie des obèses, on constate dans la cavité thoracique des paquets adipeux, ils sont placés, en général, dans la zone interpulmonaire du médiastin ou le long des côtes.

Pour les organes contenus dans l'abdomen, il n'y a guère (à part l'épiploon et le mésentère) que le foie qui soit susceptible de subir une augmentation importante de poids due à l'accumulation de la graisse et à celle du glycogène. Mais cependant, à moins d'état pathologique très grave et d'hypertrophie démesurée, ces variations du poids ne dépassent jamais de 200 à 300 grammes : la graisse normale du foie est de 2,5 p. 100, soit 35 à 40 grammes ; elle peut atteindre 13 p. 100, soit 195 à 200 grammes.

Le poids du sang contenu dans l'appareil circulatoire oscille entre 5 et 7 kilogrammes pour un poids de 66 kilogrammes et une taille de 1 m. 70. Il représente à peu près 1/13e du poids du corps (non obèse) ; il est par conséquent moindre chez la femme.

Il reste encore à apprécier le poids de quelques autres humeurs contenues en quantité variable, telles que la lymphe (1/4 du poids corporel ; Hédon), l'eau interstitielle située dans le tissu cellulaire et dans tous les organes en général, mais dont l'ensemble se chiffre à peine par 2 ou par 3 kilogrammes à l'état normal. Enfin il faut y ajouter les poids importants de la peau, des productions pilaires, des organes creux : tube digestif, vessie ; des conduits circulatoires : artères et veines, des troncs et filets nerveux, du tissu conjonctif, des articulations, etc.

Poids de la graisse chez l'homme normal. — On voit donc que la totalité de ces poids ne laisserait pour le tissu graisseux qu'une possibilité d'occuper quelques kilogrammes. Si l'on se reporte aux poids moyens de graisse qui ont été fixés par les études du professeur

Bouchard, on constate qu'il a trouvé, pour un homme moyen de 70 kilogrammes, une quantité de graisse oscillant entre 8 et 9 kilogrammes. Ce sont là des chiffres obtenus par statistique en examinant des moyennes d'hommes, ce qui ne signifie aucunement que cela représente l'état normal. Lorsqu'on considère des races moins civilisées et plus près de la nature : les populations arabes dans notre Algérie et dans notre Tunisie, les populations indigènes de l'Indo-Chine par exemple, ou celles qui sont encore franchement à l'état sauvage, on peut se rendre aisément compte qu'un homme de 70 kilogrammes ne porte, à l'examen visuel, guère plus de 4 à 5 kilogrammes de graisse, qui sont placés notamment dans le tissu cellulaire sous-cutané, c'est-à-dire dans l'épaisseur de la peau, et quelque peu autour du rein et de l'intestin.

Il résulte des recherches de Maurel que le poids normal de graisse contenue par kilogramme du poids du corps est de 50 grammes. Ce chiffre me paraît acceptable et constitue un minimum. C'est la graisse de réserve indispensable, de constitution. Il donne en effet à l'homme de 70 kilogrammes, 3 kgr. 500 de graisse. D'après Charles Richet, l'ensemble des muscles volontaires du corps représentant 48 p. 100 du poids total, le même homme aurait 33 kgr. 600 de tissu musculaire.

Chez les animaux. — Du reste, il est tout aussi intéressant de voir à ce sujet de quelle façon les animaux se comportent. Nous ne pouvons guère établir de comparaison en étudiant les animaux domestiques. Ils se trouvent très souvent à l'état de surcharge graisseuse, soit par une activité réduite de leurs fonctions musculaires, soit par les nécessités d'engraissement pour la vente, soit encore qu'ils soient atteints de troubles morbides produits par l'insuffisance de l'aération, la sédentarité, l'alimentation relativement trop abondante.

Mais, au contraire, si l'on étudie la situation anatomique des animaux sauvages, que l'on peut se procurer dans nos pays, à la chasse, ou qui vivent en troupeaux dans certains pays comme l'Amérique du Sud, tels que les chevaux, les buffles, on trouve leurs réserves graisseuses toujours extrêmement faibles. Dans certaines conditions cependant les animaux amassent quelques réserves graisseuses avant l'hiver, mais qui n'excèdent pas 1/10ᵉ ou 1/15ᵉ de leur poids, et disparaissent durant la mauvaise saison. Cette situation de petit engraissement est aussi passagère que celle des chevaux de cavalerie qui sont mis en forme pour supporter les fatigues de manœuvre ou de campagne. Nos officiers recherchent avant le départ pour cette période de fatigue et de mauvaise alimentation un certain état d'embonpoint aussi bien pour les hommes que pour les chevaux, mais à la condition qu'il ne reste pas, n'augmente pas, et ait disparu après les manœuvres.

5 kilogrammes représente une réserve tout à fait normale et satisfaisante pour un homme de poids moyen (67 kilogrammes) en bon état de santé; et toutes les fois, par conséquent, que je vois cette réserve s'élever au-dessus de ce chiffre et surtout tendre à s'élever suivant une progression plus ou moins rapide au cours de quelques mois ou de quelques années, alors, je considère aussi qu'une accumulation anormale de tissu graisseux s'est produite. On peut accepter comme base mathématique de calcul le chiffre indiqué par Maurel [1], qui admet que le corps humain ne doit pas contenir plus de 50 grammes de graisse par kilogramme (graisse de constitution).

Distinction entre l'accumulation graisseuse et l'obésité. — Mais ce qu'il faut bien signaler aussi, — chose tout à fait ignorée du public, — c'est que l'obésité n'est pas constituée uniquement par l'accumulation de graisse. Je montrerai à la Pathogénie qu'il y a autre chose que « la gêne fonctionnelle attribuable à l'hypertrophie de tissu graisseux » et qui constituerait surtout, d'après Richardière et Sicard [2], l'obésité-maladie : c'est que l'obésité est l'expression symptomatique visible d'un trouble des fonctions de la nutrition, c'est-à-dire d'un trouble considérable au point de vue vital. Et c'est là, véritablement, ce que le médecin doit chercher à modifier. Ce n'est pas, en effet, parce qu'il aura fait perdre à un obèse un nombre quelconque de kilogrammes de sa graisse que ce malade pourra être considéré comme guéri. Ce sera simplement un obèse déchargé de sa graisse, ce sera un obèse amaigri, mais ce sera encore un obèse. Et la meilleure preuve, c'est qu'aussitôt revenu à ses habitudes précédentes, aussitôt abandonné le traitement médical classique, la vie nutritive n'ayant pas été modifiée, les mêmes phéno-mènes intimes vont se reproduire, et la graisse s'accumulera de nouveau.

La véritable cure de l'obésité doit être constituée dans l'esprit du médecin moins par la poursuite constante de la fonte graisseuse que par la recherche du retour à l'état normal des fonctions intimes de la nutrition. Tant que ce résultat n'a pas été obtenu, on ne saurait parler de guérison de l'obésité.

Erreur médicale à propos du calcul calori-dynamique. — Dans ces dernières années, la question de l'obésité a été bien souvent abordée par des médecins animés de l'esprit scientifique. Le soin considérable avec lequel ils ont tous cherché à introduire, comme élément d'analyse de leurs travaux, soit des formules mathématiques, soit des moyens d'appréciation tirés de la physique est remarquable. On s'étonnera peut-être de me voir délaisser les mêmes méthodes. Cela n'est dû

1. *Traité de l'alimentation et de la nutrition*, 1908, Doin.
2. Richardière et Sicard, *Nouveau traité de médecine* (Gilbert), Baillière, 1909.

aucunement au mépris pour ces moyens de contrôle scientifique, mais seulement parce que j'ai observé que, dans la pratique de la clientèle et pour les nécessités de la clinique journalière, ils ne fournissent pas les renseignements que l'on pourrait attendre de leur rigueur apparente.

Je fais notamment ici allusion à la question de l'alimentation calculée d'après la thermodynamique. Avec des appareils appropriés, on a cherché, en brûlant tous les corps alimentaires, à mesurer leur valeur calorimétrique, parce qu'on a supposé que les phénomènes intimes de la nutrition tissulaire, du métabolisme, en somme, pouvaient se ramener à des oxydations. Il est évident que c'est là une erreur au point de vue strict. Mais les lois de Berthelot permettent d'accepter, physiquement du moins, que l'on n'a pas à s'occuper dans ces interprétations des transformations intermédiaires de la matière; seuls l'état initial et l'état final sont intéressants à considérer. Or, on a longtemps fait jouer un rôle unique et primordial à la suralimentation dans la constitution de l'obésité. D'où la recherche d'une alimentation calculée exactement par cette méthode, d'apparences précises. Mais il y a loin, quelquefois, de la théorie la mieux établie à la pratique.

Il faut noter tout d'abord que les auteurs n'ont pu se mettre d'accord sur la quantité de calories nécessaires à l'homme par jour et par kilogramme. Les uns en veulent 30 (Lambling), d'autres 40 (Hedon). Une pareille différence est d'abord inacceptable. Mais nous ne savons que très mal, physiologiquement, ce qui se passe entre le moment où un aliment est introduit dans un organisme et le moment où il en sort. Tous les termes de ses transformations nous sont à peu près inconnus, et bien que chimiquement on ait cru pouvoir les déduire de leur état d'entrée et de leur état de sortie, il faudrait pouvoir établir pour chaque individu un bilan nutritif calorimétrique : 1° des aliments; 2° des déchets urinaires; 3° des déchets contenus dans les fèces; 4° des éliminations gazeuses pulmonaires et cutanées. Un pareil travail a été fait rarement, et très probablement, s'il était poursuivi, montrerait que le cycle de l'utilisation des matériaux alimentaires est soumis à des particularités individuelles nombreuses. A côté de la ration stricte utilisée, il y a une ration de luxe, une ration de gaspillage qui semble indispensable à quelques-uns et, en tout cas, paraît nécessaire à la moyenne des hommes pour les albuminoïdes.

Mais la clinique d'un côté, les recherches récentes de Weiss[1], de Rubner[2] (1910) et d'Atwater (contrairement à ses conclusions antérieures) de l'autre, montrent qu'on ne peut interchanger dans l'ali-

---

1. Weiss, *Acad. de médecine*, 1909-1910, et Weiss : La product. de la chal. anim. et les substitut. aliment., d'après les trav. de Rubner (*Revue génér. des Sciences pures*, janv. 1910).
2. Rubner, *Gezetze des Energieverbrauches*, Leipzig, 1902.

mentation les albuminoïdes avec des quantités isodynames de graisse, de sucre, d'alcool, ce que l'on croyait jusqu'à présent. En effet, après bien des controverses, c'est maintenant la théorie isoglycosique de Chauveau qui l'emporte avec l'appui des derniers travaux de Rubner. Il en résulte qu'il n'y a pas d'isodynamie vraie; les aliments ne sont pas équivalents à quantité de chaleur égale dégagée; *on ne peut évaluer une ration en calories*, à l'état normal. A plus forte raison à l'état pathologique et surtout dans les maladies de la nutrition ce procédé n'est qu'un *trompe-l'œil*, car les troubles métaboliques se produisent justement au moment de l'élaboration des aliments. Ainsi se justifie le mot de Monteuis : « *La théorie calorique appliquée à l'alimentation est la fausse monnaie du bilan nutritif* ».

Dans la pratique, cette question de la mesure calorimétrique de l'alimentation n'a pas donné ce qu'on aurait pu en attendre, à cause des variations individuelles considérables dans les fonctions d'assimilation et de désassimilation. Il ne faut pas oublier qu'il n'existe, en réalité, aucun état physiologique absolu; que la *phylophysiologie* ne peut avoir la prétention, en fixant un état normal, que d'avoir étudié en réalité des moyennes; que ces moyennes, si elles permettent au médecin d'approcher de la connaissance de son malade, perdent toute leur valeur dans un cas individuel très précis, l'*ontophysiologie* nous étant presque fermée (Richet)[1]. C'est pourquoi, pour ma part, je n'ai hésité ici ni à abandonner les formules, très intéressantes, au point de vue scientifique, du calcul des segments anthropométriques, et de l'alimentation calorimétrique, ni à me servir d'une méthode qui, pour être apparemment plus grossière et surtout plus simpliste, m'a permis d'obtenir un rendement en résultat curatif à mon avis bien autrement supérieur[2].

Objections au calcul de la ration en calories. — En dehors même des erreurs fondamentales de la théorie des calories, et que j'ai résumées plus haut, l'ensemble des objections qui doivent faire brèche, *cliniquement*, à la méthode de calcul d'une alimentation par la voie calorique peut se résumer en quelques propositions :

1° Beaucoup d'auteurs qui ont fixé les rations normales les ont établies par la voie statistique. On a pensé que l'homme tend à adopter la quantité d'aliments qui lui convient. Rien n'est plus faux. En réalité, la faim est *psychique* et n'indique en rien les besoins de l'organisme. Dans les pays civilisés, ceux qui peuvent *pécuniairement* se nourrir assez, mangent trop, et les pauvres ou le peuple mangent plutôt mal que pas assez, ainsi que Landouzy et Labbé l'ont montré.

2° Ce n'est pas ce qui est mangé qui nourrit, c'est ce qui est assimilé.

1. Ch. Richet, L'humorisme ancien et moderne, *Cong. phys.*, Vienne, 26 sept. 1910, p. 450.
2. Voir Traitement : Alimentation minima pour la constance du poids.

Or, rien n'est variable comme l'assimilation; sur ce point il n'y a pas de moyenne possible, et du reste la capacité d'assimilation n'est pas constante chez le même individu. Que devient alors le calcul calorimétrique : approximatif, il n'a plus de raison d'être.

3° L'étude de la ration alimentaire relève de la médecine et non de la chimie. Elle ne pourra être résolue que par des cliniciens et non par des hommes de laboratoire. Or, c'est le contraire qui s'est produit. Les moyennes alimentaires indiquées dans le livre bien connu de M. A. Gautier, par exemple, sont infiniment trop élevées. Elles contiennent trop d'aliments albuminoïdes. On voit même des auteurs indiquer 300 et 400 grammes de viande par jour pour des adultes (sans compter le reste des albuminoïdes contenus dans les légumes, les œufs, le lait). Une côtelette pesant de 50 à 60 grammes, on voit que 6 à 8 côtelettes sont indiquées de ce fait quotidiennement!

Un confrère qui s'ingéniait à manger théoriquement, suivant un tableau emprunté à un volume classique, souffrant d'accidents de suralimentation, me disait : « Malgré ma bonne volonté, je ne puis arriver à absorber le régime indiqué! » En réalité il faut peu d'aliments pour entretenir la vie avec des dépenses énergétiques importantes, et comme le disent Lapicque et Richet étudiant l'alimentation des Malais, « il n'est pas besoin de bilan nutritif pour démontrer qu'une petite ration leur suffit; il suffit de constater qu'ils vivent, travaillent et se reproduisent. »

De son côté Labbé[1] a montré que la ration d'entretien peut être diminuée beaucoup et que l'organisme s'adapte à une utilisation plus complète d'une ration théoriquement insuffisante et qui faisait d'abord baisser le poids.

4° Le régime alimentaire des armées ne peut pas servir de base d'étude. Au point de vue statistique, il est faussé : 1° par les dépenses musculaires du jeune soldat qui sont anormales par rapport au civil sédentaire; par l'âge du soldat qui n'est pas encore un adulte complètement évolué, et surtout : 2° par ce fait indubitable que, dans la pratique, l'alimentation prévue par le règlement n'est pas en réalité celle qui est distribuée ni comme quantité ni comme qualité.

5° L'application des moyennes d'alimentation calculées d'après des sujets à métabolisme normal, ne peut se faire aux obèses qui sont atteints d'un vice chimique de l'élaboration intime des aliments. La tolérance de la ration est fonction de ce travail intime. On doit établir le régime des obèses en partant de la ration minima qui permet l'équilibre nutritif apparent. Cette ration établie, variable dans chaque cas, et d'une période à une autre, servira de point de départ; mais on ne

1. Labbé, Ration d'entretien, *Journal de médecine de Paris*, 1910, juin.

peut la prévoir à l'avance. Les obésités dites irréductibles sont celles dont le régime a été établi par la voie du bilan en calories. Si la théorie calorique avait été exacte, elle aurait pu, en clinique, servir de moyen de contrôle et non pas de direction.

Erreurs à propos des formes d'engraissement. — Si l'on veut supposer un organisme humain débarrassé préalablement, soit par le jeûne, soit par un entraînement musculaire poussé très loin, des réserves totales de graisse, et qu'on étudie où et de quelle façon se fait d'abord l'accumulation de graisse aussitôt que ces réserves se produisent, on constate qu'il y a plusieurs stades dans la marche de cet engraissement physiologique. Je tire ces observations de l'examen d'un certain nombre de boxeurs à l'entraînement. Si on leur fait cesser leur travail musculaire régulier, on constate une augmentation de poids assez rapide et qui se fait en quelques jours, quatre ou cinq par exemple, pour devenir aussitôt stationnaire. Cette augmentation est telle qu'on voit, par exemple, un homme de 60 kilogrammes monter à 62 ou 63, et se tenir ensuite stationnaire à ce poids, quelles que soient son alimentation et son inactivité, s'il est véritablement sain au point de vue de ses fonctions de nutrition.

Distinction entre l'infiltration liquide et la surcharge. — Or, contrairement à ce qu'on pourrait croire, il ne s'agit pas, dans ce cas, d'une accumulation de graisse. Ce poids est presque entièrement constitué par des réserves d'eau qui se font probablement dans tous les organes, et plus particulièrement dans le tissu cellulaire sous-cutané. En effet, il est très facile de constater que si l'on pince la peau, en ayant soin de la faire glisser sous les muscles sous-jacents, sans saisir sous le doigt les muscles préalablement contractés, son épaisseur a augmenté. Alors, par exemple, que le double pli saisi entre le pouce et l'index avait auparavant cinq millimètres, je suppose, il en a six ou sept à ce moment. Mais il s'agit bien là d'eau et non de graisse, car si on met le patient à l'état de régime sec et qu'on débarrasse entièrement aussi son alimentation des mets très hydratés pour lui faire prendre seulement pendant quelques jours de la viande et des pommes de terre cuites au four, par exemple, on constate une baisse régulière du poids et une déshydratation manifeste. La peau redevient plus mince aussitôt.

Il semblerait donc qu'il n'y a eu à ce moment augmentation de poids et épaississement de la peau que par accumulation de liquide [1]. Cependant si la période d'inactivité se prolonge et si l'alimentation et les boissons sont abondantes, si enfin on y ajoute quelques heures sup-

---

1. A ce propos notons qu'il s'agit ici de liquide aqueux, car une partie de la graisse humaine, l'oléine, se trouve dans un état liquide ou semi-liquide dans les tissus. Elle durcit après la mort.

plémentaires de repos absolu au lit, alors il semble qu'une certaine
quantité de graisse se produit et se fixe. Le poids augmente encore,
l'épaisseur de la peau aussi, notamment dans la région sous-ombilicale
et dans la région lombaire, et enfin le régime sec ne ramène plus le
poids à la normale.

Il faut faire entrer à ce moment en ligne de compte l'augmentation
de poids due à l'accumulation de glycogène alimentaire dans les muscles et dans le foie. Mais cette accumulation est limitée à 250 grammes
pour la masse totale du corps. Et aussitôt qu'on la voit dépasser ce
taux, on peut être convaincu que l'épaississement de la peau dans les
régions indiquées n'est pas dû seulement à l'accumulation d'eau. Une
séance de sudation au bain de vapeur répétée pendant quelques jours
sera, du reste, de nature à contrôler ces observations.

Celles-ci ne sont pas sans intérêt, et, pour ma part, je suis convaincu, comme M. Mathieu, du reste, du rôle considérable de l'infiltration de liquide dans les tissus au sujet de la formation de la graisse.
Tout se passe, en effet, comme si la présence de l'eau était nécessaire,
en abondance, dans ces tissus, pour permettre l'accumulation et peut-
être même la formation locale de la graisse. La rétention interstitielle
(eau, chlorures, substances toxiques) est primordiale dans les obésités.

Adiporégulation. — Mais ces augmentations et ces variations de
poids que nous étudions en ce moment ne tendent jamais, chez un être
normal, à élever ce poids du corps au delà de 2 à 3 kilogrammes. A partir
de ce moment, quelles que soient l'alimentation et la diminution de
dépense en énergie, le poids tend à rester constant par suite d'un mécanisme intime de régulation qui appartient, comme on le sait, au système
nerveux, quand il est bien équilibré. « La quantité d'aliments que
nous ingérons tous les jours n'est pas exactement proportionnelle à nos
besoins. Lorsque nous dépassons notre ration d'entretien, une certaine
partie des aliments absorbés est détruite par une série de dédoublements et d'oxydations. S'il en était autrement un sujet qui dépasserait
tant soit peu sa ration quotidienne d'entretien s'accroîtrait indéfini-
ment. Il y a donc un appareil régulateur qui préside à la destruction
des matières ingérées en excès et qui modère les combustions pendant
les périodes de jeûne pour maintenir l'équilibre de la nutrition. Or
tout appareil régulateur, quel que soit son mode de fonctionnement,
appartient au système nerveux ; c'est donc un appareil nerveux qui
est dérangé chez les obèses. » (Debove[1].)

Cette équilibration, qui est un phénomène de normalité, serait
altérée, elle aussi, à la longue, si les conditions anormales des expé-

1. Debove. *Semaine médicale*, 13 mars 1901.

riences étaient prolongées, car il est bien évident que la nature, en donnant à l'homme près de 50 p. 100 de son poids en appareil loco-moteur, n'a pas désiré qu'il fût inactif, et nous retomberions, en per-sistant dans ces conditions, dans les causes habituelles de l'obésité.

Erreurs sur les formes de localisation. — Pour le vulgaire, on ne peut être obèse sans avoir du ventre. C'est là une grosse erreur, bien qu'à un moment donné l'augmentation de volume de l'abdomen surgisse plus ou moins. On verra dans un autre chapitre que cette accumulation graisseuse se fait suivant certaines régions plutôt que suivant d'autres, et qu'il existe différents **types de localisation** (Paul Richer[1], Clergeau[2]).

Les uns commencent par disséminer leurs réserves de graisse un peu partout, sous toute l'étendue de la peau (*graisse de couverture*), d'autres les placent davantage dans l'épaisseur des muscles (*graisse intra-musculaire, interstitielle, interfasciculaire*), quelques-uns débu-tent par des réserves graisseuses de l'épiploon, du mésentère, des loges rénales et du médiastin (*graisse interstitielle profonde, périviscé-rale et intraviscérale*), d'autres enfin les localisent presque entièrement dans la peau de la région périombilicale, des hanches, des seins, du cou (*maniements*).

Ces types étant en somme assez variables, on peut se rendre compte de quelques erreurs du public à ce sujet. Certains obèses, en effet, qui pèsent 20 à 30 kilogrammes au-dessus de leurs poids, vous objectent qu'ils n'ont pas de ventre, et en réalité ils ont parfaitement raison car leur pannicule adipeux sous-cutané a doublé d'épaisseur sur toute la surface de leur corps, sans proéminence abdominale. En certains points, cette doublure peut avoir un ou deux centimètres d'épaisseur, et on se rend compte de sa valeur en poids quand on songe à l'étendue de la surface corporelle. La densité moyenne de la graisse est de 0, 92, la surface cutanée d'une personne de 1 m. 70 est de 18 000 centimètres carrés. Si on suppose la peau augmentant d'épaisseur de 1 centimètre, par la graisse, sur toute cette surface, le poids du corps s'accroît de 16 kgr. 540. — Mais il n'empêche que ces obèses infiltrés persistent à tirer vanité de la plénitude de leurs membres et prétendent que ce sont là des tissus sains, charnus, que ce n'est pas de la graisse et qu'on sent de la résistance musculaire dans la profondeur. Et il est assez difficile de les convaincre.

Si l'on ajoute à cela que leurs muscles sont *persillés* et peuvent con-tenir 1/3 ou 1/4 de leur volume en graisse, on saisit qu'il en résulte une

---

1. Paul Richer, *Société de Biologie*, Localisations graisseuses, 1887.
2. Clergeau, Thèse de Paris, *Différenciations adipeuses*. Rueff, 1902.

augmentation très importante de poids qui naturellement leur échappe et les empêche de sentir le bien-fondé de l'opinion du médecin.

Erreurs à propos du faciès. — Ce sont encore des pléthoriques, qui ont un faciès coloré, une « bonne mine », comme on dit dans le public, qui veulent bien être corpulents mais non pas obèses. Il faut noter que l'on se heurte, à ce point de vue, à une résistance considérable de la part des familles toutes les fois qu'on veut faire comprendre que cette rougeur ou cette coloration de la face est anormale et est due à une mauvaise circulation capillaire.

Comment convaincre une mère que sa fille, qu'elle trouve bien en chair et d'un teint si frais et si rose, se porterait infiniment mieux avec une peau moins tendue et moins blanche, et avec un visage aux joues moins rebondies et moins colorées?

A ce sujet, du reste, les idées répandues sur le faciès sont presque partout erronées. Si l'on considère, par exemple, les types d'animaux ou d'hommes vivant à l'état sauvage on est très frappé par la maigreur de la face. Etudiez par exemple la tête du cheval arabe. Elle est osseuse, ne laissant nulle part place à la graisse et la peau y est si mince que les reliefs musculaires et osseux s'y inscrivent comme sur un écorché. C'est du reste ce qui permet aux veines cutanées de prendre ce relief si marqué et si bien dessiné qui est considéré sur le cheval de qualité comme un signe de la race et du sang. Or, il en est absolument de même chez l'homme et, à ce sujet, il est très intéressant de remarquer que les belles populations autochtones de notre Algérie sont tout aussi débarrassées de tissus graisseux que leurs chevaux. Si l'on étudie de près la constitution physique et le faciès des hommes de sport et des athlètes, qui sont en bon état de santé, on trouve aussi généralement un accolement très intime de la peau avec le muscle. C'est même là, chez les gens de métier, un indice d'entraînement.

Des documents qui nous viennent de l'antiquité, par la sculpture ou par le dessin, nous montrent tous les soldats ou les grands capitaines dans un état d'asséchement musculaire de la face qui n'allait pas, du reste, sans un état de parfaite santé.

A l'état normal chez l'homme ou chez la femme qui vivent loin des grandes villes, dans la campagne, — et je parle ici seulement de campagnes riches, — le faciès, aussi bien de l'un que de l'autre, est dépourvu de la coloration rouge due à la stase. Leur teint est bronzé et tirant sur le jaune. On retrouve en réalité chez ces êtres, qui vivent d'une vie plus physiologique que les civilisés des villes, une coloration vive, mais tirant plus sur l'ocre que sur le rouge, et que l'on distingue nettement du hâle, car on la retrouve sur les parties cachées par les vêtements.

Du reste, combien d'hommes et de femmes au visage frais, combien de jeunes filles dont le teint fait songer aux lis et aux roses du poète, meurent jeunes, au milieu de l'étonnement général et d'exclamations sur la mine superbe qu'en leur trouvait auparavant. Il est classique que certaines affections du cœur, du poumon, certaines anémies florides, sont accompagnées d'un teint qui satisferait les gens du monde, à défaut du médecin.

Le teint des diabétiques et des candidats au diabète, qui sont jusque dans la pleine maladie remarquablement frais avec une certaine tendance à la congestion, est un exemple typique. Les filles de diabétiques sont remarquables à ce sujet ; si quelques-unes sont jaunes de peau, et cholémiques, beaucoup ont un teint éblouissant derrière lequel le médecin saura dépister la glycosurie et la congestion portale en préparation.

Dyce Duckwort[1] a insisté récemment sur la valeur de ce visage rosé « a rosy face », produit par la dilatation des capillaires superficiels, comme signe de l'arthritisme.

Erreurs esthétiques : forme et santé. — Il existe donc une sorte de type physiologique idéal de l'homme et de la femme, un ensemble de caractères morphologiques qui signifient la santé. Pour l'homme, c'est l'absence, ou du moins la réduction importante de l'enveloppe graisseuse sous-cutanée ; la possibilité de distinguer nettement les groupes musculaires importants ; la prééminence du développement du thorax sur l'abdomen ; la minceur de la peau et du pannicule sous-cutané ; la coloration brune des téguments ; la vision facile du circuit veineux sous la peau sans que celle-ci soit d'une minceur ou d'une douceur féminines ; enfin l'habitus général énergique, l'attitude, l'expression du regard ; la qualité des cheveux drus et luisants.

Toutes ces déterminantes morphologiques, on a pu récemment les remarquer sur les hommes entraînés par la méthode de culture physique du lieutenant Hébert[2], qui, en se basant sur les enseignements de l'hygiène et de la physiologie, a pu créer des athlètes façonnés au grand air par le travail musculaire méthodique.

Pour la femme, au contraire, un peu plus de développement des tissus adipeux est acceptable dans la région des hanches, des cuisses et de l'abdomen. Mais cependant ce développement ne doit pas être surabondant, et de toute façon l'épaisseur de la peau, à ces endroits, ne doit pas dépasser un centimètre et demi. Contrairement à ce que beaucoup de personnes s'imaginent, le tronc de la femme doit être suffisamment

1. Dyce Duckworth, *Acad. de méd.*, 8 mars 1910.
2. Georges Hébert, *Guide pratique d'éducation physique*, Paris, 1910, Vuibert et Nony, éditeurs.

dégarni de graisse pour que les linéaments osseux s'y distinguent légèrement; et si les côtes ne doivent pas être visibles au repos, les bras tombants le long du corps, au contraire dans les mouvements d'élévation des membres supérieurs on doit distinguer le rebord costal, et même le tracé des côtes. La ligne de la clavicule doit être légèrement apparente, et si l'esthétique mondaine réclame l'empâtement des creux sus et sous-claviculaires, il n'en est pas de même de l'esthétique médicale ni de celle des sculpteurs.

Dans presque toutes les belles statues antiques ou modernes, il existe toujours un creux sus-claviculaire plus ou moins marqué, qui permet de distinguer un peu la clavicule. En arrière, les saillies des omoplates doivent être toujours suffisamment indiquées pour qu'on en retrouve les lignes. La graisse ne doit jamais envahir la colonne vertébrale ni effacer le creux normal qui est entre les deux épaules.

Il est bon de rappeler ici ces données morphologiques qui sont complètement en opposition avec l'esthétique du monde, qui réclame pour la femme un décolletage plantureux et capitonné.

Graisse et muscle pour le public. — D'autres ignorances encore existent dans le public, et notamment une des plus importantes, c'est celle de la fonction du muscle. On produit un étonnement considérable en causant avec des gens du monde, lorsqu'on leur explique que le muscle est la même chose que ce qu'ils appellent « la viande rouge » en matière d'alimentation. Beaucoup s'imaginent que cette chair musculaire qu'ils savent exister aussi chez l'homme est une masse inerte, sorte de tissu de remplissage ; presque tous confondent le muscle et le tendon. Rares sont ceux qui ne prennent pas le tendon pour le nerf!

Peu de gens, même en dehors des ignorants, savent que l'appareil musculaire de l'homme est constitué par des masses d'une forme toujours identique chez tous les hommes, que chacune de ces petites masses est un appareil de mouvement, un véritable moteur terminé à chacune de ses extrémités par des tendons qui s'insèrent par-dessus une articulation sur les os voisins, et que, sous l'influence de la volonté transmise par les nerfs, ce petit appareil, en mobilisant les membres, est la cause de tous nos mouvements.

Ils ignorent aussi, pour la plupart, que le muscle est susceptible d'augmentation dans une seule condition qui est le mouvement. Beaucoup s'imaginent que la chair, le muscle, augmente de poids chez l'homme, tout simplement par l'alimentation, mais quand on leur explique que cette alimentation, si riche qu'elle soit, ne permet une augmentation en poids que par la graisse et que le muscle ne peut se développer que par un travail musculaire, c'est-à-dire par des mouvements, ils en sont très surpris. Affirmez dans un milieu non scientifique qu'en mangeant autant qu'on peut, et quelque aliment que ce soit, on obtient seulement une augmentation de graisse si on ne fait pas fonctionner ses muscles; dites que pour obtenir un peu d'accroissement de ceux-ci, limité très vite du reste, il faut un exercice considérable et régulier avec une alimentation moyenne, et vos auditeurs acquiesceront par politesse, mais ne seront aucunement convaincus. En réalité « la chair » du public n'est, pour le médecin, qu'un peu de muscle et beaucoup de graisse. — Les gens musculeux passent souvent pour maigres et dans le vulgaire, la maigreur musculaire touche à la maladie; on la confond avec l'émaciation, la macilence, la cachexie. Si vous voulez vous faire comprendre dans le public, usez de la comparaison avec le vulgaire jambon : celui-ci est constitué de chair; montrez que la partie rouge est le muscle, organe de vie et de mouvement, capable d'augmenter par le travail musculaire, et que le « gras » est un tissu mort et augmentant avec l'abondance alimentaire et les vices de l'adiporégulation.

Erreurs au sujet du pronostic. — Enfin, un des arguments qu'on oppose très souvent au médecin qui signale l'obésité à ses malades, c'est que beaucoup de personnes qui sont obèses conservent une assez bonne santé apparente. Et il est de fait que nous avons tous connu des obèses qui résistaient sans complications graves à une situation véritablement mauvaise au point de vue physiologique. Mais on peut toujours répondre qu'il en est de même de toutes les maladies. On connaît quantité de gens qui vivent avec de graves affections du cœur ou avec des albuminuries, des diabètes, des asthmes ou des emphysèmes très développés, avec des affections nerveuses en apparence redoutables, et remplissent à peu près toutes les fonctions dont ils sont chargés dans la vie sociale. Et surtout on peut aussi observer que beaucoup de ces obèses résistants viennent grossir la légion des morts subites, et que tel qui a supporté aisément jusqu'à quarante-cinq ans un embonpoint considérable, disparaît subitement au moment où l'on s'y attendait le moins, laissant généralement une famille désemparée par ce désastre imprévu.

Enfin, quant à la résistance à un trouble nutritif aussi sérieux que l'obésité, il y a de grandes variations personnelles. Un obèse albuminurique, cardiaque, asthmatique, supportera moins bien son obésité que celui dont le foie, le rein ou le cœur sont relativement en bon état, et chez qui les accidents graves seront sensiblement plus tardifs.

Au contraire, il faut insister sur la situation fonctionnelle généralement mauvaise de la grande masse des obèses ou des simples gras, sur la difficulté, l'impossibilité pour certains de se mouvoir, sur leur inactivité et leur paresse légendaires, sur les troubles du système nerveux qui se traduisent souvent par un caractère difficile ou hypocondriaque, sur la déformation esthétique, argument important au point de vue féminin, et enfin sur la possibilité d'accidents graves ou imprévus et la non-résistance aux maladies intercurrentes.

L'hérédité incontestable du trouble de la nutrition qui accompagne cette maladie, soit sous une forme similaire d'obésité, soit sous la forme dissemblable de diabète, de goutte, de rhumatisme, de lithiase, de cancer, et de tous les autres états pathologiques qui s'inscrivent sous la rubrique générale d'*arthritisme* est une autre preuve de la réelle gravité de l'engraissement morbide.

Erreurs au sujet de l'activité normale de l'homme. — Enfin il est un autre point de la plus haute importance pour le médecin au cours du traitement du malade atteint d'obésité : c'est la nécessité de faire comprendre au sujet atteint d'engraissement progressif, qu'il doit vivre d'une vie tout à fait nouvelle à partir du moment où il aura été guéri. Cette vie a pour base de direction une activité physique et cérébrale continue, et c'est dans ce sens que l'on se heurte à de graves erreurs très répandues dans le public au sujet de la résistance humaine.

Valeur dynamique de l'homme-machine. — Tandis que les médecins vétérinaires ont toujours été très remarquablement documentés sur cette question parce qu'ils étaient dans la nécessité d'étudier quelques-uns des animaux domestiques au point de vue du rendement dynamique, — et je veux parler ici notamment du travail musculaire du cheval, — les médecins, au contraire, ont par trop perdu de vue que l'homme est aussi une machine musculaire et qu'il est construit pour un rendement important au point de vue du travail mécanique.

Ce que je disais plus haut au sujet de la proportion du poids de l'appareil musculaire chez l'homme normal, qui peut atteindre jusqu'à 50 p. 100 du poids total du corps, pourrait le faire prévoir. Un homme de 70 kilogrammes peut avoir 35 kilogrammes de muscles et 6 à 7 kilogrammes de poids squelettique, 2 ou 3 d'appareil articulaire, et l'on ne pourra lire ces chiffres sans être frappé par la masse considérable attribuée par la nature pour l'appareil de locomotion de l'homme.

C'est justement par la négligence de cette activité prévue pour l'homme normal que, dévié de ce but primitif, il entre dans la voie pathologique. Pour nous rendre compte de la valeur énergétique de l'homme, il faudrait se placer dans les conditions particulières d'observation. En effet, il n'est pas suffisant d'observer par exemple ceux qui, dans la société moderne, sont occupés particulièrement à des fonctions musculaires (je veux parler des ouvriers), pour trouver les éléments scientifiques de cette discussion. L'ouvrier moderne ne peut pas être considéré comme un échantillon normal au point de vue de la constitution anatomique. Trop souvent entaché de tares très graves, qui s'accentuent par l'hérédité; insuffisamment nourri, alcoolique, syphilitique, dégénéré, il est très loin de représenter pour les études médicales ce que le cheval de course a pu donner au point de vue physiologique à l'art vétérinaire.

On est donc obligé de faire ces observations une fois encore sur les professionnels de l'athlétisme et du sport, et tout aussitôt on sera accusé de tomber dans l'examen d'une série d'hommes tout à fait exceptionnels.

Aussi la valeur dynamique de l'homme ne peut-elle nous être fournie que par des médecins qui ont colligé leurs observations sur eux-mêmes, à la condition qu'ils fussent considérés comme appartenant à la moyenne au point de vue anatomique et physiologique, ce qui n'a pas toujours été exact. Ceux qui, parmi eux, se sont trouvés dans ces conditions spéciales ont pu fournir un rendement en travail mécanique qui, *a priori*, ne paraissait pouvoir être atteint que par des hommes exceptionnellement doués au point de vue musculaire.

Cependant, en observant ces ouvriers dont je parlais plus haut, si l'on veut bien tenir compte des conditions déplorables d'alimentation et d'aération dans lesquelles ils se trouvent, on constate qu'au cours des huit à dix heures de travail musculaire que certains fournissent, il y a une dépense de force véritablement considérable.

M. J. Amar, dans son étude sur « *Le rendement de la machine humaine* [2] » estime ce rendement moyen à une valeur de 32,5 p. 100, ce qui est évidemment considérable, si l'on songe que celui des moteurs à vapeur est de 12 p. 100, des moteurs à explosion de 18 p. 100 et des gros moteurs Diesel de 34 p. 100. Amar accepte du reste le principe de la supériorité du moteur animé sur le moteur thermique et conclut que l'homme a une très grande endurance pour le travail physique qui lui est nécessaire pour vivre.

Lorsqu'on a eu l'occasion aussi d'observer des hommes qui ont été subitement mis dans la nécessité de vivre d'une vie extrêmement active, on a pu constater qu'ils la supportaient mieux qu'on ne l'eût prévu. Mais il est un milieu où des expériences de ce genre sont toujours assez probantes, c'est au régiment, où l'on peut observer chez les jeunes recrues, pendant la période de manœuvres, combien la valeur mécanique de l'homme est considérable et combien toujours, avec une alimentation suffisante, il peut donner un grand effort sans qu'il y ait usure ni diminution de la valeur de la machine.

---

1. Amar. Paris, Baillière, 1910. (Le rendement dont il s'agit ici est le rapport de l'énergie restituée sous forme de travail, à celle qui est contenue dans la ration.)

Résistance physique du soldat. — A ce point de vue, des documents récents nous ont été communiqués par les médecins militaires qui ont suivi les opérations de notre guerre au Maroc. Le médecin-major Legrand (de Casablanca) a récemment publié[1] une série d'études desquelles il ressort que l'endurance physique d'hommes qui n'ont pas encore atteint leur plein développement, puisque au dessous de leur vingt-cinquième année, a été remarquable. Pendant des semaines et des mois, ces hommes ont fourni des marches successives dont chacune pouvait être considérée comme un record dans de mauvaises conditions de ravitaillement alimentaire.

Plus près de notre observation journalière, il est constant de vérifier que des individus appartenant à des classes sociales où l'effort physique est inhabituel et même redouté, comme des jeunes gens de la bourgeoisie notamment, qui jusqu'à leur vingtième année n'ont eu que des santés médiocres, se transforment pendant la période de leur service militaire, et subissent une amélioration incontestable de toutes leurs fonctions. Cette modification est uniquement produite par la mise en activité de leur appareil musculaire, et, en somme, par un retour à un état physique plus normal et beaucoup plus proche des conditions naturelles.

Applications de ces données à l'obésité. — Cependant, lorsqu'au cours du traitement d'un obèse on insiste sur la nécessité, pour lui, de vivre une vie normalement active, l'idée de surmenage se présente aussitôt à son esprit dès qu'il prend connaissance de l'emploi du temps qu'on lui recommande. Que d'hommes et surtout de femmes ont perdu l'habitude, cependant autrefois si répandue dans notre pays, de se lever à six heures du matin, et considèrent comme une fatigue exceptionnelle le fait de quitter leur lit avant qu'il soit huit ou neuf heures ! Il est vrai qu'un coucher trop souvent tardif explique ce lever retardataire ; mais il n'en est pas moins certain que, proposer à un malade de cette espèce de se satisfaire avec sept heures de repos, lui paraît notoirement insuffisant, quand on lui a conseillé, de par ailleurs, de ne pas laisser de moments de la journée qui ne soient activement occupés à un travail physique ou cérébral. Et cependant on voit rester sains des hommes dont l'existence est chargée de lourdes responsabilités et de grandes fatigues. Certaines fonctions administratives ou militaires laissent à peine à des officiers coloniaux, par exemple, le nombre d'heures nécessaire au sommeil. Partout, dans ces conditions, il est remarquable que la santé est bien supérieure à celle des milieux oisifs.

1. Legrand, *Presse médicale*, 1909.

La santé des prêtres des villes, chez qui le travail musculaire n'est pas habituel, ni la sobriété toujours canonique, est généralement déplorable, tandis que l'obésité est si fréquente que celle des moines est proverbiale.

L'activité diurne de l'homme moyen. — Lorsqu'un homme est en état normal, il n'est pas exagéré d'exiger de lui le lever matinal vers la cinquième heure, dans les pays où le soleil luit de bonne heure; vers six heures ou six heures et demie, dans les régions plus froides et moins éclairées, et d'occuper une grande partie de la matinée à du travail régulier et non précipité. — C'est intentionnellement que je dis : de travail non précipité, car, quand il s'agit de travail musculaire ou de travail intellectuel, c'est plus la précipitation et la presse que l'importance de ce travail qui est la cause du surmenage. Après le déjeuner, l'après-midi, coupée par un léger repas, vers cinq heures du soir, peut être employée, jusqu'à l'heure du souper, dans une activité constante. Si le repos après le repas de midi est acceptable, c'est seulement chez ceux qui ont dépassé la cinquantième année, ou ceux qui fournissent un travail intensif et constant, ou qui font une œuvre de production personnelle.

Repos nocturne. — Enfin, la nuit doit être donnée au repos. C'est une chose bien oubliée dans les temps modernes. Dans les villes, sa première partie est occupée par les distractions les plus excitantes et les plus néfastes, puisqu'elles se produisent dans des salles de spectacles insuffisamment aérées et au milieu d'une foule pressée dans des espaces trop étroits. C'est pour cette raison que la digestion du soir et que le sommeil de la nuit sont si souvent troublés. Et nous verrons que la dyspepsie et l'insomnie sont chez beaucoup d'obèses la cause de la déviation nutritive qui les a menés à la surcharge graisseuse. Aussi je fixe l'heure du coucher à trois heures ou trois heures et demie après le repas du soir. Et je crois que c'est une excellente chose que de ne point sacrifier aux habitudes actuelles et de remettre à l'après-midi du dimanche les représentations théâtrales et, d'une façon générale, toutes les réunions où l'on doit être enfermé quelque temps.

Lorsque l'on propose à des malades qui viennent vous consulter avec leur famille un semblable genre de vie, on se heurte immédiatement à des objections et à des prétendues impossibilités. Et c'est cependant, comme on le verra par la suite, une condition *sine qua non* que celle qui exige du malade un changement presque complet de sa mentalité d'inactif, car *l'inactivité crée l'obésité et l'obésité vit de l'inactivité.*

Usure de l'organisme par l'inactivité physique. — Un autre point enfin, qu'il faut mettre en valeur, c'est que l'organisme humain s'use plus dans le repos et l'inactivité que dans le travail pour lequel il a été

construit. Rien, pour l'homme normal, n'est usant et détruisant autant
que le repos physique continu (Heckel)[1]. Le repos systématique détermine une diminution de la vitalité par réduction des échanges, et
bientôt une vraie rouille de l'organisme. Comme les machines nos
appareils s'altèrent par l'absence de fonctionnement. Aussi il semble
que l'obésité constitue une sorte d'avertissement ou de garantie automatique créé par la nature pour prévenir l'homme du danger qu'il
court en arrêtant volontairement le fonctionnement intense de ses
organes et surtout de ses muscles. Mais c'est un avertissement que l'on
n'écoute guère, jusqu'au moment où l'état pathologique étant constitué,
il devient vraiment difficile au malade de sortir seul, et sans le secours
de son médecin, de l'oisiveté pathologique qui constitue pour lui, et
d'une façon définitive, une marche rapide vers l'impotence fonctionnelle et vers une mort prématurée.

Cette incompréhension de la nécessité de l'action tient évidemment
aussi à l'insuffisance des connaissances physiologiques. Beaucoup de
personnes sont, en effet, frappées surtout du mouvement d'usure
qu'elles sentent ou prévoient au cours de l'action, mais ne sont aucunement averties que dans le même moment et parallèlement une récupération des forces vives se produit automatiquement dans l'organisme
par les phénomènes moins bien connus de l'assimilation, auxquels
surtout on ne prête pas toute la valeur reconstituante qu'ils possèdent.
On ne se souvient pas assez que, pour assimiler, il faut faire un appel
du tirage organique par la désassimilation.

Pour conclure, le médecin constate, en somme, que les personnes
qui mènent une vie active et même suractive au point qu'elles font
naître, dans leur entourage trop affectueux, la crainte d'une usure
précoce, sont justement celles qui constituent la pépinière des cente-
naires. A de très rares exceptions près, au contraire, les oisifs et les
inactifs ne jouissent pas longtemps de leur paresse et, dans le cas où
même ils dépassent la durée de la vie moyenne, c'est avec les ennuis
d'une existence vide et passée trop souvent à fréquenter des médecins.

Toutes ces causes d'erreurs très répandues dans le public au sujet
de la question de l'obésité étaient très importantes à mettre en avant,
et il nous sera très utile de les examiner au moment de la constitution
du régime et du traitement par l'exercice musculaire.

---

1. Cf. Heckel, L'Enveloppe musculaire de l'homme et ses fonctions, *Journ. de méd. int.*,
nov. et déc. 1909, janv. 1910.

III

ÉTIOLOGIE

Début insidieux de l'engraissement. — L'obésité, à de très rares exceptions près, ne débute pas d'une façon brutale, par des manifestations nettes et bien séparées de l'état physiologique. A la question du médecin, qui s'informe du début précis de l'engraissement, le malade ne peut répondre par une date.

Aussi est-il inutile d'écrire, comme beaucoup d'auteurs l'ont fait, que l'obésité serait une maladie plus facile à guérir si on la traitait dès son apparition. Il y a une première impossibilité qui tient à ce fait que peu de personnes ont des notions précises sur ce qu'il est normal d'avoir de graisse; qu'ensuite beaucoup de médecins manifestent une très grande indifférence vis-à-vis de cette question, et que, suivant qu'ils sont obèses ou maigres, la normalité au point de vue du poids leur apparaît comme très différente. A ce sujet, on trouve de grandes variations d'opinions.

Des médecins admettent qu'on ne peut parler d'obésité qu'à partir du moment où le malade pèse $1/8^e$ ou $1/7^e$ en plus du poids normal; d'autres, et c'est le plus grand nombre, acceptent comme point de départ une majoration de $1/10^e$ de ce poids, ce qui est trop.

Point de départ physiologique. — La *règle de Quetelet* (1 kilogramme par centimètre de taille au-dessus du mètre), qui sert encore très souvent dans notre profession pour établir le poids moyen, est certainement majorée et le début de l'obésité est beaucoup plus près de la normale que ne l'admettent la majorité des médecins. Un homme de 1 m. 70, vigoureux et bien musclé, pèse normalement entre 67 et 68 kilogrammes, et, par un entraînement musculaire intensif, on peut le voir, en quelques semaines, descendre à 65 ou 64 kilogrammes; les conditions d'examen et de départ seraient bien différentes si l'on acceptait comme physiologique un poids de 70 kilogrammes, car à 75 kilogrammes un pareil sujet n'aurait que 5 kilogrammes de surcharge, tandis qu'à mon avis il en aurait déjà 10.

Mais on considère en général que la recherche d'une pareille exactitude dans la définition de l'état physiologique, quant à la graisse, n'a pas un très grand intérêt. Cependant, tel n'est pas mon avis. Si les médecins avaient pris l'habitude de considérer comme normal et moyen un poids inférieur de quelques kilogrammes au chiffre qui indique la taille en centimètres au-dessus du mètre, cette opinion se serait diffusée dans le public, lequel saurait s'inquiéter plus tôt d'un embonpoint qu'il peut considérer comme physiologique, alors qu'il s'agit déjà d'obésité. Car, de deux choses l'une : ou il faut admettre comme définitivement acquise cette notion que le système nerveux règle la nutrition et le poids d'une façon exacte et maintient ce poids à un chiffre peu variable en état de santé, quelle que soit l'abondance du régime alimentaire employé (Debove), ou alors cette notion est fausse et, dans ce cas, il ne faut pas hésiter à ne plus l'utiliser.

Or, l'expérience clinique de tous les jours nous montre qu'il existe un type répondant bien à la première hypothèse, et que certaines personnes jouissent de l'heureuse propriété d'avoir, pendant des années, un poids qui ne varie pas. Je connais particulièrement un confrère dont le poids n'a pas varié effectivement de 50 grammes par jour pendant 10 années d'une observation quotidienne. Mais il s'agit ici d'un homme instruit et vivant d'une vie sagement hygiénique, sans exagération ni dans un sens ni dans un autre.

Défense contre l'accumulation graisseuse. — Quoi qu'il en soit, puisque ce type existe et qu'on le rencontre assez fréquemment, aussi bien chez l'homme que chez la femme, on est obligé d'accepter l'idée d'une régulation constante. Dans la vie courante le régime alimentaire est très souvent irrégulier et, au moins chez quelques personnes, à certains moments abondant, surtout pendant les périodes plus heureuses de la vie, et à d'autres, au contraire, tout juste suffisant. Cependant ces variations n'influencent pas le poids pour la moyenne des hommes bien portants. Cette régulation existe aussi d'une façon incontestable chez la majorité des jeunes gens, puisque nous les trouvons, par l'examen de tous les jours, dans un état d'équilibre assez parfait, quelle que soit leur dépense en activité, quel que soit leur régime alimentaire extrêmement variable, et auquel ils n'attachent du reste aucune importance. Des adultes nombreux sont placés dans les mêmes conditions, et surtout dans certains milieux sociaux populaires. C'est là une situation d'une extrême fréquence, toutes les fois que des habitudes d'intempérance, si ordinaires dans le peuple, ne viennent pas modifier les conditions de normalité alimentaire.

Rejet de la ration supplémentaire. — Dans ces dernières années, on sait que quelques médecins, R. Gaultier entre autres, ont pratiqué des examens détaillés de la composition des matières fécales. Ces recherches, qui ont été dirigées dans un but d'observation tout à fait différent de celui qui nous intéresse ici, ont montré constamment dans ces résidus une certaine quantité de produits alimentaires non utilisés. Les matières fécales humaines contiennent donc encore des aliments qui n'ont pas été absorbés ni assimilés par suite de dyspepsies diverses, de l'estomac, de l'intestin ou du pancréas, mais aussi quelquefois sans que ces dyspepsies soient cliniquement appréciables.

Augmentation des défenses énergétiques. — Il semble donc qu'il y ait, même normalement, des modes de défense de l'organisme contre la pléthore alimentaire, et que, par un mécanisme dont le détail nous est encore inconnu, toutes les fois que l'alimentation est trop riche, l'excès en est rejeté. Peut-être aussi faut-il accepter que l'usure augmente automatiquement quand l'alimentation est trop riche. Tous les aliments ne sont pas également dynamogènes, et si certains sont nettement excitants, comme le café ou les albuminoïdes, qui nous poussent à l'action physique, d'autres possèdent moins de qualités toniques. Aussi peut-on dire que tout aliment violemment énergétique pousse aux actions de défense de l'organisme contre la surcharge. Il n'est pas douteux aussi, en se basant sur la pathologie, que si ces méthodes de défense deviennent insuffisantes, il se fait une diminution dans les fonctions de l'assimilation normale.

Le trouble nutritif précède la surcharge. — Si donc une anomalie, par excès, se produit dans cette régulation qui fait partie des fonctions trophiques du système nerveux, on peut admettre que déjà l'obésité est constituée, avant même que le symptôme ne devienne apparent par l'accumulation de graisse dans les différents tissus. Et ce point de vue mérite qu'on s'y arrête encore, car c'est bien là l'élément le plus important de la définition de l'obésité, c'est-à-dire le trouble nutritif élémentaire qui va être suivi d'acquisition de graisse, seul symptôme visible. Si j'insiste sur ce point, c'est parce que généralement les auteurs ne lui ont pas donné le développement qu'il comporte. Et si, dans les méthodes thérapeutiques, on a donné tellement de place à la destruction objective de la graisse, c'est justement par suite de cette négligence qui fait que le trouble nutritif est généralement laissé de côté alors qu'il est élément primordial; c'est lui surtout qui doit être attaqué pour qu'on puisse prononcer le mot de guérison.

Aussi cet élément du trouble nutritif doit jouer un rôle important au moment du diagnostic. Toutes les fois qu'on se trouvera en présence d'un malade qui engraisse, il ne faudra pas penser qu'il est fatalement obèse. *Le fait d'engraisser ne constitue pas toute l'obésité.* Mais, au contraire, si cette tendance à accumuler de la graisse paraît persister, et si, en diminuant l'apport alimentaire, en élevant les dépenses organiques, on constate la constance de cette augmentation de poids ou tout au moins une diminution difficile et insuffisante, alors véritablement on peut parler d'obésité.

Mais, dans la pratique, les choses ne sont pas aussi tranchées. S'il existe quelques personnes qui engraissent et maigrissent assez facilement sous l'influence de variations dans le régime, ce qui constituerait d'après la définition déjà un état anormal, puisque la régulation nerveuse n'existerait plus d'une façon aussi précise, en réalité, beaucoup d'obésités se conduisent comme le diabète.

L'instabilité du poids, signe de début. — De même qu'avant d'être franchement diabétique. on est d'abord glycosurique, et surtout glycosurique intermittent, de même le début de l'obésité s'est annoncé par des phases d'engraissement passager qui se sont montrées quelques années avant l'engraissement permanent.

J'ai eu l'occasion d'observer ce fait assez fréquemment et d'une façon très nette. Voici ce que, cliniquement, on peut remarquer :

Un jeune homme ou une jeune fille mince et ayant les signes d'une bonne santé générale, quoique entachée légèrement d'arthritisme héréditaire ou acquis, prennent, au cours d'une période de vacances, quelques kilogrammes de poids. On s'en réjouit généralement dans l'entourage, et d'autant plus que le patient a une mine excellente et — quand il s'agit d'une jeune fille — que le teint et l'esthétique commune semblent y avoir gagné. Cette situation se maintient jusqu'à l'hiver suivant, au cours duquel, avec les fatigues habituelles à la vie moderne, les couchers tardifs, les erreurs alimentaires qui fatiguent le tube digestif, ce poids se perd.

Rôle des causes occasionnelles. — Tout alors peut rester ainsi pendant quelques années; puis les mêmes faits se reproduisent. Et si quelquefois c'est exactement dans les mêmes conditions, d'autres fois, au contraire, c'est à la suite d'une émotion violente, d'une fatigue exagérée, surmenage d'examen ou de plaisir, deuil, mariage manqué, maladie déprimante comme la grippe, que l'on voit apparaître cet engraissement qui passe souvent pour un signe d'amélioration et de convalescence.

Il n'est, en réalité, que la preuve du trouble nerveux qui porte sur la régulation du poids. Les causes émotionnelles, sous l'influence desquelles il apparaît quelquefois, prouvent bien justement qu'il s'agit d'une altération de la fonction trophique du système nerveux.

Quelquefois aussi l'obésité se montre d'une façon apparemment brutale à la suite d'une violente émotion, d'un choc physique ou psychique, d'un ennui, de pertes d'argent, de chagrins ou de grande joie. On a vu des obésités de 15 à 20 kilogrammes se constituer ainsi, en quelques semaines. Mais toutes les fois que j'ai rencontré des cas de ce genre et que j'ai eu soin d'interroger les malades sur leurs antécédents personnels, j'ai trouvé qu'ils avaient obéi à la règle générale, et qu'ils avaient constaté eux-mêmes la très grande variabilité de leur poids dans les années précédentes. Déjà, par conséquent, le trouble fonctionnel portant peut-être sur les sécrétions internes préexistait et ne demandait, pour se fixer et devenir définitif, qu'une cause occasionnelle fournie par l'émotion ou le choc physique.

C'est ainsi qu'on a signalé l'obésité à la suite de grands accidents d'automobile ou de chemin de fer, tout comme, du reste, on y a noté des névroses accompagnées d'amaigrissement ou de diabète.

Si l'on a le soin de s'occuper toujours de ces variations du poids pendant les premières années de l'âge adulte, on peut dépister souvent les obésités naissantes et appeler l'attention du malade sur cette phase prémonitoire. Il est du reste très rare que, dans ces conditions, on puisse arriver à le convaincre. A ce moment, l'engraissement n'est pas assez manifeste pour qu'il ne soit pas, au contraire, très satisfaisant au point de vue esthétique, étant données les idées reçues à ce sujet. Cependant il ne faut pas hésiter à avertir le patient avec la certitude que quelques années plus tard il vous reviendra plus convaincu, parce que plus gros.

Mais, en somme, il faut retenir que la variabilité et l'inconstance du poids constituent souvent une première phase de l'obésité, pendant laquelle le trouble nutritif déjà établi, mais intermittent, est compensé par des actions de défense ou de suppléance inconnues.

Rôle de la prédisposition et de l'hérédité. — Dans les cas que je décris en ce moment, il s'agit évidemment d'obésité acquise chez des prédisposés, et, en effet, les malades de cette espèce correspondent à un type, toujours le même, qui me semble se rapprocher assez de celui que Gilbert et Lereboullet ont décrit sous le nom de cholémique.

Il est remarquable, en effet, que très souvent les gens qui deviennent obèses ont été véritablement maigres et osseux dans leur jeunesse, que, de plus, ils ont des signes de cholémie, et particulièrement la coloration orientale du teint, de même que le caractère souvent violent, le psychisme irrégulier des névropathes, toutes choses que l'on retrouve chez les cholémiques habituels.

Les antécédents personnels de ces malades, qui indiquent leur arthritisme, sont étayés aussi par les antécédents familiaux. Si quelquefois on rencontre, et fréquemment du reste, l'hérédité similaire, si les obèses sont souvent fils et filles d'obèses, l'asthme, les lithiases, les névroses et toute la symptomatologie habituelle de l'arthritisme peuvent se voir aussi bien chez leurs parents au même degré et avec la même signification du reste que l'obésité.

Quelquefois le fils est obèse avant son père, et cela rappelle ces jeunes graveleux de la vingtième année dont les parents bien portants sont très étonnés, vers leur soixantième année, d'avoir leurs premières coliques néphrétiques.

La famille obèse. — Depuis longtemps, et grâce particulièrement aux travaux bien connus de M. Bouchard, on a pu établir les relations qui existent entre l'obésité et un certain nombre d'autres maladies. Cette étude devait permettre d'élucider le problème de l'hérédité de l'obésité. Les affinités morbides de l'obésité ressortent très nettement du tableau ci-contre emprunté à Bouchard[1].

Dans le même but, Le Noir[2] a relevé soigneusement les antécédents héréditaires dans les familles obèses et dans les familles non obèses, de façon à comparer les chiffres obtenus avec ceux que donne une enquête semblable prise sur un groupe d'individus indemnes d'obésité.

Il a pu constater ainsi que l'obésité et la lithiase biliaire étaient trois fois plus fréquentes chez les parents des obèses que chez ceux des non-obèses; que le diabète l'était deux fois plus, la goutte une fois et demie, tandis que le rhumatisme paraissait sensiblement aussi commun dans les deux groupes de maladies, et que l'hérédité cancéreuse s'observait même deux fois plus souvent en dehors de l'obésité.

Il résulte encore des faits observés par Le Noir que « l'hérédité et surtout l'hérédité similaire ferait davantage sentir son influence chez la femme que chez l'homme : 42 p. 100 de parents obèses pour une femme obèse; 21 p. 100 seulement pour le sexe masculin ».

Le Noir pense, comme la masse des médecins, à la suite de Bouchard, que c'est par l'intermédiaire de l'arthritisme que les obèses héritent ou de l'obésité ou de la prédisposition à l'une quelconque des maladies du groupe arthritique. Quelle que soit du reste la pathogénie qu'on adopte pour expliquer ce fait, il n'en résulte pas moins qu'il y a là une notion pragmatique indiscutable : c'est la relation entre l'obésité, la lithiase urique, le diabète, la néphrite, la goutte, les bronchites sibilantes, la lithiase bilaire, l'eczéma, les hémorroïdes, le rhumatisme chronique, la migraine, l'asthme, l'angine de poitrine, le psoriasis, etc.

---

1. Bouchard et Masson, *Traité de pathologie générale*, Masson et Cⁱᵉ, 1900.
2. Le Noir, *L'obésité et son traitement*, 1909, Baillière.

73 cas d'obésité sur 1 000 malades chroniques.

MALADIES ASSOCIÉES	NOMBRE DES CAS DE CES MALADIES ASSOCIÉES POUR 1 000 CAS D'OBÉSITÉ	NOMBRE DES CAS DE CES MALADIES ASSOCIÉES POUR 1 000 CAS DE MALADIES AUTRES QUE L'OBÉSITÉ	RAPPORT	NOMBRE DES CAS D'OBÉSITÉ POUR 1 000 CAS DE LA MALADIE ASSOCIÉE	NOMBRE DES CAS D'OBÉSITÉ POUR 1 000 CAS DE MALADIES AUTRES QUE LA MALADIE ASSOCIÉE	RAPPORT
Albuminurie simple.	207	162	1,28	91	68	1,34
Lithiase urique. . .	150	23	6,52	333	63	5,29
Dyspepsie	138	200	0,69	49	78	0,63
Diabète sucré. . . .	127	41	3,10	193	66	2,92
Néphrite.	115	61	1,89	128	69	1,86
Gros foie.	115	152	0,76	55	75	0,73
Galop	115	54	2,13	143	68	2,10
Goutte.	104	33	3,15	196	68	2,88
Bronchite sibilante .	104	11	9,46	429	66	6,50
Lithiase biliaire. . .	92	23	4,00	242	69	3,51
Eczéma	92	24	3,83	228	68	3,35
Névropathie	81	155	0,52	39	78	0,50
Dilatation gastrique.	69	255	0,27	21	89	0,24
Hémorroïdes	58	14	4,14	238	70	3,40
Perte des réflexes. .	58	21	2,29	178	70	2,54
Rhumatisme articulaire chronique. .	46	26	1,77	121	71	1,70
Rhumatisme musculaire.	46	26	1,77	121	71	1,70
Migraines	33	16	2,06	143	74	1,93
Gastralgie	35	14	2,50	167	71	2,35
Asthme	35	12	2,91	187	71	2,63
Anémie	35	65	0,54	40	75	0,53
Angine de poitrine .	35	19	1,84	143	71	2,01
Hystérie	35	30	1,17	83	72	1,15
Syphilis	35	32	1,20	79	72	1,10
Glycosurie simple. .	35	15	2,33	150	72	2,08
Alcoolisme.	23	12	1,92	133	72	1,85
Psoriasis.	23	5	4,60	250	71	3,52
Diarrhée chronique.	23	16	1,44	100	72	1,39
Gastrites.	23	14	1,64	111	72	1,54
Névralgies	23	28	0,84	61	73	0,84
Névrites	23	14	1,64	118	72	1,64
Hypertrophie cardiaque	23	12	1,90	133	72	1,85
Rhumatisme d'Heberden	12	7	1,71	111	72	1,54
Phtisie pulmonaire .	12	49	0,25	18	75	0,24
Entérocolite	12	28	0,43	31	74	0,42
Insuffisance aortique.	12	14	0,86	63	73	0,86
Insuffisance mitrale.	12	13	0,92	67	73	0,92
Furonculose	12	5	2,40	143	72	1,99

Pas d'association morbide, 22 au lieu de 207 pour 1 000.

TABLEAU I (Bouchard).

Le Noir, sur 110 cas d'obèses, a noté l'association morbide suivante :

Hypertension artérielle	55 p. 100	Emphysème	9 p. 100
Dyspepsie	43 —	Eczéma	7 —
Rhumatisme	21 —	Diabète	7 —
Néphrite	18 —	Lithiase urique	7 —
Albuminurie	14 —	Vertige	6 —
Lithiase biliaire	14 —	Migraine	5 —
Névralgie	11 —	Goutte	2 —
Glycosurie	11 —		

D'un autre côté, ce lien qui rattache entre elles ces différentes maladies ne doit pas limiter l'enquête au malade lui-même, mais l'étendre aux différents membres de sa famille, à ses frères, à ses sœurs et à ses enfants. « Charcot, Demange ont cité des exemples où l'on voit des parents obèses procréer des enfants obèses ou goutteux ou migraineux, et lorsqu'il a été possible de suivre la famille pendant un temps assez long, on voit le même groupement se reproduire pendant plusieurs générations. »

Malgré le sens varié qu'on peut donner à ces constatations, il n'en est pas moins certain qu'il y a là un élément étiologique important. On voit qu'en somme, quelle que soit l'espèce de l'obésité, acquise ou héréditaire, ou qu'au contraire elle soit acquise avec des prédispositions familiales qui permettent plus facilement cette acquisition, il n'en résulte pas moins qu'il s'agit évidemment d'autre chose qu'un accident ou qu'une infirmité passagère, comme beaucoup se l'imaginent dans le public.

La tare nutritive est fortement imprimée dans l'organisme, et elle y a des attaches profondes, puisqu'elle se transmet pendant de longues générations, et cela n'est pas sans lui apporter un certain caractère de gravité que nous soulignerons encore au chapitre du pronostic.

Obésité familiale. — Le praticien saura aisément retrouver l'obésité familiale, non seulement quand elle sera manifestement apparente, mais aussi dans les formes frustes et légères. Celles-ci sont les plus intéressantes, car de grands obèses dépassant 100 ou 150 kilogrammes ont des enfants qui resteront toute leur vie entachés de petite obésité peu apparente ; ils seront même quelquefois seulement gras, ou avec un petit embonpoint, accompagné souvent d'autres manifestations arthritiques tenaces : lithiase, uricémie, asthme, nervosisme, etc. Dans d'autres cas, le médecin pourra observer la véritable grande obésité familiale. « Un exemple typique nous est donné par la malade reproduite (Pl. IV, p. 157). Cette obèse de 225 kilogrammes est fille d'un père de 210 kilogrammes, d'une mère de 90 kilogrammes ; elle-même a une fille qui, à vingt-quatre ans, pèse 75 kilogrammes (début probable d'obésité, le poids moyen de la femme étant de 56 kilogrammes) et un fils de 150 kilogrammes à vingt et un ans, avec 1 m. 74 de taille.

Il y a plus d'intérêt scientifique qu'on ne le croirait d'abord à observer la santé familiale dans les cas de ce genre. Un confrère, à qui je montrais la photographie de cette femme, me faisait observer que, d'après la morphologie et la répartition des masses graisseuses, il s'agissait probablement d'une obésité endogène, par l'insuffisance endocrinique ovarienne ou hypophysaire. Or, l'examen des antécédents familiaux rendait cette hypothèse peu probable. La constatation d'une obésité pareille chez le père et le fils de la malade montrait plutôt que les modifications du fonctionnement génital ne devaient jouer qu'un rôle accessoire. De semblables faits doivent nous inviter à être réservés dans l'accueil à faire aux notions nouvelles, à ne pas les accepter toujours les yeux fermés et à leur accorder seulement la part petite qui leur convient dans la pathogénie d'une obésité quelconque, où presque toujours les causes sont nombreuses et associées. »

Il reste donc acquis que l'obésité doit être considérée comme ayant de fortes tendances à se transmettre héréditairement soit directement, soit indirectement, sous une autre forme symptomatique ayant avec l'obésité une certaine communauté d'origine. Nous verrons à la Pathogénie comment il faut comprendre, au point de vue fonctionnel, ces relations cliniques incontestables.

Enfin une autre notion intéressante est celle de l'hérédité intermittente de l'obésité. On observe qu'un père obèse ou gras passagèrement dans sa vie, et ayant plusieurs enfants, a légué son obésité à celui de ses enfants qu'il a conçu pendant sa période d'engraissement. Je possède six observations tout à fait typiques de ces faits. Ils nous montrent la qualité essentiellement tissulaire du trouble nutritif qui imprègne l'organisme et déprécie toutes ses cellules, puisque celles qui sont affectées à la reproduction sont influencées — mais aussi ils prouvent que le trouble peut n'être que passager et que le retour à l'état normal peut être complet.

Ils sont aussi une démonstration de cette loi générale, bien connue des zootechniciens, que les produits de la conception se ressentent de notre état de santé actuel, au moment de la fécondation. C'est sur cette loi qu'est basé le perfectionnement des races animales, qui n'est pas malheureusement encore appliquée à l'homme. La prophylaxie de l'obésité familiale serait donc facile à établir sur ces données. Il suffirait de guérir les géniteurs de leur état d'obésité pour voir dans la suite leurs enfants en être garantis.

Race et profession. — L'obésité est plus fréquente chez certains peuples, Allemands, Belges, Turcs; les Sémites d'Europe et d'Amérique y ont une forte propension. La déformation fessière et vulvaire des Boschimans est une lipomatose trop spéciale pour être rangée dans le cadre de l'obésité.

En France, l'obésité est plus fréquente dans certaines régions : départements de l'Est, région lilloise et bourguignonne, littoral méditerranéen, et aussi dans tous les grands centres urbains; en somme, là où l'alimentation est abondante, où l'alcoolisme est fréquent, ou bien là où le climat incite au repos, là encore où la fatigue nerveuse est inévitable.

Dans ces éléments ethnologiques, l'hérédité, les habitudes alimentaires jouent un rôle important; c'est le cas pour la race sémite où la prédisposition à l'engraissement est remarquable. C'est le milieu par excellence de l'arthritisme, de l'obésité familiale, de la suralimentation, du nervosisme et de la sédentarité. L'obésité y est tenace, mais plus peut-être par la difficulté d'imposer le régime restreint que par l'impotence musculaire qu'on lui prête à tort. Bien au contraire, elle est riche de types musculeux, en Algérie par exemple; et dans des sports où la vigueur et le courage physique sont nécessaires, les Sémites ont donné de merveilleux champions. Mais leur goût pour les travaux de l'esprit, pour les affaires, la banque, les professions libérales en fait des sédentaires invétérés. L'insuffisance de croisement et de mélange avec d'autres races assure aussi la pérennité de leur hérédité neuro-arthritique.

C'est par la suralimentation, les excès de boisson, les affections du foie et du rein dues à la bière qu'il faut expliquer l'obésité des Allemands et des Belges; par l'usage des féculents, des sucreries, celle des Turcs chez qui l'obésité est considérée comme un signe de beauté.

L'obésité est fréquente dans les professions où l'on boit : cochers, marchands de vin, hommes de peine, cuisiniers, prostituées, etc., dans celles où le nervosisme est presque professionnel : hommes de lettres, artistes, chanteurs, où la sédentarité est une nécessité : professeurs, médecins, prêtres, boutiquiers; chez ceux qui mangent trop, bouchers, boulangers, pâtissiers, et surtout chez tous les gros mangeurs qui mangent vite et mastiquent mal.

Suralimentation et obésités. — Les travaux récents de Maurel[1], Pascault[2], Labbé[3], A. Gautier[4], tendent à confirmer l'importance de

---

1. Maurel, *Traité de l'alimentation et de la nutrit. à l'état norm. et path.*, 1908, Doin.

2. Pascault, *Arthritisme par suralimentation*, 1907; Maloine, *Alim. et hyg. de l'arthritique*, 1905, Maloine.

3. Labbé M., Dangers de la suralimentation habituelle, *Rev. méd.*, fév. 1907; Accidents de la suralimentation, *Soc. de méd. des hôp.*, 1908, juillet; *Diététique et régimes*, Baillière, 1910.

4. A. Gautier, *L'alimentation et les régimes*, 1908, Masson.

l'ancienne notion de la suralimentation comme cause primordiale ou adjuvante des obésités. Labbé insiste sur son action dyspeptogène.

Tout en insistant sur ce fait que la suralimentation n'est pas une cause déterminante nécessaire ni suffisante, il faut reconnaître que dans la pratique elle joue un rôle étiologique important. S'il fallait fixer par un chiffre cette part causale de la suralimentation vis-à-vis de l'obésité, je dirais volontiers que 75 obésités sur 100 sont dues *presque* uniquement à cette raison. Mais la suralimentation doit s'associer pour agir efficacement à d'autres éléments pathogéniques : la prédisposition héréditaire ou acquise, la dyspepsie, le déséquilibre nerveux relatif portant surtout sur le sympathique, l'insuffisance de l'activité lipolytique musculo-pulmonaire due à la sédentarité, l'auto ou l'hétéro-intoxication, le repos ou la fatigue excessifs et enfin l'action encore obscure des insuffisances endocrines.

La suralimentation associée à ces actions diverses s'est généralisée dans la société moderne, ce qui tend à expliquer l'augmentation de fréquence des divers types d'obésités. Suivant les classes sociales, la suralimentation se fait suivant divers modes. C'est par l'alcool et le pain dans les classes populaires; le pain et les pâtisseries dans la petite bourgeoisie; le pain, la viande et les vins de luxe dans l'aristocratie.

1. **La suralimentation par le pain** est donc la plus importante de toutes. C'est avec raison, à mon avis, que Pascault en fait la cause principale de la surnutrition des Français.

La composition chimique du pain est la suivante : albuminoïdes 7, graisse 1, hydrocarbones 55, eau 36 (p. 100).

Or, 100 grammes de pain représentent 240 calories. Pour ceux qui acceptent ces calculs, s'il faut 30 calories par jour et par kilogramme pour assurer la ration alimentaire humaine (Lambling), un kilogramme de pain par jour suffirait donc largement à nourrir un homme de 70 kilogrammes, sans autre alimentation (mais avec un excès d'hydrates de carbone et une insuffisante proportion de graisse et d'albumine).

D'un autre côté, le pain est un aliment extrêmement indigeste, et plus particulièrement le pain de luxe. Bouchard a démontré que la mie surtout subit des fermentations acides (acétiques) qui en font un aliment dyspeptogène. Chïgin a prouvé qu'il est l'aliment nécessitant le plus long travail stomacal. Pour Paulow l'activité peptique pour la digestion de la viande est moitié moindre que pour le pain.

Pour ces deux raisons : richesse en hydrocarbones, indigestibilité, le pain favorise la surcharge graisseuse.

Or beaucoup de personnes consomment plus de 250 grammes de pain par repas. Une ration quotidienne de 500 à 700 grammes de pain est fréquente en France, avec une alimentation non réduite sur la proportion des autres aliments.

Inversement, beaucoup de gras ou d'obèses accusent leur gourmandise du pain, et le considèrent du reste comme un aliment de peu de valeur, mais qui les aide à manger davantage de viande, de légumes ou de fromage, par sa sapidité. Dans l'esprit de beaucoup de personnes, le pain n'est qu'un adjuvant alimentaire qui permet une jouissance gustative plus complète. Enfin le pain pousse à boire en mangeant, autre cause d'engraissement.

Le médecin se heurte au cours de la cure contre ces préjugés très répandus. Il suffit cependant, pour enrayer ou faire rétrocéder une petite obésité, de supprimer le pain pendant quelques semaines. J'ai observé qu'ainsi, tout en conservant le reste du régime alimentaire normal, on peut voir le poids quotidien fléchir de 100 à 150 grammes par jour pour une surcharge graisseuse de 1/10ᵉ. Fait paradoxal, dans certains cas, assez fréquents du reste, on peut voir le poids d'un obèse en traitement fléchir de 2 à 300 grammes par jour sous l'influence de la suppression complète du pain. Or, chez quelques-uns, la quantité de pain absorbée était déjà réduite à 100 grammes par jour. Ainsi le poids baisse d'une quantité supérieure à celle de l'aliment absorbé. Voilà un fait difficile à expliquer et qui n'est pas sans donner un accroc à la théorie du calcul calori-dynamique d'une ration alimentaire.

Contrairement à ce qu'on pense en général, on se déshabitue vite de l'usage du pain, à la condition de n'en pas laisser du tout dans le régime et bien mieux qu'en se contentant de le diminuer. La suppression brusque est préférable. Chez l'obèse qui a engraissé principalement par le pain, l'action de la suppression est plus marquée que chez ceux qui font de la suralimentation mixte (pain, viande, alcool). C'est qu'en supprimant le pain à ceux qui en mangeaient en abondance on diminue l'ensemble de leur ration, ils mangent moins de tout, et boivent moins aussi; la dyspepsie latente s'atténue donc par ce double mécanique.

2. **Suralimentation carnée. Albuminisme.** — A cause de son prix élevé, la viande n'est permise que dans un certain milieu. Nous verrons à la pathogénie comment la viande prise en excès se transforme en graisse dans l'organisme. L'auto-intoxication se surajoute ici nettement à l'action énergétique pour favoriser l'obésité; la dyspepsie, l'entérite, le gros foie, y jouent aussi un rôle important avec la constipation si fréquente chez les mangeurs de viande, peu amateurs en général des légumes et des fruits. Souvent la suralimentation albuminoïde se fait par le lait et les œufs, les fromages, ou certains légumes riches en

azote, comme les légumes secs féculents. Le tableau suivant montre comparativement la composition chimique pour 100 grammes.

	Albuminoïdes.	Graisse.	Hydrates de carbone.	Eau.
Viande (bœuf) .	20	6	0,5	72
Œufs	13	12	0	73,5
Lait	3,6	3,6	4,4	87
Lentilles	32	1	59	11
Haricots	20	2	57	14
Poisson.	19-20	2	0	78
Gruyère	30	30	2	38

On voit donc que 100 grammes de viande équivalent au point de vue teneur en albuminoïdes à 100 grammes de poisson, 100 grammes de haricots, 75 grammes de lentilles, 600 grammes de lait, 2 gros œufs, 75 grammes de gruyère. Quel médecin n'a pas eu à combattre pour faire entendre à son client que le poisson est équivalent à la viande, aussi nourrissant et aussi contre-indiqué qu'elle dans le régime végétarien? Combien de gens ignorent que les lentilles, les haricots, les pois, le riz sont de merveilleux aliments complets, de véritables viandes végétales, donnant, à poids égal, plus d'énergie, plus de force que la viande, et beaucoup moins néfastes au tube digestif ou au foie! Combien enfin se suicident littéralement ou se laissent assassiner par sollicitude en ajoutant à un régime normal déjà suffisant quelques petites tasses de lait et trois ou quatre œufs qui, à eux seuls, constitueraient une ration alimentaire déjà satisfaisante. Marcel Labbé a fait remarquer que celui qui ingère chaque jour un tiers de litre de lait ou un bock de bière en supplément de la ration normale augmente de 21 grammes par jour et de 8 kilogrammes en un an.

Le résultat de ces erreurs ne se fait pas attendre, sous forme de dyspepsie, de neurasthénie, d'auto-intoxication, de congestion hépatique, de coliques néphrétiques ou hépatiques, d'obésité. Dans ce dernier cas, il est rare qu'on s'arrête puisque l'engraissement est considéré comme favorable.

Beaucoup d'auteurs, non cliniciens qui ont établi des tables de régime ont exagéré la quantité de viande nécessaire à l'homme moyen. M. A. Gautier (*loc. cit.*) qui, cependant, pense que tout régime qui introduit plus de 55 p. 100 de son azote sous forme animale est trop riche en viande et expose à l'arthritisme ceux qui ne corrigent pas cet excès d'aliments animaux par un travail mécanique suffisant accepte ailleurs que l'homme moyen ne doit pas manger au delà de 250 à 300 grammes de viande ou de poisson par jour. Je rappelle qu'une côtelette moyenne pèse 50 à 60 grammes, et que le travail mus-

culaire nécessite plutôt une alimentation hydrocarbonée qu'albuminoïde. Les professionnels de l'athlétisme savent bien, empiriquement,
que la viande donne de la détente et de la vitesse musculaires, mais que
la durée de contraction, que la résistance s'obtiennent par les aliments
sucrés et féculents. Les expériences d'Irving-Fisher [1] sont concluantes
sur ce point. A mon avis, la quantité de 300 grammes de viande quotidienne convient parfaitement à un athlète de 70 kilogrammes, le reste
de la ration étant constitué, avec éclectisme, d'hydrocarbones et de
graisse, mais pour un sédentaire elle est excessive.

3. Surnutrition alcoolique. — L'alcool, Duclaux [2] l'a rappelé bruyamment en 1902, a une certaine valeur alimentaire. Avant lui, Liebig et
Longet l'avaient dit. Lallemand et Duroy, Perrin, virent surtout son
action d'abord excitante, puis déprimante, sur l'économie. Atwater et
Bénédict montrèrent par l'expérimentation au laboratoire que 98 p. 100
de l'alcool absorbé sont brûlés. Il faut y ajouter ce correctif que cela est
vrai pour certaines doses et une certaine dilution que l'on peut dire alimentaires. Mais la dose toxique et la dose alimentaire sont très voisines.

Ainsi qu'il résulte des travaux nouveaux de Chauveau, Atwater et
Weiss et de l'opinion de Courmont et Hédon, l'alcool est un aliment
médiocre et un poison dangereux. En dehors du laboratoire, la clinique
le prouve surabondamment. Là l'alcool ne se montre aliment qu'à de
très petites doses, très dilué, comme dans le vin, et seulement chez certaines personnes, à condition qu'elles aient de par ailleurs une alimentation complète. Dans certaines conditions, chez les arthritiques notamment, sauf le cas où ils font beaucoup d'exercice, l'alcool perd sa
qualité alimentaire pour rester uniquement toxique ou mal supporté.

Cliniquement, la pathogénie alcoolique de l'obésité est incontestable. Mais l'alcool y agit plus à titre de toxique que d'aliment. L'obésité
toxique étant indubitable, on peut se demander si le vin, l'alcool, sous
forme d'apéritif, de liqueur, agit réellement à titre de suraliment, ou à
la façon de l'arsenic ou du phosphore. On tend à admettre que l'alcool
facilite l'utilisation des autres aliments de la ration, qu'il ralentit les
oxydations, etc. Quoi qu'il en soit, ainsi que nous le verrons, il n'est pas
douteux qu'en supprimant le vin, les alcools, dans le régime des obèses
pléthoriques, on obtient une réduction du poids, une amélioration de la
dyspepsie, des troubles hépatiques et nerveux, qui interviennent certainement aussi dans la pathogénie.

L'obésité par l'alcool existe dans toutes les classes de la société,
chez le peuple surtout, par le vin et les apéritifs, chez les prostituées,

---

1. Irving-Fisher, *Yale med. Journ.*, mars 1907. Infl. of flesheat. on endur.
2. Duclaux, *Ann. de l'Inst. Pasteur*, 25 nov. 1902.

par les liqueurs; chez les gens du meilleur monde par les vins de marque qui, même en petite quantité, agissent d'autant mieux que l'obèse est davantage arthritique et supporte plus mal l'action toxique de l'alcool. Il me paraît bien vraisemblable que l'obésité pléthorique est surtout produite par l'action du vin et des alcools, et que celle-ci est quelquefois une obésité alcoolique.

4. **Suralimentation mixte.** — C'est une forme banale que celle de l'obésité due à la suralimentation portant sur tous les éléments de la ration : viandes, pain, pâtisserie, sucreries, vins, alcool. Les femmes, dans la bourgeoisie surtout, se laissent aller à leur gourmandise pour les pâtisseries, les bonbons, le chocolat, qui, avec la sédentarité et l'arthritisme, jouent un rôle important dans leur pathogénie. On mange trop aujourd'hui dans presque toutes les classes de la société, et l'on ne médite pas assez l'adage : *Modicus cibi, medicus sibi.*

En général aussi le régime n'est pas assez varié; il est trop carné, trop féculent, ne comporte pas assez de légumes verts et de fruits; les repas sont trop chargés et pas assez nombreux; le repas du soir est trop riche.

A titre de curiosité, voici la preuve que l'on peut vivre avec une alimentation légère. Les Trappistes et les Chartreux, dont la santé est généralement excellente, mangent peu et jamais de viande. Les Trappistes ne prennent qu'un repas composé de pain (350 grammes), soupe sans graisse ni beurre, légumes cuits à l'eau. Goûter très léger à cinq heures. Ni viande, ni poisson, ni beurre, ni œufs, ni fromage. Je n'ai pas besoin d'ajouter que ces milieux ne sont pas riches d'obèses.

Enfin, dans le type de suralimentation mixte, la tachyphagie joue un rôle accessoire d'une certaine importance, ainsi que nous le verrons plus loin.

5. **Suralimentation végétarienne.** — Dans ces dernières années, la doctrine végétarienne a fait de nombreux adeptes. Beaucoup, en dehors des milieux scientifiques, n'en comprennent pas l'esprit et, mettant sur le compte de la viande les méfaits qui reviennent à toute suralimentation, se surnourrissent de végétaux, en se croyant à l'abri de tout danger. On peut observer chez les animaux domestiques non carnivores des accidents de pléthore alimentaire et d'obésité, comme chez les hommes qui ne limitent pas leur ration végétale. Les menus végétariens complets sont très riches en hydrocarbones et en graisse, aussi faut-il les limiter strictement. Les mêmes accidents de goutte, de coliques néphrétiques peuvent s'observer dans les régimes végétarien et carné, s'ils sont trop copieux. On constate cela chez les tuberculeux et les neurasthéniques qui nous reviennent de Suisse obèses et non guéris. Je donnerai ailleurs mon opinion sur ces inutiles engraissements théra-

peutiques, qui ne sont que des trompe-l'œil. Que de névropathes, d'entéro-coliteux, de dyspeptiques sont devenus obèses par l'usage des purées, des pâtes, des entremets et des laitages, et qui n'ont fait qu'ajouter les dangers de la surcharge à leur maladie première! Je ne doute pas du reste que, dans quelques années, la réaction contre ces méthodes thérapeutiques illogiques ne se produise.

Les recherches et les analyses de Voit, Constantini, Rumpf, Schum, Albu, Caspari, Hauer ont démontré que le régime végétarien est capable de maintenir parfaitement l'équilibre nutritif.

Il n'en est pas de même du *régime végétarien* pur, c'est-à-dire de celui qui ne comporte ni œufs, ni lait, peu de féculents et de farineux, mais surtout des végétaux verts : épinards, salades, artichauts, fruits, etc. C'est du reste celui-ci surtout qui a été visé comme moyen théra- peuthique de l'obésité par Hoffmann, de Leipzig, Kolisch et récemment par le professeur Albu, de Berlin[1]. Ce régime ne comporte guère comme féculent que la pomme de terre, le reste n'étant que fruits et légumes verts. Mais aussitôt qu'on introduit dans un semblable régime : pâtes, farines, haricots, lentilles, lait, la réduction en poids cesse et l'engrais- sement se fait très facilement. Les régimes de cet ordre sont peu recom- mandables, parce qu'ils entraînent l'autophagie musculaire et l'asthénie.

Insuffisance pneumo-musculaire. Sédentarité. — Ce sont là des causes depuis longtemps remarquées de l'engraissement, de l'embon- point et des diverses formes d'obésité? La sédentarité explique la fré- quence de ces états de surcharge graisseuse chez les personnes de pro- fession libérale qui, pour diverses raisons, n'ont aucune activité phy- sique. Mais les classiques n'indiquent pas assez le mécanisme suivant lequel elle agit. En réalité il faut noter que les futurs obèses sont déjà préalablement des indolents, craignant tout ce qui est effort muscu- laire. Il y a à cela une raison importante qui est à la base même de l'arthritisme : c'est la méïopragie pneumo-musculaire que nous aurons à étudier en détail ailleurs. Les arthritiques et les obèses sont quel- quefois des musculeux et rarement des musculaires. Rappelons que Sigaud appelle ainsi ceux qui ont besoin de mouvement, qui vivent dans l'hypermotricité; une petite femme maigre et active peut ainsi être une musculaire. L'arthritique gras est au contraire hypomoteur, et souvent il est atteint d'une véritable insuffisance musculaire qui se mesure facilement au dynamomètre (Voy. : Séméiologie et Diagnostic). Les personnes grasses, quel que soit leur sentiment contraire, n'ont pas une force proportionnée à leur volume, et leurs muscles sont tou- jours sous la graisse dans un état relatif d'atrophie; leur résistance à la fatigue physique est au-dessous de la normale.

1. *Therap. des Geg.*, nov. 1909.

Du reste, aujourd'hui, le développement insuffisant de l'enveloppe musculaire est général dans toutes les classes de la société; le type athlétique se fait rare. Or, j'ai montré ailleurs [1] que l'homme ne pouvait se passer sans danger de son appareil musculaire, et que sa réduction anatomique entraînait des troubles nutritifs de la plus haute importance. L'appareil musculaire est aussi nécessaire à la santé, à la vie que l'appareil circulatoire, respiratoire ou nerveux. Il est lié du reste anatomiquement et physiologiquement à chacun d'eux. Le déséquilibre entre le développement de ces appareils et l'appareil musculaire produit l'atonie, l'asthénie, des troubles circulatoires, l'arrêt du développement du cœur et du poumon, des dyspepsies chroniques, etc., car le fonctionnement des muscles produit le tonus nerveux, entraîne le muscle cardiaque, augmente la ventilation et, par là, règle les fonctions digestives. Aussi toute la nutrition peut-elle être dirigée par le fonctionnement musculaire.

Le muscle, en effet, augmente à volonté l'assimilation, en produisant l'œuvre de la désassimilation; il fait le vide pour permettre le renouvellement du plein. La rééducation musculaire, la myothérapie, sont des thérapeutiques applicables *à toutes les maladies de la nutrition*, comme les insuffisances musculaire et pulmonaire sont à leur origine pathogénique. C'est pourquoi tous les méiopragiques du poumon, des muscles et du cœur peuvent devenir des obèses, qu'ils le soient par la congénitalité ou par la sédentarité. L'atrophie de l'enveloppe musculaire est toujours liée à l'insuffisance respiratoire : le muscle ne peut se développer que par le mouvement qui augmente lui-même la ventilation pulmonaire. Aussi tous les musculeux ont-ils en général des poumons de grande capacité. Le contraire s'observe chez les arthritiques et les obèses dont la spirométrie est réduite dès le début du trouble nutritif. Mais la respiration interne, la qualité vitale des tissus est liée au fonctionnement pulmonaire; l'anoxhémie est une suite de son insuffisance; elle-même entraîne la consommation insuffisante des graisses.

Ainsi s'expliquent : l'hypotrophie musculaire des obèses et l'obésité des hypotrophiques, des anémiques, des sédentaires, de ceux qui sont privés d'air, des prisonniers, des gens habitant des logements insalubres. L'obésité des rhumatisants chroniques, des grabataires, des paraplégiques, des hémiplégiques, des anémiques, des chlorotiques et l'anémie des obèses relèvent des causes que j'ai énumérées plus haut. Telles sont aussi les raisons qui expliquent l'obésité de

---

1. Heckel, L'enveloppe musculaire de l'homme et ses fonctions, *Journ. de méd. int.*, nov. et déc. 1909, janvier 1910. Trois articles.

certaines professions et de certaines races. Enfin c'est dans ce mécanisme qu'il faut chercher la base des méthodes thérapeutiques par
l'exercice, employées de tout temps, et de celles qui seront recommandées au traitement sous le nom de *myothérapie* (Heckel), de culture
physique, et qui conviendraient aussi bien, d'une façon générale, à la
goutte, au diabète, à l'arthritisme tout entier.

Rôle étiologique des troubles nerveux. — La fréquence des
névroses qui sont associées à l'obésité dans la famille aussi bien que chez
l'individu même, est classique. A ce point de vue, une famille que j'ai
observée était fort intéressante. La mère était une obèse pithiatique, le
père obèse, nerveux excessif et agité; une fille obèse, angoissée, une
autre basedowienne, un frère épileptique, et mon malade, pesant
100 kilogrammes à vingt-cinq ans, pour une taille de 1 m. 67; neurasthénique obsédé, quoique fort intelligent, il a du reste très bien guéri
en soignant particulièrement son système nerveux.

On pourrait aussi tirer quelques déductions plus intéressantes que
réellement documentaires de ce fait que certaines maladies organiques
du système nerveux, et notamment la **paralysie générale**, peuvent être
accompagnées, dans certaines phases, d'un engraissement floride tout à
fait trompeur. Le fait a du reste été signalé aussi dans les idioties et
imbécillités d'origine méningitique. (Cf. Pathogénie.)

Ce qu'il est en tout cas bon de faire remarquer, c'est que, contrairement à l'opinion reçue, les obèses ou même simplement les gros et les
gras sont, dans une proportion considérable, des nerveux, des névropathes, quelquefois même des déséquilibrés et des irresponsables.

On peut même poser cette règle clinique que toutes les fois qu'on
se trouve en présence d'un grand obèse, on est en même temps en face
d'un grand émotif. Dans une certaine mesure, c'est là une chose
excellente, car le médecin aura besoin, bien souvent, de toute son
influence suggestive pour diriger et conduire le malade dans les limites
d'un traitement souvent difficile et presque toujours désagréable.

Émotivité. — Il faut noter aussi que cette émotivité et ce nervosisme
dont quelques malades se défendent, mais que presque tous avouent,
alors que quelques-uns s'en plaignent beaucoup, sont, chez certains,
consécutifs à l'obésité et non pas préexistants.

Des malades obèses depuis quatre ou cinq ans, vers leur trentième
année par exemple, n'ont constaté leur émotivité exagérée que quelques
mois avant de venir consulter. Il ne faudrait pas pour cette raison croire
leur nervosisme secondaire. L'observation suivante est intéressante à
ce point de vue.

« Un jeune homme de vingt-cinq ans, de souche arthritique,
ayant lui-même un passé arthritique, des troubles digestifs avec une

santé paraissant excellente et une vigueur musculaire supérieure à la normale, avait pris 12 à 15 kilogrammes depuis quelques années. Il était comme toujours, depuis sa naissance, d'un tempérament nerveux, mais sans aucune exagération pathologique. Il n'avait, notamment, aucune émotivité excessive et, au cours d'une vie assez active, il s'était trouvé plusieurs fois dans des circonstances où cette émotivité aurait pu se montrer. A ce moment, les nécessités de son existence le mirent dans l'obligation de se surmener physiquement. Le résultat fut d'abord une augmentation de quinze kilogrammes, puis une éclosion subite de phénomènes d'hyperémotivité qui prirent naissance à la suite d'un accident auquel il assista dans un vélodrome. Cette émotivité persista avec un état de psychasthénie, d'angoisse, de phobies et de malaises somatiques divers, pendant plusieurs années. Durant ce temps l'obésité se maintint constamment au même taux, malgré des tentatives non médicales de traitement par l'exercice physique et la réduction alimentaire. Une thérapeutique plus pathogénique de son état nerveux par distractions et hydrothérapie, changement de régime alimentaire, repos et psychothérapie, fit baisser assez vite son poids, dont la réduction terminale fut obtenue par des exercices musculaires réguliers et peu fatigants. »

Les altérations des fonctions nerveuses paraissent donc jouer un rôle de grande importance dans l'étiologie du syndrome obésité. Du reste, j'aurai l'occasion, en différentes parties de cet ouvrage, de revenir sur ce point capital.

Pour le moment, qu'il me suffise de faire remarquer que le rôle du système nerveux dans les phases du début de la maladie est assez difficile à classer ou parmi les causes ou parmi les symptômes. Car si les troubles fonctionnels du système nerveux peuvent engendrer l'obésité, inversement, si l'on suppose préétabli un état de troubles intimes de la nutrition, se manifestant surtout sur l'assimilation des matières grasses, on peut parfaitement admettre que, seulement par le fait qu'il est un trouble de la nutrition, il retentit à son tour sur l'état du fonctionnement nerveux, qui est capable aussi de l'influencer.

D'où une distinction très nette : dans le premier cas, le trouble nerveux est cause; dans le second, il est effet.

Surmenage et fatigue. — Si l'émotion a, avec l'obésité, des relations pathogéniques signalées par les auteurs, il en est de même de la fatigue physique et du surmenage intellectuel, qui troublent le système nerveux de la même façon que le choc nerveux. Nous verrons au Traitement que si l'exercice doit être conseillé aux obèses, *son excès empêche la cure et entretient l'obésité*. C'est une cause d'erreur signalée par Leven, qui a écrit que certains obèses guérissaient par le repos. Rien n'est plus exact. La fatigue de tout ordre est une intoxication, et crée de vraies obésités toxiques. Cet élément étiologique se retrouve dans les obésités des intellectuels surmenés, des médecins, des gens de lettres, des hommes d'affaires, des politiciens, comme aussi chez ceux qui se fatiguent physiquement. Je connais des hommes de sport qui ont fait des formes d'obésité sous l'influence d'entraînement physique excessif; j'en connais, parmi des professionnels cyclistes notamment, et parmi des obèses traités à tort par les exercices violents qui sont loin de convenir à tous les arthritiques et à tous les gras. Il n'y a pas lieu de s'étonner de ce fait, alors qu'on sait que le surmenage physique ou intellectuel détermine des poussées de goutte ou de glycosurie, tandis que le travail physique modéré les atténue; l'obésité, trouble fonctionnel nutritif très voisin, se comporte de la même manière dans les mêmes conditions.

Obésités post-infectieuses. — S'il existe véritablement des cas très nets d'obésité acquise, ce sont surtout ceux qui sont consécutifs aux maladies infectieuses. J'ai remarqué, pour ma part, assez fréquemment, ce fait sur lequel les classiques n'ont pas assez insisté, c'est que non seulement la fièvre typhoïde, et encore la tuberculose, — Renon vient d'y insister récemment, — mais aussi très fréquemment la grippe, sont, pendant leur convalescence, suivies d'une poussée d'obésité qui reste quelquefois définitive.

Grippe. — J'insiste plus particulièrement sur cette étiologie *grippale* de l'obésité parce que, je le répète, c'est une notion encore peu connue, bien que tous les médecins aient observé combien la grippe est une maladie déprimante des fonctions nerveuses, particulièrement des fonctions trophiques. La neurasthénie post-grippale est une banalité; elle éclate brutalement quelquefois au cours même de la grippe, et après quelques jours de fièvre élevée, notamment dans les formes nerveuses. Or, ce sont particulièrement celles-là qui, d'après mes observations, sont de nature à troubler le rythme nutritif justement en altérant le fonctionnement nerveux. D'autres causes sont à la source des faits dont je parle : on sait depuis longtemps que la grippe agit d'une façon particulièrement défavorable sur le fonctionnement du grand sympathique, du plexus solaire, qui commandent à l'estomac, à l'intestin. Il suffit de relever la fréquence des dyspepsies gastriques ou intestinales pendant les convalescences de grippes pour se rendre compte de cette action nocive. Bien des gens ne doivent leur dyspepsie invétérée qu'à des grippes récidivantes qui, chaque hiver, détruisent l'effet d'amélioration obtenu pendant une cure estivale précédente.

Or, Leven a bien insisté, et à mon avis à juste titre, sur ces obésités produites par les dyspepsies. Peut-être la grippe, comme toute infection, agit-elle de deux façons : en troublant les fonctions générales de nutrition du système nerveux, et les fonctions spéciales sécrétoires, motrices et sensitives du plexus solaire.

Quoiqu'il en soit, depuis que la grippe est devenue endémique dans les grands centres urbains, il s'est établi une cause permanente de renouvellement et d'entretien de la dyspepsie et de l'asthénie adipogènes.

Tuberculose. — Pour ce qui est de la tuberculose, il est évidemment plus fréquent qu'elle crée l'émaciation que l'obésité. Mais cependant, il est nécessaire de rappeler que beaucoup de tuberculeux sont obèses, soit qu'ils aient été amenés à cette déviation métabolique par la surabondance d'un régime alimentaire mal compris et des prédispositions héréditaires, soit que la toxine du bacille tuberculeux, dans certaines conditions tenant au terrain ou au bacille, soit susceptible de produire un trouble trophique que l'on voit apparaître du reste dans d'autres circonstances d'infection et pour d'autres microbes que pour le bacille de Koch. Carnot[1] a pu reproduire expérimentalement l'obésité par infection tuberculeuse.

En tout cas, le médecin doit se garder de cette impression simpliste et courante qu'un obèse est placé aux antipodes de la tuberculisation. Non seulement c'est là une erreur, mais, pour ma part, je suis depuis longtemps convaincu qu'un obèse est bien plus près d'une tuberculisation possible qu'un homme maigre, musculeux, et je ne crois pas qu'il y ait un intérêt pronostique évident à augmenter beaucoup le poids d'un tuberculeux et à considérer son accumulation de graisse comme proportionnelle à une amélioration de sa situation (fig. 45 à 50).

L'obèse, en effet, est presque un diabétique et le diabétique est toujours un candidat possible à la tuberculose la plus sévère; il serait, de plus, difficile d'accepter qu'un état morbide qui porte sur les fonctions les plus importantes, celles de la nutrition, puisse s'accommoder des attaques du bacille qui fourmille là où l'on rencontre le plus d'obèses, c'est-à-dire dans les grandes villes.

Pour ma part, toutes les fois que je me suis trouvé en présence d'une possibilité de tuberculose chez un obèse, je n'ai jamais hésité à approfondir dans ce sens et à poursuivre mes investigations, découvrant du reste bien souvent quelque petite bronchite, dite asthmatique, quelque catarrhe dit pharyngien, dans les sécrétions duquel l'examen bactériologique décelait parfaitement, au grand étonnement de certains autres confrères, du bacille, quelquefois abondant. Et comme, de par ailleurs,

---

1. Carnot, L'obésité, *Bull. méd.*, 1906, 27 et 25. Carnot et Amet, Sur l'obésité toxique, *Soc. biol.*, mai 1905.

les affections bronchiques, emphysémateuses, asthmatiques, les congestions pulmonaires, sont d'une fréquence que l'on sait chez les obèses et d'une façon générale chez les gras, il est, à mon avis, très important d'appeler l'attention du monde médical sur ce point un peu spécial et généralement laissé dans l'ombre. Je signale en passant un type assez fréquent d'obèse tuberculeux alcoolique ou fils d'alcoolique.

Lemoine [1] a bien décrit le phtisique gras « à visage coloré, à chairs fermes et abondantes, avec de l'entrain, de la vigueur, en un mot tout ce qui paraît le propre d'une santé parfaite... On est tenté de repousser l'idée de tuberculose, mais quand on les ausculte on change d'avis... Si on les suit on constate que leurs lésions progressent très lentement et que, malgré cela, leur état général reste excellent... il arrive même qu'un accident tel qu'une hémorragie entraîne la mort alors que l'aspect extérieur du sujet est resté le même qu'au début de la maladie. » Lemoine croit qu'ils sont toujours arthritiques ou scrofuleux, Dumarest, Darmezin [2], Piery [3] pensent que ces tuberculoses sont fibreuses et pleurogènes, avec tendance à l'emphysème et à l'asthme.

L'obésité tuberculeuse est parfois associée à l'adénopathie trachéo-bronchique des enfants, et elle touche souvent les parents d'enfants morts de méningite. Carnot et Amet ont rangé cette forme parmi les obésités toxiques. Piery en fait une variété de la tuberculose inflammatoire de Poncet, Labrevoit [4], Catrin [5], Martin [6], ont récemment étudié cette variété d'obésité.

Je laisserai de côté volontairement ici quelques obésités consécutives à d'autres infections qui ne sont pas particulièrement prédisposantes, et je généraliserai en disant qu'en somme, tout état d'infection qui atteint assez profondément l'organisme peut toujours toucher directement ou les fonctions trophiques du système nerveux, ou l'ensemble des cellules des organes concourant à l'adipogénie, le foie entre autres. On s'explique parfaitement la pathogénie de ces obésités post-infectieuses.

Obésités par synergies morbides. — Parmi les raisons qui font apparaître l'obésité à l'âge moyen de la vie, sont toutes celles qui peuvent être dues à l'action des synergies morbides. On le sait, aucun organe ne peut souffrir dans ses fonctions les plus élémentaires sans que tout l'organisme réagisse immédiatement, peu ou prou. Il est bien entendu qu'il n'y a pas de maladie locale chez l'homme. Tout, chez

1. Lemoine, Les phtisiques gras, *Sem. méd.*, 1900, p. 103.
2. Darmezin, *Variations du poids dans la tuberculose*, Thèse Lyon, 1901, n° 38.
3. Piery. *La tuberculose pulmonaire*, Doin, 1910.
4. Labrevoit, *Tub. et adipose*. Thèse de Paris, 1906.
5. Catrin, Les tuberculeux gras, *Congrès int. tub.*, Paris, 1905.
6. Martin, *Les Phtisiques gras*, Thèse Lille, 1899.

lui, retentit sur tout. Et ce n'est pas une des moindres difficultés que de reconstituer la chaîne pathologique qui a dû se former pour conditionner une obésité. Tous les organes sont susceptibles, lorsqu'ils sont malades, de l'engendrer soit par leurs troubles propres, soit par leur retentissement à distance sur les organes immédiatement voisins ou éloignés.

C'est quelquefois par l'intermédiaire du système nerveux (excitation réflexe, inhibition frénatrice), c'est d'autres fois par des insuffisances de sécrétions glandulaires ou par des diminutions d'action diastasique qu'un organe agit sur un autre.

Obésités glandulaires. — Récemment, M. Carnot a étudié expérimentalement les obésités glandulaires. Plusieurs nous étaient déjà connues, telle l'obésité *thyroïdienne* due à l'insuffisance, ou plutôt à la dyspragie du corps *thyroïde*. Depuis longtemps, on connaissait celles qui sont dues aux troubles fonctionnels des organes génitaux, *obésité ovarienne* des ovariotomisées, *obésité testiculaire*, *obésité des castrats*.

Le rôle des organes génitaux dans l'obésité féminine est du plus haut intérêt : combien de femmes versent dans l'obésité à la puberté, à l'âge critique; combien d'autres à propos d'un arrêt de leurs règles entrent en quelques mois dans la déformation polysarcique. Inversement le retour de règles régulières s'accompagne de fonte graisseuse; l'opothérapie ovarienne associée ou non à la thyroïdienne peut aider à la disparition de l'obésité. M. Dalché[1] a insisté encore récemment sur le rôle de la dysovarie sur la surcharge graisseuse. C'est par cette dysovarie qu'il faut expliquer l'infécondité si fréquente des obèses. La guérison fréquente de la stérilité féminine par celle de l'obésité montre les rapports de ces deux états. Mais cependant il ne faut pas localiser la question de l'obésité féminine dans les anomalies génitales. Celles-ci jouent souvent le rôle de causes accessoires, prédisposantes, car bien des femmes atteintes d'un syndrome adiposo-génital (Launois) sont filles d'hommes obèses, et ont toute une lignée et une parenté très démonstratives à cet égard.

Le Fur fait jouer aussi dans l'obésité masculine un rôle important à l'insuffisance prostatique de toute origine; il la croit même supérieure à celle du testicule, qui lui est, du reste, souvent associée; chez les prostatiques jeunes on constate des anomalies de l'appétit génital, par défaut, qui sont fâcheuses, car l'insuffisance du fonctionnement génital entraînerait l'obésité à laquelle on devrait remédier par une véritable rééducation.

D'autres obésités sont en cours d'étude, comme celle qui serait consécutive au trouble fonctionnel de l'hypophyse, de la pinéale, mais

---

1. Dalché, *Journal de Méd. int.*, mars 1910.

ce sont les classements de la science de demain. J'en ébaucherai les acquisitions à la Pathogénie.

Obésités gastriques, hépatiques, intestinales. — Parmi celles qui nous sont mieux connues, et qui ont été étudiées dans ces dernières années surtout, grâce à l'épreuve thérapeutique, il faut citer les obésités consécutives aux affections, aux lésions ou aux troubles fonctionnels des organes digestifs. A ce point de vue évidemment le foie vient en tête. On sait le rôle important qu'il joue, ainsi que le pancréas, dans l'assimilation des graisses qu'il transforme en sucre. Aussi la coexistence des altérations hépatiques avec l'obésité est un fait absolument classique et sur lequel il est inutile d'insister. Il en est de même de celles de l'estomac et de l'intestin, que Leven a bien étudiées, et dont l'action intime n'est, du reste, pas absolument connue, bien que la preuve en ait été faite par les guérisons d'obésités, en même temps que les entérites, les dyspepsies ou les gastropathies qui leur avaient donné naissance.

Influence de la constipation. — La constipation n'est pas qu'un symptôme banal au cours des obésités. Elle a souvent une certaine participation pathogénique dans le syndrome à titre d'expression de la dyspepsie intestinale qui est elle-même pathogène (Leven). Il est même possible qu'elle détermine par la voie de l'intoxication l'engraissement ou qu'elle l'entretienne. Au cours de la cure de réduction on constate, en étudiant la chute du poids par la méthode graphique, que toutes les périodes où le poids est stationnaire ou même remonte correspondent à la rétention fécale. Il y a de ce fait une augmentation de poids qui peut être de 1 à 2 kilogrammes, mais qui, quelquefois, est plus importante, ce qui ne permet pas de croire que cette augmentation soit uniquement due aux matières accumulées. Bien souvent au même moment on observe une accentuation des infiltrations aqueuses et graisseuses, une sorte de bouffissure, comme s'il se faisait une rétention de liquides ou de principes toxiques. Ces phénomènes cèdent au bout de quelques jours pour se reproduire de nouveau, et interrompent la marche régulière du traitement. Il existe donc une sorte de **constipation cyclique à répétition** chez les obèses, ou du moins chez certains d'entre eux, et par un mécanisme de cercle vicieux, fréquent dans les maladies de la nutrition, la rétention fécale agit autant sur l'obésité que celle-ci sur la rétention fécale. D'autre part, tant que le médecin ne s'est pas attaché à guérir le symptôme constipation chez l'obèse, il n'a pas de chances sérieuses de voir disparaître la surcharge, comme si un lien commun existait entre ces deux troubles. Ce rapport n'est généralement pas indiqué avec assez d'insistance et j'y appelle l'attention du praticien. Du reste, c'est un des éléments symptomatiques qu'il doit toujours viser dans la cure, *car la réduction alimentaire excessive et l'exercice mal dosé peuvent augmenter notablement la constipation.*

Tachyphagie et obésités. — Le terme de tachyphagie, très heureusement créé par M. Jacquet [1], désigne l'habitude de manger vite ; aujourd'hui elle est très répandue et l'on peut dire que parmi les civilisés et les habitants des villes elle est absolument généralisée. On peut affirmer qu'elle est aussi une fonction du nervosisme et qu'elle fraie en clinique avec la névrose et avec la dypepsie qu'elle entretient.

Elle est aussi une mauvaise habitude datant de l'enfance et inculquée presque officiellement dans les lycées, dans les collèges, où le temps accordé aux repas oscille entre vingt et trente minutes, ce qui est certainement insuffisant pour absorber deux plats, un dessert et quelquefois un potage. Si l'on en retire la durée accordée au service et qui représente certainement un tiers du temps total, il semble bien que celui-ci soit véritablement trop bref, car il faut à peu près 40 minutes pour mastiquer convenablement un repas d'une importance moyenne.

Le tachyphage n'est pas seulement celui qui mange vite et, expédiant son repas en un quart d'heure ou vingt minutes, avale les bouchées après les avoir à peine mâchées, mais encore c'est celui qui mâche nerveusement ou qui, possédant de mauvaises dents impropres à un broiement suffisant, reste longtemps à table mais n'obtient pas une division suffisante de ses aliments. Certains malades consentent bien à réduire leurs bouchées en bouillie, mais ils obtiennent ce résultat dans un temps trop court avec la même hâte qu'auparavant en faisant plus vite les mouvements de mastication. Ils pensent ainsi avoir obéi aux injonctions du médecin car, sous l'influence de cette trituration complète, leur digestion se fait déjà mieux et ils se tiennent pour satisfaits. Or, ce n'est pas seulement cela qu'il faut obtenir, mais le retour complet à la normale quant au mode alimentaire.

Le médecin qui a présente à l'esprit la façon dont s'alimente le paysan reconnaît qu'il n'y a rien de commun entre son *modus faciendi* et celui de l'homme des villes. L'heure du repas est sacrée pour le travailleur de la terre. Assis à l'ombre de l'arbre contre lequel il s'adosse, le moissonneur absorbe avec une componction mesurée son modeste déjeuner composé souvent de légumes, de pain, quelquefois d'un peu de lard et de fromage. Ce sont comme les rites d'un sacerdoce ; non seulement il met une sage lenteur à mastiquer chaque bouchée, mais encore il la goûte et l'apprécie, augmentant ainsi par

---

1. Jacquet, La surdistension et le surtravail gastrique d'origine tachyphagique, *Acad. de médecine*, juillet 1908 ; *Presse médicale*, n° 2, 56 (1908).

le jeu des réflexes les sécrétions salivaires et gastriques. Il sait mettre, entre chacun des mets qu'il absorbe, un intermède qu'il accorde du reste chichement à la causerie ou à la contemplation de la nature. C'est à ce moment qu'il donne l'accolade à la fraîche cruche de piquette qu'il passe ensuite à son voisin, et, la bouche essuyée du dos de la main, il cause, car il a soin de ne pas parler pendant qu'il mange.

Aussi, pour si frugal qu'il soit, le repas de l'homme des champs est-il plus apprécié et mieux digéré que celui du riche névropathe des villes. Celui-ci serait bien empêché dans la conversation tumultueuse de savoir ce qu'il a mangé, si tant est qu'il puisse démêler l'espèce de ses aliments masquée par une chimie culinaire plus habile que favorable.

Le paysan qui mange lentement conserve longtemps sa santé et sa forme physique et ignore souvent la dyspepsie s'il n'est pas alcoolique.

Tachyphagie et suralimentation. — La tachyphagie entraîne aussi la suralimentation; ceux qui mangent avec précipitation perdent rapidement la sensation normale de satiété; ils reprennent plusieurs fois de chacun des plats qu'on leur présente; entre deux services ils resteraient inoccupés; or, leur impatience ne le leur permet pas : le moins qu'ils puissent faire c'est de consommer leur pain pendant ce temps. Du reste, lorsqu'on les astreint à la bradyphagie, on les voit presque aussitôt maigrir parce que d'abord ils mangent moins; mais ce n'est pas la seule raison.

Mon attention a été attirée depuis plusieurs années sur les rapports de la tachyphagie et de l'obésité. Je puis dire que jusqu'à présent je l'ai constatée chez tous les obèses, mais, ainsi que je viens de le faire remarquer, l'habitude de manger vite étant extrêmement répandue, et l'obésité étant aussi d'une très grande fréquence, ce serait là un argument sans valeur. Ce qui est plus certain c'est que, parmi les personnes atteintes du vice tachyphagique, les unes mangent plus vite que les autres; or, dans mes observations d'obésité, je trouve une majorité de tachyphages excessifs. Quelques-uns mangent debout, d'autres en cinq minutes, beaucoup travaillent en mangeant. Un argument plus important c'est que l'obèse tachyphage se guérit mal ou pas du tout de son obésité s'il ne consent pas à mastiquer lentement et complètement; c'est là une cause d'insuccès thérapeutique qui est méconnue et sur laquelle j'attire l'attention : l'obèse tachyphage mis au régime maigrit certainement, mais est sujet aux rechutes et du reste maigrit moins vite que l'obèse qui consent à manger lentement, à bien mastiquer ses aliments.

Sur ce point, mes observations sont remarquablement précises. Voici un résumé de celle que j'ai faite sur un confrère obèse : En

dix ans, il a fait trois cures pour descendre de 100 kilogrammes à 72.
Déjà revenu trois fois près de ce poids normal, il ne peut pas s'y maintenir dès qu'il quitte son régime. Je l'ai rencontré par hasard dans un
dîner où nous fûmes voisins de table; après échange de quelques idées
sur cette question que j'avais soulevée parce que je le voyais avaler
gloutonnement ses aliments, il a consenti à faire une expérience qui fut
typique : il a conservé le même mode de traitement pour son obésité
qu'il avait déjà employé autrefois, mais il s'est exercé à mastiquer
beaucoup et à prendre ses repas avec une sage lenteur. Or, il a perdu sa
graisse de surcharge en la moitié du temps consacré habituellement à
ses cures précédentes. De plus, sa santé s'est transformée : des migraines
constantes, une constipation opiniâtre, de l'acné du visage avec un peu
d'érythème sur le nez et les joues, l'arythmie cardiaque réflexe qui
alternait avec la somnolence, tous ces symptômes qu'il conservait
autrefois dans ses précédentes cures disparurent définitivement. Il n'a
pas fait cependant plus d'exercice que d'habitude, soit à peu près
vingt minutes de culture physique quotidienne.

J'ai observé des phénomènes analogues, avec une variation dans
les détails, dans presque toutes les cures d'obésité entreprises depuis
trois ans. Les résultats les meilleurs ont été fournis justement par des
médecins ou des pharmaciens qui obéissent mieux à la prescription,
car ils en comprennent mieux l'importance. J'ai pu vérifier ainsi le
bien fondé des observations antérieures de MM. Jacquet, Debat et
Leroy sur tout ce qu'ils ont publié à propos des troubles réflexes ou
mécaniques dus à la tachyphagie. Je pense que la tachyphagie entretient la dyspepsie gastrique, intestinale, hépatique. L'obésité qu'elle
crée rentre donc indirectement dans le cadre des obésités dyspeptiques
de Leven, comme dans celui des obésités par suralimentation et par
nervosisme.

Tachyphagie et infiltration. — Mais ce n'est pas là que se limitent
les rapports de la tachyphagie et de l'obésité. On verra dans d'autres
parties de cet ouvrage le rôle important que jouent l'œdème et l'empâtement dans les tissus comme phénomènes précédant l'apparition de
la graisse. Or, je soupçonne la tachyphagie d'être une des causes les
plus importantes de l'œdème, de l'empâtement, de l'infiltration non
seulement de la face, comme M. Jacquet et son élève Leroy [1] l'ont déjà
signalé, mais encore du corps. Tous les médecins ont observé, chez les
personnes qui engraissent de bonne heure, de l'empâtement des téguments de la face, du cou, de la poitrine; cet empâtement n'est pas dû
qu'à la graisse, au moins dans les premières phases de la maladie. Les

---

1. Leroy, *Dermatose de la face et massage plastique*, Boulangé, 1909.

femmes qui sont souvent atteintes de cette déformation plus visible au visage sont désespérées, car elle est pour elles un signe de vieillesse. Tandis qu'elles avancent en âge cet empâtement augmente, s'exagère dans la région sous-mentale pour former le double menton et les bajoues qui descendent vers le cou et s'alourdissent par la graisse qui s'associe plus tard à l'infiltration œdémateuse du début, car il n'est pas forcé que cet empâtement s'associe à de grosses obésités.

A son degré le moins marqué, il se localise au-dessus et au-dessous du globe oculaire pour former de véritables poches, alors que le reste du visage est encore conservé dans sa forme. Or, ces signes qui existent presque toujours chez des tachyphages sont dus à la tachyphagie, car ils s'accompagnent de toute la symptomatologie réflexe qui disparaît avec le traitement édifié sur le régime alimentaire et la bradyphagie, pour reparaître au contraire facilement dès que les bonnes habitudes sont abandonnées.

Si l'on se reporte au chapitre Pathogénie, où j'ai étudié en détail le mécanisme de la tachyphagie par rapport à l'obésité, on verra qu'il y a entre les œdèmes et la surcharge graisseuse qui se fait dans les points empâtés une relation clinique certaine. Je pense que ce qui se passe à la face peut se produire du reste ailleurs sur tous les téguments du corps. Il peut exister des types d'empâtement diffus ou localisé ailleurs qu'au visage : cet empâtement, qui est extrêmement variable d'un jour à l'autre, semble être de la même nature que celui qui se produit dans la névralgie du trijumeau, de quelque ordre qu'elle soit, mais dentaire principalement. On sait, en effet, que dans la fluxion banale et locale il n'y a pas que des phénomènes inflammatoires directement produits par le foyer d'infection dentaire, mais aussi un véritable œdème trophoneurotique dû au nerf excité. En somme, il semble que toute excitation violente d'un nerf dans une de ses branches peut produire une réaction cutanée d'œdème, d'infiltration, soit dans le territoire lésé, soit dans un territoire éloigné. L'excitation légère, mais chronique, produirait l'empâtement chronique, variable dans son intensité, comme la cause. N'est-ce pas ce qui se passe dans l'érythrose, l'acné, et d'une façon générale dans les affections cutanées de la face dont l'origine digestive est acceptée? Il n'y a pas de difficulté à admettre qu'une excitation capable de produire une lésion aussi complexe que l'acné nécrotique, le rhinophyma, la couperose, toujours accompagnés d'œdème congestif, puisse créer l'empâtement chronique.

D'autres troubles, produits par la dyspepsie et la tachyphagie, compagnons habituels de l'érythrose, sont de véritables œdèmes de la pituitaire : je veux dire la rhinite hypertrophique chronique congestive, la pharyngite hypertrophique congestive.

La peau est toujours flasque et dystrophique chez les dyspeptiques anciens. D'où cet œdème associé à l'adipose chez les obèses dyspeptiques, qui ont le plus à redouter la laxité des téguments après la cure, et bien plus certainement que les obèses pléthoriques ou sédentaires qui ont pu conserver un tube digestif relativement normal.

Il existe donc toute une série de faits cliniques qui étayent l'opinion que je soutiens ici et qui sont d'un certain intérêt thérapeutique, ainsi que nous le verrons au chapitre du traitement.

Obésités toxiques. Alcoolisme. — Toutes les intoxications peuvent produire des obésités; mais, parmi elles, les plus courantes sont celles qui sont dues à l'alcoolisme. Ce n'est pas seulement parce que l'alcool est un aliment — comme a osé, le premier, le dire un savant plus chimiste que clinicien — que beaucoup d'alcooliques passent au début de leur intoxication par une phase d'obésité; c'est aussi parce que l'alcool altère les fonctions normales de bonne assimilation du tube digestif, de l'estomac, de l'intestin, c'est parce qu'il lèse la cellule hépatique, et enfin parce qu'il est un poison nerveux.

Quoi qu'il en soit, cliniquement, la chose est suffisamment établie, et dans certains milieux urbains les obésités relèvent presque toujours de cette intoxication. A Paris notamment, la profession de cocher comporte presque toujours, en même temps, le diagnostic d'alcoolisme et d'obésité. Il en est de même de celle de prostituée. Chez celle-ci, bien avant que les signes d'intoxication alcoolique soient perceptibles, on voit apparaître une infiltration graisseuse, quelquefois recherchée, au moins au début, mais qui très rapidement s'exagère pour créer cette obésité diffuse si caractéristique chez les vieilles professionnelles.

Ici, ce n'est pas, comme chez les cochers, l'abus du vin qui agit, mais plus particulièrement l'abus de l'alcool en nature, qui produit une graisse jaunâtre et sans cette coloration rouge-violet du visage si caractéristique dans la profession des premiers. C'est que, dans le second cas, il s'ajoute toutes les modifications produites par la sédentarité tout à fait complète et le repos (au moins relatif) au lit, avec une abondante alimentation. Il faut aussi insister sur ce point que, vis-à-vis de l'alcool, il n'y a d'obésité possible qu'à la condition de la conservation de l'alimentation. Car si l'ouvrier alcoolique reste maigre, c'est parce qu'il ne se nourrit point, tandis qu'au contraire le cocher et la prostituée, qui absorbent en même temps que leurs spiritueux une quantité d'aliments sinon abondante, du moins suffisante, peuvent servir de démonstration de ce point, élucidé scientifiquement depuis longtemps, que l'alcool économise dans l'organisme les autres énergies apportées par l'alimentation. Parmi les obésités toxiques, je ne fais que citer celles qui sont dues à l'arsenic, au phosphore, aux toxines, et qui ont surtout un intérêt théorique; nous les retrouverons à la Pathogénie.

Obésités toxi-infectieuses et cachectiques. — Enfin, toutes les fois que l'on voit l'organisme profondément troublé, soit par une maladie générale, comme le paludisme, la syphilis, soit par une lésion locale grave qui bouleverse la physiologie organique, comme chez les brightiques, les cardiaques, les artério-scléreux, un des premiers signes de ce bouleversement intime de la nutrition, c'est l'apparition de la surcharge graisseuse, de l'augmentation de poids *qui s'accompagne d'accumulation d'eau, de sels et de chlorures dans l'intimité des tissus et du tissu cellulaire sous-cutané spécialement*. L'anémie pernicieuse n'entraîne pas forcément l'amaigrissement et peut persister avec la consommation d'un taux élevé de graisse organique; la chlorose agit de même.

Paralysie générale. — Enfin, il ne faut pas négliger de songer, dans l'âge mûr, à la paralysie générale ou aux psychoses euphoriques, toutes les fois que, sans explication possible, un homme, et particulièrement un homme actif, devient subitement gros, alors qu'aucun autre élément étiologique ne se trouve en cause.

J'ai, dans mes notes, l'histoire, très intéressante à ce point de vue, d'un très remarquable confrère, dont la paralysie générale, suite d'une syphilis de l'internat, s'est subitement annoncée vers la quarante-deuxième année, malgré une activité intense, et du reste pathologique, par une obésité rapide, suivie à brève échéance d'accidents définitifs. Mais, pendant une période de six mois, un état de santé véritablement florissant avait réjoui et sa famille et ses amis.

Artério-sclérose. — L'obésité pré-scléreuse laisse des surprises du même genre. Une lente et sourde artério-sclérose évolue bien souvent sous le masque de la graisse et, pour ma part, depuis longtemps, je considère comme une vérité clinique que quiconque fait de la graisse, fait en même temps de l'artério-sclérose très rapidement, avec ou sans hypertension et rétention interstitielle liquide, et à quelque âge que ce soit.

La preuve en est de la fréquence de morts subites d'origine circulatoire, dues presque toujours à du brightisme latent, de l'angine de poitrine, de l'hémorragie cérébrale, de l'hypertension veineuse chez des hommes qui sont entre quarante et quarante-cinq ans, et notoirement obèses. C'est du reste une fin habituelle de l'obèse pléthorique, et il est bien évident que l'âge relativement peu avancé où se produient ces complications est une preuve que, depuis un temps qui peut varier de deux à dix ans, elles étaient en état de constitution non apparente.

Aussi, si l'on réfléchit quelque peu à l'ensemble des conditions dans

lesquelles on voit l'obésité se présenter dans la pratique, on est extrêmement frappé du peu d'intérêt, ou du moins de l'intérêt insuffisant
que la masse du public et des médecins attribuent à un symptôme qui
a sur beaucoup d'autres l'avantage d'être apparent. Alors que la
médecine cherche, par les moyens les plus subtils, à déceler, en
appelant à son aide les sciences les plus précises, des symptômes auxquels elle attache peut-être une importance considérable, tels que
l'albuminurie ou la glycosurie, dont le pronostic n'est certainement
pas pire, on peut rester extrêmement surpris de cette négligence, qui
méritait tout au moins d'être signalée ici.

Influence de l'âge. — Le nombre des enfants obèses est relativement restreint, non pas, comme je l'indiquais dans le chapitre précédent, que dans les grands centres urbains on n'en rencontre assez fréquemment, mais dans l'ensemble d'une population les cas s'en présentent avec une fréquence infiniment moindre que ceux de l'âge adulte
ou de l'âge mûr. Il m'a semblé, — mais ce n'est peut-être là qu'une
conviction purement sentimentale — que, dans les villes, l'obésité
infantile touchait plus fréquemment peut-être les petites filles, au
moins dans les classes riches.

Obésité de la première enfance. — A titre exceptionnel, on rencontre
des enfants obèses presque dès la naissance. Comby a montré la rareté
de ces faits avant le sevrage. On a cité les observations d'enfants qui
versent dans ces troubles nutritifs déjà vers la troisième ou la quatrième année, mais, pour ma part, je les ai notées dès le sixième mois.
Le fait est assez facile à observer chez les enfants atteints de *rachitisme*
par suralimentation. Tous les médecins pédiatres ont vu dans leur pratique de ces enfants rachitiques, constipés porteurs d'affections cutanées, eczématoïdes ou pemphygoïdes. En général ils sont surtout
frappés par ces manifestations ou par d'autres que leur signalent les
parents, telles que l'insomnie ou la fétidité de l'haleine en même temps
que par quelques déformations apparentes des membres inférieurs et
une insuffisance de taille assez notable. L'obésité de ces enfants peut
échapper à l'observateur, justement parce que l'explication rachitique
du gros ventre satisfait l'esprit du médecin, et parce que l'épaississement des parois abdominales et leur surcharge graisseuse sont très
souvent confondus avec l'infiltration de ces tissus, ordinaire chez les
enfants rachitiques, et qui n'est qu'une exagération de l'infiltration
normale à cet âge.

Cependant, quelquefois, on peut en observer qui sont nettement à
l'état de surcharge graisseuse. J'ai eu récemment l'occasion, pendant les
grandes vacances, d'en observer un cas en Bretagne, chez un enfant de
trois ans, très en retard, aussi bien pour sa dentition que pour son évo-

lution cérébrale. On m'avait prié de le voir à propos d'érythème fessier accompagnant une entérite diarrhéique; l'état général était apparemment assez bon, si l'on se fiait à l'allure générale, au poids et à la taille qui étaient bien supérieurs à la normale. Mais en mesurant à la main l'épaisseur du pannicule adipeux, dans la région des hanches, de l'abdomen, de la racine des cuisses, on constatait une évidente disproportion avec ce qu'il est habituel de trouver chez les enfants les mieux constitués de cet âge.

Cet enfant était élevé dans des conditions défectueuses, particulièrement au point de vue de l'oxygénation, dans une famille entassée dans une chambre, où le renouvellement d'air ne se faisait que par l'intermédiaire d'un corridor, sans que jamais la lumière pénétrât jusqu'au berceau.

En quelques semaines d'hygiène dont j'indiquai les bases : promenades quotidiennes au grand air et au soleil, frictions, modifications dans la composition de la nourriture, transport du berceau dans un grenier très clair et très aéré, cette infiltration des téguments s'est atténuée rapidement; le poids est revenu à la normale, et tout est rentré apparemment dans l'ordre.

Obésité de la seconde enfance. — Mais il est évident que ces faits, sans être absolument exceptionnels, sont relativement rares dans la toute première enfance. L'obésité infantile véritable est celle que l'on trouve aux environs de la septième jusqu'à la dixième année.

Comme je le disais plus haut, les cas en sont suffisamment fréquents pour qu'il ne soit pas nécessaire d'insister beaucoup sur cette forme que l'on trouve liée à l'hérédité directe. Il est ordinaire de constater alors l'obésité maternelle ou paternelle, et l'examen médical des frères et sœurs du patient montre en général qu'il s'agit de familles entièrement touchées par l'obésité.

Qu'il me soit permis, en passant, de citer l'observation d'une famille d'obèses où le père, la mère et les trois enfants sont tous atteints de surcharge graisseuse; le père est névropathe, un des enfants est hypernerveux. L'intérêt de l'observation que je cite est le suivant :

A la suite d'un voyage en Bretagne, ils rentrèrent à Paris, tous atteints de fièvre typhoïde. Les plus malades furent les plus gras. Le père, en traitement alors pour son obésité entre les mains d'un confrère très distingué, fit une fièvre typhoïde de moyenne gravité; la mère, obèse invétérée, et sur laquelle le traitement ne semblait avoir aucune prise, fut malade pendant plus de quatre mois et fit les complications les plus graves, surtout au point de vue circulatoire. Elle fut à deux doigts de la mort. Les enfants résistèrent mieux, grâce à leur juvénilité, mais cependant résistèrent proportionnellement à leur état de maigreur.

Il est bon en passant de noter que lorsqu'ils furent tous rétablis de leur infection éberthienne, l'amaigrissement qu'ils avaient subi au cours de cette maladie disparut dès la convalescence, pour faire place à une obésité peut-être plus accentuée qu'auparavant, notamment chez la fille aînée, dont les troubles nutritifs semblèrent avoir reçu, du fait de l'infection récente, un coup de fouet, car à partir de ce moment elle devint, dans les quelques mois qui suivirent, véritablement énorme.

Influence des troubles endocriniques dans l'obésité infantile. — Hutinel, dans ses leçons de janvier 1910, a insisté, après Launois et Cléret, sur l'importance probable de la thyroïde, des glandes génitales et de l'hypophyse sur l'apparition de l'obésité infantile. Il fait remarquer avec juste raison l'atrophie génitale des enfants obèses, la fréquence de l'insuffisance thyroïdienne. Mais l'insuffisance hépatique se manifeste aussi chez les enfants obèses qui sont souvent issus, du reste, de diabétiques dans une proportion de huit sur dix. — Nous retrouverons avec plus de détails ces notions à la Pathogénie, en analysant les travaux récents sur ce point.

Raymond et Claude[1] nous ont fait connaître l'obésité par tumeurs de la glande pinéale chez les enfants, avec pilosité et hypertrophie génitale, syndrome à opposer à celui de Launois pour l'hypophyse. Ce sont des cas rares dont on ne connaît actuellement que six, mais qui ont cependant un grand intérêt théorique.

Obésités de l'âge adulte. — A côté de ces obésités qu'on ne peut s'empêcher d'appeler héréditaires, et dont la résistance au traitement est, de ce fait, très marquée, il faut considérer l'obésité de la fin de l'âge adulte et de l'âge mûr comme une des plus fréquentes, et du reste, peut-être, la plus grave, non pas au point de vue de la guérison de la surcharge graisseuse en elle-même, mais parce qu'elle est l'indice de troubles fonctionnels de la plus haute importance. Celle-ci relève de causes bien différentes, suivant la situation sociale et suivant le genre de vie menée par ceux qui en sont atteints.

Grande obésité de l'âge adulte. — Les uns, déjà gras depuis la trentième année, après une vie très active jusqu'vers l'âge de quarante ans nécessitée par l'édification d'une fortune, par les occupations multiples et par des charges familiales importantes, arrivent au succès, à la satisfaction de leurs ambitions matérielles et enfin au repos relatif, après lequel ils aspiraient. La réduction subite d'une activité qui, jusqu'alors, avait été souvent considérable, avec la conservation d'une alimentation abondante, se traduit d'abord par une nouvelle phase euphorique d'en-

---

1. Raymond et Claude, *Acad. de méd.*, mars 1910.

graissement. Bientôt la surcharge graisseuse importante lui fait place, si le sujet n'y remédie par le mouvement et l'action ; enfin l'obésité se complète. Qu'à ce moment, se rendant compte du danger, le patient ait recours à un médecin qui ne le traite pas avec indifférence, et tout pourra se réduire à une cure sévère d'obésité. Au contraire, si, avec l'indolence habituelle, le malade se laisse enfoncer progressivement dans les troubles nutritifs métaboliques qui sont la suite de la surabondance alimentaire, on verra se constituer très rapidement les insuffisances organiques, d'abord fonctionnelles, du rein, du foie, de l'intestin ; ces viscères compenseront d'abord leur surmenage réciproque, mais bientôt, défaillants, ils laisseront le malade avancer vers la période des lésions, vers les maladies arthritiques confirmées et surtout vers l'artério-sclérose.

Petite obésité de l'âge mûr. — D'autres, au contraire, qui forment une autre classe, ont supporté toute leur vie des occupations accablantes, qui nécessitaient une suractivité constante de leur appareil nerveux et musculaire, de leurs organes internes. Ils sont restés sans embonpoint. Parmi eux se comptent des officiers, des grands industriels, brasseurs d'affaires et financiers, des médecins, des avocats, des commerçants qui arrivent, entre cinquante et soixante ans, à quitter leurs affaires, leur industrie, leur commerce, leur cabinet. A partir de ce moment ils restent quelques années dans l'inaction, et très rapidement dans l'ennui, que ne peut effacer le repos. C'est alors qu'en même temps apparaissent des insuffisances organiques latentes, des artérioscléroses diffuses, des angines de poitrine frustes, des troubles circulatoires cérébraux, et une petite obésité d'aspect floride qui trompe bien souvent et la famille et le malade.

Telles sont les principales formes étiologiques de l'obésité dans la pratique.

Mais il en est d'autres qui, pour être moins ordinaires, présentent aussi quelque intérêt, et qui constituent les types mixtes que nous décrirons à la Symptomatologie. Il est assez difficile, dans certains cas, de séparer ce qui appartient aux acquisitions personnelles ou aux apports de l'hérédité dans l'apparition d'une obésité, car il est des fils d'obèses qui ne deviennent eux-mêmes obèses que très tardivement, et sous l'influence d'une des causes morales ou physiques que je viens d'énumérer. Je reviendrai du reste plus longuement sur ce sujet au moment où j'étudierai le pronostic des obésités.

Sexe. Obésité féminine. — Je veux, avant de terminer ce chapitre sur les conditions étiologiques de l'obésité, consacrer quelques mots à ce syndrome chez la femme.

Enfance. — J'ai dit plus haut comment, dans l'enfance, on rencontrait l'obésité des petites filles, obésité héréditaire et similaire. le plus souvent. Tout le monde a présents à l'esprit ces couples de mère et de fille qui se disputent la palme de l'épaisseur et du poids, sinon celle de l'élégance; l'obésité de ce moment m'a semblé atteindre davantage les fillettes que les garçons. A cet âge, c'est surtout dans une certaine classe de la société, dans les milieux bourgeois et chez les personnes de race sémite qu'on peut la constater.

Puberté. — Puis, à la puberté, entre treize et quatorze ans, se place un relèvement de la courbe statistique d'obésité féminine. Sous l'influence de l'établissement défectueux des fonctions ovariennes, des exagérations alimentaires qui sont normales à cet âge, et de la poussée nutritive qui fait le fond de cette période de la vie, le vice métabolique se manifeste plus aisément. C'est aussi du reste le moment où ces jeunes filles obèses voient apparaître leurs premiers troubles menstruels. Ils sont assez fréquents chez celles qui sont arthritiques, chez les névropathes, chez les dyspeptiques, et chez celles qui ont des troubles fonctionnels des ovaires, pour qu'il soit vraiment impossible de déterminer laquelle de ces actions agit en premier lieu, à cette période. C'est, en somme, au moment de la puberté qu'une première poussée d'obésité se produit chez les prédisposées, et l'instauration des fonctions génitales la détermine comme, plus tard, leur disparition, à l'âge critique. Cette poussée peut s'atténuer si les règles s'établissent régulièrement, mais elle est un indice et un avertissement pour l'avenir. Beaucoup de femmes obèses adultes ont gardé le souvenir d'avoir été grosses pendant la traversée de leur puberté. Voici donc un exemple d'obésité endocrinique.

Adolescence et âge adulte. — De nouveau, entre la quinzième et la vingtième année, nous voyons l'obésité se faire plus rare chez la femme, pour qui la courbe de la fréquence se relève aussitôt après l'âge du mariage ou de la maternité. La vie quelquefois plus sédentaire, puisque matrimoniale, la cessation des sorties mondaines, la nécessité de veiller à la maison auprès de l'enfant nouvellement né, l'alimentation souvent surabondante, pour parer aux fatigues de la grossesse et de l'allaitement, la convalescence à la campagne, après les suites de couches, tout cela est de nature à expliquer l'obésité matrimoniale des jeunes femmes. Enfin, très souvent, il faut y ajouter, et pas seulement à titre d'élément humoristique, l'abondance de la table commandée par la gourmandise d'un jeune mari.

C'est pour cette raison, du reste, qu'on constate l'apparition des obésités à deux. Ces obésités conjugales nous montrent d'autres couples d'obèses, bien semblables à ceux que nous présentions tout à l'heure.

Mais, à partir de ce moment aussi, ces conditions créatrices de la surcharge graisseuse vont rester définitives. La cessation des exercices employés encore chez les jeunes filles : marche, bicyclette, tennis, danse, les longues stations matinales au lit pendant les obscures journées d'hiver, la fréquence des dîners, des thés et des chocolats, la tentation quotidienne des friandises qui sont offertes aux jeunes femmes de ces milieux, sont les raisons qui vont transformer les troubles fonctionnels en modifications définitives.

C'est à cette période qu'une femme devenue franchement obèse s'avoue qu'elle « épaissit ». Elle songe alors aux dispositions radicales, et la première qu'elle choisisse est de serrer davantage son corset. Elle réduit ensuite son alimentation et trouble ses fonctions digestives, en absorbant quelque médicament recommandé par la couturière, une amie, ou son journal. C'est l'ère du vinaigre, des savons réducteurs, de l'iode, de la thyroïdine ou de leurs associations aux poudres purgatives, aux thés amaigrissants. A ce moment la femme obèse est toute prête à se laisser prendre à « *l'escroquerie à l'obésité* » dont les journaux quotidiens lui fournissent l'occasion par des réclames alléchantes.

Quelques-unes, bien dirigées par leur médecin, et trouvant dans le succès d'une cure débutante quelque énergie, résistent et finissent par triompher. Définitivement corrigées et assagies par l'expérience première, elles acquièrent cette *mentalité d'action* qui doit être la base de tout traitement curatif de l'obésité. Si le médecin est arrivé à imprimer à leur caractère cette direction nouvelle, il est à peu près certain d'avoir prolongé leur existence de vingt ans.

Mais la majorité est entraînée par les mauvais conseilleurs, par celles qui ne voudraient pas rester seules dans la catégorie où leur indifférence les place et par les charlatans qui leur font croire qu'on peut se guérir par une poudre, une tisane, une pilule, d'une maladie de la nutrition !

Ménopause. — Ainsi, elles laissent s'écouler les quelques années qui les rapprochent de la ménopause et entrent dans l'obésité de l'âge critique, qui ne s'atténuera que bien rarement, à l'extrême vieillesse pour celles qui auront pu y arriver sans accident. Ici se place en effet la deuxième grande poussée d'obésité féminine. Toutes les femmes dont la ménopause est troublée peuvent devenir obèses, et il semble bien qu'il s'agisse ici d'obésité d'origine ovarienne endocrinique. Mais encore faut-il quelque chose de plus, une vraie prédisposition, puisque toutes les femmes ne versent pas dans le trouble métabolique à l'âge critique.

La disparition de la fonction si importante de l'ovaire empire la situation de celles qui étaient déjà atteintes. Elles doivent alors constater chaque année avec regret une augmentation constante du poids, qui arrive chez quelques-unes à être monstrueux, car l'obésité est peut-être plus généralisée chez l'homme, mais *les grandes obésités* sont certainement plus fréquentes chez la femme.

On voit donc la part considérable que la mentalité de la femme joue dans la naissance de cette maladie. Elle est le résultat d'une série de mauvaises habitudes hygiéniques et aussi de son inconstance, de son ignorance et de son manque d'énergie physique.

Erreurs d'esthétique chez la femme. — Il faut aussi signaler que les erreurs de l'esthétique mondaine, auxquelles les femmes sont presque toutes asservies, sont pendant très longtemps de nature à les laisser persister dans une mauvaise voie. Il n'est pas douteux que, pour avoir un décolleté impressionnant, toute femme se croie dans l'obligation d'être très grasse à la région du cou, des clavicules et de la poitrine. Or c'est là que la graisse s'accumule le plus difficilement et en dernier lieu. On peut donc affirmer, sans examen médical aucun, que l'abdomen, les hanches, les membres inférieurs d'une femme qui a le cou et les épaules gras, sont fatalement dans un état d'adiposité tout à fait confirmé. On se heurte, du reste, comme nous le verrons au Traitement, à de grandes difficultés qui surgissent de ce fait que l'amaigrissement curatif porte aussi naturellement plus vite sur les parties qui engraissent en dernier lieu. Aussi, lorsqu'une femme a laissé envahir par la graisse la partie supérieure de son corps, elle ne peut obtenir la réduction de la taille et de l'abdomen qu'elle demande qu'en sacrifiant, *dans son esprit*, les parties supérieures, car c'est un sacrifice à l'esthétique du monde que laisser voir les linéaments osseux et l'ébauche musculaire dans un décolletage.

Il est bien entendu que le médecin et le statuaire s'élèvent résolument contre une pareille conception, et que la ligne du corps féminin comporte la vision, superficielle au moins, des linéaments, sans aller toutefois jusqu'à la maigreur. Un demi-centimètre de pannicule adipeux suffit à envelopper les arêtes osseuses et musculaires et en masquer les duretés (fig. 1 et 3). Mais il ne faut pas essayer de combattre de pareilles erreurs esthétiques.

Enfin, le port du corset est pour la femme une raison de se tromper soi-même, tout en trompant les autres, sur la forme de son corps. La moralité ou la pudeur de certaines femmes va jusqu'à les empêcher de vérifier de la seule façon exacte leur état d'engraissement, c'est-à-dire d'examiner l'image de leur corps dans leur miroir.

J'ai constaté avec regret que, pour flatter ce mauvais goût féminin et s'attirer une clientèle de bustes ou de portraits, des artistes, à qui ces ignorances ne sont pas permises, étalent dans les expositions, avec une fréquence devenue depuis quelques années très grande, des corps de femmes qui portent toutes les caractéristiques de l'obésité. Ces artistes qui manquent à leur mission qui est de répandre le goût du beau, s'adaptent à l'esthétique du conturier au lieu d'imposer celle de l'art pur. Il me serait facile de citer, même parmi les œuvres de ces dernières années, soit en peinture, soit surtout dans la statuaire, des exemples tout à fait caractéristiques du fait que je signale. Aussi, la femme qui se défend contre son médecin de l'accusation choquante d'obésité ne manque pas de se servir de cet argument avec, du reste, la plus entière bonne foi.

Il y a donc des causes véritablement sociales et tout à fait actuelles de la persistance de l'obésité chez la femme moderne [1].

---

1. On trouvera quelques documents étiologiques complémentaires au chapitre Diagnostic (pages 366 et suivantes) sur les obésités : lymphatiques, scrofuleuses, rachitiques, chloro-anémiques, goutteuses, etc., que je n'ai pas décrites ici pour éviter des répétitions.

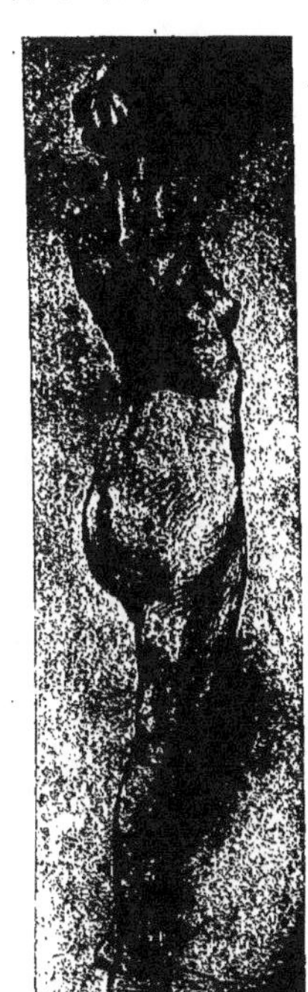

Fig. 1. — Répartition et quantité normales de graisse chez une femme de vingt-six ans, du type longiligne. Taille 1 m. 59,5. On voit bien le maniement du flanc, et la fossette lombaire latérale. (Dessin de P. Richer.)

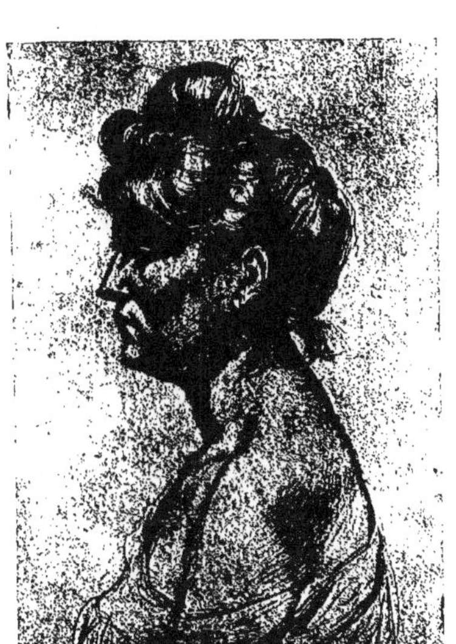

Fig. 2. — Localisations graisseuses sous-mentale et cervico-dorsale. La ligne sous-mentale a perdu sa rectitude. La nuque s'épaissit, l'inflexion de la colonne cervicale s'exagère. L'épaule se déplace en avant, c'est le début de la petite obésité. Femme de dix-neuf ans. Taille 1 m. 69,5. (Dessin de P. Richer.)

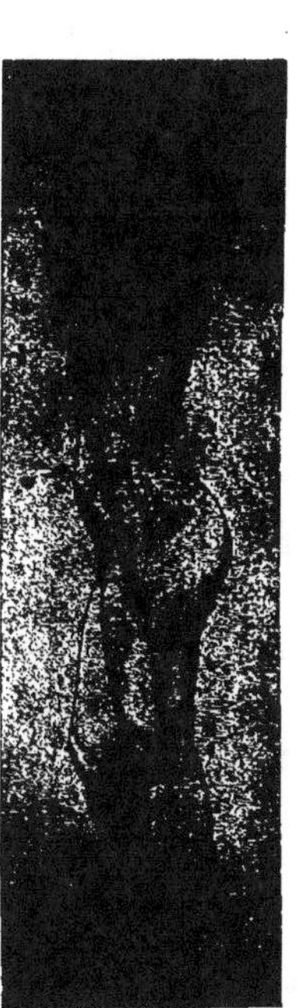

Fig. 3. — Répartition et quantité normales de graisse chez une femme de vingt et un ans du type médioligne. Taille 1 m. 57. (Dessin de P. Richer.)

PLANCHE I (66).

SÉMÉIOLOGIE CLINIQUE

CIRCONSTANCES PATHOLOGIQUES
QUI AMÈNENT L'OBÈSE A CONSULTER

Suivant nos habitudes descriptives, j'ai, dans le chapitre précédent, placé quelques considérations étiologiques avant l'étude clinique et symptomatique. Mais, ce travail étant conçu dans un esprit pratique, il faut apporter aussitôt le correctif clinique en se plaçant dans les conditions habituelles de l'examen, et non pas en supposant d'abord le diagnostic d'obésité préétabli. En clientèle on interroge d'abord le malade avant de procéder à l'examen. C'est la marche que nous allons suivre dans ce chapitre, avant d'aborder l'étude descriptive des troubles fonctionnels et organiques.

Voyons quelles sont, dans la pratique, les circonstances qui ont amené le malade à consulter le médecin?

Ou bien c'est de lui-même que le patient vient s'accuser d'une obésité dont il se reconnaît atteint, sans difficultés, et qu'il ne veut pas conserver, soit pour des raisons d'ordre esthétique, soit parce qu'elle est pour lui une gêne ou une cause de souffrances. C'est là le cas le plus rare. Fréquemment, c'est à propos de malaises qui lui semblent de toute autre origine et non liés à la maladie qui nous occupe que le patient a pris le chemin de la consultation.

Le premier cas ne peut pas nous arrêter très longtemps. Le médecin n'aura qu'à parfaire par l'interrogatoire les observations de son malade et à les compléter par un examen organique détaillé. Il n'aura du reste pas à lutter beaucoup pour imposer un traitement, même s'il est sévère, le patient étant déjà convaincu et préparé par ses réflexions personnelles.

Ce n'est point la circonstance la plus difficile ni le cas le plus intéressant. Bien plus souvent, c'est à propos d'un symptôme en apparence très éloigné de l'obésité que le malade vient demander les secours
de l'art, et ces symptômes, du reste, sont extrêmement variés, et
comme formes et comme causes. Étudions-les par ordre de fréquence.

Symptômes respiratoires.

Si, me fiant à mes observations personnelles, je cherche dans mes
souvenirs quelle est la raison la plus habituelle qui amène l'obèse chez
le médecin, il me semble que les *troubles respiratoires* viennent en première ligne. Les raisons esthétiques étant mises de côté, l'oppression
et l'essoufflement associés ou non à la toux sont donc, le plus habituellement, l'entrée en matière de la consultation.

Généralement le malade se croit atteint d'asthme ou d'emphysème.
Cette opinion lui a été suggérée, et à tort, par des médecins qui accep-
taient sans discussion et sans examen approfondi les idées de leur
malade au sujet de sa gêne respiratoire. Si un homme ou une femme
corpulents se plaignent d'essoufflement, on ne manquera pas de les
arrêter aux premiers mots et de leur répondre que c'est là un inconvénient inévitable de leur surcharge graisseuse, et que la thérapeutique
doit évidemment porter son effort sur la cure de réduction, C'est une
conviction qu'il est assez facile de faire pénétrer dans l'esprit du malade
dans le cas où la symptomatologie d'obésité est assez manifeste pour la
faire accepter.

Mais, d'autres fois, il s'agit d'obésité débutante, et le médecin ne
doit pas prononcer ce mot sous peine de voir le malade s'enfuir sans
vouloir, par la suite, accepter de s'occuper d'une maladie qu'il ne peut
pas concevoir comme étant en cause vis-à-vis d'un symptôme respiratoire.

Les circonstances dans lesquelles se présentent ces troubles respiratoires sont assez variées. L'obésité peut être annoncée par eux bien
avant d'être déjà très nettement ébauchée; et ce n'est qu'à l'examen
somatique que le médecin pourra constater quelques signes d'infiltration graisseuse avec ou sans rétention liquide (chlorurémie).

Du reste, ce n'est pas seulement de cela que le malade se plaindra,
il accusera en même temps des troubles digestifs qui sont probablement
la véritable cause pathogénique des accidents dont il souffre, — et, dans
cette circonstance spéciale, la dyspepsie dont il s'agit peut être à la fois
la cause et des troubles respiratoires et de l'engraissement actuel qui
s'affirmera dans la suite.

Dyspnée viscéro-sympathique. — Il faut savoir, en effet, que cette oppression dont on entend si souvent parler dans la clientèle de ville, et qui est considérée ou comme grave (rénale) ou comme un signe banal notamment lorsqu'on la trouve chez les femmes nerveuses, mérite davantage l'examen consciencieux du médecin.

En effet, il n'est plus acceptable aujourd'hui de penser que ces oppressions légères qui apparaissent après les repas sont liées au mécanisme de dilatation cardiaque réflexe, bien défini par Potain, à propos des coliques hépatiques, ni qu'elle sont toutes toxi-alimentaires (Huchard).

Bien qu'on trouve encore partout cette explication du réflexe portant sur le cœur droit par l'intermédiaire du spasme capillaire du poumon, des auteurs ne l'acceptent plus aujourd'hui, et Huchard, entre autres, considère que, s'il s'agit d'oppression d'origine cardiaque au cours de la digestion, c'est uniquement chez des malades déjà atteints de myocardite scléreuse ou d'artério-sclérose.

Pour ma part, je partage entièrement ce sentiment, et je pense que cette oppression, si fréquente chez la femme, est évidemment d'origine digestive, puisqu'elle apparaît pendant le repas, mais je l'interpréterai plutôt dans le sens d'un trouble réflexe du sympathique et du pneumogastrique pulmonaires, dû à l'excitabilité et à l'excitation pathologique de ces filets nerveux au niveau de leurs terminaisons stomacales.

Le plexus solaire y joue aussi un rôle. On sait qu'il est sensible et hyperexcitable chez certains dyspeptiques. De la même façon qu'un trauma léger à l'épigastre produit l'oppression ou l'apnée par l'excitation du plexus, de même la digestion chez les déséquilibrés du grand sympathique a un effet traumatique, si le plexus est hyperexcitable, et si la tachyphagie apporte à l'estomac une alimentation grossièrement mâchée, vraiment traumatisante pour la muqueuse.

C'est du reste un phénomène dont l'origine en même temps psychique peut être facilement constatée. Car si l'on se trouve en présence d'une femme atteinte de cette dyspnée, et dont l'attention peut être détournée par une conversation intéressante, on constate la disparition complète du symptôme.

J'ai eu l'occasion de vérifier plusieurs fois ce fait autour de moi. Il s'agit donc bien évidemment d'un trouble fonctionnel nerveux d'origine sympathique, sur lequel le cerveau conserve la faculté d'inhibition ou d'exaltation.

Quoi qu'il en soit, ces sortes de dyspnées, généralement sans gravité, sont, dans la clientèle bourgeoise, d'une fréquence que les ouvrages cliniques ne laissent aucunement soupçonner. Elles simulent les dyspnées toxi-alimentaires et chlorurémiques, fréquentes dans le même milieu, et peuvent être ainsi une cause d'erreurs graves.

A son degré le plus léger, cette dyspnée inspiratoire donne toujours la sensation que l'air ne peut pénétrer jusqu'au fond de la poitrine. Il y a une soif d'air et une insatisfaction respiratoire. Il semble que le diaphragme ne s'abaisse pas suffisamment. Si le patient s'observe trop, il arrive à ne plus pouvoir respirer par inhibition psychique. On trouvera dans le livre de Dubois, de Berne, sur les psychonévroses, une bonne observation de ces faits. Grasset les décrit parmi les symptômes de sa névrose psycho-splanchnique ou sympathico-viscérale. Dufourt[1] les signale dans les affections du foie, chez les lithiasiques, dont le plexus solaire est fatalement intéressé aussi.

Type pseudo-angineux. — Lorsque le phénomène est un peu plus intense, il s'accompagne d'une sensation de constriction thoracique, de grands soupirs, surtout inspiratoires, de déglutition difficile par suite d'inhibition des sécrétions salivaires. Si le malade y attache son attention, tous les phénomènes prennent une intensité suffisamment marquée pour que le diagnostic d'asthme se présente à l'esprit du médecin peu averti. Si la constriction thoracique, qui n'est ici que spasmodique, prend le pas sur les autres symptômes, on songe quelquefois à l'angine de poitrine. Le rapport de ces syndromes fréquents et bénins avec la dyspepsie nerveuse est incontestable, car chez les personnes grasses ou obèses, on les voit, surtout dans les débuts du trouble nutritif, se succéder, se mélanger d'une façon inextricable. Cette dyspnée est donc le plus souvent d'origine gastrique, hépatique, intestinale, dyspeptique, et peut prendre une allure de pseudo-angor (Bouveret)[2].

Dyspnée d'effort. — On doit la distinguer des autres variétés de dyspnées qui ne se manifestent qu'au cours des mouvements, contrairement à la première, qui existe même au repos. Celles que l'on désigne sous le nom d'essoufflement à l'effort sont perceptibles surtout à la montée des escaliers, à la marche rapide, à la course qu'elles rendent rapidement impossible. Quelquefois elles sont critiques et asthmatoïdes. Alors elles peuvent être la preuve d'une insuffisance rénale, de rétention chlorurée, et dans l'augmentation du poids du malade, le *préœdème* peut jouer un rôle, tandis que cette dyspnée d'effort est plus en rapport avec la rétention liquide qu'avec l'adipose.

Donc, en face d'un malade qui se plaindra de ces deux types banaux d'oppression, le médecin doit toujours songer à l'obésité débutante, et il prendra ses mesures en conséquence pour demander un examen complet, vérifiant l'état de la charge graisseuse abdominale, si toutefois elle n'est pas suffisamment manifeste à la face et au cou.

Très souvent le malade viendra au secours du médecin en faisant

---

1. Dufourt, *Journ. des méd. prat. de Lyon*, août 1909.
2. Bouveret, *Neurasthénie*, Baillière.

remarquer que ces symptômes respiratoires sont apparus depuis qu'il prend de l'embonpoint, et c'est du reste pour lui une cause d'étonnement, car, comment peut-il se faire, demande-t-il, qu'au moment où sa santé devient florissante, il éprouve des malaises qui lui étaient inconnus jusque-là?

Diagnostic différentiel avec emphysème et asthme. — Si, dans certaines circonstances, le diagnostic avec les dyspnées organiques ne présente pas de difficultés, il faut bien reconnaître que, dans d'autres, l'asthme et l'emphysème ou une complication bronchique d'origine rénale peuvent judicieusement être discutés par le médecin.

J'ai vu bien souvent de ces prétendus emphysémateux et asthmatiques obèses qui pratiquaient courageusement depuis quelque dix ans les cures habituelles de la Bourboule et du Mont-Dore, pour se soigner de ces dyspnées mal étiquetées par leur médecin; or elles ont disparu d'une façon définitive à partir du jour où l'on a bien voulu s'occuper de réduire leur obésité et leur insuffisance rénale.

C'est surtout une erreur inévitable quand il s'ajoute à la dyspnée des troubles sécrétoires bronchiques, et quand l'oppression, venant par séries de crises nocturnes, prend l'apparence d'un phénomène régulièrement intermittent et par conséquent critique.

Nos idées cliniques ont été aussi, dans ces dernières années, radicalement modifiées au sujet de la conception de cette fausse entité qu'on appelle l'asthme. Sur ce point, je partage entièrement les opinions de M. Montcorgé[1], qui n'accepte pas que l'asthme soit une maladie jamais essentielle. Ce n'est qu'un syndrome toujours secondaire à un trouble fonctionnel ou à une lésion organique. Aussi, le médecin doit-il se préoccuper très sérieusement de ces troubles respiratoires, parce que, si sa conception de l'asthme et de la dyspnée est solidement assise au point de vue pathogénique, il peut, parallèlement à la surcharge graisseuse, trouver des indications thérapeutiques du premier ordre, qui, associées à celles de l'obésité, donnent un rendement curatif plus complet.

Dyspnées arthritiques. — Dans son livre sur « l'Arthritisme », de Grandmaison a insisté beaucoup sur la dyspnée des arthritiques, qu'il considère comme un phénomène toxique et surtout bulbaire. Comme lui, la fréquence de ces dyspnées m'a frappé ; comme lui, je crois que quelques-unes sont bulbaires, d'autres, toxi-alimentaires ou chlorurémiques.

Chez des petits obèses on constate en effet d'une façon tout à fait banale des respirations arythmiques que nous étions habitués, autrefois, à considérer comme des manifestations très graves signifiant toujours urémie ou artério-sclérose bulbaire.

1. Montcorgé, *L'asthme*, Vigot, 1909.
2. Grandmaison, *L'arthritisme*, Maloine, 1908.

Cette conception était par trop étroite, et les médecins qui voudront bien suivre de très près la symptomatologie respiratoire des femmes nerveuses se rendront compte que ces troubles du rythme respiratoire portant indistinctement sur les deux temps, à l'inspiration ou à l'expiration, sont d'une banalité qu'on ne soupçonnerait pas au premier abord. On peut y trouver tous les types, y compris la respiration de Cheyne-Stokes atténuée, ou celle de Biot. L'oppression habituelle des femmes grasses et névropathes est du reste exactement une arythmie respiratoire suspirieuse et cyclique.

Dyspnée psychasthénique liée à l'émotivité. — Si on ajoute à ces notions ce fait que les états asthéniques sont d'une fréquence considérable chez les arthritiques, et particulièrement chez les obèses, que le syndrome neurasthénie y fleurit dans toute sa splendeur, on ne sera pas étonné de la fréquence de ces troubles, dont l'interprétation, du reste, nous a été donnée par les recherches de Pachon et de Pic, qui ont montré que le rythme respiratoire se modifie en fonction de l'activité et de la fatigue psychiques.

D'autre part, nous savons que les troubles fonctionnels nerveux respiratoires sont un des signes les plus fréquents de l'état d'émotivité. A ce titre, on les rencontre chez tous les psychasthéniques, chez lesquels il est difficile de démêler, puisque tous sont dyspeptiques, si c'est l'estomac, ou l'écorce cérébrale, ou le bulbe qui sont primitivement en cause.

Dyspnée gastro-intestinale des obèses hypernerveux. — Les auteurs classiques ont signalé aussi, particulièrement Gaston Lyon et Gailliard, la fréquence des troubles respiratoires chez les malades atteints d'entéro-colite muco-membraneuse, c'est-à-dire de dyspepsie intestinale. Il est certain qu'il y a là un fait d'observation courante. Mais il faut bien remarquer que ces malades atteints d'entéro-colite sont en même temps psychasthéniques, névropathes, dyspeptiques et obèses. Si les médecins qui ont écrit sur l'entéro-colite ont établi la relation directe de cause à effet entre l'oppression et le trouble intestinal, c'est parce qu'à ce moment leur attention était uniquement dirigée sur l'entéropathie.

Mais il me semble que, cliniquement, il serait plus logique d'interpréter les phénomènes de la façon suivante : par suite d'une insuffisance congénitale ou acquise du système nerveux et des troubles fonctionnels qui en résultent, sous l'influence d'excitations périphériques partant de l'estomac, de l'intestin, du foie ou, d'une façon plus générale, de tous les organes à grande innervation sympathique, et remontant vers le bulbe et le cerveau, se déclanchent des disrythmies respiratoires ; le phénomène étant perçu au niveau de l'écorce, la conscience s'en mêle

et exagère ou ralentit le phénomène, suivant que l'attention est entièrement concentrée ou diffusée ailleurs.

La même interprétation doit être donnée pour la fausse angine de
poitrine, qui se présente à peu près dans les mêmes conditions cliniques,
et que les recherches récentes de Bonnier sur la symptomatologie fonctionnelle bulbaire expliquent plus simplement par un mécanisme d'irradiation de l'excitation partie d'une branche sympathique ou pneumogastrique, et se propageant dans les différents étages de la moelle
allongée.

Dyspnées myocardiques. — Enfin, chez les obèses invétérés et gravement atteints d'infiltration graisseuse, on observe une dyspnée plus
importante, qui est nettement d'origine cardiaque, et la preuve de la
surcharge graisseuse de l'organe central de la circulation. L'auscultation permet de constater l'assourdissement très marqué des bruits du
cœur, une augmentation de la matité cardiaque, et, dès le moindre
effort, une tachycardie persistante accompagnée d'une cyanose légère ;
l'œdème vespéral des membres inférieurs ou tout au moins des che-
villes, les râles de congestion à foyers peu mobiles localisés à la base
des poumons, en arrière, se trouvent en même temps. Et cet ensemble
symptomatique est l'indice de l'origine cardiaque de cette dyspnée,
très importante au point de vue du pronostic et de l'édification du
traitement par l'exercice.

L'arythmie cardiaque et la bradycardie s'y ajoutent bien souvent
et, dans ce cas, le médecin peut se demander s'il s'agit d'une infiltration,
d'une surcharge, d'une dégénérescence graisseuse du myocarde et du
faisceau de His ou si, parallèlement, une artério-sclérose cardiaque et
rénale n'est pas en cours de constitution silencieuse, car c'est là une
éventualité qui se présente fréquemment chez les vieux obèses.

MM. A. Bergé et A. Pélissier[1] ont rapporté l'observation d'un cas
typique de pouls lent permanent avec crises épileptiformes et synco-
pales terminées par la mort subite chez un obèse. A l'autopsie, on
constate une surcharge graisseuse sous-péricardique. A la partie pos-
téro-inférieure de la cloison interauriculaire, au niveau de l'origine du
faisceau de His, se trouvait un foyer d'infiltration graisseuse. Les fibres
musculaires étaient raréfiées et dissociées par de larges traînées de tissu
adipeux. Le reste du myocarde était normal. Par cette localisation
spéciale, ce cas vient à l'appui des données nouvelles de la physiologie
pathologique du pouls lent permanent. Il tend en outre à prouver que,
quand le syndrome de Stokes-Adams paraît lié à la surcharge graisseuse du cœur, la cause du syndrome peut être l'infiltration et la dégé-

1. Bergé et Pélissier, *Société médicale des hôpitaux de Paris*, 5 mars 1909.

nérescence ou la dissociation adipeuse du faisceau de His. Toutefois, il ne faut pas s'exagérer l'importance du fait. Toutes les arythmies et les bradycardies des obèses ne relèvent pas de cette pathogénie qui semble plutôt exceptionnelle.

Enfin il ne faut pas, parmi les dyspnées des obèses, oublier celles qui sont dues à la méiopragie du cœur souffrant de la pléthore abdominale, de l'hypertension veineuse générale, ou de l'hypertension portale, non plus que ceux qui viennent de la gêne respiratoire par hypertension veineuse pulmonaire.

Ces phénomènes seront repris en détail lorsque nous passerons en revue, dans le chapitre « Description clinique », les troubles circulatoires et vaso-moteurs.

Tous ces éléments de diagnostic et de pronostic ne doivent pas échapper au médecin qui les étudiera minutieusement s'il ne veut pas risquer de voir, plus tard, des accidents graves éclater, que l'on mettra infailliblement sur le compte de son impéritie.

Dyspnées par gêne mécanique et fonctionnelle. — Dans les grandes obésités, la réduction de l'excursion inspiratoire et expiratoire du poumon, par suite de l'envahissement graisseux des parois thoraciques et des médiastins, se traduit par une diminution spirométrique très importante. Cette méiopragie pulmonaire donne naissance à des dyspnées mécaniques qui sont intéressantes à considérer, et dont on peut tirer quelque avantage au point de vue diagnostique. Je conseille beaucoup aux médecins qui s'occuperont de malades dyspnéiques et qui soupçonneront une obésité en cours d'installation de ne jamais oublier l'examen spirométrique. Le spiromètre de Verdin est, pour ce genre d'exploration, un instrument recommandable et d'un usage pratique.

Diminution de la capacité pulmonaire. — Or, il est remarquable que l'un des premiers signes de l'obésité est la diminution de la capacité respiratoire, celle que l'on appelle physiologiquement la capacité vitale. Alors que, normalement, l'expiration, dans le spiromètre de Verdin, indique une valeur de trois litres et demi chez un homme adulte et de deux litres et demi à trois litres chez une femme moyenne, on constate, presque toujours, une diminution d'un tiers de cette capacité dès le début de l'obésité. Plus tard, la diminution est encore plus marquée, et, du reste, aucunement proportionnelle aux progrès de la surcharge. Ainsi, il est courant d'observer qu'un homme qui devrait peser, d'après les tables, 68 kilogrammes, et qui en pèse 80, fait une expiration de deux litres et demi au lieu de trois et demi. Et si l'on a l'occasion de le revoir quelques mois ou quelques années plus tard, son poids étant monté aux environs de 90 par exemple, on constate

que cette réduction expiratoire ne s'est pas accentuée proportionnellement, et qu'elle est inférieure de quelques centilitres seulement à la
mesure précédente. Inversement, lorsque la cure a été établie, si elle
est véritablement complète, c'est-à-dire si elle n'est pas constituée
seulement par l'amaigrissement, mais encore par la modification du
trouble métabolique originel, la capacité pulmonaire est devenue normale et quelquefois supérieure à la normale (si le malade était encore
jeune et avait subi un entraînement physique suffisant).

Le spiromètre est donc un instrument excellent à consulter aussi
bien pour le diagnostic que pour le pronostic des troubles respiratoires
de l'obésité; nous le retrouverons ailleurs. D'une façon plus simple, on
peut se contenter de mesurer le thorax au niveau des mamelons et de
prendre la différence en centimètres qui existe entre l'inspiration et
l'expiration. Mais il n'y a pas de relation absolue entre ces deux
méthodes de mesure; des hommes qui possèdent une grande mobilité
de la cage thoracique n'ont pas une capacité aussi grande qu'on pourrait le soupçonner, et inversement. C'est qu'il faut faire alors entrer en
ligne de compte un autre élément qui est la valeur de l'abaissement du
diaphragme. Ces diminutions fonctionnelles et mécaniques de la respiration sont souvent appréciées par les malades qui sentent qu'ils respirent mal. Mais c'est surtout l'auscultation qui complète ces impressions par la constatation du *silence respiratoire des sommets* (en arrière),
si fréquent chez tous les arthritiques gras.

Symptômes nerveux.

Si les troubles respiratoires sont fréquemment accusés par le
malade atteint d'obésité, ce n'est pas la seule raison pour laquelle il
consulte; des troubles nerveux et particulièrement l'émotivité l'inquiètent souvent. Comme j'ai eu l'occasion d'y insister déjà précédemment,
l'émotivité des obèses est un phénomène presque constant et, chez
quelques-uns, elle devient prédominante sur tous les autres symptômes. Comme elle peut s'accompagner d'états d'anxiété diffuse ou sys-
tématisée, et que, par ce chemin, elle les mène à la psychasthénie, et
quelquefois à la neurasthénie anxieuse, il est naturel que ces symptômes pénibles, dont ils n'établissent pas la relation avec l'obésité, les
poussent à venir consulter.

Lorsqu'on les interroge, on constate combien il est difficile de savoir
si l'altération du métabolisme des graisses est uniquement la suite des
troubles nerveux, si, au contraire, elle est parallèle à un ensemble de
troubles de la nutrition ou si enfin elle les a conditionnés. Nous aurons
l'occasion, du reste, ailleurs, de connaître la fréquence des neuras-

thénies, psychasthénies, hystéries chez les neuro-arthritiques obèses, mais nous devons noter en passant cette influence primordiale sur leur nutrition.

Rapports des troubles nerveux et digestifs. — Comme toujours, en clinique, le malade se présente sous l'aspect d'un ensemble complexe de symptômes tellement intriqués et enchaînés les uns aux autres, qu'il est vraiment difficile d'en trouver la filiation. Cependant, par l'interrogatoire, on peut quelquefois soupçonner que la névrose a été la première en date; par l'intermédiaire du dérèglement des fonctions digestives, elle produit l'obésité de Leven.

Le dérèglement des sécrétions digestives est secondaire à des troubles fonctionnels sécrétoires du vago-sympathique. Les graisses sont mal transformées et assimilées dans un état chimique anormal. Ainsi la névropathie et la surcharge graisseuse se trouvent associées dans le même cycle, en passant par une étape gastro-intestinale intercalaire.

Cependant il n'est pas indispensable de connaître la marche et l'évolution rigoureuses de ces phénomènes dans l'organisme du malade. L'expérience montre bien qu'en attaquant à la fois le trouble nerveux, le trouble nutritif et le trouble digestif par des thérapeutiques appropriées, on arrive parfaitement à une cure satisfaisante.

L'hyperémotivité. — Les phénomènes d'émotivité dont se plaignent le plus souvent les obèses sont surtout ceux qui prennent naissance chez eux à la suite de spectacles désagréables : accidents de la rue, dispute; soit de ceux qui sont dus à la vie familiale : petits ennuis domestiques supportés difficilement et avec réaction émotionnelle exagérée. Ce sont, chez les femmes, les tremblements, les pleurs faciles et hors de proportions du reste avec les causes qui les produisent, l'impossibilité d'une discussion calme d'intérêt ou d'avenir, l'inhibition en présence de certaines personnes.

A ce sujet, les confessions des malades révèlent quelquefois des faits qui montrent une émotivité extraordinaire. Chez un d'entre eux, elle était poussée au point qu'en présence de son médecin, sa sécrétion salivaire était arrêtée, les muqueuses buccales et respiratoires semblaient desséchées, comme ligneuses.

Dans de pareilles conditions nerveuses, les moindres actions de la vie courante deviennent pour ces malades d'une difficulté d'exécution considérable, et s'ils courent chez le médecin, c'est pour améliorer une situation qui, par sa persistance, leur rendrait la vie sociale impossible.

Aussi, lorsqu'on a pu interpréter les faits et établir chez eux une relation avec l'obésité dont ils sont atteints, on obtient assez facilement l'exécution d'un traitement de réduction qu'ils poursuivent quelquefois avec persistance pour échapper à leurs malaises nerveux.

Quoi qu'il en soit, c'est justement par la guérison définitive de ces états névropathiques et par la cure de l'obésité, presque seule traitée dans certains cas, que l'on peut affirmer la relation de causalité qui existe entre elle et la névrose. Mais, bien entendu, l'obésité n'est là qu'un symptôme d'une auto-intoxication qui commande en même temps le nervosisme.

Phénomènes douloureux. — Le médecin ne se laissera pas surprendre par les *douleurs névralgiques*, les sciatiques, les méralgies peresthésiques, les céphalées occipitales, les lombalgies, les scapulalgies, les lumbagos, les torticolis, qui relèvent, chez les obèses, de leur arthritisme et de leur état neurasthénique. Il saura notamment rattacher à cette névrose toutes ces prétendues douleurs rhumatismales qui ne sont que des *douleurs neurasthéniques*. Mais l'ensemble de ces phénomènes relève au point de vue thérapeutique de la cure musculaire, de l'hydrothérapie chaude, du régime végétarien ou mixte et enfin du traitement de l'obésité. Une sciatique, un lumbago, une myalgie dorsale chronique chez un obèse ne disparaissent pas si le malade conserve des réserves graisseuses, ou s'atténuent seulement pour revenir bientôt.

Parmi les phénomènes douloureux des obèses il faut faire une part au *zona* particulièrement pénible surtout à la face. Il laisse quelquefois des cicatrices indélébiles et il peut récidiver si le traitement général n'attaque pas l'arthritisme et l'obésité. Je l'ai rencontré 11 fois sur 100 cas de grandes et petites obésités.

Phénomènes paralytiques. — Quelquefois un obèse d'âge moyen, entre quarante et cinquante-cinq ans, qui vient d'être atteint d'un ictus suivi de séquelles paralytiques, se présentera au médecin pour demander le traitement de son hémiplégie, de sa paralysie faciale, de sa contracture, ou de l'hypertension artérielle qui a conditionné l'accident vasculaire. J'appelle l'attention du praticien sur ce point : si le malade garde son obésité, il conservera son hypertension, et la récidive sera fatale. Je reviendrai bien des fois, au cours de ce travail, sur les rapports de l'hémorragie cérébrale et de l'obésité. C'est une notion importante et que le médecin ne doit pas perdre de vue. J'ai pu bien souvent prédire l'ictus quelques mois à l'avance à des obèses jeunes qui ont donné, et quelquefois tragiquement, raison à mes prévisions. « J'ai présentes à l'esprit les observations de deux confrères l'un d'âge moyen (quarante-neuf ans), l'autre jeune (trente-deux ans), qui tous deux dépassaient leur poids d'une douzaine de kilogrammes à peine, et que l'appellation de « petits obèses » faisait sourire. Tous deux hypertendus, le plus jeune à 19° et le plus âgé à 28° (Potain), ont fait leur ictus moins d'un an après mes observations. Le plus jeune est resté totalement hémiplégique et contracturé ; il récidivera parce qu'il n'a pas maigri, sa tension est remontée à 20 actuellement ; le second fit un ictus protubérantiel au niveau de la calotte. Il eut une légère parésie faciale, de la diplopie, et de l'hémidysesthésie croisée. Quoique plus âgé que le précédent, il guérira parce qu'il a traité son obésité, sa tension est revenue à la normale (soit 16 après être montée à 28), sous l'influence de la diminution de la pléthore abdominale. » Je pourrais citer d'autres exemples nombreux chez des jeunes femmes à peine obèses, mais à forte tension artérielle par pléthore. « Deux femmes de confrères, l'une de trente-neuf ans, l'autre de quarante-cinq, sont frappées d'ictus, à la stupéfaction de l'entourage. Le rapport de cet accident avec l'obésité concomitante n'ayant pas été établi par les médecins qui les voient, la récidive est fatale dans un temps relativement court, car la tension artérielle se maintient, ainsi que le bruit de galop, l'albuminurie légère. »

« Une de mes parentes, petite obèse avec 10 kilogrammes de surcharge, a de la dyspnée nocturne à quarante-deux ans. Malgré mes avis discrets, car je n'étais pas son médecin, elle persiste à voir dans son état un asthme identique à celui de sa mère. Je conseille l'amaigrissement, que l'on n'accepte pas, et quelques mois après elle meurt en dix minutes, non d'un ictus, mais d'un œdème aigu du poumon, au bois de Boulogne, où elle se promenait. »

« Mme X... est la femme d'un oculiste de province, de passage à Paris ; son mari désire qu'elle guérisse de saignements de nez qui se répètent depuis un an. Il me la confie. C'est une jeune femme de trente-cinq ans, le teint coloré, pesant 65 kilogrammes au lieu de 55. Tension artérielle 19° 1/2-20° (Potain). Dyspnée en montant les escaliers. Râles humides à la base droite. Dyspepsie, constipation, oligurie, opsiurie, hémorroïdes, hypertension portale. La pituitaire dans la zone de l'artère de l'épistaxis est parcourue de veinules variqueuses, les cornets sont tuméfiés et violâtres. Je déconseillai le traitement des épistaxis salutaires et engageai mon confrère à faire perdre à sa femme une dizaine de kilogrammes ; je lui fis part de mes craintes au sujet d'un accident vasculaire. La cure fut remise à une date ultérieure ; des syncopes rares d'abord, plus fréquentes ensuite, et considérées comme de simples phénomènes nerveux se montraient. Huit mois après, ictus, hémiplégie persistant au membre supérieur. »

« Un jeune confrère âgé de vingt-huit ans, bon vivant, appréciateur de la bonne chère et du bon vin, se surmenant professionnellement et lisant beaucoup, est devenu pléthorique et obèse. Il peut avoir douze kilogrammes de surcharge. Il se plaint de migraines et présente tous les signes de la stase veineuse généralisée. Je l'incite à diminuer sa ration de vin et à maigrir par le régime d'abord et ensuite par l'exercice. Il renvoie ce programme à plus tard, lorsqu'en écrivant une ordonnance il est pris d'aphasie, d'agraphie avec douleur cérébrale, scotome scintillant, paralysie du membre supérieur droit. Il conserve ces symptômes toute la journée, puis tout rentre dans l'ordre. Il veut se convaincre qu'il a eu une migraine accompagnée. Mais j'insiste sur les rapports du scotome, de la migraine et des troubles vasculaires, et j'ai le bonheur de le convaincre. Sous l'influence du régime convenable et de l'amaigrissement, ces phénomènes n'ont plus reparu. »

En résumé, au malade gros, pléthorique, corpulent et quel que soit son âge, qui viendra se plaindre de phénomènes analogues à ceux que je viens de décrire, ou qui, après accident, demandera conseil, le premier traitement à prescrire, toute autre occupation cessante, est celui de l'obésité, si l'on veut d'abord le faire sortir de la période d'imminence morbide quant au retour des accidents vasculaires.

Somnolence. — D'une grande fréquence au cours de l'obésité, ce symptôme relève de nombreuses étiologies. Tantôt c'est la somnolence post prandium, ou narcolepsie dyspeptique, due à l'alimentation trop abondante; d'autres fois, c'est le « sopor » dû à la stase veineuse cérébrale; enfin, dans les cas très avancés et évolués, c'est la petite urémie chronique, et plus souvent encore c'est l'expression de l'insuffisance glandulaire thyroïdienne, hypophysaire, peut-être même pinéale. Dans ces dernières années se sont précisées nos connaissances sur la symptomatologie de ces méiopragies glandulaires, et la somnolence se retrouve souvent sous la plume des auteurs qui décrivent l'obésité des acromégaliques, celle des myxœdémateux. Launois y insiste chez les hypophysaires. L'un de ses obèses s'endort pendant qu'on le photographie. Raymond et Claude (*loc. cit.*) la signalent dans leur observation de tumeur de la glande pinéale, accompagnée d'obésité. Lorsque la somnolence est constante et très accentuée elle est en faveur d'une compression cérébrale ou de l'urémie; dans l'un et l'autre cas, elle tend vers le coma.

Le coma existe chez les obèses et, fait peu connu, sans qu'ils soient diabétiques; cependant leur sang peut avoir les réactions acétonèmiques. Il faut savoir que le coma peut exister chez les arthritiques auto-intoxiqués, chez les goutteux, les hépatiques, etc., sans qu'il y ait cependant trace d'hyperglycémie ou de glycosurie chez eux.

Quoi qu'il en soit, au malade qui se plaindra de narcolepsie, de somnolence persistante, il faudra indiquer la cure de réduction d'une obésité, même légère, si elle existe; le traitement fera disparaître l une et l'autre, mais non pas la première sans la seconde.

Méiopragie génitale. — L'impuissance génitale, ou tout au moins la frigidité, amène les hommes gras ou franchement obèses dans le cabinet médical. Si, depuis les temps les plus reculés, les hommes minces, et les femmes qu'on a appelées « fausses maigres », ont été considérés comme plus disposés que les personnes grasses à un haut fonctionnement génésique, cependant il n'est pas dans les habitudes des malades d'accuser leur embonpoint d'être la cause d'une frigidité ou d'une impuissance nettement constatée par eux.

Mais la relation de cause à effet n'est pas douteuse, elle est signalée par tous les auteurs, et presque les deux tiers des observations d'obésités que j'ai recueillies dans ces derniers temps comportent la présence de ce symptôme. La cause en est évidemment dans l'état névropathique des malades, suite de l'auto-intoxication.

C'est par cet état qu'il faut expliquer l'indifférence si marquée de certains obèses vis-à-vis du sexe féminin. Mais tous n'ont pas cette sorte d'horreur psychique des actes de l'amour; bien au contraire, certains se désolent à constater leur impuissance. Et, du reste, ils retrouvent d'une façon tout à fait parfaite leur état de virilité antérieur aussitôt l'obésité disparue. Il faut séparer cette impuissance et cette frigidité névropathique de celle qui vient de l'insuffisance de sécrétion interne des glandes génitales et qui sera étudiée dans un chapitre spécial (Pathogénie).

Chez la femme, du moins dans la bourgeoisie, il m'a semblé que la frigidité était moins fréquente que chez l'homme et que même l'excitation d'origine psychique était relativement fréquente, au moins dans la phase de début. Je crois que le trouble de la fonction, quand il existe, est plutôt par inaction que par insuffisance véritable. Pour ma part, les cas d'excitation génésique, féminins, — de nymphomanie, suivant le terme consacré, — les plus violents qu'il m'ait été donné personnellement de connaître, ont été justement constatés chez des femmes obèses. On sait du reste combien il est difficile d'établir le diagnostic d'impuissance chez la femme; elle ne songe presque jamais à s'en plaindre, contrairement à l'homme, chez qui, évidemment, elle est plus apparente, et en somme il faut opposer l'homme et la femme obèses sur ce point : le premier vient consulter pour cela, car il s'en inquiète, et la femme, au contraire, s'attache davantage à ses déformations corporelles, qui sont en revanche moins sensibles à l'homme.

Symptômes cutanés.

D'autres fois, enfin, on est consulté par des obèses qui se plaignent de troubles cutanés d'allure chronique, de furoncles à répétition, et aussi d'herpès récidivant buccal, pharyngé, ou génital. C'est une notion classique sur laquelle il est inutile d'insister, et l'on sait que l'anthrax aussi est une affection des obèses et des diabétiques. Le prurit est très fréquent chez eux, accompagné souvent de lichen simplex que les malades vous présentent sous le nom d'eczéma.

Il y a là une erreur à redresser. L'eczéma est une affection bien nettement spécifiée en clinique, et qui est typique tant par son aspect symptomatique que par sa marche et son évolution. Or, il n'en est pas de même des prurigos. Ceux-ci sont des troubles nerveux quelquefois neurotoxiques, d'une fréquence considérable chez tous les arthritiques. Dans mes fiches d'observations, je note que le prurit a précédé l'obésité dans une proportion de 78 p. 100. Pendant des mois, les malades ont eu des crises violentes de démangeaisons, partout où les vêtements appliquent sur la peau et entretiennent la chaleur. Ces crises éclatent le soir au moment du coucher, et l'on voit ces candidats à l'obésité rester debout, dans leur chemise, et grattant à pleines mains leurs hanches, leurs flancs, leurs creux axillaires et leurs plis inguinaux. Souvent, à ce moment, ils n'ont encore aucune trace d'obésité et, parfois, ils ont tous les signes extérieurs de la cholémie dans la symptomatologie de laquelle Gilbert et Lereboullet ont, du reste, placé des prurits d'origine hépatique.

On constate encore chez eux des raies vaso-motrices, un bourrelet persistant le long des traces de grattage. Cette dermographie peut être liée, dans une certaine mesure, à l'hypotension artérielle ou à l'hystérie.

Quoi qu'il en soit, à la suite de ces grattages, apparaissent un épaississement manifeste et la pigmentation de la peau. Une infection cutanée apportée par le traumatisme unguéal vient rapidement altérer ce caractère très net de lichénification, et donne lieu à une dermatite mixte, sujette à des poussées inflammatoires suintantes, qui expliquent, dans une certaine mesure, l'erreur des médecins non dermatologistes qui appellent cette lésion : eczéma.

Si, ce qui est fréquent, ce phénomène se produit à la face interne de la cuisse, si des troubles de la secrétion sudorale s'y ajoutent avec une macération de l'épiderme, il en résulte des placards d'aspect tout à fait malpropre, qui ne sont pas sans désespérer les malades, bien que le traitement en soit bien simple.

Enfin les troubles cutanés pityriasiques inquiètent souvent les malades gras ou obèses, de même que les séborrhées et les érythèmes. La chute des cheveux, la canitie précoce complètent le tableau des symptômes qui tiennent au trouble nutritif général qu'on ne songe pas à accuser et dont le rapport certain avec eux, résulte de ce fait, que la guérison de ces accidents dermiques se produit, chez les obèses, en même temps que celle de leur obésité, si légère qu'elle soit.

Symptômes digestifs.

D'autres fois, c'est à propos de troubles gastro-intestinaux qu'un obèse se présente devant le médecin ; il n'admet du reste aucune possibilité de relation entre son état de surcharge graisseuse, sa gastralgie, son anorexie, ses flatulences, sa constipation, sa diarrhée, accompagnés d'autres signes d'entéropathie ou de dyspepsie intestinale. Nous savons déjà les relations de cette pathologie digestive avec la méiopragie nerveuse et sympathique.

Constipation. — Les auteurs ont l'habitude de classer les troubles diarrhéiques des entérites comme une complication de l'obésité. C'est là une façon de concevoir qui sera plus loin discutée, mais il n'en est pas de même de la constipation qui a été de tous temps consignée par les classiques comme un symptôme de l'obésité, et ce que nous savons de la fréquence de l'entérocolite spasmodique, chez les neuro-arthritiques gras, pouvait le faire prévoir.

On la rencontre plus volontiers chez la femme grasse que chez l'homme. Peut-être celle-ci la doit-elle à son alimentation, plus restreinte généralement.

J'ai eu l'occasion aussi de me rendre compte de la filiation de ces deux phénomènes : obésité et constipation, en ce sens que j'ai pu nettement classer des espèces cliniques dans lesquelles la constipation avait ouvert d'abord la scène pathologique, l'obésité faisant suite quelques mois plus tard. Et, inversement aussi, la thérapeutique a montré le bien fondé de cette étiologie, car la constipation qui va avec l'obésité disparaît aussi fréquemment avec elle. C'est là une cause à laquelle il faudra toujours songer, lorsqu'on se trouvera en présence d'une femme d'âge moyen chez qui la petite obésité n'est pas particulièrement apparente, sauf examen détaillé. Parfois elle insistera beaucoup auprès de son médecin pour être délivrée d'un symptôme qu'elle accuse d'inconvénients secondaires, tels que : essoufflement, céphalalgie, rougeurs du visage après le repas, insomnies, et différents autres petits signes qui appartiennent en réalité aux troubles nutritifs de l'obésité et à la dyspepsie arthritique beaucoup plus qu'à la constipation elle-même.

Diarrhée. — D'une façon peut-être moins ordinaire, la diarrhée apparaît, mais nettement associée avec la congestion chronique du foie, si fréquente dans l'obésité et due à la dyspepsie par suralimentation.

D'autres fois, la diarrhée est consécutive à la constipation, fait bien connu des médecins et non pas du public.

Il faut aussi rappeler ce fait sur lequel a insisté récemment Linossier, que, chez les obèses névropathes, la dyspepsie hépatique et gastrique, accompagnées d'hyper-motricité et d'hyper-sécrétion, se traduisent par ce qu'il a appelé : diarrhée post prandium. Chez les obèses, surtout pléthoriques, le fait est d'une grande banalité.

On sait en quoi consiste le syndrome. Pendant le repas, ou dans les instants qui le suivent, apparaissent quelques douleurs dans la région de l'hypocondre droit, qui, rapidement, se propagent à l'ombilic, accompagnées de besoins d'aller à la selle pour y expulser des matières diarrhéiques assez abondantes, généralement fétides, quoique nettement hypercholiques. Il s'agit d'une hyper-sécrétion et d'une chasse réflexe de la bile produite, soit par l'arrivée des aliments dans l'estomac, ou de quelques particules de chyme au niveau du duodénum et de l'ampoule de Vater. Dans quelques cas, j'ai constaté ce phénomène chez des patients qui n'étaient pas apparemment obèses, mais qui, une fois déshabillés, présentaient un développement déjà anormal assez important du pannicule adipeux ombilical et lombaire. Dans la suite, du reste, et malgré les observations répétées que j'avais pu leur faire, cet état d'empâtement s'est accentué de telle façon que l'obésité s'étant lentement, en quelques mois, créée, on pouvait établir une relation de cause à effet entre l'obésité et ces phénomènes intestinaux et hépatiques, et croire que ces deux organes jouaient un rôle important dans la pathogénie du trouble métabolique.

Glycosurie et diabète. — L'obésité prédiabétique est si connue que je n'insisterais pas longuement sur les obèses qui se présentent au médecin en demandant avis pour leur glycosurie, si je n'avais observé quelques faits assez intéressants, et pour signaler un des premiers, je crois, des guérisons de cette glycosurie par le traitement unique de l'obésité. Voici, par exemple, une observation typique.

« Un malade m'est adressé avec le diagnostic d'asthme. En quelques instants d'examen, je pus me convaincre qu'il s'agissait simplement de dyspnée chez un nerveux arthritique qui ne me paraissait point obèse.

« Cependant, après l'avoir fait dévêtir, je constatai un empâtement assez marqué de la région ombilicale et de la région lombaire, de la racine des cuisses et des téguments du dos. La pensée me vint aussitôt de faire pratiquer à ce malade, qui était âgé de trente-huit ans, un traitement qui aurait pour but de le ramener à un poids plus proche de la normale de 5 à 6 kilogrammes.

« En conséquence, je lui conseillai un régime alimentaire modérément réduit, et duquel les féculents n'étaient pas complètement bannis. Puis, suivant mon habitude, je pratiquai une rapide analyse d'urine, cherchant surtout le sucre et l'albumine. A mon grand étonnement, la liqueur de Fehling me donna un précipité rouge-brique d'oxydule de cuivre. Mon malade avait du reste déjà été soignée pour un diabète.

« Je lui conseillai de persister dans les indications thérapeutiques données, qui visaient presque uniquement et les troubles nutritifs de l'obésité et la surcharge graisseuse ; c'est-à-dire régime alimentaire et exercices méthodiques suivant les indications générales que l'on trouvera au chapitre Thérapeutique, dans cet ouvrage.

« Dix jours après, le taux de glycose qu'une analyse complète avait montré de 15 grammes était tombé à 0. Le malade m'apporta ses analyses d'urine antérieures qui étaient régulièrement suivies depuis près de dix ans, et je constatai que sa glycosurie constante depuis ce temps était montée, à certains moments, au maximum de 50 grammes, sans jamais tomber au-dessous de 5 grammes.

« J'ajoute que, dans la suite, tant que le malade resta à son poids exact, au régime modérément restreint, sans privation de sucre ni d'hydro-carbones d'aucune nature, on ne put déceler jamais aucune trace de glycose. »

Cette observation me fit penser que peut-être dans les cas de diabète plus marqués que celui-ci, on pourrait obtenir, sans régime antidiabétique, un résultat peut-être aussi intéressant. Mon attente ne fut pas trompée. Et toutes les fois que j'ai donné ce traitement à de grands diabétiques, à la condition qu'ils ne fussent pas trop âgés et déjà atteints de complications telles que l'artério-sclérose, j'ai pu voir, avec des régimes alimentaires absolument normaux, sans exagération des albuminoïdes, et sans réduction des hydro-carbones, tous les symptômes diabétiques disparaître à l'aide de la cure musculaire associée à l'hydrothérapie.

Quelles conclusions faudrait-il tirer de ces constatations cliniques ? Que le diabète, lorsqu'on le rencontre chez les obèses, est une complication de l'obésité ? Aucunement. Mais simplement qu'une commune origine se trouve dans un trouble nerveux et un trouble métabolique et que le traitement par un régime alimentaire n'est pas la seule méthode, à beaucoup près, qui puisse convenir au diabète et à la glycosurie.

J'aurai, du reste, l'occasion, à propos du traitement et de la pathogénie, de revenir plus en détail sur les conclusions qu'on doit tirer de ces observations.

Symptômes rénaux. Albuminurie. — Des réflexions à peu près analogues doivent être faites à propos de l'*albuminurie*, lorsqu'on la rencontre chez les obèses arthritiques. Bouchard avait déjà signalé la fréquence de la coïncidence de l'obésité et de l'albuminurie. Il est bien évident que, toutes les fois qu'un malade obèse se présente chez un médecin, avec les signes extérieurs d'une albuminurie : œdème, pâleur, bouffissure, faciès lunaire, troubles oculaires, bronchiques, palpitations, essoufflement, etc., le soupçon se présente immédiatement à son esprit qu'il s'agit d'albuminurie liée à l'obésité, puisque c'est une complication signalée depuis longtemps et véritablement classique. Mais toutes les albuminuries dyscrasiques ou rénales liées à l'obésité ne sont pas forcément aussi bruyantes; beaucoup doivent être recherchées et n'ont pas d'autre symptomatologie que la présence de *traces* d'albumine dans l'urine. Cependant, coïncidant avec l'obésité, elles cèdent souvent au traitement général qui cherche l'amaigrissement. Je possède un certain nombre d'observations où l'albuminurie légère, chez des obèses, a disparu sans que le traitement ait visé autre chose que la surcharge graisseuse.

Œdème-preœdème. — Bien souvent existe chez les gras et les obèses de l'œdème visible, avec ses signes ordinaires, ou du preœdème, caractérisé par l'augmentation de poids du corps qui peut atteindre jusqu'à 6 kilogrammes (Claisse) dans le cas de rétention liquide, due à l'insuffisance de la déchloruration rénale. En même temps apparait souvent la dyspnée. Mais les chlorures ne sont probablement pas les seuls éléments qui, non éliminés par les reins insuffisants, puissent produire le preœdème et l'accumulation des liquides interstitiels. C'est là vraisemblablement un mécanisme plus général, et bien des produits toxiques peuvent s'enmagasiner ainsi dans les tissus des obèses autointoxiqués par insuffisance rénale, digestive, hépatique. Je crois que dans toutes les obésités, même légères et bénignes, les rétentions de ce genre existent plus ou moins marquées, et jouent probablement un rôle important dans la réaction adipogène des cellules conjonctives des tissus.

Tels sont, au milieu de beaucoup d'autres, les symptômes qui mènent chez le médecin des malades qui ne se savent pas obèses ou en constitution d'obésité. Le praticien doit donc retenir qu'en présence de dyspnée, de troubles dyspeptiques de l'estomac, de l'intestin, du foie; d'émotivité marquée, de neurasthénie, de douleurs névralgiques, d'impuissance génitale, de zona, de prurigo, de lichen, de furoncles, d'herpès, comme de glycosurie, d'albuminurie, d'œdème, l'hypothèse de neuro-arthritisme avec troubles de la nutrition portant particulièrement sur les graisses, doit se présenter à son esprit, et qu'il doit songer à incriminer l'obésité, même fruste, qui est liée pathogéniquement à ces troubles. Sa thérapeutique en bénéficiera.

Avant d'approfondir la symptomatologie que révélera l'histoire clinique de ces mêmes malades, voyons quels sont les principes qui permettront au médecin de parfaire son examen séméiologique.

V

EXAMEN SÉMÉIOLOGIQUE

Nécessité d'un examen général complet. — Il est nécessaire de rappeler qu'ici je veux montrer l'intérêt qu'il y a pour le médecin à soupçonner les obésités frustes et à peine ébauchées, en présence des différents symptômes pour lesquels les malades se présentent à lui.

Aussi, devrait-il être dans les habitudes de tout médecin, en clientèle de procéder, avec ces malades qui le consultent pour des symptômes banaux, comme on le fait systématiquement dans les hôpitaux. Il serait donc bon de faire dévêtir tous ceux qui se présentent, sans que la crainte de froisser des sentiments de pudeur déplacée incite le praticien à se satisfaire d'examens scientifiquement insuffisants, et à laisser le diagnostic incomplet ou erroné.

Mais si le public trouve inopportun un examen somatique complet, pour des symptômes comme l'oppression, la fausse angine de poitrine, la constipation, la diarrhée, le diabète, l'albuminurie, il est plus surpris encore qu'on veuille l'exiger lorsqu'il consulte pour des affections qu'il considère comme sans gravité, celles des muqueuses, par exemple.

Je me suis occupé assez particulièrement d'oto-rhino-laryngologie, et j'ai pu me rendre compte : d'abord de la fréquence des manifestations des muqueuses dans l'arthritisme, dans l'obésité, la goutte, le rhumatisme chronique, dans les affections de l'appareil digestif, du foie, et ensuite des causes de l'insuccès thérapeutique quand le traitement n'est que local.

Danger d'un diagnostic trop localisé. — Je veux montrer, en choisissant cet exemple parmi bien d'autres, les inconvénients qu'il y a à ne pas pratiquer l'examen général pour des affections très localisées, en apparence, et, de cette application spéciale, tirer quelques conclusions quant à la méthode séméiologique qui doit diriger l'examen d'un obèse. Dans la pratique des spécialistes, ces étiologies générales des affections des muqueuses sont forcément négligées, parce qu'ils croient que leur profession exige, vis-à-vis de leurs malades, le seul examen de l'organe dont ils se plaignent. D'un autre côté, le médecin général, outre qu'il se décharge sur le spécialiste de ce soin, ne connaît pas d'une façon suffisante les rapports qui existent entre les maladies des différents organes dans les régions qui sont le terrain particulier du spécialiste. Aussi, étonne-t-on beaucoup le malade qui vient se plaindre d'une rhinite chronique, d'un rhume des foins, d'une pharyngite invétérée, d'un catarrhe naso-pharyngien irréductible, de troubles de la voix, si fréquents chez les professionnels du chant, ou même de troubles de l'oreille simulant absolument le syndrome de Ménière, lorsqu'on lui dit : « Soignez votre état général, votre arthritisme qui commande toutes ces manifestations locales; soignez votre estomac, votre intestin, votre foie; faites disparaître votre obésité; sans cela, tous les traitements locaux, bien que d'une certaine efficacité, ne pourront pas suffire à vous amener à la guérison radicale ». Or, il n'est pas douteux que le médecin suffisamment documenté, et qui voudrait à la fois appliquer le traitement général, et poursuivre sur place le traitement local, arriverait à des résultats curatifs, d'une supériorité éclatante sur la méthode qui consiste à ne s'occuper que des lésions locales.

Il est fâcheux que, dans l'intérêt bien compris des malades, des habitudes déontologiques, autres que celles qui sont en usage, ne permettent pas à tous les médecins de se conduire ainsi sans qu'il en résulte les inconvénients que l'on connaît.

Exemples empruntés à la pathologie des muqueuses. — Quoi qu'il en soit, toutes les fois qu'un obèse est atteint d'une affection catarrhale congestive quelconque, telle que rhinite hypertrophique, ou d'un catarrhe pharyngien, et particulièrement un catarrhe naso-pharyngé chronique, d'une laryngite, ou d'une pharyngite pariétale avec ou sans complications amygdaliennes, ou d'un pseudo-Ménière par labyrinthisme réflexe ou toxique, le traitement complet de son état diathésique, la réduction entière de son obésité le mènent à la guérison sans qu'il soit même absolument indispensable de faire localement un traitement spécialiste ou chirurgical très complet ou très répété. J'ai déjà, il y a quelques années, étudié ces différentes questions (Heckel) [1].

Des affections encore plus spéciales — si l'on peut s'exprimer ainsi — peuvent guérir chez les obèses à la condition de faire la cure complète de leur surcharge graisseuse.

1. Heckel, Le pharynx des arthritiques; 2° Les laryngites chroniques d'origine gastro-intestinale et sympathique, *Arch. de laryng.*, 1906.

Parmi mes observations, je possède celles d'obèses atteints de rhume des foins, affection peu curable, comme on sait. J'avais soigné l'un d'eux pendant plusieurs années par la méthode rhinologique classique, sans obtenir autre chose qu'une amélioration vraiment bien superficielle. Son retour régulier à mon cabinet en était la véritable preuve.

Un jour, il me demanda quel procédé j'avais suivi pour me débarrasser de l'état d'embonpoint excessif qu'il m'avait connu. Après explication, il me posa la question de savoir si ce traitement chez lui ne serait pas de nature à atténuer ses réactions nasales spasmodiques. Je lui répondis qu'il en tirerait un très grand bénéfice, peut-être même la guérison, attendu que, bien qu'il s'agît d'une affection purement nasale, son retour dans un organisme modifié au point de vue métabolique serait moins facile, et peut-être tout à fait impossible.

Un mois avant la date habituelle, et du reste très fixe, où il voyait apparaître son symptôme de rhino-bronchite spasmodique, il se mit au régime et à la cure musculaire. Le résultat fut bien au-dessus de mes espérances et des siennes, car c'est la première année où il a traversé le printemps et l'été sans aucune espèce de manifestation du côté de sa pituitaire (fig. 26). J'ai employé depuis cette méthode avec succès nombre de fois dans la même affection et dans les rhinorrhées.

Puisque je touche à cette question de relation des fonctions des voies respiratoires supérieures avec l'obésité, qu'il me soit permis d'appeler l'attention des médecins généraux et des spécialistes sur ces faits encore bien mal connus, et de signaler la guérison relativement fréquente par le traitement de l'obésité et de l'arthritisme, des maladies chroniques catarrhales du larynx, qui ne sont pas spécifiques et qui font le désespoir des personnes qui chantent, professionnelles ou non.

On peut, par ce moyen thérapeutique, obtenir des résultats remarquables, là où les autres, et surtout les procédés locaux, ont complètement échoué. Aussi l'importance de l'examen somatique complet dans les affections si localisées de l'appareil aérien supérieur est tout à fait expliquée par les relations pathogéniques que j'indique en ce moment.

L'examen incomplet empêche le diagnostic précoce. — Comment, en effet, pourrait-on déceler le début d'une maladie qui se manifeste tout d'abord par un changement de volume localisé à la poitrine, à la taille, aux hanches, aux cuisses ou au ventre, alors que la partie supérieure du corps, seule visible, est encore inaltérée et ne s'empâte que la dernière? Comment pourrait-on se passer, pour établir une pathogénie, d'examiner le foie, l'estomac, l'intestin, le système nerveux? Or, il est bien entendu que toute maladie traitée proche de son début est infiniment plus curable. Ce qui est accepté pour toutes les autres affections organiques doit être appliqué aussi à l'obésité.

En effet, ce qui fait la difficulté d'une cure d'obésité, c'est qu'on l'entreprend presque toujours trop tardivement. Je sais par expérience personnelle que les rares malades qui viennent vous demander conseil uniquement pour leur obésité ont fréquemment à perdre 30 ou 40 kilogrammes de leur poids. On se rend compte, dans ces conditions, de la durée du traitement, et comme le malade ne doit pas maigrir rapidement, on s'engage donc dans une voie thérapeutique qui nécessitera un ou deux ans de traitement régulier. Étant donnée la rareté de l'énergie volontaire chez les neuro-arthritiques obèses, c'est un insuccès presque assuré au bout de quelques mois de lutte.

Il n'en serait pas ainsi si le médecin, qui est certainement très fautif en ces circonstances, prenait l'habitude de signaler l'obésité lorsque le malade n'a encore pris que 6 ou 7 kilogrammes de graisse. A ce moment, une cure de deux mois peut remettre les choses en l'état. Appelez donc l'attention du patient sur une maladie qu'il ignore, qu'il pourchassera désormais à la moindre récidive, et, avec un peu moins de négligence, beaucoup de personnes échapperont à l'obésité, qui est loin, comme la masse s'imagine, d'être la maladie bénigne ou la petite infirmité que l'on croit.

Erreurs de la tradition médicale, quant à l'examen des obèses. — Il faut ajouter cependant, pour l'excuse du corps médical, que des vieilles idées, tout à fait erronées à mon sens, traînent dans les ouvrages techniques et les articles sur l'obésité. Il y a surtout une mauvaise classification contre laquelle je m'élève, et qui distingue deux sortes d'obésités : les obésités simples et les obésités compliquées.

D'excellents auteurs modernes, parmi lesquels je citerai Marcel Labbé, ont encore conservé, dans des études récentes, une pareille classification. Je sais bien qu'elle a, en apparence, des raisons d'être. Elles sont les suivantes :

Bénignité apparente des petites obésités. — Il y a des obèses qui ne paraissent pas souffrir de leur état d'engraissement, la déformation esthétique étant mise de côté, et qui, après quelques essais thérapeutiques vite abandonnés, ont accepté ce nouveau *modus vivendi* et se considèrent comme ayant une très bonne santé, une santé même supérieure à celle de la moyenne ; et leur grand argument, c'est qu'en somme, ils ne souffrent de rien.

Les autres, au contraire, et quelquefois même très jeunes, sont obligés de recourir à l'intervention médicale, soit pour de petits inconvénients, comme ceux que j'ai analysés tout à l'heure, soit pour de plus graves qu'ils considèrent du reste souvent comme séparés de l'obésité. Mais le médecin ne peut pas accepter cette manière de voir, et voici pourquoi :

Quand l'obésité est dite compliquée d'artério-sclérose, de dyspnée, de néphrite, d'hépatite, de manifestations arthritiques : goutte, albuminurie, bronchite, etc., il ne faut pas oublier que le malade, et qui se reconnaît tel, a commencé par traverser une phase où il était obèse, mais cependant intact, disait-il, au point de vue de sa santé. Au moment précis où ces symptômes de complications apparentes le mènent chez le médecin, il y avait déjà de nombreuses années qu'elles étaient en constitution latente.

Toute obésité peut être compliquée. — Quelle différence y a-t-il donc entre l'obèse à complications et l'obèse floride? Pas autre chose qu'une résistance apparente plus ou moins grande aux causes pathogènes, qu'une latence plus longue d'un travail pathologique qui se fait sourdement sous la graisse. Mais s'il y a dans certains cas, entre ces deux variétés d'obèses, une différence de plusieurs années, dans la date d'apparition des complications, toujours celles-ci surgissent, à quelque moment que ce soit.

Que de fois, pour ma part, j'ai entendu des obèses, même médecins, affirmer leur parfaite santé, et sans y mettre aucune mauvaise foi, alors que, plus tard, des signes tels que : l'hypertension artérielle, entre autres, des troubles nerveux ou psychiques, un accident morbide subit et imprévu, quelquefois une terminaison tragique, viennent montrer l'existence de ce travail pathologique qui se fait dans des organes qui réagissent peu. Cette absence de manifestations pathologiques, et cette conservation relative d'un bon état de santé général s'expliquent à mon avis de la façon suivante :

Compensations fonctionnelles : 1° Suffisantes. — En réalité, il n'y a pas de maladies locales. Toutes les manifestations pathologiques, en quelque endroit de l'organisme qu'elles se présentent, réagissent toujours secondairement ailleurs qu'au point d'abord seul altéré.

Il est bon, à ce propos, de rappeler cette notion de médecine élémentaire : chaque organe ne remplit pas un rôle spécial et déterminé, mais une seule et même fonction est l'œuvre de plusieurs organes, dont le groupement est nécessaire pour l'assurer.

Parfois, la fonction entière peut être, pendant quelque temps, remplie par un nombre moindre d'organes.

Si l'on suppose un obèse, avec troubles digestifs et auto-intoxication intestinale, qui se défend contre son intoxication par des phénomènes de compensation énergiques, par un excellent foie, un bon rein, il est bien évident qu'aucune apparence morbide ne viendra troubler le tableau d'une excellente santé.

2° Insuffisantes. Au contraire, supposons que, pour certaines raisons acquises ou héréditaires : débilité congénitale du rein, par exemple, le foie se trouve chargé d'un travail de défense qui devrait incomber surtout au rein, des manifestations hépatiques et rénales se produiront à la suite de la moindre cause occasionnelle physique, psychique, traumatique, infectieuse. Aussi l'examen d'une série de cas d'obésité s'impose-t-il au médecin, pour se faire une opinion sur la véritable valeur de ces symptômes accessoires d'une obésité en évolution.

Fréquence des troubles fonctionnels révélateurs. — Sur une statistique de 100 cas d'obésité, j'ai observé que 60 p. 100 des malades se croyaient en bon état de santé. Cependant, quelques-uns étaient obèses depuis près de quinze ou vingt ans. Or, chez tous ces malades, j'ai pu déceler, soit par l'analyse d'urine, soit par l'examen clinique complet, soit par un interrogatoire minutieux, l'existence de troubles fonctionnels inaperçus. Le malade n'y attachait aucun intérêt, et cependant ils étaient l'indice de ce travail pathologique latent qui les menait lentement vers ce qu'on considère comme des complications habituelles et classiques de l'obésité, et vers des lésions dont on pouvait déjà affirmer la direction.

Tel qui se trouve cependant en bon état, constate en effet qu'il s'enrhume tous les hivers, qu'à ce moment son taux urinaire fléchit, sa langue est blanche et notoirement saburrale, qu'il a des maux de tête très douloureux et qu'il prend du poids. L'auscultation a révélé à son médecin des petits foyers de congestion à caractère peu tranché et à répartition presque broncho-pneumonique.

Or, dans quelques années, à propos d'un surmenage physique intempestif ou à la suite de chagrins, d'émotion violente, de régime alimentaire surabondant, d'infection grippale, va se dérouler, sous les yeux de son médecin étonné, une véritable crise d'urémie à forme broncho-pneumonique, dont ces prétendues bronchites hivernales, rares d'abord, n'étaient que des ébauches, qu'on aurait difficilement interprétées dans le sens de leur pathogénie.

Je ne veux pas, en ce moment, m'étendre davantage sur la discussion pathogénique qu'on pourrait induire des faits que je cite ni m'attacher à établir la relation et la filiation exactes de tous les phénomènes pathologiques chez les adipeux. Cliniquement, on ne doit en retenir qu'une notion : c'est que, quelle qu'ait été la raison déterminante d'une obésité chez un malade donné, toujours la cause qui l'a créée, *puisqu'elle a constitué un symptôme chronique, doit être elle-même chronique*, et par conséquent marcher du trouble fonctionnel vers la lésion. Il y a non pas complication, mais progression régulière.

Progression sournoise des troubles morbides. — Il faut ajouter à cela que l'évolution des obésités en apparence les plus bénignes, et quelquefois de très bonne heure, est interrompue par des morts subites.

Celles-ci, dans la clientèle, faute d'autopsie, restent souvent inexpliquées, mais sont évidemment pour la pathologie générale et la théorie, la preuve de l'opinion que je soutiens, c'est-à-dire de la gravité des lésions latentes, puisque cette gravité peut aller jusqu'à entraîner la terminaison fatale.

A ce point de vue, notamment, il n'y a pas de médecin qui n'ait observé la fréquence de la mort subite créée par une angine de poitrine à son premier accès, chez des obèses entre trente et trente-cinq ans. On est donc bien obligé d'admettre que, sournoisement, des coronarites, des aortites très évoluées s'étaient constituées de toutes pièces chez des malades dont la santé était en apparence florissante.

Or, la latence des troubles fonctionnels, ou des lésions graves, n'est pas spéciale au cœur. Le même raisonnement est applicable au rein, au foie, au bulbe, et, d'une façon générale, à tous les organes nobles dont l'inhibition fonctionnelle complète peut être une cause de mort. Et c'est pourquoi le médecin ne devrait pas continuer à donner dans le travers d'une insouciance et d'une euphorie injustifiées vis-à-vis d'un syndrome dont la fausse bénignité tient surtout à son incommensurable fréquence.

Sans entrer, au cours de cette discussion, dans l'étude même du pronostic de l'obésité que l'on trouvera en détail plus loin, il était nécessaire de faire remarquer le très grand intérêt qu'il y a à ne pas accepter *a priori* l'existence des obésités simples opposées aux obésités compliquées.

Des obésités compliquées peuvent être ramenées par la thérapeutique à l'état d'obésités simples, et inversement des obésités simples prouvent, par la mort rapide et imprévue du malade, qu'elles appartenaient en réalité à l'autre variété.

De toutes façons, le doute devant toujours subsister dans l'esprit du médecin, il doit prendre toutes les précautions pour se mettre, et mettre son malade, à l'abri des surprises semblables, et par conséquent il doit lui faire, sans la moindre hésitation, subir toutes les rigueurs d'un examen vétérinaire complet.

C'est à quoi je voulais en venir avant d'étudier dans le détail les modifications de la forme somatique qui se produisent chez l'obèse.

Utilité des connaissances précises sur la morphologie et l' « Extérieur ». — Supposons donc pour un instant que, par l'interrogatoire et les plaintes de son malade, dont l'aspect extérieur n'indique pas, à travers ses vêtements, une obésité certaine, le médecin, soupçonnant qu'elle est en cause, veuille en acquérir la certitude. Quels sont les moyens séméiologiques qu'il possède pour affirmer l'état pathologique à ce sujet?

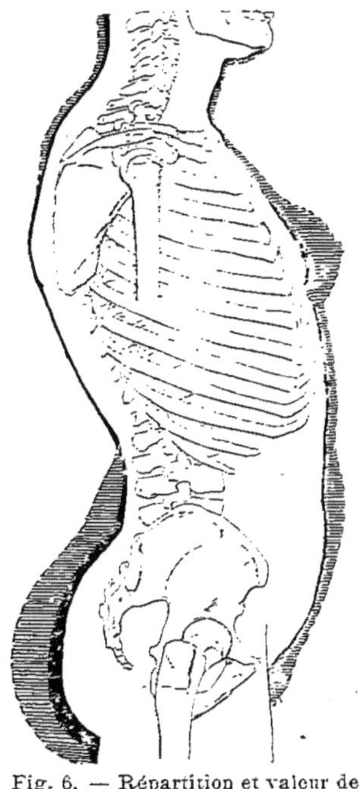

Fig. 4 et 5. — Schéma du torse normal de l'homme (type thoracique) et du torse de la femme (type abdominal). Bassin moyennant incliné, un peu plus chez la femme que chez l'homme. (Dessins de Richer.)

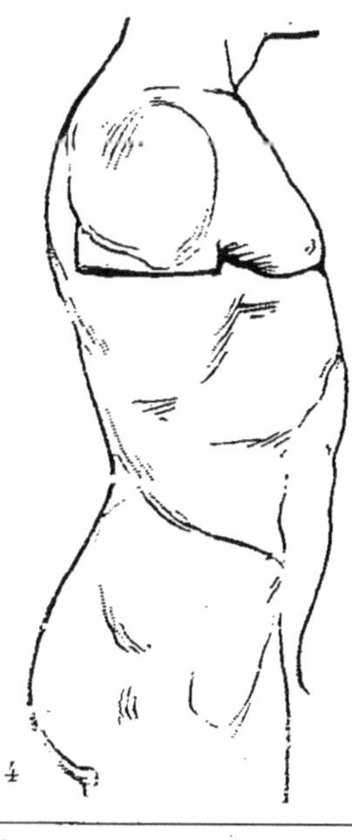

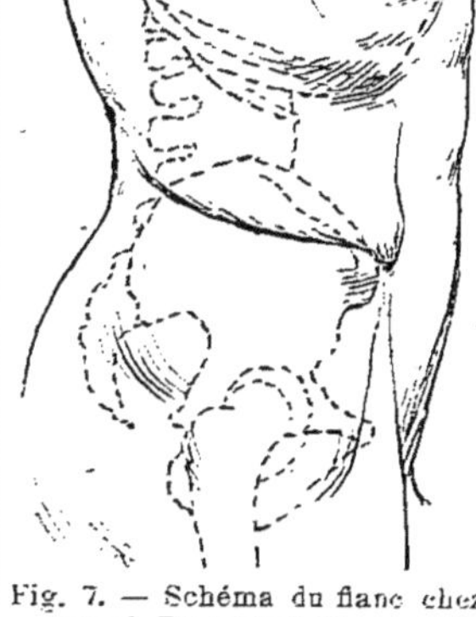

Fig. 6. — Répartition et valeur de la graisse chez l'homme et la femme. Le trait noir indique les variations du pannicule graisseux de l'homme; les hachures celles de la femme. La proportion et l'échelle réciproques sont observées. (Dessin de Richer.)

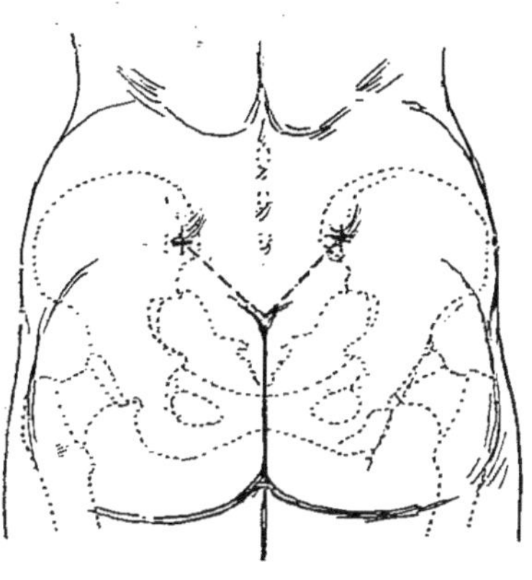

Fig. 7. — Schéma du flanc chez l'homme normal. Pli latéral dû en partie au grand oblique. Discordance entre le pli et la crête de l'os iliaque. (Dessin de Richer.)

Fig. 8. — Schéma de la région lombaire chez la femme normale. Fossettes latérales et rapports osseux. (Dessin de Richer.)

Fig. 9. — Schéma des régions lombaire et fessière de l'homme, fossettes lombaires Losange de Michaelis. Rapports osseux.

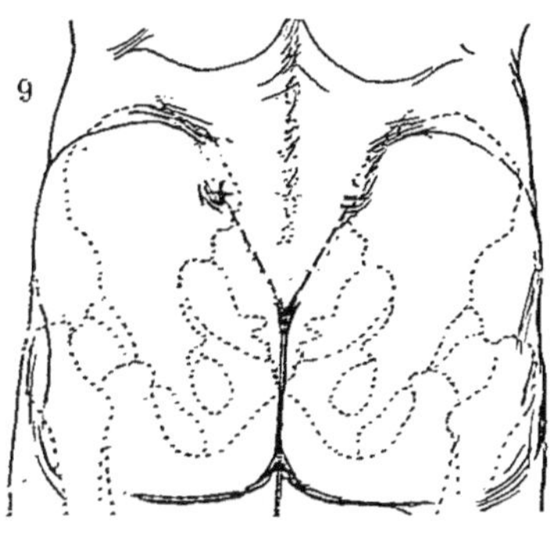

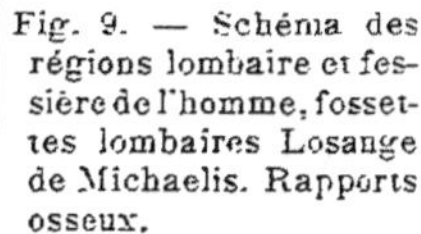

Fig. 10. — Schéma et disposition musculaire de la région lombaire et fessière de l'homme normal. On voit à droite la valeur du coussinet graisseux du flanc, et en bas le bourrelet graisseux fessier qui ne se confond pas avec le bord inférieur du grand fessier. (Dessin de P. Richer.)

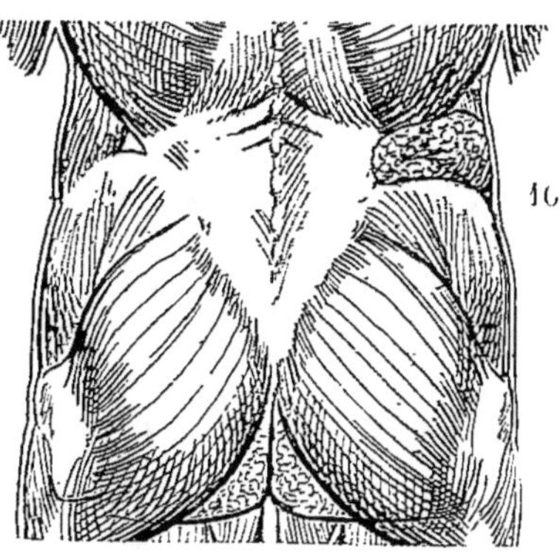

Formes normales du torse et du bassin de l'homme et de la femme, répartition normale de la graisse. *(Clichés dus à l'obligeance de M. P. Richer).*

Je suis obligé de regretter l'éducation insuffisante du médecin au sujet des connaissances en « *Extérieur* » humain. C'est intentionnelle ment que j'emploie ce terme que je trouve excellent, et que j'emprunte à l'art vétérinaire. On sait, en effet, qu'il existe une branche de l'art vétérinaire qui porte ce nom.

L'objet de l'*Extérieur*, c'est d'étudier les formes somatiques externes d'un être vivant pour en déterminer la valeur mécanique, et par conséquent marchande, quand il s'agit des animaux domestiques.

Cette conception n'est évidemment pas applicable entièrement à l'homme, dont la valeur marchande n'a cours qu'au centre de l'Afrique et, pour la femme, dans les pays orientaux.

La morphologie règle la valeur économique. — Mais on doit accepter que, dans certaines circonstances, l'homme ait une véritable valeur économique. A ce point de vue, du reste très sociologique, on étudie l'homme destiné à produire du travail mécanique — l'ouvrier par exemple — comme une véritable machine.

De cette conception se sont inspirés et les juristes et les sociétés d'assurances, qui ont voulu connaître l'indemnité proportionnelle à déterminer pour les accidents du travail chez les ouvriers. Cette valeur économique de l'homme peut être toujours appréciée ou mesurée par un médecin, et pourrait être déterminée dans un examen médical qui établirait l'état fonctionnel de chacun des organes.

D'un autre côté, si l'on veut accepter, et c'est une opinion qui m'est chère, que l'état de santé, fonctionnellement parlant, est toujours en rapport avec l'état somatique apparent, si l'on est convaincu que toute déformation retentit sur l'état fonctionnel (et inversement), on se rend compte aussi des rapports qui existent entre la morphologie et la physiologie normale.

Beauté zootechnique. — De là, on passera facilement à la conception de la beauté zootechnique, beauté fonctionnelle qui justement se trouve être en même temps d'accord avec les éléments de l'esthétique pure.

Or, s'il est scientifiquement établi en art vétérinaire que la beauté utilitaire se confond avec la beauté plastique conventionnelle, puisque la puissance mécanique résulte autant de la vigueur que de l'harmonie et de la souplesse des formes, il n'y a pas de raison valable pour un médecin à l'esprit ouvert, que cette loi ne soit applicable à d'autres mammifères que le cheval et à l'homme entre autres.

Il faut bien remarquer que l'éducation du médecin dans ce sens est entièrement à faire, car nous savons bien que dans les centres d'enseignement, c'est un point entièrement négligé. Cependant, depuis quelques années, quelques médecins, le professeur Paul Richer[1], depuis long-temps, et plus récemment Desfosses[2], Mac-Auliffe[3], Sigaud[4], Carnot, Ducroquet, Cautru, Charpy, etc., dans diverses publications physiothé-rapiques, ont étudié quelques points de cette importante question.

Or, il n'est pas suffisant de savoir regarder, au point de vue de leur forme, des segments de membres, comme l'apprend la chirurgie, dans le but de reconnaître des lésions articulaires et osseuses, et de savoir les comparer avec des membres sains. Il serait de toute nécessité de connaître dans le détail toutes les proportions exactes du corps humain au point de vue de la forme d'ensemble, du volume, du poids respectif des parties qui le constituent.

Notion du canon athlétique. — Le médecin, qui n'est généralement pas un homme de sport ni un artiste, ne fréquente pas suffisamment les milieux où l'on peut voir l'homme dépouillé de vêtements et en état de développement physiologique complet. L'éducation de l'œil, chez le médecin, à part les rares exceptions de ceux parmi nous qui se sont occupés des arts plastiques, se fait trop longtemps sur des anatomies morbides, d'hôpital ou de clientèle; le canon de l'homme n'est pas assez imprimé dans son œil pour qu'il puisse immédiatement juger la forme extérieure avec une précision suffisante.

Il n'est pas douteux qu'au début de l'obésité commune, une connaissance approfondie de la forme humaine soit nécessaire pour se rendre compte des modifications du relief somatique.

L'athlète homme normal. — La fréquentation du milieu athlétique montre, au médecin qui s'y mêle, une forme du corps qui est normale, et qu'on ne rencontre pour ainsi dire jamais en dehors de ce milieu. Le mépris où l'on tient le développement musculaire dans notre pays, la prédominance qu'on accorde à la culture cérébrale font que le médecin, qui est un cérébral lui-même, n'attache qu'une importance très secondaire à la question de morphologie athlétique. Cependant, l'homme qui a développé d'une façon complète son appareil muscu-laire, et a acquis un développement analogue à celui que tous les autres animaux possèdent dans la vie naturelle, représente, lui aussi, comme eux, l'étalon normal de son espèce; c'est à lui qu'il faut néces-sairement se reporter pour se rendre compte d'un état pathologique, et non pas vers l'homme moyen. *Or, l'athlète n'est pas le surhomme musculaire, c'est l'homme-normal opposé à l'homme moyen.*

---

1. Paul Richer, *Études d'Anatomie artistiques*, Plon et Nourrit. Cours d'ouverture à l'Éc. des Beaux-Arts, *Bulletin médical* : l'*Anatomie vivante*, 5 déc. 1908.

2. Desfosses, *Presse médicale*, 1908-09.

3. Mac-Auliffe, *La Clinique*, 1909.

4. Sigaud, *Loc. cit.*

Je ne peux avoir la prétention d'indiquer en quelques lignes tout ce qu'il serait intéressant, pour le médecin, de savoir « d'Extérieur » non seulement pour l'obésité, mais pour son éducation générale, et d'autant plus qu'il s'agit d'une science dont les éléments sont encore disséminés dans quelques revues particulières, et beaucoup d'ouvrages techniques.

Je m'occuperai seulement de la silhouette normale de l'homme et la comparerai à celle de l'obèse, à différentes périodes de son évolution.

Les bases de ce que je considère comme la normalité peuvent se résumer ainsi :

Éléments d'Extérieur (Pl. I, II, III, XII). — L'homme normal doit être dans un état somatique d'équilibre entre les différentes parties qui le composent : thorax, abdomen, membres, tête et cou. Chez les hommes qui ne se sont pas adonnés à des méthodes particulières de développement musculaire, il existe différents types, qui ne sont pas physiologiques, mais simplement des déformations sociales ou professionnelles.

M. Chaillou, dans différentes études parues dans la *Clinique* en 1909, cherche à établir, après Sigaud, le type musculaire, le type respiratoire, le type cérébral, le type digestif. Sont-ce bien des types dans le sens ethnique du mot? Je ne le crois pas pour ma part. La plasticité somatique est telle qu'on peut modifier complètement la morphologie dans le premier tiers de la vie. Par exemple, le type qu'il décrit sous le nom de « digestif », avec l'appui d'une photographie, paraît être celui d'un simple obèse floride. De même, les conclusions tirées de ce classement au point de vue pathologique me paraissent contestables. Le type respiratoire à grande capacité spirométrique serait plus prédisposé aux pneumopathies. Il me semble que la clinique et la thérapeutique s'inscrivent en faux contre cette assertion. Enfin : il est facile de faire un thorax à qui n'en a pas, de réduire la prédominance abdominale, et d'un « digestif » de faire un « respiratoire » et un « musculaire » (fig. 67 et 69). L'inconsistance de ces types montre qu'ils sont en réalité des *variétés individuelles.*

Type longiligne, bréviligne, médioligne. — Mais ce qui paraît en revanche incontestable, c'est qu'il est chez l'homme des éléments morphologiques qui, comme chez les animaux (Baron), permettent de distinguer : 1° un type longiligne, où les formes du corps sont allongées et où la longueur l'emporte sur l'épaisseur. La taille est fine, les muscles sont longs, relativement minces, denses et vigoureux, les membres inférieurs sont allongés, les articulations ont le maximum d'ouverture dans l'extension. Le « Gladiateur combattant » est un modèle longiligne; 2° un type bréviligne, petit, trapu, avec de gros muscles, des formes épaisses et rondes, des membres courts et ramassés, des angles articulaires plus fermés; 3° un type intermédiaire ou médioligne où, avec une certaine élégance de formes, les muscles sont plus gros que dans le premier type.

Le longiligne, est généralement nerveux, contenu, intelligent, et capable d'une grande vitesse; la poitrine est plus profonde que large, la résistance physique est grande.

Le bréviligne, plus lent, plus lourd, fort et résistant dans l'effort, est moins rapide; la poitrine est large et épaisse, les bras, les cuisses, les jambes sont puissants, l'intelligence est médiocre.

Le médioligne jouit des qualités intermédiaires.

Tous ceux qui s'adonnent au travail cérébral (en admettant qu'il n'y ait pas de tares importantes au point de vue de la forme), ont une augmentation du rapport de la masse de la tête à l'ensemble du corps. Dans les modèles qui nous viennent de la statuaire antique : portraits d'hommes illustres, statues de ceux qui ont marqué dans l'athlétisme, la tête, par ses dimensions, représente 1/7 ou 1/8 de la hauteur totale, tandis qu'aujourd'hui on trouve fréquemment le rapport de 1/6 et même au-dessous. Il s'agit ici du rapport en hauteur. Mais il en est de même pour le rapport en largeur.

Ces anomalies actuelles tiennent, d'un côté au développement du cerveau, et de l'autre à la diminution de la masse musculaire du corps et de la cage thoracique. Dyce Duckworth [1] considère le grossissement de l'extrémité céphalique comme un signe de neuro-arthritisme constitutionnel. Il indique parfois le rachitisme.

Ensuite, il existe une autre anomalie moderne par rapport à l'étalon : c'est le développement assez considérable de l'abdomen relativement au thorax, la diminution du diamètre antéro-postérieur de la poitrine, et enfin la réduction très marquée du volume des membres, et particulièrement des membres supérieurs.

Le membre supérieur moderne est atrophié bien davantage que le membre inférieur qui s'est relativement conservé parce qu'il porte le poids du corps. L'insuffisance musculaire de l'homme actuel est très manifeste, quand on considère les modifications extrêmement rapides que l'on peut obtenir chez de jeunes adultes en développant les muscles méthodiquement, pendant un temps relativement assez court, et en tous les cas insuffisamment prolongé pour que l'on puisse croire à l'acquisition d'un développement supérieur à la normale physiologique et non pas supérieur à la normale moyenne. Cette facilité de la récupération musculaire indique surtout qu'il s'agit là d'une

---

1. Dyce Duckworth, L'Arthritisme, *Acad. de méd.*, mars 1910.

régénération pour se rapprocher de l'état normal, et non pas d'une hypertrophie par spécialisation athlétique.

Cette insuffisance musculaire moderne est encore très visible sur l'abdomen antéro-latéral et sur la région thoraco-pectorale. Même chez les personnes dont le pannicule adipeux est insuffisamment développé pour cacher les saillies musculaires, aucune de celles-ci n'apparaît. Or, si l'on se reporte aux animaux du même groupe zoologique, c'est-à-dire aux mammifères, on remarque que ceux qui vivent à l'état de liberté, sous un pannicule adipeux toujours mince, présentent des saillies musculaires admirablement visibles au moindre mouvement, et même à l'état de repos. Le cheval, à ce point de vue, est particulièrement démonstratif.

Il résulte de ces insuffisances de l'homme d'aujourd'hui que les contours des parties qui ont subi un véritable arrêt dans leur développement physiologique ne sont pas absolument identiques à ceux qu'on trouve en plein état d'épanouissement musculaire.

Aussi, pour étudier bien ces contours, faut-il se reporter à l'homme en plein état de possession de sa forme musculaire, sans cependant qu'il soit nécessaire de se servir comme type de description d'un athlète exceptionnellement développé comme ceux que la statuaire nous a dessinés sous la forme d'Hercule ou d'Atlas ; ceux-là sont notoirement hypertrophiés.

Étude de la silhouette normale. **Plan antérieur (fig. 12 et 69). —** Choisissons comme type de description un homme de taille moyenne, un adulte de 1 m. 70, d'un poids de 67 à 68 kilogrammes, en bon état de santé et de forme musculaire entretenue par des exercices ou des sports variés. Nous remarquerons d'abord que la tête est petite, quelle que soit du reste la profession, intellectuelle ou non, et cela, par suite du développement plus marqué des épaules et du thorax. La masse de celui-ci représente la plus importante de tout le corps. La silhouette pourrait s'inscrire dans un trapèze à base supérieure représentée par la ligne claviculaire.

Le *cou*, même chez ceux qui l'ont très développé et solidement attaché, ne dépasse pas, vu de face, la saillie la plus marquée des maxillaires. L'observateur, placé en face, voit apparaître très nettement les saillies des muscles sterno-mastoïdiens.

Le *creux sus-claviculaire* est nettement indiqué, et devient très apparent dans le mouvement de hausser les épaules. Si les pectoraux sont bien développés, le creux sous-claviculaire est à peine marqué et seulement dans la région qui sépare le pectoral du deltoïde, c'est-à-dire dans l'espace delto-pectoral. Sur l'extrémité externe des clavicules se réunissent en masses vigoureuses et pleines, les saillies du *deltoïde*, qui sont la partie la plus externe de la silhouette vue de face. Chez l'homme, les perpendiculaires abaissées de ce point tombent bien en dehors des avant-bras et des mains accolées à la cuisse.

Si nous suivons les contours de la silhouette à partir de l'aisselle, les bras levés, nous constatons que le thorax a nettement, dans cette position, une forme triangulaire à base supérieure.

Nous trouvons successivement, en suivant cette ligne axillaire jusqu'à la hanche, la saillie très marquée formée par la face externe du muscle grand dorsal qui va de l'aisselle à l'étranglement de la taille suivant une ligne oblique de dehors en dedans et de haut en bas. Ensuite la silhouette suit le grand oblique, dont la direction est très légèrement oblique en dehors, à partir de la taille. Ces muscles fournissent à leur insertion sur le bord de l'os iliaque une saillie très marquée qui existe peu chez les obèses.

Cette saillie, très importante, se continue en avant par un sillon inguinal qui sépare le ventre de la cuisse, puis, en descendant plus bas, le ventre du pubis. *Il forme une séparation entre l'abdomen et le membre inférieur*. On a comparé la forme de l'abdomen de l'athlète à celle d'un violon dont ce sillon dessine l'éclisse inférieure. Jamais il ne persiste chez les personnes qui sont en constitution d'obésité. Il n'existe réellement que chez les hommes vigoureux ou adonnés aux sports; même chez les personnes qui n'ont aucune adiposité, il se distingue à peine, et chez les gras, sombre complètement dans l'infiltration des flancs, à cause d'un pont de graisse qui joint la face externe de la hanche avec la taille.

La silhouette externe de la cuisse, à la jonction de l'abdomen, est également intéressante à considérer. En effet, chez les athlètes, le tronc et l'abdomen forment une masse qui semble posée sur les cuisses, comme sur un *socle trop étroit*, et qui déborde justement, par la saillie inférieure, iliaque, du grand oblique, sur le rebord de l'os coxal. La face externe de la cuisse, si développée musculairement qu'elle puisse être, dans la région du tenseur du fascia lata, est toujours un peu en dedans de la silhouette de l'abdomen de 1 ou 2 centimètres, suivant l'épaisseur de la saillie du grand oblique.

La *face antérieure du corps* présente quelques particularités très intéressantes. La *ligne de division médiane* doit être indiquée par un sillon qui part de la fourchette sternale pour descendre jusqu'au-dessous de l'ombilic. En haut, cette ligne sépare les deux pectoraux. Elle se continue au niveau de l'appendice xyphoïde par une zone très martelée de saillies et qui, chez quelques athlètes, forme une sorte de centre que je nomme, pour faire image : l'*ombilic pectoral*, car c'est plutôt un losange. Au-dessous, ce sillon de division se continue le long de la ligne blanche, interrompu transversalement par les séparations aponévrotiques des muscles grands droits, séparations qui, depuis l'ombilic pectoral jusqu'à l'ombilic ventral, sont généralement au nombre de trois. L'ombilic pectoral se continue latéralement par deux lignes obliques et légèrement descendantes qui dessinent le bord inférieur du pectoral, et remontent obliquement jusqu'au centre de l'aisselle, interrompues en cours de route par un véritable sillon en coup de hache, que l'on remarque chez les hommes très fortement musclés et qui est un indice de force. Le creux axillaire doit être profond et dépourvu de masse graisseuse, comme du reste le creux inguinal et le creux latéro-fessier.

Sur la face antérieure et externe de l'abdomen, on rencontre un sillon vertical qui, parti du rebord costal, se rapproche d'abord obliquement de l'ombilic, puis redevient vertical, pour se perdre, vers l'épine iliaque antéro-supérieure. Il est formé par la saillie du bord supéro-interne du muscle grand oblique, qui prend contact avec le bord externe du muscle grand droit antérieur de l'abdomen et disparaît dès le début de l'empâtement chez les obèses.

Membres inférieurs. — La silhouette des membres inférieurs, et surtout de la cuisse, est aussi très intéressante à considérer au point de vue de l'obésité. A l'état normal, la cuisse de l'homme n'est pas ronde, mais a la forme d'un prisme triangulaire à base antéro-interne. Cette forme générale est sujette à quelques variations suivant le développement de certains muscles. En tout cas, la rondeur cylindroïde de la cuisse doit appeler l'attention de l'observateur et lui laisser deviner une épaisseur anormale du pannicule sous-cutané.

C'est au niveau du triangle de Scarpa et dans la région lombaire que se trouve normalement le maximum d'épaisseur du pannicule adipeux.

Le contact des deux cuisses est suffisant, dans la région supérieure, pour qu'un jour ne puisse se voir entre elles ; et il est nécessaire de se rappeler cette disposition, car, chez l'homme bien musclé, et avec un faible pannicule adipeux, on ne voit presque pas d'espace vide entre les deux cuisses.

Il n'en est pas de même chez la femme où, très fréquemment, un petit espace ovalaire existe normalement au-dessus de la saillie du vaste interne au niveau du couturier, dans sa partie inférieure. De gros muscles, mais plus souvent de la graisse, peuvent combler ce creux. Il faut opposer à cette disposition celle de l'espace interjambier, qui normalement dessine deux vides ovalaires chez l'homme, l'un qui s'étend du genou au point de contact des jumeaux, lorsque les pieds sont joints dans la position verticale, et le second qui s'étend des jumeaux aux deux malléoles qui sont en contact dans cette position.

A l'état normal, les articulations du genou et du coude, de même que celles du pied et du poignet sont, chez l'homme, comme chez le cheval, normalement sèches et montrent beaucoup de saillies osseuses et tendineuses, même au repos. Le creux poplité, entre autres, doit être débarrassé de graisse, et l'épaisseur du pli de peau à cet endroit ne doit pas excéder un demi-centimètre.

Membres supérieurs. — Ceux-ci sont attachés au thorax par une vigoureuse masse : le deltoïde, qui doit déborder chez l'homme sur la verticale des hanches, et chez la femme se trouver en dedans de cette ligne. Le biceps et le triceps doivent former une masse charnue et vigoureuse. Au-dessus du coude se trouve la partie la plus étroite du membre supérieur. Les muscles latéraux épitrochléens et épicondyliens forment une saillie très marquée qui succède à cette partie rétrécie. Les téguments du bras et de l'avant-bras comportent à l'état normal un très faible pannicule adipeux.

Région dorsale. — Si nous retournons notre modèle et que nous le considérions de dos, nous constatons une ligne de division générale du corps qui le sépare en deux moitiés symétriques, et qui suit la colonne vertébrale. Il doit y avoir là, normalement, aussi bien chez l'homme que chez la femme, une gouttière qui s'étend depuis le cou jusqu'au sillon interfessier.

Au niveau de la région lombaire, si souvent noyée dans la graisse, se dessinent deux losanges. Le premier a son sommet à la pointe inférieure du trapèze; le bord interne du grand dorsal constitue son côté supéro-externe: son angle externe est commun avec l'angle interne du *triangle de Petit*, son côté inférieur suit le rebord de l'os coxal. Son angle inférieur est à la pointe du sacrum. Il correspond à la grande surface tendineuse de la masse sacro-lombaire. Il contient dans son intérieur le *losange de Michaelis* (fig. 9), dont le sommet est au niveau de la cinquième lombaire. A droite et à gauche, ces deux losanges sont en contact avec les triangles de Petit et de Grynfelt. Toute cette région est bien dessinée sur l'homme normal, sur les athlètes et sur les statues antiques. C'est toujours là que, même chez les hommes bien entraînés, on trouve un peu d'accumulation graisseuse. Et Richer, dans le dessin-étalon qu'il a donné de l'homme, face et profil, a eu soin, comme Charpy du reste, d'accepter comme normal un petit triangle graisseux situé dans la région lombaire. Elle disparaît sous la graisse dans l'obésité, et c'est même une zone de début de l'infiltration qui y reste aussi persistante qu'à la région ombilicale. Le muscle grand oblique forme une saillie très marquée sur la silhouette de la région dorsale, comme en avant. La région fessière, petite et globuleuse chez l'homme, légèrement enveloppée chez la femme, ne doit pas être encombrée de graisse et doit permettre de reconnaître le creux fessier latéral et la saillie du tenseur du fascia lata.

En haut du thorax, de nombreuses saillies musculaires entourent l'omoplate, sans cependant cacher sa forme générale triangulaire. La ligne externe de la silhouette est constituée de la même façon qu'en avant.

Il faut remarquer que l'articulation de l'épaule apparaît dans cette position moins bien dessinée que celle du genou; elle disparaît sous les fibres épaisses et saillantes du muscle deltoïde et de la partie supérieure et externe du trapèze.

Ces premières bases étant établies, voyons de quelle façon la silhouette est modifiée par l'envahissement graisseux au cours d'une obésité.

Modifications de l' « Extérieur » de l'homme en préparation d'obésité. — L'infiltration se localise d'abord dans la région abdominale et dans la région pectorale suivant *deux lignes courbes parallèles*, qui parcourent le trajet suivant (fig. 22) :

La *première* prend naissance dans la région dorsale, à la base du cou, descend obliquement dans la région du trapèze, puis suit le bord supérieur du muscle grand dorsal, traverse l'aisselle, suit le contour inférieur du muscle pectoral et vient rejoindre la ligne symétrique de l'autre côté au niveau de l'ombilic pectoral.

La *seconde* commence au niveau de la dernière vertèbre dorsale, s'incline obliquement pour aller rejoindre le bord inférieur du grand oblique à son insertion sur l'os coxal, contourne cet os et vient rejoindre l'ombilic.

Il y a des raisons d'ordre anatomique pour lesquelles le dépôt de la graisse se fait d'abord suivant ces deux zones. C'est que, d'une façon normale chez les hommes musclés et qui n'ont jamais été gras, ces deux lignes sont celles où le tissu cellulaire sous-cutané est relativement assez lâche et moins intimement accolé à l'aponévrose sous-jacente, puisque c'est une zone de plicature dans les mouvements de torsion du tronc sur les hanches. Lorsque, à des hommes constitués de cette façon, on fait faire des mouvements de rotation extrême, on s'aperçoit qu'il se forme un très mince bourrelet par le relâchement de la peau en cet endroit, du côté de la torsion, et l'on peut très facilement saisir le pli qui se dessine à ce moment.

C'est surtout sur la ligne inférieure que ce fait est manifeste dans la rotation. Le bourrelet devient encore apparent si, en portant la main au dehors et en arrière, horizontalement, on rejette, par un mouvement d'extension forcée, l'omoplate et l'épaule très en arrière.

Au début, cette ligne n'est pas très empâtée à ses extrémités antérieures et postérieures. Ce sont les parties moyennes surtout qui se garnissent le plus et, pour la ligne inférieure, c'est l'extrémité péri-ombilicale, pour des raisons de déclivité, car la graisse se dépose suivant quatre lois que voici :

1° Elle obéit à la déclivité et à la pesanteur; 2° elle couvre plus les régions tendineuses que les parties musculaires, parce que la contraction du corps musculaire consomme de la graisse (région lombaire et ombilicale); 3° elle s'accumule dans les régions où la peau est lâche et peu adhérente au plan sous-jacent (dos, fesses); 4° elle se dépose dans les régions très riches en veines et où la circulation est lente (épiploon, mamelle, abdomen).

Un peu plus tard, les extrémités des lignes se prennent aussi. Alors apparaît cette saillie qui est placée à la base du cou, au-dessus de l'apophyse de la septième vertèbre cervicale. Chez la femme, elle est particulièrement manifeste et deviendra, lorsque l'obésité s'accentuera, une déformation qui inquiète beaucoup celles qui en sont atteintes (*maniement cervico-dorsal*). Mais à ce moment aussi, le creux de l'aisselle est complètement rempli par la graisse, tandis que le bord inférieur du pectoral et la mamelle chez la femme s'empâtent de plus en plus (*maniement axillaire*).

Sur la ligne inférieure, des phénomènes analogues se sont produits. Le sillon vertébral a disparu petit à petit dans la région lombaire; le losange de Michaelis s'épaissit, tandis que le creux naturel qui se trouve placé dans le triangle de Petit est comblé. De ce fait, la partie de la silhouette qui était creuse au niveau de la taille dessine d'abord une ligne droite, et plus tard une ligne convexe. En même temps, l'extrémité terminale de la ligne, au niveau de l'ombilic, s'empâte de plus en plus. Puis, toutes ces zones d'empâtement se fusionnant au niveau de leur ligne de séparation, il en résulte que tous les creux sont comblés.

Le dos apparaît alors complètement plat et carré, l'abdomen se déforme et devient cylindroïde, les bras s'écartent du tronc, repoussés qu'ils sont par les saillies de graisse qui garnissent les creux axillaires. En même temps se produisent des déformations et des déplacements des différentes parties du squelette que nous étudierons dans un autre chapitre (Voy. p. 216). Ce sont les cyphoses, les lordoses, les scolioses, le déplacement du centre de gravité, etc.

Déformations à la phase d'état. — Enfin, à un degré plus avancé, la graisse s'étend en nappe sous la peau de toute la région dorsale, qui s'épaissit également partout : dans les creux sus-claviculaires qui se garnissent en dernier lieu; dans la région du sternum, où l'ombilic pectoral disparaît; dans la région du cou où les saillies musculaires s'effacent pendant que le double menton se crée, et que les lignes si

anguleuses du maxillaire inférieur disparaissent dans la graisse du
cou, notamment au-dessous de l'oreille.

Dans les mouvements de flexion de la tête, on voit apparaître les
bourrelets qui remplacent le creux normal de la nuque, si marqué chez
les enfants, tandis que, dans la flexion en avant, les étages du menton
tendent de plus en plus à envahir vers la clavicule, en cascades disgra-
cieuses.

Mais ces déformations extérieures ne représentent qu'une partie de
celles que l'obésité produit dans l'organisme. A côté de la surcharge
graisseuse externe, dont je viens d'ébaucher la distribution en surface,
il existe une accumulation de graisse dans la profondeur, qui, très
légère au début, et moins intéressante au point de vue du diagnostic
précoce pour le médecin, cependant, dans la période avancée, devient
plus importante à cause de la gêne circulatoire, respiratoire et digestive, de la compression et de la dissociation des organes.

Sans vouloir insister ici spécialement sur cette distribution, chose
qui sera faite ailleurs plus particulièrement, disons cependant que c'est
dans la région abdominale que, d'abord, le phénomène se perçoit. C'est
dans l'épiploon, autour de l'intestin, dans la loge rénale que s'accumulent des pelotons adipeux, tandis qu'au thorax, c'est le long des espaces
intercostaux, dans le médiastin, autour de la base du cœur.

Déformations extérieures dues à la graisse profonde. — L'amas
de graisse dans l'intérieur de l'abdomen peut jouer un certain rôle dans
la déformation extérieure, et c'est pour cette raison que j'en parle ici,
en dehors de ce qui en sera dit plus tard.

Si la graisse se localise, comme cela se produit dans certains cas,
surtout dans l'épiploon ou autour de l'estomac et du pancréas, elle
forme une véritable tumeur piriforme, apparente au-dessous de l'appendice xyphoïde qui a fait appeler « gastrophores » ceux qui sont déformés
de cette façon. Les médecins connaissent bien ce symptôme qui est un
des premiers de l'obésité. Cette accumulation de graisse, localisée au
devant de l'estomac, se reconnaît assez facilement à la percussion, et est
la première cause de l'augmentation du diamètre de la partie inférieure
de la poitrine, que les personnes ignorantes prennent tout bonnement
pour une preuve d'amélioration de leur structure. Ils appellent cela
« prendre de la poitrine ! » et admettent, de ce fait, une augmentation
de leur force et de leur résistance. On voit combien ils sont loin de
compte ! Cette lipomatose pré-gastrique doit faire soupçonner quelquefois l'alcoolisme.

Types divers de surcharge graisseuse. — L'ensemble de ces
notions séméiologiques sur les déformations que la graisse apporte à
la forme normale du corps humain nous permettra, au moment de

l'étude symptomatique, d'expliquer plus facilement l'existence des différentes formes de l'obésité; chez quelques-uns, la graisse se distribue assez régulièrement sous la peau, donnant naissance ainsi à une surcharge graisseuse diffuse, peu accusée au début, et qui passe assez facilement inaperçue: chez d'autres, l'abdomen repoussé par le développement de la graisse épiploïque se soulève à la façon d'une tumeur au niveau ou de l'estomac ou de la région ombilicale (fausse grossesse adipeuse chez la femme), ou bien, au contraire, le développement s'accentue suivant les lignes que j'ai indiquées dans les pages précédentes. Chez la femme, le début se fait souvent par les localisations adipeuses (ou *maniements*) lombaires, ombilicales, axillaires.

D'autres fois encore, une forme mixte se constitue, dans laquelle tous les pannicules adipeux s'infiltrent, alors que l'abdomen se développe aussi bien dans la région ombilicale superficielle que dans la profondeur, par l'envahissement de l'épiploon et des organes digestifs. Enfin, les ptoses s'associent à la surcharge pour exagérer les déformations précédentes.

Autres éléments séméiologiques. — Mais la situation du malade qui se présente en face du médecin, sachant ou ignorant qu'il est obèse, ne pourra être étudiée d'une façon satisfaisante qu'à la condition que d'autres éléments n'échappent pas aux investigations. Parmi eux nous trouverons : le poids, le volume et la densité du corps; l'appréciation de la force physique et des symptômes accessoires, sur lesquels le malade attirera quelquefois, mais rarement, l'attention et que le médecin devra rechercher.

Ces symptômes extérieurs, nous les signalerons au cours de l'exposé symptomatique. Qu'il me soit permis seulement de dire quelques mots sur les éléments qu'au cours de son examen le médecin devra tirer : de l'étude du poids de la densité, de la dynamogénie et du volume du corps.

Ces éléments sont pour moi de la première importance, parce que ce sont eux qui m'ont servi de guides au cours du traitement, et de point de départ aussi pour juger de la nature de l'obésité à considérer.

Poids du corps. — J'ai déjà montré précédemment que, d'une façon générale, on accordait, pour une taille déterminée, un poids véritablement trop lourd à l'homme normal. J'ai indiqué aussi la quantité de graisse qui peut être considérée comme acceptable chez un homme en bonne santé et dans un état d'activité naturelle.

Le chiffre de 1/20 du poids total représentant la part de graisse suffisante pour les tailles moyennes est trop faible pour les grandes tailles; un homme de 1 m. 90 qui pèserait 90 kilogrammes ne posséderait que 4 kgr. 1/2 de tissu adipeux, ce qui est, à mon avis, bien peu vraisemblable.

Chez les athlètes. — J'ai pu étudier particulièrement quelques professionnels du sport qui sont autour de ce poids, et, quel que soit l'état de sévère entraînement où j'ai pu les voir, alors que toute leur musculature, très vigoureuse, était très apparente, leur poids de graisse pouvait représenter, chez ceux qui étaient en bonne forme, une valeur oscillant entre 6 et 7 kilogrammes.

Je puis citer, entre autres, l'exemple d'un boxeur dont le poids normal, en bonne condition, et avec un pannicule adipeux n'excédant nulle part un demi-centimètre, qui, d'après la règle, aurait pu posséder au maximum le vingtième de son poids de graisse. Or, ce poids était de 82 kilogrammes. Ce qui lui donnait 4 kilogrammes de graisse de réserve.

Les obligations d'un entraînement sévère l'amenèrent, en l'espace de 21 jours, au poids de 77 kilogrammes et demi. On aurait pu croire qu'il était alors à la limite inférieure de son poids. Il n'en était rien, car, ayant voulu, à ce même moment, montrer sa possibilité de participer aussi à une course à pied, il perdit, dans l'espace d'une heure de cette course, encore près de 1 kilogramme de son poids.

Or, sa valeur dynamogénique, musculaire et nerveuse, n'avait pas changé au cours de ces expériences, car la pression du dynamomètre-étalon donnait le même chiffre qu'au moment où il était à son poids habituel, oscillant entre 81 et 82 kilogrammes.

Dans l'observation que je cite, la perte de poids après la course à pied était certainement due, pour moitié, à la disparition d'eau.

Mais si je trouve le chiffre de 1/20 insuffisant, c'est quand il doit être appliqué à la moyenne des hommes grands, et non pas aux athlètes, pour lesquels je considère qu'il est excellent et représente la normale, au moins pendant la période de l'année où ils restent à l'entraînement actif.

D'un autre côté, il est généralement admis que le premier degré de l'obésité est constitué par une élévation du poids du corps de 1/10 du poids total, en se rapportant à la loi du kilogramme par centimètre au-dessus du mètre (Quételet). Ce qui reviendrait à dire qu'un homme de 1 m. 70 doit peser 70 kilogrammes, et qu'il ne sera obèse qu'à partir du moment où il en pèsera 77.

Voici un exemple de ce que ces chiffres ont d'erroné. Un homme extrêmement vigoureux de ma connaissance a une taille de 1 m. 74; d'une musculature bien au-dessus de la normale, puisque c'est un des premiers athlètes professionnels du monde, dans un état de santé tout à fait excellent, sans exagération aucune du travail athlétique, et notamment sans surentraînement ni dessèchement de la peau, il pèse 66 kilogrammes, poids tout à fait naturel et normal; et il porte encore quelques kilogrammes de graisse interne et sous-cutanée.

Or, d'après les règles ci-dessus indiquées, il devrait peser 74 kilogrammes. Donc, il ne s'agirait d'obésité légère pour lui qu'à partir de 81 kgr. 400. Ce dernier chiffre, en face des 66 kilogrammes, de son poids actuel, donnerait à son organisme une contenance en graisse de 15 à 16 kilogrammes.

D'un autre côté, il y a des types d'hommes qui pèsent bien au-dessus du poids prévu, quoique uniquement musculeux, à cause de la largeur considérable de leur poitrine, de leur corpulence et de leur constitution. Dans ces conditions, on trouve un poids toujours supérieur à la taille, par exemple, pour 1 m. 70 cent., 82 kilogrammes, sans aucune surcharge graisseuse.

On prétend qu'il y a des types humains qui sont plus adipeux et qui restent toujours plus enveloppés que d'autres. Rien ne justifie cette hypothèse; ceux-là sont justement des obèses ou des candidats à l'obésité que l'exercice maintient à l'état de petit engraissement, mais qui n'attendent que l'occasion de verser dans l'obésité qui les menace.

Il résulte de ces observations que ce n'est aucunement sur la taille et sur le poids qu'il faut se guider pour juger de l'adiposité d'un être humain.

La méthode idéale serait d'établir la densité du corps humain, chose qui ne peut se faire sans des calculs incommodes dans la pratique, bien que Bouchard en ait donné des formules utiles, au laboratoire.

Densité. — La densité moyenne du corps humain est très variable, mais on peut dire qu'elle est en fonction directe de la santé. La densité de la femme est moindre que celle de l'homme. Plus un individu est musclé, plus il est dense; les gens qui pèsent peu quoique ayant un grand volume apparent sont donc peu musclés, et sont très gras. La densité des gras est aussi fonction de la qualité de leur graisse. Les graisses soufflées sont légères et volumineuses, elles signifient : asthénies, dyspepsies, neurasthénies; les graisses denses vont souvent avec la suralimentation. Donc si, vous fiant au volume, vous jugez un obèse très lourd et qu'au contraire il pèse peu, soyez sûr qu'il est très gras et dépourvu de muscle.

On sait que le tuberculeux en se déminéralisant voit sa densité diminuer au point qu'il flotte dans l'eau. C'est donc là un élément de pronostic et de diagnostic. Il en est de même chez l'obèse qui flotte d'autant mieux qu'il est moins vigoureux. Les obésités à grande densité sont donc de pronostic meilleur que celles où la densité est petite. Les femmes, à de rares exceptions près, sont des exemples d'obésités volumineuses à faible densité, d'où la difficulté du traitement par la myothérapie chez elles, et la lenteur de leur cure.

Courbe du poids chez l'obèse. — C'est surtout, comme je le disais plus haut, par la vue, et par les indications fournies par les connaissances spéciales en « Extérieur », que le médecin peut prendre une notion clinique de la surcharge graisseuse de son client. Le poids ne peut guère servir qu'à suivre l'évolution d'une obésité, et la marche d'un traitement. Mais, à ce point de vue, c'est un élément d'appréciation de toute première valeur, à la condition que le médecin et le malade, consentent à le noter quotidiennement, et quelquefois bi-quotidiennement, avec la régularité et la conscience que l'on met à dresser une courbe de température.

La courbe du poids d'un malade en traitement est le premier document. C'est par ce procédé que l'on jugera la réaction nutritive du malade, et, au cours de la cure, on verra combien de choses intéressantes peuvent être observées ainsi.

Épaisseur du pannicule. — C'est ensuite par l'appréciation, au doigt, de l'épaisseur de la peau, que le médecin pourra se renseigner. Il faudra prendre l'habitude de se servir couramment de ce signe, et d'utiliser l'action du pouce et de l'index, à défaut d'un compas d'épaisseur ; le pli pris entre ces deux doigts dans différentes régions du corps sera considéré comme normal s'il ne présente pas plus de quatre millimètres en moyenne, là où la peau est mince, comme au cou, à la poitrine, aux membres, et d'un centimètre à un centimètre et demi d'épaisseur dans les autres régions (hanches, fesses). Avec un peu d'entraînement et d'habitude, du reste, le médecin arrive à distinguer dans les variations de cette épaisseur tout ce qui appartient en réalité à la graisse ou à l'eau qui l'infiltre toujours, plus ou moins. M. P. Richer a présenté à la Société de Biologie (4 juin 1892) un *compas-vernier* très ingénieux permettant de mesurer exactement l'épaisseur du pli de peau, et sous la même pression, pour chaque épaisseur. Cet appareil représenté fig. 11 est sensible à un écart de 1/10 de millimètre.

Dynamométrie. — Les deux autres éléments séméiologiques que le médecin ne négligera pas au cours de son examen sont : l'appréciation de la vigueur musculaire du malade, à l'aide du dynamomètre, et du volume du corps, par des mensurations prises au ruban métrique. Nous donnerons les détails circonstanciés sur ce sujet au chapitre du Diagnostic.

Chez l'obèse et chez tous les obèses, quelles que soient leurs prétentions et leurs sensations à ce sujet, la force est toujours diminuée par rapport à ce qu'elle sera lorsqu'ils seront guéris, et par conséquent par rapport à l'état normal. Mais la force de résistance est encore plus abaissée chez eux que la force vive ou détente.

De grands et forts obèses, qui se croyaient une très grande puissance musculaire et qui faisaient volontiers montre de leur poigne, ont été bien étonnés, devant le dynamomètre à pression, de constater que cette prétendue vigueur était bien réduite, par rapport à celle d'hommes plus petits, mais plus musclés, et dépourvus de graisse.

La moyenne de pression par le dynamomètre à main, et chez les gens non entraînés aux exercices physiques, est de 20 à 22 kilogrammes; elle est, chez un obèse de taille moyenne, de 16 kilogrammes et chez le même, guéri et entraîné, de 55 à 60 kilogrammes.

Appréciation du volume du corps. — Enfin, le volume fournira des indications très intéressantes, surtout considéré en fonction du poids (densité). Lorsqu'on établira la fiche de l'obèse, on aura soin de prendre toutes les mensurations, et de les comparer, hebdomadairement, aux précédentes, de les mettre en face aussi de mensurations normales et d'en dresser la courbe parallèlement à celle du poids. C'est par cette méthode qu'on arrivera à affirmer si, au cours d'une réduction de poids, le malade a perdu de l'eau ou de la graisse, ou s'il a acquis du muscle.

Il ne faudra pas se satisfaire des observations fournies par le malade. Celui-ci est un très mauvais auto-observateur, à cause de sa mentalité particulière et des préjugés si nombreux que nous avons longuement signalés dans les pages précédentes [1].

1. Pour les autres points de séméiologie, l'examen de la température entre autres, voy. au chapitre Diagnostic, p. 340 et 355.

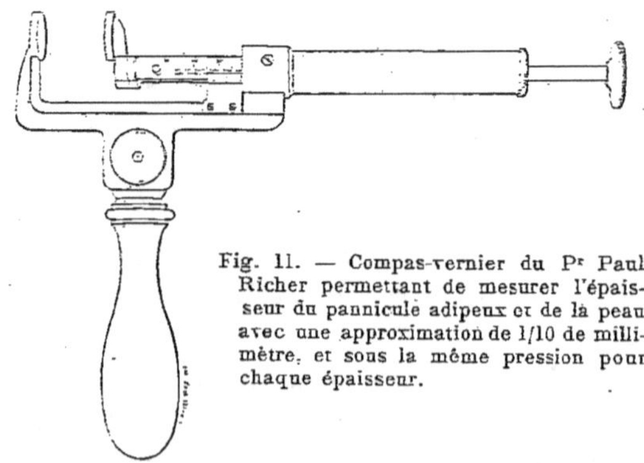

Fig. 11. — Compas-vernier du Pʳ Paul Richer permettant de mesurer l'épaisseur du pannicule adipeux et de la peau avec une approximation de 1/10 de millimètre, et sous la même pression pour chaque épaisseur.

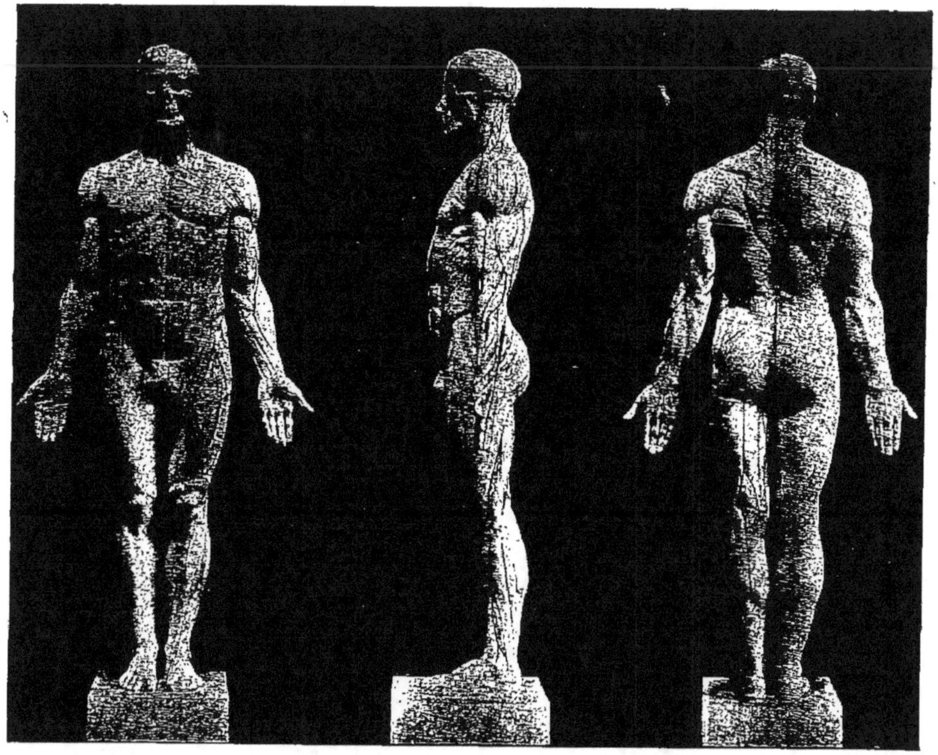

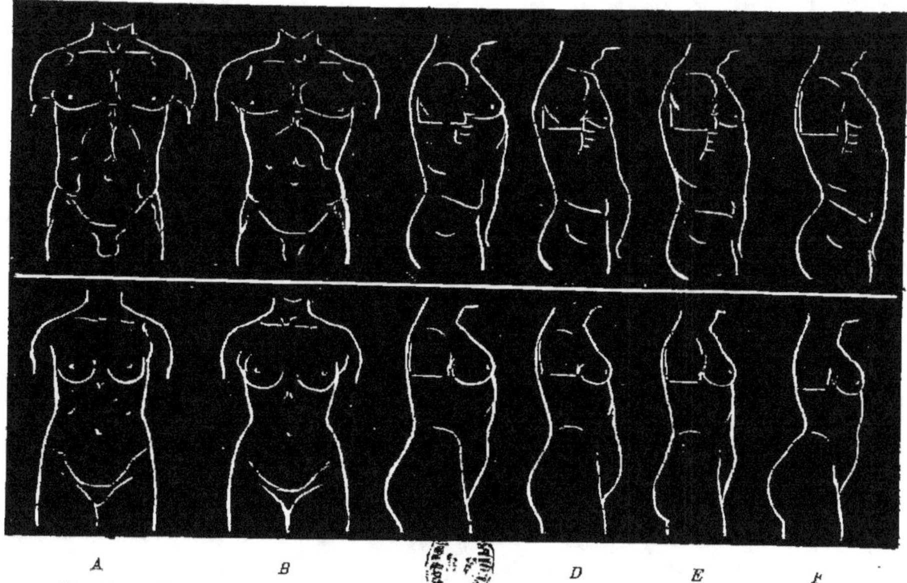

Fig. 12. — Le canon humain d'après Richer. Écorché sur la moitié gauche.

On remarquera la plénitude musculaire, la forme typique de l'abdomen avec le dessin si bien marqué du sillon inguinal. Le profil permet de juger l'habitus normal. A cause de son développement pneumo-musculaire, un homme semblable obéirait à la règle de Quételet. La répartition graisseuse est parfaite.

Fig. 13. — Quelques variétés morphologiques du torse de l'homme et de la femme.

A, torse d'une venue (taille carrée); B, torse en X (taille étranglée), C, type thoracique; D, type abdominal; E, bassin droit; F, bassin incliné. Ces schémas indiquent la proportion de graisse normale. (Clichés dus à l'obligeance de M. P. Richer.)

VI

CLINIQUE

───

DESCRIPTION SYMPTOMATIQUE

Bien qu'il ne soit pas dans mon programme, ainsi que je l'ai fait pressentir dans l'avant-propos, d'écrire ici un traité complet de l'obésité, cependant, avant d'étudier la pathogénie et le traitement de ce syndrome, je donnerai une vue clinique d'ensemble qui nous sera facilitée par l'étude de séméiologie esquissée dans le chapitre précédent, qu'elle complétera, sur les points importants, pour la pratique de clientèle.

Sur les notions partout répandues, je n'insisterai pas, pour développer, au contraire, davantage les points qui m'ont paru, personnellement et par expérience, mériter qu'on s'y arrête plus longuement.

Il est classique de dire que l'obésité est une maladie de l'âge adulte. Je crois qu'il serait plus exact d'écrire que l'obésité est surtout très remarquée à ce moment parce qu'elle a pu prendre un développement suffisant pour être alors sensible.

Mais l'obésité infantile et l'obésité sénile existent aussi dans une grande proportion.

Je crois donc utile de prendre comme base d'étude l'âge, — et, puisque l'obésité semble un peu différente chez l'homme et la femme, au point de vue des causes et de l'allure clinique, de séparer l'obésité féminine de l'obésité masculine.

Après cette revue rapide des formes cliniques courantes, je ferai une description symptomatique de l'état pathologique de chacun des principaux organes ou appareils.

OBÉSITÉS DE L'ENFANCE

Première enfance. — L'opinion des classiques semble être à peu près unanime pour accepter la rareté de l'obésité chez le nourrisson. Comby même la conteste avant le sevrage. Hutinel[1] montre son exception à la naissance (tels les nouveau-nés de 6 ou 8 kilogrammes) et sa fréquence plus grande à six, sept, huit ans, à la puberté, chez les descendants de goutteux, graveleux, diabétiques, obèses.

En réalité, l'obésité du nourrisson est plus fréquente qu'on le dit; il s'agit bien entendu d'une petite obésité, d'un engraissement diffus, mais plus marqué aussi à l'abdomen, et qui passe inaperçu, d'abord à cause des idées reçues, et parce qu'à la naissance l'enfant a normalement un certain degré d'infiltration des tissus.

Mais en étudiant systématiquement les nourrissons, pour rechercher les signes de petite accumulation adipeuse, on les décèle parfaitement surtout chez ceux qui sont allaités par des *nourrices grasses* ou obèses, et consommant une alimentation riche et abondante en féculents, bière, vin[2]. Ces enfants se reconnaissent à leur poids qui est au-dessus de la moyenne, à leur teint surcoloré, à leurs téguments épais, bouffis, blancs ou jaunâtres. On peut trouver en même temps de petits troubles associés : cris, irritabilité, gloutonnerie, régurgitation, constipation ou, au contraire : éructations, ballonnement de l'abdomen, diarrhée, agitation, éruptions discrètes, insomnie.

La même symptomatologie peu marquante, s'ébauche chez des enfants nourris trop généreusement au *biberon*, et qui se développent bien, trop bien même. Cette sorte de pléthore atténuée n'est jamais considérée par les parents comme fâcheuse, et le médecin aura peu de chances d'intervenir dans ces circonstances où l'on ne trouve pas des signes de dyspepsie franche, soit de la diarrhée, soit de la constipation, ni d'érythèmes divers, d'éruption à la face ou aux membres, symptômes d'une auto-intoxication digestive incontestable.

---

1. Hutinel, *Leçons*, 1910.

2. Constatons en passant que l'obésité obéit ici, comme chez l'adulte, à sa pathogénie habituelle. Marcel Labbé, au récent Congrès de Physiothérapie (1910, avril), rappelait que l'hérédité agit doublement, et par la diathèse, et par les habitudes suralimentaires familiales. Ce nourrisson est suralimenté à la faveur de la surnutrition de la nourrice qui lui fournit un lait trop abondant ou trop riche. De plus le fait d'être mis au monde par une mère momentanément ou accidentellement obèse est aussi une cause prédisposante d'obésité, d'une grande importance. Je crois fermement qu'un enfant hérédo-arthritique pourra échapper à l'obésité si sa mère était en période de cure d'obésité au moment de la conception; les enfants héritent certainement de nos défaillances organiques, même passagères, au moment de la conception. C'est une loi dont la zootechnie confirme la constance dans la série animale et particulièrement chez les mammifères. (Voy. Étiologie, p. 37.)

Une coloration des téguments pouvant aller du teint cholémique, à l'ictère franc fera soupçonner l'hypertrophie du foie et de la rate; on songera à une infection des voies biliaires, consécutive vraisemblablement à l'entérite. On retrouvera là encore le ballonnement du ventre, des vomissements ou des régurgitations après les tétées; ou bien de l'insomnie et de l'agitation; d'autres fois, de la tristesse, de la somnolence.

Des enfants gras ont généralement le teint blafard, les yeux battus et cerclés de bistre, l'haleine fétide, tous symptômes qui empêchent évidemment la famille de se réjouir de l'augmentation anormale du poids, et de la bonne santé apparente.

J'ai eu l'occasion de noter, au chapitre précédent, l'histoire d'un enfant pâle et très gras, élevé au biberon, chez qui les troubles nutritifs étaient dus à l'anoxhémie, à l'insuffisance d'air et de lumière dans l'appartement où l'enfant était élevé, car ses phénomènes de surcharge adipeuse disparurent rapidement, ainsi que quelques troubles digestifs, aussitôt que ces conditions pathogéniques furent supprimées.

Chez les enfants du premier âge, la scrofule et le rachitisme se mélangent souvent à la surcharge graisseuse pour créer ce que les auteurs ont décrit sous le nom d'obésité anémique ou scrofuleuse.

Grands enfants. — Chez les grands enfants, l'obésité se présente sous les apparences d'une manifestation héréditaire. C'est, en effet, bien souvent vers l'âge de six ou sept ans que, dans les familles où le même trouble existe chez le père ou la mère, les enfants montrent qu'ils ont hérité de cette altération nutritive.

A ce moment, en effet, dans un certain milieu social, on voit déjà se dessiner les caractères nettement tranchés de la diathèse arthritique. Chez les petits garçons peuvent apparaître des troubles gastriques, la gastralgie surtout, l'entérite, la constipation, la nervosité, les céphalalgies, l'asthénie, le prurit, la boulimie, et toutes les tendances congestives, épistaxis, entre autres, qui caractérisent l'hérédo-arthritisme.

Chez les filles, au moment de la puberté, les règles douloureuses, précédées de véritables petites attaques neurasthéniformes, avec migraines intenses, irritabilité du caractère, poussées d'entéro-colite membraneuse, relèvent aussi de la même explication pathogénique. Parallèlement l'infiltration graisseuse se dessine, accompagnée de symptômes généraux qui, progressivement, vont faire verser ces enfants dans les formes d'obésité floride ou d'obésité anémique qui seront plus marquées encore chez les adolescents et les adultes (fig. 57).

Adolescents. — Vers l'âge de seize à dix-huit ans, ces manifestations s'accentuent. Tandis que certains enfants de la même famille sont maigres, nerveux, agités, sans cesse en mouvement, d'autres, au contraire, sont déjà d'une placidité asthénique, mous, indolents, négligeant bien souvent leurs devoirs et leurs leçons, par une paresse dont ils ne sont pas absolument responsables. Ceux qui sont gros, gras, roses, joufflus, turbulents, pleins d'appétit et de vie représentent, aux yeux des parents satisfaits, l'échantillon vigoureux de la race. Ce sont les futurs obèses congestifs et pléthoriques.

On saisit aisément le rapport pathogénique qui existe entre toutes ces diverses manières d'être du même hérédo-arthritisme. Au fur et à mesure qu'on avance vers l'âge adulte, ces diverses formes semblent bien se séparer et se spécifier, autorisant ainsi vraiment la classification qui a été toujours si nettement distinguée par les classiques entre les florides, les anémiques et les congestifs.

Dans cette première période de la vie, la surcharge graisseuse n'est excessive qu'à titre exceptionnel. Il s'agit plus d'engraissement et de tendances à l'obésité que d'obésité vraie dans le sens où l'on entend ce mot d'habitude. Cependant, on a vu des enfants d'un an qui pesaient plus de 50 livres (le cas de Barkhausen). Un enfant de 15 mois pesait 27 kilogrammes et demi; une fille de trois ans et demi près de 25 kilogrammes; — Heyfelder a cité le cas d'un garçon de quatre ans qui pesait 33 kilogrammes, d'une fille de quatre ans de 82 livres, d'une autre de 37 livres; un garçon de trois ans atteignait 50 livres (Tulpius), et Eschelmayer a trouvé à une fillette de dix ans un poids de 219 livres.

Ces monstruosités sont, je le répète, absolument exceptionnelles chez les enfants et, pour le médecin, il est bien plus intéressant d'appeler l'attention sur les cas frustes et légers où l'engraissement, sans être inquiétant, est déjà manifeste de bonne heure, se mêlant à d'autres petits signes accessoires coexistants et qu'il doit rechercher minutieusement. S'il a quelque autorité sur la famille, il pourra obtenir d'elle une modification, et dans le genre de vie et dans le régime, qui lui permettra de remédier de bonne heure chez son petit malade à des troubles destinés à s'aggraver par la suite.

Je crois fermement que si ces habitudes médicales se généralisaient, on verrait plus tard beaucoup moins d'obésités chez les adultes qui sont, on le sait, infiniment plus difficiles à guérir. En tout cas, les malades avertis de bonne heure et connaissant leurs tendances pathologiques pourraient y remédier avec fruit, sans être obligés, à l'âge adulte, de porter la perturbation dans leur existence, en s'astreignant à des régimes extrêmement sévères.

Pour être complet, j'ajoute que certaines obésités infantiles progressives décèlent facilement leur origine endocrinique. Dans le travail récent de Launois et Cléret on en trouvera des exemples typiques. Ces adipogénies rares ont quelque chose de révélateur en clinique :

c'est leur association avec quelque gros symptôme important d'ordre nerveux le plus souvent : troubles oculaires et cérébraux de déficit, troubles circulatoires dans les tumeurs ou compression de l'hypophyse, syndrome d'insuffisance thyroïdienne dans le myxœdème. Ces cas, qui sont faciles à distinguer des obésités infantiles communes d'origine banale, nerveuse, dyspeptique, hépatique, arthritique, héréditaire, sont du reste difficiles à rattacher à leurs causes originelles exactes. Nous les retrouverons au diagnostic.

Hutinel, dans sa leçon du 17 janvier 1910 sur l'obésité chez les enfants, a mis en valeur ce rôle de l'insuffisance endocrinique qui est très fréquente d'après lui. Un certain nombre de ces obésités sont de vraies dystrophies où les synergies glandulaires ont la première place. L'insuffisance génitale, avec atrophie des organes génitaux (Carnot), comme l'insuffisance hypophysaire (Launois et Cléret, Frœlich, Madelung) et thyroïdienne, lui paraissent souvent en cause à la fois chez les enfants. Il oppose les deux types cliniques d'obèses infantiles; 1° : les *beaux obèses*, indolents, à grand appétit, albuminuriques, oxaluriques, indicanuriques, azoturiques; et les *obèses pâles* de l'hôpital qui se rapprochent des myxœdémateux. Il montre la difficulté d'application du traitement poly-opothérapique.

OBÉSITÉS DES ADULTES

Types cliniques. — J'ai déjà suffisamment montré les principales caractéristiques de l'obésité pour ne pas revenir en détail ici sur sa marche insidieuse progressive, sur l'instabilité du poids prémonitoire de l'obésité confirmée, sur l'aspect extérieur bien connu du malade; l'envahissement graisseux des flancs, des hanches, qui alourdit le dos, rend la taille et les épaules massives, amasse, au niveau de la face interne des cuisses, des pelotons adipeux, produit la démarche en canard, etc., signes qui seront plus développées à leur place dans l'étude de l'habitus et des déformations chez les obèses (p. 216).

Type congestif-floride (fig. 38). — Chacun a présent à l'esprit ce type d'obèse, à cou trapu, formant de nombreux bourrelets sur la nuque, à face rouge, congestionnée, apoplectique, sillonnée de capillaires ectasiés, à crâne chauve, avec un regard quelquefois vif encore et noyé dans des paupières alourdies de graisse. La silhouette un peu ridicule de l'obèse qui porte, allègrement encore, son ventre comme une charge qu'il voiturerait sur ses jambes a donné lieu à trop de caricatures humoristiques pour qu'il soit nécessaire d'insister autrement.

Ces obèses sont encore, malgré leur volume encombrant, actifs, agités même, et capables de fournir pendant quelques années une certaine activité psychique. Mais leur santé « insolente » n'est qu'une apparence qui ne trompe pas le médecin.

Type anémique-asthénique (fig. 24). — Il faut opposer à ces types d'adultes congestifs, les obèses pâles, ceux qui ont de la « mauvaise graisse », dit-on dans le public, et qui semblent soufflés, bouffis plutôt que bâtis de tissus solides et résistants. Ils sont plus indolents que les premiers, constamment assis, immobilisés par l'état d'asthénie et de dégoût de l'action qui les caractérise. Ils trouvent les obèses rouges et congestionnés insupportables par leur activité souvent fébrile. Ils n'ont de plaisir que dans le repos et le sommeil. Le soir, ils se retirent de bonne heure et le matin se lèvent difficilement et fort tard. Ils n'ont point l'appétit des premiers ni le caractère, et c'est même un étonnement constamment manifesté dans le public que « si peu de nourriture leur profite autant! »

Ils n'ont pas non plus une façade trompeuse comme les autres obèses. Ils ne sont pas en apparence gais, mais semblent plutôt se rapprocher, par leur allure, des myxœdémateux dont ils ont l'indifférence. On les a, du reste, assimilés quelquefois à ces derniers par leur bouffissure des mains et des membres, par leur paresse cérébrale et la pâleur de leur visage arrondi en pleine lune. C'est ce qui explique la communauté du traitement thyroïdien qu'on a essayé de leur appliquer, avec un succès généralement médiocre, du reste.

Type mixte et alternatif (fig. 42). — Ces différentes formes d'obésités sont quelquefois assez tranchées. Cependant on peut observer des obèses pâles et bouffis qui changent pour devenir, progressivement colorés, plus actifs, et quelquefois même tout à fait congestifs et florides. Mais le fait est assez peu fréquent; et l'inverse est plutôt vrai : le floride devient anémique sur le tard et se cachectise. Enfin, à côté de ces obèses à type alternant et transformé, existent ceux qui présentent des caractères mixtes appartenant à la fois aux deux types primitifs. La majeure partie des obésités rentrent en réalité dans cette variété et l'on peut trouver à la fois : l'anémie et la congestion, l'excitation et la dépression, l'insomnie et la somnolence sur le même individu.

Poids. — A ce point de vue, des types divers se dessinent : les uns paraissent avoir acquis leur poids définitif vers la quarantième année et tendent plutôt à baisser dans la suite; les autres le voient s'élever constamment. Quelques-uns ont, dès le début de leur obésité, vers la trentième année, un poids tellement énorme qu'ils ne sauraient plus changer d'une façon appréciable. Ceux-là sont de réels infirmes. Ils dépassent 130, 200, 250 kilogrammes. Les chiffres bien connus de Franck, avec un obèse de 240 kilogrammes, de Vad avec un autre de 490 kilogrammes, semblent constituer les maxima observés chez l'homme. Ces grands obèses ne vivent pas vieux; ils disparaissent entre trente et quarante ans.

Je ne pense pas qu'il soit utile de classer, comme Mathieu, les obèses d'après l'importance de leur poids en degrés, dont le premier s'étendrait de 90 à 100 kilogrammes, le second de 150 à 175, le troisième à 200 et au-dessus. Maurel a adopté une classification voisine et un peu différente.

Il est bien entendu que l'obésité doit se mesurer d'après les données générales indiquées dans le chapitre précédent, c'est-à-dire d'après la taille, le poids et le tour de poitrine, et surtout l'appréciation objective, c'est-à-dire d'après les éléments qui permettent d'établir un indice de constitution, qui varie suivant les types longilignes, brévilignes, thoraciques ou abdominaux.

Mais, en tout cas, la véritable raison qui fait que pareille classification en degrés n'a pas grand intérêt, c'est que le pronostic de cette maladie ne paraît pas lié à la lourdeur du malade. En effet, d'autres troubles que la surcharge graisseuse accompagnent l'obésité, la compliquent, permettant de décrire des formes nombreuses et d'en établir les variétés pronostiques.

TROUBLES FONCTIONNELS

1° DE L'APPAREIL DIGESTIF

Les symptômes digestifs de l'obésité sont de la plus haute importance, et nous connaissons maintenant les obésités dues à des altérations du fonctionnement de l'estomac, de l'intestin, du foie et du pancréas. Aussi cette exploration du tube digestif doit-elle toujours être très complète. Le premier soin du médecin, chez l'obèse, sera d'examiner la *langue* et la *bouche*. Il y trouvera de nombreuses anomalies intéressantes, qui ne sont pas applicables seulement à l'obèse, mais bien souvent à d'autres arthritiques et à d'autres nerveux.

BOUCHE

Langue. — Une première constatation s'imposera : c'est que cette langue est presque toujours saburrale; quelquefois la saburre est complète et s'étend sur toute la surface de l'organe ; d'autres fois, elle est postérieure, le reste de cette face étant rouge. L'opinion que je me suis faite, par la pratique, sur l'interprétation qu'il faut donner à ce symptôme objectif diffère un peu de celle qui est admise et rapportée dans nos livres.

1. Mathieu et Proust, *Hygiène de l'Obèse*, Masson, 1906.

Classiquement la langue saburrale est l'indice d'un certain état de dyspepsie, ce que je ne conteste pas; à un degré marqué elle serait la preuve d'un embarras gastrique, ce qui n'est pas toujours exact, à mon avis.

Pour moi, dans la pratique courante de la clientèle, la langue blanche (hors les cas d'état gastrique aigu) exprime simplement un état d'asthénie nerveuse, de toute origine, auto-toxique souvent.

On la rencontre très blanche, très chargée, très étalée et à peine rouge sur les bords chez les obèses névropathes, et particulièrement chez la femme, le matin, à jeun, au moment où les symptômes nerveux sont le plus accentués. Puis, après le petit déjeuner, la saburre s'atténue et, après les autres repas, elle disparaît, et la langue, le soir, est à peu près complètement rose. Cette saburre indique plus l'état d'atonie du système nerveux que l'embarras gastrique. Le matin, au lever, l'obèse névropathe, qui est si souvent un psychasthénique, a la langue blanche du psychasthénique. L'exagération du caractère de cette langue se retrouve dans les psycho-névroses, dans les psychoses et particulièrement dans la mélancolie. Il est difficile de trouver un terme plus évolué de la saburre linguale que dans cette maladie. Mais entre la psychasténie et la mélancolie, il y a une série de types nerveux progressivement aggravés, où l'on trouve aussi la langue de plus en plus saburrale. Ce caractère de saburre linguale et de blancheur opaline se retrouve aussi dans la grippe et, à mon avis, surtout dans les grippes à forme nerveuse. Pour moi, la langue porcelainée décrite par Faisans dans la grippe est une langue d'asthénie (par infection). Chez les névropathes atteints de dyspepsie et d'entéro-névrose, que ces névropathes soient des psychasthéniques ou, d'une façon plus générale, des psycho-névrosés en préparation de psychose grave, la langue suit toujours les variations de l'état nerveux et, parallèlement, du tube digestif ou de l'auto-intoxication. Dans l'entéro-colite, l'état de la langue constitue une préoccupation presque hypocondriaque de ceux qui en sont atteints. Dans les périodes d'amélioration de cette entérocolite, que je considère dans ce cas comme une véritable névrose intestinale, la langue n'est saburrale que dans sa partie postérieure, la partie antérieure étant rose. Lorsque la guérison s'effectue, cette saburre postérieure elle-même disparaît. L'état lingual suit avec fidélité l'état de tonicité ou de dépression du système nerveux et on pourrait plus véridiquement affirmer que la langue est le miroir du système nerveux et non celui de l'estomac. Mais les fonctions de l'estomac sont si intimement liées à celles du système nerveux, et particulièrement du grand sympathique, que la confusion pathogénique était fatale.

L'herpès buccal se rencontre assez souvent avec ses bouquets de vésicules labiales, disséminées sur la face interne des joues, où elles laissent place à de petites exulcérations que les malades vous signalent assez souvent sous le nom d'aphtes, terme qui est tout à fait impropre dans la circonstance. Généralement il est accompagné de poussées d'herpès génital, et il m'a semblé qu'une cause occasionnelle fréquente de l'un et de l'autre était le coup de froid, facile chez l'obèse, et à grand retentissement nerveux, comme chez tous les arthritiques en général.

Gingivites. — Parmi les signes qu'on peut trouver dans la bouche, il faut noter quelques troubles dentaires assez particuliers, et notamment une forme de gingivite expulsive qui se retrouve aussi dans d'autres circonstances cliniques, et d'une façon générale toutes les fois qu'il y a nutrition retardante.

Cette altération est constituée par un retrait apparent du bord alvéolaire, avec exposition de la racine de la dent dont la couronne paraît, de ce fait, agrandie. Le phénomène commence généralement par les dents latérales, petites et grosses molaires. Une ou deux de ces dents postérieures, d'un seul côté, sont atteintes d'abord, puis le trouble s'étend à toutes les autres. En même temps, du tartre s'accumule sur la couronne et sur le rebord gingival, qui devient facilement rouge et saignant. La gingivite tartrique s'associe donc à la gingivite expulsive et peut-être la conditionne-t-elle. Il s'agit vraisemblablement d'un trouble trophique, car l'infection microbienne qui s'y mêle, sous la forme de pyorrhée dentaire, semble être plutôt une complication, et se voit très tard chez les vieux obèses, quand ils sont devenus diabétiques. A titre d'exception cependant, on peut la rencontrer chez des gras et des petits obèses, même jeunes. Lorsque cette sorte d'exfoliation dentaire est encore à sa phase de début, les dents tiennent assez solidement dans leurs alvéoles, mais plus tard le patient sent, pendant la mastication, ses couronnes dentaires se mobiliser et il peut arriver même que la dent tombe sans douleur, lorsqu'elle est suffisamment ébranlée. Le malade la retire de lui-même, sans difficulté.

L'ensemble de ces phénomènes a une marche inégale, parallèle à l'évolution de l'état général. Mais cependant ce signe n'est pas sans valeur pronostique, et semble plutôt indiquer les obésités qui accompagnent un état général assez mauvais.

Pierre Rosenthal et Berthelot (1908), Frey et Narrège, Roussel, après Galippe, ont montré que le tartre ne se dépose que grâce à l'action prééminente de certains microbes saprophytes salivaires dont on peut atténuer l'action par l'usage de ferments lactiques. Sauvez [1] pense que la mastication insuffisante est une des causes importantes de la

1. Sauvez, *La Clinique*, 8 mars 1910.

gingivite tartrique exfoliatrice, et qu'ainsi le dépôt de tartre est un signe de tachyphagie.

Haleine. — L'*haleine des obèses*, et particulièrement des femmes, est généralement mal odorante, et surtout le matin, au réveil ; aussi demandent-elles souvent conseil pour supprimer ce symptôme désagréable.

La pathogénie qui est admise en général à ce propos ne paraît pas absolument complète, d'où aussi l'insuffisance des traitements qui sont proposés.

Pour ce qui est des arthritiques obèses, en particulier, cette fétidité de l'haleine relève de causes diverses et variables dans chaque cas. Quelquefois il faut mettre en cause la constitution de la flore microbienne salivaire. Très certainement, c'est l'explication qu'il faut accepter quand il s'agit de diabétiques. La flore dentaire plus ou moins modifiée, suivant l'état dentaire, joue un rôle aussi. Et, dans tous ces cas, la fétidité disparaît par des lavages antiseptiques de la bouche.

Mais, d'autres fois, c'est le pharynx, atteint d'inflammation chronique ou de catarrhe, qui doit être incriminé, car les pharyngites chroniques sont parfaitement mal odorantes, et si les rhinites postérieures donnent à l'haleine nasale une odeur fade et douceâtre, les pharyngites buccales lui communiquent une odeur aromatique difficile à définir, mais facile à distinguer, pour qui est habitué à les examiner. L'amygdalite lacunaire hypertrophique se rencontre aussi très souvent chez les obèses, et c'est une cause peu connue et souvent négligée d'haleine fétide.

L'expiration pulmonaire apporte aussi ses effluves particuliers. Chaque fois qu'on se trouve en présence d'un malade auto-intoxiqué, et c'est le cas de ceux que nous étudions ici, on peut constater une odeur très particulière de l'haleine, qui se retrouve aussi dans la sueur. L'ensemble de ces différentes causes buccales, pharyngées et pulmonaires, entre en ligne de compte pour constituer une haleine assez spéciale au type de malades que nous étudions.

Il faut y ajouter encore l'élimination par la voie pulmonaire de gaz de fermentations très volatiles produits au niveau de l'intestin, plus que de l'estomac.

Dans le public, on entend fréquemment accuser ce dernier organe toutes les fois qu'on constate la fétidité de l'haleine. C'est généralement une erreur. L'estomac est toujours isolé de l'air extérieur par la fermeture du cardia, et les odeurs qui s'en dégagent sont presque toujours des odeurs acides et très rarement des odeurs nidoreuses, à moins toutefois qu'il y ait eu absorption d'œufs ou de certains légumes tels que le chou. Mais l'odeur fécaloïde de l'haleine est surtout due à l'élimination de gaz empruntés à l'intestin par la circulation, résorbés et éliminés au niveau des lobules pulmonaires. Lorsqu'elle vient s'ajouter aux autres odeurs de l'haleine, chez les obèses, elle indique un trouble intestinal. C'est ainsi que l'odeur fécaloïde passagère correspond à des poussées d'entérite et de constipation ou à des crises passagères de fermentation intestinale. Lorsque la situation de l'intestin s'améliore, l'odeur fécaloïde de l'haleine disparaît, mais l'odeur spéciale qui émane aussi du reste de tous les téguments, et de la sueur, se conserve dans l'expiration pulmonaire. Le froid joue un rôle notable dans l'apparition de ces signes, en modifiant l'état général ou l'état gastro-intestinal.

LES TROUBLES GASTRIQUES

Après ces notions rapides de la pathologie buccale de l'obésité, et sans insister autrement sur les pharyngites si souvent liées à l'obésité et à l'arthritisme, ni sur les paresthésies, les spasmes du pharynx et de l'œsophage que l'on rencontre chez les obèses à titre de névropathes et de dyspeptiques, abordons l'étude des symptômes digestifs qu'on peut retrouver chez les obèses de différents types.

Très souvent, le malade présente des troubles *dyspeptiques*. Cette relation a été établie par Leven, qui a admis en principe qu'elle était de cause à effet, c'est à dire que le trouble digestif engendrait l'obésité. Ce point n'est pas encore parfaitement élucidé, et bien que l'on puisse se représenter assez facilement, par ce que nous savons de la chimie digestive des graisses, ce qui peut se passer, en réalité les preuves scientifiques n'en ont jamais été apportées.

On admet, en effet, que les graisses de notre alimentation se dédoublent au contact de la bile et du suc pancréatique, en donnant lieu à une émulsion dont une partie serait absorbée et l'autre partie dédoublée en glycérine et acides gras. Ceux-ci deviendront, en présence des alcalins, la base de savons solubles qui seront utilisés. La glycérine se mêlera dans le sang à l'acide phosphorique qui y circule, pour donner naissance à de l'acide phospho-glycérique.

Mais on a supposé que, chez les dyspeptiques, ces différentes phases des transformations des graisses se faisaient ou mal ou d'une façon incomplète, que certaines restaient à l'état de gouttelettes et étaient ainsi emmaganisées dans le tissu cellulaire sous-cutané. Enfin, on a pensé que les dyspepsies hépatiques et pancréatiques étant accompagnées de troubles des ferments dédoublants et saponifiants, il se ferait des émulsions défectueuses, et ces graisses inutilisées resteraient en nature dans l'organisme. (Voy. Étiologie et Pathogénie.)

Cette explication des obésités produites par les dyspepsies ne paraît pas parfaite et peut être facilement critiquée. Mais la véritable raison qui donne à cette étiologie une valeur, c'est que Leven et d'autres, parmi lesquels je me range, ont pu observer fréquemment la guérison du symptôme obésité sous l'influence du traitement de la dyspepsie, qu'elle soit gastrique, hépatique, pancréatique ou intestinale.

L'étude des troubles de l'estomac chez les malades gras ou déjà obèses est une des plus intéressantes aux points de vue clinique et théorique. Il semble bien que, la conception de l'obésité causée par les dyspepsies ayant été admise, étudier les troubles gastriques chez les obèses soit faire une œuvre surtout étiologique. Il ne faudrait pas croire cependant que la constatation, chez un obèse, de troubles gastriques, puisse permettre d'affirmer qu'ils ont causé l'obésité.

L'estomac peut être en cause consécutivement aussi, et il ne faut pas oublier à ce propos que presque tous les arthritiques ont un estomac qui fonctionne anormalement, sans qu'ils s'en doutent.

Je crois que l'on peut parfaitement admettre avec Leven qu'il n'y a pas d'obèse dont la digestion soit physiologique.

Types dyspeptiques. — Les types cliniques que l'on peut classer sont les suivants :

1º Le plus souvent, il s'agit d'une **dyspepsie nervo-motrice banale**. Le sujet se plaint de la lenteur de ses digestions, de congestion céphalique, de somnolence. D'autres fois, il signale : l'obnubilation cérébrale, l'amnésie, l'impossibilité de fixer l'attention qui suit particulièrement le repas de midi, ou la distension épigastrique, le ballonnement du ventre, l'oppression et la nécessité de se desserrer.

2º D'autres se plaignent de symptômes qu'il faut rattacher à l'hyperesthésie gastrique. Ils ont constaté par eux-mêmes l'impossibilité où ils sont de supporter le moindre appui, dans la région de l'épigastre, où s'éveille une douleur plus ou moins vive. Ce sont les femmes surtout qui font cette remarque, à cause de leur corset, dont le busc les blesse en cette région. Et lorsque le médecin les examine, il constate la présence du point épigastrique douloureux qui a été encore récemment mis en valeur par Jean-Charles Roux[1] comme signe de l'hyperesthésie gastrique d'origine sympathique.

Chez les malades de cette catégorie, on peut trouver de longues périodes où l'estomac reste douloureux. Le patient a des « crampes » avant les repas, quelquefois aussi, des douleurs tardives. Lorsque les phénomènes douloureux ne sont pas d'une grande intensité, ils portent seulement sur la transformation de la sensation normale de la faim;

---

1. J.-Ch. Roux, *Manuel des Maladies du Tube digestif*, Masson, 1908.

celle-ci devient douloureuse, angoissante, et le désir de la calmer engendre la tachyphagie.

Il est rare cependant que ces douleurs occupent longtemps le tableau symptomatique, et qu'elles puissent, comme chez les dyspeptiques maigres, aller jusqu'à simuler les douleurs cancéreuses ou ulcéreuses.

Cependant je les ai observées quelquefois et je me suis trouvé en contestation diagnostique avec des confrères qui soupçonnaient l'évolution d'une tumeur.

Mais l'obèse a encore beaucoup d'autres raisons de sentir son estomac, et beaucoup d'autres manières de manifester ses troubles digestifs.

3° Par le seul fait qu'il est névropathe, sa pathologie gastrique est souvent à réaction nerveuse bien dessinée. Il est facile de trouver chez lui des formes cliniques qui correspondent tout à fait à la **dyspepsie neurasthénique**, et dans ce cas, on en rencontre tous les stigmates habituels, en même temps que les troubles digestifs ; chez certains, dont les douleurs sont assez marquées, s'ajoute toute la symptomatologie de *l'inanition volontaire qui n'empêche du reste pas l'obésité de se conserver*.

Aujourd'hui, la pathologie stomacale, grâce aux efforts de Mathieu et Jean-Charles Roux, de Gaston Lyon, a su se libérer un peu des exagérations de la phase du chimisme (Leven)[1] et s'orienter davantage vers une interprétation plus heureuse, à mon avis, de l'influence du système nerveux dans tous les actes digestifs ; aussi une foule de causes d'erreurs cliniques ont été éliminées d'emblée pour les médecins de l'école moderne.

Il ne sera pas difficile, pour le praticien actuel, de dépister l'obésité dans les cas où la pâleur et la bouffissure de la face, l'asthénie et la douleur gastrique chronique, dues à l'inanition pourraient, au premier abord, prêter à confusion avec une dyspepsie neurasthénique ou hystérique sans amaigrissement. Ce n'est pas le fait qu'un malade est gras qui empêchera de songer à l'inanition. Tous les médecins ont présents à l'esprit des obèses qui mangent d'une façon tellement insuffisante qu'on peut se demander et comment ils résistent et comment leur obésité ne consent pas à se réduire avec un apport alimentaire pareillement restreint.

L'examen de l'estomac des obèses montre la constance de la sensibilité épigastrique sous l'influence d'une pression digitale bien inférieure à la normale, pression d'une valeur de 1 à 2 kilogrammes par

1. Leven, Les destinées du chimsime gastrique, *La Clinique*, 13 mai 1910.

exemple. En utilisant l'esthésiomètre gastrique de Roux et Millon, on fait éprouver au patient une sensation pénible, s'étendant dans tout l'abdomen, remontant vers le cou, avec une tendance à la nausée qui est due à la pression des plexus sympathiques hypersensibles et qu'il ne faut pas confondre avec la sensibilité hépatique plus superficielle. On trouve fréquemment chez les femmes grasses dyspeptiques des algies sympathiques au niveau des zones hyperesthésiques décrites récemment par Lœper et Esmonet[1].

Sur 100 obèses, j'ai constaté l'existence de l'hyperesthésie solaire 87 fois, et ces 100 obèses étaient tous dyspeptiques, 83 consciemment, et les autres, sans s'en apercevoir ; mais l'interrogatoire fournissait à cet égard des renseignements précieux. La participation constante du plexus solaire et du grand sympathique aux troubles dyspeptiques qui accompagnent une obésité est démontrée pas ces constatations.

Mais quelles que soient les manifestations et les formes cliniques sous lesquelles se présentent les troubles digestifs et gastriques de l'obèse, on peut toujours les ramener à *trois types étiologiques*.

1° Le *premier* est dû à l'irritation mécanique de l'estomac par la tachyphagie, à la surcharge alimentaire, à l'usage régulier du vin ou de l'alcool, et enfin à l'influence du tabac.

2° Le *second* type correspond à la dyspepsie nerveuse et relève de la névropathie vago-sympathique, surtout, du sujet.

3° Le *troisième* enfin est celui qui est secondaire à d'autres affections coexistantes chez l'obèse, telles que l'appendicite, l'urémie gastrique, la lithiase biliaire, l'artério-sclérose, les cardiopathies, l'anémie, le rhumatisme, la goutte, la métastase arthritique, ou à des maladies plus éloignées encore et qui ne sont plus que des associations cliniques, telles que le tabès ou la paralysie générale.

Parmi ces différentes espèces, j'analyserai les plus fréquentes, qui peuvent donner lieu à quelques erreurs ; c'est d'abord la dyspepsie ou la gastrite alcoolique, l'une n'étant que la suite de l'autre.

1° **Dyspepsies et gastrites alcooliques chez les obèses.** — Dans la pratique de la clientèle, même du milieu bourgeois ou aristocratique, on se trouve fréquemment en présence d'obèses alcooliques. La situation du médecin est toujours très embarrassée en cette circonstance, car, chez certaines personnes, c'est uniquement l'abus du vin qui règle et conditionne l'obésité.

Nous nous sommes tous trouvés en ville, à la table d'amphitryons généreux, où nous avons observé des personnes de la meilleure société

---

1. Lœper et Esmonet, Les algies sympathiques et l'hyperesthésie de l'abdomen, *Presse méd.*, 23 avril 1910, et Lœper, Pathol. digestive, Masson, 1911.

dont la consommation en bordeaux, en bourgogne, en madère, en champagne est excessive. La richesse alcoolique des vins qu'elles consomment, qui sont tous en général supérieurs à 12°, la facilité avec laquelle on les verse et on les absorbe, au cours d'une conversation animée, l'abondance des mets qui augmente la soif, le regret d'ajouter de l'eau à des crus de grande marque, font qu'une consommation d'un litre, et quelquefois davantage, est courante dans une soirée, et qu'il faut y ajouter encore l'influence néfaste des liqueurs qui suivent le dessert. Or, ces brillants convives sont souvent fort répandus et dînent cinq ou six fois par semaine en ville.

Il ne faut donc pas de longs mois de pareilles erreurs pour constituer des réactions pathologiques dans l'estomac, dans l'intestin et le foie, et consécutivement, pour amorcer des obésités qui ont, de par ailleurs, toutes les autres causes de surgir : vie sédentaire, durée prolongée du sommeil dans la matinée, habitudes alimentaires copieuses, hérédité souvent chargée au point de vue arthritique, insuffisance d'aération, insuffisance musculo-pulmonaire, toutes les causes s'intriquent et s'additionnent.

Mais quand le médecin se trouve en présence d'un malade de cette espèce, il éprouve quelque difficulté à énoncer l'étiologie et la pathogénie qu'il reconnaît cependant si facilement.

On ne peut donc pas prononcer le mot d'alcoolisme, bien qu'il soit, en réalité, exact, et il faut faire disparaître la cause première des maux dont souffre actuellement le malade. Le médecin trouvera facilement, dans la nécessité d'un régime institué pour l'estomac et pour l'intestin, les éléments d'une réduction de boisson que l'on imposera uniquement dans ces deux buts, en ayant bien soin de ne pas parler de l'action nocive de l'alcool.

Parmi les personnes qui se trouvent dans cette situation, celles qui sont nerveuses sont mieux partagées que les autres, car très rapidement l'irritation des nerfs gastriques par les vins produit une excitation réflexe du grand sympathique et la dyspepsie douloureuse. C'est une défense qui se produit ainsi automatiquement contre l'alcool et contre la gastrite alcoolique consécutive; le fait est assez fréquent, grâce au nervosisme des obèses.

Mais quand on se trouve en présence d'un obèse floride congestif qui supporte, sans difficulté apparente, le vin, il est peu de moyens d'enrayer l'intoxication, et c'est surtout pour une congestion du foie, pour une entérite secondaire, pour du diabète, pour des phénomènes congestifs du côté du cerveau que l'on sera consulté. On trouvera alors des signes de gastrite alcoolique avec vomissements pituiteux du matin, et douleurs disparaissant seulement par l'emploi d'un verre d'alcool fort.

L'introduction des apéritifs dans les habitudes des gens de la bonne société a créé aussi, surtout parmi les hommes d'affaires, les littérateurs, les banquiers et ceux qui, professionnellement, sont obligés de vivre beaucoup au dehors, un type un peu spécial d'obèse. Les nécessités de l'apéritif du matin et du soir sont entretenues par des sensations gastriques désagréables dues à la dyspepsie, et quelquefois à des ulcérations ou des érosions en cours de constitution.

La gastrite alcoolique se rencontre chez beaucoup de femmes du monde, qui sont obèses pour des raisons d'intempérance tout à fait passées dans les habitudes de certains milieux. Le médecin moderne doit savoir dépister, derrière d'anodines laryngites chroniques, l'action du vin pris en trop grande quantité. Les enrouements qui vont jusqu'à la véritable voix de rogomme, et certaines toux matinales persistantes n'ont pas d'autre origine, chez des femmes qui sortent beaucoup le soir, dînent toujours en ville, apprécient le champagne et portent manifestement, avec leurs troubles gastriques, toutes les autres signatures de l'éthylisme le plus manifeste : les vomissements, les douleurs gastriques, des crises hépatiques, des décharges biliaires, des congestions du foie et du subictère. Chez celles qui approchent de la cinquantaine, la couperose, le faciès vultueux, la volubilité ou l'attendrissement trop facile ne tromperont pas le bon clinicien.

Grâce à la symptomatologie digestive, et grâce à l'obésité, on pourra, comme pour l'homme, obtenir des améliorations sans avoir à prononcer le mot d'alcoolisme qui pourrait — on le prévoit — occasionner les pires désastres à tous les points de vue. Mais, bien entendu, ces formes de dyspepsies alcooliques sont encore plus fréquentes dans le peuple, et la bourgeoisie n'en a pas l'unique propriété. Le médecin d'hôpital est rompu à ces constatations faciles et n'a aucune difficulté pour en avertir les malades de ce milieu, avec de faibles chances d'être écouté du reste.

2° **Dyspepsie lithiasique.** — Certaines femmes obèses souffrent constamment de leur estomac, et ont des crises gastralgiques si violentes et répétées que l'idée de coliques hépatiques et de lithiase biliaire doit s'imposer bien souvent au médecin. Si la lithiase et la dyspepsie sont des compagnes habituelles de l'obésité, quelquefois, elles la précèdent. Ce sont là des associations surtout fréquentes chez la femme, et notamment lorsqu'elle a déjà eu une ou deux grossesses antérieures. Nous verrons du reste, en étudiant l'obésité féminine, quelle interprétation il faut donner à ces formes.

Chez l'homme, le fait est infiniment plus rare, et s'il y a une participation de son foie, c'est bien plus souvent dans le cas où il s'agit de congestion alcoolique de cet organe.

3° **Dyspepsie appendiculaire.** — L'appendicite a plus d'un rapport avec l'obésité. Dans ces temps d'intervention appendiculaire à outrance, les exemples ne manquent pas d'obèses opérés pour cette raison.

Un chirurgien des hôpitaux me faisait observer que, dans sa pratique, la grande majorité de ses interventions pour appendicite avait eu lieu chez des obèses, car il avait présentes à l'esprit les épaisseurs anormales du pannicule adipeux rencontré sous son couteau, et les difficultés inhérentes, dans la recherche de l'appendice, aux masses graisseuses intra-abdominales.

Cette fréquence de l'appendicite chez les obèses peut s'expliquer par l'intermédiaire de l'arthritisme, par celle de l'entérite, fréquente chez eux, et aussi par les habitudes suralimentaires très répandues dans le même milieu, qui fournit à la fois des obèses et des appendiculaires.

Il faut remarquer aussi la surcharge graisseuse fréquente chez les enfants que nous voyons opérer d'appendicite. Or. ces appendicites subaiguës ou chroniques s'extériorisent souvent par des symptômes uniquement dyspeptiques. Il faudra se mettre ici à l'abri d'une cause d'erreur signalée par Leven. En examinant des estomacs distendus et descendus, on peut trouver une région douloureuse qui n'est que le pylore déformé, déplacé jusqu'au point de Mac Burney. Ici c'est l'estomac dyspeptique et ptosique qui simule l'appendicite. Mais, de toutes façons, le médecin songera, dans la dyspepsie chronique de l'obèse, à incriminer l'appendice et ne pas laisser inaperçue une lésion chronique de cet organe créant, par réflexe ou intoxication, une dyspepsie et des troubles hépatiques qui peuvent à leur tour commander l'obésité.

Je n'insisterai pas sur les manifestations cardiaques à type gastralgique. J'en ai dit un mot déjà à propos de l'angine de poitrine, mais je réserve une petite place aux troubles gastriques urémiques.

4° **Urémie gastrique fruste chez l'obèse.** — L'urémie est une des terminaisons habituelles de l'obésité. Elle est une cause fréquente de mort subite, lorsqu'elle est latente et non soignée.

On rencontre, d'une façon banale, de par le monde, des gens gras ou obèses entre trente et soixante ans, qui se plaignent constamment de leurs bronchites hivernales, et de leurs grippes qui leur « tombent », disent-ils, sur l'estomac. Si vous les interrogez, il vous sera facile de vous rendre compte que leur diagnostic, qui est souvent celui d'un médecin bienveillant, quoique renseigné, est tout autre et correspond à quelque chose de plus sérieux. A l'auscultation, vous trouverez un culot de congestion pulmonaire à grosses bulles aux deux bases qui envahit et remonte dans le poumon à certains moments, tandis qu'apparaît un peu de dyspnée. Ils se plaignent en même temps de troubles gastriques variés et douloureux, et quelquefois ont des vomissements répétés et de la diarrhée persistante.

La toux, les crachats étant abondants, le malade absorbe force codéine, se couvre d'ouate et de révulsifs, s'enferme chez lui, se tient au chaud, et emploie des tisanes dont l'action diurétique, en même temps que la diète, est évidemment ce qu'il y a de plus heureux dans son erreur. Lorsque la prétendue petite bronchite et l'indigestion sont terminées, vous constatez que la langue, qui est restée blanche, et même sèche pendant cette durée, se desquame et se vernit à la façon d'une langue scarlatineuse. L'erreur est évidemment bien permise à ceux d'entre eux qui ne se soignent pas, car j'en ai vu déjà quelques cas typiques chez des malades dirigés médicalement pendant de longues années, avec le diagnostic de bronchite chronique et même de tuberculose avec dyspepsie Il est remarquable que l'urémie chronique soit si fréquente en clientèle et relativement si bien supportée.

« Je puis citer, entre autres, l'observation d'un peintre parisien, obèse, qui, au retour d'une grande excursion tropicale, où il avait été peindre les fauves sur le vif, rentra en France avec une gastrite et une bronchite chroniques. La toux, les crachats, l'anorexie, les vomissements, la diarrhée, un amaigrissement et une cachexie marqués, succédant à l'obésité, le firent considérer partout comme un tuberculeux. La situation dura ainsi de nombreux mois. Elle ne s'améliorait pas, lorsqu'un jour, un médecin plus avisé, appelé auprès de lui, reconnut les signes d'une urémie gastrique et pulmonaire chronique, due à une néphrite paludéenne, contractée pendant le voyage, et à laquelle le patient avait résisté malgré la suralimentation intense instituée dans le but de le guérir de la tuberculose chronique dont on le croyait atteint. »

Or, il faut constater que si la petite urémie est fréquente dans la pratique quotidienne, c'est plus particulièrement encore chez les obèses qu'on en constate les types les plus manifestes. Je me suis trouvé déjà bien souvent en présence de malades de cette espèce, et quelques-uns d'entre eux passaient pour des obèses bronchitiques et dyspeptiques. Or, au commencement de l'hiver, derrière leur prétendue bronchite, il était on ne peut plus facile, pour un médecin averti, de reconnaître la symptomatologie entière, quoique à peine ébauchée, de l'urémie à type gastrique et pulmonaire. Aussi, je conseille au médecin qui soigne des bronchitiques ou des emphysémateux, ou des asthmatiques obèses, de prendre l'habitude de vérifier si, pendant leur poussée bronchique, les malades n'ont pas la langue caractéristique de l'urémie gastrique; le myosis, la dyspnée, une diminution de la quantité des urines, les troubles cardiaques et quelquefois les modifications de la température suffiront à éveiller le soupçon.

Je crois, pour ma part, qu'il faut avoir cette notion clinique bien ancrée dans l'esprit et se la rappeler toutes les fois qu'on se trouve en présence de manifestations gastriques ou pulmonaires qu'on a des tendances trop faciles à étiqueter : dyspepsie, lithiase fruste, bronchite chronique arthritique, asthme ou emphysème, sans que des raisons causales bien nettes puissent être invoquées. Quelquefois l'hésitation pourra persister, mais si le médecin assiste à plusieurs crises, il finira toujours par trouver d'autres signes d'urémie à des affections pulmonaires chroniques : les douleurs, les vomissements incoercibles, la diarrhée, qui ne s'expliqueraient pas dans une simple bronchite chronique, à moins qu'on y fasse intervenir un élément grippal qui vient encore quelquefois compliquer le diagnostic.

TROUBLES INTESTINAUX

Vue d'ensemble. — Chez l'obèse avéré, comme chez celui qui est seulement en préparation d'obésité et à la phase d'embonpoint, il n'est pas de pathologie plus importante que celle de l'intestin. Souvent atténuée, demandant à être dépistée, elle est, d'autres fois, manifeste et inquiète le malade. Mais, qu'elle soit réduite à une simple constipation ou qu'elle ait, au contraire, des réactions violentes, cette symptomatologie doit être l'objet de l'observation investigatrice du médecin, qui devra se garder d'en méconnaître l'intérêt.

La pathogénie et l'étiologie nous montrent en effet, comme la physiologie, l'importance du segment intestinal dans l'assimilation normale et pathologique des graisses ; la clinique, de son côté, permet de se rendre compte du rôle des entéropathies dans la constitution d'un grand nombre de symptômes secondaires de l'obésité. L'explication en est aisée. La richesse d'innervation de l'intestin, son énorme surface, ses tenants et aboutissants circulatoires, son action morbigène, comme laboratoire de poisons, donnent la clef de ses sympathies morbides.

Pour les mêmes raisons, l'intestin est un aboutissant de premier ordre, dans la pathologie fonctionnelle des autres grands viscères.

On peut affirmer qu'au point de vue pathogénique, l'obésité est souvent une « *maladie du ventre* », comme elle l'est au point de vue morphologique. La dyspepsie sans spécification d'organe commande son apparition. Celle de l'intestin évolue souvent avec celle de l'estomac, du foie, du pancréas. Du reste la pathologie viscérale de l'abdomen a plus d'unité qu'on le croit, d'après les classifications didactiques forcément séparatistes. Sigaud insiste avec raison sur ce point et montre que la digestion est « une ». Dès que l'estomac fonctionne, tout le tube digestif s'ébranle. C'est pourquoi l'altération fonctionnelle d'un organe de l'abdomen entraîne forcément les autres dans le cycle pathologique.

Le rôle de la *pléthore abdominale* des Anciens, qui tient presque en entier dans notre *hypertension portale* moderne, est considérable dans la majeure partie des obésités. Or, l'hypertension portale est liée à la dyspepsie et ses suites et commande la pathologie cardio-vasculaire de l'obésité. Les réactions hépatiques, cardiaques, pulmonaires de l'obésité ont, en réalité, comme point de départ, le ventre, l'intestin par l'intermédiaire des modifications vasculaires. Plus tard, le cycle pathologique retourne au ventre quand, les réactions de défense étant usées, le tube digestif se déforme et s'effondre, entraînant avec lui toutes les déformations secondaires extérieures de l'obésité, l'atonie du tube digestif, sa dilatation, son insuffisance sécrétoire, ses ptoses et les anomalies morphologiques concernant les parois abdominales.

Toute cette pathologie digestive est liée à la fois à la *névropathie* et à la *suralimentation*, chez l'obèse; elle est d'autant plus marquée que cette suralimentation est plus importante, et qu'elle est produite par une plus grande consommation de viandes et d'alcool. Si ces derniers aliments donnent lieu surtout aux fermentations, aux troubles chimiques, aux altérations du foie, la surabondance de pain, de légumes, de féculents, de liquides fait davantage la pléthore circulatoire et l'adipose épiploïque.

Mais ce n'est pas tout : de même que l'estomac subit le contre-coup de l'insuffisance salivaire tachyphagique, de même, l'intestin qui reçoit souvent chez les obèses un chyme chimiquement anormal, souffre des vices de la digestion stomacale. On sait que les simples conditions d'hypo ou d'hyperacidité de ce chyme modifient les réactions sécrétoires duodénales. Ainsi prennent naissance des entéropathies secondaires d'origine gastrique, hépatique, pancréatique, car les glandes digestives ne peuvent longtemps rester indifférentes au surtravail imposé au cours de dyspepsies gastriques.

La pathologie intestinale est donc souvent dépendante d'une viciation gastrique, hépatique, pancréatique, préalable. Elle peut exprimer une vicariation (urémie). Plus tard, le cercle vicieux étant fermé, elle entretiendra les modifications qui avaient concouru à son établissement.

A côté de cette première classe d'affections intestinales qu'on trouve chez les obèses comme chez d'autres malades, il faut grouper toutes celles où l'influence du système nerveux, et notamment du *sympathique abdominal*, est primordiale. A titre de nerveux, de dyscrasiques, d'auto-intoxiqués, les candidats à l'obésité et les obèses font des dyspepsies intestinales nervo-motrices, ou nervo-sécrétoires, dont l'entéro-colite muco-membraneuse est l'expression clinique la plus complète.

Les entéropathies du côlon, atteignant tout l'organe ou une de ses parties, peuvent relever ainsi, chez les gras, de la goutte, de l'uricémie, du diabète, de la diathèse oxalique.

La lithiase intestinale est un syndrome clinique banal chez eux.

Pour ces différentes raisons apparaissent des *altérations sécrétoires* des ferments glandulaires intestinaux présentant bientôt des anomalies soit par hypo- ou hypersécrétion; les recherches récentes d'Enriquez et Hallion ont permis de comprendre mieux le rôle des ferments, l'importance de l'entéro-kinase.

La mucorrhée et la coagulation des mucus intestinaux sont des symptômes fréquents dans cette pathologie intestinale.

L'insuffisance hépatique et l'hypercholie ajoutent à cet ensemble une note assez particulière; Gautier et quelques autres auteurs pensent que l'entéropathie colique est liée à l'hypocholie; l'hypercholie transitoire explique la diarrhée prandiale de Linossier.

Les *troubles circulatoires*, la stase veineuse dans la partie inférieure du gros intestin, dans l'iliaque et le rectum, les hémorroïdes qui coexistent avec l'obésité, viennent quelquefois de bonne heure compliquer cette situation déjà compromise, augmentent ou entretiennent les spasmes, la stase fécale, devenant ainsi une cause importante d'auto-intoxication et une source de réflexes anormaux.

L'*effondrement abdominal* (fig. 24, 44, 63, 65), conditionné par cet ensemble de troubles morbides, est alors imminent. A la longue, la tonicité du tractus gastro-intestinal s'épuise. On sait que, normalement, cette tonicité trouve un point d'appui sur l'air contenu dans sa cavité qui lui sert de coussinet réactionnel. La percussion révèle une certaine sonorité moyenne dans tout segment de ce tractus; cette sonorité de percussion devient plus basse si le segment devient atone; elle s'élève si la tunique musculaire est hypertonique ou spasmée (Sigaud). En même temps, le palper contrôle ces notions séméiologiques.

L'atonie de la masse intestinale se traduit par la disparition de la résistance de l'intestin à la pression de la main qui palpe. L'abdomen devient pâteux et mou. Il se mobilise passivement dans les mouvements. Il se déplace suivant les lois de la déclivité, dans la position verticale. C'est l'ère de l'effondrement abdominal qui survient de si bonne heure chez les femmes obèses neuro-arthritiques, par la disparition du coussinet d'air, dont la pression a diminué. A ce moment aussi les fermentations peuvent se donner libre cours, dilatant aisément un intestin définitivement ruiné dans sa résistance musculaire. A cette même période correspondent les ptoses, avec toutes leurs réactions de voisinage, et les réflexes à distance qui troublent la cénesthésie; les déformations extérieures de l'abdomen, le ventre en besace, les éventrations médianes et latérales, les hernies sont les suites naturelles de ces troubles évolutifs. Glénard, Cautru, Sigaud, Vincent, Mathieu ont établi, par leurs recherches, les bases solides de la pathologie de la statique abdominale.

Lorsque l'intestin ne réagit plus, lorsqu'il ne conserve plus sa forme cylindrique, il devient, pour les vaisseaux de sa paroi, un tuteur insuffisant. La circulation qui n'est plus aidée par un péristaltisme presque éteint se ralentit, la stase veineuse, favorisée par la congestion hépatique et la mollesse du courant artériel, se produit. Les ptoses coudent les vaisseaux, diminuant l'apport artériel, augmentant la tension veineuse. La circulation de nutrition de l'intestin s'altère aussi bien que la circulation fonctionnelle portale. L'hypertension portale s'accroît, qui conditionnera à son tour la pléthore, origine de nombreux troubles cardio-vasculaires. Enfin l'accumulation graisseuse, dans le mésentère et l'épiploon, complète ce tableau des complications progressives de la pathologie intestinale chez les obèses et chez les gras.

Formes cliniques des Entéropathies chez les Obèses.

La symptomatologie intestinale est extrêmement variée : tantôt bruyante, et d'autres fois fruste et sournoise, elle passerait inaperçue si elle n'était systématiquement poursuivie. Dans ce cas, c'est non seulement dans l'organe même qu'il faut chercher mais ailleurs, dans les autres appareils, puisque les manifestations éloignées peuvent exister seules.

Au degré le plus léger on peut trouver un peu de constipation ou de diarrhée, quelques flatulences, de vagues douleurs abdominales, vite dissipées. Il est rare qu'il n'y ait pas de modifications des matières. Elles passent souvent inaperçues si le médecin n'a pas pris l'habitude d'examiner systématiquement les fèces de tous ses malades. Cela est au moins aussi important que l'examen urinaire. On tire aussi de grands avantages des *méthodes coprologiques*. Lorsqu'elles seront répandues, quantité d'erreurs seront évitées. Le médecin examinera la forme des matières, leur volume, leur odeur. Les matières sont-elles colorées ou pâles? Sont-elles aplaties, spasmodiques ou pâteuses, féculentes, mousseuses (fermentations)? Leur odeur est-elle normale (les selles normales sont presque sans odeur), fétide, aromatique, piquante, etc.; contiennent-elles des mucosités, liquides, concrètes, du sang, etc.? autant de renseignements précieux qui mèneront à des interprétations certaines. Bref, tous les types de la pathologie intestinale peuvent trouver des expressions coprologiques spécifiques, pour qui sait les interpréter. L'obésité ayant souvent une étiologie intestinale, il est du plus haut intérêt de ne pas laisser échapper un trouble intestinal à manifestations peu intenses qui peut être la clef de la pathogénie et par conséquent de la thérapeutique.

Mais, pour fréquentes que soient les formes légères, il est rare qu'à un moment donné la symptomatologie ne s'accentue pas et qu'un groupement syndromatique ne se constitue. Dans ce cas, ou bien l'un des symptômes habituels s'accentue : diarrhée, constipation, douleurs, flatulence, ou bien apparaissent des symptômes nouveaux dans les autres appareils : migraines, toux, dyspepsie, pseudo-asthme, congestion pituitaire, éternûments, faux coryza, catarrhe pharyngien, vertiges, vomissements, gastralgie, scapulalgie, érythèmes, dermites, prurits, palpitations, fausse angine de poitrine, angoisse, insomnie, névralgies, troubles psychiques neurasthénoïdes. Cette riche symptomatologie se produit surtout chez les névropathes à conscience organique exaltée, chez les hypercénesthésiques (Grasset), les neurasthéniques, les psychasthéniques, les hystériques, les émotifs. — Elle est généralement limitée à quelques-uns de ces symptômes, pour former différents types de *dyspepsie intestinale.*

Toute cette réaction à distance n'est pas créée directement par l'intestin. Celui-ci n'est qu'un des éléments du cycle d'ébranlement, où le grand sympathique et le plexus solaire jouent le rôle de centres de réflexion. En réalité, il y a dans toute affection du tractus intestinal une auto-intoxication chimique et bactérienne qui vient certainement s'ajouter aux simples excitations réflexes. Les méiopragies des autres viscères et les insuffisances endocriniques y ont aussi leur part.

Dyspepsies intestinales.

On peut dire que très peu de gras et d'obèses échappent à la dyspepsie intestinale. De tous les symptômes, le moins fréquent étant peut-être la douleur, les malades protestent quand le médecin leur affirme le mauvais état fonctionnel de leur intestin; c'est que chez eux la douleur est souvent transposée, et se trouve ailleurs que dans le duodénum, le grêle ou le côlon. Souvent elle est à l'estomac sous forme de gastralgie. Elle accompagne l'entéro-colite, la lithiase intestinale oxalique (Lœper et Binet) [1] et disparaît quelquefois par une simple entéroclyse. Cette gastralgie est souvent aussi chez l'obèse d'origine hépatique; la simple congestion du lobe gauche peut la produire, car le bord du foie est douloureux au palper, au cours de

---

1. Lœper et Binet, Crises gastriques des oxaluriques, *Soc. méd. des Hôpitaux*, 1910.

l'entéro-colite. D'autres fois cette douleur est ressentie dans la partie de l'intestin qui n'est pas intéressée. Matignon[1] et Laraillet[2] l'ont récemment décrite sous le nom de *douleur télépathique*, fréquente d'après eux comme signes du *petit entérocolisme*, avec la douleur produite dans l'hyperextension du tronc lorsque le malade s'étire au lit, le vertige pendant le même geste, la douleur de l'S iliaque lorsque le malade s'assied, etc.

Le *météorisme* est très marqué chez les obèses ; il est un signe de dyspepsie intestinale, de fermentation, de colite et suit la fatigue ou les excès alimentaires. Il accompagne les poussées aiguës.

La *flatulence* marche souvent avec le météorisme, Elle s'associe parfois à l'aérophagie, mais plus souvent encore indique les fermentations. Elle entretient la dyspnée en gênant le jeu du diaphragme.

Nous avons insisté suffisamment sur la banalité de la constipation et sur la diarrhée, à l'article de séméiologie, pour qu'il n'y ait pas lieu d'y revenir encore. Les nausées, les vomissements, la sialorrhée, les modifications de l'appétit, généralement conservé ou exalté, se rencontrent aussi fréquemment.

Lorsque ces symptômes principaux se groupent avec ceux des autres appareils, ils créent des formes dont voici les plus fréquentes dans l'obésité.

1° **Forme cardio-vasculaire.** — Au cours d'une entérite fruste ou avérée, complète ou non, portant cependant plus souvent sur une partie du côlon (transverse ou angles), apparaissent des palpitations, la fausse angine de poitrine, avec forte oppression, les réveils brusques avec terreur nocturne, des arythmies cardiaques. Les vaisseaux participent à ces troubles et souvent les angoisses, les vertiges, les pseudo-syncopes, les étourdissements, éblouissements, bouffées de chaleur sont dus à des crises vasculaires (Pal). Le traitement de l'intestin, le régime végétarien, la belladone, l'hydrothérapie chaude, la restriction alimentaire, l'exercice gradué, les font disparaître.

2° **Forme respiratoire.** — Le trouble intestinal s'extériorise par l'oppression, la polypnée, le faux asthme, l'angoisse respiratoire, la toux, le rhume des foins, la rhinorrhée, le coryza chronique, la sinusorrhée, le pharyngisme, le catarrhe naso-pharyngien, la laryngite catarrhale chronique. De véritables formes de bronchorrée, de catarrhe bronchique, des trachéites aiguës et chroniques peuvent se manifester dans les mêmes circonstances, et ne sont pas sans compliquer la situation de l'obèse, si souvent atteint de troubles circulatoires pulmonaires par insuffisance du cœur droit.

1. Matignon, *in* thèse de Laraillet.
2. Laraillet, thèse Bordeaux, 1910.

3° **Forme nerveuse.** — C'est une des plus fréquentes et qui s'associe presque toujours aux précédentes. Toute la symptomatologie de la neurasthénie peut se retrouver dans ces formes de dyspepsie intestinale. Langenhagen[1] insistait encore récemment sur la difficulté de distinguer la neurasthénie à forme intestinale de l'entérite à forme nerveuse. Il est certain que, dans ces cas, la question d'espèce peut se poser. L'obèse et le gras sont si souvent névropathes et arthritiques, et en même temps atteints d'affections gastriques, pancréatiques et hépatiques, qu'il est véritablement difficile de savoir lequel de ces organes a été le premier atteint pour constituer le syndrome entéropathie, névropathie, obésité. Rien ne manque au tableau : douleurs lombaires ou erratiques, céphalée, asthénie, préoccupations hypocondriaques, phobies, angoisses, idées fixes, difficulté au travail, découragement, émotivité, obsession, larmes, irritabilité. Page[2] fait jouer un rôle important à l'auto-intoxication dans la pathogénie de ces troubles nerveux.

4° **Forme ptosique.** — Chez la femme surtout, et beaucoup plus que chez l'homme, l'entéroptose et la ptose généralisée des viscères se rencontrent dans l'obésité, avec la dyspepsie intestinale, avec les « fausses métrites » (Dalché). Il est remarquable à ce propos que l'effondrement abdominal se fait chez la femme beaucoup plus tôt que chez l'homme. La grossesse ne peut pas seule en fournir l'explication, car des femmes obèses restées sans grossesse ont le ventre flasque déjà vers la trente-cinquième année. C'est en général de quarante à cinquante ans que se produit cette transformation de l'abdomen, qui semble fonction du nervosisme, de l'hépatisme et de l'évolution régressive de la tonicité du plan musculaire de l'intestin, plus faible chez la femme. L'éventration latérale s'y associe. La graisse qui recouvre l'abdomen est alors molle et inconsistante, la peau jaune et zébrée de vergetures. C'est l'époque du rein flottant et du pseudorhumatisme intestinal (sciatique, lumbago, torticolis). Chez l'homme, le fait est rare. Il est atteint plus souvent du ventre fort et ballonné. L'effondrement, dans ce cas, est tardif ou ne se produit pas, par suite des complications cardio-vasculaires mortelles qui se sont montrées au cours de la pléthore.

Formes mixtes et incomplètes. — Il est exceptionnel que les entérites soient diffuses chez les neuro-arthritiques obèses. Il s'agit plus souvent de formes limitées à un segment intestinal. Ainsi les duodénites souvent créées par la dyspepsie gastrique amorcent à leur tour l'infec-

---

1. Langenhagen, 2 avril 1910, *Presse Médicale*, Pathogénie et Traitement de l'Entérocolite.
2. M. Page, *Toxémie neurasthénique*, Vigot, 1910.

tion hépatique, l'angiocholite, la lithiase, le gros foie. Une semblable pathologie peut se constituer dans le pancréas.

L'entérite du grêle paraît assez peu fréquente, et du reste semble produire plus souvent l'amaigrissement et l'émaciation que l'obésité. Cependant, l'absorption des graisses se faisant surtout à ce niveau, il est vraisemblable que des obésités peuvent naître d'un chimisme incomplet. A l'état normal l'intestin utilise 95 p. 100 des graisses absorbées; 25 p. 100 restent à l'état de graisses neutres, 75 p. 100 se transforment en savons et acides gras. Les modifications des sécrétions biliaires et pancréatiques, à la faveur de l'inflammation ou de la dyspepsie du foie et du pancréas, font diminuer le coefficient de transformation ou d'utilisation des graisses. Voltard croit que la transformation et l'utilisation régulière des graisses dépendent de la perfection de l'émulsion, de leur état de digestibilité, de leur point de fusion. Gaultier a montré, au cours de ses analyses coprologiques, que plus ce point de fusion est élevé, plus cette bonne utilisation est faible. Ces troubles du métabolisme des graisses conditionnent certaines obésités dont l'origine est dans la dyspepsie du grêle.

Les entérites du côlon et l'entéro-colite muco-membraneuse sont aussi très fréquentes. Généralement incomplètes, variables dans leur siège, elles sont tantôt limitées au cæcum distendu ou spasmé, douloureux ou non; d'autres fois c'est le transverse qui est atteint, et plus souvent encore les angles droit et gauche.

Les colites angulaires sont tenaces, assez douloureuses, et à grandes réactions réflexes. La pseudo-angine de poitrine pour le transverse et l'angle gauche, la pseudo-colique hépatique et les myalgies (pseudo-rhumatisme) pour l'angle droit, comme la pseudo-appendicite pour le cæcum sont les symptômes qui doivent faire rechercher systématiquement du côté du gros intestin.

L'S iliaque a ses réactions très spéciales aussi; bien des constipations spasmodiques y ont leur origine. Les *sigmoïdites* nervo-motrices se révèlent par des douleurs de l'hypocondre gauche, des névralgies du membre inférieur, du ténesme et du spasme anal, des besoins impérieux et subits de défécation. Les hémorroïdes sont quelquefois la cause et d'autres fois l'effet de ces sigmoïdites.

Les femmes obèses se plaignent souvent de douleurs de rein, de rhumatisme scapulaire, de torticolis, de lumbago chronique, qui sont, avec la constipation, un teint jaunâtre par périodes, un cerne violet sous les paupières inférieures, du subictère autour des lèvres, du nez, sur le front, les seuls symptômes révélateurs d'une colopathie chronique, qu'accompagne un peu de congestion et de sensibilité du foie. Ces formes chroniques évoluent par poussées, au cours desquelles le

côlon, surtout aux angles, est un peu sensible à l'examen ; elles durent
quelques jours, pendant lesquels les malades paraissent fatiguées et
vieillies. Après une débâcle intestinale, naturelle ou provoquée, tout
rentre dans l'ordre, tandis que le faciès s'améliore. Le déficit hépatique
se révèle à ce moment par une diminution de l'urée, avec conservation
ou augmentation de l'acide urique. Pendant ces périodes le poids du
corps augmente de un à deux kilogrammes pour retomber ensuite.
Vichy améliore considérablement ces obésités associées à ces espèces
de colopathies. Mais ces améliorations sont transitoires, et la guérison
véritable se trouve dans le régime alimentaire peu carné, la pratique
régulière des exercices méthodiques, l'hydrothérapie chaude, la cure
de réduction, moyens qui, longtemps continués, viennent à bout définitivement de l'obésité, de l'entéropathie, en modifiant l'arthristisme qui
les commande. Voici à titre documentaire deux observations personnelles résumées de ces formes cliniques généralement mal classées.

I. — « Mme X..., quarante-neuf ans, 1 m. 62, 80 kilogrammes,
engraisse progressivement depuis quinze ans. Elle devient d'année en
année plus nerveuse. Émotive, irritable, phobique, avec des tendances
hypocondriaques, elle fuit le monde et s'est créé une philosophie pessimiste dont les origines organiques lui échappent. Depuis deux ans elle est
atteinte d'anxiété, d'abord diffuse, qui tend à se systématiser en thana-
tophobie et crainte de la mort subite dans la rue. Très constipée, elle
est atteinte, dit-elle, de coliques hépatiques et de rhumatisme scapulaire.
En réalité, à l'examen externe et urinaire, le foie est intact ; cependant
il y a excès d'acide urique et diminution d'urée. Une à deux fois par
mois, le foie devient sensible très légèrement au palper. Mais l'angle
droit du côlon, la moitié droite du transverse, le cæcum sont très douloureux à la pression qui détermine une colique irradiant dans le flanc
droit et jusqu'à l'épaule. Dans les périodes aiguës, douleurs sous-hépa-
tiques, remontant à l'épaule, irradiation dans les branches cutanées du
plexus cervical (douleur à l'angle de la mâchoire, hémicrânie), qui,
lorsqu'elles ont duré quelques jours, prennent un caractère rhumatoïde ;
en même temps spasme du côlon, dont on sent la corde, et constipation opiniâtre. Par l'usage de la belladone en suppositoires, du régime
végétarien, avec bradyphagie, jeûne avec bouillon de légumes, tout
rentre dans l'ordre, après élimination de selles fétides, de coloration
normale, mais mal liées, étirées, et contenant des mucosités abondantes. Six mois de cure visant l'obésité, avec exercices méthodiques
jusqu'à la sudation, perte de 14 kilogrammes de graisse, ont amené la
rétrocession de la symptomatologie intestinale et nerveuse, et la disparition complète des phénomènes psychiques (hypocondrie, angoisses,
phobies). »

II. — « La belle-sœur de cette malade se trouve à peu près dans des conditions analogues et présente, au même âge, à peu près la même symptomatologie, avec une petite obésité moins ancienne. Neurasthénique aussi, sa symptomatologie porte sur son appareil cardio-vasculaire, son utérus et son intestin. Elle est atteinte de colopathie muco-membraneuse du côlon descendant, de sigmoïdite spasmodique avec hémorroïdes, et de douleurs sourdes dans la région sous-splénique. Ventre pâteux, rein mobile et sensible, albuminurie très légère (traces). Les manifestations aiguës de son entéropathie prennent l'allure de terreurs nocturnes avec *angor pectoris*, de longue durée, mais qui cèdent immédiatement à une entéroclyse avec la longue canule de Châtel-Guyon. Pendant les jours qui précèdent la crise, la malade souffre de son utérus qui lui semble lourd et pesant, tandis que des sécrétions rougeâtres s'écoulent du col. Elle a été plusieurs fois examinée par des gynécologues depuis quatre ou cinq ans ; ils n'ont pu faire d'autre diagnostic que celui de gros utérus congestif. Les traitements locaux ne l'ont pas améliorée.

La malade présente des signes d'hypertension portale et une tendance au bruit de galop droit. Elle est dyspeptique et oppressée après ses repas. La cure de sa petite obésité, le régime restreint et végétarien, l'hydrothérapie chaude, et surtout la pratique bi-quotidienne des exercices méthodiques ont fait disparaître toute la symptomatologie ; l'utérus ne sécrète plus, il n'est plus lourd, ni douloureux, les hémorroïdes ne sont plus appréciables, l'entéropathie s'est atténuée et parallèlement les crises d'angine ne se montrent plus. L'amaigrissement a été relativement considérable, car le tour de taille est passé de 76 à 59, bien que le poids n'ait rétrocédé que de 11 kilogrammes. »

Enfin l'appendicite aiguë et chronique, la lithiase intestinale et l'entéropathie associée à la maladie de Glénard plus ou moins complète, se rencontrent avec les diverses formes d'entéropathies chez les obèses.

La lithiase intestinale mérite de nous arrêter. Elle est vraisemblablement plus fréquente qu'on s'imagine, car en la recherchant volontairement chez 19 obèses, j'ai pu la trouver sept fois et, fait qui montre bien le bien-fondé des observations récentes de Lœper, dans ces sept cas, il s'agissait d'obèses goutteux ou de souche goutteuse. J'ai pu aussi constater chez eux les rapports de l'alimentation avec l'apparition des crises. La viande et le sucre augmentent le taux du sable intestinal, de l'acide phosphorique, de la chaux, de la magnésie et de l'acide oxalique dans les selles. Lœper (1910) a montré que cette goutte oxalique intestinale alterne avec des débâcles d'oxalate de chaux dans les urines. L'acide oxalique de l'alimentation passe donc du sang à l'intestin. C'est ce sable hyperoxalique qui est souvent la cause de la constipation et de l'entéro-colite, chez beaucoup d'obèses. L'élimination de la chaux, facteur essentiel de toute coagulation des matières albuminoïdes, joue certainement un rôle dans la formation du mucus, dans ces cas.

Le diagnostic de lithiase intestinale entraîne un régime alimentaire spécial (suppression de l'oseille, du cacao, etc.), l'abstinence de viande, l'exercice modéré; il faut prendre l'habitude de la soupçonner chez tout obèse entéritique, constipé, pour ne pas laisser subsister ces syndromes qui ne cèdent pas à un autre traitement.

Les **petites entéropathies partielles**, les entérites segmentaires latentes se rencontrent chez les obèses et les gras. M. Lœper a consacré cette année une intéressante leçon à celles qui prennent l'allure de la colique hépatique avec tumeur sous-cystique, fièvre, ou de péricolite, ou encore d'un néoplasme.

J'en ai observé un cas chez une femme obèse avec ptoses généralisées et neurasthénie; une tumeur douloureuse, animée de battements, était placée au milieu de l'abdomen. On pouvait songer à un anévrisme de l'aorte abdominale, à une tumeur fécale (fantôme). Il s'agissait d'une colite et d'une péricolite du transverse « ptosé » avec spasme, mobilisée par « l'aorte à expansion », comme cela se voit chez les névropathes. La guérison a été obtenue par un traitement local associé à la cure d'obésité. Le traitement local a été : l'entéroclyse chaude, lente et continue à la sonde molle longue, massage, repos au lit, régime féculent, belladone, dans une première période, puis dans une seconde; cure myothérapique méthodique. Le spasme a persisté longtemps après l'amélioration obtenue. »

La multiplicité des formes cliniques sous lesquelles peut s'extérioriser la pathologie intestinale chez l'obèse incitera donc le médecin à leur recherche systématique. Non seulement il devra savoir la dépister derrière les épisodes névropathiques : algies, pseudo-rhumatisme, pseudo-angine, pseudo-colique hépatique, lumbago, sciatique, migraines, troubles vaso-moteurs, gastralgies, mais encore la simple constipation persistante, la diarrhée prandiale, la flatulence, le ballonnement, les signes d'hypertension portale et de pléthore éveilleront son attention et surtout chez les malades qui auront atteint l'âge des complications cardio-vasculaires.

Il n'est pas douteux en effet que toute cette pathologie abdominale puisse commander chez les obèses artério-scléreux les accidents les plus graves.

C'est souvent à la faveur d'une crise intestinale qu'un cardio-scléreux, sténocardique, qu'un brightique, qu'un aortique en imminence morbide pourra faire l'asystolie, l'angine de poitrine, l'œdème pulmonaire, l'hémorragie cérébrale qui l'emporteront. A ce point de vue donc, en dehors même de l'intérêt scientifique, le médecin s'attachera toujours à déceler les troubles de la digestion chez les obèses.

TROUBLES HÉPATIQUES

Vue d'ensemble. — Toutes les fois qu'on étudie dans le détail une maladie de la nutrition telle que l'obésité, le rôle d'un viscère aussi important, physiologiquement, que le foie semble devoir être considérable. Or, si l'on se fiait aux apparences cliniques grossières, ou seulement à nos connaissances livresques, il semblerait que la pathologie hépatique dans l'obésité soit assez effacée. C'est là une erreur. Comme le montrait récemment Roger[1], il n'est pas de grande fonction organique chez l'homme où le foie n'ait sa part. Mais chez l'obèse surtout, la symptomatologie qui peut montrer les insuffisances fonctionnelles de cet organe est tardive et, en tout cas, longtemps peu apparente. Aussi les troubles hépatiques, latents si souvent, doivent-ils être systématiquement recherchés.

Si l'on s'attendait en effet à noter de grosses lésions hépatiques dans les obésités les moins bien supportées, on serait déçu, car hors le cas d'alcoolisme et de diabète associés, les cirrhoses y sont presque inconnues. La congestion localisée à un lobe (Sérégé) ou totale (Bauer) n'est même pas un phénomène constant chez les gros mangeurs; elle n'est qu'un épisode; la lithiase qui touche assez souvent la femme grasse, les angiocholites latentes, l'hypercholémie, la glycosurie, quoique incontestables, sont certainement plus rares que l'insuffisance fonctionnelle et la dyspepsie hépatique, qui peuvent passer inaperçues aux yeux de médecins peu versés dans l'hépatologie moderne, telle qu'elle s'est constituée récemment à la suite des recherches de Gilbert, Lereboullet, Herscher, Villaret, Glénard, Linossier, etc.

Chez tous les arthritiques, du reste, la participation morbide du foie est de règle, et à ce titre les obèses ne pouvaient faire exception. Ce que nous avons vu dans les pages précédentes de la pathologie digestive de l'obésité, la fréquence des dyspepsies gastriques et intestinales, l'action spéciale de la suralimentation et de la sédentarité, les vices statiques de l'abdomen, la surcharge et la dégénérescence hépatiques graisseuses, tout concourt à entraîner le foie dans la voie dysfonctionnelle où se trouvent déjà les autres organes. Nous verrons le rôle considérable joué par les vices circulatoires et notamment par l'hypertension portale.

1. Roger, Fonctions du foie (Cours d'ouverture), *Presse Médicale*, 9 nov. 1909.

Latence des troubles hépatiques. — Mais plus peut-être encore que pour le rein les réactions cliniques de la méiopragie hépatique restent cachées. C'est en effet déjà tardivement, et à titre de réaction aiguë, que le foie se congestionne, grossit, devient douloureux. Plus souvent des phénomènes isolés, légers et éloignés, tels qu'une migraine, une gastralgie, un vomissement, une épistaxis, un peu de constipation, d'entéro-colite, des syndromes neurasthéniformes atténués ou violents, de l'urticaire, du prurit, quelques taches purpuriques, de l'oligurie, de la dyspnée, sont les seules indications cliniques que le praticien pourrait déceler pour arriver à une hypothèse d'insuffisance hépatique fruste. C'est, en effet, surtout par ses réactions chimiques, urinaires, que se décèle la pathologie hépatique précoce des maladies de la nutrition, et c'est dans ce sens surtout que le médecin devra diriger ses investigations.

Examen externe du foie. — Ce n'est pas qu'on ne puisse tirer quelque avantage d'un examen externe complet. Il est rare que la simple inspection, rendue, du reste, difficile par la graisse, permette de constater le « ventre hépatique » produit par le gros foie, qui repousse les côtes droites en dehors. Au contraire, la détermination des limites exactes du foie pourra être quelquefois d'un plus certain secours.

Dans l'obésité féminine, il est important de rechercher la ptose du foie (foie tournant de Landau), qu'on rencontre associée à la ptose rénale et intestinale, chez des femmes à ventre gras et souvent effondré, même de bonne heure, après la trentaine, surtout s'il y a eu grossesse.

Par la palpation faite suivant les différents procédés de Glénard (procédé du pouce), de Mathieu (palpation ascendante), de Chauffard (ballottement hépatique), de Gilbert (palpation digitale bimanuelle et amplexion postérieure) on essaiera de savoir si le foie est petit, normal et gros, douloureux, et dans quelle partie.

La région vésiculaire, souvent sensible en cas de lithiase latente, est une zone importante à examiner soigneusement et à différencier de celle du côlon transverse, sensible en cas de colopathie.

La coloration jaune des téguments, de la paume des mains et des pieds (signe palmo-plantaire), des conjonctives, de la langue, la bradycardie, la congestion à la base droite, la pleurésie sèche (signe de Godelier), l'examen macroscopique des urines foncées, oliguriques éclaireront sur la possibilité de cholémie physiologique ou d'hypercholémie.

Examen du chimisme hépatique. — Mais ces moyens cliniques simples ne sont pas suffisants. Un examen complet du chimisme hépatique doit être fait pour chaque cas d'obésité, pour éviter de laisser inaperçue une insuffisance de la cellule hépatique qu'on ne pourra déceler que par une analyse d'urine détaillée. L'importance du foie dans le métabolisme des graisses est trop incontestable pour qu'on courre le risque de passer à côté de la cause même d'une obésité, qui résistera au traitement jusqu'au jour où l'on aura supprimé un des éléments pathogéniques de première valeur.

Dans un cas de ce genre, l'analyse sera méthodique ; la cellule hépatique doit être examinée au point de vue de chacune de ses nombreuses fonctions.

Elle arrête les poisons intestinaux et les transforme pour en annuler l'action nocive. Ce rôle dépurateur est de première importance chez les obèses gros mangeurs, atteints si souvent d'entérite avec stase fécale et fermentations. L'engraissement et la surcharge graisseuse de l'abdomen, du foie, sont souvent l'expression du trouble de la fonction de fixation et de transformation des graisses, récemment étudiées par Gilbert, Carnot, Mlle Deflandre.

La fréquence de l'association obésité-diabète relève des troubles de la fonction glycogénique et glycopexique. L'idiosyncrasie médicamenteuse, l'intoxication avec de faibles doses de mercure, de cocaïne, d'antipyrine, d'iodoforme, etc., signalée chez les arthritiques et les gras, est une preuve de la diminution de la fonction antitoxique de la cellule hépatique.

La fonction uropoïétique est atteinte chez les obèses dont les analyses d'urine décèlent l'hyper- ou l'hypoazoturie. A ce point de vue, il serait même intéressant de classer deux espèces d'obésité : l'une avec diminution, l'autre avec exaltation de la fonction uréogénique. C'est là une notion importante, la transformation des albuminoïdes non utilisables en urée étant certainement un phénomène physiologique de haute signification au point de vue nutritif.

L'anémie de certains obèses, les hémorragies de certaines périodes (épistaxis, entérorrhagie, hématémèse, purpura) ne sont souvent que l'expression de la méiopragie hépatique dans les fonctions martiales et hématopoïétiques (Castaigne), l'une n'étant qu'une part de l'autre, car la cellule hépatique modifie la composition du sang et sa teneur en ferment coagulant.

L'étude des rapports urinaires chez l'obèse montre souvent l'insuffisance ou l'excitation de la cellule hépatique. L'hypoazoturie est un signe d'hyperfonction, l'hypoazoturie une preuve d'insuffisance ; le coefficient azoturique $\frac{AzU}{AzT} = 0,85$ tombera quelquefois à 0,75 ou au-dessous. L'ammoniaque urinaire, qui vaut normalement de 2 à 5 p. 100, augmente dans le déficit hépatique, à la condition que la ration alimentaire reste constante.

Ce déficit pourra aussi se découvrir en interrogeant la fonction glycogénique, par l'épreuve de Colrat et Lépine (Castaigne)[1].

L'indicanurie est considérée aujourd'hui (Gilbert et Weil) comme un signe d'insuffisance hépatique, tandis que l'urobilinurie, depuis les recherches de Gilbert et Herscher, a perdu cette signification, autrefois acceptée.

Enfin, on trouvera fréquemment chez les obèses des signes d'insuffisances dissociées de la cellule hépatique, que nous ne pouvons étudier ici en détail.

La recherche dans les urines des sels biliaires (Hay), des matières colorantes (bilirubine), de l'urobiline, de l'urobiligène, la réaction de Gmélin, de Maréchal-Rosa, de Salkovski, de Hayem, dans le sérum, celle de Gilbert, Herscher et Posternack (réaction-limite), base de la méthode cholémimétrique[2] permettront de déceler la cholémie, l'hypercholémie, et de distinguer l'ictère acholurique physiologique si fréquent chez les arthritiques obèses, de l'hypercholémie avec ictère acholurique qui précède ou accompagne la lithiase et l'angiocholite des femmes grasses.

En somme, une connaissance détaillée de l'hépatologie actuelle est indispensable au médecin qui voudra apprécier exactement le fonctionnement du foie d'un obèse, car sa participation à la pathogénie de l'obésité est évidemment primordiale dans certains cas où la thérapeutique doit surtout porter son effort sur cet organe. Savoir envoyer à Vittel, à Vichy, en connaissance de cause, un obèse hypohépatique, c'est faire déjà la moitié de la besogne curatrice. Au contraire, l'hyperhépatie qui se rencontre aussi chez les mêmes malades nécessiterait la cure de la Bourboule, l'opium, les bromures, l'antipyrine, etc. De toute façon, c'est par une étude chimique préalable que le médecin se prépare à observer ensuite les manifestations cliniques qui permettent de soupçonner les troubles fonctionnels du foie.

Hypertension portale.

Déterminisme du syndrome. — Au cours des diverses variétés d'obésité, le régime circulatoire du foie subit des modifications qui entraînent à leur tour des réactions sur place dans le foie même et à distance sur les autres viscères. L'irrigation nutritive de l'organe par l'artère hépatique ne présente rien de spécial au point de vue pathologique; au contraire, la circulation fonctionnelle par la veine porte se modifie

---

1. Castaigne, L'épreuve de la Glycosurie alimentaire, *Gaz. des Hôpitaux*, 1899.
2. Gilbert, Herscher et Posternarck, *Soc. de Biologie*, 1903.

dès le début du trouble, et du reste contribue à l'entretenir et même à l'exagérer.

Par suite de l'abondance des boissons et des aliments la pléthore sanguine des radicules portes se constitue rapidement chez les gros mangeurs. Chez les obèses petits mangeurs, c'est par la compression et le barrage des troncs portes de tous calibres, produits par l'amas de graisse épiploïque, c'est par la stase du système veineux, due à la surcharge graisseuse et à la stéatose du cœur, en somme par baisse de la vis à tergo, que la surtension veineuse portale s'établit. Plus tard, à la période d'état et chez les grands obèses, toutes ces causes agissent à la fois. A l'état normal, l'écoulement du sang porte, à travers le foie, est réglé : 1° par l'état de béance ou de spasme des capillaires hépatiques; 2° par la faible pression, dans la veine sous-hépatique (variant de 0 à 7 mill. de Hg, en moyenne 4), alors qu'au cours de la digestion la pression veineuse porte est de 24 mill. Hg (Rosapelley), et 3° par la vis à tergo, où la puissance du cœur joue un rôle important. Nous savons qu'il existe un état d'excitabilité sympathique chez les obèses névropathes, et il est probable que le mécanisme vaso-moteur réflexe mis en lumière par F. Franck et Hallion doit faire varier constamment la tension vasculaire du lobule. Un mécanisme analogue, dans les conduits biliaires, a été accepté pour expliquer l'ictère émotif. Or, des oscillations constantes de pression se rencontrent dans d'autres territoires vasculaires chez les névropathes émotifs à système solaire déséquilibré. Il est bien vraisemblable que les capillaires du foie doivent subir des actions pareilles chez beaucoup d'arthritiques et que, de ce fait, il y a dans le lobule même un premier élément perturbateur de la pression portale. Il est, du reste, peu important par rapport aux autres.

Le barrage hépatique lobulaire par sclérose véritable se rencontre rarement dans l'obésité, parce que les cirrhoses et l'espace-portite hypertrophique y sont rares, si ce n'est chez les alcooliques avérés. Il semble donc que la pléthore alimentaire et liquide, ainsi que la méiopragie cardiaque soient les deux éléments importants de l'hypertension, auxquels s'ajoutent la sédentarité, l'immobilité des membres inférieurs et de la musculature de l'abdomen, dont le jeu régularise à l'état normal toute la circulation veineuse abdominale.

Conséquences symptomatiques. — Quelle est, en dehors même du trouble hépatique, l'action à distance de cette stase portale? Le ralentissement du cours du sang dans la portion sous-hépatique de l'abdomen favorise d'abord le dépôt des particules graisseuses dans cette région, *et il est probable que c'est à ce fait qu'est due l'accumulation de la graisse ventrale habituelle dans toutes les obésités.*

1° L'hypotension artérielle et la tachycardie se constatent ensuite.

Dans toute hypertension portale expérimentale par ligature porte (Gilbert-Garnier-Castaigne et Bender), c'est un phénomène remarquable que l'anémie sus-diaphragmatique. Cette hypotension artérielle, que nous avons signalée ailleurs, chez beaucoup d'obèses s'exagère du fait de la mollesse de contraction du cœur gras et petit. Car, au début de l'obésité, le cœur est petit avant d'être gras, ainsi qu'il est facile de s'en assurer par la percussion. Le petit cœur droit est une conséquence de l'hypotension sus-hépatique qui existe dans les premières phases de l'hypertension portale. Plus tard, à la phase d'intoxication, l'hypotension artérielle cédera la place à l'hypertension, et souvent au gros cœur dilaté.

2° Les **symptômes urinaires** : l'oligurie et l'opsiurie ou retard d'élimination des urines constituent d'autres suites de l'hypertension portale que l'on rencontre constamment, même dans l'obésité moyenne. Je n'ai pas eu jusqu'à présent l'occasion d'y constater l'anisurie et l'isurie, découvertes par Gilbert et Lippmann[1], dans l'hypertension portale des cirrhotiques. C'est que, dans la clientèle de ville, les obèses ne présentent pas tous les signes du syndrome complet. Cependant je ne doute pas que des recherches poursuivies dans ce sens ne permettent d'expliquer les variations si curieuses du poids quotidien des obèses, par les variations d'élimination urinaire.

Les hémorroïdes, la splénomégalie, les hémorragies intestinales, le développement anormal du réseau capillaire sous-cutané abdominal, le tympanisme abdominal, la congestion œdémateuse des bases pulmonaires, et l'œdème trachéo-bronchique sont les autres conséquences de l'hypertension portale chez les gras et les obèses.

3° Les **hémorroïdes** sont d'une fréquence considérable chez les obèses. Je les ai constatées 77 fois sur 100 cas. Atténuées ou très marquées, elles sont toujours l'indice de l'hypertension portale. C'est dans ce sens qu'il faut comprendre qu'elles sont un symptôme des affections hépatiques. Il n'y a pas d'obèse ou de gras qui ne soit, par cette raison, un candidat de l'hépatisme, et inversement peu d'hépatiques qui ne soient prédisposés à l'engraissement, sauf ceux qui sont atteints de grosses lésions cirrhotiques. Il ne semble du reste pas que l'hémorroïde accidentelle, telle que la comprend Dupré, soit fréquente. Presque toujours elle est consécutive à l'hypertension portale ; l'hémorroïde de compression, l'hémorroïde chirurgicale doit être bien exceptionnelle par rapport à elle. En tout cas, dans l'obésité, elle signifie pléthore portale déjà avancée et arrivée à la phase des retentissements circulatoires de compensation, car les veines hémorroïdales ne se rattachent

1. Gilbert et Lippman, *Soc. de Biologie,* juin 1906.

à la circulation portale qu'indirectement, par anastomose. Par là elles sont l'indice d'un vice circulatoire déjà considérable, et d'une modification fonctionnelle du foie très probable.

Dans l'obésité elles sont chroniques, mais sujettes à des poussées aiguës douloureuses, qui indiquent la congestion du foie, l'exagération de la pléthore portale et la nécessité d'un traitement d'urgence qui, à mon avis, doit être uniquement diététique et gymnastique. Il est très remarquable, en effet, que le meilleur moyen de faire cesser une crise aiguë douloureuse d'hémorroïdes, c'est de faire coucher le sujet sur le sol et de lui faire pratiquer pendant quelques minutes des mouvements de flexion des membres inférieurs sur le tronc. Sous l'influence de la contraction des muscles droits de l'abdomen, obliques, psoas, etc., la circulation portale se rétablit et l'on peut voir aussitôt les hémorroïdes externes pâlir, se détendre et disparaître. Toutes les hémorroïdes, sans exception, cèdent à cette méthode thérapeutique qui fait la preuve de la pathogénie de ce symptôme.

Chez la femme obèse, les poussées hémorroïdaires précèdent ou accompagnent la colique hépatique, et chez l'homme elles annoncent quelquefois à l'avance une augmentation de poids et de volume par surcharge graisseuse. J'ai présent à l'esprit le cas d'un confrère qui, chaque fois qu'il fait une crise hémorroïdaire, est certain de voir son poids augmenter de plusieurs kilogrammes dans le mois suivant. On sait du reste que les excès : alimentaires, de boisson, la fatigue, le coït, la constipation, l'accès de goutte et, d'une façon générale, les causes qui augmentent l'hypertension portale, produisent des poussées hémorroïdaires. Souvent aussi la constipation chronique annonce et précède l'hémorroïde avec laquelle elle semble avoir plus d'un rapport. On peut se demander si le massage abdominal, si la kinésithérapie, la gymnastique de plancher n'agissent pas sur la constipation en diminuant la stase veineuse intestinale plus qu'en poussant le bol fécal.

4° La congestion utérine chez la femme (*prostatique* chez l'homme) se produit au cours de l'obésité par le mécanisme de l'hypertension portale. Le gros utérus congestif que nous étudierons plus loin est l'expression clinique de la stase vasculaire dans les connexions recto-utérines; on pourrait l'assimiler à l'hémorroïde; c'est, pourrait-on dire, une hémorroïde utérine ou un varicocèle tubo-ovarien.

5° Les hémorragies intestinales se rencontrent quelquefois chez les obèses pléthoriques, et sont dues à l'hypertension portale. L'intestin peut saigner dans l'S iliaque comme au niveau des hémorroïdes. Le diagnostic restera délicat avec toutes les colopathies ulcéreuses ou non, et surtout avec les entérorragies de l'entéro-colite, qui, pour être rares, n'en existent pas moins.

On sait que, dans les cirrhoses, l'hypertension portale très marquée détermine la circulation collatérale ; or, chez les obèses, j'ai rencontré fréquemment une circulation capillaire supplémentaire sur le thorax, et notamment à l'union de l'abdomen et des côtes, et surtout à droite, plus rarement à gauche. La fréquence de ce signe chez les obèses pléthoriques, hémorroïdaires, tympanisés, hypotendus artériels, m'a fait penser qu'il s'agit encore d'un signe d'hypertension portale. L'action du traitement l'a bien montré. Cette circulation supplémentaire a été, du reste, signalée dans l'hypertension portale cirrhotique par Gilbert et Villaret[1], sous le nom de *variété thoracique* du type porte. Elle porte alors sur les troncs veineux assez importants qui descendent perpendiculairement aux côtes et sont des branches des six veines sous-cutanées décrites par Braune. Ces gros troncs sont rarement touchés chez les obèses qui n'ont pas de grosses lésions hépatiques. Il s'agit seulement dans les cas moyens d'un réseau capillaire fin, formé d'ectasies, qui suit le bord des fausses côtes et dessine quelquefois un cercle complet qui va des côtes flottantes d'un côté à celles de l'autre, en passant par la région supérieure et avec deux maxima, l'un au niveau de la vésicule (ligament suspenseur), l'autre au niveau de la rate.

6° Le **tympanisme abdominal** existe dans la grande majorité des obésités, petites ou grandes. Je ne sais pas si on peut le considérer avec certitude comme une preuve d'hypertension portale, ainsi que l'admettent Carnot et Villaret, Grandmaison ; mais il est certain qu'il coexiste souvent avec les autres signes. Cependant il est difficile de le séparer du tympanisme intestinal dû à la dyspepsie, à l'entéro-névrose si ordinaire dans les obésités.

7° La **congestion chronique œdémateuse des bases pulmonaires** et **des grosses bronches**, qui simule, comme nous l'avons vu plus haut, la symptomatologie de l'emphysème, de l'asthme, de la basite, peut être interprétée, d'après les recherches récentes de Bonnamour et Claret[2], et les observations de connexions veineuses porto-pulmonaires de Gilbert et Villaret[3], comme une manifestation de l'hypertension portale. La gêne circulatoire portale créerait des voies de dérivation entre le système porte et le poumon. Du reste Villaret, en obturant la veine porte avant sa pénétration hépatique, a pu expérimentalement faire passer la masse à injecter dans les lobules pulmonaires des bases pulmonaires. « Ces connexions s'établissent entre les divisions périœsophagiennes et transdiaphragmatiques de la veine porte et les plexus veineux péripulmonaires ; le système azygos joue un

1. Gilbert et Villaret, *Revue de Méd.*, 1907.
2. Bonnamour et Claret, *Soc. des Méd. des Hôp. de Lyon*, 14 janv. 1908.
3. Gilbert et Villaret, *Soc. de Biologie*, 25 juillet 1908.

rôle dans cette voie de suppléance » (Villaret, Bonnamour et Claret).

8° La **congestion rénale** se produit dans l'hypertension portale par exagération des anastomoses porto-rénales. Villaret, Gouget, Roger, Surmont ont étudié les lésions corticales du rein produites par cette stase et qui peuvent expliquer l'insuffisance rénale ou l'albuminurie chronique si banale dans les obésités.

Tel est l'ensemble de la symptomatologie qu'on peut attribuer au syndrome de l'hypertension portale, qui joue dans l'obésité un rôle pathogénique de tout premier ordre. M. Huchard a montré récemment dans ses « Cliniques » comment il retentit sur l'appareil cardiaque, mais on peut aller plus loin encore et dire *qu'il y a des obésités qui ne sont qu'hypertension portale.*

Obésités portales (fig. 33-38-41-44).

En effet, à côté des obèses anémiques et des obèses florides, on pourrait décrire un type d'obèse à membres grêles, à gros abdomen, où le pannicule adipeux est peu développé, bien que le ventre soit tendu surtout dans la région hypogastrique. Il existe bien chez eux de l'infiltration diffuse généralisée, sorte de couverture graisseuse jamais excessive. Mais ce sont surtout des auto-intoxiqués, des vasculaires, des « humides », dont tous les tissus sont infiltrés de liquides et dont l'appareil veineux abdominal est gorgé de sang. Ce sont ces malades qui sont bronchitiques, pseudo-asthmatiques, faux emphysémateux avec basite chronique. Ce sont eux encore qui sont atteints d'albuminurie, d'hypertension artérielle secondaire, de bruit de galop droit, d'hyposystolie; eux enfin qui deviennent urémiques ou qui font tôt des accidents d'hémorragie cérébrale. L'hypertension portale, la pléthore aqueuse et sanguine est leur véritable maladie plus encore que la surcharge graisseuse. Aussi guérissent-ils par le régime sec et restreint, par la méthode de Guelpa répétée, par la diète de liquides (Huchard et Fiessinger). Ces sortes de malades, qui ont souvent fait des excès de boisson, ou du moins de liquide, sont quelquefois aussi de gros mangeurs. Mais leurs accidents relèvent plus des phénomènes vasculaires que de la surcharge et de la dégénérescence graisseuse pures.

Ce type d'obèse vasculaire s'associe du reste souvent au type floride ou anémique pour créer un type mixte qu'on rencontre fréquemment.

En résumé, l'hypertension portale joue un rôle important dans l'histoire de l'obésité. On peut affirmer qu'elle existe toujours chez tous les obèses, et même de très bonne heure, alors que la surcharge est seulement au début, c'est-à-dire quand le sujet n'est que gras. C'est à elle qu'il faut attribuer la stase veineuse de la face qui fait le faciès floride et coloré des arthritiques à l'état d'embonpoint. Le teint de lis et de roses des jeunes femmes arthritiques n'est qu'une manifestation du trouble circulatoire de l'appareil veineux.

Cette stase circulatoire n'est pas sans jouer un grand rôle dans la méiopragie hépatique. L'insuffisance hépatique, l'hypohépatie ou la parhépatie finissent toujours par se produire, et à ce moment l'obèse est devenu presque un lésionnaire du foie.

Adipose du foie. — La graisse existe normalement dans la cellule hépatique. Par la suralimentation hydrocarbonée et azotée sa teneur s'élève considérablement au cours de l'obésité. Il faut séparer la surcharge et la stéatose par dégénérescence des alcooliques et des intoxiqués (hépatite graisseuse latente des alcooliques de Gilbert et Lereboullet [1]) qui peut s'associer à elle chez les grands buveurs.

Le foie surchargé de graisse des obèses est hypertrophié, mou. La graisse est également répartie dans toutes les cellules (Chauffard), et étouffe petit à petit les vaisseaux, d'où l'état exsangue de ces foies et d'où, aussi, le barrage pour la circulation portale. Cet état d'adipose de la cellule hépatique s'accompagne d'une vague symptomatologie fonctionnelle : digestion pénible, diarrhée ou constipation, acholie pigmentaire intermittente, urobilinurie, hypoazoturie. Mais ce sont là des signes tardifs, car la cellule supporte longtemps l'accumulation graisseuse; lorsque son intégrité disparaît, il est probable qu'il s'y ajoute une véritable dégénérescence protoplasmique dont la symptomatologie est celle de la cachexie et de l'insuffisance hépatiques que vient généralement compliquer une infection surajoutée telle que la pneumonie, l'érysipèle, la staphylococcie, chez les obèses diabétiques surtout.

Gros foie. — Le gros foie chez l'obèse est passager; en général il indique une poussée congestive, une exagération de l'hypertension portale, quelquefois la stéatose, la goutte, l'urémie imminentes et plus simplement la lithiase biliaire en période critique. Les écarts de régime, excès de boisson, fatigues, l'insuffisance myocardique passagère ou durable, conditionnent la congestion hépatique simple de l'obèse. Elle se traduit par la symptomatologie habituelle : bord douloureux, dur, accessible au doigt plus bas qu'aux limites normales, avec lourdeur du flanc, de l'épaule, coloration subictérique des téguments. L'augmentation du volume de l'organe est totale chez les gros mangeurs d'après Bauer [2], et partielle, monolobaire, d'après Séregé et Glénard. Ces derniers auteurs considèrent les deux lobes comme indé-

---

1. Gilbert et Lereboullet, *Soc. Méd. des Hôpitaux*, 1902.
2. Bauer, L'hypertrophie hépatique des gros mangeurs est totale et non monolobaire, *Progrès Méd.*, 16 oct. 1909.

pendants au point de vue circulatoire, comme aussi au point de vue physiologique et pathologique. Chacun des lobes du foie est réuni à une portion bien déterminée du territoire portal. Chez les obèses gros mangeurs et sauf chez les lithiasiques, il semble bien que le foie congestif est atteint dans sa totalité.

A ce même moment apparaissent des troubles dyspeptiques et nerveux, fatigues, insomnie, inappétence, nausées, vertiges. La dyspepsie hépatique est le plus souvent du type hyperpeptique (Gilbert et Lereboullet). Elle est accompagnée souvent d'entéro-colite et d'hémorroïdes. Chez un gras ou un obèse, chez une femme « en bon point », ces symptômes nerveux et digestifs associés à la sensibilité hépatique, au teint plus jaune, au signe palmo-plantaire, au cerne bistré périoculaire, aux divers signes d'hypertension portale du côté de l'utérus, doivent faire penser à la poussée congestive hépatique. L'analyse d'urine confirmera cette hypothèse. Cette symptomatologie peut annoncer la crise de goutte ou d'asthme hépatique.

Cholémie et hépatisme des obèses. — Parmi les sujets atteints de surcharge graisseuse ou d'obésité, il en est qui semblent assez bien rentrer dans le cadre de ce qui a été décrit dès l'antiquité sous le nom de « tempérament bilieux ». Dans leur jeunesse, des obèses ont été maigres, constipés, dyspeptiques, à teint jaunâtre, sujets à des emportements irraisonnés, à de brusques dépressions, à la tristesse, à la mélancolie.

On avait rattaché l'ensemble de ces symptômes à un trouble du fonctionnement du foie, à une époque où on le croyait capable de déterminer chez l'homme toutes les anomalies du caractère.

Mais lorsque la physiologie eut fait, dans la seconde moitié du siècle dernier, les progrès que l'on sait, au sujet des fonctions hépatiques, on retourna à cette conception, et Glénard, l'un des premiers, proposa la diathèse hépatique ou l'hépatisme. Ce qu'il entendait par là, c'était une disposition morbide du foie à provoquer l'éclosion de maladies en apparence très dissemblables, mais intimement liées entre elles en une même famille hépatique.

Ces maladies peuvent se succéder chez le même individu, ou se retrouver successivement chez les descendants de la même famille. Ce sont celles que Bouchard a englobées dans la famille arthritique, c'est-à-dire : obésité, goutte, diabète, affections du foie : ictère, congestion, calculs, cirrhose, stéatose.

Analogie de l'hépatisme et de l'arthritisme. — Tandis que Bouchard pense qu'il s'agit d'une diathèse générale et d'un trouble nutritif cellulaire de toute l'économie, Glénard, au contraire, reporte toute la pathogénie sur le foie, qui, au début, est simplement vicié fonctionnellement, puis plus tard, altéré par des lésions qui peuvent aller jusqu'à la cirrhose. Cette prédisposition, avec laquelle on peut naître, dans le cas où elle est congénitale et héréditaire, on peut également l'acquérir par suite d'une mauvaise hygiène alimentaire, d'une infection, telle que la fièvre typhoïde, d'une intoxication, telle que l'alcoolisme, d'une auto-intoxication, telle que la suralimentation, et même par des causes morales ou le traumatisme.

Dans ce cas, la marche du processus peut se résumer ainsi : une cause primitive, infection, traumatisme, etc., crée une petite lésion hépatique; celle-ci s'exprime par l'hépatisme. L'hépatisme engendre l'état diathésique qui retentit sur l'appareil nerveux (arthritisme de Bouchard), lequel, à son tour, augmente le trouble fonctionnel et la petite lésion jusqu'à l'altération grave.

Deux formes d'hépatisme. — Glénard distingue deux formes d'hépatisme : 1° l'*hépatisme uricémique* ou *néphrétique*, où il classe les obèses prédisposés à la lithiase biliaire, à la gravelle, au diabète, à la goutte, à l'asthme; nous y retrouvons presque tout « l'arthritis » de Bazin, l'herpétisme-névrose de Lancereaux, la bradytrophie de Landouzy, au moins pour ce qui est du type héréditaire et constitutionnel; le type de l'hépatisme-arthritisme acquis est représenté par les manifestations hépatiques de l'alcoolisme et de la suralimentation, qui produisent l'obésité, le diabète.

2° L'autre variété de Glénard, c'est l'*hépatisme biliaire*, dans lequel se rangent beaucoup de futurs obèses. Ce sont des individus qui, jeunes, sont réellement maigres, à ventre flasque et à intestins étroits, à teint olivâtre, irritables, dyspeptiques, névropathes et constipés, qui fournissent plus tard les lithiasiques et les biliaires, et qui peuvent aller jusqu'à la cirrhose hypertrophique de Hanot.

Il semble bien que MM. Gilbert et Lereboullet, en créant la *cholémie* et les *ictères acholuriques*, ont repris et ont classé presque parallèlement les mêmes éléments cliniques. Mais le cholémique de M. Gilbert est surtout atteint d'un hépatisme héréditaire dû à des infections incidentes angiocholitiques, d'origine intestinale, et presque toujours infectieuses, tandis qu'au contraire, pour Glénard, l'hépatisme peut être souvent acquis, et l'infection n'y est pas constante.

Quoi qu'il en soit de ces discussions théoriques, il n'en reste pas moins, cliniquement, que les obèses appartiennent à des familles où l'on trouve très fréquemment la cholémie, les affections biliaires, la lithiase hépatique, associées aux troubles néphrétiques, aux subictères, et que le même individu, qui, autrefois, avait davantage de symptômes cholémiques, peut se transformer à un moment donné, de préférence à l'âge adulte, sous l'influence de conditions que nous étudierons à la pathogénie, pour devenir l'hépatique gras de belle apparence, prédisposé à la gravelle et à la goutte.

Lithiase biliaire des obèses. — Elle se rattache à la cholémie et à l'hépatisme, qui sont ses principales causes prédisposantes. La fréquence de la cholémie chez les obèses nous explique ainsi la banalité de la lithiase latente et des coliques hépatiques franches.

Presque spéciale à la femme grasse, prédisposée par la grossesse et l'allaitement, la lithiase du foie est un accident fréquent au cours de l'obésité. Elle évolue chez des femmes atteintes de cholémie familiale et qui déjà, dans leur jeunesse, avaient cette cholémie physiologique dont la cholémie pathologique n'est plus tard que l'exagération. Il est bien vraisemblable que l'obésité de ces cas est essentiellement hépatique, car elle s'améliore presque toujours par la cure de Vichy qui convient si bien à la cholémie avec hypohépatie et à la lithiase. Mais, cliniquement, le rapport de l'engraissement et de l'hépatisme est intéressant à observer. Bien souvent il précède de quelques années les troubles hépatiques apparents. A un moment donné, tandis que l'oligurie apparaît, ainsi que le jaunissement des téguments de la face et des mains, l'insuffisance hépatique se témoigne par la dyspepsie, les troubles cardio-vasculaires (fausse angine de poitrine), pulmonaires (dyspnée, Dufourt [1]), asthme, pseudo-emphysèmes, les syndromes asthéniques, phobies, angoisses, aboulies, etc. Puis, après quelques mois ou années de cet état morbide, et tandis que l'engraissement progresse, que l'obésité s'accentue, une colique hépatique éclate qui vient donner la clef de l'énigme; mais quelquefois elle reste latente, cliniquement, et le praticien doit la soupçonner derrière le tableau clinique que j'indique ici.

Les relations de l'obésité et de la lithiase sont patentes pour le médecin qui passe à Vichy au moment de la saison. Les lithiasiques sont en majeure partie des gras, et s'ils deviennent maigres c'est à la suite de la dénutrition et des souffrances produites quelquefois par l'état de mal biliaire.

Troubles fonctionnels du foie chez les obèses.

En dehors des types cliniques que nous venons d'étudier précédemment, la pathologie hépatique des gras et des obèses reste fréquemment discrète. Presque tous ne sont que de petits hépatiques. Dans la pratique on se heurte rarement à de grands troubles qui n'appartiennent qu'aux grandes intoxications, aux cirrhoses.

1. Dufourt, Manifestations dyspnéiques chez les hépatiques, *Journ. de Méd. prat. de Lyon*, avril 1909.

En général, et en dehors des signes décelés par le chimisme hépatique urinaire, énumérés au début de cette étude, les obèses gros mangeurs sont atteints surtout des manifestations nerveuses de la petite insuffisance hépatique.

Hypohépatie. — La *grande insuffisance hépatique* ne se voit que chez les obèses du milieu hospitalier et nécessite du reste des intoxications cirrhogènes ou dégénératives de la cellule hépatique.

La *petite insuffisance hépatique*, qui seule nous intéresse ici, reste longtemps effacée, pour si fréquente qu'elle soit. De petites hémorragies généralement bénignes, mais émouvantes, peuvent la signaler, telle l'épistaxis. L'anémie, l'asthénie, peuvent même se manifester à ce moment au cours d'une obésité floride. La *glycosurie digestive* apparaît souvent comme signe révélateur du passage de la cholémie physiologique à la cholémie pathologique. Elle suit ou précède la colique hépatique, la fin d'une maladie infectieuse telle que la grippe ; la grossesse, l'allaitement. Elle constitue quelquefois chez les obèses brightiques une variété de l'urémie hépatique (Debove), où le rein et le foie, également insuffisants, font échange de mauvais procédés.

Le diabète des obèses peut être dû à l'insuffisance hépatique. C'est le **diabète par anhépatie** de Gilbert. C'est une glycosurie intermittente apparaissant surtout après les repas et s'améliorant par les alcalins et Vichy, qui excitent les fonctions du foie.

L'hyperhépatie accompagne plus souvent les obésités avec gros foie. Ce sont les suralimentés, les buveurs, les pléthoriques congestifs qui présentent ce type fonctionnel. Mais les foies de ces obèses ne restent pas longtemps congestifs, ils deviennent bientôt franchement lésionnaires. Il y a multiplication cellulaire hépatique (gros foie alcoolique, congestif et hypertrophique). A la fin de l'obésité, à la période cachectique, dans l'acromégalie, il existe du reste un véritable état de gigantisme viscéral qui porte aussi sur le foie, à ce moment glycosurique.

Les signes de l'hyperhépatie sont souvent ceux d'une dyspepsie hyperpeptique ou hyperchlorhydrique, avec fringales, entéro-colite, etc. Toutefois, il ne faut pas s'attendre à y trouver tous les signes urinaires de l'hyperfonctionnement du foie, l'hyperazoturie entre autres. Il peut y avoir, et cela est fréquent chez les obèses, dissociation des signes. Le foie est excité dans quelques-unes de ses fonctions, et déprécié dans d'autres. Mais l'ensemble de ces symptômes et surtout la constatation d'une glycosurie éloignée des repas, le foie gros et douloureux, l'hyperazoturie, les fringales, l'ictère acholurique quelquefois, permettent d'accepter l'hypothèse d'hyperhépatie, et de combiner dans le traitement l'effet du régime restreint, de la cure musculaire, avec les arsenicaux à petite dose (La Bourboule), les bromures, l'antipyrine, l'opium, qui sont des sédatifs du foie et montrent par l'amélioration de l'état hépatique et l'amaigrissement la véritable pathogénie des obésités de ce type clinique.

2° TROUBLES RESPIRATOIRES

Du côté de *l'appareil respiratoire*, les manifestations fréquentes chez les obèses sont surtout d'ordre bronchique : la bronchite et l'emphysème, de même que l'asthme, sont signalés partout.

L'interprétation qui en est donnée, c'est que l'obèse, étant arthritique, il est très naturel que ces manifestations de l'arthritisme se présentent chez lui. Telle n'est pas ma façon de les comprendre.

Étudions d'abord les formes cliniques sous lesquelles elles se présentent.

Muqueuses. — Du côté des voies respiratoires supérieures on constate : des rhinites congestives, vaso-motrices, le rhume des foins, la tendance aux coryzas violents. Ces faits sont incontestables et il n'y a pas lieu d'en dire autre chose qu'on les voit s'atténuer et disparaître par le traitement de l'obésité et de l'arthritisme en général. La pathologie des muqueuses est subordonnée à celle du tube digestif. C'est une notion qui, pour n'être pas classique encore, n'en est pas moins admise par beaucoup. Londe, dans ses *Essais de médecine préventive*, lui a consacré un chapitre [1]. Cornet en a publié des exemples. En plusieurs circonstances j'ai signalé aussi ces faits (Heckel) [2].

Une manifestation peu remarquée, et cependant très fréquente, c'est la *laryngo-trachéite* chronique, entrecoupée de petites poussées aiguës, soit à la suite d'un coup de froid, soit à la suite d'une grippe ou encore après une infection descendante des voies nasales supérieures. Ces laryngites qui, au minimum, produisent du hemmage et la voix couverte, n'inquiètent guère que les chanteurs. Elles sont dues surtout au catarrhe des petites glandes tapissant le vestibule laryngien, et il s'agit là, en somme, d'une laryngite vestibulaire et aryténoïdienne qui, au laryngoscope, montre généralement des cordes intactes, mais recouvertes dans leur partie postérieure et sur leur bord interne des sécrétions glandulaires qui s'écoulent des parois du vestibule en produisant : les « chats », l'enrouement, la toux. Plus tard, lorsque la lésion est faite et invétérée, les cordes participent à ce processus catarrhal glandulaire qui s'accentue vers l'hypertrophie muqueuse, tandis que l'hypertrophie chordale est la suite des efforts vocaux et du hemmage.

---

1. Londe, *Essais de Méd. pr.*, Alcan, 1910.
2. Heckel, Laryngo-trachéites d'origine gastro-intestinales. *Arch. int. de Laryngol.*, 1906.

A ce moment, la situation ne laisse pas que d'être grave pour les chanteurs. Les seules améliorations sérieuses que l'on peut en tirer viennent d'une thérapeutique mixte qui vise autant l'état général, l'arthritisme et l'obésité que l'état local et la laryngite. C'est un point de pratique qu'il fallait souligner.

La *trachéite chronique*, bien souvent, s'y associe, soit qu'elle soit produite par la propagation descendante de l'inflammation des muqueuses supérieures, soit qu'elle suive une trachéite grippale, facilitée par l'état continuel de congestion des voies aériennes chez les arthritiques, soit enfin qu'elle se montre à la suite d'une poussée de *trachéite annulaire*.

Voici ce qu'il faut entendre par ce terme :

Sous l'influence d'un coup de froid, après quelques jours de troubles vocaux ou au cours d'une grippe on voit, au laryngoscope, une rougeur inflammatoire atteindre d'abord le vestibule laryngien, descendre ensuite dans la trachée en y formant un anneau rouge, de 2 à 3 centimètres de haut, et qui gagne par en bas, à mesure qu'il guérit par en haut. Une toux quinteuse violente, coqueluchoïde est une manifestation habituelle de cet état aigu qui laisse place à une trachéite légère diffuse, dont une toux constante, après les repas ou le matin, au lever, accompagnée de petits crachats grisâtres et chargée de cellules à poussière, fait croire à certains médecins qu'il s'agit d'un asthme ou d'un emphysème, et quelquefois de tuberculose.

Toutes ces manifestations sont d'ordre dyscrasique, souvent uricémiques. Elles peuvent durer des mois et des années. Elles subissent nettement l'influence de l'état gastro-intestinal et nerveux, s'améliorant ou empirant avec lui.

Aussi, les mêmes observations que pour les pharyngites catarrhales doivent-elles être faites, au point de vue thérapeutique : un traitement local ne saurait suffire à les améliorer.

Une *bronchite des grosses bronches* peut succéder aux troubles trachéaux par un mécanisme de propagation descendante ou par un retentissement de l'état général. Mais il est très rare que les petites bronches soient atteintes et que la bronchite chronique puisse être interprétée comme étant de cette nature.

Pseudo-emphysème. — En réalité, c'est aux formes cliniques précédentes qu'il faut rattacher la toux et les crachats qui font, trop souvent, penser à l'emphysème.

Je crois qu'il ne faut accepter le diagnostic d'emphysème, cliniquement, que chez les malades appartenant à un autre milieu qu'à celui de la clientèle assez spéciale où l'on peut faire des observations de ce genre, c'est-à-dire dans les milieux bourgeois et aristocratiques.

Il faut toujours éliminer les causes d'erreur que j'ai indiquées ci-dessus, et se rappeler que l'emphysème, s'il est sujet à des poussées paroxystiques, dyspnéiques et catarrhales, en réalité, persiste constamment avec un état chronique qui se témoigne à l'auscultation par des modifications de l'inspiration et de l'expiration; les râles humides et sibilants, symptômes de la bronchite qui l'accompagne, ne sont pas suffisants pour accepter ce diagnostic.

Or, si je ne conteste pas qu'il existe un emphysème, je crois qu'on l'accuse trop souvent et que l'on met sur son compte des dyspnées qui relèvent de l'estomac dyspeptique et flatulent, de l'intestin atteint d'entéro-colite chronique; la toux et les crachats qui viennent de la trachée, du larynx et de l'arrière-nez s'améliorent très rapidement, comme la dyspnée, avec le régime qui vise et la dyspepsie ou l'entérite et l'obésité qui l'accompagne. On peut même, lorsqu'on poursuit longtemps cette action, obtenir une disparition tellement complète de ces signes que le diagnostic d'emphysème dans ce cas ne serait plus acceptable, car, par définition, c'est une alvéolite atrophique incurable.

Aussi doit-on se garder de porter trop rapidement, chez les obèses, le diagnostic ferme d'emphysème, et il faut ne le faire qu'à bon escient.

Je possède les observations d'une dizaine d'obèses qui se croyaient emphysémateux, soit de leur propre chef, soit de celui de leur médecin. Plusieurs avaient des années de Mont-Dore. C'étaient des pseudo-emphysèmes de diverses pathogénies qui restaient chroniques par suite d'un traitement erroné et qui ont disparu avec l'obésité guérie et ses causes digestives.

Asthme. — Des restrictions analogues doivent être faites aussi pour l'asthme des obèses.

Au chapitre de séméiologie nous avons vu la fréquence de la dyspnée chez les arthritiques en général et chez les obèses en particulier.

J'ai déjà montré l'origine gastrique, intestinale ou psychique de ces dyspnées.

Si elles coïncident d'un autre côté, avec des signes bronchiques, et si elles se montrent sous forme critique, il est bien évident que l'impression clinique qui se dégage pour un médecin non averti sera celle d'un asthme. Mais nos opinions, et particulièrement les miennes, ont bien changé sur ce symptôme.

C'est intentionnellement que je prononce le mot. J'ai la conviction que dans quelques années la notion de l' « asthme essentiel » ayant disparu, il faudra que le médecin praticien sache toujours faire remonter une dyspnée, si asthmatiforme qu'elle paraisse, à sa cause pathogène, proche ou éloignée, et les obèses, à titre d'arthritiques, en présentent de nombreuses dans le tube digestif, le rein et le système nerveux.

En outre, ces prétendus asthmes des obèses disparaissent aussi avec l'obésité. D'où la nécessité de ne pas perdre cette conception de vue toutes les fois qu'on se trouvera en présence d'un asthmatique obèse et de soigner l'obésité pour guérir l'asthme.

Ces manières de concevoir l'asthme, qui sont les miennes depuis quelques années et que j'ai eu l'occasion de répéter dans plusieurs publications antérieures, viennent de nouveau d'être reprises dans son livre récent sur l'asthme, par M. Moncorgé, qui n'admet pas non plus l'asthme essentiel, et en fait une dyspnée toujours secondaire à un trouble fonctionnel ou à une lésion d'autres organes.

Basite chronique. — Les anciens cliniciens avaient décrit sous ce nom une inflammation du parenchyme pulmonaire complètement oubliée aujourd'hui et confondue dans la description des congestions primitives et secondaires du poumon.

Mais pour la pratique de la clientèle, il est fâcheux que cette entité clinique ait été effacée du cadre pathologique. Car, lorsqu'on la connaît, on la retrouve bien souvent. Voici comment elle se présente :

Chez des malades arthritiques, obèses souvent, on trouve à l'auscultation des foyers de râles humides, placés à la base d'un poumon, et non pas des deux. Assez souvent il s'agit du poumon droit, et le siège qui n'est pas tout à fait fixe est généralement situé à trois ou quatre travers de doigt au-dessus du sinus costo-diaphragmatique postérieur, c'est-à-dire au-dessus de la 10e côte.

Quelquefois, cette étendue n'excède pas une pièce de deux francs; d'autres fois, de cinq francs. A certains moments, elle s'étale et devient grande comme la paume de la main. Mais sa caractéristique, c'est de donner au clinicien bien rompu à l'auscultation, l'impression qu'il s'agit d'une alvéolite corticale sous-pleurale et à telles enseignes que quelquefois il semble que la plèvre participe un peu au processus. Et quand l'on trouve un peu de frottement, le terme de frottement-bulle ou de frottement-râle conviendrait assez pour définir l'élément stéthoscopique qu'on perçoit. Quelquefois ces râles sont de petit calibre et ressemblent à s'y méprendre aux râles de déplissement ou de décubitus avec lesquels il ne faudrait pas les confondre. D'autres fois, ils sont d'un calibre plus gros. On les entend bien à la fin de l'inspiration, et la région où ils siègent est quelquefois douloureuse. Les malades même viennent consulter pour cette douleur. Chez d'autres, le foyer est absolument indolore. Cette découverte n'est pas sans déconcerter beaucoup les jeunes médecins qui n'ont pas de documents sur son origine.

La basite est mobile, mais dans une faible mesure. Quelquefois, sans raison apparente, elle disparaît. D'autres fois, elle reste fixée pendant des mois et des années sans s'étendre ni varier beaucoup, ou en se déplaçant et en se rapprochant de la pointe de l'omoplate.

Les explications que l'on pourrait donner sur sa pathogénie seraient nombreuses. Mais, pour ma part, je dois dire que je crois ce phénomène intimement lié à l'état arthritique du malade; car, lorsqu'on améliore par un régime sévère et approprié cet état, on la voit disparaître, pour réapparaître, au contraire, dès que l'arthritisme se réveille.

Le diagnostic de cette basite est extrêmement délicat, car il peut donner lieu à des discussions plus ou moins fondées avec celui de la tuberculose pulmonaire chez les arthritiques.

Grancher, en effet, a insisté sur les petits foyers de congestion qui accompagnent aux bases la première altération des sommets tuberculeux. Mais, dans ce cas, il s'agit en général de congestion symétrique aux deux bases; ce qui n'est pas le cas. De plus, on ne trouve rien au sommet que la respiration dite arthritique, si fréquente chez les obèses.

Anomalies respiratoires chez les obèses. — Les obèses, en effet, ont des troubles respiratoires du rythme, portant sur l'expiration et l'inspiration, qu'il est bon de signaler parce qu'ils peuvent donner lieu. en clinique, à des erreurs grossières.

En auscultant en avant, et surtout en arrière, on trouve que les sommets respirent mal; l'air semble ne pas entrer jusqu'au fond des alvéoles; on dirait qu'on ausculte une région carnifiée ou atélectasiée. Quelquefois même, le silence respiratoire est presque complet. Et l'oreille cherche en vain le bruit moelleux de l'inspiration et de l'expiration.

Le même phénomène existe dans la région sous-claviculaire, mais infiniment moins marqué. La percussion, à ce niveau, ne décèle rien cependant. Et il est bon d'ajouter, pour les distinguer de la tuberculose, que ces signes ne sont pas constants et que, dans la même séance d'auscultation, à quelques minutes de distance, on peut percevoir l'inspiration ou l'expiration là où, tout à l'heure, il n'y en avait pas; ce qui permettrait de croire qu'il s'agit d'un phénomène spasmodique, et d'autant plus qu'il semble s'exagérer en présence du médecin et chez les nerveux. En tout cas il ne faudra pas s'attacher à l'idée de tuberculose en évolution lorsqu'on constatera l'affaiblissement du murmure vésiculaire aux sommets chez une personne arthritique grasse ou obèse. M. Bezançon a fait justice de cette opinion qui était celle de Grancher. Seule l'unitéralité et la constance de ce signe pourraient faire naître un doute. De son côté, M. Hutinel a montré que cet affaiblissement respiratoire disparaissait parfois dans le décubitus, notamment chez les enfants arthritiques atteints d'albuminurie fonctionnelle. Il pense que l'orthostatisme provoque la ptose du diaphragme et l'élongation pulmonaire. M. Prosper Merklen accepte aussi cette manière de

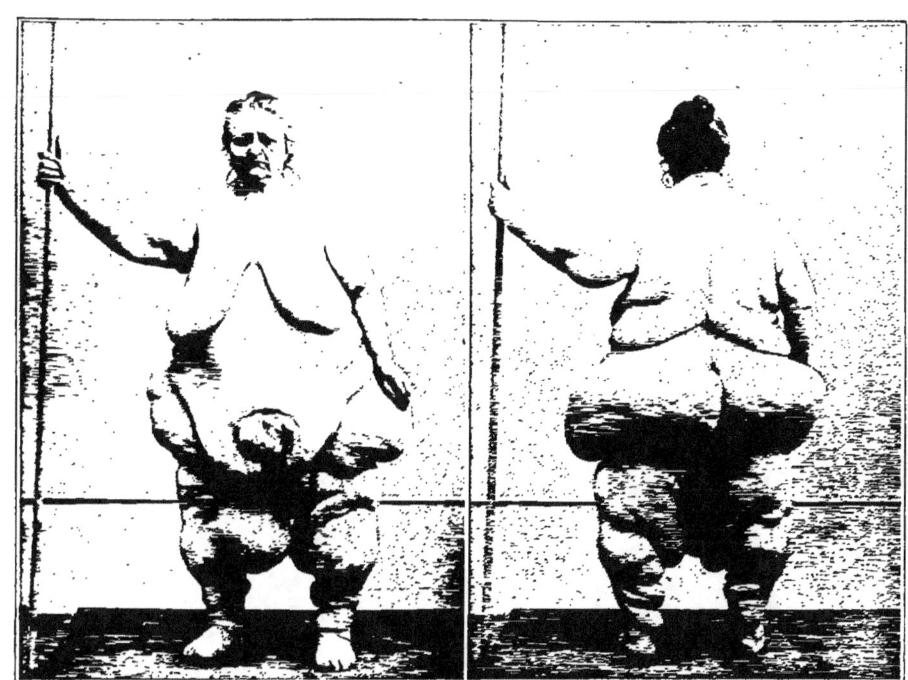

Fig. 14.   Fig. 15.

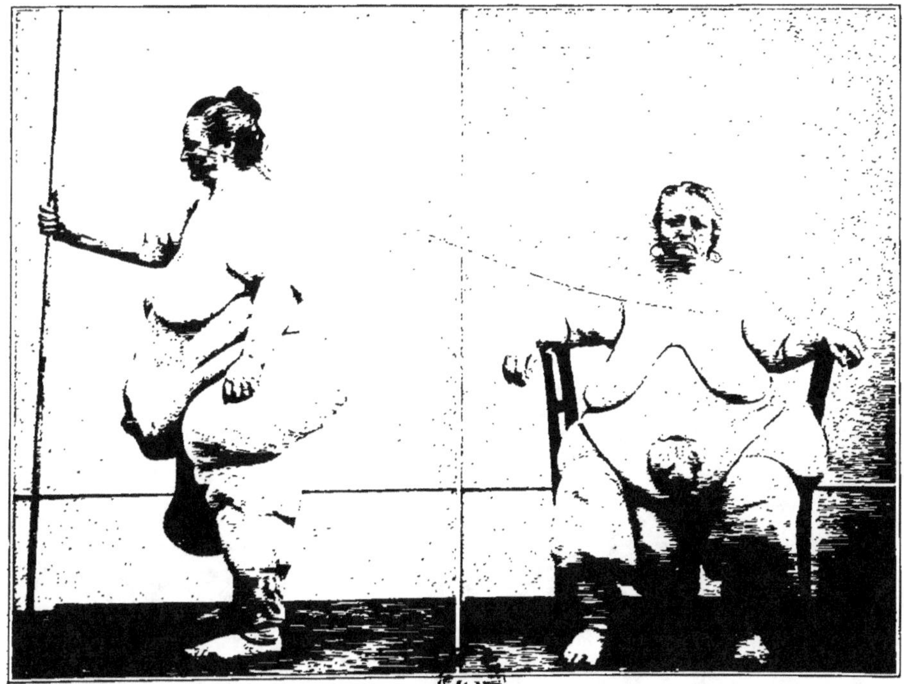

Fig. 16.   Fig. 17.

Obésité monstrueuse. (Voir observation. page 36.)

(Cas de Dartigues et Bonneau, Iconogr. de la Salpêtrière, 1899, et Segond, *Soc. de Chirurgie*, mai 1899.)

voir [1]. Nous constaterons ailleurs la fréquence des ptoses et des albuminuries fonctionnelles dans l'obésité, surtout infantile.

Cependant, à mon avis, ce type respiratoire est si fréquent chez les arthritiques obèses qu'il mériterait presque de faire partie de la symptomatologie courante de l'obésité et de l'arthritisme. Il faut y ajouter enfin l'insuffisance respiratoire, la diminution de la capacité pulmonaire qui se reconnaîtra à l'examen spirométrique et qui disparaît du reste rapidement sous l'influence d'exercices respiratoires appropriés.

Dans le diagnostic de ces différentes manifestations pulmonaires chez les obèses, il faudra se garder de faire une confusion avec les anomalies que l'on peut déceler à l'auscultation chez les obèses avancés atteints de troubles cardiaques, d'artério-sclérose et de brightisme. Dans ces conditions aussi on entend des râles aux bases, quoiqu'ils soient disséminés en foyers. Et il faudrait se garder, à un examen superficiel, de conclure toujours à la basite bénigne, quand il peut s'agir de congestion œdémateuse d'origine circulatoire, d'œdème brightique, d'urémie, d'insuffisance aortique. Nous allons retrouver ces réactions pulmonaires cardiogènes, très importantes dans l'obésité, au paragraphe suivant. Je ne cite que pour mémoire celles qui sont d'origine hépatique : congestion pulmonaire droite, pleurésie diaphragmatique droite (lithiase, hépatisme des obèses).

3° TROUBLES CARDIO-VASCULAIRES

Vue clinique d'ensemble. — Les réactions du cœur et des vaisseaux au cours de l'obésité sont d'une importance primordiale. Si, comme nous l'avons vu, la pathologie digestive a un rôle étiologique très grand sur l'altération métabolique qui fait le fond du syndrome, c'est la participation cardio-vasculaire qui en commande la gravité et qui explique une grande part des complications évolutives.

Déjà, dès les premières périodes, l'auscultation du cœur témoigne par la faiblesse et l'éloignement des bruits de l'envahissement graisseux du médiastin, en même temps que les tensions veineuses artérielles se modifient : généralement l'hypertension veineuse débutant par le système porte s'établit, tandis que l'on peut constater parallèlement l'hypotension artérielle. Mais, plus tard, l'hypertension lui succède et les méfaits d'une artério-sclérose plus ou moins diffuse apparaissent. Au cours de ces évolutions, la symptomatologie se concentre, suivant les cas, soit autour de l'appareil central de la circulation, soit dans les territoires vasculaires viscéraux, soit sur les gros conduits artériels et veineux.

---

1. P. Merklen, Albuminurie fonctionnelle, *Journ. de Méd. int.*, février 1910.

Au cœur on peut trouver les réactions pathologiques les plus variées. Outre la disparition du choc de la pointe, et la faiblesse des bruits qui cependant n'est pas constante ni proportionnelle à l'envahissement graisseux, ce sont les palpitations, les douleurs locales, les syndromes angineux, bénins ou graves, les modifications du rythme. Plus tard, c'est la défaillance cardiaque : l'hyposystolie, l'asystolie. Parmi cet ensemble de troubles variés, quelques-uns sont plus fréquents, l'arythmie, les syndromes angineux entre autres.

Nous ne devons pas, ici, exposer la question épineuse des arythmies et il nous suffit de noter que, chez l'obèse, où on la rencontre souvent, elle peut être : 1° myocardique; 2° nerveuse; 3° gastro-intestinale. Assez souvent ces arythmies, qui sont insidieuses et longtemps discrètes, s'associent à des palpitations, à des systoles brusques en coup de boutoir, à des réveils en sursaut avec angoisse précordiale, et enfin à toute la symptomatologie des syndromes angineux majeurs ou mineurs.

Si l'on se rattache à cette idée moderne, et soutenue entre autres par Roger et par M. Heitz, que les fausses angines de poitrine sont en réalité des angines vraies, mais bénignes, qui montrent les prédispositions anginogènes du sujet; si l'on y ajoute cette notion qu'il y a des angines graves qui guérissent ou du moins qui restent longtemps silencieuses et peuvent devenir mortelles beaucoup plus tard, l'on pourra pressentir combien la question clinique se complique.

Cependant, malgré ces réserves, il ne faut pas se hâter de porter le diagnostic d'*angine de poitrine organique* grave chez un obèse qui en présente tous les symptômes, et l'histoire clinique que voici en est la preuve :

« Un homme de cinquante ans a tous les signes d'une angine grave et ce diagnostic a été porté par plusieurs confrères. Il est petit, jaune, les traits tirés dans une figure grasse, les lèvres bleuies : c'est un petit obèse. Il éprouve aussitôt qu'il a marché une centaine de pas, par exemple, une sensation angoissante de constriction en barre au niveau du sternum. A cause de ce siège, j'ai pensé d'abord plutôt à l'aortite qu'à l'angine. Mais l'auscultation ne me fournit d'autres renseignements que l'arythmie très manifeste et qui ne lui était pas toujours perceptible.

« A certains moments, il sentait l'arrêt de son cœur et la reprise avec une sensation de décrochement de l'organe, et d'autres fois il ne s'en rendait pas compte. L'arythmie était très marquée et très fréquente : une fois sur quatre pulsations par exemple. Je fus frappé par le teint jaune et l'haleine fétide de ce malade. Je pratiquai un examen complet qui m'amena au diagnostic suivant :

« Angine de poitrine organique, et vraisemblablement myocardite;

artério-sclérose avec hypertension; dyspepsie gastro-intestinale secondaire; gros foie dyspeptique; hypertension portale; obésité d'origine dyspeptique; artério-sclérose rénale au début.

« On voit donc que je rentrais parfaitement dans les vues des médecins précédents. Cependant, étant donné le principe qu'on m'a vu, dans d'autres circonstances, soutenir ici, je ne restai pas thérapeutiquement sceptique, et je conseillai à mon malade, à tout hasard, de restreindre notablement son régime alimentaire que j'indiquai plutôt végétarien avec légumes verts et pâtes; j'y ajoutai la restriction du sel, la suppression du vin, la diminution du pain, l'usage de l'eau de Vichy et le repos après les repas, avec boissons chaudes pour se débarrasser d'une flatulence incommodante. Cette thérapeutique visait l'obésité pour laquelle le malade était venu me demander conseil plus encore que pour son état cardiaque sur lequel il était peu fixé et peu inquiet.

« Le malade s'améliora progressivement. Je mis cette amélioration sur le compte d'un apport moindre d'aliments toxiques, car elle porta d'abord sur le sommeil qui était meilleur et non interrompu par la sensation de barre au sternum. Je lui conseillai de persister et lui laissai le même régime, en y ajoutant l'usage intermittent de théobromine.

« Je ne revis pas mon malade de longtemps; quand il reparut, il était très transformé. Le teint notamment était devenu rose, un léger amaigrissement s'était produit; les digestions n'étaient plus flatulentes, le sommeil était excellent, l'état général et l'état nerveux améliorés. Mais il restait une sensation de barre très atténuée, dans l'effort de la marche, et de l'arythmie : une pulsation arythmique par minute environ.

« L'idée me vint alors d'essayer de réduire complètement son obésité, qui était encore manifeste par un pannicule adipeux ombilical de 4 à 5 centimètres d'épaisseur et un pannicule général de 2 centimètres et demi en moyenne. Je lui conseillai de perdre une douzaine de kilogrammes. Je lui accordai un peu de lait, lui diminuai ses féculents et lui indiquai quelques mouvements de gymnastique suédoise respiratoire et quelques mouvements avec haltères légers, et qu'il devait faire tous les jours pendant vingt minutes.

« Il ne put exécuter que la partie diététique de ce programme. Les mouvements étaient bientôt interrompus par la sensation de barre constrictive. Aussi, je n'insistai pas. Mais le malade continua, sans mon aveu, son régime très restreint, et, à ma grande surprise, je le trouvai très amaigri quelques mois plus tard et complètement transformé au point de vue cardiaque. Il fallait l'ausculter plusieurs minutes de suite pour trouver une pulsation arythmique. Tout symptôme d'angine s'était dissipé, la marche, même rapide, était possible, de même que la longue station debout. Toutes les fonctions se faisaient bien. La dyspepsie avait disparu et l'appétit était toujours considérable. Cependant, quelquefois, vers la fin de la digestion, à cinq heures, une sensation de défaillance avec angoisse et légère constriction, accompagnée de « crampes à l'estomac » et de pyrosis se manifestaient encore. Il essaya du lait, qui augmentait ces sensations. Je lui conseillai d'y renoncer et de le remplacer par l'eau de Vichy. Mais ce médicament ne lui réussissait aucunement. Le foie était revenu à son volume normal; l'intestin, autrefois diarrhéique, était parfaitement régularisé. Dans ces conditions, je me demandai si je ne devais pas modifier mon premier diagnostic.

« J'adressai le malade à Linossier, à Vichy, et lui demandai son avis. Il pensa qu'il s'agissait d'une angine de poitrine vraie, conditionnée par un état gastro-intestinal défectueux, dont l'amélioration avait atténué les symptômes cardiaques. Le traitement de Vichy ne réussit pas à ce malade. Aussitôt qu'il était saturé d'alcalins, la sensation de barre apparaissait d'une façon incontestable et l'arythmie en même temps. Linossier s'en rendit compte, et lui conseilla de ne pas insister.

« Ce malade a, depuis, repris sa vie entière et ses occupations. Aucune récidive ne s'est manifestée; son arythmie a disparu au point qu'il a pu se mettre à pratiquer des exercices physiques assez constants et assez violents, reprendre un régime beaucoup plus proche de la normale et qui suffit à son activité. Je dois le considérer comme cliniquement guéri et je tiens à bien montrer, sans vouloir conclure sur la nature de l'affection qui a été guérie, que ce n'est qu'à partir du moment où l'obésité a été attaquée par le traitement et a disparu d'une façon définitive, que ce malade est revenu à la santé. »

On peut admettre que bien souvent les troubles fonctionnels qui précèdent les lésions et plus tard les accompagnent, cliniquement leur ressemblent beaucoup, sans qu'il nous soit permis de mesurer leur degré. Par conséquent, nous ne savons jamais s'ils ne sont pas encore uniquement fonctionnels et curables avant que nous les laissions devenir définitivement lésionnaires. En tout cas, une semblable observation doit autoriser dans la suite les médecins qui se trouveront en présence d'une situation analogue à ne pas désespérer de la thérapeutique et à l'appliquer avec une grande constance.

LE CŒUR CHEZ LES OBÈSES

Dans la pratique, le médecin aura de nombreuses occasions de rencontrer des troubles cardiaques chez les obèses. Ils constituent des types cliniques très variés, suivant qu'organiques ou fonctionnels, ils s'associent à des symptômes empruntés à d'autres organes, directement ou accessoirement intéressés. Pour les préciser dans l'esprit du lecteur, et sans nous étendre longuement sur un sujet dont le détail pourrait constituer un volume, je résumerai en quelques pages ce qu'il faut savoir sur les manifestations cardiaques au cours des obésités.

Le cœur gras. — C'est là une appellation qui désigne un état souvent latent, et qu'on ne peut alors que soupçonner. Je rappelle que le cœur gras comporte : 1° la surcharge graisseuse surtout à la base et dans les sillons, 2° l'infiltration des fibres musculaires dissociés et 3° enfin la dégénérescence graisseuse ou stéatose. Ces appellations désignent des états bien différents au point de vue étiologique et pronostique.

La surcharge graisseuse pure est presque spéciale aux obèses, elle n'est pas proportionnelle à l'adipose qu'on peut trouver dans le reste de l'organisme. Quelquefois très importante, alors sa symptomatologie s'impose : dyspnée ou simple essoufflement à la montée, tachycardie, en sont les deux signes marquants. Poussée à un haut degré de développement, il est rare qu'elle ne se complique pas d'infiltration intra-fasciculaire, de dilatation des cavités droites, de stase dans la petite circulation, avec râles aux bases pulmonaires et cyanose des muqueuses ou des téguments. Il est difficile de dire dans quelle proportion elle se mélange de myocardite. Suffit-elle à elle seule pour expliquer les fausses angines de poitrine avec douleurs à la face interne du bras gauche et angoisse, ou bien ces symptômes sont-ils dus à la dilatation myocardique? On ne peut répondre à cette question, mais on doit soupçonner que, s'il n'y a rien de net à l'auscultation, il s'agit plutôt de douleurs névralgiques du plexus cardiaque produites par l'auto-intoxication gastrique, intestinale, uricémique, ou par un réflexe dans le territoire vago-sympathique.

Il semble que les phénomènes douloureux ou angoissants de la pseudo-angor relèvent, chez les obèses, plus souvent de l'intoxication ou du réflexe que de la distension. M. Huchard semble être d'un avis contraire [1].

Du reste, au cours de l'évolution d'une obésité, la symptomatologie cardiaque ou péricardiaque n'est pas univoque. La surcharge graisseuse simple se mélange plus tard d'infiltration, de stéatose, de réactions mécaniques contre le spasme artériel, de réflexes, etc., et il est souvent difficile de faire la part de chacune des lésions : surcharge, dégénérescence graisseuse, coronarite, myocardite.

---

1. Huchard, 2ᵉ volume de ses *Consultations médicales*, Baillière, janvier 1910.

Pour faire ces classements, le médecin aura recours aux lumières fournies par une auscultation répétée et une connaissance complète des cardiopathies.

Il aura toujours la ressource de connaître la nature des manifestations observées en mettant à tout hasard le malade au régime restreint et lacto-végétarien qui convient aussi bien à l'obésité qu'aux troubles cardiaques, si souvent originaires d'un estomac hyperesthésique, hyper-acide ou hypersécrétant [1]. La plus grande prudence est de mise vis-à-vis des médications toni-cardiaques qui, en produisant des barrages intempestifs, peuvent provoquer la défaillance du myocarde.

Les souffles extra-cardiaques, moins fréquents peut-être que le voulait Potain, ne seront pas pris pour des souffles organiques. Je rappelle qu'ils sont passagers, périsystoliques, naissent et meurent sur place, se surajoutent aux bruits du cœur sans les masquer ni les remplacer. Ils contre-indiquent aussi les toni-cardiaques dont l'emploi, je le répète, doit être très prudent chez les obèses en état de surcharge ou d'infiltration graisseuse du cœur.

Les signes du cœur dégénéré, stéatosé ou profondément infiltré se rapprochent beaucoup de la myocardite, qui s'associe souvent à ces lésions, comme aussi aux coronarites latentes. Tous ceux qui ont vu des coronarites dans les autopsies savent que c'est dans les cœurs graisseux qu'on les rencontre le plus souvent. C'est chez les obèses alcooliques que ces diverses espèces de cœur graisseux et dégénéré, ou sténocardique se trouvent, et quelquefois avec une surcharge graisseuse modérément développée sous la peau et dans l'abdomen.

Le cœur gros. — Chez l'obèse pléthorique atteint d'hypertension portale, chez les femmes et les hommes corpulents, le cœur est plus volumineux que normalement, au moins à la période d'état, car dans les premières phases de l'hypertension portale il y a hypotension sus-hépatique avec petit cœur droit.

Le gros cœur a été décrit parmi les cœurs alcooliques par Bauer et Bollinger, sous le nom de cœur de bière. Comme Huchard l'a fait remarquer, cette variété existe peu en France à l'état de pureté, mais il n'est pas nécessaire de boire de la bière pour avoir le « bierherz ». Il suffit de boire beaucoup et d'être atteint de pléthore abdominale. Cette modification de l'appareil central de la circulation se rencontre chez les hommes du peuple corpulents, les cochers, les forts de la Halle, les bouchers, les marchands de vin et particulièrement ceux qui sont originaires de la région lilloise et consomment de la bière et de l'alcool de grain.

1. Robin, *Traité des maladies de l'estomac*, Ruef., 1904.

On en distingue deux types : les obèses congestifs avec gros cœur droit et grande surcharge graisseuse et les obèses pâles et jaunes, bouffis, à conjonctives ictériques, qui sont quelquefois pléthoriques aussi, mais surtout intoxiqués du foie par l'eau-de-vie. Plus tard, à leur gros cœur droit s'ajoute le gros cœur gauche rénal, de Traube, quand ils sont devenus hypertendus artériels après une phase longue d'hypertension veineuse.

La symptomatologie, dans le premier cas, est celle du cœur dilaté, avec dyspnée, toux, œdème et râles aux bases ; dans le second, c'est le bruit de galop gauche, la déviation de la pointe en dehors, l'hypertension, l'œdème aigu du poumon, l'hémorragie cérébrale. Dans ces milieux, la symptomatologie est poussée à l'extrême, qu'on peut retrouver fruste et atténuée dans la bourgeoisie, ou l'aristocratie. Que d'hommes du monde sont de petits alcooliques pléthoriques !

Le cœur aortique. — A partir de la cinquantième année, et quelquefois même, à titre plus exceptionnel, avant cette époque, les obèses deviennent aortiques. Bien qu'ils puissent être atteints, bien entendu, des différentes affections de ce vaisseau : rétrécissement aortique, aortite d'origine scléreuse ou spécifique, aortites combinées avec des altérations de la mitrale, c'est surtout l'insuffisance aortique qu'il faut savoir dépister chez eux, parce que, là comme ailleurs, elle peut rester latente et n'éclater qu'à la suite d'erreurs de régime dues à l'ignorance où les malades sont de leur lésion. Le médecin qui s'astreindra à la méthode d'examen recommandée dans cet ouvrage ne laissera pas inaperçue une lésion d'aussi grande importance, et sur laquelle, du reste, la thérapeutique a une action très heureuse.

Je possède dans mes observations plusieurs cas d'insuffisance aortique constatée chez des confrères obèses qui, ignorants de leur état, faisaient des sports et s'étonnaient de leur essoufflement. L'examen d'une insuffisance aortique peut souvent, en effet, laisser échapper le souffle diastolique aspiratif, dont le siège n'est pas toujours au lieu d'élection, dans le deuxième espace intercostal droit. Chez les obèses, les difficultés sont plus grandes parce que la graisse masque les bruits du cœur et, en somme, il faut prendre l'habitude de chercher systématiquement la lésion pour ne pas la laisser passer inaperçue.

Le souffle diastolique aspiratif, le pouls de Corrigan, la danse des artères, le double souffle crural de Durosiez, le pouls amygdalo-carotidien, le pouls capillaire, l'hippus circulatoire de Landolfi, le signe de Musset (Delpeuch 1901), seront recherchés, Pour éviter l'erreur qui peut provenir d'une anomalie de siège du souffle, anomalie fréquente, du reste, il faudra le chercher plutôt à la région sternale moyenne, à la base du xyphoïde ou jusqu'à la fourchette sternale. Souvent il est au niveau du quatrième espace intercostal gauche, dissimulé derrière le second bruit éclatant. Bard[1] a fait une intéressante étude des insuffisances aortiques sans souffle, dont la plus fréquente est fonctionnelle et d'origine rénale. Le souffle disparaît s'il y a tachycardie et arythmie. Il faut se baser alors sur le choc en dôme de la pointe que Bard et Tanton considèrent comme le plus constant des signes de l'insuffisance aortique.

Malgré la connaissance précise de ces causes d'erreurs, il est banal de laisser échapper, dans les premiers examens d'un malade, une insuffisance aortique et de la dépister plus tard. L'insuffisance reconnaît chez l'obèse les mêmes causes que chez tous les autres malades, mais le pronostic en est plus grave par suite de la surcharge graisseuse, de l'auto-intoxication et des méiopragies. Chez les vieux obèses, on peut rencontrer l'insuffisance et le rétrécissement combinés à la dilatation aortique, la maladie de Hodgson (surtout chez les spécifiques).

En dehors des troubles circulatoires habituels et des signes d'aortisme, la dyspnée et la congestion pulmonaire semblent être plus marquées chez les obèses.

Quelquefois c'est par une manifestation fonctionnelle viscérale que l'attention est appelée sur l'aorte. Les syndromes angineux sont des plus fréquents. A titre exceptionnel, la toux, des poussées de bronchite pourront faire dépister l'insuffisance aortique. Une hématurie chez un obèse, avec dyspnée d'effort très marquée, me permit de faire le diagnostic de congestion rénale aortique (rein aortique de Talamon), et de retrouver un souffle diastolique médiosternal qui m'avait échappé jusque-là chez ce malade examiné plusieurs fois.

Le cœur nerveux. — Sous cette rubrique, nous allons passer en revue différents aspects cliniques qu'on peut trouver, soit chez des malades différents, soit à des époques diverses chez le même malade, tel que le cœur éréthique (qui est souvent un cœur uricémique), le cœur neurasthénique ou psychasthénique, le cœur émotif. Nous examinerons aussi le cœur douloureux ou névralgique, le cœur pseudo-angineux et le cœur atonique et ptosique.

Chez l'homme quelquefois, et chez la femme surtout se rencontrent et peuvent se succéder ces différentes formes de troubles cardiaques du vague et du sympathique, du bulbe et du cerveau par voie directe ou par excitation réflexe et toxique. Chez les obèses neuro-arthritiques, des malaises cardiaques, des lipothymies, des syncopes, des palpitations, des accès brefs de tachycardie bénigne se sont montrés dès l'en-

1. Bard, *La Semaine Médicale*, 1909.

fance et se perpétuent ou s'exagèrent pendant la période de surcharge graisseuse.

C'est bien souvent chez des goutteux frustes qui n'ont pas d'accès type de goutte, mais sont descendants de goutteux, qu'on rencontre ces troubles nerveux que je dis uricémiques, parce qu'ils ont un peu de rougeur chronique sur la peau de l'articulation métatarso-phalangienne du gros orteil et que le traitement qui leur convient est celui de la goutte : régime carné restreint, alcalins et exercices physiques réglés. Tel hérédo-goutteux qui sent son cœur, l'ignore s'il prend chaque jour une suée par l'exercice. Ce n'est qu'une preuve clinique, mais d'une valeur au moins égale à celle des concepts nés au laboratoire. Souvent, du reste, les manifestations cardiaques précèdent la goutte de l'orteil et peuvent disparaître alors. Que de gens qui savent où est leur cœur, à la ville, qui sentent leur région précordiale et leur bras gauche, l'ignorent à la campagne où ils font de l'exercice. Chez eux, du reste, ces manifestations relèvent en même temps de dyspepsies, d'entérites, de neurasthénies. Rien n'est simple en médecine que dans les livres didactiques, utiles, seulement, comme point de repère.

L'**éréthisme cardiaque** se retrouve dans bien des circonstances chez les obèses, à titre de nerveux, d'émotifs, de dyspeptiques, d'arthritiques, d'uricémiques ou simplement de consommateurs de thé, de café et de tabac. C'est le choc systolique sec et vigoureux, suivi d'un second bruit net à l'auscultation de la pointe, mais normal à l'auscultation de la base; c'est le « Houm-Tlac » qu'il ne faut pas croire signe d'hypertension, et qu'on rencontre chez des enfants bien portants qui seront palpitants à la puberté, émotifs et pseudo-angineux à vingt ans, plus tard, lipothymiques et d'autres fois vaso-constricteurs pâles et pseudo-anémiques. Cette symptomatologie bruyante est généralement accompagnée d'hypotension artérielle.

Chez les enfants, mais plus souvent chez les adolescents, ce cœur éréthique rappelle le cœur caféique. C'est celui où l'on trouve le plus souvent le dédoublement physiologique du second bruit, et il semble que M. Huchard ait dépassé sa pensée en écrivant qu'il faut toujours interpréter ce dédoublement comme signe de rétrécissement mitral. Je l'ai rencontré fréquemment chez les jeunes gens et les jeunes filles obèses et uricémiques des classes riches. Il possède bien les caractères physiologiques, se produit à la fin de l'inspiration, est passager et intermittent, et peut s'associer à un dédoublement du premier bruit très serré, irrégulier et intermittent aussi.

Il ne faut pas confondre cet éréthisme cardiaque qui est le reflet d'un véritable tempérament puisqu'on peut l'observer depuis l'enfance jusqu'à la vieillesse, sans évolution péjorative, avec celui qui annonce la sclérose rénale.

Au début des néphrites artérielles, on trouve, en effet, le syndrome suivant : *éréthisme cardiaque avec tachycardie*. Il s'agit là d'une espèce d'éréthisme bien différente quant au pronostic. Dans ce cas, le premier bruit est vibrant, parce qu'il y a hypertrophie gauche. La pointe est déplacée en bas et en dehors; le second bruit, aortique, est claquant, dur et retentissant, surtout à la base, mais aussi dans toute la région cardiaque; le cœur est rapide au-dessus de 80, la tension est élevée. Ces notions ont une certaine importance clinique et, connues du praticien, doivent lui éviter de prendre l'obèse uricémique, jeune, à cœur éréthique pour un candidat à l'artério-sclérose, celle-ci pouvant se rencontrer, du reste, avant l'âge de trente ans, à titre exceptionnel.

Il faut savoir aussi que souvent le cœur nerveux est éréthique et qu'il se rencontre encore chez les anciens adénoïdiens qui ont un arrêt du développement thoracique du type Lambron ou Robert, ou des déformations lordotiques de la colonne vertébrale qui réduisent le diamètre antéro-postérieur du thorax.

L'hypertrophie de croissance, à laquelle il faut le rattacher alors, s'associe souvent à l'éréthisme. Huchard a beaucoup insisté sur ces particularités dans ses diverses publications.

Toutes ces variétés cliniques évoluent avec la surcharge graisseuse parce que celle-ci est elle-même produite par les causes dyscrasiques qui expliquent l'éréthisme. En dehors même de l'action sur le cœur de l'estomac et de l'intestin malades, du nervosisme général et de l'arthritisme, l'acide urique joue dans le sang le rôle d'un toxique vaso-constricteur, et par conséquent très spasmogène pour les vaisseaux (Haig).

Le cœur émotif. — C'est celui des névropathes, des neurasthéniques, des psychasthéniques, des psycho-névrosés, des débiles. C'est à eux que l'on peut appliquer cet adage de Peter que le cœur physique se double d'un cœur moral. Les rapports de l'émotivité et de ses manifestations somatiques ont été bien vues par Pitres et par Brissaud. Celui-ci a séparé l'anxiété, phénomène psychique, quelquefois primitif, de l'angoisse, expression somatique de la première. Quand le cerveau fait primitivement de l'anxiété, qui n'est qu'un mode de l'asthénie psychique, il l'extériorise dans le domaine cardiaque par des troubles de la sensibilité, des douleurs, des lancés, des phénomènes de constriction musculaire, se produisant dans les pectoraux, les intercostaux, le triangulaire du sternum, de l'hyperesthésie cutanée qui simulent l'angine de poitrine; dans le poumon, l'anxiété se témoigne par l'oppression, la respiration suspireuse, les bâillements; dans l'estomac, par le vomissement, l'arrêt sécrétoire, les troubles de l'appétit; dans l'intestin par la diarrhée ou la constipation opiniâtre, la sensation d'anxiété ventrale, etc. C'est ainsi qu'il faut comprendre la pathogénie des réactions cardiaques et vasculaires des neurasthéniques, des psychasthéniques, des émotifs en général. Or, bien des obèses rentrent dans ce cadre, et c'est pourquoi chez la femme grasse ou polysarcique les manifestations cardio-vasculaires sont si nombreuses et si confuses.

Chez les prédisposés de cette espèce, l'angoisse et l'émotivité peuvent prendre naissance aussi par le mécanisme inverse : des troubles organiques digestifs, intestinaux, hépatiques ou vasculaires spasmodiques, en excitant par réflexe le sympathique, le bulbe, le cerveau, déclanchent la réaction angoissante secondaire qui est donc, dans ce cas, entretenue par des troubles somatiques primitifs. Enfin, les formes mixtes sont de toute banalité.

C'est justement parce que leur fréquence m'a frappé chez les obèses, parce que j'ai relevé de graves erreurs diagnostiques et pronostiques à ce propos, que je suis revenu sans cesse intentionnellement sur ce fait, et c'est pourquoi je leur consacre ici encore cette étude du cœur de l'obèse. Le médecin doit être très averti, car on ne saurait se satisfaire de notions imprécises sur ces choses qu'il faut solutionner au point de vue pratique par une guérison. Il y a donc nécessité d'entrer dans le détail. J'ai, dans le début de ce chapitre, cité une observation complète d'angine de poitrine dite vraie, et liée à l'obésité pour montrer un exemple d'erreur.

Lorsque le médecin sera embarrassé par un diagnostic de cœur chez un obèse, qu'il recourre d'abord au traitement de réduction, qu'il établisse le régime restreint au point de vue carné, qu'il fasse suivre la cure d'exercices progressifs, de façon à obtenir un amaigrissement lentement continu; qu'il s'occupe du tube digestif, qu'il appelle l'attention du malade sur sa tachyphagie, et s'il voit la symptomatologie vasculaire disparaître, il sera convaincu qu'il est en présence des accidents nerveux ou toxiques que nous étudions ici et de leur subordination à l'obésité.

Rien n'est plus fâcheux que de frapper de terreur de grands nerveux en leur laissant croire, par exemple, qu'ils sont atteints d'angine de poitrine, ou en prononçant, même intempestivement, ce mot devant eux. Mal renseignés par leur dictionnaire, ils verront leur symptomatologie augmenter avec leurs craintes. Je pourrais citer bien des aggravations apparues de ce fait chez des obèses névropathes à grande symptomatologie pseudo-angineuse, et qui, vivant dans la terreur de tout mouvement, devenus énormes, s'enfoncent de plus en plus dans une obésité qui s'est réduite difficilement dans la suite.

Cœur pseudo-angineux. — Je rappelle que chez les obèses comme chez les autres malades, il n'y a aussi qu'une espèce d'angine de poitrine grave, dont on meurt par syncope, avec peu de bruit et peu de drame. Peut-on appeler angine de poitrine un syndrome qui revient pendant des semaines, des mois, des années, dès la trentième année, qui éclate au repos avec une symptomatologie exagérément dramatique et prolongée? Qu'y a-t-il de commun entre l'immobilité figée du malade qui n'a pu que porter la main à sa poitrine avant de tomber mort, et les angoisses, les gémissements, la strangulation, l'oppression, les douleurs thoraciques et brachiales, l'agitation avec besoin de déplacement, les discours et les lamentations de la femme jeune et obèse qui vous crie pendant plusieurs heures sa mort immédiate, dont elle croit sentir déjà le froid dans ses membres glacés? « Elles sont à plaindre, mais n'ont rien à craindre, » dit Landouzy. Et, en effet, cela se clôt après des tremblements et des larmes, très prosaïquement par une débâcle d'urines limpides et incolores, suivies d'une fringale impérieuse ou d'un profond sommeil. C'est le cas de dire comme Huchard, après Shakespeare : *Much ado about nothing.*

Tandis que dans la véritable angine qui existe chez l'obèse adulte, surtout après cinquante ans, la trinitrine, la diète hydrique et lactée font la base du traitement, négliger, dans la pseudo-angine, qui est un complexus névropathique d'irradiation vago-sympathique, le traitement du nervosisme, des troubles digestifs, et surtout de l'obésité concomitante, constituerait la faute thérapeutique la plus lourde.

Le cœur des *obèses neurasthéniques* ne trompera pas le médecin ; il se rappellera que l'atonie cardio-vasculaire avec hypotension, que les palpitations, les intermittences sont des manifestations de la baisse générale de leur tonus, et qu'une des formes de la neurasthénie, qu'on pourrait appeler neurasthénie bulbaire, par opposition à la cérébrasthénie et à la myélasthénie, possède la riche symptomatologie de la fausse angine de poitrine que Krishaber avait déjà décrite dans sa *Névropathie cérébro-cardiaque.*

C'est par l'hydrothérapie, d'abord chaude (34°), puis écossaise, associée au régime réduit ou reconstituant suivant les cas, qu'on remédiera à ces troubles. Chez quelques obèses neurasthéniques, les manifestations cardiaques sont d'origine gastrique et intestinale, ainsi que le prouve l'efficacité du régime.

Le cœur des *psychasthéniques* et des *psychonévrosés* est une variété de cœur émotif qui palpite au moindre bruit, à la moindre émotion. Ces malades sentent leur cœur, ou plutôt leur région précordiale. Sur 10 femmes obèses, 5 présentent ce symptôme, qui s'explique par de l'hyperesthésie mammaire, s'étendant même à la peau du bras. Si ces malades sont en même temps des arthritiques uricémiques, s'ils ont de la goutte musculaire, tout le plan thoracique est hypersensible. Et cette sensation myalgique si superficielle suffit en même temps à leur donner de l'anxiété et de l'irritabilité, Ces phénomènes sont d'une fréquence considérable chez les femmes du monde neuro-arthritiques. L'exercice poussé jusqu'à la suée, qui convient à leur obésité, fait disparaître seul, d'une façon durable, ces symptômes d'apparence étrange.

Cardialgie cardiophobique. — Les obèses émotifs, phobiques, à idées fixes, extériorisent quelquefois leur épine mentale par une douleur somatique, fixe aussi. M. Huchard nous a fait connaître la gravité de ces algies au point de vue pronostique. J'ai parmi mes observations celle d'une dégénérée obèse qui s'isolait, parce qu'elle avait de la photophobie, et deux douleurs alternantes, et restant fixes de longs mois : l'une au cœur, l'autre dans la fosse iliaque. Quand son attention était portée sur son ovaire, à quoi l'on avait attribué sa douleur abdominale, elle songeait à un cancer. Quand son algie cardiaque apparaissait, elle fixait son esprit sur un prétendu anévrysme latent. Elle a guéri de ces algies en six mois d'exercices physiques, en même temps que de son hyperesthésie de la rétine et de son obésité. Il a suffi de la faire descendre de 82 kilogrammes à 66, par le régime restreint et l'exercice méthodique, pour obtenir ce succès. Arrêtée un moment à 72 kilogrammes, quoique très améliorée, elle rechuta de nouveau, sentit son cœur qui devint palpitant et arythmique. L'hydrothérapie, la reprise des exercices jusqu'à la suée amenèrent la guérison apparente des phénomènes somatiques, mais le fonds cérébral n'est pas encore foncièrement modifié.

Cœur dyspepsique et intestinal chez les obèses. — La coexistence de l'obésité avec la dyspepsie gastrique de différentes formes, la dyspepsie intestinale et l'entéro-colite, la dyspepsie hépatique et la lithiase fruste sont la source de palpitations, de pseudo-angine de poitrine, d'angoisse, avec sensibilité précordiale, de sensation de froid aux pieds, expression de troubles vaso-moteurs.

La démonstration de cette origine est faite de l'efficacité de la thérapeutique portant sur la dyspepsie. Il est remarquable que les obèses qui sont sous l'influence de ces différents troubles cardiaques les voient disparaître par la diète hydrique, les alcalins, le régime végétarien, ou même à la suite d'une simple entéroclyse. J'ai observé plusieurs femmes grasses, en période de constitution d'obésité, atteintes de crises de palpitations, de lipothymies, de fausse angine, de constriction précordiale, et qu'un lavage intestinal, suivi de l'émission d'un paquet de matières et de muco-membranes, soulageait complètement de toute la symptomatologie réflexe et toxique. Mais cet ensemble de signes qui indique une sensibilité anormale du grand sympathique ne se rencontre que chez les obèses grands névropathes. Ils se montrent de préférence chez ceux qui accumulent de la graisse, parce que ceux-ci réunissent en eux et la névrose, et les viciations digestives, et l'auto-intoxication, et souvent aussi l'hypersensibilité solaire. En ce sens, le cœur des obèses dyspeptiques rentre dans le cadre plus général du neuro-arthritisme.

Le cœur atonique et le cœur ptosique chez les obèses rapidement amaigris. — Au cours des cures trop rapides faites par certaines personnes grasses ou déjà obèses, désireuses, par un régime réduit intensif, d'écourter leur traitement, on peut voir apparaître quelques symptômes d'atonie cardiaque qui semblent dus à un amaigrissement du cœur, portant sur la fibre musculaire, aussi bien que sur le tissu grais-seux. Ce fait peut se produire toutes les fois que le malade perd plus de 5 à 6 kilogrammes par mois, si son poids total n'excède pas 80 kilo-grammes. Les plus beaux exemples s'observent chez ceux qui revien-nent des cures thermales, où ils ont perdu quelquefois 15 kilogrammes en six semaines. Mais, en règle générale, le phénomène se montre plutôt à la fin d'un long traitement, par le régime réduit, sans exercices. Les parties supérieures du corps qui maigrissent le plus facilement ne peuvent plus fournir que de l'amaigrissement musculaire, alors que la région de l'abdomen est encore empâtée et nécessite la continuité du régime restreint. C'est un des nombreux inconvénients des régimes qui ne comportent pas de réfection musculaire par un exercice continu. Voici les symptômes que l'on peut observer dans ces circonstances : les bruits du cœur sont mal frappés, le pouls est plus petit et à faible tension, l'essoufflement à l'effort, un certain degré de pâleur s'asso-cient à des déplacements appréciables de la pointe, le sujet éprouve des sensations désagréables de distension rétrosternale.

Ces derniers symptômes, qui se retrouvent dans tous les amaigris-sements et quelques cachexies, semblent dus à la cardioptose qui a été signalée récemment chez les neurasthéniques dyspeptiques dénourris. A ces troubles du tonus et de la statique, il faut ajouter ceux qui viennent de l'amaigrissement des coussinets adipeux sous-diaphragmatiques.

Ces signes ne persistent pas si l'on a soin, au cours du traitement, d'intercaler des périodes de repos où l'on conseille un régime plus abondant pendant lequel le malade conserve le nouveau poids acquis. Ainsi les déplacements organiques se font lentement et les réactions sont moindres ; mais ces accidents peuvent devenir dangereux chez les obèses dont le cœur n'est pas intact. C'est la raison pour laquelle il ne faut pas accepter le principe des traitements rapides et des dégrais-sements excessifs faits en quelques semaines suivant la méthode employée dans certaines villes thermales, et notamment en Allemagne et en Autriche. En ce sens, ces cures sont particulièrement néfastes, et en dehors des accidents graves qu'elles ont produits, elles sont de nature à diminuer définitivement la vitalité de l'obèse qui a consenti à subir des transformations anatomiques aussi rapides.

J'ai pu observer quelques cas typiques de cœurs atoniques et ptosiques dus à des traitements médicamenteux intempestifs par purgatifs drastiques et par thyroïdine, combinés au traitement thermal et à la réduction alimentaire. Ces cœurs ainsi malmenés restent longtemps des cœurs débiles comme ceux des convalescents ou des grabataires. La méthode de rééducation musculaire en position couchée m'a donné de bons résultats dans le cas d'un confrère qui fut très déprimé à la suite d'une cure thermale de six semaines faite en Allemagne, et où il perdit 22 kilogrammes.

« Il resta longtemps dans l'impossibilité de faire un effort sans être lipothymique ; le cœur n'était ni dilaté ni anormal dans son rythme ni dans ses bruits ; ceux-ci étaient seulement plus faibles, et le cœur était mobile dans les déplacements du corps. Il prétendait avoir conscience de ces déplacements. Le traitement était le suivant : alimentation carnée et féculente par petits repas, exercices respiratoires, et des membres inférieurs en position couchée, pour développer le diaphragme et fortifier le cœur ; usage de la strychnine à l'intérieur, frictions et percussions cutanées précordiales. Petit à petit, tout est rentré dans l'ordre, mais après six mois, à peu près, d'interruption professionnelle. »

J'ai la certitude que ces phénomènes doivent être assez fréquents et mal interprétés, et je penche à croire que les accidents cardiaques de la thyroïdine doivent relever souvent de la pathogénie que j'invoque. Il ne faut pas oublier, en effet, que dans les amaigrissements dus surtout au régime et non accompagnés d'entraînement musculaire, le muscle est détruit dans une certaine proportion en même temps que la graisse. Ces phénomènes méritent d'être mieux observés. On les retrouve sur d'autres organes musculaires, le tube digestif, par exemple. L'insuffisance alimentaire de tout ordre peut produire en effet un amaigrissement des tuniques musculaires de l'estomac et de l'intestin, qui joue un rôle important dans l'atonie gastro-intestinale des dénourris volontaires ou non. Or, le muscle du cœur n'a pas de raison de résister à cette loi générale, bien que dans l'inanition absolue il perde moins de sa masse que les autres organes, sauf le système nerveux toutefois.

Cœurs arythmiques, scléreux, dilatés. — Il n'est pas nécessaire d'insister spécialement sur ces différentes formes de cœurs obèses. Le cœur arythmique est là ce qu'il est ailleurs, nerveux, intoxiqué, scléreux; quelquefois, et plus rarement qu'on ne le pense dans l'enthousiasme des recherches de Gaskell-His, il peut être bloqué par interruption ou dissociation graisseuse du faisceau décrit par ces auteurs. Récemment, à la Société médicale des Hôpitaux (1909), Bergé vient d'en publier un cas; mais c'est là vraisemblablement une rareté.

L'arythmie des cœurs obèses, associée ou non à d'autres troubles cardiaques, doit éveiller chez le médecin l'idée d'auto-intoxication alimentaire, car le régime végétarien longtemps prolongé en vient généralement à bout.

Le cœur peut être scléreux lorsque l'artério-sclérose retentit sur l'organe central, soit encore par propagation au sinus et à l'infundibulum sous-aortique d'une sclérose inflammatoire de l'aorte, avec envahissement secondaire de la grande valve de la mitrale chez l'obèse artério-scléreux qui se mitralise. Il peut suivre, au contraire, la sclérose pluri-viscérale et rénale; enfin il peut s'associer à la coronarite, à la myocardite, etc. Ce sont là des évolutions bien connues en dehors de l'obésité, et qui ne doivent leur gravité particulière qu'à l'association de la surcharge et de la dégénérescence graisseuse aussi bien qu'à la sténocardie et aux lésions valvulaires. Le cœur peut être dilaté primitivement; le cœur préparé par ses lésions ou sa surcharge graisseuse se laisse distendre sous l'influence de la moindre résistance vasculaire. Or, chez l'obèse, il en est deux qui sont constantes. La première, c'est la résistance du champ capillaire qui se produit dans les régions où s'accumule la graisse. Tout lobule graisseux nouveau s'entoure d'un capillaire de nutrition. Il faut se représenter l'épaisse couche graisseuse infiltrée dans l'organisme comme un tissu à mailles vasculaires denses. Le second barrage est constitué par la pléthore abdominale, qui est un fait constant chez presque tous les obèses. Aussi est-ce le cœur gauche qui supporte d'abord l'effort, puis le droit plus tard. Le cœur se dilate secondairement chez les obèses lorsqu'à une période plus avancée il s'est créé un obstacle énorme dans les tissus infiltrés de la peau, de l'épiploon, et aussi à la faveur de la congestion chronique du foie, suite de la stase portale. L'hypertension artérielle vient s'ajouter à ces causes de surmenage du cœur, tandis que l'organe central lui-même dégénère, étouffe sous les pelotons adipeux, et s'épuise en vains efforts sur les territoires vasculaires spasmés par auto-intoxication consécutive à l'insuffisance digestive et rénale. C'est l'heure des méiopragies.

Deux méiopragies cardiaques. — 1° Cœur porto-hépatique; 2° Cœur rénal. — Toute l'obésité et son pronostic pivotent autour de cette question importante de la pléthore abdominale, chère aux Anciens. Boerhaave l'avait vue, Huchard l'a soulignée de nouveau,

Grandmaison a montré sa fréquence chez les arthritiques obèses ou non; nous la retrouverons à l'étude des troubles vasculaires dans l'obésité. Pour le moment, contentons-nous de noter cette opposition entre les deux types d'obèses : 1° les pléthoriques par suralimentation et grande absorption de liquides font de l'hypertension veineuse, de la stase hépatique, de la distension du cœur droit, des troubles pulmonaires et cérébraux, par suite d'une stase veineuse qui fait la coloration de leur teint, et qui est au début accompagnée d'hypotension artérielle, et : 2° les obèses pâles, bouffis, intoxiqués très vite, hypertendus artériels par sclérose rénale avec gros cœur gauche et réaction clinique de l'hypertension : hémorragie cérébrale, œdème pulmonaire, etc.

Les *premiers* font leur méiopragie vasculaire dans la moitié droite de leur organisme et surmènent mécaniquement leur cœur par le barrage portal et hépatique. La méiopragie hépatique accompagne ce trouble circulatoire. Le foie congestif devient en même temps dyspeptique quand le déficit nerveux ne l'a pas créé à lui seul. La bradycardie des cholémiques, la pseudo-angine dyspnéique des calculeux viennent donner un caractère assez spécial à ces réactions cardio-hépatiques. Le cœur souffre surtout de l'état cholémique et de l'intoxication biliaire hématique. Plus tard, lorsque le malade sera un franc lithiasique, le cœur manifestera d'autant plus qu'il sera plus lésé. Et c'est alors seulement, comme l'a remarqué Huchard, qu'on pourra voir apparaître l'asystolie pulmonaire et la dilatation du cœur droit, étudiée par Potain et expliquée par François Franck. Bien que l'insuffisance du foie charge le sang de toxines, celles-ci sont brûlées et éliminées au niveau du poumon, avant de passer par la circulation générale, et c'est pourquoi les pléthoriques veineux sont moins vite hypertendus ou, s'ils le deviennent, restent curables par un traitement rigoureux et très prolongé.

Les *seconds* font leur méiopragie dans la région gauche et postérieure de leur organisme avec tout le réseau capillaire artériel spasmé et avec le barrage rénal; mais la dépuration se fait moins vite, et l'intoxication est plus complète ici qu'à droite, car le poumon n'y intervient que fort tard. Or, Roger a bien montré la valeur anti-toxique du poumon placé sur un trajet vasculaire, et la défense qu'il produit sur les organes placés en aval. Dans ce cas, les deux reins et les deux poumons sont déficients dans le rôle antitoxique. Aussi le pronostic est-il plus sérieux, le traitement doit-il être plus sévère, la nécessité des agents médicamenteux vaso-dilatateurs se fait sentir, le cœur aussi est plus touché et moins réparable.

Dans la réalité, ce schéma est moins net, parce que les types cliniques mixtes sont les plus fréquents. Ce n'est guère qu'au début, et chez les jeunes obèses, qu'on a quelque chance de voir la prédominance de l'une d'elles, mais très vite elles s'associent pour nous montrer une forme intermédiaire, débordant cependant plus dans un sens que dans l'autre.

Mais, ne l'oublions pas, cet ensemble de troubles restera relativement bénin parce qu'ils seront d'abord fonctionnels, et c'est pourquoi le médecin, ne pouvant apprécier complètement à quel point de leur évolution il sont arrivés, doit appliquer avec persistance et confiance le traitement et de l'obésité et des troubles accessoires, par un régime d'exercices, une diététique rigoureuse et durable. Il aura bien souvent des surprises heureuses, et fera plus que soulager son malade, ce qui n'est pas, malgré la tradition, la limite du devoir médical.

TROUBLES VASCULAIRES

Parmi les troubles qu'on peut relever chez les obèses, dans l'appareil circulatoire, ceux de la tension artérielle, ceux qui relèvent des lésions des veines et des artères et les troubles vaso-moteurs sont du plus grand intérêt.

Bien que, de tout temps, il ait été observé que chez les personnes adipeuses la fréquence des accidents cardiaques angineux ou cérébraux soit plus considérable que chez les autres sujets, cependant il me semble qu'on n'a pas encore suffisamment insisté sur l'intérêt que ces phénomènes présentent et sur la constance avec laquelle on peut les découvrir si l'on veut bien faire un examen systématique dans ce sens. Non seulement ces faits peuvent s'observer chez les obèses, mais aussi chez ceux qui commencent à peine à porter quelques petites traces d'empâtement, sans que leur état général puisse laisser croire que rien de grave évolue chez eux. Et c'est cependant sur ce point spécial que je veux attirer l'attention du lecteur.

Dans l'obésité sénile ou dans les dernières années d'évolution de l'obésité adulte, des accidents graves ou mortels sont fréquemment dus à l'artério-sclérose. Ils se montrent soit sous la forme de myocardite, soit sous celle d'angine de poitrine menaçante, soit de petites atteintes d'hémorragie cérébrale, qui donnent naissance à de l'aphasie et à des paralysies transitoires, soit encore sous celle de brightisme artériel; mais, généralement, c'est à titre de complications qu'on les étudie.

Je ne désire pas faire autre chose que de les rappeler; le point que je veux mettre en lumière est celui-ci :

Leur latence. — Dès qu'un sujet, et à quelque âge que ce soit, commence à être dans la voie de l'accumulation graisseuse durable et progressive, même lorsque le terme d'obésité ne peut pas encore être employé chez lui, alors même qu'il se réjouit de l'accumulation de ces réserves, on peut trouver par un examen systématique des signes non douteux d'hypertension vasculaire portant sur l'appareil veineux ou artériel.

A ce point de vue, les observations permettent de classer deux espèces : d'un côté, les gras et les obèses à hypotension périphérique des radiales, par exemple; de l'autre, au contraire, ceux dont le sphygmo-manomètre indique une élévation de quelques degrés dans cette tension.

En général, ceux qui ont de l'hypotension des radiales et des symptômes fonctionnels déjà marqués sont atteints d'hypertension portale très manifeste, tandis que les autres, au contraire, avec une tension portale légère, ont une élévation de la tension artérielle périphérique très marquée. D'habitude, cette hypertension est très nette chez les adultes gras, entre trente et quarante ans. Mais le fait n'est pas constant. De quarante à cinquante ans, la proportion s'élève.

Immédiatement une objection se présentera à l'esprit : ces phénomènes se produisent aussi chez les artério-scléreux qui ne sont pas obèses.

Si le médecin veut bien se remémorer les artério-scléreux qu'il a soignés il sera frappé de ce fait que beaucoup parmi eux appartenaient à la catégorie des gros, des corpulents.

D'un autre côté, il remarquera la fréquence des cas d'artério-sclérose chez les sujets dont la taille est au-dessus de la moyenne.

Aortisme chez les obèses de haute taille. — La fréquence de l'artério-sclérose à forme aortique a été signalée chez des personnes de grande taille, particulièrement chez celles du sexe masculin. Cette notion, je l'ai vérifiée souvent, aussi bien à l'hôpital que dans la pratique de la clientèle. Les aortites, soit l'insuffisance aortique artérielle, soit les aortites athéromateuses, soit celles que l'on trouve associées à des myocardites, et à l'artério-sclérose rénale, m'ont paru atteindre plus souvent des hommes dont la taille dépassait 1 m. 75 (exception faite cependant pour les aortites syphilitiques).

Je vais même plus loin. Je crois que le fait, pour un homme, d'appartenir à un type ethnique de haute taille, constitue une prédisposition aux affections aortiques et plus particulièrement s'il est obèse. J'ai pu même prédire pour des hommes très grands restés minces de tout le corps, mais ayant le ventre légèrement proéminent, des altérations cardiaques aortiques et de l'artério-sclérose. Et le fait s'est vérifié dans la suite, alors que je n'avais comme indices que l'élévation anormale de la taille, et aussi leurs antécédents héréditaires, car beaucoup d'entre eux sont fils d'arthritiques artério-scléreux ou cardiaques. Il faut rapprocher cette notion de cette autre, connue des vétérinaires, que l'athérome et l'artério-sclérose sont plus fréquents chez les grands animaux que chez les petits et plus chez les grandes espèces aussi. Les chevaux de grande taille sont plus atteints que les petits.

On rencontre aussi des hommes grands maigres, bruns et pâles, qui correspondent aux types précédents et que l'on voit, dans l'âge mûr, engraisser. L'engraissement n'est pas généralisé le plus souvent, et se limite à l'abdomen que l'on voit pointer au niveau de la taille, sous le gilet. Ce sont les *gastrophores* de Brillat-Savarin. A ce moment, leur teint, d'abord normal, se colore petit à petit, et des vascularisations apparaissent sur la face, sur les joues et le nez, à la face inférieure de la langue.

Alors on peut constater chez eux de l'hypertension artérielle, tandis que rien ne semble indiquer par ailleurs l'imminence d'accidents redoutables. Et puis, subitement, vous apprenez leur mort brutale par une angine de poitrine, une hémorragie cérébrale, un œdème aigu du poumon. Je pourrais en citer de nombreux exemples empruntés à la clientèle. C'est là l'explication de ces morts subites que chacun peut trouver dans ses relations, ou de celles de personnes de situation notoire, que les journaux apprennent au monde surpris de ces disparitions, en pleine santé apparente.

« Parmi mes souvenirs récents, je rapporterai le suivant : une dame atteinte de pseudo-asthme et d'obésité était venue me demander des conseils accompagnée de son mari, lequel, âgé de cinquante-cinq ans, correspondait très exactement au type d'homme de grande taille que je viens de décrire. Il me faisait observer, en frappant, tout réjoui qu'il était, sur son gilet saillant, que lui aussi avait quelque trace d'obésité depuis quelques mois, mais qu'il ne s'en portait que mieux. Il était doué d'un appétit excellent et d'une santé magnifique. « A part un peu d'essoufflement... toutefois, ajoutait-il, et de crampes d'estomac assez pénibles et angoissantes, rares du reste, mais qui n'existaient pas autrefois. » Je ne me laissai pas prendre à la bonhomie de cette description. L'examen immédiat de son pouls me montra une tension de 24° au Potain. Dans l'auscultation du cœur, je ne remarquai rien de très spécial, mais je me demandai si les symptômes douloureux de la région gastrique ne pouvaient pas être causés par une angine de poitrine à irradiation stomacale (forme gastralgique de Huchard).

Toutefois, je conseillai à ce malade très euphorique de se soigner, lui aussi, très activement. Il accueillit, bien entendu, mes observations par des sarcasmes, et n'eut pas cependant le plaisir d'assister à la guérison de sa femme qui se produisit quelques mois après, tandis que lui-même décédait brutalement en quelques heures d'une angine de poitrine à forme gastralgique, qui fut diagnostiquée, pendant sa phase de début : névralgie intercostale, puis colique hépatique probable. »

Artério-sclérose et hypertension. — Voici donc une des nombreuses formes dans lesquelles l'artério-sclérose est associée à ces petites obésités de l'âge adulte, qui ont évidemment une relation avec l'artério-sclérose qui couve. Mais ce n'est pas la seule, à beaucoup près.

L'hypertension se rencontre aussi chez les jeunes obèses et quelquefois très tôt. J'en ai souvent constaté entre l'âge de vingt-cinq à trente ans. C'était du reste le seul phénomène menaçant, et il semble que ce soit plus souvent chez les gras, qui sont gais et exubérants et qui ont une tendance à la coloration, que chez les pâles et les bouffis qu'on constate le phénomène. Mais, cependant, il n'y a pas impossibilité absolue d'en rencontrer même dans ce dernier cas.

Souvent l'hypertension est très marquée, et la surcharge graisseuse l'est peu. Quelquefois, au contraire, on rencontre une faible tension avec une forte obésité. Mais, de toutes façons, le médecin doit prendre systématiquement le pouls et la tension artérielle de toute personne qui se trouve à l'état de surcharge graisseuse, et notamment s'il s'agit d'un homme, car incontestablement ces troubles artériels sont bien plus fréquents chez lui.

Pathogénie. — Comment s'expliquent les rapports de l'artério-sclérose et de l'obésité? Si l'on accepte, avec l'enseignement de Huchard, que la tension artérielle élevée est à la fois une cause et un signe d'artério-sclérose, on est bien obligé d'admettre que c'est là un élément de pronostic très important vis-à-vis de l'obésité, si la relation de coexistence entre elles est nettement déterminée. Il est très difficile de fixer par la méthode statistique cette relation de cause à effet. C'est que l'artério-sclérose est plus fréquente justement dans les villes, dans les milieux bourgeois, chez les grands sédentaires, chez les névropathes, chez les émotifs, parce qu'ils ont des troubles constants de leurs vaso-moteurs. Et c'est aussi dans les mêmes milieux et dans les mêmes circonstances que se rencontrent l'obésité et la néphrite artérielle qui peut conditionner à elle seule l'hypertension. Mais je ne veux pas signaler autre chose ici que cette coïncidence.

Que l'artério-sclérose, que la sclérose rénale soient produites par l'obésité, que l'obésité, au contraire, soit un symptôme commun à un trouble général qui la conditionne en même temps que l'artério-sclérose, cependant il n'en est pas moins évident qu'il y a quelque chose d'assez spécial dans ce syndrome : c'est qu'il emboîte le pas aux troubles vasculaires. Dans le début, c'est de l'hypertension surtout veineuse ; plus tard, en pleine évolution, c'est l'apparition de toutes les manifestations quelconques de l'artério-sclérose organique. Et la mort habituelle de l'obèse est encore due à l'évolution de ces lésions artérielles par l'hémorragie cérébrale ou l'angine de poitrine, par la cardiopathie, par le mal de Bright.

Il s'agit donc là d'une notion clinique du plus haut intérêt dont la pathogénie acceptable serait facile à édifier s'il y avait quelque intérêt à le faire. Il y a chez les obèses une intoxication causale et une auto-intoxication secondaire dues aux divers troubles fonctionnels de l'appareil digestif, du foie, etc., d'où l'adultération du sang par des éléments toxiques et par là l'hypertension et plus tard l'altération des parois artérielles. L'hypertension veineuse relève d'abord de l'asthénie cardiaque, par baisse de la vis a tergo. Elle semble liée à l'obésité par l'arthritisme suivant cette expression : « A nutrition retardante, circulation retardante ».

Enfin il faut noter la coïncidence de troubles nerveux de toute nature qui conditionnent bien souvent l'artério-sclérose par suite des fonctions trophiques et vaso-motrices du système nerveux, ainsi que Giovanni l'avait établi un des premiers, et ainsi que Huchard y a insisté depuis.

Les symptômes qui accompagnent l'hypertension veineuse chez les jeunes obèses sont très souvent aussi suivis d'autres petits troubles, tels, par exemple, que sensation de froid aux pieds et aux mains, troubles vasculaires divers, fourmillements, doigts morts, démangeaisons, prurit, céphalée, et qui peuvent être interprétés comme provenant d'un état neurasthénique si fréquent chez eux et tenant à des troubles vaso-moteurs.

Cependant, notons en passant que ces petits signes se rencontrent dans l'artério-sclérose rénale, et il est très difficile de savoir très exacment à quoi les rattacher lorsqu'il s'agit de troubles fonctionnels.

Troubles vaso-moteurs. — Tout à fait au début, les troubles vaso-moteurs, en effet, sont constants chez les obèses. Il n'est pas de femme grasse qui ne vous dise cette phrase typique : « J'ai une santé admirable, je suis forte et j'ai pris de l'embonpoint. Il n'y a qu'une chose qui me gêne : c'est que j'ai constamment froid aux pieds. »

Ces troubles vaso-moteurs, que quelques-unes mettent sur le compte d'une circulation qui se fait mal — et en cela elles sont proches de la vérité — sont, le plus souvent, accompagnés d'une série de petites manifestations nerveuses qui, chez certains, constituent nettement le syndrome : neurasthénie. En voici l'énumération : réveil pénible, ou difficulté de se lever, vide cérébral ou vertige le matin, mauvaise humeur, aboulie jusqu'aux heures des repas qui sont attendus généralement avec impatience, asthénie neuro-musculaire, douleurs névralgiformes dans les membres, névralgies diverses, fourmillements dans le trajet anatomique d'un nerf; sensation de doigt mort, etc. Toute cette symptomatologie, paraît se rattacher à la névrose psycho-splanchnique et à un certain état de psychasthénie, car, sous l'influence des excitations, des occupations de la journée, ces phénomènes sont presque entièrement disparus, dans la soirée ou dans l'après-midi. Cette constatation ne permet pas de les considérer comme d'origine franchement artérielle ou organique.

La sensibilité exagérée au froid, limitée ou non aux membres inférieurs, aux mains et aux pieds, est quelquefois généralisée à tout le corps, accompagnée de frissons et de frilosité excessive. Il s'agit peut-être encore de troubles vaso-moteurs, mais plus vraisemblablement d'hyperesthésie aux variations de la température, qui est généralement accompagnée d'autres hyperesthésies, que nous retrouvons tout particulièrement en étudiant les manifestations nerveuses chez les obèses (*névrose barométrique*).

Ces troubles vaso-moteurs associés à ces petits troubles nerveux : la fréquence très grande de la pâleur ou de la rougeur du visage, sous l'influence des émotions, sont à leur tour eux-mêmes une cause d'hypertension, ainsi que depuis longtemps Huchard l'a démontré. Le *rôle* du *spasme* dans toute cette pathologie des vaisseaux est de la plus haute importance. Beaucoup de symptômes migraineux, angineux, dyspnéiques, angoissants, ne sont que l'expression du spasme vasculaire et musculaire qui existe chez certains obèses nerveux. Le spasme peut être aussi lié à l'auto-intoxication gastro-intestinale ou rénale; l'exemple du premier, c'est la pseudo-angor qui apparaît dans les fermentations digestives, et un exemple du second, c'est le spasme vasculaire qu'on retrouve dans la sclérose rénale progressive cause elle-même d'hypertension.

Si beaucoup d'obèses sont hypertendus à la radiale et d'une façon générale dans les artères périphériques, d'autres qui font cependant cette véritable gymnastique des vaso-moteurs restent hypotendus toute leur vie durant, et ne deviennent pas artério-scléreux au sens exact du mot et tel qu'il a été défini par Huchard, c'est-à-dire méiopragiques.

Hypertension veineuse. — Le fait s'explique parce qu'ils ont de l'hypertension veineuse soit généralisée à tout l'appareil circulatoire [1], soit, d'autres fois localisée. Ainsi que j'ai déjà eu plusieurs fois l'occasion de le répéter, c'est à l'hypertension veineuse qu'il faut attribuer cette

1. Grandmaison, *Traité de l'Arthritisme*, Maloine, 1906.

sensation de gonflement qui accompagne ou précède l'engraissement ou l'obésité. De même il faut rattacher à cette hypertension le dessin très marqué des veines sur les membres et sur le dos des mains, et les veinosités presque variqueuses que l'on trouve sur la face et sur les joues des vieux obèses. Chez les jeunes gens et les jeunes filles, c'est cette stase veineuse encore légère, qui fait leur carnation si appréciée, bien à tort, dans le public.

Ces phénomènes, lorsqu'ils sont anciens et assez marqués, s'accompagnent souvent de varices des membres inférieurs, surtout chez les femmes, pour qui elles constituent une tare qui les désespère. De très bonne heure, du reste, on les voit apparaître et, elles sont quelquefois un indice tout à fait précoce de l'engraissement et de l'obésité. Elles n'ont aucune valeur pronostique importante, mais de toutes façons le rôle que joue la stase veineuse de la veine porte, et de toutes les veines de l'abdomen, y est très considérable.

Stase veineuse portale. — Avec une prédisposition, soit congénitale et par conséquent héréditaire, soit, au contraire, acquise à un moment quelconque de la vie et sous l'influence de la suralimentation qui est si fréquente chez les arthritiques, se constitue un état de congestion fonctionnelle du foie.

Elle est due autant au travail que cet organe est obligé de fournir dans l'alimentation surcarnée, qu'à l'apparition progressive de la graisse dans les replis du mésentère et de l'épiploon, surcharge qui constitue une cause mécanique de gêne veineuse.

Longtemps, la congestion veineuse reste localisée, puis, par ces deux causes, la stase dans le foie, et la compression épiploïque de tout l'abdomen surchargé de graisse, petit à petit elle remonte vers le cœur et retentit sur lui, se répercutant dans tout l'appareil circulatoire, parfois bien avant même que la graisse soit apparue. Cette simple manifestation, la gêne veineuse dans l'abdomen, est une cause de travail exagéré pour le cœur, et par là d'essoufflement ou de dyspnée prémonitoire et de troubles cardiaques divers tels que le galop droit, le claquement pulmonaire.

J'ai déjà dit plus haut que cette hypertension veineuse, lorsqu'elle se généralise, s'étend petit à petit des veines de l'estomac à celles de l'œsophage et de l'œsophage au thorax. Mais elle peut aller plus loin et, par l'intermédiaire des veines cervicales, gêne la circulation cérébrale et explique certaines céphalées et certaines congestions de la tête, notamment dans les mouvements d'abaissement du tronc où les phénomènes congestifs sont plus accentués.

Chacun a observé combien les obèses deviennent rouges ou même violacés dans les mouvements de l'abaissement ou de flexion en avant, soit pour ramasser un objet, soit pour boutonner leurs chaussures.

Cette hypertension portale de l'abdomen peut se traiter localement par le massage, par la contraction répétée de tous les muscles abdominaux. Les muscles abdominaux jouent en effet un rôle important pour compenser cette hypertension veineuse en ce sens que leur contraction vigoureuse aide la colonne sanguine veineuse à remonter vers le cœur. D'où il résulte que l'insuffisance musculaire des parois abdominales et surtout du grand droit ne fera qu'exagérer cette hypertension portale.

Je ne sais pas s'il faut accepter que la flatulence et le tympanisme de l'intestin puissent être considérés comme un signe d'hypertension portale. Certes, ils l'accompagnent souvent, mais est-ce là la preuve qu'il y ait une filiation directe?

Quoi qu'il en soit, par la méthode de la réfection musculaire, par la correction de l'insuffisance et de l'infiltration du plan abdominal, on lutte très aisément et très efficacement contre la sensation de réplétion abdominale et de réplétion périphérique cutanée, de gonflement qui l'accompagne, contre la dyspnée et, avec le temps, contre l'accumulation graisseuse dans l'apparition de laquelle elle peut jouer un certain rôle. Je suppose que ce sang chargé d'éléments nutritifs et de graisse émulsionnée peut déposer plus facilement ses particules lourdes dans les tissus qui supportent les veines et les lymphatiques dans l'abdomen.

En tout cas, lorsqu'on a l'occasion d'autopsier des obèses, ou d'assister à des opérations abdominales sur eux, on peut constater jusqu'à quel degré extraordinaire cette congestion portale peut être marquée. Cette turgescence veineuse nécessite, de la part du chirurgien, quelques précautions pour éviter des hémorragies abondantes.

En somme les gras et les obèses ont rarement une tension vasculaire normale; ils sont hyper ou hypotendus; ces deux variétés de troubles circulatoires presque constants dans toutes les adiposités sont probablement l'expression d'intoxications, endogènes le plus souvent.

Artério-sclérose et hypotension artérielle chez les hypertendus veineux. — Lorsque l'hypertension portale est au début, et qu'elle est suffisamment accentuée, bien qu'elle puisse devenir, par le mécanisme de l'auto-intoxication digestive, la cause d'une artério-sclérose latente, souvent elle s'accompagne d'hypotension artérielle; et le contraste est très frappant entre les deux espèces d'obèses que nous avons étudiées si souvent. Les uns, même avec tous les signes de l'obésité floride et congestive, ont une artère radiale à pouls faible et dicrote et où le sphygmomanomètre de Potain donne une tension variant entre 11 et 15, avec une moyenne qui est aux environs de 13, les autres sont nettement hypertendus au-dessus de 18.

J'ai assez souvent observé que les malades qui présentaient cette hypotension étaient en état de troubles nerveux très manifestes et se disaient eux-mêmes quelquefois neurasthéniques, Depuis longtemps on a signalé l'hypotension dans la neurasthénie arthritique. Et si c'est là un signe de valeur pour le pronostic artériel, il ne faudrait pas croire cependant que c'est une garantie absolue. Huchard [1], dans son rapport de Buda-Pesth, vient d'insister encore sur les artério-scléroses à hypotension accompagnées souvent, remarque-t-il, d'hypertension portale. L'hypotension artérielle serait d'ordre toxique pour Huchard dans ces cas. Page (*loco cit.*) se rattache aussi à cette opinion.

Je crois cependant que les malades qui étaient préalablement des nerveux hypotendus, sans symptômes d'obésité, restent des hypotendus en même temps que des neurasthéniques, et dans la suite peuvent devenir obèses. Ce sont ceux-là surtout qui sont moins voués aux suites graves de l'artério-sclérose.

Hypertension veineuse et portale chez la femme. — Les femmes rentrent généralement dans la catégorie des obèses hypotendus. Chez elles, l'hypertension portale est toujours un symptôme d'importance première et très marqué. Elle explique leurs hémorroïdes et leurs varices, les sensations de gonflement, la congestion légère des joues, plus manifeste du reste après les repas, tandis que leur pouls reste presque toujours hypotendu et que l'artério-sclérose est plus rare chez elles.

Il faut ajouter aussi, parmi les causes de cette hypertension portale, si marquée chez la femme, l'insuffisance musculaire de la paroi antérieure et latérale de l'abdomen et les ptoses consécutives, le tout entretenu et augmenté par le port du corset. Qui n'a rencontré de ces femmes, autour de trente ou quarante ans, qui se sentent toujours gonflées, dont le visage est toujours légèrement congestionné, la peau colorée, avec cependant une tendance au subictère. Elles sont très grasses au niveau des hanches et de la taille.

Combien sont obligées de se dégrafer après les repas, tandis que la roseur accentuée de leurs joues et des lèvres s'atténue dès qu'elles sont desserrées.

Il faut même noter que cette rougeur vive des lèvres, lorsqu'elle n'est pas artificielle, est un bon signe d'hypertension portale chez une femme qui n'est pas encore très grasse, de même que la rougeur des conjonctives, facile à constater lorsqu'on renverse les paupières.

Ces symptômes sont intéressants à connaître, et peuvent parfaitement coexister avec un état d'anémie fréquent chez les obèses.

---

1. Huchard, *Congrès de Buda-Pesth*, 1909.

Mais tous ces petits troubles ne sont pas absolument spécifiques de l'obésité. On peut les retrouver chez toutes les personnes arthritiques, à la condition qu'elles soient atteintes de troubles gastro-intestinaux et de dyspepsie flatulente ou de ballonnement de l'abdomen.

Parmi les symptômes qu'on peut attribuer à l'hypertension veineuse abdominale il faut encore citer : l'opsiurie étudiée par Gilbert et ses élèves, l'oligurie, les circulations portales complémentaires (Villaret). Elles ont été décrites avec les manifestations hépatiques de l'obésité.

Phlébectasies capillaires. — Les petits vaisseaux sont fréquemment atteints de différentes modifications très apparentes chez les obèses. Les petites veines très développées forment souvent chez certains un réseau très accentué à la face et qui ne se voit pas que chez les obèses adultes. En général, ce signe est l'apanage des hommes et des femmes qui sont arrivés vers la quarantième année et se manifeste sous la forme de la couperose de l'âge critique. On la rencontre aussi chez les jeunes filles qui ont les joues trop roses. Si l'on regarde de plus près à quoi est due cette rougeur, on distingue un petit réseau très serré de petites veines et des ectasies capillaires, de forme stellaire, ou dessinant de minuscules serpents et l'on peut annoncer vingt ans à l'avance la couperose, et souvent l'engraissement.

M. Jacquet (*loc. cit.*) a insisté récemment sur la cause gastrique de ce phénomène. Il a pu corriger cette affection dès le début en soumettant les malades à un régime de mastication lente. Pour lui, la première cause en serait la *tachyphagie*, ou habitude de manger vite, que nous retrouvons constamment chez les obèses, du moins chez ceux qui sont névropathes, impatients et toujours pressés.

Ces vascularisations ne se rencontrent pas que sur la peau du visage, mais aussi sur celle du corps.

J'ai déjà signalé plus haut qu'elles étaient fréquentes au niveau du rebord costal, et s'étendent sous la forme d'un demi-cercle de la région du foie à celle de la rate. Il faut les considérer comme un signe d'hypertension portale, et c'est une véritable circulation capillaire supplémentaire (Villaret).

Mais on retrouve ces vascularisations très fréquemment aussi sur les membres inférieurs, où elles sont distribuées sur la face externe des cuisses, en petites étoiles capillaires, surgissant de la peau épaisse, grasse, et très souvent séborrhéique.

Varices et phlébites. — A la face interne des cuisses, au contraire, on trouve, très marquées, des varices qui se développeront plus tard davantage, après les couches, mais qui, de bonne heure, chez les jeunes obèses, et déjà vers la dix-huitième année, sont très apparentes sur le trajet de la saphène. Plus tard, après le premier accouchement, elles s'étendront jusqu'aux organes génitaux et seront particulièrement marquées sur la face externe des grandes lèvres.

D'une façon générale, du reste, chez les gras, le réseau veineux est très apparent, chez la femme surtout. Chez elle on le distingue bien au niveau des seins lourds et pesants, dont la face inférieure est pommelée de veines violâtres, tandis que la face antérieure de la poitrine et la région sternale sont parcourues d'un réseau veineux nettement dessiné sur la blancheur adipeuse de cette région. On sait du reste que, dans le public, ces apparences sont considérées comme des signes de beauté et de santé.

Tous ces troubles de la circulation veineuse capillaire ou des gros troncs se voient dans les familles d'arthritiques.

Ils constituent donc un signe important de prévision et de pronostic pour le médecin, lorsqu'ils sont accompagnés en même temps d'une charge graisseuse, d'abord légère et qui ne fera que s'exagérer dans la suite.

Cette sorte de méiopragie veineuse n'est pas sans inconvénient; au moment de la grossesse et après l'accouchement elle facilite les varices, l'infection vasculaire et la phlébite.

Depuis vingt ans, on a pu voir dans la clientèle bourgeoise les phlébites augmenter considérablement de fréquence; ce fait est certainement dû à deux causes : d'abord, d'un côté à l'extension de plus en plus grande de l'arthritisme, de l'obésité dans ce milieu et, d'un autre côté, à la fréquence des épidémies grippales. On sait que la grippe est, en effet, une cause d'infection sanguine et veineuse très active, qui atteint ceux qui ont un mauvais système veineux, des varices, et surtout après des causes accidentelles comme le traumatisme, ou après une légère infection puerpérale.

Chez les obèses, ces phénomènes sont de nature à expliquer la fréquence des morts subites dues aux embolies, toujours possibles chez les porteurs de varices et chez les phlébitiques.

Troubles circulatoires d'origine nerveuse. — On peut observer chez les obèses des troubles fonctionnels cardiaques qui sont ou d'ordre nerveux ou d'ordre toxique. La *tachycardie*, qui peut durer pendant des semaines et des mois, surtout si les malades traversent une phase d'hyperémotivité, est commune chez eux.

D'autres fois, au contraire, ce sont des troubles cardiaques réflexes, d'origine gastrique, et de névralgies précordiales qui ne sont pas sans inquiéter beaucoup les malades et surtout les femmes. Ce sont des « lancés » dans la région du cœur, ou des sensations d'arrêt qui ne correspondent pas à la réalité. C'est, d'autres fois, un poids ou un serrement dans la région précordiale, accompagné ou non de sensibilité mamelonnaire exagérée et qui peut être extrêmement tenace. Ces phénomènes peuvent s'accompagner d'angoisse et simuler l'angine vraie. Ce sont des troubles spasmodiques que les obèses accusent très souvent et surtout s'ils sont de souche goutteuse.

Ils se manifestent surtout pendant la nuit, s'accompagnent de réveils brusques, en sursaut, avec sueur, émotion violente, palpitations, besoin subit de crier ou de sortir du lit, et cet état ressemble tout à fait à ce qu'on a décrit sous le nom de « terreur nocturne » chez les enfants dyspeptiques. Il est vraisemblable qu'ils sont de la même origine, car les obèses qui les présentent se plaignent très souvent de leur mauvaise digestion, ont la langue saburrale, des vertiges et de la constipation, de la flatulence, de l'oppression après les repas. Ces troubles sont mixtes et tiennent à la fois aux appareils nerveux et circulatoire. Aussi vont-ils nous servir de transition à l'étude rapide des manifestations nerveuses chez les obèses, dont une part nous est déjà connue (Cf. Séméiologie).

4° TROUBLES NERVEUX

Lorsqu'un obèse présente des troubles nerveux aussi accentués, le médecin devra toujours vérifier l'état psychique de son client et chercher s'il n'est pas en état d'hyperémotivité, de psychasthénie. Il ne devra pas négliger de s'inquiéter de l'état cérébral, et savoir si le malade n'a pas d'ennuis obsédants.

Névrose d'angoisse. — On sait qu'en effet il existe une névrose connue sous le nom de névrose d'angoisse, très bien décrite en Allemagne par Freud, Hecker et chez nous par Hartenberg puis Pitres et Régis, mais peu connue des praticiens. C'est une manifestation clinique variable dans ses causes, mais très souvent liée aux psycho-névroses, à la psychasthénie, ou, pour se servir d'un terme moins exact mais plus courant, à tous les états neurasthéniques.

La névrose d'angoisse passe pour être liée très souvent à une obsession et à une idée fixe, qui serait la cause déterminante de l'émotion et des phénomènes somatiques, d'après Pitres. L'émotion, étant produite par l'idée fixe, s'extérioriserait dans l'organisme par des phénomènes d'émotion somatiques. Les principaux sont : la sécheresse de la bouche, la saburre linguale, l'anorexie, les troubles gastriques, la constipation ou la diarrhée, l'angoisse respiratoire dyspnéique, l'angoisse cardiaque avec palpitations et sensation de poids dans la région du cœur. Il existe en même temps un mauvais état général et des réveils en sursaut la nuit, chez les névropathes et les arthritiques.

On voit, par le rapport que présente cette description avec celle des troubles pseudo-cardiaques de l'obésité, que le praticien aura à démêler un problème clinique délicat. Cependant il ne devra pas perdre de vue que ces phénomènes angoissants ne sont pas toujours psychiques et peuvent être l'expression d'un spasme circulatoire ou musculaire d'origine toxique intestinale, rénale, hépatique. Le spasme joue certainement un rôle très important dans la pathologie fonctionnelle humaine, il ne faut pas l'oublier [1]. De toute façon, l'obésité gagnera à être soignée, dans l'un et l'autre cas. Les manifestations nerveuses qui accompagnent l'obésité ou qui la compliquent sont, je l'ai déjà dit, d'une grande fréquence. Les obèses doivent être classés dans la famille neuro-arthritique et, à ce titre, ils ont une forte prédisposition aux névroses, contrairement à l'opinion publique qui croit que le fait d'être gros et, par conséquent, dit-on, « fort », s'accompagne toujours d'un grand calme moral. La fréquence de ces états nerveux est si grande chez les obèses qu'elle peut presque constituer une règle que les exceptions ne font que confirmer.

États neurasthéniques. — Toute la symptomatologie de la neurasthénie vulgaire pourrait s'inscrire dans ce chapitre. Aussi n'est-il pas nécessaire d'entrer dans cette description bien connue. Il suffit de rappeler les signes principaux : douleurs de tête, en casque, antérieures ou postérieures; douleurs entre les épaules; douleurs au niveau des reins, si souvent interprétées à tort par les malades dans le sens de rhumatismes, ou de coliques néphrétiques, ou de sable urinaire; douleurs au niveau du sacrum; névralgies diverses, dans les membres inférieurs notamment, fausse sciatique, fatigue et fatigabilité, indolence, troubles digestifs dus à la dyspepsie nerveuse, irritabilité du caractère, aboulie, insomnies, phobie, etc., tout cela fait partie de l'Iliade de maux dont souffrent les obèses névropathes et qui sont vraisemblablement l'expression de l'auto-intoxication.

Ces troubles nerveux peuvent expliquer le désir des malades de s'évader des complications de la vie et des affaires, pour éviter les responsabilités qui les troublent. Leur faculté d'émotion gêne, en effet, beaucoup la vie sociale de certains malades, lorsque de grosses responsabilités leur incombent. Et elle est certainement la cause de beaucoup de retraites anticipées et de l'arrêt productif de certains hommes, autrefois énergiques et combatifs.

État mental des obèses. — L'état mental des obèses qui se ressent de toutes ces anomalies nerveuses mérite donc d'être décrit. Il est du reste très variable.

1. Londe, *Essais de Médecine préventive*, Alcan, 1909.

Parmi les enfants, on reconnaît déjà de bonne heure ceux qui sont destinés à être des obèses actifs. Ils sont nerveux, irritables, florides et congestifs; écoliers travailleurs, ils interrogent leurs livres et le maître consciencieusement.

Ils se distinguent de ceux qui, obèses aussi, mais apathiques, indolents et apparemment moins intelligents, sont classés rapidement parmi les paresseux incurables et les cancres.

Plus tard, la même distinction se perpétuera. Qui n'a pas connu parmi eux de ces hommes d'affaires, boursiers actifs, financiers audacieux, qui circulent dans les grandes villes, à la recherche des actionnaires et des commanditaires, et les captivent par leur parole séduisante et volubile? Violents, du reste, querelleurs, irritables, gros mangeurs et appréciateurs des dîners fins, ils sombrent rapidement dans l'attaque d'apoplexie ou les accidents graves de l'artério-sclérose.

Les goutteux se rapprochent beaucoup de ces types, mais il faut en séparer ceux qui versent plus tard dans la goutte asthénique.

Les autres, au contraire, suivent l'évolution prévue, vont réduisant sans cesse leur activité au milieu de leurs malaises et, craignant la violence des premiers, ils sont généralement doux et peu réagissants aux injures. La colère détermine, chez eux, du tremblement, de la pâleur, de la syncope plus que de la violence et des cris. Aussi fuient-ils toutes les occasions qui sembleraient capables de créer leur émotion. Ils arrivent ainsi à vivre d'une vie restreinte et somnolente à la façon des animaux hibernants, qui est remarquée chez ceux qui remplissent des fonctions officielles où leur insuffisance se manifeste aisément.

Quelquefois des obèses congestifs florides, après une période de bonne santé apparente, de vigueur et de débordement d'action, passent dans une phase troublée qui les rapproche des précédents. Ils deviennent à leur tour apathiques et indolents, pour le plus grand dommage des fonctions quelquefois importantes qui leur sont confiées.

Combien d'hommes politiques, parmi lesquels on rencontre beaucoup d'obèses beaux parleurs et capables de vigoureuses digestions, nécessitées par une vie toute d'extérieur, qui, arrivés enfin aux honneurs, à une grande situation difficilement conquise, y font subitement piètre figure. Ils désorganisent en peu de temps des services publics qui leur sont confiés, ou tombent si manifestement dans l'insuffisance et le gâtisme subits que le retrait de leur emploi s'impose.

Dépréciation sociale de l'obèse. — Du fait de son évolution progressive ce trouble morbide, chez ceux qui ne se soignent pas, se déroule toute la vie durant. Dès le début on peut donc établir une diminution dans la valeur économique et sociale d'un obèse, par rapport à un être normal. Cette diminution de la valeur économique est liée, évidemment, à la diminution parallèle de la valeur organique, et, plus l'obésité va se compliquant de troubles graves associés, plus cette valeur diminue. Il est bien certain que l'homme obèse ne peut pas être considéré comme un être normal. Écolier, il est souvent irresponsable de sa paresse, ou d'une difficulté au travail liée à un état organique : soldat, il doit être séparé des autres combattants, et bien souvent, à cause de son impossibilité de marcher, de courir, et de son impuissance à résister à la fatigue, il doit être versé dans les services auxiliaires ; marié, nous avons montré qu'il ne pouvait être considéré comme normal, à propos de l'insuffisance de ses fonctions génésiques. On verra du reste plus loin que, si l'homme obèse est souvent impuissant, la femme grasse est souvent stérile.

Fonctionnaire, son irritabilité, lorsqu'il est encore valide, sa somnolence et sa cachexie, lorsqu'il traverse ses dernières périodes après la cinquantième année, ne permettent pas de le considérer comme ayant une valeur complète ; enfin, qu'il supporte les responsabilités et les charges d'une affaire, d'une famille, qu'il soit chef dans l'armée, dirigeant dans l'État, sa disparition subite par un accident apoplectique ou cardiaque, fréquent avant l'âge de cinquante ans, ne laisse pas que de porter le trouble dans toutes les situations qu'il peut occuper. Est-ce à dire que tous les obèses doivent subir une dépréciation pareille? Certainement non. Mais cependant, comme le début de l'obésité ne porte pas avec lui l'indication de ses suites bénignes ou malignes, encore faut-il admettre une dépréciation économique moyenne qui correspond bien du reste à la même dépréciation au point de vue organique.

D'autres accidents nerveux graves peuvent apparaître au cours de l'obésité, tels que l'hémorragie cérébrale, le coma, les psychoses. Nous les avons indiqués au chapitre « Séméiologie » (p. 75). Enfin les troubles cutanés, qui sont si fréquemment associés et commandés par les troubles nerveux, ont été traités dans le même chapitre.

5° TROUBLES RÉNAUX

On croirait volontiers, à la lecture des articles techniques sur l'obésité, qu'il n'y a intérêt à étudier les modifications du rein au cours de l'obésité, que dans les dernières périodes de cette maladie, ou tout au moins seulement à partir de l'époque où la surcharge graisseuse, qui se mêle plus ou moins de dégénérescence, est arrivée à altérer et à étouffer les éléments nobles et les vaisseaux de l'organe.

Les observations que j'ai pu recueillir dans ces dernières années sur cette participation du rein à la symptomatologie de l'obésité me poussent à entrer, au contraire, dans une étude assez détaillée de la pathologie fonctionnelle du rein.

Adipose de la loge rénale. — Déjà même à l'époque où le prédisposé à l'obésité n'est encore atteint que de simple surcharge graisseuse, l'accumulation de la graisse dans la région du rein commence à se produire.

On sait, en effet, que la loge rénale est une des localisations habituelles des réserves graisseuses, chez les personnes en bon état d'embonpoint. Cette graisse entoure le rein, et l'enveloppe d'une coque plus ou moins épaisse, suivant l'état de surcharge du sujet, soutenant ainsi l'organe dans sa position anatomique normale.

Lorsque l'obésité est complètement développée, les veines et les artères du hile sont enfouies dans la masse graisseuse, qui pénètre quelquefois jusque dans le bassinet. La circulation veineuse et artérielle peut être, dans une certaine mesure, gênée par les pelotons adipeux qui compriment aussi bien les gros troncs que les petits, puisque la graisse suit, dans son envahissement, la gaine des vaisseaux. Les veines, étant moins résistantes, sont plus sensibles aux phénomènes de compression qui se produisent à la longue, mais seulement dans des cas où l'obésité est poussée très loin. De ce fait, résultent quelques troubles, particulièrement dans la circulation de retour.

Dégénérescence graisseuse du rein. — De toute autre nature est l'infiltration graisseuse qui envahit les cellules nobles du rein et qui caractérise la dégénérescence graisseuse.

Cette dégénérescence peut se manifester à la longue dans l'obésité, mais elle suit davantage les néphrites chroniques que l'on peut y trouver. Elle naît à la période d'état, sauf le cas où il s'ajouterait, par exception, une intoxication médicamenteuse, arsenicale ou phosphorée.

La chimie a montré que la graisse de dégénérescence se différencie parfaitement de la graisse de surcharge, bien que dans les obésités avancées on puisse trouver l'une et l'autre. Dans les cellules rénales, quand il s'agit de dégénérescence cellulaire, la graisse donne les réactions de la lécithine qui est un corps azoté, et non pas celles de la graisse ternaire qui se retrouve ailleurs dans les tissus cellulaires sous-cutanés, l'épiploon, etc.

Ce n'est donc pas d'une façon directe que le rein souffre au cours de l'obésité; ce n'est pas par l'intermédiaire de l'accumulation de la graisse. A ce point de vue, le rein n'est comparable ni au cœur, où cette accumulation joue un rôle si important dans la diminution fonctionnelle de l'organe, ni au foie, qui est capable d'assimiler les graisses et peut en supporter un certain excès.

Les manifestations rénales de l'obésité sont au contraire de toute autre nature, et relèvent, du reste, de causes très diverses.

Congestions rénales. — Tantôt les obèses présentent des douleurs lombaires accompagnées d'envies fréquentes d'uriner, d'urines très colorées, dans lesquelles il est facile de retrouver de l'albumine, des hématies et des cylindres granuleux. Cette expression clinique se rencontre de préférence chez les hommes adultes prédisposés à la *goutte* ou déjà goutteux, quelquefois aussi glycosuriques et diabétiques. C'est l'indice d'une congestion rénale dyscrasique que l'on retrouve aussi quelquefois chez d'autres uricémiques plus ou moins avérés, obèses ou non, lorsque l'obésité est en période d'état et que la charge graisseuse est assez grande.

De ce fait déjà il existe, comme je l'indiquais plus haut, une tendance à la *congestion passive* du rein. La congestion rénale de cette espèce existe toujours, d'une façon latente, le plus souvent, dans les cas d'obésité confirmée. Tout ce qui conditionne la congestion rénale passive existe, en effet, à la période d'état de l'obésité : d'un côté la gêne circulatoire dans le cœur droit qui suit les poussées de bronchite, d'emphysème et d'asthme, compagnons ordinaires de l'obésité, à partir de quarante ans ; la gêne cardiaque produite par la compression médiastinale due à l'accumulation graisseuse, la dissociation fasciculaire du myocarde qui entraîne un certain degré d'asthénie cardiaque. Il vient s'y ajouter encore cette gêne circulatoire gauche sur laquelle j'ai déjà longuement insisté et qui provient du barrage hépatique et de l'hypertension portale. Du reste, l'hypertension veineuse généralisée se retrouve au maximum dans toutes les veines qui desservent les organes sous-diaphragmatiques. Gilbert et Villaret ont noté que l'hypertension portale retentit jusque sur le rein et même sur le développement de l'arcade exorénale de Tuffier pour produire une congestion corticale typique.

Il résulte de cet ensemble de conditions anatomiques que même s'il n'y a pas du côté du rein altération vraie, ces phénomènes suffisent pour modifier gravement la circulation de retour.

Des *congestions actives*, on en voit apparaître aussi chez l'obèse dans deux autres conditions cliniques bien différentes : c'est d'abord quand — phénomène du reste fréquent — il est devenu prostatique et voit son rein réagir suivant la formule habituelle si bien établie par Tuffier dans sa thèse. Il s'agit alors de ces poussées de congestion entretenues par toutes les affections des voies urinaires inférieures et qui se manifestent par des hématuries subites, chez des hommes gras et encore jeunes.

L'on peut rencontrer aussi des congestions aiguës non infectieuses chez les athéromateux, et notamment les aortiques, et enfin dans toutes les circonstances où il y a une altération locale, lithiasique surtout.

Albuminuries.

Mais le symptôme rénal le plus intéressant et aussi, il faut bien le dire, le plus commun qu'on puisse rencontrer chez les gras et chez les obèses, c'est la petite albuminurie qui passe généralement inaperçue pendant des années, et que l'obèse, réjoui et, dit-il, bien portant traîne avec lui jusqu'au jour où, très incidemment, un médecin consciencieux demande à connaître sa formule urinaire, et amène la découverte du symptôme inattendu.

Nous sommes maintenant bien loin de cette période où tout avait été simplifié en matière d'albuminurie par cette formule : néphrite = albuminurie, albuminurie = néphrite.

Divers types chimiques d'albumine. — La question n'a pas cette simplicité aujourd'hui, et l'embarras peut être grand, au moment thérapeutique, du médecin qui se trouve en présence de cet élément clinique : albuminurie chez un obèse. L'analyse d'urine, surtout si elle est faite dans un laboratoire de chimie qui se pique de modernisme, répondra par la constatation de divers types d'albumine. Toutes les variétés peuvent se rencontrer : la globuline, la sérine, les nucléo-albumines, la mucine, la peptone qui apparaît quelquefois comme un produit de déplacement artificiel, dans les vieilles urines albuminuriques. On trouvera de l'albumose chez les obèses dont le foie, l'intestin, manifestent cliniquement leur souffrance, et diverses variétés d'albumine soluble dans l'acide acétique.

Il n'y a pas un grand intérêt à suivre très exactement le chimiste dans ces différenciations; en somme, quelle que soit l'espèce dont il s'agit, il faut lui conserver l'appellation plus simple et plus grossière d'albumine, sans s'arrêter à d'autres détails.

Allures cliniques. — J'ai suivi ou fait suivre pendant de longues périodes l'albuminurie de quelques obèses, chimistes, pharmaciens ou médecins. Elles sont continues ou intermittentes. Dans ce dernier cas, elles semblent assez nettement liées à de petits accidents tels que la fatigue, des troubles digestifs, gastriques ou intestinaux, et des écarts de régime. Linossier et Lemoine[1], Castaigne[2], Chiray[3], dans diverses publications récentes, viennent de reprendre l'étude de ces albuminuries digestives (mars-avril 1910). Il ne faut pas oublier l'albuminurie de la

---

1. Linossier et Lemoine, *Ac. de Méd.*, mars 1910.
2. Castaigne, Album. dyspept., *La Clinique*, 1909.
3. Castaigne et Chiray, *Journ. Méd. français*, mai 1910.

constipation. Ebstein (de Göttingue) vient de consacrer un intéressant travail à l'albuminurie (opalescence à l'acide acétique) et à la cylin-drurie de la coprostase. Mais leur taux n'est jamais très élevé (sauf pour la dyscrasique, hépatique de Teissier) lorsqu'elles ne sont pas manifestement compagnes d'une néphrite véritable. Il s'agit presque toujours de centigrammes : 10, 20, 25 ; voilà les chiffres ordinaires. Toutefois, le médecin ne doit pas se laisser prendre à la bénignité apparente de ce symptôme ; il ne doit pas croire sans fermes raisons qu'il s'agit là d'albuminuries autrefois dénommées dyscrasiques (Castaigne) [1]. Il surveillera son malade et cherchera obstinément dans la symptomatologie générale tout ce qui peut devenir révélateur d'un trouble rénal.

Ou bien l'albuminurie est le seul symptôme chez l'obèse en cours de traitement et malgré des investigations répétées on ne trouve rien autre chose que l'obésité et cette albuminurie. Si le régime alimentaire, un traitement général, l'exercice, les modifient dans une certaine mesure et les réduisent de quantité, on peut estimer qu'elles sont la preuve d'une très petite lésion rénale, ou d'un trouble fonctionnel gastrique, hépatique, intestinal, et le pronostic est bénin. Même si l'albuminurie est relativement abondante (dyscrasique), tout en faisant quelques réserves sur l'avenir, il faudra surveiller au point de vue de la venue d'une néphrite possible sous l'influence d'une infection ou d'une intoxication.

Albuminuries associées au brightisme atténué. — Mais, d'autres fois, l'examen clinique permet de déceler quelques petits troubles que l'on peut rapporter à une forme larvée d'urémie, bien supportée et silencieuse. On trouve quelque petit œdème fugace, une certaine tendance au bruit de galop, quelques symptômes pulmonaires digestifs ou nerveux de petite urémie. Dans ce cas, il y a un élément de gravité incontestable ; l'avenir est plus compromis et, si petite soit la lésion que l'on doit admettre du côté du rein, il y a là une véritable preuve de débilité rénale. Bien entendu, il faudra toujours avoir soin de mettre de côté, dans l'appréciation diagnostique et pronostique de ces formes d'albuminurie chez l'obèse, tout ce qui pourrait relever d'une congestion rénale entretenue par un état cardio-vasculaire défectueux : le ralentissement du courant sanguin, l'abaissement de la pression glomérulaire ou l'asthénie cardiaque que je rappelais plus haut. Car celle-ci est passagère et diminue tandis que le malade maigrit, et si l'on obtient une cure complète par la méthode de la réfection musculaire, il n'en reste aucune trace.

1. Castaigne, *Journ. Méd. français*, mai 1910.

Il faut remarquer en passant que les cas de ce genre sont quelquefois cliniquement difficiles à apprécier avec une précision suffisante. Car il y a une cause de confusion qui peut venir de ce que des symptômes tels que la dyspnée, l'hypotension artérielle, relèvent aussi bien d'une petite urémie que de la gêne circulatoire ou d'une légère insuffisance du cœur droit, toutes choses très faciles à corriger par le dégraissement général.

Albuminurie vaso-motrice. — Au cours du traitement de l'obésité on emploie quelquefois des excitations cutanées, notamment des frictions à l'alcool, dans le but de favoriser la réaction après l'hydrothérapie ; il ne faudra pas s'étonner de voir dans ces circonstances les petites albuminuries augmenter, sans que cependant il faille cesser le traitement, car il y a longtemps qu'on a signalé des albuminuries nerveuses d'origine vaso-motrice qui relèvent du mécanisme de l'excitation cutanée, comme d'autres relèvent de l'excitation cérébrale de l'appareil vaso-moteur. L'albuminurie post-épileptique est de cette espèce.

Albuminurie du rein aortique. — A titre tout à fait exceptionnel, on peut constater chez les obèses, des poussées d'albuminurie avec un peu d'œdème, des urines rares et sanglantes, forme clinique de rein aortique qui a été étudiée par M. Talamon et qui montre que toutes les congestions ne sont pas passives. J'en ai vu une manifestation tout à fait reconnaissable chez un obèse artério-scléreux et athéromateux, atteint d'aortite et d'angine de poitrine, gros mangeur et grand buveur qui, à la suite de quelques excès de table, fut pris d'un état angineux avec élimination d'urines rares et sanglantes, des douleurs rénales et fut emporté par une urémie aiguë.

Albuminurie hémorragique et lithiase. — Beaucoup plus fréquentes sont les albuminuries hémorragiques qui relèvent de la lithiase chez les obèses. En présence d'un homme gras qui, avec des douleurs lombaires, aura des urines rouges ou contenant des cristaux d'acide urique déposant abondamment dans le vase, le diagnostic de lithiase ou de goutte rénale pourra être soupçonné ; l'une et l'autre, du reste, associées quelquefois, se mélangent.

Beaucoup d'obèses trouvent dans leurs urines et sur les parois du vase de véritables petits cristaux bien isolés d'acide urique, qui, plus tard, ont de véritables crises de coliques néphrétiques. Mais il est toujours possible de déceler la lithiase latente du rein, par la recherche de *l'hématurie microscopique*. L'emploi des rayons X, qui ne sont utilisables que dans les cas de calculs assez volumineux, demande un médecin-spécialiste très exercé.

Si, chez un obèse, l'hématurie rénale est nettement caractérisée, toute

erreur par une congestion rénale étant mise de côté, c'est évidemment
à la lithiase rénale qu'il faut penser. Mais les symptômes ne sont pas
toujours aussi nets et la douleur de la colique n'accompagne pas
toujours le calcul, s'il est trop petit. L'hématurie microscopique est
un signe certes plus fidèle, et je conseille fortement au médecin qui
aura quelque soupçon de faire trancher le diagnostic par la centrifuga-
tion des urines insuffisamment hématuriques; dans le culot de centri-
fugation, on trouvera des hématies et l'on pourra affirmer que les
douleurs lombaires relèvent bien d'une lithiase du rein.

Albuminurie goutteuse chez l'obèse. — Il n'y a pas intérêt ici à
insister sur la phénoménalité clinique habituelle de la colique néphrétique, qui est très fréquente chez les obèses. On rencontre aussi chez eux
une albuminurie dont la nature peut rester longtemps indéchiffrable.

En voici une observation :

« Un financier de race sémite, fils de goutteux, n'ayant jamais eu
lui-même de goutte, mais père d'un fils âgé de vingt et un ans qui eut
au régiment son premier accès de goutte typique, était atteint d'une
obésité moyenne (84 kilogrammes) à type floride et congestif, et s'in-
quiétait beaucoup d'une albuminurie récemment constatée, tout à fait
constante depuis cette époque c'est-à-dire six mois à peu près. C'était
un nerveux et un émotif qui, ayant perdu un associé dans les affaires,
à la suite d'une albuminurie grave, se croyait voué à une mort immi-
nente. Plusieurs confrères distingués chez qui je le conduisis inter-
prétèrent très différemment les origines de cette albuminurie.

Me fondant sur la forte acidité de ses urines, sur leur densité, leur
coloration assez intense, leur richesse en urée, en acide urique, en
acide phosphorique et en éléments minéraux, je pensai qu'il s'agissait
d'albuminurie goutteuse ou plutôt pré-goutteuse.

Les choses en étaient là, lorsqu'il se mit à la tête d'une entreprise
financière considérable qui, en quelques mois, lui donna de graves
préoccupations. L'influence de ce surmenage physique et moral ne
tarda pas à se faire sentir. Une crise violente de goutte, qui débuta
par des douleurs sur le trajet du sciatique, qui se propagèrent bientôt
au genou et se terminèrent enfin au lieu habituel, dans le gros orteil
droit, vinrent confirmer mon opinion première. Mais, fait assez curieux,
et qu'on a expliqué par une action métastatique, pendant toute la
période où il souffrit de ses articulations, son albuminurie disparut,
pour ne revenir que très atténuée, et intermittente, plus tard. Par la
suite, ce malade ayant décidé de se guérir complètement de son obésité,
perdit en un hiver, par une cure régulière, près de 16 kilogrammes,
et vit rentrer dans l'ordre et ses phénomènes goutteux et son obésité,
et disparaître complètement son albuminurie. »

Mais on n'a pas toujours la chance de rencontrer des malades aussi dociles, et surtout dans ce milieu, qui veuillent se soigner d'une façon aussi complète. Il est plus fréquent de voir leur obésité et leur goutte se développer parallèlement. Alors la formule urinaire que j'indiquais plus haut se transforme petit à petit : l'abondance et la pâleur des urines de faible densité, la diminution de l'urée, de l'acide urique et des sels permettent d'affirmer l'installation de la néphrite scléreuse progressive.

Dans ce cas, le traitement de l'obésité n'a plus qu'une valeur d'amélioration, mais on ne saurait songer à modifier radicalement les altérations rénales qui ont suivi la période des troubles fonctionnels.

Albuminurie diabétique. — On rencontre encore l'albuminurie chez les obèses lorsqu'ils sont glycosuriques, et cette association qui, en apparence, devrait assombrir le pronostic, n'est véritablement grave que lorsqu'il ne s'agit pas d'albuminurie légère et qu'elle atteint le taux de 2 ou 3 grammes; alors on peut penser que le diabète est la cause d'une altération épithéliale du rein.

Le pronostic est également très mauvais lorsque le sucre tend à disparaître chez les obèses, et à se laisser remplacer par l'albumine; c'est un indice d'urémie et de coma imminent.

Albuminurie et obésité infantile. — Chez les jeunes gens arthritiques qui présentent des signes non douteux de surcharge graisseuse et d'obésité en constitution, on rencontre d'une façon relativement fréquente l'albuminurie.

J'ai observé une douzaine de cas d'albuminurie du **type cyclique** chez des enfants obèses, dont le plus âgé n'a pas seize ans et dont le plus jeune en a onze; ils appartiennent à des familles cholémiques.

On sait du reste que M. Teissier a rattaché l'albuminurie cyclique infantile à l'hyperfonctionnement du foie. Et, de par ailleurs, les recherches de Gilbert, de Lereboullet, de Linossier, de Glénard, nous ont fait connaître la fréquence des albuminuries orthostatiques, dans les familles où la débilité hépatique est établie.

Cette question touche d'un autre côté à celle de l'albuminurie scoliotique. La scoliose est fréquente chez les enfants arthritiques; elle est fréquente aussi chez les obèses et nous l'étudierons dans ses relations avec l'albuminurie au chapitre des déformations somatiques et de l'habitus des obèses.

Débilité rénale et obésité.

En dehors de l'albuminurie, les obèses présentent, pour la majorité, un état latent d'insuffisance rénale qui ressort très nettement de la fréquence de cette albuminurie que nous venons d'étudier, et de la constatation, dans les dernières années de leur vie, de véritables affections graves du rein, de néphrites, car l'obèse meurt souvent d'urémie, et il y a là plus qu'une coïncidence.

Il est en effet difficile d'admettre qu'il n'y ait pas un processus continu qui commence déjà dans la jeunesse à se manifester par toutes ces albuminuries dites — bien à tort — physiologiques, et qui se perpétue pendant tout l'âge adulte d'une façon constante ou intermittente, pour se terminer par une évolution complète vers l'insuffisance absolue du rein. Je crois que l'on peut affirmer que presque tous les obèses sont des débiles du rein. Ils doivent cette débilité à ce fait qu'ils sont arthritiques et cholémiques. M. Teissier a rattaché à l'arthritisme quelques-unes de ces albuminuries physiologiques, telles que l'albuminurie cyclique et l'albuminurie orthostatique. L'ancienne albuminurie dyscrasique, étudiée de nouveau par Castaigne[1] (albuminurie simple chronique), est interprétée par Teissier comme étant d'origine hépatique « par suite d'une insuffisance hépatique et de la transformation incomplète des albuminoïdes à travers le foie ». Castaigne accepte même que ces albumines non retenues par le rein peuvent être mises en circulation par l'insuffisance de tout organe à sécrétion interne (?). De plus de nombreuses causes accessoires sont réunies chez les obèses arthritiques pour rendre insuffisantes les fonctions du rein.

Rathery et Castaigne ont créé ce terme très heureux de débilité rénale; on l'applique à ceux qui présentent des albuminuries dites physiologiques sous l'influence de la fatigue, d'une intoxication, d'une stase fécale méconnue. Ils sont, infiniment plus que les autres, prédisposés aux néphrites chroniques qui éclatent chez eux à la moindre infection, ou sous l'influence d'une intoxication exogène ou endogène. Pendant de longues années, on ne peut pas déceler de signes morbides. Ce sont des sujets en apparence bien portants. Mais qu'ils se laissent aller à un excès quelconque, qu'ils soient soumis à l'influence d'une brutale émotion heureuse ou déprimante, que par ailleurs évolue chez eux quelque maladie du foie, lithiase par exemple ou de l'intestin, et l'on voit apparaître une albuminurie assez élevée, tandis que la symptomatologie se dessine dans le sens de la petite urémie.

Or les malades atteints d'obésité se trouvent aussi dans une situation pareille. Rien ne leur manque, ni les troubles produits par la compression du cœur, des gros vaisseaux, ni les œdèmes mécaniques dus à l'asthénie cardiaque ou à la rétention chlorurée [Achard-Widal-

---

1. Gastaigne, Alb. chronique simple, *Journ. Méd. franc.*, mars 1910.

Chauffard-Claisse] (et qui, d'ailleurs, prédisposent aussi à l'obésité).
De plus .ils sont dans un état constant d'insuffisance fonctionnelle du
foie de par leur hépatisme chronique, leur lithiase fruste, leur surmenage gastro-intestinal. Le rein est toujours, chez eux, en état de surtravail et de suractivité fonctionnelle pour compenser l'insuffisance relative du foie. Et il est bien évident que, dans ces conditions, cet organe
ne peut longtemps résister à tant de causes capables de le déprécier.

Insuffisance rénale.

Lorsqu'on s'est bien rendu compte de la valeur du budget économique de l'obèse, on pourra accepter avec moins de difficulté l'opinion que je soutiens, que presque tous les obèses sont de petits
urémiques. Si l'on veut bien se rapporter à ce que j'ai déjà dit, en
examinant les manifestations nerveuses de l'obésité, on sera frappé de
ce fait que, dans la symptomatologie neurasthéniforme, si manifeste
chez eux, il y a des troubles qui peuvent relever du rein autant que de
la neurasthénie.

A certains auteurs qui veulent toujours accepter comme signe de neurasthénie les troubles suivants : céphalées, névralgies, fausses angines
de poitrine, douleurs musculaires et articulaires, crampes, sensibilité au froid, fourmillements, doigt mort, bourdonnement d'oreille,
dyspnées de divers types, prédisposition aux inflammations des
muqueuses aériennes, on pourrait faire remarquer que le groupement
de ces symptômes est également celui que l'on retrouve dans les
urémies frustes et dans les urémies latentes. Celles-ci sont décrites
depuis longtemps; Addison, Lassègue, mais surtout M. Fournier, dans
sa thèse d'agrégation, ont bien décrit la vie apparemment normale des
gens qui sont atteints de petites urémies chroniques bénignes, qui
restent telles longtemps parce que la compensation s'établit, suffisamment, pendant de longues années.

Urémies et obésité. — « J'ai, parmi mes malades, un petit obèse urémique de cette espèce, aujourd'hui âgé de soixante-seize ans, qui passe
pour asthmatique depuis vingt-cinq ans, mais qui n'est réellement
qu'un urémique. Tout à fait à bout, il y a une dizaine d'années, il était,
à ce moment, menacé d'urémie terminale, et dans une très mauvaise
situation pronostique. A ce moment je le soumis, non pas à un traitement visant les symptômes respiratoires de son prétendu asthme, mais
à celui de la petite urémie chronique, combiné à la cure de réduction
de sa petite obésité; or, sous l'influence de ces actions thérapeutiques,
mon malade amaigri a retrouvé une nouvelle vigueur et paraît avoir
repris une nouvelle vitalité.

Cependant, chaque année, pendant la période de froid, il subit une petite atteinte d'urémie typique, dont il se défend assez bien grâce à la prophylaxie et à des mesures préventives dont il connaît lui-même maintenant le sens.

J'ajoute que son engraissement datait de sa trentième année, et qu'il n'a eu une véritable amélioration que le jour où j'ai introduit dans son traitement une cure complète de son obésité. La disparition de la graisse a joué certainement un rôle très important dans l'évolution d'une urémie chronique supportée jusque-là, et a permis notamment au cœur et au foie de participer mieux à la défense du rein, en même temps que l'hypertension portale disparaissait, favorisant ainsi la circulation veineuse du rein. »

Urémies frustes. — Mais quand il s'agit d'urémie aussi facile à dépister que celle dont je parle, il ne peut y avoir discussion. Il n'en est pas de même lorsqu'il s'agit d'obèses encore jeunes, qui présentent l'ensemble symptomatique que je viens de rappeler et que, bien souvent, on a tendance à rattacher à la névrose. Ces formes frustes d'urémie nerveuse peuvent en effet toujours donner lieu à discussions si l'on n'a pas soin de vérifier ce qui se passe du côté des urines.

Aussi, pour arriver à un diagnostic d'espèce, faut-il d'abord prendre quelques précautions que voici :

Se mettre à l'abri des causes d'erreurs en instituant un régime moyen, c'est-à-dire en laissant au malade un régime ordinaire, mais en ayant soin de réduire son appétit naturel pour les boissons, à une dose convenable.

Ces précautions ayant été prises, et aucun élément du régime habituel n'ayant été supprimé, si l'on fait une analyse d'urine, on constate très souvent une diminution du taux des urines, de l'hypoazoturie, quelquefois des traces d'albumine.

Ce sont déjà des indications qui doivent faire conclure, avec la symptomatologie nerveuse, dans le sens de la petite urémie. Si l'on peut y ajouter la bradycardie et l'hypertension artérielle, une certaine tendance à l'hypothermie, et sinon de l'hypertrophie du cœur[1], du moins un choc systolique plus violent qu'à l'état normal, il y a là un ensemble qui doit faire pencher en faveur de l'opinion que je soutiens, quels que soient du reste l'âge et la bonne situation apparente de l'obèse.

Urémies pulmonaires, gastriques, intestinales. — C'est le même diagnostic qu'on portera sans hésitation en présence d'un obèse jeune, de vingt-huit à trente-cinq ans, par exemple, atteint d'une bronchite chronique dite emphysémateuse ou asthmatique, qui revient tous les

---

1. Du reste le cœur rénal n'est pas toujours gros (Dieulafoy).

hivers, malgré des traitements répétés aux eaux. Ces malades ont quelquefois encore de la dyspnée liée à des troubles bronchiques, tandis que le tube digestif signale son intolérance par des poussées de diarrhée séreuse, par des troubles de l'appétit, du dégoût pour certains aliments, tels que le lait; ils ont parfois une langue sale qui pèle comme dans la scarlatine, du prurit et de l'insomnie. Ne faut-il pas aussi, quelle que soit notre éducation préalable, penser qu'il s'agit là de petite urémie gastro-intestinale? Et d'autant plus que si l'on veut systématiquement appliquer à ces cas le traitement de l'asthme, de la bronchite, de la dyspepsie, de l'entérite, on n'aboutit qu'à des échecs qui devraient éveiller le doute dans l'esprit d'un médecin averti. Tout au contraire, que la thérapeutique s'incline vers une diététique convenable, avec une alimentation lacto-végétarienne achlorurée, l'usage des diurétiques, de la théobromine, l'emploi modéré de la digitale, et l'on sera très surpris de voir la situation s'améliorer considérablement. Il y a là une preuve thérapeutique qui méritait d'être signalée.

Aussi faut-il prendre l'habitude de penser à l'insuffisance rénale fonctionnelle, toutes les fois qu'on se trouvera en présence d'un obèse, c'est-à-dire d'un auto-intoxiqué, et que l'on aura quelque tendance à interpréter dans le sens névropathique, un phénomène sur lequel il attire votre intention; céphalée tenace, par exemple, névralgies répétées, angine de poitrine si souvent d'ordre auto-toxique, ainsi que Gilbert et Garnier l'ont montré. La rétention chlorurée peut être en cause, alors.

Auto-intoxication urémigène. — Je ne dis pas qu'il s'agisse là de néphrites, car, à côté des urémies créées par des lésions rénales, peut-être existe-t-il un ensemble de troubles d'auto-intoxication qui sont de véritables urémies fonctionnelles, et qui, au lieu d'être causées par les néphrites, en deviennent à la longue la cause.

Si ma conception de la petite urémie bénigne chronique, que je crois d'une fréquence considérable chez les arthritiques et chez les obèses en particulier, effraye le lecteur endigué dans le classicisme, qu'il veuille bien l'appeler autrement, et accepter que, par suite de sa situation d'auto-intoxication, l'obèse présente des formes cliniques qui rappellent l'urémie, et, en même temps, il acceptera cette idée qui m'est chère que l'obèse est toujours un débile rénal. Les idées médicales ont du reste bien évolué au sujet de la latence des affections organiques : on sait que pour le rein le pronostic des affections autrefois considérées comme rapidement mortelles s'est bien modifié. On peut vivre très longtemps avec une néphrite en évolution progressive. Schreiber[1] insistait récemment sur ce fait que des

1. Schreiber, Durée des néphrites chroniques, *Presse Médicale*, mai 1910.

néphrites saturnines ont pu évoluer pendant trente-cinq et quarante ans, laissant parvenir les malades jusqu'à un âge avancé. L'insuffisance rénale, l'albuminurie, l'urémie peuvent donc être tolérées longtemps et doivent être soupçonnées par le médecin avant d'être éclatantes.

Ces réflexions comportent aussi une sanction. Outre qu'elles modifient singulièrement l'idée de bénignité qui trop souvent s'attache à l'obésité, elles montrent aussi l'intérêt qu'il y a à poursuivre l'obésité dès son apparition.

Car, ainsi que j'aurai l'occasion de l'exposer dans le chapitre thérapeutique, le fait de réduire l'obésité, à quelque moment que ce soit, permet au malade d'échapper à toutes les complications rénales qui le menacent du fait de sa débilité rénale, compliquée d'hypertension veineuse rénale d'origine porte.

En effet, chez les jeunes obèses, ou chez les personnes qui sont en constitution d'obésité, c'est-à-dire chez tous ceux qui possèdent ce masque trompeur de la santé qu'on appelle l'embonpoint, cette débilité rénale, qui est peut-être aussi créée par une prédisposition héréditaire d'arthritisme, de cholémie ou d'hépatisme, ne fait que s'accroître et augmenter avec les progrès de l'engraissement et de l'obésité confirmée ; elle rend beaucoup plus redoutables tous les accidents toxiques ou infectieux, même les plus petits, qui peuvent traverser à ce moment leur existence journalière.

C'est encore une raison à ajouter à toutes celles que j'ai eu l'occasion d'exposer déjà pour inciter le médecin à prendre très au sérieux, dès qu'il apparaît, l'embonpoint, qui n'est que le signal-symptôme d'une future obésité qui peut s'accompagner de toutes ces manifestations rénales.

Urines. — Il semblerait *a priori* que l'analyse d'urine soit du plus haut intérêt dans la question des obésités. En réalité il en est bien ainsi en clinique, et le médecin tirera de grands avantages, dans chaque cas particulier, des renseignements fournis sur la nutrition du malade en traitement. *Mais il n'existe pas de formule urinaire spéciale à l'obésité,* ce qui semble encore une démonstration qu'elle n'est qu'un syndrome. J'ai toujours, avant de donner un conseil pour une cure d'obésité, consulté l'analyse d'urine, et cependant je n'ai pu constater que quelques rares similitudes en les comparant entre elles. Il n'est pas surprenant du reste qu'il n'y ait pas d'analogies entre les urines d'un obèse pléthorique, goutteux, et celles d'une femme grasse, asthénique, névrosée phosphaturique et hypoazoturique. L'obésité scrofuleuse ou tuberculeuse s'éloigne aussi de l'obésité d'un oxalurique, l'hypohépatie et l'hyperhépatie si banales dans les obésités donnent deux types distincts de chimisme urinaire. Enfin les types mixtes si fréquents associent tous les éléments possibles de variation. Je n'ai pas même constaté la constance de la peptonurie qui, d'après Gautrelet, serait l'indice de l'arthritisme. L'indicanurie, l'urobilinurie, la petite albuminurie, les glycosuries transitoires sont banales. Certaines urines, surtout celles des femmes, sont remarquables par l'abaissement de tous les éléments : peu d'urée, peu d'acide urique, peu de phosphates, peu d'urines : d'autres sont remarquables par l'excès d'acide urique et la diminution de l'urée. Le rapport $\frac{AzU}{AzT}$ est quelquefois normal chez des bradytrophiques. Le seul élément qui m'ait paru constant, c'est l'oligurie ; les obèses urinent très peu, surtout par rapport à leur poids. Mais cela s'explique. En effet, on sait que par kilogramme de poids actif l'homme normal produit quotidiennement 20 cc. d'urines. Un obèse dont le poids est de 100 kilogrammes au lieu de 60, devrait donner, s'il était guéri, 1 200 cc. d'urines pour ces 60 kilogrammes, et 2 000 cc. si ces 100 kilogrammes étaient en poids actif. Or il en donne souvent à peine 13 à 1 400, sauf le cas d'altération rénale. Cette oligurie témoigne souvent de l'hypertension portale.

En résumé il n'est pas possible de donner une impression d'ensemble sur les courbes urinaires des obèses. Celles-ci reflètent surtout l'état organique si variable dans les syndromes, et l'analyse d'urine du même obèse ne reste même pas semblable à elle-même à des époques diverses. Vouloir donc présenter une synthèse urinaire des obésités serait exposer la séméiologie urinaire entière ; celle-ci doit être bien connue du médecin qui voudra interpréter les résultats des analyses et en tirer des indications thérapeutiques et pathogéniques de premier ordre.

6º TROUBLES DES FONCTIONS MUSCULAIRES

A plusieurs reprises nous avons pu mesurer l'importance de l'insuffisance musculaire qui fait suite à l'infiltration fasciculaire du muscle. Ces altérations ne sont au début que de la surcharge. Le muscle est enserré de graisse par l'adipose de son enveloppe conjonctive, puis ses fibres se dissocient et s'atrophient par l'infiltration graisseuse et un peu plus tard, par suite de l'immobilisation, elles se stéatosent. L'auto-intoxication et l'intoxication exogène jouent alors un rôle pathogénique important. L'impotence musculaire entretient l'atrophie, et celle-ci détermine l'impotence et des troubles circulatoires locaux dystrophiques pour la fibre musculaire.

Ces altérations du muscle retentissent sur l'état général et local. Sur l'état général elles produisent le ralentissement de la nutrition par

insuffisance de dépenses énergétiques, elles retentissent sur le fonctionnement hépatique parce qu'elles réduisent la glycolyse, elles sont donc
la cause de la plus grande part des troubles métaboliques. Mais elles
ralentissent encore la nutrition par la diminution des fonctions circulatoires et respiratoires. La contraction musculaire vient en aide au travail
cardiaque, et elle active la ventilation pulmonaire. Aussi l'insuffisance
musculaire entraîne-t-elle avec elle la fatigue cardiaque, l'insuffisance
respiratoire pulmonaire et l'insuffisance d'hématose. Ces actions secondaires retentissent à leur tour sur la nutrition par le mécanisme de la
baisse des oxydations nécessaires pour brûler les déchets toxiques.

Ainsi l'insuffisance musculaire a dans la pathogénie et l'évolution
des obésités une importance considérable qui a été trop méconnue et
qui permettra au lecteur de comprendre la valeur de la réfection
musculaire par les exercices méthodiques dans le traitement d'un
syndrome où le régime ne peut avoir qu'une action, efficace certes,
mais insuffisante. (Voy. p. 44 et 283.)

7° TROUBLES GÉNITAUX CHEZ LA FEMME OBÈSE

La pathologie génitale de la femme obèse est intéressante à un
double point de vue. D'abord parce que — ainsi que nous le verrons
dans le chapitre consacré à la pathogénie des obésités liées aux troubles
des sécrétions internes — les modifications fonctionnelles et les insuffisances de l'appareil utéro-ovarien sont de nature à créer l'obésité, ou
à y prédisposer. Et ensuite, parce qu'une fois l'obésité constituée, le
trouble nutritif, à son tour, est susceptible de retentir sur le fonctionnement, d'abord normal, de cet appareil génital.

Il n'est pas dans mes intentions d'écrire ici un véritable traité de
gynécologie à l'usage des femmes obèses, et je désire limiter cette
étude à un certain nombre de points.

Il est remarquable, tout d'abord, que l'on rencontre, chez les femmes
devenues obèses, des arrêts de développement qui portent sur les différentes parties de l'appareil génital.

Malformations génitales. — De ces dysgénésies, les plus fréquentes
sont : l'utérus rudimentaire ou l'absence du col utérin, l'utérus uni-
corne ou double, l'utérus infantile et diverses difformités qui portent
aussi bien sur le corps que sur le col, telles que l'atrésie ou la sténose,
que l'atrophie ou l'hypertrophie relative du corps.

Ainsi s'expliquent peut-être, à cause de la fréquence même de ces
malformations congénitales, les déviations et les déplacements de
l'utérus que l'on croyait autrefois uniquement mécaniques, mais qui
sont très souvent liés à des arrêts de développement partiels.

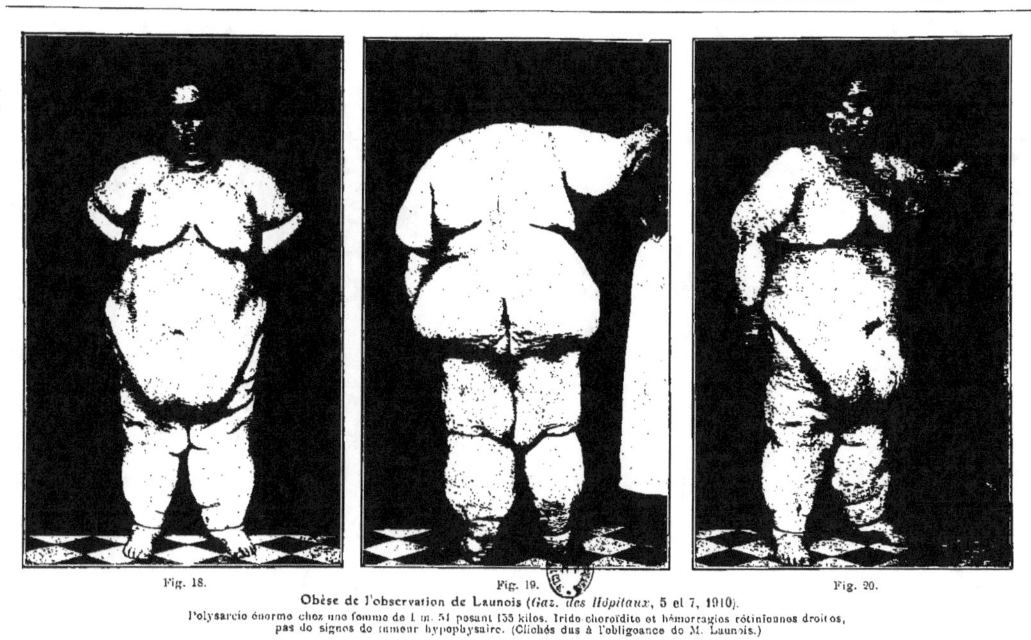

Fig. 18.   Fig. 19.   Fig. 20.

Obèse de l'observation de Launois (*Gaz. des Hôpitaux*, 5 et 7, 1910).

Polysarcie énorme chez une femme de 1 m. 51 pesant 135 kilos. Irido choroïdite et hémorragies rétiniennes droites, pas de signes de tumeur hypophysaire. (Clichés dus à l'obligeance de M. Launois.)

Les troubles circulatoires utérins qui sont chez la femme obèse adulte la signature caractéristique de son neuro-arthritismo, los congestions actives ou passives, les modifications sécrétoires et les phénomènes douloureux qui s'y ajoutent, sont peut-être aussi, dans une certaine mesure, influencés et par ces arrêts de développement congénitaux et par les vices de position qui leur font suite.

C'est peut-être aussi par leur intermédiaire qu'il faut expliquer la stérilité, si fréquente chez les femmes obèses.

Ce n'est évidemment pas là la seule cause de l'impuissance que beaucoup de femmes grasses ont à engendrer, puisqu'il suffit de voir une femme autrefois féconde, devenir obèse pour que sa fécondité disparaisse, et puisque la guérison de son obésité peut guérir sa stérilité. On peut croire que l'une et l'autre cause sont valables, et que souvent elles peuvent s'associer pour conditionner cette stérilité bien connue.

Nous n'examinerons pas ici en détail la pathologie que je viens d'énumérer. Il suffit seulement de montrer qu'on peut accepter la classification qui a été tentée par plusieurs auteurs, et que les arrêts de développement qui portent sur l'ensemble de l'appareil génital féminin, peuvent déterminer une insuffisance génitale qui sera au maximum chez les femmes à petit utérus atrophié. Cette atrophie s'étend parfois sur les organes génitaux externes, et peut être ainsi un indice révélateur.

Deux types fonctionnels morbides.

Au point de vue du fonctionnement génital, on peut distinguer deux types de femmes obèses.

1° Chez les unes, le fonctionnement de l'ovaire semble diminué; ce sont des femmes qui n'ont point de règles, ou chez qui elles sont insuffisantes et rares, qui ont un petit appétit génital, et sont le plus souvent stériles. Nous les étudierons à la pathogénie, sous le nom d'**hypo-utérines**.

2° L'autre type serait constitué, au contraire, par celles qui ont des troubles menstruels qualitatifs et quantitatifs, des règles abondantes, mais irrégulières, et quelquefois de véritables ménorragies, dont les fonctions semblent plutôt exaltées, car elles sont, à certaines périodes, réglées plus fréquemment que les autres femmes; leur utérus est du type gros et congestif, souvent douloureux et quelquefois hypersécrétant.

Chez ces femmes qui sont classées parmi les hyper-utérines, on peut penser qu'il y a une exaltation du fonctionnement génital; elles ont parfois de l'exaltation génésique qui s'explique par leur nervosisme et l'alimention trop riche. En somme, les divers types d'insuffisance ovarienne se retrouvent chez les neuro-arthritiques obèses. Je rappelle brièvement les caractéristiques cliniques de ces types d'après le classement pathogénique de Jayle :

1° *Insuffisance d'ordre congénital.* — Femmes de petite taille, réglées tardivement ou mal réglées. Signes de dysménorrhée ovarienne (vomissements, céphalée, oppression).

2° *Insuffisance liée à la formation.* — Troubles menstruels fréquents et chlorose. Dans la période de formation, ces troubles sont souvent influencés favorablement par l'opothérapie ovarienne, à la condition qu'il y ait dysménorrhée ovarienne et non dysménorrhée utérine.

3° *Insuffisance liée à la ménopause.* — Type classique d'insuffisance ovarienne. Mais il peut y avoir des troubles peu importants, alors que quelquefois on en voit d'intenses.

4° *Insuffisance à type nerveux.* — Prédominance de neurasthénie, de névralgies, de dysménorrhée avec tendance à l'aménorrhée. C'est souvent une insuffisance d'ordre congénital.

5° *Insuffisance à type congestif.* — Les bouffées de la chaleur, l'oppression, les étouffements, les palpitations dominent. C'est la forme habituelle de l'insuffisance acquise et de la ménopause. On voit aussi ces symptômes chez les basedowiennes.

6° *Insuffisance à type nutritif.* — C'est le type des adipeuses. Les malades engraissent et souffrent de troubles malgré leur belle apparence. On la voit apparaître souvent à la suite d'un accouchement, d'une blennorragie, laissant subsister des douleurs abdominales. Les règles sont rares et douloureuses.

Carnot (1906) a montré l'influence de cette insuffisance aux diverses époques de la vie génitale féminine et a décrit des obésités spéciales à chacune de ces époques. 1° *Obésité de la puberté* chez des jeunes filles mal réglées ou anémiques, mais disparaissant si la menstruation redevient régulière; 2° *Obésité post-nuptiale*, survenant chez les jeunes femmes par épuisement fonctionnel des glandes génitales dues à l'hyperfonction et aussi à des infections; 3° *Obésité maternelle* débutant avec la grossesse, diminuant quelquefois après, ou augmentant avec l'allaitement. Il faut tenir compte aussi, en dehors de l'action génitale, de la suralimentation et de la sédentarité des femmes enceintes et nourrices.

Évolution clinique de ces troubles génitaux.

Au point de vue clinique, l'évolution de ces différentes manifestations se produit de la façon suivante :

Puberté. — C'est d'abord au moment de la *puberté* que les premiers troubles deviennent apparents. Chez les jeunes femmes obèses ou chez les candidates à l'obésité, de par l'hérédité familiale, ou de par l'arthritisme acquis, les manifestations que l'on observe sont toutes celles qui existent dans l'arthritisme féminin en général.

Elles sont caractérisées par l'exagération des manifestations nerveuses, presque habituelles à ce moment, et, en même temps, par des troubles locaux de la sphère génitale.

Déjà indolentes et grasses quelques années avant l'époque de leur puberté, les jeunes filles qui deviendront plus tard tout à fait obèses ont généralement des réactions psychiques violentes, qui se traduisent par une émotivité et une tristesse plus marquée que chez les autres fillettes au même moment. Quelques-unes d'entre elles ébauchent déjà des neurasthénies hypocondriaques, ou ont des signes nets de petite hystérie, des syncopes par exemple. Exceptionnellement, on le sait, on voit éclater, chez les neuro-arthritiques, de véritables troubles vésaniques : ce sont les psychoses de la puberté qui touchent surtout celles d'entre elles qui ont quelque tare nerveuse héréditaire.

A ce moment aussi se décèlent les tendances organiques qui seront la caractéristique de leur santé ultérieure : la constipation, les hémorroïdes, les troubles intestinaux et gastriques se manifestent pour la première fois, et réapparaîtront du reste plus tard, toutes les fois qu'une maladie, une émotion ou une fatigue, la ménopause, pourront les mettre en relief. Du reste, la puberté ne fait pas autre chose que souligner toutes les tares qui sont demeurées jusque-là encore latentes, et qui sont surtout le fruit de l'hérédité.

Si, chez quelques jeunes filles, les modifications ordinaires de l'économie se produisent à la puberté, si la taille s'accroît et le bassin s'élargit, si la transformation physique et intellectuelle se fait suivant le rythme normal, toujours cependant on voit quelques petites altérations fonctionnelles dans un quelconque des appareils organiques. Chez celles qui seront pléthoriques, la transformation somatique est très exagérée, et pendant le courant de l'année où se fait l'instauration des règles, leur taille et leur poids subissent une ascension beaucoup plus marquée que chez les autres enfants.

L'obésité prend, à ce moment, un premier élan, et on peut, une fois de plus, par conséquent, rapprocher cette poussée de pléthore de celle qui se produira au moment de la ménopause.

Chez les névropathes, c'est le moment où s'établissent les névroses de type neurasthénique et dyspeptique, les entéro-colites. Chez d'autres évoluent la chlorose, qui marche souvent avec l'obésité, et avec les arrêts de développement de l'appareil génital ou de l'appareil circulatoire (atrésies).

Déjà les deux types d'obèses que nous connaissons bien s'ébauchent.

Les nerveuses d'un côté, pâles, émotives, à règles douloureuses et à écoulements pseudo-métritiques perpétuels; de l'autre côté, les congestives et florides, à règles abondantes et indolores. Entre les deux se classent les obésités mixtes, où l'indolence paraît prendre le pas sur le nervosisme et où les troubles menstruels se rattachent tantôt au type congestif, tantôt au type sécrétoire et douloureux.

Il faut classer aussi :

1° Les jeunes filles obèses *aménorrhéiques*, qui sont bien souvent atteintes d'atrophies diverses de l'appareil génital et du petit utérus, congénitalement atrophié.

2° Les *dysménorrhéiques*, qui souffrent plusieurs jours au moment de l'apparition de leurs règles, généralement peu abondantes, tandis qu'elles ont des troubles sécrétoires caractérisés par des pertes inter-menstruelles.

3° Les *ménorragiques*, qui perdront du sang en abondance, à certaines périodes de leur vie; ces hémorragies seront prises pour de véritables métrorragies lésionnaires.

Nous retrouvons là, en somme, une symptomatologie où l'on peut facilement reconnaître l'action spéciale du grand sympathique, du système nerveux général, car ces troubles vasculaires sécrétoires et sensitifs de l'appareil utérin, chez les femmes obèses, paraissent obéir à la formule générale qui gouverne aussi la pathologie de tous les autres organes à grande innervation sympathique.

Du reste, bien souvent aussi chez elles, la subordination de ces troubles à l'émotion, à la fatigue, montrera bien le caractère de leur origine nerveuse.

Après une évolution variable que nous étudierons plus loin, ces troubles qui auront plus ou moins subsisté dans le courant de la vie, vont devenir plus apparents au moment de la ménopause.

Ménopause. — Si l'on peut accepter que, dans certaines circonstances, cette période de la vie mérite bien le nom d'âge critique, et si on s'explique que certaines femmes la redoutent, c'est certainement chez les neuro-arthritiques, et particulièrement chez les obèses.

C'est une condition fâcheuse pour une femme d'aborder, en état de surcharge graisseuse, la 47ᵉ année, qui est, en France, l'âge moyen où se produit l'arrêt du fonctionnement menstruel.

Les névropathes entrent, à ce moment, dans la neurasthénie la plus complète. Elles se débattent pendant quelques années dans les névroses de toutes variétés. Ce sont les psychasthénies qui s'accentuent, les phobies, les angoisses qui prennent leur pleine éclosion.

Chez quelques-unes, qui ont déjà manifesté vivement, au moment de la puberté, par du délire religieux ou érotique, on voit les mêmes tendances d'esprit se reproduire et, de nouveau, le risque de folie se fait menaçant (mélancolie).

Mais ce n'est pas seulement du côté de l'appareil nerveux que se révèlent ces troubles si marqués. Toutes les tares et les tendances acquises vont surgir brutalement. C'est l'heure des accidents viscéraux produits par des artério-scléroses, jusque-là évoluant en sourdine. L'urémie montre ses troubles digestifs ou pulmonaires. Le cancer du sein et celui de l'utérus éclosent, et en quelques années, chez d'autres, la sénilité va, précipitant ses ravages, tandis que l'obésité s'installe, pour la première fois, ou s'accentue pour prendre chez certaines un développement excessif.

Mais, en même temps, les tendances neuro-arthritiques, qui ont été jusqu'alors compensées par des organes non défaillants, se manifestent avec précision. C'est surtout le rhumatisme chronique déformant ou le diabète qui surviennent pour compliquer le tableau clinique. Mais aussi quelques compensations sont acquises du côté de l'appareil génital. La disparition des congestions menstruelles et la tendance atrophique de l'utérus et des annexes feront cesser l'évolution des fibromes de l'ovaire, des corps fibreux de l'utérus qui deviennent supportables ou entrent en régression.

Du reste, ce résultat est loin d'être constant, et, bien au contraire, chez d'autres, des hémorragies violentes se déclarent à ce moment même, qui nécessitent l'intervention du chirurgien.

En somme, si l'on peut dire que la puberté donne des indications dans le sens des tendances et du tempérament dont l'arthritique grasse aura à souffrir toute sa vie durant, on peut constater qu'au moment de la ménopause, toutes ces tendances se confirment, et c'est l'heure de l'éclosion de tout ce qui s'est préparé durant la vie, d'accidents organiques jusque-là uniquement fonctionnels.

Mais, entre ces deux périodes de son existence, la femme obèse a été bien souvent troublée par des accidents génitaux de divers types. Nous allons en étudier cliniquement quelques-uns.

Leurs formes cliniques.

1° **Petit utérus atrophique.** — La femme obèse, à petit utérus atrophique, facile à diagnostiquer par le toucher, se présente généralement avec un passé d'aménorrhée ou de dysménorrhée douloureuse. Il vaut mieux pour elle n'être pas réglée que d'avoir à subir les douleurs menstruelles pénibles qui suffisent à entretenir l'état neurasthénique.

Le petit utérus atrophique se rencontre surtout chez ces obèses nerveuses, asthéniques et pâles, petites et d'un type qui les a fait surnommer trivialement : boulottes. D'autres nerveuses, roses et fraîches, ou colorées sur un fond de teint légèrement brun, représentent des types intermédiaires entre les obèses pâles et les congestives que nous allons retrouver plus loin. Elles peuvent même, à titre exceptionnel, avoir aussi quelques troubles sécrétoires qui se rencontrent beaucoup plus fréquemment chez les femmes qui ont conservé un utérus d'un développement normal. Mais presque toutes les femmes obèses de ces types sont stériles, soit par leur atrophie utérine, soit par leur obésité.

2° *Gros utérus congestif.* — Tout autres sont les femmes obèses qui portent le gros utérus congestif.

Celui-ci, que l'on rencontre très fréquemment chez les femmes grasses, ou de fort embonpoint, avec des visages roses et colorés, mérite une description plus développée, parce qu'il est cause d'erreurs au point de vue diagnostique et thérapeutique.

On le rencontre déjà à partir de la 25ᵉ ou de la 30ᵉ année chez des femmes neuro-arthritiques, douées d'un grand appétit et sédentaires. Suivant que la femme qui est atteinte de ce trouble est ou n'est pas nerveuse, les manifestations symptomatiques sont différentes :

a. S'il s'agit d'une femme dont le bilan névropathique n'est pas considérable, le gros utérus congestif ne se traduit que par des troubles menstruels, parmi lesquels les ménorragies et l'irrégularité des règles sont les plus ordinaires. Comme phénomènes douloureux, dans ce cas, on ne rencontre guère que ceux qui peuvent prendre naissance sous l'influence des actions balistiques des coïts répétés. Il s'agit donc, dans cette variété, des douleurs qui caractérisent la *dyspareunie.* Très souvent, dans la période intercalaire des menstrues, il y a un écoulement leucorrhéique plus ou moins abondant et coloré en rose ou en brun.

On le voit, la symptomatologie se rapproche, dans une certaine mesure, de celle de la métrite hémorragique. Mais à l'examen au spéculum, de même qu'au palper et au toucher, on ne trouve pas de symptômes identiques, bien que, quelquefois, le col, dans les deux cas, puisse être béant et mou et contenir un bouchon muqueux; bien souvent, dans le gros utérus congestif, la région cervicale est plus ferme et plus œdématiée que dans la métrite hémorragique. Enfin la conception et la grossesse peuvent se faire parfaitement avec le gros utérus chez la femme obèse. Je signale en passant *les fausses grossesses* qui se produisent souvent chez elles lorsque les règles deviennent irrégulières, tandis que la symptomatologie sympathique se révèle par des vomissements et des malaises nerveux divers dont l'apparition fait croire à la malade et à son entourage à un début de grossesse dont les espérances s'effondrent avec les règles prochaines.

b. Chez la femme nerveuse, en dehors de ces symptômes locaux, la sensation de poids et de tiraillement des ligaments suspenseurs qui se communique jusqu'aux lombes, est exagérée et inquiète les malades qui prétendent avoir une maladie de reins; des poussées congestives, plus actives encore, qui peuvent coïncider du reste avec des poussées fluxionnaires hémorroïdales, viennent exalter d'autant la symptomatologie, tandis que le système nerveux se trouble jusqu'à constituer une véritable forme de neurasthénie génitale.

Alors, les malades, l'esprit continuellement fixé sur leurs sensations internes, commencent à les interpréter à la façon des hypocondriaques mélancoliques. On voit apparaître secondairement l'anxiété et les malaises. La phobie et l'obsession des maladies de l'utérus s'établissent. Les malades ne s'occupent plus que de leur organe qui devient le sujet habituel de leur conversation. Le traitement uniquement local de leur affection concentre leur attention sur elle et, suivant l'expression imagée de Payfair, elles deviennent de vraies neurasthéniques qui souffrent surtout d'un « pessaire cérébral ».

Cette idée fixe n'est pas sans augmenter beaucoup la véritable symptomatologie existante, qui ne prend cette importance et ce retentissement psychique que chez les femmes hyper-nerveuses, neuro-arthritiques, prédisposées quelquefois par leur hérédité.

L'erreur du médecin qui soigne les malades de cette espèce, sans voir les relations qu'il y a entre les troubles utérins et l'obésité, est de les croire toujours atteintes d'infections utérines et de métrites hémorragiques. Aussi, le curettage, qui est souvent employé chez elles, ne donne-t-il que de très médiocres résultats, très transitoires, et qui prouve justement, par son inefficacité, l'erreur de diagnostic.

Or, plus la malade est mise au repos, et dans le décubitus dorsal qui conviendrait en effet à une métrite hémorragique, plus elle s'alimente, plus on voit progresser la surcharge graisseuse, qui s'accompagne de troubles de la circulation abdominale portale, de congestions hépatiques lentes, qui n'iront pas sans retentir considérablement sur la congestion utérine déjà existante.

La malade, à ce moment, entre dans un cercle vicieux dont il est matériellement impossible qu'elle sorte par cette voie.

Le traitement qui convient est tout autre. Il doit viser au contraire et le neuro-arthritisme et l'obésité. Le régime alimentaire restreint et presque complètement lacto-végétarien, associé à la cure méthodique de l'obésité, par la gymnastique abdominale et les mouvements dits de parquet, produit, en quelques mois, de véritables miracles, qui ont été relevés du reste par tous les auteurs qui se sont occupés de ces questions, Stapfer entre autres.

On pourra retrouver dans les mémoires de Monteuis[1], Batuaud[2], Pierra[3] des documents pour compléter les connaissances sur ce point.

La méthode de Thure-Brandt, avec massages gynécologiques, est capable, dans ce cas, de donner, associée à la gymnastique suédoise et aux mouvements des membres inférieurs, des résultats qu'on attendrait vainement de toute intervention chirurgicale.

J'ai observé une douzaine de cas de gros utérus congestifs, qui avaient donné lieu à des erreurs de traitement et de diagnostic, dans le sens que je viens d'indiquer.

Dans cette variété, si fréquente chez les femmes obèses, et surtout chez celles qui se rapprochent des types florides, la congestion de l'utérus est due d'abord à des phénomènes de déplacement utérin par distension de la masse intestinale, qui repousse l'utérus et le périnée, de la même façon qu'elle ballonne l'abdomen.

Mais, en dehors de cette action qui s'associe fréquemment à des déviations ou à des coudures de l'organe, gênantes pour la circulation, il faut faire entrer en ligne de compte la congestion du petit bassin et la stase veineuse. Dans toutes les veines du petit bassin, et surtout dans celles du domaine intestinal, il existe une véritable érection veineuse propagée aux plexus utérins et péri-utérins, qui est bien visible au cours des opérations gynécologiques pratiquées sur des femmes très grasses atteintes d'hypertension portale.

De tous les troubles que nous passons en revue ici, le gros utérus congestif est le plus typique de l'obésité, car il est dû à la pléthore abdominale et portale qui lui donne un cachet presque spécifique même dès le début; quelquefois il est le premier signal de l'hypertension et de la pléthore. Comme les hémorroïdes qui relèvent d'un mécanisme analogue, il peut se montrer dès la phase d'embonpoint. Il y a une telle analogie entre les hémorrhoïdes et le gros utérus veineux qu'on peut dire que les femmes qui en sont atteintes *font leurs hémorrhoïdes* dans leur appareil génital, *dans leur utérus* (varicocèle tubo-ovarien). Ce type clinique montre que la congestion veineuse du petit bassin, suite de l'hypertension veineuse, cave inférieure et portale, précède le trouble nutritif adipogénétique qu'elle conditionne.

3° *Utérus hypersécrétant.* — Sous cette forme, je classe toutes les variétés d'utérus pseudo-métritiques que l'on peut rencontrer chez les femmes obèses. L'infection autogène favorisée par les troubles circulatoires et les troubles glandulaires, catarrhaux, peut simuler l'infection hétérogène. Les saprophytes du vagin et du col de l'utérus,

1. Monteuis, *Les abdominales méconnues*, 1903.
2. Batuaud, *Neurasthénie génitale feminine*, 1906.
3. Pierra, *Menstruation chez les femmes arthritiques*, 1905.

sous l'influence de différents troubles nerveux et avec les causes pathogéniques associées, peuvent attaquer une muqueuse qui se défend mal. Dans d'autres circonstances, de véritables infections exogènes s'y ajoutent, et quand elles sont gonococciques et streptococciques, le pronostic en est certainement assombri; la guérison, dans ce cas, ne peut guère se produire, à cause de la congestion chronique, sans une intervention radicale.

Mais beaucoup de ces utérus hypersécrétants sont l'expression de troubles du sympathique qui, là comme dans l'estomac ou l'intestin, manifeste ses modifications fonctionnelles par une hypersécrétion glandulaire qui n'a rien d'infectieux. Ces femmes sécrètent de leur utérus, comme elles sécrètent des mucosités dans leur gros intestin et comme elles ont des troubles sécrétoires de leur foie, de leur estomac, de leur pancréas. Le traitement qui leur convient est davantage celui qui modifie l'hyperesthésie du grand sympathique, et de ses différents plexus abdominaux. On trouve parfois chez elles tous les signes de dyspepsie gastro-intestinale ou hépatique qui peuvent être le résultat du trouble sympathique, et sur lesquels, du reste, l'utérus malade réagit encore.

Au point de vue clinique, cet état se traduit par des pertes abondantes, muqueuses, quelquefois muco-purulentes, s'il y a infection saprophytique; d'autres fois, ces sécrétions albumineuses ressemblent à du blanc d'œuf. Chez certaines, elles sont d'une abondance remarquable, et peuvent évidemment laisser place à l'hypothèse de métrites cervicales anciennes. Mais, à certains moments, si l'état général s'améliore, sous l'influence d'un traitement qui vise le tube digestif, le neuro-arthritisme, l'état général, tel que l'hydrothérapie chaude, le régime restreint associé à l'exercice, la cure d'air en montagne ou à la mer, on voit assez rapidement ces phénomènes s'atténuer et disparaître, ce qui permet de modifier aussitôt le diagnostic.

Il n'est pas douteux aussi qu'à la longue, de pareilles altérations sécrétoires soient de nature à modifier les tissus par la macération, et à favoriser toutes les infections exogènes ou endogènes qui deviennent, de ce fait, d'autant plus virulentes. Le cancer du col peut se greffer sur ces vieilles affections catarrhales.

La même neurasthénie génitale que nous avons décrite plus haut, peut s'adjoindre à la symptomatologie locale, laquelle sera variable, suivant que l'utérus sécrétant sera un gros ou un petit utérus, et suivant qu'il s'y adjoindra des phénomènes douloureux et névralgiformes retentissant dans le bassin ou dans la zone crurale.

Enfin, bien souvent, par suite même de la lourdeur du gros utérus, ou par suite de la moindre résistance des utérus sécrétant depuis longtemps, des déplacements, des coudures viennent se joindre à la première lésion, pour la compliquer.

4° Le **cancer de l'utérus** est d'une fréquence incontestable chez les femmes obèses, comme aussi le cancer du sein. Ce n'est, du reste, que l'application d'une loi plus générale qui veut que tous les neuro-arthritiques et particulièrement tous les obèses soient des prédisposés aux diverses variétés de cancer. C'est une notion de pathologie incontestée qu'il est inutile de développer davantage ici.

En tout cas, il n'est pas de médecin qui n'ait remarqué combien, sur les tables d'opérations des services gynécologiques hospitaliers, on rencontre souvent des femmes grasses ou obèses. Le cancer utérin de la femme obèse le plus fréquent est celui du col qui, suivant la règle générale, n'atteint jamais celle qui est restée vierge.

C'est de quarante à cinquante ans, en pleine obésité, qu'on le voit évoluer. Il se traduit par des pertes sanguines revenant au moment, ou entre les règles. Et c'est particulièrement au moment de la ménopause qu'il faut attacher la plus grande importance à des pertes intercalaires ; il ne faut pas avoir une trop grande tendance à expliquer par les prétendues hémorragies de la ménopause ces pertes symptomatiques.

Il est peu probable, en effet, qu'il y ait de véritables hémorragies de la ménopause chez les femmes indemnes d'artério-sclérose, de cardiopathie avérée, d'affection du foie ou du rein.

Qu'à ce moment les règles chez les femmes neuro-arthritiques congestives soient quelquefois plus copieuses, c'est un fait indiscutable, mais il n'empêche que toute métrorragie intermenstruelle, de cette période, doit faire soupçonner le cancer. Qu'elle soit petite ou grande, en réalité, il n'y a pas de perte de la ménopause ; il y a que des pertes organopathiques pendant la ménopause. La ménopause étant traversée, le même axiome doit être appliqué. Et toute femme qui, après son retour d'âge, a des pertes rouges, peut être considérée comme menacée de cancer du col.

Jayle a montré, au Congrès de chirurgie d'octobre 1909, que les vieilles affections de l'appareil génital et même simplement l'état inflammatoire utéro-annexiel sont une cause prédisposante pour le cancer. Chez les femmes cancéreuses, on les trouve en effet dans la moitié des cas.

Le cancer des femmes obèses, qu'il soit opéré ou non, est particulièrement envahissant dans leurs tissus de faible vitalité, œdématiés par la stase veineuse et lymphatique. Il a généralement une évolution inexorable, et il est particulièrement remarquable par les douleurs violentes et sa grande tendance à la propagation du côté de la vessie et du rectum.

Enfin, même opéré, et tout comme le cancer du sein qui est également très fréquent chez la femme obèse, de par la mauvaise qualité des tissus, il comporte un pronostic très grave, puisqu'il récidive très fréquemment.

5° Le *fibrome de l'utérus* et *l'ovaire scléro-kystique* sont encore des lésions des organes génitaux que l'on rencontre couramment chez les femmes obèses, ou qui deviendront obsèses ; le chirurgien voit son diagnostic plus compliqué dans ces circonstances, du fait même du gros ventre, infiltré de graisse, qui gêne l'exploration.

Il serait intéressant de savoir quelle est la relation exacte qui existe entre les troubles congénitaux du développement des organes génitaux des obèses, et les corps fibreux de l'utérus. Certains auteurs veulent y voir une suite de l'insuffisance des sécrétions internes génitales, suivant une théorie que l'on a admise aussi pour l'hypertrophie fibromateuse de la prostate chez l'homme.

Mais, quoi qu'il en soit, il ne paraît pas douteux que les troubles de la sécrétion interne de l'ovaire doivent jouer un rôle important dans la constitution des obésités consécutives aux fibromes.

En somme, nous voyons, après cette rapide analyse de la situation génitale des obèses, que les troubles morbides de ces organes se rencontrent souvent avec la surcharge graisseuse. Quant au rôle particulier qu'ils jouent dans l'apparition de l'obésité, nous l'étudierons au chapitre de la pathogénie que nous avons consacré à l'insuffisance des sécrétions internes des organes génitaux.

On ne peut pas trouver entre l'obésité féminine et l'obésité masculine une analogie absolue, quant au développement complet ou incomplet du sens génital. Si les hommes obèses sont souvent atteints de frigidité, la constance de ce symptôme est moindre chez la femme.

Les auteurs qui, récemment, ont établi la symptomatologie de l'hyper-ovarie et de l'hypo-ovarie, tendent à croire que la frigidité, la perte de l'appétit sexuel, la stérilité, l'aménorrhée, la dysménorrhée douloureuse caractériseraient de préférence les hypo-ovariennes.

Cela est possible. Mais il semble bien, en clinique, que les phénomènes d'hypo-ovarie se présentent rarement seuls. Ils sont mélangés d'hyper-ovarie compensatrice qui tient sous sa domination l'excitation génésique ou l'équilibre des fonctions, car, en somme, la frigidité, systématique ou tout au moins très fréquente, chez l'homme obèse, ne se retrouve pas avec la même régularité chez la femme.

Obésités par castration.

Nous avons vu déjà, à l'étude étiologique, cette action acceptée partout de la suppression des ovaires sur l'évolution de l'obésité. C'est surtout par des observations cliniques que cette théorie est soutenue, et par l'argument d'analogie de l'obésité due à la ménopause. L'obésité des femmes ovariotomisées est connue depuis longtemps (Percival Pott, 1790). Bailly (1871) a observé une ovariotomisée de trente-deux ans qui vit son poids monter de 90 livres à 250 après l'intervention. Glevecke observe qu'un tiers des ovariotomisées engraissent de 20 à 40 livres, et la moitié sont atteintes d'une obésité notable. Jayle, observant 75 opérées pendant quatre ans, trouve que, pour 42 castrations ovariennes, 10 fois il y a eu engraissement notable et 4 fois obésité incommodante ; pour 13 castrations utéro-ovariennes, 5 fois embonpoint notable ; pour 14 castrations utérines avec conservation des ovaires, trois cas seulement d'obésité. On trouvera ces documents dans la thèse de Berkovitch (Paris, 1908).

Charrin et Jardry [1] ont étudié l'ovariotomie expérimentale et particulièrement sur les femelles en gestation ; ils pensent que cette opération ralentit les échanges et qu'inversement l'absorption d'ovaire augmente l'activité nutritive. Ces résultats sont confirmés par ceux de Lévy et Richter, qui ont pu diminuer les échanges respiratoires de 20 p. 100 par l'ovariotomie expérimentale chez la chienne, tandis que l'absorption d'extrait ovarien les augmentait notablement.

Quoi qu'il en soit, et malgré les documents nombreux déjà, la question de l'obésité par castration ne paraît pas jugée définitivement. Il est certain que toute femme ovariotomisée a un certain pourcentage de chances de devenir obèse. Mais toutes n'obéissent pas à cette loi. Or, si l'on compare ce fait à celui de l'apparition du myxœdème opératoire, qui est pour ainsi dire constant, on ne peut pas s'expliquer qu'un bon tiers des ovariotomisées échappent à l'obésité. Il est probable qu'il faut tenir compte des ovaires supplémentaires et aussi des prédispositions particulières à l'obésité qui semblent jouer un certain rôle dans l'apparition du syndrome après ovariotomie (Delbet). Beaucoup de femmes auraient certainement été grasses même avant cette intervention, si des affections génitales souvent douloureuses et épuisantes qui nécessitent la salpingo-oophorectomie ne les avaient justement empêchées d'évoluer de meilleure heure vers un embonpoint qui, reconnaissons-le, est d'une fréquence si considérable chez la femme de nos jours, que

---

1. Charrin et Jardry, *Acad. des Sciences*, juillet 1906.

l'argument statistique perd forcément ici de sa valeur. D'un autre côté, l'épreuve thérapeutique par l'organothérapie ovarienne ne peut pas être homologuée au succès presque constant que donne le corps thyroïde dans le myxœdème. Il semble donc que, malgré les documents expérimentaux positifs, la question doive être reprise de nouveau.

Stérilité féminine et obésité.

C'est à la faveur des différents troubles génitaux (Dalché) [1], énumérés dans les pages précédentes, qu'on peut expliquer la stérilité incontestable des femmes obèses. Cette même infécondité se retrouve aussi du reste chez les hommes gras, prostatiques ou non. Notons que l'arthritisme seul, et en dehors même de l'obésité, suffit, ainsi que l'a montré Maurel, à entraîner l'infécondité qu'on constate toujours dans les familles arthritiques depuis trois ou quatre générations. Ainsi donc : agénésies génitales, insuffisance ovarienne, dystrophie arthritique, expliquent la stérilité féminine. Les femmes obèses non réglées ne sont pas les seules à être infécondes; celles qui ont un fonctionnement menstruel régulier sont souvent impropres à la fécondation, de même que les hommes gras qui ne sont pas azoospermiques. Il semble donc que les ovules et les spermatozoïdes sécrétés portent en eux une dépréciation cellulaire, qui vient directement de l'obésité, du trouble métabolique et qui suffit à produire la stérilité, même avec un fonctionnement génital apparemment complet. C'est l'*infécondité qualitative* opposée à l'insuffisance quantitative. Il est probable que ces diverses causes s'associent pour expliquer la stérilité des femmes et des hommes gras et obèses que l'on a à traiter dans la pratique. Le problème ne laisse pas que d'être complexe; mais la disparition de l'infécondité par la guérison de l'obésité est un fait tellement incontestable que le médecin doit ne pas laisser en état d'embonpoint toute femme grasse et stérile. C'est la première phase du traitement après laquelle on devra recourir à la thérapeutique gynécologique, s'il y a quelque raison locale de l'employer. Nous retrouverons à la pathogénie des obésités par insuffisance endocrine les compléments indispensables de ce chapitre.

1. Dalché, Infécondité des jeunes femmes par dysovarie, *Journ. de Méd. int.*, mars 1910.

MODIFICATIONS MORPHOLOGIQUES

ASPECT EXTÉRIEUR ET DÉFORMATIONS SOMATIQUES DANS LES OBÉSITÉS

Nous avons déjà ébauché quelques points de la question que nous allons étudier ici en détail. Ce complément d'étude est indispensable parce que toutes les déformations du corps chez les obèses ne sont pas uniquement représentées par celles qui tiennent à l'infiltration de la graisse dans la peau et dans les tissus. Ces troubles morphologiques sont de divers ordres :

1° D'abord il faut faire une très grande part à la surcharge graisseuse qui déforme les traits du visage et envahit les muscles et les organes profonds. Nous étudierons ensuite :

2° Les déformations fonctionnelles qui sont consécutives à la surcharge graisseuse (déformations squelettiques, habitus).

3° Les déformations préexistantes à l'obésité, qui aident, dans une certaine mesure, à son apparition ou même la conditionnent complètement, et enfin :

4° Nous dirons un mot des déformations des dernières phases d'évolution, lorsque l'obésité s'accompagne ou se complique de goutte, de rhumatisme déformant, d'acromégalie, de cachexie adipogène.

1° DÉFORMATIONS PRODUITES PAR L'ACCUMULATION DE GRAISSE DANS LES TISSUS.

A. — *Généralités.*

Notre conception de l'obésité, différente de celle qui est généralement admise, fait entrer dans le cadre du syndrome les formes frustes, les formes atténuées dans lesquelles il ne saurait y avoir de très grandes modifications physiques, puisque la surcharge graisseuse, encore très légère, ébauche à peine quelques déformations.

Je pense avoir démontré dans cet ouvrage qu'il n'y a pas de relation entre l'abondance du tissu graisseux mis en réserve pathologiquement, et la gravité d'une obésité. J'en ai établi les raisons au chapitre du pronostic.

C'est pour cela qu'il est aussi nécessaire d'étudier les petites déformations que les grandes, car une petite surcharge graisseuse peut être déjà ancienne et accompagnée de troubles fonctionnels organiques graves. Par conséquent, on ne saurait passer sous silence les petites altérations morphologiques qui l'accompagnent.

Nous savons que cela est le cas notamment pour les petites obésités localisées à l'abdomen, qui surgissent vers la cinquantaine, et qui, bien que peu visibles à l'extérieur, sont produites par des artérioscléroses en pleine évolution, et sont des petites obésités de pronostic grave.

Il est donc, pour ces diverses raisons, aussi difficile de classer les diverses espèces de déformations dues à la surcharge graisseuse que les diverses variétés pronostiques de l'obésité.

Pour ne pas courir les risques d'une erreur d'interprétation, je me contenterai d'étudier ces déformations en classant les obésités en petites ou légères, moyennes et grandes, au point de vue de l'amas de graisse apparente, après avoir donné quelques idées générales sur les modes principaux de répartition de la graisse, chez l'homme et les animaux supérieurs.

Pathologie comparée. — Dans la race humaine, comme chez les autres mammifères, la surcharge graisseuse modifie la morphologie suivant des lois générales, dont voici le résumé :

Après une certaine période de latence où agissent les diverses causes pathogènes, la graisse commence à apparaître dans le tissu cellulaire sous-cutané, dans les viscères intra-abdominaux et intra-thoraciques, entre les faisceaux musculaires, et partout où se trouve du tissu conjonctif lâche. Ne l'oublions pas, en effet, la cellule adipeuse est avant tout une cellule conjonctive qui *se charge* d'oléine, de palmitine, de stéarine. Les cellules nobles des organes ne sont prises que plus tard dans une seconde phase qui précède celle, terminale, de la stéatose, véritable dégénérescence protoplasmique.

L'observation montre que les dépôts de graisse chez les mammifères peuvent être circonscrits ou diffus. En art vétérinaire, on distingue la *graisse de couverture* (graisse infiltrée sous-cutanée diffuse) de la graisse accumulée en localisations (constituant les *maniements*) et de la *graisse profonde* (*intra* ou *péri-viscérale*).

Les maniements sont, chez les *animaux* mis à l'engrais pour la boucherie, les localisations graisseuses sous-cutanées. Chaque région adipeuse porte ainsi un nom particulier; exemple : maniements du cimier (fesse), de la braie (pubis), de la brague (périnée), de la maille (lombaire externe), du collier (cervical), de l'oreillette (base de l'oreille), etc.

Chez l'*homme*, il existe aussi une véritable graisse de couverture qui épaissit le derme chez les jeunes obèses neuro-arthritiques (*forme diffuse infiltrée sous-cutanée*) et de véritables maniements formant des localisations (Paul Richer[1] et Clergeau[2]) aux lombes (exagération du coussinet adipeux lombaire normal), à la région axillaire, au niveau de la 7e cervicale, dans la région sous-mentale (double menton), à la nuque. Ainsi pourrait-on décrire des maniements : lombo-iliaque, axillaire, cervico-dorsal, cervico-sous-mental, cervical supérieur, pectoral, ombilical, épigastrique, etc., qui sont plus encore marqués chez la femme, dont l'obésité diffuse infiltrée est plus rare que la forme à localisations. En zootechnie on pense que ces maniements se développent suivant un certain ordre qui n'est pas quelconque et qui est du reste variable suivant les races. Cependant comme chez l'homme, des maniements fessier, lombaire, scapulaire se manifestent, *d'abord*, chez les bovidés. L'animal est dit alors *mi-gras*. Le cou, le flanc, se prennent ensuite, caractérisant l'*état gras*. Lorsque la bête est considérée comme *très grasse*, les régions sous-mastoïdienne, pubienne, sous-mentale sont envahies. Enfin, quand tous les maniements fusionnent, le bovidé est dit *fin gras*, état qui n'est pas recherché en boucherie parce qu'il ne présente pas d'avantages économiques et qu'il frise l'état pathologique, manifeste déjà quelquefois dès la seconde période par des troubles digestifs qui arrêtent l'engraissement intensif (à l'étable) et nécessitent le retour au mode extensif, c'est-à-dire à l'alimentation aux pâturages et aux prés d'embouche (Diffloth)[3]. Comme chez l'homme aussi, la répartition des maniements varie avec l'âge. Chez les jeunes sujets, la graisse est de préférence infiltrée à travers les muscles qui se dissocient en avançant en âge, ce qui est une qualité pour la boucherie et un défaut pour la résistance physique et la fonction métabolique du muscle ; ensuite, chez les jeunes, c'est la région fessière, pectorale, scapulaire, qui est envahie.

Chez les animaux adultes, comme chez l'homme encore, la graisse se dépose en couverture, ou dans la cavité abdominale, et chez les vieux bovidés le suif abdominal se produit seul.

De plus, l'importance relative des divers maniements est intéressante à considérer, puisqu'elle indique si la graisse est intra-fasciculaire, sous-cutanée, ou péri-viscérale. Les maniements sous-mentaux, périnéaux, pubiens indiquent le dépôt de graisse interne ; ceux de l'épaule, du cou, du flanc, de la région sous-axillaire indiquent la graisse de couverture abondante ; ceux du membre supérieur (racine), du flanc, de la région spinale moyenne et inférieure (sacrum) sont tardifs et indiquent l'état fin gras. Certains maniements n'ont pas la même signification suivant qu'ils apparaissent tôt ou tard. Lorsque le

1. Cf. Paul Richer, Localisations graisseuses, *Soc. de Biologie*, 1887.
2. Clergeau, *Différenciations adipeuses*, thèse de Paris, Rueff, 1902.
3. Diffloth, *Zootechnie spéciale et élevage* (Exploitation des bovidés), Baillière, Paris, 1908.

maniement fessier (abords) est précoce, il décèle l'amas de graisse sous-cutanée. Quand il est plus tardif il indique un état exagéré d'engraissement rapide. Chez les jeunes animaux nourris hâtivement et intensivement à l'étable les maniements sont flasques, on dit qu'ils sont *creux*. La graisse des adultes est plus ferme que chez les jeunes (Diffloth).

Déterminisme morphologique de l'engraissement. — La zootechnie a étudié aussi les caractères de prédestination à l'engraissement. Or, l'analogie avec l'homme se poursuit là encore. Les bovidés qui deviendront facilement gras sous l'influence de la suralimentation, ont un grand développement du tube digestif (types humain à segment digestif fort de Sigaud); ils résistent à l'engraissement dans le jeune âge plus qu'à l'âge adulte. Les animaux paisibles, les femelles, surtout après castration, se chargent plus vite en graisse. Ceux qui ont peu d'ossature, des extrémités fines, le cou court, les reins larges, la peau grasse et peu appliquée sur le muscle sont aussi prédestinés à un facile embonpoint; la laxité de la peau à la face interne de la cuisse, du creux axillaire, est un indice de même ordre et, d'une façon générale, les sujets faciles à engraisser sont dits *tendres* par opposition aux *durs* (musculeux à peau serrée et appliquée sur le muscle), qui fournissent au contraire les animaux de travail, de force, de résistance, les étalons et ont peu de valeur pour la boucherie. La peau de ces animaux tendres est, comme celle de l'homme obèse, grasse et séborrhéique.

Cette incursion dans la pathologie comparée nous montre la similitude de ce qui se passe chez l'homme. Les lignes qu'on vient de lire lui sont tout à fait applicables. Il est, à ce propos, surprenant que quelques médecins, parmi lesquels Linossier[1], aient pu tirer de ces analogies morphologiques cette conclusion qu'il existe un engraissement, une *obésité physiologique* chez l'homme qui correspondrait à l'obésité d'un animal à l'engrais. Or, il n'est pas douteux que l'animal à l'engrais est pathologique. Pour s'en rendre compte, il suffit, comme je l'ai fait souvent, d'assister au dépeçage des animaux gras à l'abattoir. Outre la surcharge viscérale très marquée, au cœur, au foie, outre les troubles circulatoires, la pléthore abdominale, on trouve constamment de graves lésions viscérales surtout hépatiques, des hépatites congestives, de la lithiase biliaire. Les zootechniciens signalent du reste (Diffloth, Cornevin) qu'il est difficile de mener à bien l'engraissement des bovidés sans accidents gastro-intestinaux, auxquels du reste les praticiens remédient par des excitants digestifs spéciaux. Les animaux *fin gras* ne sont du reste pas recherchés : ce sont ceux qui ne sont plus à

---

1. Linossier, Obésité physiologique et obésité pathologique, *Journal des praticiens,* 30 avril 1910.

la phase de compensation et commencent à souffrir. Ils sont indolents, sans force, incapables d'effort, immobiles, les conjonctives jaunes et doivent être abattus aussitôt. En réalité, l'art de l'engraissement consiste à choisir des animaux prédisposés à l'obésité et à les conduire à un état d'embonpoint limité à la surcharge musculaire interfasciculaire, de façon à obtenir la viande *persillée*. Que ce soit, en somme, la viande des bœufs, des moutons, ou le foie des oies, les tissus des bêtes engraissées, qui servent à notre alimentation, sont ceux d'animaux atteints de troubles fonctionnels plus ou moins marqués. Il n'y a donc pas d'obésité physiologique pas plus que de glycosurie et d'albuminurie physiologique. Linossier sépare par trop l'état physiologique de l'état pathologique et semble négliger qu'entre les deux il y a place pour la déviation fonctionnelle moins marquée qui constitue les obésités bénignes, parmi lesquelles il faut ranger son type d'obèse par suralimentation. Ces obèses sont des malades, à troubles latents, car ils peuvent mourir de cet état d'engraissement dit physiologique, inconstant chez tous les gros mangeurs. Comme l'a dit Debove, l'homme normal se défend contre la suralimentation et n'engraisse pas tant que son appareil nerveux adipo-régulateur est intact (Voy. Pathogénie et Étiologie).

La notion des maniements serait intéressante à appliquer à l'homme. Il est probable que, chez lui comme chez les animaux, leur mode d'apparition permettrait de classer des variétés étiologiques et peut-être pathogéniques. J'ai essayé d'ébaucher cette étude que je poursuis du reste en ce moment; on en trouvera quelques éléments dans les paragraphes suivants, et aux chapitres Pronostic, Évolution, Diagnostic.

B. — *Déformations par surcharge dans les petites obésités.*

Adolescents. — Dans cet état si voisin de la normale, et dont le prototype nous est fourni par l'engraissement floride des jeunes filles arthritiques vers la quinzième année, c'est à peine si l'on peut prononcer le mot de déformation. L'habitude que nous avons de rencontrer autour de nous, soit dans nos relations, soit dans la clientèle, une majorité de personnes qui sont en état d'embonpoint, fait que l'empâtement de la face ne nous choque pas. Et cependant il peut devenir apparent si nous avons l'occasion de comparer le visage d'une jeune fille qui se trouve dans cette situation à celui d'une sœur du même âge qui n'a aucune tendance à l'engraissement, et peut même passer pour maigre et moins bien portante. C'est seulement par cette étude comparative que l'on peut se rendre compte de ces nuances, et, tout en reconnaissant qu'à ce moment l'état pathologique est bien peu marqué, on sent cependant la tendance progressive vers une obésité qui, dans la suite, pourra nécessiter qu'on intervienne thérapeutiquement.

Les caractères principaux qu'on trouve à ce moment sont les suivants : le visage ne possède plus son ovale régulier; on peut l'assimiler presque à un quadrilatère à angles arrondis au niveau des tempes, des maxillaires inférieurs. On distingue aussi un peu d'empâtement dans la région parotidienne et l'angle du maxillaire n'est plus visible.

On peut trouver déjà à cet âge une ébauche du double menton et l'infiltration de la région du larynx dont la saillie s'efface complètement.

La coloration du visage, à cette même époque et dans ce même type, est un peu plus rose qu'à la normale; de vraies taches vasculaires sont même visibles dans quelques cas sur les joues, et tranchent assez nettement sur le fond général du teint qui est parfois un peu jaune (cholémiques). En même temps apparaît la séborrhée huileuse, fluente, des téguments de la face, qui est la compagne fréquente de toutes les espèces d'obésités.

Le cou, à cet âge, n'est pas encore envahi ni déformé. A la partie supérieure des épaules et du tronc, on trouve quelquefois un pannicule dorsal un peu plus épais que normalement, la peau est séborrhéique et semée d'acné. C'est particulièrement au niveau des aisselles et de l'ombilic, de même que sur les hanches et à la région sacrée, que l'infiltration sous-tégumentaire est nettement exagérée et prend alors les caractères habituels de la petite obésité. Le plus souvent, la face interne des cuisses forme aussi un petit bourrelet saillant, et les membres inférieurs sont généralement bien conservés et débarrassés de graisse. Une seule chose s'y remarque : c'est la coloration violette ou lilas de la peau, qui est due à l'hypertension et à la stase veineuse, et qui est l'expression des troubles circulatoires légers qui sont la cause de ce refroidissement des membres inférieurs dont se plaignent ces jeunes arthritiques (fig. 59).

On retrouve tous ces caractères extérieurs dans l'obésité du jeune homme, entre seize et vingt ans (fig. 25).

Adultes. — Chez les adultes, ce type d'obésité légère et d'infiltration peu marquée n'a pas la même allure. Lorsque l'adulte de trente à quarante ans est légèrement infiltré à la face, les membres supérieurs, l'épaule, la région pectorale sont envahis; les maniements se dessinent un peu, et sont plus indiqués que chez les enfants. C'est là un type dont nous avons eu l'occasion de parler plusieurs fois sous le nom de **type infiltré diffus** avec tendance à la localisation.

Il ne s'accompagne pas forcément d'un développement considérable de graisse dans la région ventrale et ombilicale, par exemple. Toutes les variétés de cette infiltration diffuse peuvent exister, bien entendu. Et si l'un a un peu plus d'ombilic ou d'épigastre que l'autre, celui-ci est plus envahi que celui-là, dans la région lombaire ou fessière.

Il est bien vraisemblable que ces déformations ont des raisons d'être, et que les accumulations de graisse, en un point plutôt qu'en un autre, peuvent tenir, soit à des raisons d'ordre circulatoire ou nerveux (répartition segmentaire symétrique), soit à l'habitus ou aux positions favorites des malades pendant leur sommeil. Mais, en général, on peut dire que la graisse s'accumule et se dépose dans les tissus, en obéissant à deux règles générales : 1° elle se dépose dans les plans les plus déclives; 2° quand elle n'est pas soumise aux lois de la déclivité, elle s'amasse dans les points qui sont musculairement les plus inactifs. C'est la raison qui fait que les membres inférieurs, dans presque toutes les obésités, conservent leur forme normale, tandis que c'est toujours autour de l'abdomen et de la taille, points presque immobiles musculairement, que l'on trouve le pannicule adipeux le plus épais.

A côté de ces obésités légères diffuses, existent des obésités localisées à un point relativement restreint, par exemple l'ombilic, l'épigastre, la région fessière ou lombaire. Ce sont les maniements de l'homme.

On rencontre des personnes qui n'ont d'amas graisseux qu'en une de ces régions, et cet amas peut être très développé, formant comme une petite tumeur, d'où le nom de **lipomatose** qui lui a été donné.

Il existe un type de lipomatose physiologique chez les Hottentotes, dont le développement fessier est bien connu.

Consistance de la graisse. — En général, on peut dire que la graisse est d'autant plus ferme et dure qu'il s'agit de gens plus jeunes. Il est vraisemblable que ces qualités physiques du tissu adipeux tiennent à son pourcentage en oléine ou en margarine. La graisse molle est celle qui contient davantage d'oléine. Mais ce peut être aussi celle que l'on trouve dans des tissus relâchés par un amaigrissement récent, ou déshydratés. Les obèses inanitiés ou petits mangeurs ont toujours de la graisse molle, du moins à l'âge adulte. J'ai vu des jeunes obèses, atteintes d'anorexie hystérique, dont les tissus étaient cependant infiltrés de graisse dure. Les chlorotiques ont souvent un pannicule ferme. Il semble possible, du reste, que la graisse molle puisse se transformer en graisse dure sous certaines influences : telles que l'action du froid, par exemple, ou un repos prolongé.

On a dit que la graisse molle était d'une mauvaise qualité, et caractérisait surtout la bouffissure. Je ne crois pas que cela soit strictement exact. Car la graisse des dyspeptiques et de tous ceux qui ont quelques troubles fonctionnels du foie est généralement plus molle que celle que l'on peut voir chez les cardiaques par exemple. Et cependant le pronostic est meilleur pour les premiers que pour les seconds.

Lorsqu'on traite par l'hydrothérapie froide et une alimentation abondante des obèses asthéniques, anémiques, à graisse molle, celle-ci durcit notablement, et le poids augmente sans que le volume change. Enfin, on rencontre, chez certains obèses légèrement infiltrés, de véritables nodosités dans le tissu graisseux, qui sont ou des pelotons adipeux ou des amas de margarine et de palmitine noyés au milieu d'un tissu plus riche en oléine.

En général, les obésités qui se présentent sous la forme d'infiltration diffuse légère, plus marquée à la fois à l'abdomen et aux hanches, sont celles de la jeunesse. On y trouve des amas de tissus graisseux de densité moyenne, ni très mous, ni très durs.

Au contraire, les petites obésités infiltrées diffuses de l'âge adulte sont plus généralement réparties sur la surface du corps, et touchent, en général, aussi bien le cou que la face, la poitrine que la région dorsale, et s'accentuent davantage à l'abdomen et aux lombes. Elles laissent les membres inférieurs moins indemnes que les premières. Le tissu adipeux y est, le plus souvent, plus ferme et plus dur que chez les enfants.

Température des téguments. — Les régions recouvertes de graisse sont généralement froides au toucher et proportionnellement à la densité et à l'épaisseur de la couche graisseuse (fesses, cuisses), et surtout chez les jeunes sujets. Cependant quelquefois les téguments sont tièdes ou chauds, et surtout si la graisse est molle. Il semble aussi que la graisse dure, froide et à capitons ou pelotons adipeux, caractérise les obésités les moins réductibles, et que les obésités endocriniques appartiennent à cette variété. Dans les obésités dyspeptiques, les téguments sont chauds et mous. Il en est de même dans la sénilité ou l'obésité de l'âge mûr chez les inanitiés et les neurasthéniques gras.

Age mûr. — Les obésités légères de la fin de l'âge adulte et de l'âge mûr sont moins uniformément réparties, et s'accumulent dans la région pectorale et sous-ombilicale, tandis que l'empâtement des lombes et des hanches est peu marqué. C'est à la fin de l'âge adulte que la graisse épiploïque commence à devenir très abondante.

Types mixtes. — Il existe même un type dans lequel on voit un contraste frappant entre l'abdomen, envahi surtout dans la région sous-ombilicale, et le reste du corps qui est émacié.

Ce type d'obésité chez des maigres est, le plus souvent, accompagné de ptoses, et il est l'indice de troubles digestifs anciens, de dyspepsies et d'entéro-colites, chez des déséquilibrés du grand sympathique, hommes ou femmes. La graisse qu'on y trouve est généralement molle. La peau est jaune, contrairement à celle des infiltrés adultes, dont la peau est rose dans la partie supérieure du corps et violette dans les membres inférieurs et la région fessière.

Le type mixte existe en quantité, et il est fréquent de voir des petites obésités diffuses passer dans la classe des grandes obésités par le développement d'une lipomatose secondaire, placée soit à l'abdomen, soit à l'épigastre, soit dans la région lombaire.

Un type mixte assez curieux et peu fréquent est constitué par une obésité diffuse infiltrée à presque tout le corps, mais avec conservation du cou et de la jambe, tandis que tout le reste, notamment la face et les mains, est infiltré. A l'abdomen, on trouve deux localisations, l'une épigastrique, l'autre sous-ombilicale, qui sont séparées par une petite dépression, ce qui donne au ventre la forme générale d'un sablier étranglé, au niveau de l'ombilic.

Ayant rencontré quelquefois cette déformation chez des hommes, je pensai que l'étranglement était dû à un lien quelconque des vêtements, peut-être à la ceinture du pantalon ; mais je l'ai retrouvée depuis chez des femmes et des jeunes filles qui n'étaient point serrées à ce niveau, qui est au-dessous de la ligne d'étranglement produite par le corset. Enfin, parmi les types mixtes, il ne faut pas négliger ceux qui s'associent avec les déformations résultant de la ptose gastrique et intestinale, et ceux qui sont dus au ballonnement et à la pneumatose abdominale. Glénard, Sigaud, Monteuis ont bien étudié ces types.

Chez certains obèses infiltrés, il existe une pseudo-lipomatose localisée à l'abdomen, dans laquelle, en réalité, les téguments ne sont pas plus épais que dans toute autre partie du corps, mais où le développement d'une grande pression intra-abdominale et la ptose associée simulent une obésité localisée à l'épigastre et à la région ombilicale (*pseudo-obésité par hypertension portale, pléthore abdominale*) (fig. 33-41).

Du reste, nous la retrouverons en étudiant les types suivants. La tension abdominale et la ptose jouent un rôle très important dans toutes les déformations des obèses. Et les recherches faites sur ce point, dans ces dernières années, ont souligné encore l'importance de cette cause souvent méconnue.

Ces gros ventres, ou ventres forts de Sigaud, sont l'indice de troubles digestifs accentués, et nécessitent une thérapeutique un peu différente de celle qui ne viserait que l'obésité.

C. — *Déformations par surcharge dans les obésités moyennes.*

La différence entre les obésités précédentes et celles que nous allons étudier maintenant tient à ce que, dans les secondes, l'infiltration graisseuse commence à se manifester dans les organes profonds, autour des viscères, surtout abdominaux. Cette accumulation interne est la véritable cause de la déformation ventrale qui commence à s'apercevoir à travers les vêtements, fait qui ne se produisait pas toujours chez les malades qui constituaient le type précédent.

Face. — Ce n'est pas que le visage soit indemne, et que de nouvelles transformations n'y soient apparentes. L'épaississement des téguments s'accentue aux joues. Les plis naso-labiaux s'effacent, la ligne squelettique sous-jacente disparaît, et quand l'œdème, l'infiltration molle associée s'y ajoutent, comme chez les candidats au diabète, on a le *faciès succulent* ou la face molle de l'obèse albuminurique. Mais, pour si caractéristiques qu'ils soient, ces aspects ne sont pas les seuls qu'on puisse rencontrer. La coloration variée, la pléthore des téguments, la tension et la qualité de la graisse contribuent à créer des types.

Chez certains le visage ne montre que très peu de variation par rapport à la phase précédente, et c'est dans l'abdomen que la surcharge graisseuse subit une augmentation notable.

Abdomen. — C'est autour des reins, dont le coussinet graisseux augmente d'importance, c'est dans le mésentère et surtout l'épiploon que se font alors des réserves graisseuses qui repoussent en avant les téguments, mais en même temps déplacent tous les organes abdominaux, par l'élongation des ligaments. Ainsi se produisent des ptoses bien différentes de celles qui existent chez les femmes amaigries.

En même temps se créent les pneumatoses et les distensions gazeuses de tous les organes creux de l'abdomen, peut-être dues à l'hypertension portale (Carnot). Dans la majorité de ces cas, le ventre est rénitent, et plus tard, on lui trouve une souplesse relative, ce qui permet de classer des **abdomens hypertoniques** et des **abdomens hypotoniques**. Parallèlement aussi se produisent des troubles circulatoires du type hypertension veineuse.

Bien qu'à la vérité ces déformations accessoires dues aux modifications de la tension abdominale puissent exister dans les obésités légères, c'est seulement dans les obésités moyennes qu'elles jouent un rôle important qui ira s'accentuant dans les grandes obésités. Aussi, c'est avec cette dernière classe que nous les étudierons plus complètement, en exposant rapidement les notions qui nous ont été apportées par les recherches récentes.

Les déformations dues aux amas de graisse dans les obésités de moyenne intensité sont disposées de la même façon que celles de la classe précédente, mais avec plus d'exagération.

Les **obésités diffuses** (graisse de couverture) se caractérisent par une infiltration généralisée plus importante : le cou commence à se laisser envahir dans sa région postérieure, pour produire cette déformation due à la saillie de la 7e vertèbre cervicale qui se recouvre de graisse en formant un véritable lipome, désespoir des femmes vers leur quarantième année (maniement inféro-cervical postérieur). Mais l'accentuation de cette déformation est due beaucoup aussi à la cyphose dorsale et à la lordose cervicale, qui se forment déjà à ce moment, et que nous allons retrouver plus loin (fig. 38,45,68).

Maniements (fig. 38,42). — L'épaississement de la couche graisseuse sous-axillaire produit déjà un écart du bras repoussé par le pont graisseux qui joint la région du sein à celle de l'omoplate (*ébauche du maniement axillaire*). De même, les membres inférieurs écartés l'un de l'autre par un coussinet graisseux qui a pris naissance à la face interne de la cuisse (*maniement des adducteurs et du triangle de Scarpa*) obligent les malades à la démarche de canard. D'autres maniements sont déjà depuis longtemps visibles : celui qui est situé à la jonction du muscle fessier avec l'oblique (*maniement fessier supérieur*), celui des lombes (*maniement ou coussinet lombaire*).

Habitus et démarche (fig. 23). — L'augmentation du poids de l'abdomen oblige aussi ces obèses à rejeter les épaules en arrière et à cambrer la région lombaire. L'association de ces diverses déformations explique l'attitude si spéciale de certains obèses que l'on rencontre, déambulant par les rues, les épaules très effacées, les bras pendants très en arrière des hanches, offrant en quelque sorte leur abdomen au regard, et déplaçant la masse de leur corps par une progression à la fois rotative et oscillante. L'impossibilité de fléchir l'articulation de la hanche amène l'écart des genoux et la flexion des jambes dans le plan oblique et non pas dans le plan antéro-postérieur, comme à la normale.

En somme, on commence à apercevoir le dessin de cette démarche si spéciale aux grands obèses, chez qui nous la retrouverons avec tous ses caractères très marqués. Mais déjà dans l'obésité moyenne de la femme tous ces signes sont manifestes parce qu'elle est d'une taille plus petite, et que ses membres inférieurs, moins longs que chez l'homme, supportent moins bien les déformations que nous décrivons en ce moment.

D. — *Déformations de surcharge dans les grandes obésités.*

Il s'agit, maintenant, de ces variétés où le poids atteint ou dépasse 100 kilogrammes. Bien entendu, dans cette appréciation, le rôle de la taille est important, et une femme de 1 m. 58 qui pèse 95 kilogrammes peut être aussi déformée qu'un homme de 1 m. 80 qui en pèse 120 ou 130.

C'est aussi dans cette classe qu'il faut ranger les obésités monstrueuses dépassant 150, 200 et 250 kilogrammes. On a vu des obèses de 490 kilogrammes (cas de Wadd) (fig. 31. Pl. IV,V,VII).

Fusion des maniements. — Ici, toutes les parties du corps sont altérées et déformées au point qu'il est très difficile de retrouver la forme somatique naturelle à l'homme. L'envahissement graisseux est devenu tel que les téguments d'une région débordent et descendent au-devant d'une autre région, ainsi que cela se voit notamment pour l'abdomen. On ne reconnaît plus les localisations primitives, et les maniements se sont fusionnés.

La laxité des téguments des joues ne leur permet pas de se limiter aux frontières habituelles du maxillaire; aussi se confondent-elles avec le cou en une masse informe. C'est le cou proconsulaire, le cou de Néron, à téguments informes, descendant en bourrelets du menton jusqu'à la clavicule, et où il est difficile de déterminer exactement ce qui appartient au cou et à la région sous-mentale.

En arrière, le creux vertical normal qui s'étend de l'occipital à la 7ᵉ vertèbre cervicale est remplacé par une convexité graisseuse qui produit *le cou de gorille*. La saillie de la 7ᵉ vertèbre cervicale, qui existe encore dans les fortes obésités moyennes, a disparu à ce moment, par suite de la fusion de la partie postérieure du cou avec la région inter-scapulaire. Chez certains, on trouve là un véritable oreiller graisseux sur lequel ils reposent aisément dans leur lit.

En même temps, toute saillie musculaire ou osseuse a complète-ment disparu dans la région sus-claviculaire. Cette partie, fusionnée avec le cou, prend l'aspect d'un cône descendant vers les épaules (*maniement sus-claviculaire*). Celles-ci, ramenées en avant, fusionnent à leur tour avec la région pectorale. Les mamelles, énormes, aussi bien chez l'homme que chez la femme, et à tel point qu'aucune distinction sexuelle n'existe plus entre elles, descendent en sac informe jusqu'au niveau ou au-dessous de l'ombilic. Elles sont discoïdes et aplaties; leur face inférieure recouvre une grande partie de la région hépatique à droite et de l'espace de Traube à gauche. Lorsqu'on les soulève, on découvre des lésions suintantes, des fissures et de véritables dermites dues à la macération.

L'abdomen, énorme, s'étale vers les genoux que, dans certains cas, il peut complètement couvrir. Quelquefois il est encore tendu et dur à la pression, mais le plus souvent on constate qu'il est formé surtout par la masse intestinale distendue et repoussée par le déplacement du foie et la ptose, tandis que l'épaisseur des parois et des téguments est relativement faible. Des hernies diverses, ombilicales surtout, sont visibles alors.

Région génitale. — Les organes génitaux chez l'homme, comme chez la femme, ont disparu complètement, sous les plis de graisse qui tombent de l'abdomen ou de la racine des cuisses, la verge est perdue dans la graisse du pubis : la miction ne se fait que par un cloaque, l'urine se répand sur les cuisses et les testicules, en s'échappant d'une ouverture qu'il est difficile de retrouver au milieu des plis multiples qui représentent le prépuce.

Chez la femme, le pubis, graisseux, est énorme et presque dépourvu de poils; la fente vulvaire, agrandie et limitée par des grandes lèvres monstrueuses, ne permet, lorsqu'on l'entr'ouvre, de trouver le méat urinaire qu'à 10 ou 15 centimètres de profondeur. C'est à travers cet entonnoir vulvaire que se déversent les urines, par un écoulement en nappe qui produit la macération de tout l'épiderme de la face interne des cuisses et de la région inguinale. Ainsi prennent naissance des dermites suintantes, des eczémas chroniques, et de ces régions s'exhale une odeur ammoniacale repoussante (Pl. IV, V, VII).

Téguments. — La peau tend à perdre sa fermeté de la phase précédente, elle est molle, et les pelotons adipeux ont disparu. Elle descend de l'ombilic jusqu'au milieu des cuisses, en formant un véritable tablier mobile que l'on peut aisément distendre jusqu'aux genoux, ou remonter jusqu'au-dessus des seins, chez les femmes qui sont arrivées à la période d'hypotension abdominale avec ptose généralisée (fig. 14,18,28).

Les téguments sont très modifiés au niveau des membres supérieurs et inférieurs qui ont perdu toute forme. Ce sont des boudins énormes, appendus au tronc, sans pli de flexion, sans amincissement au niveau des jointures, qui ne permettent, du reste, que de faibles mouvements de flexion et d'extension. On voit la peau des avant-bras et des jambes tomber en plis et au-devant de l'articulation du poignet ou du cou-de-pied. Ces régions, comme les mains, sont épaissies et ressemblent assez aux extrémités œdématiées des grands asystoliques ou des grands brightiques.

Des dermites de toutes espèces existent aux plis de flexion, et partout où deux surfaces tégumentaires sont en contact; on observe des vergetures, des zones violâtres ou blafardes qui sont dues à des troubles circulatoires plus marqués au niveau des membres inférieurs.

On trouve encore des placards d'eczéma, des lichénifications secondaires à des prurits intenses, des troubles pilaires, des varices ou des ulcères variqueux.

La température, comme la consistance des téguments, est très variable d'un malade à l'autre, et si quelques espèces, comme l'obésité hypophysaire (cf. Pathogénie), ont à cet égard des caractères spécifiques, il semble que ce soit exceptionnel.

Lorsque les déformations de l'obésité atteignent ces proportions, on constate en même temps, marquées au plus haut degré, d'autres modifications morphologiques qui portent sur la colonne vertébrale et un habitus particulier visible au repos et dans la marche.

Mais comme ces modifications sont liées, d'un côté aux troubles nerveux et aux changements de la tension abdominale, et de l'autre à des troubles fonctionnels, nous décrirons d'abord, tout ce qu'il est important de savoir sur la constitution du gros ventre de l'obèse :

Le « *Gros ventre* » en fonction de la « *Tension abdominale* ».

Jusqu'à ces dernières années, nous ne connaissions guère de l'obésité, en dehors des déformations dues à l'accumulation de la graisse, que celles qui provenaient des ptoses associées, particulièrement chez les femmes, et du déplacement des viscères pleins, tels que le foie et le rein.

C'est à M. Glénard que nous devions particulièrement ces connaissances.

Récemment les études de Hörmann[1] et Nachmann (1908), dans sa thèse sur la tension abdominale inspirée de l'enseignement de Sigaud, les communications de Mac-Auliffe et Riva[2] sur « les pressions et la tension abdominales », de même que celles de Sigaud[3], Vincent et Borry, de Lyon, de Bourcart et Cautru[4], nous ont apporté de nouvelles notions sur la statique abdominale, qui se différencient quelque peu de la synthèse qu'en avait déjà ébauchée Glénard.

1° On doit distinguer, dans les pressions abdominales, celles qui sont **extrinsèques**, telles que la *pression respiratoire transmise* par le diaphragme, et les séparer de la *pression intra-abdominale statique* qui résulte de l'action de la pesanteur sur le contenu du ventre, à laquelle il faut ajouter la *pression cardio-aortique.*

2° Parmi les pressions **intrinsèques**, la plus importante est la *pression intra-viscérale* qui existe à l'intérieur des viscères creux, et qui est composée à la fois de la pression exercée par les tuniques musculaires sur le gaz contenu dans les viscères creux (qui est donc fonction de la tonicité de ces tuniques) et celle qui est rendue à ces tuniques par la tension des gaz des viscères creux.

Au point de vue clinique, la tension abdominale que le médecin peut percevoir par le palper et la percussion est donc la somme de ces diverses tensions physiologiques, à laquelle s'ajoute aussi pour une

---

1. Hörmann, Intra-abdominalen Druckverhältnisse, *Arch. für Gynäek*, Berlin, 1905.
2. Mac-Auliffe et Riva, *Congrès d'hygiène*, Paris, Masson, 1908.
3. Sigaud, *Traité clinique de la Digestion*, Doin, 1900 et 1908.
4. Boucart et Cautru, *Le Ventre*, 2 vol., Alcan, 1908.

petite part la tonicité musculaire des parois de l'abdomen, formée par les muscles droits antérieurs, obliques, transverses et leurs aponévroses.

A l'état normal, chez l'homme sain et à musculature non atrophiée, l'abdomen est dans un état d'équilibre entre ces diverses pressions, et cette statique abdominale normale s'exprime par une forme normale aussi de l'abdomen. *Cette forme parfaite est celle de la statuaire antique.*

Il n'est pas besoin d'entrer dans les détails de cette morphologie qui ont été donnés dans le chapitre « Extérieur ». Rappelons que, dans l'ensemble, la silhouette du ventre normal ne dépasse guère de profil une ligne droite joignant le xyphoïde au pubis. En réalité, cette ligne schématique constitue la limite presque exacte de la partie sus-ombilicale de l'abdomen, et la partie sous-ombilicale déborde un peu dans une courbe légèrement convexe jusqu'au bord supérieur du pubis (fig. 21).

Statique physiologique de l'abdomen. — Dans cet état de statique physiologique, l'équilibre est le résultat :

1° D'un bon tonus nerveux et musculaire qui règle la pression produite par les muscles du tractus digestif sur les gaz intra-stomacaux et intra-intestinaux;

2° D'une bonne tonicité des muscles droits et obliques qui forment sangle, pour maintenir les viscères creux dans leurs limites normales.

Cet ensemble constitue un coussin de repos pour les viscères pleins, tels que le foie, la rate, le rein, l'utérus, la vessie, etc. Ce dernier organe prend une très faible part dans la constitution de la tension normale.

Modifications statiques morbides. — A l'état pathologique, les modifications de cette statique se produisent :

1° Par l'asthénie nerveuse générale primitive ou secondaire, acquise ou constitutionnelle, qui permet la distension de tous les organes creux du tractus digestif, sous l'influence de la pression gazeuse, de l'insuffisance musculaire, et plus tard l'atrophie de la tunique musculaire gastro-intestinale;

2° Par l'asthénie segmentaire du tube digestif, d'origine dyspeptique, exemple : distension colique, dans l'entéro-colite ;

3° Par les asthénies nerveuses localisées et dues principalement aux névroses du sympathique abdominal et du plexus solaire (Laignel-Lavastine)[1].

4° Dans toutes les affections, directes ou indirectes, primitives ou secondaires de ces organes creux ou pleins de l'abdomen, c'est-à-dire dans toute la pathologie fonctionnelle ou organique des viscères de l'abdomen qui, grâce à leur union nerveuse sympathique, retentissent les uns sur les autres en synergies morbides.

---

1. Laignel-Lavastine, *Le Syndrome solaire*, Thèse de Paris, 1903.

Séméiologie et clinique de la Tension abdominale.

Les symptômes de ces modifications de la tension abdominale sont :

1° Le ballonnement abdominal, les météorismes, qui peuvent être localisés ou généralisés, et qui sont d'abord transitoires, pour revenir ensuite constants, chroniques et progressifs.

Suivant leur siège, des déformations abdominales diverses se montreront; les saillies produites se forment tantôt au creux épigastrique, pour laisser le reste de l'abdomen normal, — ainsi que cela se voit dans toutes les dyspepsies gastriques, — ou, au contraire, des saillies sous-ombilicales avec engraissement péri-ombilical, ainsi que cela se voit chez les dyspeptiques intestinaux; — ou bien enfin des saillies localisées dans les flancs et dans la région sous-gastrique, ainsi qu'on peut le constater dans toutes les affections du gros intestin, la région épigastrique et hypogastrique restant au contraire déprimée.

Enfin le ballonnement, la distension peuvent être diffus et généralisés, comme on le voit dans certaines névroses, l'hystérie particulièrement.

Percussion de Sigaud. — La percussion *méthodique* de l'abdomen constitue un procédé clinique peu connu, et cependant mis au point d'une manière remarquable par Sigaud (de Lyon) dans son *Traite clinique de la digestion* et qui vient de faire l'objet de l'excellente thèse de Béguier (Paris, 1910). Les sons obtenus par une percussion méticuleuse des différents segments du tube digestif sur leur projection cutanée abdominale, en objectivant la vibratilité des tuniques digestives, renseignent l'observateur sur la tonicité du tractus gastro-intestinal tout entier, et sur ses modalités anatomo-physiologiques, c'est-à-dire sur les différentes formes de tension, de distension ou de contraction qu'affecte la fibre musculaire constitutive du canal alimentaire.

Si nombreuses que soient les tonalités susceptibles d'être enregistrées au niveau de la surface abdominale, il est aisé, à la suite d'une certaine pratique, de les ranger sous trois chefs principaux : le son simple, la résonance et le tympanisme.

Le *son simple* répond à une impression acoustique d'intensité moyenne et de hauteur variable, dont le caractère distinctif est de n'évoquer aucune comparaison. La *résonance* est synonyme d'intensité et correspond, par conséquent, à des vibrations de grande amplitude. Le *tympanisme* comprend les sons qui ont un caractère nettement musical. Telle est la nomenclature adoptée par l'auteur pour caractériser les sons abdominaux.

Mais ces sons se groupent et se localisent au niveau des différents segments digestifs, suivant des combinaisons auxquelles Sigaud a donné le nom de damiers sonores, dont les principaux sont le **damier sonore normal 1er type**; le **damier sonore normal 2e type**; le **damier inverse**; la **mosaïque sonore**.

Dans le premier cas, l'intensité du son seule varie : elle va en diminuant de la région gastrique au cæcum, et de ce dernier à la zone qui correspond au grêle.

L'intensité n'est plus seule à se modifier, dans le deuxième cas, avec la région percutée; en effet, la hauteur du son n'est pas la même au niveau de tous les points de l'abdomen; elle augmente en passant de l'estomac au cæcum et de celui-ci à l'intestin grêle.

Lorsque la disposition des sons au point de vue de la hauteur affecte le mode contraire, c'est-à-dire que le son s'abaisse de l'estomac au grêle en passant par le cæcum, on est en présence du **damier inverse**.

Mais le nombre des sons obtenus par la percussion de l'abdomen peut dépasser le chiffre trois, atteindre quatre, cinq, six et plus. Ces tonalités se groupent sans ordre le long du tractus gastro-intestinal et constituent la **mosaïque sonore**.

Le tympanisme est un caractère acoustique qui peut se surajouter aux différents damiers sonores ou être absent. Il objective une tension exagérée, tandis que la résonance témoigne d'une distension de la tunique digestive.

Le damier inverse et la mosaïque sonore représentent deux modes d'insuffisance réactionnelle des membranes digérantes.

Il est donc possible, avec cette nouvelle méthode d'observation clinique, d'apprécier non seulement la fonction digestive, mais une foule de phénomènes pathologiques qui, en vertu de la loi de synergie fonctionnelle, trouvent leur reflet dans les manifestations acoustiques enregistrables par la percussion de l'abdomen [1].

2° Les autres signes de ces anomalies de la tension abdominale sont :

Les ptoses et les mobilisations des organes creux et pleins.

Tandis que Glénard croit la ptôse suite de la dystrophie ligamentaire, au contraire, Sigaud, Vincent, Hörmann, Mac-Auliffe [2] croient que tant que la tension abdominale est suffisante, il est impossible de déceler par le palper les mobilités viscérales et les ptoses. Ce n'est, d'après eux, que lorsque l'hypotonie a succédé à une phase d'hypertonie généralisée à la masse viscérale, que l'abdomen tend à s'aplatir, tandis que la région

---

1. *La Clinique*, 13 mai 1910. Extrait d'E. Labat.
2. Mac-Auliffe, Tension abdominale, *La Clinique*, 1908.

ombilicale bombe. La tonicité musculaire des tuniques digestives diminuant, la tension gazeuse des viscères s'abaissant parallèlement, les viscères cèdent à la pesanteur, et quittent les régions élevées du ventre pour descendre dans le petit bassin.

C'est la période de mobilité viscérale à laquelle fait suite, bientôt, la ptose, dans laquelle le déplacement du viscère se fait à la faveur d'une hypotonie abdominale plus accentuée. Le rôle des ligaments, dans ce cas, est considéré comme plus effacé que Glénard ne l'avait admis. Ces ligaments, normalement, n'ont à soutenir à peu près que le huitième du poids des organes qui leur sont attachés. Les sept autres huitièmes de ce poids sont supportés par la tension abdominale normale et le coussinet gazeux intra-cavitaire.

On voit aussi que la sangle musculaire antérieure et latérale de l'abdomen joue un rôle moins important dans cette conception que dans celle de Glénard. Sigaud pense, en effet, que l'insuffisance de la sangle abdominale crée surtout des troubles sensitifs, mais ne peut guère, au début au moins, causer de grands déplacements viscéraux, tant qu'elle est compensée par une bonne tension intra-abdominale.

C'est ce qu'il exprime en disant qu'au point de vue thérapeutique, *la sangle pare aux troubles de la sensibilité et non au déplacement viscéral.* Mais, en général, l'hyperesthésie abdominale, le relâchement ligamenteux et l'hypotonie marchent de pair.

Enfin M. Morichau-Beauchant[1] fait des ptoses viscérales une conséquence de la diathèse d'asthénie caractérisée par l'habitus, d'abord maigre et grand, voûté, et plus tard gras et quelquefois obèse, par l'acuité de l'angle épigastrique costal, par la mobilité de la dixième côte (Stiller), la dépression épigastrique du ventre et sa saillie ombilicale, par la lordose lombaire dans le décubitus d'où l'accès facile de l'aorte dont on sent les battements; par l'index de mensuration (Becher et Lennhof[2]), le bassin infantile, l'état neurasthénique, l'albuminurie, les scolioses, la chlorose, l'atrophie musculaire et ligamenteuse déjà notée par Tuffier.

Comme nous le verrons à propos des rapports de l'asthénie, beaucoup de femmes grasses répondent à cette description.

L'ensemble de ces connaissances nouvelles nous permet d'expliquer aisément ce qui se produit dans le gros ventre des obèses. Il n'y

---

1. Morichau-Beauchant (de Poitiers), *Arch. médico-chirurgic. de province*, 15 mars 1907, n° 7.

2. Becher et Lennhof, en 1899, ont montré l'existence des ptoses dans le cas où le rapport : $\dfrac{\text{longueur du tronc}}{\text{tour de taille}}$ est moindre que 75 centimètres. Albu a vérifié qu'avec un index de 65 ou 70 les ptoses étaient fréquentes.

a guère d'obèse, en effet, qui ne soit atteint de modifications de la tension abdominale.

Pathogénie du gros ventre de l'obèse. — On peut affirmer que, dans la généralité des cas, le gros ventre de l'obèse est bien plus dû aux modifications que nous venons d'étudier qu'à la surcharge graisseuse qui s'y ajoute comme élément accessoire, et du reste inconstant.

Il existe, en effet, bien des obèses infiltrés, qui ont peu de graisse sur et dans l'abdomen, et dont le gros ventre, apparemment graisseux, n'est, en réalité, qu'un ventre distendu, et, au début, atteint d'hypertonie, ainsi que cela se voit fréquemment chez les pléthoriques; plus tard, au contraire, l'hypotonie prédomine à son tour.

L'obèse à ventre hypertonique se rencontre surtout chez les jeunes, grands mangeurs, grands buveurs, alcooliques même, dans l'obésité floride, chez les hypertendus. Longtemps, chez quelques-uns, cette phase d'hypertension peut se constater. La main du médecin qui palpe trouve une résistance qui ne vient pas seulement de l'épaississement graisseux des parois ni de la charge des épiploons. Comme Glénard l'avait fait remarquer, ces obèses ont de gros intestins encore vigoureux et toniques, mais chez eux, cependant, la tension gazeuse tend à dépasser le tonus musculaire. Bientôt on verra apparaître, après 10 ou 12 années de cette résistance, la phase d'hypotonie, qui s'installe, bien plus rapidement chez les femmes, où elle est habituelle, presque d'emblée.

Les notions que nous apportons ici sont de la plus haute importance clinique et thérapeutique. Elles nous démontrent que, pathogéniquement, l'obèse est souvent un déséquilibré de ses fonctions gastro-intestinales et un dyspeptique. En même temps, elles nous font comprendre le rôle important que joue le système nerveux dans l'évolution de l'obésité; ce rôle, nous le répétons, est considérable dans la statique normale ou anormale de l'intestin.

Les obèses, nous y avons insisté, sont bien souvent des émotifs, et tout au moins des névropathes, et, à ce titre, des asthéniques. Or, toute une pathologie abdominale est produite par l'asthénie, ou la produit. Il y a là un type remarquable de cercle vicieux et un exemple de cycle pathologique fonctionnel entre le système nerveux, le tube digestif et l'obésité.

En même temps, ces connaissances sur la tension abdominale nous permettent de saisir le mécanisme des déformations des différents types d'obésité et leur évolution à différentes époques, sur le même individu.

La fréquence plus grande, chez la femme, de l'asthénie, primitive et constitutionnelle, nous explique pourquoi, l'hypotonie gastro-intestinale étant plus précoce chez elle, son type d'obésité abdominale est plutôt celui du gros ventre flasque avec mobilité viscérale.

Si on rencontre aussi cette forme chez l'homme, c'est particulièrement chez celui qui est nerveux de bonne heure, neurasthénique acquis ou constitutionnel. L'obésité pléthorique est masculine plutôt que féminine; elle va avec le gros ventre tendu, de gros viscères, et particulièrement un gros foie.

Cette étude symptomatique nous montre l'importance pathogénique des troubles digestifs neurogènes dans la constitution des obésités et explique le rôle important que je lui ai assigné, à ce point de vue, comme déjà Leven l'avait fait avant moi.

2° DÉFORMATIONS FONCTIONNELLES SQUELETTIQUES. HABITUS.

Aussitôt qu'une infiltration graisseuse notable a atteint la région antérieure de l'abdomen, se produisent des déformations secondaires qui sont dues au déplacement du centre de gravité, et aux phénomènes de compensation que le malade est obligé d'apporter dans sa statique. Du fait que son abdomen devient plus lourd et plus proéminent, instinctivement, l'obèse réduit l'influence de la pesanteur sur cette partie proéminente en rejetant la masse supérieure de son corps en arrière, pour retrouver son équilibre compromis.

Plus la surcharge graisseuse est importante au niveau de l'abdomen et plus elle est placée bas, plus aussi la taille est élevée — surtout si les jambes sont courtes, — plus cette projection de la partie supérieure du corps en arrière devient une nécessité. L'obèse se trouve alors dans les conditions d'une personne qui porterait dans ses bras une charge assez lourde.

Mais la persistance de ces conditions de déformation les imprime progressivement et définitivement dans l'organisme et, après quelques années, des modifications importantes se sont produites, non seulement dans l'habitus, mais encore dans les rapports des différents segments osseux.

Rachis. — C'est la colonne vertébrale qui souffre le plus de ces modifications statiques. Il se fait d'abord, en même temps qu'une cyphose dorsale légère, une lordose très accentuée. Celle-ci est due à la traction en avant et en bas qui se transmet par les attaches du mésentère au rachis, mais aussi elle est produite par la compensation des courbures de la cyphose cervico-dorsale; à son tour elle entraîne le déplacement de la partie supérieure du tronc en arrière et, plus tard, l'enroulement des épaules en avant.

Au point de vue de la tenue des épaules, il faut en effet distinguer deux types d'obèses. Le premier est petit, avec un tronc court, peu disposé à la cyphose dorsale; il tient ses épaules effacées, et ses bras tombent perpendiculairement en arrière de ses hanches.

Au contraire, l'obèse grand, à long buste, projette la partie supérieure de son dos en arrière. Mais à cause de la flexibilité de sa longue colonne vertébrale, il fait une lordose et une cyphose très accentuées, qui sont elles-mêmes la cause d'une lordose cervicale. Celle-ci porte la tête tout à fait en avant. Ce sont les malades de ce second type qui laissent venir leurs épaules en avant, et ont, au repos, les mains tombant en avant des hanches.

C'est cette position spéciale des mains qui pousse les hommes à les mettre dans leurs poches, et les femmes sur leur abdomen. Ce geste coutumier est facile à observer chez les obèses.

Ces diverses déformations dues à la charge abdominale résultent entre autres causes accessoires de l'asthénie, elle-même conséquence de l'auto-intoxication gastro-intestinale. Nous l'étudierons dans une autre partie de ce chapitre.

Ces diverses déformations de la colonne vertébrale se succèdent sur l'obèse de la même façon, et suivent la même évolution que l'on retrouve dans les lordoses ou scolioses infantiles, c'est-à-dire que dans une période plus avancée elles se compliquent de scoliose avec rotation des vertèbres, déformation de la partie inférieure du thorax, obliquité de la ligne des épaules, et obliquité inverse de la ligne des hanches.

Lorsque l'obésité est persistante et ancienne, ces déformations vertébrales sont difficiles à corriger, justement à cause des phénomènes scoliotiques secondaires qui se sont greffés sur elles. Mais ces scolioses ne se produisent guère que chez les femmes et chez les adultes, grands et à long thorax. Les obèses de petite taille sont généralement moins atteints de cette complication.

Le centre de gravité s'est déplacé naturellement aussi au cours de ces diverses transformations, et la ligne droite perpendiculaire au sol, qui représente l'axe de l'homme debout, ne passe pas, chez les obèses, aux points qu'elle coupe normalement chez l'homme sain.

Tandis que chez celui-ci, elle part de l'oreille pour arriver à la malléole externe, en passant sur l'articulation coxo-fémorale. chez l'obèse, au contraire, cette articulation est placée bien en avant de cette ligne; la colonne vertébrale ne lui reste plus parallèle et tend à la couper en plusieurs points; les genoux, dans la lordose accentuée, se trouvent situés très en avant de cette ligne (Pl. VI).

C'est le déplacement de ce centre de gravité qui est indirectement, la cause de la position des bras que nous avons décrite plus haut.

Pendant le traitement de l'obésité par le régime et l'exercice, toutes ces déformations s'atténuent, et, tandis que les courbures de la colonne vertébrale se redressent, le centre de gravité s'approche de plus en plus de sa situation normale, en même temps que les mains viennent retomber sur les hanches.

Si l'obésité a été très durable, il se produit lentement une atrophie des muscles dorsaux et lombaires; sans cesse à l'état de surtravail, et par conséquent de fatigue, par suite de la charge anormale qu'ils ont à supporter, ils finissent par se laisser aller, et ne résistent plus toniquement à la traction continue en avant, surtout chez les obèses névropathes et asthéniques par auto-intoxication intestinale.

Chez ceux-là, particulièrement, les autres modifications somatiques que nous allons étudier plus loin seront bien marquées, et les scolioses secondaires seront des plus longues et des plus difficiles à corriger.

L'ensemble de ces déformations tend à donner à l'obèse une allure bien caractéristique qui peut même se constater, alors que la surcharge graisseuse de l'abdomen n'est cependant pas encore très abondante. Mais si le ventre n'est pas saillant, il suffit d'un épaississement assez important de tout le plan antérieur de l'abdomen, des hanches et des cuisses, pour que la surcharge de 7 ou 8 kilogrammes qu'il représente produise, chez les asthéniques, ces déformations si accentuées et caractéristiques chez les grands obèses.

3° DÉFORMATIONS PRÉ-EXISTANTES A L'OBÉSITÉ ET FACILITANT SON APPARITION

Celles-ci sont les plus intéressantes, parce qu'elles nous permettent de saisir une des nombreuses pathogénies des troubles nutritifs qui mènent à l'obésité. On les trouve pré-existantes à l'obésité dans une très grande proportion. Chez des obèses de la 30° année, des déformations somatiques portant sur la colonne vertébrale existaient déjà dès le jeune âge, par exemple dès la 6° ou la 7° année. Ces prédestinés à l'obésité sont en même temps tous ceux qui sont atteints de cyphose, de lordose et de scoliose infantile. Je ne veux pas dire par là que tous deviendront fatalement obèses plus tard, mais il est très remarquable que, parmi les obèses, beaucoup ont appartenu dans leur jeunesse à cette classe.

Asthénies et Obésités.

Ils sont en même temps des asthéniques de divers ordres, et des auto-intoxiqués par dyspepsie gastro-intestinale, congénitale ou acquise.

Pour pouvoir bien les étudier et les comprendre, il faudrait énumérer ici toutes les variétés d'asthénies qui sont connues aujourd'hui.

Je renvoie pour cela le lecteur aux travaux de Londe, qui les a résumées récemment dans ses *Essais de médecine préventive*.

Parmi eux se trouvent tous les asthéniques cérébraux dégénérés supérieurs d'autrefois, les hystériques, des malades atteints d'états neurasthéniques variés, souvent entretenus par des causes somatiques, gastro-intestinales, rénales ou hépatiques. Le cholémique de Gilbert, le névrosé psycho-splanchnique de Grasset, le psycho-névrosé de Dubois, le déséquilibré du ventre et du grand sympathique de Monteuis, les hyperesthésiques du plexus solaire de Mathieu et Roux, sont presque toujours atteints de déviations de la colonne vértébrale, dues à une asthénie des muscles dorsaux qui ont pour fonction de la maintenir rigide.

Quelques-unes de ces asthénies sont constitutionnelles et tiennent à une méiopragie héréditaire de la cellule nerveuse, du reste entretenue et exagérée par les troubles gastro-intestinaux que l'on trouve à l'origine de presque toutes les asthénies. Quelques autres sont dues à de véritables lésions telles que l'appendicite chronique, ou à des troubles organiques fonctionnels ou lésionnaires ; les infections comme la grippe, la syphilis, le paludisme, la tuberculose en créent un certain nombre.

Toutes les maladies de la nutrition qui constituent le grand groupe arthritique sont le support sur lequel peuvent évoluer ces différentes causes d'asthénies.

Les malades qui en sont atteints peuvent être groupés d'après l'intensité d'un symptôme tel que la ptose. Ce sont les ptosiques de Glénard : les femmes à rein flottant, à foie, à intestin mobile, à périnée insuffisant, à parois abdominales flasques, dyspeptiques, neurasthéniques, phobiques. Nous avons vu déjà que, pour M. Morichau-Beauchant, pour Albu, Tuffier, Stiller, Wolkow, etc., l'asthénie commande la ptose.

D'autres de ces asthéniques ont été rangés parmi ceux que Krishaber avait étudiés dans sa névropathie cérébro-cardiaque, dont une part se retrouve dans la névrose splanchnique de Grasset. Et, en somme, suivant la symptomatologie, suivant l'érudition de leur médecin, suivant la phase de leur évolution, ils iront grossir les uns ou les autres de ces groupes. Presque tous sont en même temps des angoissés, des phobiques, et quelques-uns peuvent, plus tard, verser dans la psychose, et surtout la mélancolie anxieuse. Les adultes se recrutent de préférence parmi les artistes, les penseurs, les savants, qui mènent une vie d'activité surtout cérébrale, sans aucun travail musculaire.

Mais parmi les types infantiles, ceux qui nous intéressent plus particulièrement se trouvent dans les familles arthritiques.

Souvent fils d'obèses, quelquefois scrofuleux, adénoïdiens ou ganglionnaires, d'autres fois cholémiques ou appendiculaires, ils sont mous, pâles, avec cependant des lèvres rouges, des ventres flasques et déjà ptosiques ou ballonnés dans la région sous-ombilicale. La scoliose et la cyphose sont d'une grande fréquence chez eux. Et bien souvent encore, sans qu'on le soupçonne, ils sont albuminuriques.

Étudions les intéressants rapports de ces scolioses avec l'albuminurie chez les enfants et adultes obèses.

Albuminurie et cypho-scoliose chez les obèses asthéniques.

C'est là une question toute moderne. Mais depuis quelques années, elle a donné lieu à un nombre considérable de travaux, non pas vis-à-vis de l'obésité en particulier, mais d'une façon générale.

1° Albuminuries et déformations rachidiennes. — Les rapports de l'albuminurie et des déformations de la colonne vertébrale sont encore actuellement très discutés au point de vue pathogénique. Les petites albuminuries des enfants qui ont porté divers noms, tels que : albuminuries orthostatiques, albuminuries arthritiques *a minima*, albuminuries de position, albuminuries cycliques, albuminuries digestives, se rencontrent en même temps que la cyphose, la scoliose et la lordose. Des auteurs en font un symptôme d'asthénie associée à la méiopragie viscérale neuro-toxique congénitale; d'autres la manifestation de cette intoxication digestive sur le foie et le rein. Quelques-uns pensent qu'il s'agit de petites lésions néphrétiques et hépatiques, résiduelles d'infection adénoïde, amygdalienne ou appendiculaire. Et la diversité même de ces conceptions où l'asthénie revient toujours, montre que nous nous trouvons bien en présence de ce type clinique que nous venons d'étudier tout à l'heure sous le nom d'asthénie congénitale ou acquise.

C'est évidemment le même symptôme que, sous le nom d'albuminurie orthostatique, Lemoine et Linossier, Senator et Krauss, croient dû à une altération concomitante du rein; tandis que Jehle comme Hesslner soutiennent qu'elle est lordotique (congrès de Cologne, septembre 1908). M. Brück, de Heidelberg, a pu provoquer expérimentalement la lordose et l'albuminurie. Il ne croit pas cependant que l'existence de la déformation vertébrale suffise à produire directement l'albuminurie. Il en est de même de Schreiber [1].

Cependant Preleitner [2] a pu faire disparaître l'albuminurie, en faisant mettre un corset orthopédique le matin, aux enfants atteints

1. Schreiber, *La Presse Médicale*, octobre 1909.
2. Preleitner, *Wiener klin. Wochenschrift*, févr. 1909.

d'albuminurie concomitante. Il suffit d'enlever le corset pour voir de nouveau apparaître le symptôme. On voit donc que, malgré ces études, dont les conclusions sont encore assez peu fermes, il est difficile de se faire une opinion définitive. Mais il n'en reste pas moins que les asthéniques sont d'abord dans de bonnes conditions pour faire de la scoliose, et qu'en même temps la débilité héréditaire de leur rein est vraisemblablement la cause de l'apparition d'albuminurie bénigne, sous l'influence d'auto-intoxication généralement digestive ou hépatique, ou d'infection autogène ou exogène. Il suffira, chez ceux dont les parents ont été des arthritiques et des urémiques de divers types, d'une amygdalite légère, d'une adénoïdite *a frigore*, d'un surmenage physique ou nerveux, d'une maladie occasionnelle, pour voir l'albuminurie apparaître, au moins transitoirement. Ces méiopragies diverses expliquent en même temps la fréquence du trouble nutritif qui ne tarde pas à surgir, et c'est pourquoi l'obésité se montre si fréquemment associée à ces divers états, à titre de complication évolutive. Peut-être plus tard est-ce là une raison qui fait la facilité que certains obèses ont de devenir *rénaux* et urémiques. Quant à l'obésité elle-même, elle s'explique aussi bien par des troubles nerveux gastriques intestinaux et hépatiques qui marchent avec l'asthénie, que par la tendance héréditaire.

Obésité et scoliose asthénique. — Les enfants scoliotiques deviennent fréquemment très gras déjà vers l'âge de quinze ans. Chacun les reconnaîtra à cette description : indolents, voûtés, le dos déjà arrondi, ce sont ceux à qui leur mère répète sans cesse le « tiens-toi droit! » révélateur. Ils ont déjà sur leur visage gras et rose, facilement congestionné, l'épaississement du tégument qui est à la fois produit par la stase lymphatique et l'infiltration graisseuse. Tandis que leur famille les fait consulter de bonne heure pour leur langue sale, leur rhino-pharyngite, leurs troubles gastro-intestinaux, leur appendicite, leur bronchite asthmatiforme, on voit, petit à petit, le tégument du tronc s'épaissir, et l'infiltration gagner de proche en proche. Si bien que si on n'y remédie pas, l'obésité s'installe sournoisement (fig. 52,59).

Si leur asthénie semble diminuer un peu entre la 15ᵉ et la 25ᵉ année, pendant la période génitale de la vie humaine, qui est chez eux peu intense, on voit de nouveau vers leur 35ᵉ année réapparaître plus violemment les troubles dyspeptiques et des manifestations de méiopragies organiques, de l'asthme, de la lithiase biliaire, les premières alertes de goutte, etc.

Nous les retrouverons enfin plus tard dans nos descriptions d'obèses, petits urémiques, asthmatiques, pseudo-emphysémateux, etc. D'autres, parmi ces déformés somatiques, sont des psychasthéniques très émotifs : voûtés, eux aussi, de bonne heure, à peau grasse, ils ont plutôt des troubles douloureux, des viscéralgies variées. Comme ils sont fréquemment tachyphages, à cause de leur irritabilité et de leur impatience, ils deviennent rapidement hyperesthésiques de leur estomac, entérocoliteux, hyper-nerveux, cyphotiques et voûtés, et comme repliés sur leur abdomen qu'ils veulent mettre en position de détente musculaire. Ils deviendront très gras ou nettement obèses à la faveur d'une cure de repos et de suralimentation féculente, imposée bien souvent par leurs premières poussées de neurasthénie ou de névrose d'angoisse, accompagnées des réactions digestives qui expliquent les indications de ce régime.

Tous les obèses de cette espèce ont des prédispositions héréditaires et acquises de leur système nerveux, de leur tube digestif, de leur foie, et tous ces organes retentissent, dans leurs méiopragies, les uns sur les autres pour constituer les espèces cliniques les plus variées et les plus riches de neurasthénie courante.

La thérapeutique de suralimentation, la mauvaise hygiène, le surmenage physique ou intellectuel, la tachyphagie en feront bientôt des obèses difficiles à guérir, et dont les déformations somatiques seront, naturellement, d'autant plus accentuées qu'elles avaient déjà commencé à se produire de très bonne heure.

Beaucoup de fillettes obèses ou grasses, avec trop d'embonpoint, appartenant à l'aristocratie des grandes villes, dans les familles arthritiques, font partie de ces types déformés infantiles et sont des neurasthéniques constitutionnelles et des dyspeptiques (fig. 58).

Pathogénie. — Les relations pathogéniques de ces obésités, les déformations préexistantes que nous décrivons en ce moment sont évidemment difficiles à déterminer avec rigueur, et cependant on ne peut pas contester qu'elles existent, car le retour au type morphologique normal est possible, même tardivement, par une thérapeutique qui visera la réfection musculaire et l'auto-intoxication intestinale, avec son retentissement organique.

Ce double traitement améliore la situation au point de vue tonus nerveux, digestion, surcharge et ptose. Chez les asthéniques de ces différentes variétés qui sont arrivés à la déformation vertébrale, il faut constater que la ptose préexiste souvent, de même que le ballonnement de l'abdomen. Quelquefois la ptose suit l'obésité; une autre variété est celle qui suit l'éventration musculaire apparaissant après accouchement.

Quoi qu'il en soit, souvent l'obésité surgit après le moment où sont apparues les ptoses chez les asthéniques à déviation vertébrale.

La pathogénie générale qui semble convenir aux déformations des jeunes gens asthéniques, arthritiques, ptosiques, scoliotiques et cyphotiques, semble s'appuyer sur la neuro-intoxication (Page, Morichau-Beauchant).

Les insuffisances organiques du foie et du tube digestif sont probablement à la fois cause et effet. Peut-être plus souvent cause qu'effet.

Puis le cercle vicieux se forme par la tendance au repos et à l'immobilité qui caractérise toutes les asthénies, et aussi par ce besoin de suralimentation tachyphagique qui est si fréquent chez les nerveux, dont l'énergie alimentaire s'épuise vite.

Ce cycle pathogénique de l'obésité, entre l'insuffisance fonctionnelle nerveuse primitive et les insuffisances organiques diverses, se compliquera plus tard d'autres cycles, suivant le mécanisme étudié au chapitre de la pathogénie.

Mais il ne faut pas se dissimuler que tous les éléments que nous venons d'envisager rapidement ici sont des tenants et des aboutissants fréquents des obésités d'une certaine classe.

Ils nous montrent encore comment le syndrome est à la fois commandé par le déséquilibre nerveux et les troubles digestifs, quelle que soit, du reste, l'origine singulièrement variée de ces dyspepsies.

Il était donc intéressant, au point de vue de la pathologie générale et de la pathogénie, et surtout des indications thérapeutiques qui s'en déduisent, d'insister sur ces faits qui n'ont pas été, jusqu'ici, suffisamment mis en lumière.

4° DÉFORMATIONS DE LA PHASE CACHECTIQUE

C'est chez les cachectiques adipogènes et chez les vieux obèses, entre la 50° et la 60° année, qu'elles atteignent leur plus haut degré. Elles se compliquent, à ce moment, de troubles intellectuels par insuffisances diverses qui expliquent le faciès hébété des malades arrivant à cette période; quelquefois le syndrome de Marie s'ajoute à cette symptomatologie de déchéance.

En effet, si l'acromégalie a été signalée chez les obèses, on ne semble pas y avoir attaché d'autre signification que celle d'une coïncidence. Or, sur neuf cas de cachexie adipogène que j'ai pu observer, j'ai rencontré quatre fois l'acromégalie. Je l'ai du reste observée assez fréquemment sans esprit de statistique. Deux cas concernaient des médecins. Des photographies antérieures et des renseignements fournis par la famille m'ont permis de penser qu'il s'agissait de véritables complications cachectiques d'une obésité très évoluée et où l'insuffisance de plusieurs glandes endocrines fut manifeste.

L'un de ces confrères, âgé de soixante ans, avait versé dans l'acromégalie depuis l'âge de quarante-cinq ans. Mais, au début, cela avait été peu remarqué.

Dans la suite, les déformations augmentèrent; la cyphose cervico-dorsale devint très marquée, les mâchoires massives, la langue embarrassée par hypertrophie, tandis que les mains augmentaient légèrement de volume, et que se constatait une diminution cérébrale qui ne fut pas sans retentissement sur la situation professionnelle. Avant la mort, qui se produisit par coma diabétique, il y eut des troubles oculaires.

L'attention des observateurs est maintenant fixée sur ces faits depuis les recherches de Launois, Madelung, etc., sur l'obésité par insuffisance pituitaire. Le trouble de l'hypophyse est-il lui-même consécutif à une insuffisance thyroïdienne ou à une autre insuffisance endocrine? Sont-ce, au contraire, des phénomènes de méiopragie des glandes vasculaires qui tiennent à la cachexie, et soulignent la déchéance définitive de la nutrition? On ne saurait le dire. Mais, en tout cas, on ne peut pas manquer d'être frappé par l'analogie des déformations qui existent entre certaines acromégalies et les grandes obésités arthritiques asthéniques. C'est la même cyphose, la même proéminence du ventre qui rappelle le polichinelle, la même massivité de la mâchoire, l'hébétude du regard; c'est l'apparition d'autres troubles associés, tels que la glycosurie, l'albuminurie, des troubles circulatoires divers, associés ou non à la cardio-sclérose, à laquelle, il est vrai, l'hypertension abdominale ajoute sa note spéciale (fig. 14, 18, 28, 44).

Parmi les déformations qui apparaissent au cours de l'évolution des dernières périodes de l'obésité confirmée, il faut citer encore celles qui peuvent provenir de modifications dans les articulations, telles que la goutte ou le rhumatisme chronique déformant. On sait que si tous les obèses ne deviennent pas goutteux, en revanche presque tous les goutteux sont obèses. Et il existe, de ce fait, une obésité associée aux déformations de la goutte, qui porte aussi bien sur les articulations des mains et des doigts chargés de tophus, que sur les grosses articulations. Mais ces accidents sont plus rares dans nos pays et se rencontrent bien davantage chez les obèses, en Angleterre. Plus fréquents sont ceux qui surviennent du fait du rhumatisme articulaire chronique et de la sciatique. Ces maladies s'associent très souvent à l'obésité à la faveur de la cholémie. Le rhumatisme chronique déformant est surtout l'apanage de la femme, et particulièrement au moment de la ménopause.

Après une période d'obésité ignorée à peu près jusqu'à ce moment, on voit les petites articulations des mains et des pieds, puis les coudes et les genoux se déformer et devenir énormes. Des poussées répétées atteignent la synoviale et les épiphyses. Bientôt même les muscles se fibrosent, s'atrophient et subissent la dégénérescence graisseuse; les membres s'infiltrent, s'œdématient. L'impotence et la douleur fixent les malades au lit où leur obésité s'accroît d'une façon considérable. Alors leur attitude devient soudée, leurs membres sont repliés et immobiles, leur faciès lunaire est énorme, leur abdomen, étalé, retombe en cascades graisseuses sur les cuisses; les jambes fixées en demi-flexion se transforment en piliers d'une seule venue. Tout cela contribue à en faire les plus déformés parmi les obèses. En même temps, apparaissent chez eux toutes les altérations morphologiques de la colonne vertébrale qui se courbe dans la région dorsale supérieure.

La sciatique est fréquente, souvent rebelle et grave, et quelquefois double, chez les obèses, surtout s'ils sont diabétiques. Elle s'accompagne chez eux de douleurs violentes, d'atrophie musculaire, de troubles trophiques cutanés, et plus tard même d'ankylose par immobilisation, de scolioses homologues, ou croisée, de divers types, bien étudiés par Brissaud. La chronicité de la sciatique est la cause de la pérennité de ces déformations. Souvent, en fixant les malades au lit, elle augmente leur obésité.

Elles peuvent se compliquer du mal coxal-arthritique, affection difficile à définir, mais dans laquelle il y a autant de névrite péri-articulaire que de troubles trophiques tendino-musculaires. Il s'associe quelquefois à la sciatique, pour former la fibro-sclérose de la hanche.

J'en ai observé un cas tout à fait complet chez un arthritique obèse de moins de quarante ans qui a récupéré une grande partie des mouvements après la cure musculaire qui l'a débarrassé de son obésité.

Curabilité de ces diverses déformations. — Les déformations simples des obèses, c'est-à-dire celles qui sont consécutives à la simple surcharge, sont curables, dans une forte mesure, par le traitement général de l'obésité. La cyphose peut se redresser en cinq ou six mois par des exercices appropriés à l'échelle de suspension et la bome suédoise, de même que par les mouvements qui ont pour but de fortifier les masses musculaires dorsales.

La scoliose, lorsqu'elle est avancée, est plus difficile à guérir, surtout quand elle s'accompagne de déformation cunéiforme de la dernière lombaire. Mais elle peut s'améliorer par l'hypertrophie localisée des muscles dorsaux insuffisants (fig. 46, 49, 52, 53).

La ptose, le ballonnement et l'hypertension abdominale sont curables dès que la charge graisseuse est diminuée, que la réfection des muscles abdominaux a été poussée assez loin par les exercices appropriés, et que la dyspepsie primitive et l'asthénie fonctionnelle ont été améliorées par l'hygiène et le régime qui leur convient.

Enfin, le rétablissement du centre de gravité se fait au fur et à mesure de la diminution de la charge abdominale.

La lordose lombaire est à la fois fonction de l'asthénie et de la cyphose dorsale, qu'elle compense, mais qu'elle entretient aussi. Elle-même est la suite de la traction abdominale et du redressement du bassin qui se produit pendant la période de pleine obésité. Mais tous ces phénomènes, pour disparaître, nécessitent une cure complète de l'obésité à laquelle ils sont associés. Car il n'est pas douteux qu'ils ont la même pathogénie qu'elle.

Chez la femme particulièrement, ils compliquent encore le pronostic, en produisant l'éventration, l'insuffisance périnéale et les hernies. Enfin ce sont eux qui entretiennent la ptose hépatique et rénale, avec les inconvénients bien connus de la coudure du cholédoque ou de l'uretère qui facilite l'infection canaliculaire menant aux lithiases, à l'hydro-néphrose, à l'anurie pour le rein, à l'angiocholite pour le foie. Toutes les modifications morphogénétiques exagèrent, à leur tour, l'asthénie, par divers mécanismes que l'on devine maintenant, et sur lesquels il n'y a pas lieu de donner d'autres détails. Et elles jouent ensuite un rôle très important dans la pérennité de l'obésité.

Voilà donc encore un exemple de ces cycles pathologiques qui se referment les uns sur les autres, suivant un mode de progression sûr lequel nous insistons au chapitre de la pathogénie. Mais il était important de faire voir au lecteur que la guérison des obésités accompagnées de ces déformations, qui sont d'une très grande fréquence, ne peut s'obtenir qu'à la condition qu'elles soient elle-mêmes attaquées par le traitement, et guéries.

FORMES CLINIQUES DE L'OBÉSITÉ

Il n'y a pas lieu d'insister spécialement sur les formes cliniques revêtues par l'obésité; les éléments en ont été étudiés précédemment au cours de la symptomatologie. Les groupements symptomatiques prédominants sur l'appareil nerveux, digestif, hépatique, vasculaire, etc., peuvent donner lieu à des formes *nerveuses*, *digestives*, *hépatiques*, *cardio-vasculaires*, des obésités. Les formes : *juvéniles*, *féminines*, etc., nous sont bien connues. De même les variétés de répartition de la graisse commandent : les obésités *diffuses*, *localisées*, *à maniements*, etc. Mais il est plus intéressant de distinguer les obésités d'après le *type de déformation abdominale*. Il faut en effet séparer nettement les obèses à ventre graisseux, les obèses à ventre dilaté et pléthorique, et ceux à ventre ptosique.

1° Le *ventre graisseux* peut être dû à l'adiposité des parois ou au contraire des épiploons avec possibilité d'un type mixte.

2° Le *ventre dilaté*, distendu, hypertendu, comporte peu de graisse, mais surtout de la dilatation et de l'hypertrophie du tractus gastro-intestinal (segment digestif fort de Sigaud) et souvent de la pléthore par hypertension portale. Il s'accompagne quelquefois de *hernies* (de force). La paroi musculaire est assez longtemps conservée.

3° Le *ventre ptosique*, si fréquent chez la femme, et les névropathes asthéniques, est un abdomen atonique, flasque, à tractus digestif atonique et dilaté (segment digestif faible). Il porte souvent les *hernies* (de faiblesse); la paroi musculaire est atrophiée.

A ces abdomens de types assez nettement distincts correspondent des syndromes cycliques variés dont je vais énumérer les plus fréquents dans la pratique, en suivant l'ordre qui règle leur évolution.

1ᵉʳ Cycle. — Nervosisme, sédentarité, insuffisance pneumo-musculaire, dyspepsie, entéro-colite, surcharge graisseuse molle, atonie du tractus, hyperesthésie solaire, neurasthénie, hypertension veineuse, hypotension artérielle, lithiase biliaire, diabète. Ventre gros, mou, ptosique, atonique. Cycle fréquent chez la femme (fig. 62).

2ᵉ Cycle. — Suralimentation carnée, éthylisme, gros foie, pléthore portale, hypertension artérielle. Abdomen distendu plus que gras; goutte, lithiase rénale, sclérose rénale, hémorragie cérébrale, angine de poitrine (fig. 38).

3ᵉ Cycle. — Sédentarité, suralimentation mixte, abus des liquides, nervosisme, pléthore abdominale, angio-spasme. Hypertension artérielle. Artério-sclérose et ses suites cardiaques, aortiques, rénales. Abdomen hypertendu et peu gras (fig. 33).

4ᵉ Cycle. — Nervosisme, sédentarité, insuffisance pneumo-musculaire, suralimentation mixte, hydrémie, dyspepsie, hyperesthésie solaire, abdomen gras distendu, atonique et ptosique, hypotension artérielle, asthme, bronchite, albuminurie, mal de Bright (fig. 42).

On reconnaît dans ce dernier groupement symptomatique la formation d'un des *cycles mixtes* intermédiaires; ce sont certainement les plus fréquents et il est inutile d'en donner les formules, variables à l'infini.

Enfin d'autres formes pourraient être groupées à l'aide des éléments étiologiques et pathogéniques, telles que les obésités *dystrophiques*, celles des *intoxications*, des *infections* (*tuberculose*), avec celles des insuffisances endocrines, myxœdème, acromégalie, agénésies génitales, ou à la faveur des éléments évolutifs : obésités cachectiques. Les obésités pléthoriques, anémiques, florides, congestives, classification conservée par la tradition, ont été étudiées avec les types cliniques (Voy. p. 113).

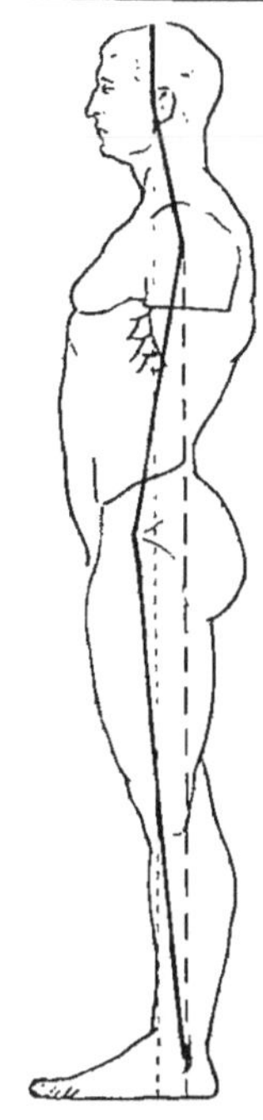 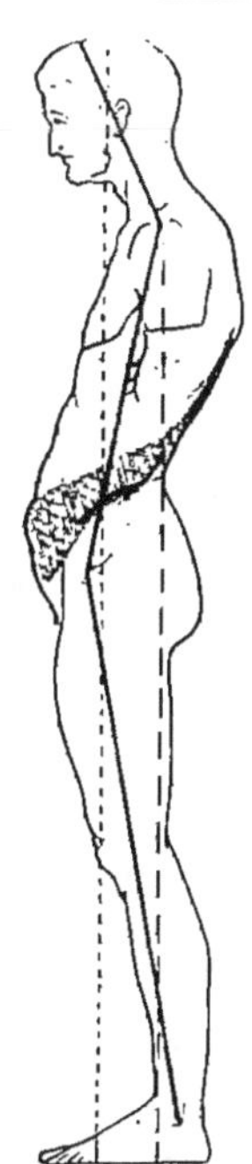 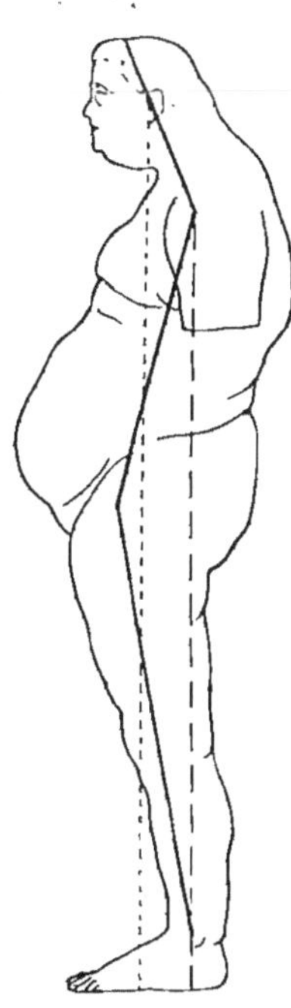

Fig. 21. — Habitus normal de l'homme dans la station verticale. Tonus neuro-musculaire normal. Lignes de gravité. (Dessin de Heckel ainsi que 22 et 23.)

Fig. 22. — Habitus asthénique auto-toxique. Dans les zones ombrées se distribuera la graisse chez ceux qui réagiront à l'auto-intoxication par l'obésité.

Fig. 23. — Habitus dans l'obésité. Même orientation segmentaire et même disposition des lignes de gravité que dans l'asthénie.

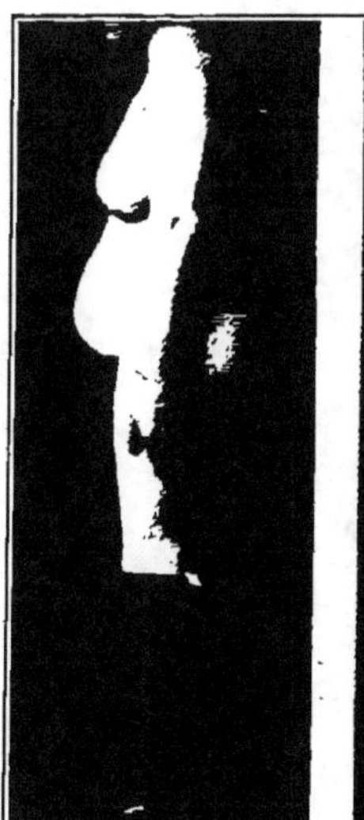 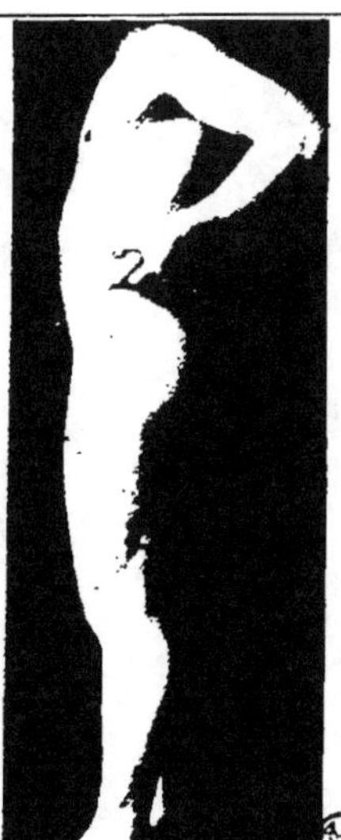 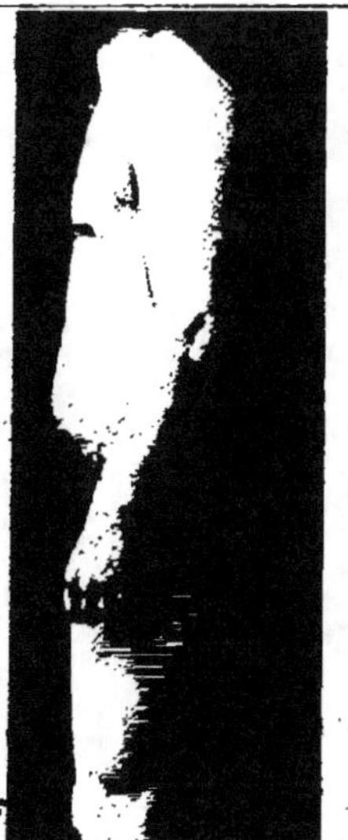 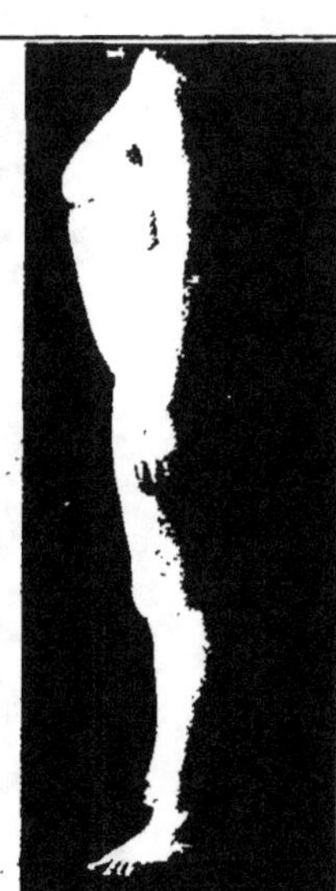

Fig. 24. — Attitude asthénique d'auto-intoxication dans un cas de petite obésité. Effondrement abdominal.

Fig. 25. — Retour à l'habitus normal après correction d'obésité par la méthode de l'auteur chez un jeune adulte.

Fig. 26. — Petite obésité avec attitude asthénique et insuffisance thoracique: auto-intoxication, rhume des foins.

Fig. 27. — Retour à l'habitus normal après la cure myothérapique morphogénétique. (Même cas que la fig. 53.)

VII

PATHOGÉNIES DES OBÉSITÉS

ÉLÉMENTS DE PHYSIOLOGIE SUR LES CYCLES DE FORMATION ET DE DESTRUCTION INTRA-ORGANIQUE DES GRAISSES

La source principale de la graisse contenue dans le corps humain est constituée par l'apport des corps gras de l'alimentation, avec cette correction que les hydrates de carbone, normalement, et dans des circonstances plus exceptionnelles, les albuminoïdes, donnent naissance à des graisses de synthèse au cours de leurs décompositions intra-organiques.

CONSTITUTION CHIMIQUE DES GRAISSES

Les graisses apportées en nature par l'alimentation sont d'origine végétale (huiles, beurres), ou animale (graisses contenues dans les viandes).

Mais quelle que soit leur origine, leur constitution chimique ne varie pas. Ce sont des éthers, c'est-à-dire des composés d'un acide et d'un alcool qui est ici la glycérine.

L'acide est variable, mais c'est toujours l'un des suivants appartenant à la série des acides gras : acide oléique, palmitique, stéarique, et plus rarement acide butyrique, caproïque, caprylique, caprique. La glycérine étant un alcool trivalent, chacune de ses molécules se combine à trois molécules d'un de ces sept acides, et c'est pour exprimer cette trivalence qu'on désigne quelquefois ces éthers ou corps gras sous le nom de trioléine, tripalmitine, tristéarine, et plus simplement :

oléine, stéarine, palmitine. On les dénomme encore : graisses neutres. Cette combinaison de trois molécules acides contre une de glycérine se fait avec élimination de trois molécules d'eau.

Tous ces corps gras ou éthers de la glycérine se distinguent les uns des autres par quelques caractères physiques : leur point de fusion et d'ébullition est différent, ainsi que leur consistance, qui est faible dans l'oléine, et plus solide dans la stéarine.

Dans la nature, les corps gras sont rarement purs, et se présentent à l'état de mélange très variable dans sa teneur. Les graisses végétales contiennent plus d'oléine, les graisses animales davantage de stéarine, si elles sont dures, ou de palmitine quand elles sont molles.

Toutes les graisses ou éthers de la glycérine ont la propriété de s'émulsionner, c'est-à-dire de se diviser en particules extrêmement ténues sous l'influence du brassage dans l'eau, et surtout dans une solution alcaline faible, où elles peuvent rester assez longtemps à l'état de suspension.

Si l'on fait bouillir une graisse : oléine, palmitine, stéarine, avec une base telle que la potasse, la soude, elle se dédouble en ses deux composants : glycérine et acide gras (oléique, palmitique, stéarique) et avec absorption de trois molécules d'eau. L'acide gras libéré par cette décomposition se combine aussitôt avec la base, potasse ou soude pour former un sel : oléate, palmitate, stéarate de soude ou de potasse, tandis que la glycérine reste en liberté. C'est à ce sel qu'on donne le nom de savon, et au phénomène qui l'a produit, celui de saponification. Celle-ci peut se produire aussi sous l'influence d'un ferment d'origine animale ou végétale : ferment saponificateur ou saponase que nous retrouverons ailleurs.

CYCLE DE FORMATION DES GRAISSES. ADIPOGÉNIE

Ces notions de chimie élémentaire sur les graisses étant rappelées, étudions ce qu'elles deviennent quand elles sont introduites par l'alimentation végétale ou carnée dans l'organisme humain.

En dehors d'une certaine division parcellaire dans la bouche, pour les graisses solides, et d'un certain brassage dans l'estomac qui ne peut pas aller jusqu'à l'émulsion (mais non pas, comme on l'a dit à tort, par suite de l'acidité), les graisses ne subissent de transformation que dans l'intestin, au niveau de l'ampoule de Vater. Cependant il y aurait d'après certains auteurs une lipolyse stomacale due à une lipase admise récemment par Falloise. Heinsheimer la croit même abondante chez l'homme, au niveau du cul-de-sac, et capable de mettre en liberté les acides gras. Contejean et Klug contestent son existence. On a signalé aussi une action, sur les graisses gastriques, de la bile refluant dans l'estomac par le pylore (?).

C'est donc surtout dans le duodénum qu'elles sont modifiées par la bile, le suc pancréatique et le suc intestinal. Ces faits sont bien connus, mais doivent être remis en mémoire pour permettre la lecture facile de la suite de cette étude de l'adipogénie et de l'adipolyse.

La bile est capable d'émulsionner les graisses, mais la stabilité de l'émulsion est faible. Quoi qu'il en soit, au cours de l'action importante du suc pancréatique sur les graisses, il y a mise en liberté d'acides oléique, palmitique, etc., qui s'unissent aux alcalis de la bile, en décomposant les sels biliaires, pour former des savons absorbables, avec libération d'acides biliaires.

Mais là n'est pas l'action intéressante de la bile, qui est tout autre, et porte surtout sur l'absorption, par la muqueuse intestinale, des graisses transformées par le suc pancréatique. Celui-ci a sur les graisses une double action d'émulsion et de saponification.

Il semble bien cependant que c'est surtout à la faveur de l'émulsion que les graisses sont absorbées; si l'on prive en effet un animal de sa sécrétion biliaire et pancréatique, une faible saponification, produite par des ferments microbiens et le suc intestinal persiste seule, et l'animal n'absorbe plus de graisses qui sont presque entièrement rejetées.

L'émulsion pancréatique est très persistante et ténue, à cause de l'alcalinité du milieu et de la présence du mucus intestinal dont la viscosité favorise aussi l'émulsion. Cependant la saponification a un rôle sur la capacité d'émulsion du suc pancréatique : des acides gras mis en liberté, les uns sont émulsionnés en nature, les autres se recombinent avec les alcalis de la bile et aussi avec ceux du suc pancréatique; les savons ainsi formés facilitent beaucoup l'action émulsionnante du suc pancréatique.

Le ferment saponifiant du pancréas ou saponase pancréatique a donc, on le voit, une action qui n'est pas négligeable, puisqu'elle favorise l'émulsion.

On sait que l'action du suc intestinal sur les graisses est contestée; cependant il semble bien qu'il puisse les émulsionner, son alcalinité très marquée et sa viscosité par la mucine en sont peut-être la cause. Mais cette alcalinité n'existe que dans le duodénum et dans la partie supérieure du jéjunum, l'acidité due à des fermentations microbiennes reparaissant plus bas. Schiff et Leven croient cependant à l'action du suc intestinal sur les graisses qui n'est qu'adjuvante de celle du pancréas.

Autres sources des graisses. — A titre exceptionnel, les graisses peuvent se produire par synthèse à la faveur de la transformation des atomes C H O empruntés à l'albumine et aux hydrates de carbone.

Hydrates de carbone. — Pour ce qui est des hydrates de carbone, le fait est admis par tous sans conteste. Depuis longtemps du reste, la clinique a montré que l'abondance des hydrates de carbone dans l'alimentation pousse à l'engraissement. C'est le moyen habituellement employé pour préparer les animaux à la boucherie. Le sucre et les féculents sont à la base alimentaire des races humaines où l'engraissement et l'embonpoint excessif sont considérés comme esthétiques, en Turquie, par exemple. Les abeilles nourries uniquement de sucre fabriquent une cire voisine des graisses. Les expériences précises d'Hanriot ont établi la transformation des hydrates de carbone en corps gras avec élimination d'acide carbonique. Notons en passant que dans l'alimentation par les féculents, et les légumineuses en général, il faut faire entrer en ligne de compte 20 p. 100 de graisse végétale qui figurent dans leur composition chimique.

Une question intéressante et peu connue est celle qui règle dans l'organisme cette transformation des hydrates de carbone en graisse. Les physiologistes admettent que cette suppléance ne se produit que quand les hydro-carbones sont introduits dans l'alimentation en quantité considérable, c'est-à-dire quand la dépense énergétique est pourvue surabondamment en glycogène. Il semble du reste qu'une loi de biologie beaucoup plus générale gouverne tous ces phénomènes : le protoplasma des cellules semble posséder la propriété de s'adapter à des conditions chimiques nouvelles toutes les fois que les circonstances l'exigent. Il semble qu'il soit apte à tirer de lui-même les indications et les possibilités de combiner les uns avec les autres tous les éléments chimiques qui le constituent.

Dans les cellules végétales, le fait est patent; la formation des graisses y semble étroitement liée à celle des hydrates de carbone. Ces derniers subissent une réduction incomplète dans le protoplasma, qui les transforme en graisse. Luca, Muntz, Gerber ont observé ces transformations. Dans l'olive, la mannite, l'alcool hexatomique, proche des hydrates de carbone, se transforme en huile pendant la maturation du fruit; la silique du colza, riche en hydro-carbone, s'en appauvrit pendant que la graine s'enrichit de matières grasses.

Il semble donc bien que la possibilité de ces transformations est une résultante de l'adaptation du protoplasma à des conditions biologiques nouvelles.

Albuminoïdes. — Les matières grasses peuvent-elles tirer leur origine des albuminoïdes alimentaires? On sait qu'Arthus conclut nettement qu'aucune expérience ne le démontre jusqu'à ce jour.

Il semble que cette substitution directe soit tout à fait exceptionnelle.

En clinique, on sait que les petits mangeurs de sucre et de féculents qui sont carnivores n'engraissent pas, sauf s'ils font de la suralimentation carnée qui peut alors aussi agir par troubles dyspeptiques. Le régime carné systématique est même employé comme traitement de l'obésité. Mais, d'un autre côté, comme il semble bien démontré que les albuminoïdes peuvent se transformer en hydrates de carbone (glycogène) et ceux-ci en graisse, on a pu admettre que c'était la forme du processus de transformation des protéiques en matières grasses. Pratiquement, le fait ne s'observe que chez ceux qui absorbent des albuminoïdes en très grande quantité. Une partie de ces albuminoïdes qui n'est pas utilisée ni rejetée est transformée en graisse, peut-être plus particulièrement au niveau du foie. Rappelons aussi qu'à l'état pathologique, le protoplasma, matière albuminoïde, se transforme en graisse de dégénérescence et le muscle en adipocire.

Enfin des corps mixtes entre les graisses et les albuminoïdes, et qui sont de plus, phosphorés : les lécithines, se transforment aisément en graisse. On sait qu'elles existent surtout dans les tissus animaux et qu'elles y sont apportées par l'alimentation carnée. Les œufs, la laitance de poisson en contiennent 10 p. 100; la matière nerveuse 5 p. 100; le sang, la bile, le lait, des quantités variables. Les lécithines absorbées avec les aliments subissent les mêmes transformations, saponification et émulsion, que les graisses, au niveau de l'intestin, par action de la bile et du pancréas.

ABSORPTION DES GRAISSES

Que deviennent les graisses émulsionnées et saponifiées du chyme intestinal? Elles sont absorbées par les villosités intestinales. Les cellules épithéliales qui tapissent celles-ci émettent par leur surface libre des prolongements protoplasmiques qui happent les globules graisseux finement émulsionnés. On retrouve ceux-ci dans le protoplasma cellulaire de ces cellules, d'après Tanhoffer. Les savons pénètrent aussi par osmose, car on les retrouve dans le sang porte et les chylifères, en faible quantité, du reste. Il est plus probable qu'ils sont transformés de nouveau en graisses neutres au moment de leur passage dans la masse protoplasmique, et absorbés dans cet état par le chylifère central, dont les mouvements d'expansion et de rétraction réglés par les fibres musculaires des villosités facilitent l'absorption des graisses et leur cheminement dans les chylifères. En fait, des transformations chimiques importantes, des dédoublements, des synthèses peuvent se produire dans la cellule épithéliale de la villosité et dans le corps de celle-ci. Une petite quantité de graisse est absorbée par les capillaires des villosités, et on en retrouve même jusque dans le sang porte.

L'absorption des graisses de l'alimentation chez l'homme n'est jamais complète; une certaine partie est inutilisée et rejetée par les fèces. Plus la quantité de graisses alimentaires est grande, plus la perte fécale est considérable. La qualité des graisses influence aussi l'absorption. Celles qui sont à point de fusion bas s'absorbent mieux et presque entièrement, telles que les graisses d'oie, de porc et les huiles végétales. Les graisses solides (de mouton, stéarine) à point de fusion élevé subissent une perte de 10 p. 100, qui peut aller jusqu'à 80 p. 100 du taux d'absorption. La lanoline, dont le point de fusion est de 40 degrés, ne s'absorbe pas parce qu'elle ne se saponifie pas dans l'intestin. Quand les matières grasses sont déjà finement divisées, en suspension ou en émulsion préalable, comme dans le lait, leur absorption est presque totale; la présence d'acide gras libre dans une graisse favorise son absorption.

Lorsque la quantité des graisses alimentaires est minime, la totalité est absorbée. Il y a donc une quantité optima pour l'absorption. Plus on s'éloigne de ce point, plus la proportion des graisses s'élève dans les matières fécales, même s'il n'existe aucun trouble intestinal ni gastrique (d'après Dastre). C'est là une notion d'une très grande importance pratique, et l'on peut conclure en somme, comme Dastre, que : « La faculté absorbante de l'intestin pour les graisses est rapidement limitée ». C'est en somme un véritable mécanisme de défense intestinale contre la suralimentation en graisse.

Voies de pénétration des graisses absorbées. — Nous avons vu qu'après de nombreuses modifications chimiques produites par les ferments organiques, par l'action des cellules à plateau de la muqueuse, les graisses, après dédoublement, saponification, puis retour à l'état de graisse neutre, ont pénétré presque uniquement dans le chylifère central des villosités intestinales. C'est par leur présence qu'il devient blanc laiteux, ainsi que tous les chylifères qui en sortent.

Le chyle est donc le véhicule qui transportera la graisse dans les chylifères intestinaux, dans la citerne de Pecquet, puis le canal thoracique, pour venir se jeter ensuite dans le sang veineux, à l'abouchement de la jugulaire interne et de la sous-clavière gauches.

Le chyle contient 10 p. 100 de graisse. D'autre part nous savons qu'une faible quantité de graisse passe de l'intestin dans la veine porte, et sera du reste arrêtée par le foie qui possède, comme nous le verrons, une véritable action adipopexique. La veine sus-hépatique contient en effet beaucoup moins de graisse que la veine porte.

CYCLE D'UTILISATION DES GRAISSES DANS L'ORGANISME

Apportée de la veine sous-clavière à la veine cave supérieure, la graisse du chyle mélangée au sang veineux arrive à l'oreillette droite, puis au ventricule. Lancée dans l'artère pulmonaire par celui-ci, elle traverse les capillaires du poumon où une certaine quantité peut être brûlée en présence de l'oxygène de l'air avec dégagement d'acide carbonique et d'eau, et proportionnellement à l'intensité de la ventilation, fait intéressant au point de vue de la cure de l'obésité, par les exercices musculaires.

De là, elle arrive à l'oreillette gauche, puis au ventricule, et par lui est distribuée dans la grande circulation, où elle se répand dans tous les organes, muscles et foie surtout.

Là, suivant l'importance du travail organique, et suivant aussi la teneur du sang en graisse, c'est-à-dire suivant la valeur de la lipémie, elle est consommée aussitôt ou déposée en réserve pour les besoins ultérieurs.

Or, on sait que l'organisme, avant de brûler ses réserves graisseuses, utilise d'abord la glycose circulante, puis le glycogène fixé dans les tissus, ensuite entame les réserves en carbone, fournies par les graisses, en les transformant en glycogène.

Lorsque celles-ci, comme les réserves glycosiques, sont fortement entamées, l'organisme utilise les réserves albuminoïdes circulantes et de constitution qui, elles, ne sont détruites qu'en dernier lieu.

Un point très intéressant qui n'a pas encore été élucidé scientifiquement jusqu'à présent, est de savoir si les graisses circulantes ou de réserve se transforment, au besoin, en glycose. Arthus considère les conclusions expérimentales affirmatives comme prématurées. Il est inutile de les exposer et de les discuter ici après lui. Mais jusqu'à plus ample informé, il semble cependant que l'opinion affirmative est acceptée en clinique et en physiologie générale.

Les graisses distribuées avec le sang des artères aux organes s'y fixent en nature pour charger le protoplasme ou prendre part à sa constitution. Dans le foie, dans les muscles, elles forment de fines granulations, dans les cellules nerveuses elles participent à la constitution protoplasmique et nucléaire sous forme de lécithine.

Nous laissons volontairement ici de côté les lipoïdes par suite de l'insuffisance de documents définitifs sur ces formes colloïdales encore à l'étude. Rappelons brièvement maintenant l'action spéciale du foie sur les graisses.

Action du foie sur les graisses. — Cette action, pour curieuse qu'elle soit, n'est pas très importante en physiologie, mais probablement davantage au point de vue pathologique. C'est surtout par l'intermédiaire de l'artère hépatique que le foie reçoit la graisse. Celle qui lui vient par la veine porte en petite quantité s'arrête d'abord dans les capillaires, ainsi que l'ont vu Gilbert et Carnot, puis envahit les cellules. Celles-ci exercent aussi une action d'arrêt sur les savons, ainsi que l'ont établi Brosdoff et Munck. C'est là une des manifestations des fonctions antitoxiques du foie, et Roger, dans sa leçon inaugurale de cette année sur les fonctions du foie, insiste bien sur ce fait que les savons doivent être considérés comme toxiques.

Dans certaines conditions physiologiques, grossesse, lactation, chez certains poissons qui font des réserves pour l'hiver, tels que la morue et la loche, c'est dans le foie que s'accumulent les matières grasses, tandis que chez les animaux hibernants : hérisson, marmotte, chauve-souris, hamster, c'est uniquement sous la peau de l'abdomen et dans la glande hibernale; leur foie ne contient guère que du glycogène. Cette accumulation des graisses dans le foie constitue la fonction adipopexique de cet organe. Mais le foie aurait, de plus, dans certaines conditions, une fonction adipogène, c'est-à-dire que le glycogène existant dans les cellules hépatiques pourrait se transformer sur place en graisse, et inversement une certaine quantité de graisse peut être transformée sur place dans le foie et servir à la fabrication du glycogène. Quant à la fonction adipolytique, elle est représentée par l'élimination des graisses contenues dans la bile.

La dégénérescence graisseuse des cellules hépatiques qui se produit dans certaines intoxications et dans l'obésité avancée est due à la transformation du protoplasma, non pas en graisse simple, mais en lécithine.

Fixation des graisses circulantes dans les tissus. — Le tissu adipeux. — Les graisses circulantes se déposent surtout dans les muscles, le tissu cellulaire sous-cutané et ensuite dans l'épiploon et le mésentère. On en trouve dans certains liquides par où elles s'éliminent, tels que la sueur, la salive, la synovie, le sébum, le cérumen, le lait, etc.

Quand elles se déposent, ce sont les cellules fixes du tissu conjonctif nées du feuillet moyen du blastoderme qui lui servent de support : leur protoplasma réticulé laisse entre ses mailles chromophiles des vacuoles où s'accumule la graisse liquide (Launois). Ces cellules deviennent alors « les cellules adipeuses » et se présentent sous la forme arrondie, avec une membrane d'enveloppe qui est la capsule doublée d'une lame protoplasmique très mince, renfermant un noyau aplati et repoussé à la périphérie par le gros amas sphérique de graisse qui remplit la cellule. Entre la graisse et le protoplasma se trouve une petite quantité d'un liquide séreux. Cette graisse, liquide dans la vie, se cristallise après la mort.

Chacune des petites cellules graisseuses est entourée par un réseau de capillaires sanguins, véritable cage vasculaire, et ce sont ces vaisseaux qui donnent au tissu cellulo-adipeux sa constitution lobulaire (Launois). C'est là un fait du plus haut intérêt, et nous verrons que lorsque la graisse s'accumule en surcharge dans l'organisme, il se produit en même temps une importante formation néo-capillaire pour suffire aux besoins d'entretien des amas de graisse nouvellement produits. Cette augmentation du réseau capillaire devient très important tante dans les obésités. Elle joue un rôle primordial et méconnu dans la méiopragie cardiaque et circulatoire des gras et des obèses en constituant un barrage énorme qui fatigue le cœur et modifie la tension veineuse et artérielle.

La graisse humaine accumulée dans les tissus conjonctifs cutané, épiploïque, intramusculaire, est jaunie par un pigment : le lipochrome, soluble dans l'alcool et voisin comme constitution de la bilirubine.

Le tissu adipeux contient chez l'homme de 80 à 95 p. 100 de graisse et de 20 à 5 p. 100 de tissu conjonctif. La graisse humaine, bien que légèrement variable comme constitution, suivant les grandes races, possède quelques caractères moyens que voici :

Elle est d'une consistance butyreuse, peu soluble dans l'alcool, mais beaucoup dans l'éther, la benzine, le chloroforme, le sulfure de carbone. Sa constitution chimique élémentaire peut grossièrement s'indiquer ainsi : 3/4 de carbone + 1/8 d'oxygène + 1/8 d'hydrogène (exactement 76,5 p. 100 de C + 12 d'H + 11,5 d'O).

Cette graisse est constituée par un mélange d'oléine, de palmitine, de stéarine, de petites quantités de caproïne et aussi de butyrine dont les acides gras, caproïques, hircique, très odorants, produisent les odeurs spéciales exhalées par certaines personnes et par les nègres. On trouve une proportion plus forte d'oléine chez l'adulte que chez l'enfant, chez qui la palmitine prédomine. La graisse des habitants des climats froids est plus riche en oléine ; les graisses sous-cutanées plus exposées au froid que les graisses cachées dans la profondeur des organes, comme celles qui entourent le rein, contiennent plus d'oléine que ces dernières. La composition normale moyenne de la graisse d'adulte est la suivante : oléine 90 p. 100 ; — palmitine, 8 p. 100 ; — stéarine 2 p. 100. Il est bien vraisemblable que la composition de la graisse doit varier dans certains états pathologiques et peut-être même dans l'obésité, mais, à ma connaissance, il n'existe pas de documents sur ce point.

CYCLE NORMAL DE DESTRUCTION DES GRAISSES.
ADIPOLYSE

Il est admis, physiologiquement, que les graisses circulantes et les graisses fixées sous forme de tissu adipeux constituent des réserves d'énergie potentielle qui ne seront utilisées qu'après transformation en glycogène et glycose. Chauveau a donné l'équation de la formation de ces sucres aux dépens des graisses.

Nous avons dit, plus haut, que la graisse circulante du sang pouvait être brûlée en nature dans certaines circonstances de respiration puissante et rapide, et alors que les réserves glycosiques et hydrocarbonées sont diminuées. Ainsi on pourrait observer que le sang obtenu par une petite saignée veineuse sur un homme qui vient de faire une course rapide après un repas léger, riche en huiles et en graisses, contient un taux de graisse circulante très inférieur à la normale.

Mais c'est là une circonstance spéciale. En règle générale, c'est au niveau du muscle que se produit la plus grande destruction des matières grasses, car c'est là que se fait la grande transformation énergétique des substances organiques.

Les trois groupes : albumidoïdes, hydrates de carbone, graisses sont utilisés pour la contraction musculaire, mais pas indistinctement. « Quand l'animal est gorgé d'hydro-carbones, le travail s'accomplit à leurs dépens » (Arthus); quand leur réserve est entamée, il s'accomplit aux dépens des graisses (et, si besoin est, des albuminoïdes), mais à la condition toutefois que ces graisses aient été transformées en sucre. Cette transformation a lieu, non seulement dans le foie, mais probablement dans le muscle.

Il est inutile de discuter dans le détail l'intimité de ces phénomènes. On a essayé de les interpréter à l'aide de la méthode des équivalences isoglycosiques et isodynames. Les résultats obtenus ne sont que probables. Ce qu'il doit en rester pour nous, c'est qu'en somme les graisses nécessitent, pour être détruites, le consensus des fonctions normales : 1° du foie, qui emmagasine et transforme le glycogène d'origine graisseuse et le rend au sang sous forme d'énergie potentielle que le muscle utilisera; 2° du muscle, qui utilise sur place et transforme ses graisses de réserve intracellulaires et intrafasciculaires soit directement, soit par un ferment, soit en les retournant au foie. Peut-être la fonction nécessite-t-elle d'autres facteurs encore peu connus, tels que les sécrétions internes d'autres organes, la thyroïde entre autres. Mais ce sont là de simples hypothèses.

Enfin la graisse est constamment détruite par les oxydations organiques pour les besoins de la constance thermique. La combustion des graisses joue un rôle important dans la thermogenèse normale et pathologique. La fonte graisseuse de la fièvre en est un exemple banal. Mais, d'une façon générale, tous les tissus dans lesquels se font de vives réactions chimiques d'oxydation, et qui fournissent de la chaleur pendant leur fonctionnement, tels que les glandes, par exemple, sont, comme les muscles, des centres destructeurs de glycose et de matières grasses, directement ou indirectement, en passant par le stade d'hydro-carbones.

On voit par ces diverses considérations combien les fonctions glycolytiques et adipolytiques sont physiologiquement voisines, et même intriquées. C'est là une notion que nous allons retrouver en pathologie, lorsque nous étudierons les troubles des fonctions adipogéniques et adipolytiques si souvent accompagnées de troubles glycogéniques. Il faut les considérer comme des phases du cycle plus général de l'énergétique organique.

Utilité de la graisse dans l'organisme. Inanition absolue et relative. — La graisse joue dans l'organisme des rôles variés. Elle constitue une matière de remplissage de faible densité pour combler les vides intra-organiques ; elle fait office de coussinets protecteurs.

La graisse sous-dermique s'oppose, dans une certaine mesure, à la perte de calorique par rayonnement, et lorsqu'elle est surabondante, comme chez les obèses, elle réduit encore les dépenses, de ce fait. Elle conserve à la peau sur laquelle elle est versée par les glandes sébacées, la souplesse et l'onctuosité nécessaires.

Mais, avant tout, la graisse constitue une réserve commode d'énergies A ce point de vue, on peut l'opposer au glycogène. Tandis que celui-ci est constamment mobile et jamais accumulé en grande quantité, la graisse est une réserve dormante quand l'organisme est largement alimenté. Elle peut facilement s'amasser dans les tissus en quantité plus considérable que le glycogène, et, suivant les besoins, se transformer en sucre, pour donner de la chaleur ou du mouvement. L'homme, en constituant sa réserve adipeuse, fait donc réellement provision d'énergie et de chaleur, *si cette provision n'excède pas des limites déterminées* et que nous avons établies dans une autre partie de cet ouvrage.

Inanition. — Enfin, dans l'inanition, les réserves graisseuses servent à entretenir la vie avant que l'individu ne consomme ses tissus de constitution par autophagie. Cependant, même lorsque la réserve graisseuse est abondante, il y a toujours une certaine perte en albuminoïdes au cours du jeûne, et qui porte d'abord sur les muscles.

On sait que la moyenne de la survie de l'homme privé de tout aliment est de vingt et un jours. Or, pendant ce temps, la vie est assurée surtout par destruction de la graisse qui remplace le glycogène de réserve rapidement consommé. L'homme succombe quand il a perdu 40 à 50 p. 100 de son poids. Il est probable que la graisse est consommée surtout par le travail cardiaque et le système nerveux qui se conservent entièrement à leur poids, tandis que le foie et la rate en perdent 50 p. 100, et les muscles 33 p. 100. La température, qui baisse de 3/10 de degré pendant la première phase de l'inanition, s'entretient aussi par la combustion des graisses transformées en glycogène.

Les albumines collaborent d'abord peu à l'usure des graisses, si ce n'est à la fin de l'inanition où la température s'affaisse brusquement, et cette consommation intense d'albumine qui prouve l'usure des réserves graisseuses est l'indice de la fin.

Si on rétablit l'alimentation complète, ce sont d'abord les albumines qu'absorbe l'organisme et qu'il fixe, pour reconstituer la trame des tissus détruits, les graisses ne se mettent en réserve que bien après; il suffit d'observer des convalescents pour s'en rendre compte.

Le rôle protecteur exercé par les graisses, à l'encontre d'une désassimilation trop rapide des matériaux albuminoïdes, doit donc assurer *a priori* aux sujets gras une résistance plus grande qu'aux maigres (Hugounencq), dans l'inanition ou dans toutes les conditions qui consomment les réserves, telles qu'exercice physique violent, surmenage, etc.

Dans la pratique, il est bon de se rappeler qu'il y a dans l'analyse d'urine un moyen de se rendre compte si la consommation des tissus est due à la graisse ou à l'albumine. La teneur en déchets azotés, l'urée, l'ammoniaque augmentent, car l'autophagie est un vrai régime carné, de même la teneur en phosphates, sulfates. L'acidité totale s'accroît. Quand le muscle se consomme, on trouve de la potasse urinaire en plus-value (Hugounencq). Inversement, l'urine s'appauvrit en ces éléments si la reconstitution des tissus est obtenue par la réalimentation, mais à la condition toutefois que l'activité vitale des tissus soit conservée, comme chez les convalescents typhiques, et non pas chez les cachectiques (tuberculeux par exemple).

Plus haut nous avons rappelé le rôle de la graisse comme réserve dans le cas de fièvre; il est bon de noter que la consommation des albumines dans ce cas est plus marquée que dans l'inanition. La fièvre semble même s'attaquer d'abord aux albumines avant les graisses, contrairement à ce qui se passe dans l'inanition; ce qui suffirait à expliquer la nécessité de réduire la fièvre par les antithermiques.

Dans l'inanition relative, si les albuminoïdes manquent absolument, la vie ne peut pas être maintenue, même avec une grande abondance de graisse ou de sucre. Ces deux corps, qui peuvent être créés par synthèse dans l'organisme, en partant de l'albumine, sont incapables, eux, d'en créer dans les mutations qui s'y produisent. Une alimentation uniquement graisseuse ne pourrait donc entretenir la vie, au contraire de l'alimentation exclusive carnée qui trouble très rapidement du reste les fonctions et les dévie dans le sens pathologique.

Nous aurons l'occasion de commenter ces différentes connaissances au cours de la thérapeutique de l'obésité, et même de nous rendre compte que la privation ou la réduction de certains aliments, ou encore l'alimentation exclusive avec une seule catégorie d'entre eux, est de nature à produire des troubles que, pour ma part, j'ai pu observer souvent chez des malades mal dirigés.

RÔLE RÉGULATEUR DU SYSTÈME NERVEUX DANS L'ADIPOGÉNIE ET L'ADIPOLYSE

Comme dans la glycogénie et la glycolyse, l'intervention régulatrice du système nerveux dans l'assimilation et la désassimilation générales est parfaitement établie. Le rôle qu'il joue dans l'adipogénie et dans l'adipolyse n'en est qu'une forme.

Une loi générale gouverne tous ces phénomènes : l'organisation animale est soumise à la fois au cycle du carbone (hydrates de carbone et graisse) ou **cycle de l'énergie** et à celui de l'azote (albuminoïdes) ou **cycle de l'édification de la substance.**

Ces deux cycles sont en étroite dépendance l'un vis-à-vis de l'autre, mais il en est un troisième, ou **cycle de l'excitation,** tracé dans le système nerveux, qui est en rapport très direct avec le cycle du carbone qu'il gouverne à son gré, laissant au contraire plus indépendant le cycle de l'azote, dont les fonctions d'entretien et d'organisation des tisus paraissent subir, très indirectement, l'influence.

Si l'on saisit bien cette conception de physiologie générale, on comprend mieux que la subordination du métabolisme des matières grasses doit être, comme le métabolisme de la glycose, sous la stricte dépendance du système nerveux. Il faut donc comprendre l'adipogénie et l'adipolyse comme on comprend la glycogénie et la glycolyse; c'est dire en même temps que le mécanisme du trouble de ces deux fonctions doit s'exprimer par deux syndromes cliniques à peu près équivalents qui sont les diabètes et les obésités. C'est ce que précise l'observation quotidienne. Il y a bien longtemps que la médecine a montré que le diabète aime l'obésité. Si leur coïncidence a toujours été signalée, on a négligé d'insister sur sa cause, qui tient uniquement dans ce fait que l'obésité et la glycosurie sont l'expression de troubles fonctionnels du même cycle énergétique, celui du carbone.

Si l'on ajoute à cette notion celle que la graisse et le sucre peuvent s'interchanger l'un avec l'autre dans ce cycle, et que la formule des transformations des sucres en graisse a été établie par Hanriot, comme celle de la graisse en sucre l'a été par Chauveau, nous ne voyons plus dans ces deux éléments du cycle de carbone que des supports et des formes de l'énergie, si bien que l'obésité et le diabète nous apparaissent en fin de compte comme les manifestations de troubles fonctionnels se produisant dans le même cycle énergétique.

Le grand sympathique et le pneumogastrique régulateurs de l'adipogénie et de l'adipolyse. — Toutes les parties du système nerveux peuvent jouer un rôle dans ces actions. Ce sont d'abord celles qui régissent les fonctions des organes intéressés à l'assimilation et à la désassimilation des matières grasses. A ce titre, le grand sympathique a une action prépondérante, et plus spécialement celles de ses branches qui dépendent des grands plexus, solaire, mésentérique, etc.

Leur rôle est évident aux différents étages du tube digestif, mais plus particulièrement au niveau de l'estomac, de l'intestin, du pancréas, du foie. Par ses filets vaso-moteurs et sécrétoires, le sympathique règle le travail chimique des sécrétions, le travail circulatoire des organes glandulaires (glandes salivaires, pancréas, foie, thyroïde, etc.), et en même temps la thermogenèse, consommatrice de matières grasses.

Les actes physiques de la digestion relèvent, pour une grande part, de la participation du sympathique aux fonctions motrices et sensitives de tout le tube digestif et de ses glandes annexes. Les nerfs pneumogastriques s'associent à ces actions du sympathique. Avec eux, le grand sympathique préside aux fonctions de destruction de la graisse dans l'intimité des tissus où se fait partout une constante adipolyse directe ou indirecte après transformation des graisses en sucres. Les fonctions trophiques de ces filets nerveux qui influencent la vitalité des tissus retentissent sur l'adipogénie et l'adipolyse. C'est encore à l'action du sympathique qu'il faut rattacher l'influence des sécrétions internes qui en dépendent par l'intermédiaire des vaso-moteurs et des filets sécrétoires. La thyroïde subit nettement ces actions.

Le groupe vago-sympathique tributaire des centres. — Mais le vago-sympathique, bien que constituant une entité anatomique et physiologique suffisamment distincte, n'en est pas moins tributaire du cerveau, du bulbe, de la moelle ; et de même que la glycoformation et la glycolyse, ces organes règlent l'adipogénie et l'adipolyse soit directement, soit en passant par le sympathique. Ainsi, à la suite d'émotion, de trauma, de surmenage, d'infection, d'intoxication, le cerveau, faisant inhibition peut diminuer l'adipolyse ou bien exciter les fonctions adipogéniques.

Enfin le système nerveux commande aux mouvements musculaires et au tonus nerveux. Par là, il est une cause de dépense constante d'énergie pour la contraction dynamogénique ou statique. C'est là une des sources les plus considérables d'adipolyse et en même temps la cause d'un appel d'énergies, et par conséquent d'une assimilation sur les matières grasses de l'alimentation.

PHYSIOLOGIE PATHOLOGIQUE DES OBÉSITÉS

L'obésité n'étant pas une entité pathologique, au moins dans ses phases de début, on ne peut pas s'attendre à lui trouver de spécificité étiologique ou pathogénique.

C'est d'abord un symptôme, et bientôt un groupement de symptômes, un syndrome par conséquent, produit par des mécanismes très variables d'un individu à un autre. C'est le cas de répéter ici une variante de la formule classique et de dire qu'il n'y a pas d'obésités, mais seulement des obèses:

De la même façon que l'obésité n'est pas une dans ses causes, dans ses manifestations cliniques, dans son pronostic et dans son traitement, de même elle ne possède pas d'unité dans son mécanisme pathogénique.

Cependant nous verrons plus loin qu'il existe peut-être un terme commun au « comment » de toutes les obésités, c'est la réaction pathologique du système nerveux et spécialement du grand sympathique abdominal qui paraît se retrouver toujours, quelle que soit l'espèce analysée.

C'est du reste cette immixtion du trouble fonctionnel nerveux et sympathique qui rapproche toutes les obésités dans une évolution commune, dès qu'il est apparu.

A ce moment, c'est-à-dire dans une période avancée, le trouble fonctionnel du début a laissé la place à des lésions véritables, une maladie s'est constituée, qui se déroulera avec des complications qui mèneront le malade à une terminaison fatale. C'est pourquoi il faut distinguer les obésités-symptômes des obésités-maladies, la frontière qui les sépare étant aussi difficile à délimiter avec précision que le sont le trouble fonctionnel et la lésion qui lui succède.

Il faut se garder, me semble-t-il, d'accepter une obésité essentielle dans l'acception habituelle de ce mot. Pas plus que d'obésité protopathique, il n'y a d'obésité essentielle, même pas l'obésité arthritique.

Celle-ci peut être conservée comme appellation clinique, mais elle sert plutôt à désigner le terrain sur lequel elle évolue. On ne pourrait pas, du reste, l'opposer à une obésité évoluant sur un autre support tel qu'une obésité scrofuleuse par exemple; car des états aussi opposés en apparence que l'arthritisme et la scrofule peuvent coexister sur le même individu : c'est là une déduction naturelle du démembrement de la scrofule au profit de l'adénoïdisme, de la tuberculose et des infections cutanées saprophytiques.

Du reste, toutes ces subtilités de classification ont peu d'intérêt en clinique. Et en voici quelques raisons qui, bien qu'applicables ailleurs, doivent être développées à propos de l'obésité, pour permettre de situer le syndrome obésité à la place qui lui convient dans le cadre nosologique.

PLACE DE L'OBÉSITÉ DANS LE CADRE NOSOLOGIQUE

La médecine théorique, c'est-à-dire la pathologie opposée à la clinique, au milieu du chaos des symptômes, a dû adopter des cadres et des classements. Elle a accepté, suivant les cas, les bases les moins homogènes de délimitation : des maladies comme les anémies ont été groupées sous prétexte de symptômes pareils : pâleur, fatigue, essoufflement, amaigrissement, asthénie, troubles circulatoires.

L'étiologie, l'anatomie pathologique ont montré dans la suite que cette commune symptomatologie avait créé un rapprochement artificiel en mettant près de l'anémie des mineurs, due à un parasite intestinal, l'anémie lymphadénique, l'anémie des névroses, celle de la tuberculose, du paludisme.

Rien de commun non plus, par conséquent, dans le traitement. Le groupement symptomatique des anémies se détruit donc tous les jours, et ne représente plus qu'un souvenir historique dans la taxinomie. Mais cependant un caractère commun semble cliniquement se retrouver dans toutes les anémies, à quelque cause qu'elles appartiennent : c'est la possibilité d'apparition à un moment donné de leur évolution avancée et persistante d'un syndrome spécial : l'anémie pernicieuse qui peut compliquer toutes les anémies durables et intenses sans que son origine infectieuse puisse être toutes les fois acceptée... On ne peut pas cependant utiliser cet élément emprunté à l'évolution comme une base de classification.

L'obésité a suivi une évolution historique pareille. On a décrit d'abord les surcharges graisseuses en les rattachant toutes à une maladie qui était justement l'obésité. L'étiologie en a, petit à petit, séparé quelques-unes telles que l'obésité par suralimentation, par sédentarité, par troubles des organes génitaux, par insuffisance thyroïdienne, par dyspepsie, par arthritisme, etc.

L'entité morbide de l'obésité ayant été ainsi établie, on a dû classer parmi les complications des phénomènes évolutifs qui indiquaient la transformation du trouble fonctionnel du début en lésion organique variable mais terminale. C'est là l'histoire de bien d'autres types cliniques, de l'épilepsie, par exemple, qui est démembrée aujourd'hui. La place attribuée à l'obésité, par la tradition, dans le cadre nosologique ne semble donc pas être bien choisie étant donné l'élargissement actuel de ce cadre sous l'influence des recherches modernes, qui ont montré les troubles fonctionnels précédant les lésions dans toutes les maladies de la nutrition.

Il est donc nécessaire d'insister sur l'importance en matière d'obésité, des divers troubles fonctionnels, et d'étudier leurs rapports réciproques.

OBÉSITÉS ET TROUBLES FONCTIONNELS

Suivant la nature microbienne, traumatique, toxique, violente et brève ou légère et durable des causes pathogènes, l'organisme réagit bien différemment : la goutte et la dothiénenterie, qui portent également le nom de maladies, ne sont pas cependant comparables au point de vue du mode pathogénique : dans l'une, la typhoïde, le passage de l'état physiologique à l'état pathogénique est l'œuvre de quelques jours d'incubation. Les troubles fonctionnels sont à peine sensibles, mis à part ceux qui ont préparé l'imminence morbide. Rapidement des lésions plus ou moins graves et souvent irréparables se produisent. La symptomatologie en est très manifestement inscrite et bruyante.

Entre cet état et l'état normal il y a donc un contraste frappant qui est le fait d'une action pathogène et d'une réaction organique violentes, brèves et très brutalement séparées, sans transition dégradée, de l'état physiologique précédent.

Tout autre est l'évolution silencieuse de la goutte, de la glycosurie, de l'albuminurie, du rhumatisme chronique, de l'insuffisance d'un organe masquée par des compensations diverses. Outre qu'il est presque impossible cliniquement de saisir le début de ces déviations physiologiques, toujours elles atteignent une grande part d'une fonction et non pas un organe. C'est l'entrée dans la pathologie par la voie dysphysiologique et non pas par la voie dysanatomique consécutive au contraire à la lésion brutale, traumatique ou infectieuse d'un organe. Comme le dit Londe, en médecine interne la physiologie prime l'anatomie, un diagnostic trop localisateur expose à des mécomptes.

Importance des troubles fonctionnels en général. — Or, les altérations des fonctions, les troubles fonctionnels sont des phénomènes de la plus haute importance pour le médecin praticien. On les rencontre à tout instant dans la médecine de clientèle. Difficiles à déceler et à suivre parce qu'ils sont, au début du moins, une très petite déviation de l'état physiologique, le médecin d'aujourd'hui est mal préparé, par son éducation préalable, à les dépister. Nos livres de pathologie, en effet, n'accordent que peu de place à leur étude, ou tout au moins continuent à les traiter comme des symptômes.

C'est là leur état statique, si l'on veut, tandis qu'il faut apprendre à les voir dans leurs relations d'évolution, c'est-à-dire dans leur état dynamique.

Une autre difficulté aussi tient à l'insuffisante éducation du malade sur ce point, et à l'impossibilité où se trouve le médecin de vulgariser les bases de la pathologie interne, qui sont histologiques et physiologiques.

Cependant la médecine des troubles fonctionnels est celle de l'avenir. Cette déviation de l'état physiologique, dépistée de bonne heure, est en effet curable, et peut permettre au patient d'éviter, en sortant de l'imminence morbide, des lésions qui seront mortelles vingt ans plus tard. La diététique, l'hygiène, la prophylaxie sont les compagnes thérapeutiques de la pathologie fonctionnelle dans laquelle est enfermée la plus grande partie de la médecine de clientèle. Celle-ci, dans une certaine mesure, doit être opposée à la médecine d'hôpital faite plus souvent de maladies à lésions d'emblée ou à lésions terminales, consécutives à une longue phase fonctionnelle inaperçue dans les milieux populaires.

Leur évolution. — A peine séparé de l'état physiologique au début, pour cette raison, obscur et inaperçu, même de bons observateurs, le trouble fonctionnel est toujours progressif et tend à la chronicité, à l'extension et au retentissement à distance. A certains moments, si on l'a dépisté, et qu'on le suive, on le voit s'atténuer jusqu'à disparaître, si bien qu'il semble se montrer d'abord par accès, par attaques intermittentes. En même temps que celle de la surcharge graisseuse et de l'obésité, n'est-ce pas là l'histoire des glycosuries et des diabètes, comme des albuminuries dites dyscrasiques?

Si on lui laisse traverser cette période, où d'autres organes participant à la fonction incomplètement atteinte au début, l'atténuent proportionnellement à leur intégrité; alors le trouble fonctionnel s'affiche nettement comme un état constitué et devenu une nouvelle habitude organique.

L'économie en souffre apparemment si peu, qu'il semble une autre manière physiologique d'être, du moins chez les malades qui n'ont pas une conscience organique exaltée. Et, en réalité, il est presque cela. L'état physiologique absolu n'est qu'un mythe; on n'est jamais qu'à peu près physiologique, contrairement au dogme trop étroit de bien des ouvrages classiques.

L'état de santé n'étant en réalité qu'une oscillation entre des fonctions aujourd'hui plus et demain moins parfaites, il n'y a que des moyennes physiologiques et le dessin d'une fonction normale quelconque ne peut s'inscrire que comme une courbe montante et descendante autour de la ligne horizontale qui représente l'état physiologique idéal.

Mais les compensations organiques qui ramènent à la normale la fonction déviée ne sont pas éternelles. Souvent des hérédités viscérales comme la débilité rénale congénitale, comme la cholémie, des insuffisances fonctionnelles régies par un segment du système nerveux congénitalement insuffisant, réduisent la défense compensatrice. Les organes participant à la fonction entrent alors franchement dans la phase de surtravail, de surmenage, de congestion et de sclérose ensuite qui se déroulent dans cet ordre et qui, rapidement, deviennent la cause de l'apparition des cycles pathologiques fermés.

A ce moment, l'on peut dire que si la fonction crée l'organe, le trouble de la fonction crée la lésion des organes; le symptôme ou le syndrome sont devenus de vraies maladies.

Exemple d'un cycle pathologique fonctionnel : de la tachyphagie à l'obésité. — Les notions de pathologie générale précédentes vont nous permettre de saisir sur le fait le mécanisme intime de la constitution pathogénique d'une obésité en choisissant celle qui se développe sous l'influence des modifications fonctionnelles entraînées par la tachyphagie (toujours associée, en clinique, à d'autres causes adjuvantes).

Au point de vue pratique, je considère, en effet, la tachyphagie comme une cause incontestable d'une série de troubles morbides qui évoluent fréquemment dans le sens de l'engraissement parce qu'elle entraîne presque toujours avec elle la suralimentation. Cette constatation clinique s'appuie aussi sur les recherches expérimentales de Jacquet et de Debat, qui ont d'abord étudié les relations de la tachyphagie et de certaines affections des téguments de la face, telles que la séborrhée, l'acné, la couperose, etc.

Réactions digestives de la tachyphagie accidentelle. — Les rapports des dyspepsies et de ces affections cutanées faciales étaient soupçonnés depuis longtemps, ou plutôt on savait d'une façon vague que les dyspepsies étaient souvent en cause dans leur pathogénie, car le régime alimentaire les améliorait incontestablement.

Blondlot avait montré déjà l'influence de l'état de division des aliments sur leur digestibilité *in vitro*. Jacquet et Debat, en établissant des fistules gastriques sur les animaux et en examinant l'estomac humain, radioscopiquement, après une série de repas rigoureusement identiques, dont les uns étaient rapidement absorbés en douze minutes, et les autres en quarante-cinq minutes, avec une mastication soigneuse, ont pu arriver aux conclusions suivantes :

La tachyphagie produit la surdistension et le surtravail gastrique, exagère la sensibilité gastro-intestinale qui devient appréciable à la percussion, élève la température de l'estomac, ralentit de près de 50 p. 100 l'évolution digestive. Au contraire, la bradyphagie élève l'acidité totale au début du repas et l'abondance de l'acide chlorhydrique, raccourcit l'évolution digestive et assure un rendement digestif maximum dans le moindre effort. La tachyphagie, à qualités et à quantités égales, distend l'estomac, force sa musculature, exalte sa sensibilité et sa température, prolonge son effort, bref l'oblige en tout mode fonctionnel à un surtravail qui a sa rançon.

Rançon directe : c'est l'amorce en leurs modalités principales des grands troubles dyspeptiques ; rançon indirecte par l'éveil des sympathies réflexes, car au cours des séries d'expériences sur le surtravail gastrique, on a pu noter d'emblée la pesanteur gastrique, la gastralgie, les nausées, l'inappétence, les coliques, une névralgie temporo-pariétale à répétition, l'hypertension artérielle enfin... Or, cette expérience, beaucoup la font inconsciemment sur eux-mêmes, depuis leur enfance, trois fois par jour (Jacquet et Debat) [1].

Tachyphagie habituelle. — Laissant de côté le point de vue expérimental qui a été celui de ces auteurs, plaçons-nous uniquement sur le terrain clinique et suivons la série des phénomènes qui se déroulent chez le tachyphage habituel, après avoir observé que la tachyphagie entraîne fatalement avec elle la suralimentation et une véritable disparition de la sensation normale de satiété.

La tachyphagie produit d'abord l'insalivation insuffisante qui nécessitera à un autre étage du tube digestif des compensations sécrétoires pour la transformation des féculents, c'est-à-dire au niveau de l'intestin et du pancréas.

Ensuite le bol alimentaire grossier va traumatiser la muqueuse de l'estomac et de l'intestin, et éveiller par là la susceptibilité des fibres terminales sensitives. L'insuffisance de division des aliments nécessitera un brassage plus actif et la pénétration de ces gros blocs alimentaires moins facile aux sucs chimiques créera d'abord l'hyposécrétion. En effet, c'est une règle de physiologie générale que l'excitation d'une muqueuse sensible augmente avec la surface d'excitation. Or, moins les aliments sont divisés, moins leur surface totale de contact est grande, donc l'excitation sécrétoire se réduit. L'expérimentation a du reste con-

---

1. Jacquet et Debat, *Société médicale des hôp. de Paris*, nov. 1909.

firmé, entre les mains de Jacquet, ces données rationnelles. Au point de
vue clinique cette phase se traduit par l'hyposécrétion, l'atonie, et en
somme la dyspepsie hyposthénique. Mais dans une deuxième phase se
créent l'hyperesthésie secondaire et l'hypersécrétion tardive due à la stase
et à l'atonie. Les plexus sympathiques, le solaire deviennent sensibles
à la palpation.

Ainsi naissent les surmenages musculaires et sécrétoires qui mèneront aux réactions de fatigue, c'est-à-dire l'amyosthénie, qui peut se
compenser dans une certaine mesure par l'hypersécrétion et l'hyperacidité secondaires.

Hyperesthésie vago-sympathique. — Mais l'excitabilité même de
ces centres nerveux facilite dans les filets sécrétoires le réflexe d'hypersécrétion. A ce moment donc un premier cycle pathologique fermé se
sera produit entre l'hypersécrétion secondaire à l'hyposécrétion par
division insuffisante des aliments et l'hypersécrétion, effet de l'excitabilité solaire et pneumogastrique.

Tel est le dessin de la première étape qui peut en rester là chez les
tachyphages accidentels. Voyons maintenant comment la tachyphagie
primitive va créer la tachyphagie habituelle et chronique.

A la suite des excitations anormales, motrices, sensitives, sécrétoires de l'appareil digestif tout entier (car, suivant l'opinion de Sigaud,
cet appareil est un tout anatomique, physiologique et pathologique)
des congestions organiques se produisent dans les organes à secrétions
compensatrices, tels que le pancréas, le foie. C'est l'amorce des organopathies.

Troubles cénesthésiques. — Parallèlement, la cénesthésie normale se modifie avec l'ébranlement apporté au cerveau par le vago-
sympathique. Tout ce travail abdominal anormal s'accompagne de
malaises, de flatulences, de douleurs, et commence à retentir très loin
dans le système nerveux, suivant les lois d'irradiation de Pflüger.

C'est ainsi que s'expliquent l'asthénie générale d'ordre médullaire,
l'exaltation des réflexes rotuliens, l'apparition de l'angoisse réflexe bulbaire, des vertiges. des palpitations, des dyspnées. En même temps,
ces sensations, devenues conscientes au niveau du cortex, modifient le
caractère par l'altération cénesthésique.

Le dyspeptique devenu hypernerveux, névrosé, irritable, impatient,
angoissé, et en somme neurasthénique, ne sait plus attendre. A l'heure
des repas la sensation normale de la sécrétion gastrique est devenue
désagréable et, perdant son caractère euphorique, se transforme en
faim angoissante et défaillante : le malade se jette sur ses aliments,
sans prendre le temps de les mâcher et de les insaliver, pour calmer
cette boulimie impérieuse.

Ainsi apparaît la **tachyphagie secondaire**. Et voici en même temps l'exemple d'un grand cycle pathologique, celui de l'hypersensibilité, déjà plus compliqué que celui de l'hypo et de l'hypersécrétion.

Il est possible qu'à ce moment une thérapeutique intelligente puisse facilement remédier à cette mauvaise situation fonctionnelle ; mais supposons que des circonstances fréquentes dans la vie courante ne le permettent pas. Alors, à la longue, se fera sentir l'influence importante de cette suralimentation qui existe presque toujours chez les tachyphages. Elle suit l'hypersécrétion des sucs digestifs qui donne l'illusion d'une puissance digestive factice, et agit par le mécanisme de l'auto-intoxication, tel que le comprend Maurel, qui l'accuse d'être à l'origine de l'arthritisme tout entier.

Asthénie. — Que se passe-t-il alors? Les centres nerveux, troublés par les réflexes et l'influence auto-toxique, voient baisser leur capacité énergétique. Ils n'envoient plus une quantité suffisante d'influx dans les territoires nerveux périphériques, et surtout dans la voie vago-sympathique. Ainsi l'asthénie cérébro-bulbo-médullaire s'étend à tout le territoire abdominal et entretient les troubles moteurs, sensitifs, sécrétoires dans tous les organes du tube digestif. L'entéro-colite peut se montrer alors, se compliquant rapidement elle-même d'auto-intoxication stercorémique ; les fermentations, les modifications des flores intestinales s'y ajoutent, tandis qu'apparaissent les premières localisations de la graisse parasite.

Tel est, rapidement décrit, l'ensemble des premières réactions fonctionnelles.

Chez beaucoup de malades *à conscience viscérale bien développée*, la symptomatologie qui extériorise ces troubles est extrêmement manifeste et s'étend par synergie morbide dans le domaine des fonctions respiratoires et circulatoires : au cœur ou au poumon, en y produisant dyspnée, toux, catarrhe, palpitations, angor, arythmie. Ainsi la période d'imminence morbide est chez eux plus apparente et se fait de meilleure heure. Il est rare qu'à ce moment ils ne demandent pas secours au médecin.

Ceux dont *la conscience viscérale est obscure*, et dont la cénesthésie n'est point modifiée par la voie sympathique, traversent inconsciemment la période silencieuse à laquelle va succéder celle des altérations viscérales.

Réactions vasculaires et viscérales. — Déjà la tension vasculaire s'est modifiée, au moins dans la voie portale veineuse, puis l'artériosclérose suit, conditionnée en même temps par l'insuffisance hépatique et rénale. Des années nombreuses s'écouleront pendant les évolutions que je résume ici. Celles-ci iront se compliquant de cycles pathologiques nouveaux, se refermant les uns sur les autres, ou tangentiellement unis aux précédents.

Mais bien avant l'affaiblissement des fonctions circulatoires et anti-toxiques compensatrices (rein, foie, cœur), la fonction adipogénique s'est troublée. Le plus souvent, c'est au moment de la phase dyspep-tique, qui est presque toujours la première, que l'engraissement s'est déjà esquissé, localisé d'abord à l'abdomen, et tendant petit à petit à se diffuser partout.

Mais, de même qu'un groupe de symptômes digestifs circulatoires, respiratoires, urinaires peut, au cours de ces évolutions morbides fonctionnelles, disparaître ou s'atténuer pour laisser la place à d'autres qui en sont les équivalents, de même aussi le trouble adipogénique peut être réduit dans son expression, tandis que toutes les autres modi-fications fonctionnelles vont accentuant leur progression, sans arrêt. Et c'est pourquoi les obésités légères n'ont pas toujours un pronostic bénin, et pourquoi le trouble de la fonction adipogénique peut être relative-ment petit pour laisser le pas aux troubles des fonctions uropoïétiques ou glycogéniques qui dévient le malade vers l'albuminurie et le brigh-tisme ou le diabète. Aussi, suivant le sens du trouble le plus important, le malade est-il considéré comme devant porter l'étiquette clinique qui spécifie ce trouble; telles sont du moins les habitudes cliniques.

Certains malades, au contraire, progressent à la fois dans tous leurs cycles pathologiques. Ce sont les grands obèses albuminuriques, diabé-tiques, urémiques, artério-scléreux qui finissent par la mort subite. Toutes les variations et les combinaisons fonctionnelles morbides peuvent se produire chez eux, et pour cela il est inutile de les indiquer en détail.

Est-ce à dire que cette succession de cycles pathologiques n'est que la suite de cette mauvaise habitude qu'ont tant de personnes de mâcher peu en mangeant vite et beaucoup? Il semble que cela soit hors de conteste. Mais la progression est celle de la géométrie et non de l'arith-métique. Le trouble se multiplie en progressant et fait *avalanche* : *vires acquirit eundo*.

PARALLÈLE ET RELATION DES CYCLES MORBIDES GLYCOFORMATEURS ET ADIPOGÉNIQUES

Dans l'exemple précédent, nous avons suivi la marche et l'intri-cation des petites modifications morbides n'atteignant que des fonc-tions restreintes. A cause des rapports cliniques de l'obésité et du diabète, il y a avantage à étudier les troubles fonctionnels glycoforma-teurs et glycolytiques qui se rapprochent beaucoup du mécanisme pathogénique des obésités et qui, de plus, se mélangent fréquemment à elles puisque le diabète fraye avec l'obésité.

Consensus fonctionnel dans la glycosurie. — Bien que l'obscurité soit à peine dissipée sur cette question à la faveur d'un nombre très grand de documents scientifiques, nous pouvons considérer comme établi que cette fonction glycogénique, pour être complète, nécessite le concours : de l'intestin, où s'absorbent les sucres et les hydrates de carbone; du foie, où ils s'accumulent après s'être transformés en glycogène; du pancréas, qui donne son ferment régulateur; du système nerveux, qui équilibre la fonction; des muscles, consommateurs de glycose; du corps thyroïde et de l'hypophyse, qui distribuent des ferments accélérateurs ou inhibiteurs. L'appel et la destruction glycosiques sont réglés en même temps par la glycolyse générale qui se produit dans toutes les cellules de l'organisme, et surtout dans le muscle en travail.

L'équilibre de cette grande fonction glycosique demande donc le consensus absolu d'un grand nombre d'autres fonctions et organes solidaires. *Or, le dérèglement de l'un des organes* dans son travail glycoformateur ou glycolytique suffit à amorcer une glycosurie dès qu'il n'est plus compensé. Aussitôt qu'elle est apparue, le cycle pathologique, ouvert d'abord, fermé ensuite, va tendre à se constituer. Ce cycle débute, cliniquement, par des symptômes dits fonctionnels dans le domaine de l'un quelconque des organes participants à l'ensemble de la fonction.

Par la voie réflexe, par la voie sanguine, par l'insuffisance ou l'excès de ferments, de diastases, le retentissement à distance se produit, mais aussi l'effort compensateur. Cette tâche de compensation, les organes suppléants la produisent, suivant leur valeur, et il semble que ce soit justement l'organe qui va fournir la deuxième symptomatologie fonctionnelle, qui est déficient dans l'effort de compensation. Ces actions d'attaque et de défense, plus ou moins heureusement soutenues, gagnent de proche en proche sur les organes participants à la fonction, créant d'abord une pathologie qui exprime le surmenage des organes vicariants. A la longue, la réaction du surmenage fonctionnel crée la congestion, l'hypertrophie et la sclérose. C'est la phase secondaire, lésionnaire ou de localisation organique, qui apparaît. L'organopathie est constituée, signal de l'entrée dans la période anatomique succédant à la phase physiologique.

Évolution. — Cliniquement, comment se traduisent ces actions dans le cas de la fonction glycogénique? C'est, l'hérédité aidant, l'insuffisance hépatique qui conditionne le premier déséquilibre de la fonction (cholémiques). Soit par suralimentation, soit par alcoolisme, comme l'a montré Glénard, soit par modifications fonctionnelles du système nerveux dans ses branches hépatiques, l'insuffisance du foie, dans sa part glycogénique, va amorcer le cycle.

D'autres fois, c'est le pancréas, ou encore le bulbe qui est le primum movens. Mais, à la période d'état, il est bien difficile de retrouver au milieu du complexus pathologique le point originel, et d'autant plus que plusieurs organes peuvent y être participants au même moment.

Pluralité des réactions organiques. — La cause première peut avoir agi du reste sur plusieurs d'entre eux à la fois : tel un trauma, une émotion, une infection peuvent produire la glycosurie, en agissant d'emblée sur le foie, le pancréas et le bulbe. La cause première aura modifié la fonction par un triple retentissement dont les actions multiples et intriquées s'étendront bien loin dans toutes les ramifications de la fonction glycogénique, plus loin même encore sur d'autres fonctions. Ce sont ces interprétations qui expliquent que certains diabétiques soient de véritables musées pathologiques. Si la filiation de leur obésité, de leur goutte, de leur albuminurie, de leur artério-sclérose, de leur tuberculose, de leurs altérations nerveuses est indéchiffrable, les explications théoriques ne manquent pas cependant pour en établir la pathogénie.

Consensus fonctionnel dans l'hyperadipogénie et l'hypoadipolyse. — Or, il faut appliquer au syndrome que nous étudions dans cet ouvrage, ces considérations générales. La graisse s'accumule et se détruit dans l'organisme suivant des lois assez mal connues des physiologistes et discutées sur bien des points. C'est la fonction adipogénique et adipolytique. Elle nécessite le concours des organes qui ont un rôle dans la digestion, l'assimilation, la destruction des graisses, des féculents, des sucres et, à titre exceptionnel, des albuminoïdes. C'est dire le rôle de l'intestin, du pancréas, des glandes salivaires, du foie, des muscles, du système nerveux, pour équilibrer ces fonctions. Mais tandis que le foie et le système nerveux jouent le rôle principal dans la fonction glycogénique, pour l'obésité, les glandes salivaires, le pancréas, les muscles, les poumons, le corps thyroïde, les glandes génitales, l'hypophyse y ont plus d'importance que dans l'autre fonction. Cependant on voit comment elles ont des points de contact anatomiques, physiologiques, et l'on sait la fréquence du diabète chez l'obèse.

Il était nécessaire d'exposer, dans le détail, le mécanisme intime qui est à l'origine des obésités où un si grand nombre d'organes peuvent prendre une part. C'était le moyen le meilleur d'éviter une analyse détaillée et répétée pour chacun d'eux, qui eût entraîné le lecteur beaucoup plus loin encore et lui eût enlevé une vision d'ensemble qui sera plus profitable.

Ces prémisses étant posées, nous allons, dans le chapitre suivant, essayer d'établir une classification pathogénique.

CLASSIFICATION PATHOGÉNIQUE DES OBÉSITÉS

L'étude de ces conditions physiologiques et pathologiques du « métabolisme des graisses » nous permet maintenant d'aborder le classement des obésités.

Dans l'étude analytique suivante, les obésités sont groupées d'après l'importance de la cause pathogénique primordiale. Mais, pour être la plus importante, cette cause n'est pas, dans chaque cas, unique. Plusieurs s'associent pour produire un seul mode de réaction morbide. En réalité le praticien devra, après cette étude analytique, se souvenir que, dans la pratique, toute obésité relève de plusieurs pathogénies concomitantes. Si l'une d'elles paraît essentielle, elle peut cependant, à un moment donné, être débordée par une autre qui prend le pas sur elle, lorsque se sont établis les divers cercles vicieux étudiés dans le chapitre précédent entre les fonctions troublées et les organes méiopragiques.

Il en résulte qu'en clinique les obésités mixtes sont de beaucoup les plus fréquentes ; et aussi que par la marche progressive du syndrome dont le domaine fonctionnel morbide s'agrandit sans cesse, il arrive, dans chaque cas, une période où toutes les pathogénies peuvent entrer en ligne de compte.

S'il est en effet quelques mécanismes plus communs qui mènent aux troubles fonctionnels et à l'adiposité, tels que ceux qu'engendrent par auto-intoxication les affections du tube digestif, la suralimentation tachyphagique et l'inertie musculaire, il faut bien cependant convenir que tous les organes sont capables de faire leur obésité.

Si le rein, le foie, comme l'estomac et l'appareil vasculaire, si encore les glandes vasculaires sanguines ont leur réaction adipogénique propre, cependant le système nerveux, à titre d'organe particulier et à titre d'intermédiaire entre les organes, détient une participation pathogénique de premier ordre qui nous le fera étudier tout d'abord.

1° OBÉSITÉS D'ORIGINE NERVEUSE

L'appareil nerveux cérébro-spinal paraît jouer un rôle très actif dans ces fonctions intimes des tissus qui constituent la « trophicité » si souvent modifiée dans les maladies de nutrition.

Il semble bien que les obésités cérébrales, médullaires, directement produites, soient exceptionnelles, du moins celles qui seraient la suite de lésions organiques. Ce sont là des raretés qui ont été rappelées

par Leven, dans sa thèse [1] et dans ses publications ultérieures. On a
vu plus souvent la surcharge graisseuse succéder à des troubles névropathiques généralisés ou localisés.

Bonnefin, Landouzy, Fernet ont signalé les obésités localisées consécutives à des névralgies, Biziel, Collette, Gubler, à l'atrophie musculaire rhumatismale, Heurtaux, à la sciatique. Mathieu, Potain ont noté
l'existence de l'œdème névropathique et arthritique dans la lipomatose.
Les œdèmes angeïo-neurotiques paraissent appartenir à la même classe,
et se combinent plus ou moins avec l'adipose localisée. Les observations d'obésité de Weir-Mitchell et de Mosny et Beaufumé firent penser
à des modifications nerveuses, centrales ou médullaires. Mais à cette
époque les obésités glandulaires, en général, hypophysaires en particulier, étaient méconnues, et ces observations peuvent se rapporter
peut-être à des espèces analogues à celles décrites par Launois et
Cléret. Les obésités par lésions cérébrales définies, telles que celles transitoires de la paralysie générale, l'hydrocéphalie, les tumeurs cérébrales
(*tub. quadrij* [Nothnagel], *épiphyse* [Forster, Hoggs, Raymond [2]]), ou
celles qui accompagnent quelques hémiplégies (cas de Worthington,
de Landouzy), ou se rencontrent chez les tabétiques, ne relèvent peut-
être pas, comme Leven semble le penser, d'une pathogénie uniquement
nerveuse.

Loi de symétrie. — La prédominance symétrique et la répartition
métamérique ou segmentaire de l'adipose ne sont pas, comme beaucoup
d'auteurs l'acceptent, des preuves absolues de l'origine nerveuse des
obésités où on les observe. Je rappelle en passant ce fait que j'ai
discuté ailleurs, que *presque toutes les adiposités qu'on peut rencontrer
dans les diverses formes de l'obésité possèdent ces caractères de répartition
symétrique ou segmentaire.*

Lorsque le trouble métabolique adipogène est déterminé, la lésion
ou le trouble fonctionnel nerveux en localisent ensuite le siège, cela
est hors de doute. Telle est la loi que l'examen clinique nous montre
très générale. Est-ce à dire que, dans certaines circonstances, on ne
puisse déceler l'action propre et particulièrement adipogène des altérations nerveuses? Il semble bien que, dans les adiposités localisées sur
le trajet d'un nerf atteint de névralgie-névrite, le rapport de cause à
effet soit plus facile à surprendre. Mais c'est justement dans ces
obésités segmentaires, unilatérales, que se produit la confusion avec
les œdèmes durs, de toute origine, simulant l'adipose.

Œdèmes locaux et adipose. — Certaines infiltrations sont évidem-

---

1. Leven, *L'Obésité*, 1901.
2. Raymond, dans une de ses dernières cliniques de la Salpêtrière a traité de l' « Obésité
épiphysaire », *Journ. des Prat.*, 22 oct. 1910.

ment d'ordre névritique et vaso-moteur; mais il n'y a pas d'obésité vraie qui soit exempte d'œdème, d'infiltration séreuse, de stase veineuse, etc. C'est là encore un des points obscurs du syndrome.

La disparition rapide ou la variation du volume quotidien que l'on peut observer dans les œdèmes des névrites, des névralgies, des myélites, montre que la surcharge graisseuse n'est pas, dans ces cas, le phénomène unique, et que ces œdèmes doivent jouer un rôle important dans l'apparition de la graisse, ainsi que nous aurons l'occasion de le voir plus loin.

En somme, on ne peut pas tirer de l'étude des obésités localisées ce qu'un examen superficiel a fait admettre au sujet de la pathogénie nerveuse; et il n'est pas possible, pour l'étayer, de se servir de l'exemple de la *maladie de Dercum* que les uns croient névritique, ou centrale. (Cordon de Goll, corps pituitaire), d'autres, due à l'insuffisance endocrine de l'hypophyse (Launois, Grahaud), mais sans preuves définitives. Rien d'assuré non plus dans l'origine tropho-neurotique des lipomatoses, des amyotrophies pseudo-hypertrophiques, ni de la surcharge graisseuse des membres atteints d'arthrite ou de rhumatisme déformant. Ce sont des faits cliniques dont la relation pathogénique n'est pas encore établie.

En réalité, l'origine nerveuse de certaines obésités peut se déduire plutôt de la coïncidence, sinon constante, au moins très fréquente, des troubles nerveux avec l'adiposité, et ensuite de la concomitance de la surcharge graisseuse avec les troubles fonctionnels du système nerveux, l'hystérie, les neurasthénies, certaines psychoses.

Chez les malades dont la conscience organique est relativement développée, chez les névropathes, la richesse de la symptomatologie nerveuse qui précède, accompagne ou suit l'obésité, est bien manifeste. Nous l'avons étudiée longuement dans la symptomatologie.

Névroses et Psychoses. — L'association de l'obésité avec les psychoses, les névroses, les troubles fonctionnels nerveux est donc incontestable. La clinique permet de la saisir sur le fait tous les jours. Les névropathes, les psychasthéniques ne sont pas toujours des maigres et des émaciés. Bien souvent, au contraire, l'engraissement, l'embonpoint d'un nerveux souligne une phase d'acuité de la névrose. N'en est-il pas ainsi dans l'hystérie, où Teissier et Bouchard ont signalé depuis longtemps la surcharge graisseuse monstrueuse? Le neurasthénique, le psychasthénique, le psycho-névrosé, gras ou obèse, se voit tous les jours dans la pratique de la clientèle. Que d'hommes grands et corpulents sont des timorés, des émotifs, de véritables lièvres, contrairement à la croyance populaire qui se les représente comme forts et impavides! Je pose même comme une règle que, devant toute personne grasse, ou franchement obèse, le médecin se trouve 90 fois sur 100 devant un nerveux ou du type émotif excitable ou du type émotif asthénique.

Le mécanisme pathogénique que l'on peut invoquer dans ces états si différents d'origine, mais si voisins d'allure que sont les névroses, est essentiellement variable. Quel rapprochement pourrait-on faire, en effet, entre l'obésité d'un psychasthénique dont le trouble énergétique est essentiellement psychique, et celle d'un neurasthénique par auto-intoxication suralimentaire, où le trouble nerveux métabolique est plutôt d'ordre chimique?

Il semble bien qu'il n'y ait entre ces diverses pathogénies qu'un lien commun, c'est le dérèglement de l'appareil nerveux qu'on peut assimiler, pour les fonctions adipolytiques et adipogéniques, au trouble nerveux qui produit les variations de la thermogenèse et la fièvre. Autant de mécanismes variés dans l'un que dans l'autre.

C'est évidemment de cette façon très générale qu'il faut comprendre le rôle adipogénétique que l'étiologie attribue à l'émotion, au surmenage physique, psychique ou intellectuel, au trauma, véritable émotion somatique, à la maladie aiguë microbienne, qui est un surmenage organique sur un terrain préalablement diminué, ou encore aux intoxications endogènes ou exogènes favorisées par une méiopragie latente.

Mais ce dérèglement nerveux ne se limite pas à l'axe cérébro-spinal. Bien au contraire, son action paraît se répandre et se fixer surtout dans le territoire du sympathique, dans les ganglions solaires et leurs branches abdominales, mésentériques, lomboaortiques, etc.

Rôle du vago-sympathique. — Nous devons, à ce propos, aborder l'importante question de l'ingérence du vague, du grand sympathique et du plexus solaire dans la pathologie viscérale de l'abdomen. On trouvera dans le travail de Leven père, sur le cerveau abdominal, dans celui très récent de Laignel-Lavastine, dans les recherches de Grasset sur la pathologie sympathico-viscérale, dans celles de Lœper et Esmonet [1], ce qu'il est nécessaire de savoir au sujet de cette question. Pour la bien saisir, il faut se rappeler que le rein, le foie, l'estomac, l'intestin, l'appareil génital reçoivent l'énergie vitale des innombrables filets sensitifs, moteurs, sécrétoires, peut-être trophiques, de cet appareil immense de la vie végétative.

Le déficit nerveux dans le plexus solaire qui suit les déficits cérébro-médullaires dans les psychoses, dans les névroses, ou même dans les lésions nerveuses, son inhibition réflexe ou toxique, son excitation pré-méiopragique, n'ont comme expression clinique dans les viscères

---

1. Lœper et Esmonet, Algies sympathiques, *Presse médicale*, 23 avril 1910.

que la douleur, l'insuffisance motrice et sécrétoire, la dyspragie par excès ou par défaut, la diminution ou l'exaltation d'apport sanguin, tous phénomènes qui se produisent suivant des types cliniques très variés, dans l'estomac, l'intestin, le foie, le pancréas, le rein.

Le cœur et le poumon, organes thoraciques, servent souvent de domaines réactionnels à ces viscéropathies nerveuses par l'union du pneumogastrique droit avec le plexus solaire. *C'est souvent dans le thorax que se fait l'expression symptomatique de ce qui se passe dans l'abdomen.*

Voilà en dernière analyse le mécanisme intime qu'on trouve à l'origine de toutes les dyspepsies gastriques, intestinales, hépatiques, qui ne sont souvent que des méiopragies nerveuses, sécrétoires, motrices, sensitives. Mais le trouble sécrétoire n'est pas forcément primordial, comme on le dit souvent, chacun des modes réactionnels peut entraîner les autres, ainsi qu'un exemple en a été donné par les expériences de Jacquet et de Debat sur la tachyphagie.

Pathogénie des obésités neurogéniques.

L'adipogénie et l'adipolyse sont donc modifiées de toute façon, directement par le système nerveux cérébro-spinal lésé, comme dans les organopathies cérébrales, bulbaires ou médullaires, ou diminué fonctionnellement, comme dans les névroses. Celles-ci du reste peuvent être elles-mêmes secondaires à des troubles digestifs ou viscéraux primitifs qui retentissent d'abord sur le vago-sympathique abdominal et ensuite sur l'appareil cérébro-spinal, par trois mécanismes :

1° Par auto-intoxication générale, suite des méiopragies;

2° Par voie réflexe, à point de départ organique;

3° Par les modifications de la cœnesthésie, et, par suite, de tout le psychisme, qui naissent particulièrement chez les prédisposés, à conscience organique affinée. L'origine de ces troubles cœnesthésiques semble être dans la modification du pneumogastrique, du sympathique abdominal et du plexus solaire. Vigouroux[1] a publié l'observation avec autopsie d'un cas de troubles cœnesthésiques dus à des lésions solaires.

Dans le complexus clinique de l'obésité, la traduction symptomatique de cet ensemble morbide nerveux est tout ce qui accompagne l'adiposité, c'est-à-dire la pléiade des troubles fonctionnels associés qui marchent toujours avec elle, d'une façon plus ou moins évidente.

Le foie est un des plus importants organes de destruction de la matière. La réduction de son activité dans l'arthritisme, dans l'hépa-

---

1 Vigouroux, *La Clinique*, 1909.

tisme, héréditaire ou acquis, est rarement primitive et relève le plus souvent de l'action du système nerveux. De même que l'insuffisance fonctionnelle gastrique, par déficit nerveux, est la principale cause pathogénique pour cet organe, de la même façon l'insuffisance du foie relève du même trouble nerveux primordial. La **dyshépatie**, l'hypo ou l'hyperhépatie, comme l'**hépatisme** cholémique ou uricémique, rentrent en réalité dans le groupe des troubles fonctionnels nerveux. Il peut s'y ajouter évidemment certaines actions indirectes, telles que celle de l'alcool ou de l'hypertension portale qui sont aussi parallèlement créatrices d'obésité.

La tachyphagie, que nous avons précédemment étudiée en détail, est une cause occasionnelle d'obésité qui, devenue chronique, suffit non seulement à l'amorcer, mais à l'entretenir et à la faire progresser. Elle est bien démonstrative, par son mécanisme, du rôle spécial du système nerveux, et particulièrement du sympathique pour constituer une obésité à l'aide de simples fautes d'hygiène qui déterminent des troubles fonctionnels évolutifs.

En résumé, sans vouloir insister davantage, on voit combien importante et complexe est l'action de l'appareil nerveux dans la pathogénie des obésités. Mais de ce que son rôle semble être presque indispensable, puisqu'on le retrouve dans toutes les variétés, il n'est pas le seul, à beaucoup près, et il se mélange plus ou moins aux autres actions pathogènes que nous allons étudier.

2° OBÉSITÉS PAR RALENTISSEMENT DE LA NUTRITION

Arthritisme de Bouchard, *Bradytrophie* de Landouzy.

Entrevu par Beneke, l'arthritisme de Bouchard est un état morbide héréditaire et d'abord acquis. C'est un trouble permanent de la nutrition qui s'exprime par le ralentissement des mutations nutritives, entraînant l'auto-intoxication qui ralentit à son tour la nutrition. Le terme de neuro-arthritisme montre le rôle important que joue le système nerveux dans cette conception. Au point de vue chimique, l'hyperacidité des humeurs, et l'apparition dans les urines et les excreta de produits incomplètement élaborés, est la caractéristique de cet état.

Cette pathogénie générale de l'arthritisme est donc appliquée à l'obésité parce que celle-ci fait partie du groupe des maladies arthritiques.

Il est certain que, dans certaines obésités, on retrouve beaucoup des signes caractéristiques de la nutrition retardante qui existe d'après M. Bouchard, quand :

1° Après l'ingestion d'une quantité déterminée d'aliments, l'organisme met un temps plus considérable qu'à la normale pour revenir à son poids primitif;

2° Quand la ration d'entretien peut être plus faible que la normale;

3° Quand le poids du corps augmente avec la ration normale;

4° Quand, avec la ration d'entretien, la quantité des excreta est moindre que la normale;

5° Quand, pendant l'abstinence, la diminution du poids du corps est moindre que normalement;

6° Quand, pendant l'abstinence, la quantité des excréta est moindre que normalement;

7° Quand on voit apparaître dans les excréta des produits incomplètement élaborés, l'acide urique, l'acide oxalique, les autres acides organiques, les acides gras volatils;

8° Quand il s'accumule dans le corps un ou plusieurs principes immédiats, l'alimentation étant d'ailleurs normale;

9° Quand il y a plus qu'à l'état normal un abaissement de la température du corps pendant le repos et pendant l'abstinence, et particulièrement pendant le sommeil.

Mais, on le sait, la démonstration complète de la théorie du ralentissement de la nutrition n'a pas été faite encore. Elle est surtout basée sur la clinique. On peut penser notamment qu'à côté des troubles de la nutrition considérée comme une entité *totius substantiæ*, les modifications des phénomènes d'assimilation qui ont pour siège principal la circulation porte, c'est-à-dire le foie, et la petite circulation, c'est-à-dire le poumon, peuvent suffire à expliquer, sans passer par le trouble de la nutrition, les caractéristiques cliniques et chimiques de l'arthritisme. En somme, il semble bien que lorsque la désassimilation, qui nécessite la perfection du fonctionnement rénal et musculaire, est troublée par suite d'une méiopragie de ces appareils, ou quand l'assimilation est modifiée au niveau du foie ou du poumon, les signes de l'arthritisme, qui perd alors son caractère de diathèse, peuvent apparaître. C'est ainsi que s'expliquent les confusions entre l'arthritisme, l'herpétisme de Lancereaux, la bradytrophie, l'hépatisme de Glénard, la cholémie de Gilbert et Lereboullet.

Je ne cite que pour mémoire la conception microbienne de l'arthritisme soutenue par Guyot, et dont l'agent serait le diplocoque rhumatismal de Leyden, Triboulet et Coyon. Pratiquement Guyot n'a pas satisfait aux conditions indispensables en microbiologie, pour démontrer la spécificité de ce microbe, vis-à-vis de l'arthritisme. Il est vraisemblable, toutefois, qu'à un moment donné l'infection digestive joue un rôle important dans l'organisme des obèses, comme de tous les arthritiques; mais ce n'est qu'un chapitre de la pathologie microbienne saprophytique qui représente, en somme, une phase de l'évolution générale de tous les processus morbides portant sur la nutrition.

A la doctrine du ralentissement de la nutrition, et quel que soit l'avantage tiré par la médecine interne de cette théorie, on peut faire le reproche d'être à la fois trop compréhensive et trop exclusive. La nutrition est quelque chose de vague et de vaste qui se divise en assimilation et désassimilation, fonctions opposées en théorie, mais unies en réalité et inséparables, confiées, ainsi que nous l'avons dit plus haut, à des organes différents.

Les troubles fonctionnels et les maladies du foie surtout, puis du poumon, du rein ou de l'appareil musculaire peuvent donc créer « l'arthritisme clinique » sans qu'une unique modalité nutritive, un rythme nutritif vicieux se retrouve dans toutes les cellules organiques.

Et si tous les obèses paraissent avoir un ralentissement de la désassimilation, beaucoup, au contraire, sont atteints d'exaltation de l'assimilation. Les obèses pléthoriques ne paraissent pas avoir le même rythme nutritif que les obèses anémiques.

En réalité, il ne semble donc pas possible de se satisfaire par ce mot de ralentissement appliqué à quelque chose d'aussi compréhensif que la nutrition; trop d'imprécision et de vague philosophiques servent de base à la diathèse.

Il n'est pas douteux cependant que cette théorie excessive n'ait eu une heureuse influence à propos de l'étude du terrain et de l'hérédité. Et, bien qu'elle ait été la première des conceptions fonctionnelles appliquées aux maladies chroniques, bien qu'elle ait mis en valeur, d'abord théoriquement, le rôle des auto-intoxications, de l'intoxication intestinale, démontré maintenant par les patientes et remarquables recherches de Roger[1], on doit considérer cependant qu'elle ne renferme qu'une part de vérité lorsqu'on l'applique à la pathogénie de l'obésité, comme des autres maladies arthritiques.

Dystrophie conjonctive. — A cette théorie on peut rattacher l'altération du tissu conjonctif qui existe dans l'obésité. Le tissu adipeux n'est en somme que le tissu conjonctif interstitiel dont les cellules fixes se chargent de graisse. Hanot avait déjà fait de l'arthritisme une dystrophie de ce tissu. On peut se poser la question de savoir si l'appareil conjonctif né du feuillet moyen du blastoderme n'a pas, à côté de la sclérose, un autre moyen de réagir aux intoxications qui serait l'accumulation graisseuse. Cette question paraîtra moins oiseuse si l'on réfléchit que toutes les fois que se produit l'imbibition des tissus par

---

1. Roger, *Alimentation et digestion*, Masson, 1907, p. 387, 421, 463 et 506.

des humeurs toxiques, dans l'œdème, la stase, l'hydrémie, l'adiposité
de ces tissus peut apparaître ensuite (cf. 5). Il semble, du reste, que
dans certaines circonstances cliniques, tous les tissus dérivés du feuillet
moyen : cartilagineux, osseux, conjonctif, participent à la fois à la
réaction d'auto-intoxication, dans le rhumatisme chronique par
exemple, et s'associent à l'obésité. Du reste cette réaction *adipo-toxique*
du tissu conjonctif n'empêche pas la réaction *scléro-toxique* de se produire parallèlement, ainsi que le prouve l'association des scléroses viscérales et vasculaires si fréquentes au cours des obésités.

Obésités associées aux troubles de la fonction glycogénique. Diabète gras.

Parmi les obésités arthritiques par ralentissement de la nutrition
il faut faire une place spéciale à celles qui accompagnent le diabète.
L'étude physiologique qui ouvre le début de ce chapitre nous a
expliqué que l'obésité et le diabète sont des troubles fonctionnels très
voisins qui se produisent dans le cycle énergétique du carbone. Ce sont
des troubles morbides calqués l'un sur l'autre au point de vue étiologique et pathogénique. Ils représentent presque des équivalents morbides [1].

L'obésité peut être cliniquement précédente, concomitante, consécutive, alternante ou substitutive par rapport au diabète. Ce qui est
certain, c'est la fréquence de l'association de ces deux états pathologiques, qui deviendrait certainement éclatante s'il était toujours possible d'analyser les urines de toutes les personnes grasses ou en état
d'embonpoint.

Une démonstration indirecte nous en est fournie par les statistiques
qui accusent l'élévation sans cesse croissante du nombre des obèses et
des diabétiques dans la société moderne. Dans ce cas, le parallélisme
est instructif (Voy. p. 326).

Pathogénie. — L'analyse pathogénique nous montre le pourquoi
de cette association; c'est que les troubles fonctionnels multiples qui
conditionnent un diabète et qui sont surtout nerveux, hépatiques et
pancréatiques, se rencontrent chez les arthritiques et sont en même
temps ceux qui font l'obésité. La différence porte plutôt sur la quantité
des troubles fonctionnels et leur répartition dans certains organes plutôt

---

1. Le cycle de l'azote comporte aussi des viciations. Les troubles métaboliques des
albuminoïdes sont représentés entre autres par l'oxalémie, l'uricémie et la goutte. Celle-ci
est cliniquement souvent associée à l'obésité, mais ne nécessite pas une place spéciale. Les
obésités goutteuses de cette espèce ont été classées sous la rubrique : Obésités par arthritisme dont les obésités diabétiques ne sont qu'une subdivision.

que sur leur qualité. L'obésité nécessite surtout un trouble nerveux, solaire et digestif; le diabète, un trouble nerveux, bulbaire hépatique et pancréatique. La portion du système nerveux qui commande le diabète est plutôt le bulbe, tandis que dans l'obésité, c'est plutôt le plexus solaire, et dans l'appareil digestif l'obésité suit plutôt l'atteinte de l'estomac, de l'intestin que du foie et du pancréas, dont les modifications fonctionnelles intéressent davantage le diabète. Mais on voit qu'il suffira d'une bien petite variation dans la répartition territoriale du déficit nerveux ou du siège de l'insuffisance organique pour produire une interpolation des syndromes. Du reste, il semble que le diabète entraîne plus fatalement l'obésité, que l'obésité le diabète. Le diabète serait donc un trouble plus complet et plus compréhensif que l'obésité et représenterait une accentuation ou une extension du phénomène morbide qui se produit dans le cycle énergétique du carbone. Mais à un moment donné, il semble que ces troubles métaboliques finissent toujours par s'associer, après avoir été simples et isolés au début.

Remarquons aussi que toutes les variétés cliniques se rencontrent depuis la glycosurie jusqu'au diabète gras, mais ce qui est remarquable et démonstratif, quant à la pathogénie commune du diabète et de l'obésité, c'est que le même traitement diététique et musculaire guérit l'engraissement, l'obésité, comme la glycosurie et le diabète gras.

Justice est faite en effet, maintenant, de la vieille erreur du régime dépourvu d'hydrates de carbone, et systématiquement carné, employé si longtemps dans le diabète.

Linossier a insisté avec juste raison sur l'utilité du régime restreint, en général, qui convient aux diabétiques, beaucoup mieux que le régime carné sans hydrates de carbone. Depuis longtemps, du reste, on savait pratiquement que beaucoup de diabétiques se trouvaient bien de conserver quelques aliments sucrés dans leur régime. Et il était bien surprenant qu'un régime carné pût convenir à des diabétiques qui, à titre d'arthritiques avérés, devaient logiquement le répudier.

L'exercice associé au traitement du diabète comme de l'obésité vient parfaire la cure dans l'un et l'autre cas, parce que la méiopragie hépatique diminue avec l'exercice musculaire. Or, les obèses, comme les diabétiques, sont des méiopragiques hépatiques et musculaires. J'ai observé plusieurs cas de guérison de diabète uniquement dus à l'exercice méthodique et progressif, sans régime. Enfin, un autre argument encore vient souligner l'analogie pathogénique qui existe entre les diabètes et les obésités : c'est l'heureuse influence chez les uns et les autres de la cure de Vichy.

Pour terminer le parallèle ajoutons que l'oxalurie et l'indicanurie sont fréquentes chez tous deux, et enfin qu'une symptomatologie fonc-

tionnelle accessoire commune vient encore accentuer l'analogie qui
existe entre ces deux séries de troubles fonctionnels jumeaux.

3° OBÉSITÉS PAR EXAGÉRATION D'APPORT
DES GRAISSES. — (HYPERADIPOGÉNIE).

Ce sont les obésités des suralimentés, qu'ils le soient par une trop
grande abondance des graisses prises en nature (beurre, lait), ou déri-
vées des hydro-carbones (sucre, féculents, pain) et souvent à la faveur
de la tachyphagie associée. Cette réserve graisseuse peut naître aussi
d'une usure moindre des aliments gras et hydro-carbonés qui vont
produire les accumulations graisseuses, tandis que l'alcool ou les
viandes, pris en trop grande quantité, assureront les dépenses énergétiques quotidiennes.

Cette suralimentation peut être absolue ou relative : absolue, quand
il s'agit d'un être normal dont les organes d'assimilation (foie, poumon)
et de désassimilation (rein, muscles), préalablement intacts, sont
débordés par un apport alimentaire considérable; relative, au contraire,
quand il s'agit ou des ralentis de Bouchard, ou de ceux qui sont
atteints d'organopathies ou de troubles fonctionnels (par excès ou par
défaut) des organes afférents aux fonctions d'assimilation ou de désassimilation; ils ne peuvent supporter qu'une ration d'entretien inférieure à la normale.

La notion de l'arthritisme a donc un certain intérêt pour expliquer
quelques cas spéciaux des obésités de suralimentation. Bouchard a du
reste montré cliniquement que, sur 100 obèses, 40 seulement étaient
gros mangeurs, 50 étaient égaux, et 10 inférieurs à la normale. La
suralimentation à elle seule ne suffit pas pour expliquer les obésités
de suralimentation, et il faut quelque chose de plus pour altérer la
régulation normale du poids et du volume du corps. Cette fonction, qui
appartient, nous le savons, au système nerveux et surtout au sympathique, se modifie sous l'influence de certaines altérations nerveuses,
primitives ou secondaires. Parmi ces dernières, celles qui prennent
naissance au cours des affections du tube digestif sont des plus fréquentes. Tel est le mécanisme des obésités dyspeptiques (foie, intestin,
estomac, pancréas), dyspepsies par méiopragie des organes de la digestion qui peut suivre toute suralimentation. Les obésités des tachyphages relèvent aussi en partie de l'action dyspeptogène et toxique
de la suralimentation. En somme, la suralimentation paraît agir par
plusieurs mécanismes : 1° par le surtravail gastro-intestinal qui entraîne
l'asthénie et l'excitabilité solaire, laquelle est à son tour une cause de
dérèglement nerveux général; 2° en facilitant l'infection saprophytique

intestinale et les troubles d'involution chimique qui mènent à l'auto-intoxication; 3° enfin, aussi par l'apport énergétique de matériaux surabondants. Il est rare du reste que ce mécanisme pathogénique ne s'associe pas à ceux qui sont étudiés dans les espèces précédentes et suivantes.

4° OBÉSITÉS PAR INSUFFISANCE DE DESTRUCTION DES GRAISSES (HYPOADIPOLYSE)

Celles-ci relèvent de l'insuffisance des fonctions musculaires et respiratoires (respiration interne y compris). Dans l'insuffisance musculaire, il faut faire rentrer en ligne de compte non seulement l'inertie musculaire et respiratoire qui est acquise et qui peut exister chez des *sédentaires* avec un appareil musculaire et pulmonaire normal, mais encore celle qui est due à une hypotrophie congénitale de l'enveloppe musculaire, du thorax et du poumon.

Cette distinction est importante au point de vue pronostique et thérapeutique. Dans le premier cas, il est facile, par le régime et l'exercice, de revenir à l'état normal, sauf si l'inertie musculaire a duré de longues années et a déterminé l'atrophie de la fibre; dans le second, au contraire, il faut d'abord obtenir, par des exercices appropriés, un développement complet de l'enveloppe musculaire, un thorax de dimensions et de capacité normales.

Le développement musculaire du cœur suit naturellement celui des poumons et de l'enveloppe musculaire. C'est dans cette classe pathogénique que rentrent les obésités des sédentaires, des hommes de bureau, de ceux qui appartiennent aux professions libérales, des asthéniques inactifs et paresseux, des grabataires, des impotents par leurs articulations ou leurs lésions osseuses.

Le grand facteur des insuffisances pneumo-musculaires est la sédentarité (Labbé) [1].

L'insuffisance respiratoire s'associe presque toujours aux diverses insuffisances musculaires qu'elle soit : 1° d'origine thoracique : rachitisme, déformations thoraciques de Lambron et de Robert, post-adénoïdiennes, scolioses, etc., ou qu'elle soit : 2° d'origine pulmonaire : bronchites, asthmes, catarrhes, emphysèmes, certaines tuberculoses, pleurésies, symphyses; ou enfin qu'elle soit : 3° d'origine hémo-globulaire : anémies, intoxications oxy-carbonées chroniques, paludisme, chlorose, névrose, obésités par spoliation sanguine, saignées des animaux de boucherie, insuffisance des ferments oxydants. En somme, au

1. Labbé, *Revue Scientifique*, 1903, n° 4, p. 101.

fur et à mesure de nos besoins, nos réserves graisseuses sont oxydées et brûlées par les facteurs oxydants constitués par des ferments peu connus encore, les globules rouges porteurs d'oxygène, les glandes vasculaires sanguines. L'équilibre étant ainsi assuré, une obésité peut se créer si l'un de ces facteurs d'oxydation est au-dessous de sa tâche.

Les fonctions respiratoires et musculaires sont intimement liées l'une à l'autre, ainsi que les fonctions circulatoires. Et c'est pourquoi la méiopragie est à triple siège. Très rapidement du reste, un quatrième organe, très sensible à l'anoxhémie, le système nerveux, vient se joindre à la triade méiopragique. La chlorose est un type clinique où l'on trouve associés les divers troubles de ces quatre appareils; l'infiltration graisseuse y a été signalée de tout temps, ainsi que les symptômes nerveux, pulmonaires, circulatoires et sanguins.

Au cours de cette analyse, signalons que des obésités se rencontrent chez des gens actifs et même suractifs. Bouchard avait montré l'inconstance de l'hypo-adipolyse dans l'obésité, puisque sur 100 obèses observés par lui, 35 étaient actifs et 28 suractifs.

Il existe une fonction plus générale de destruction des graisses dans tous les tissus, une véritable histolyse graisseuse. C'est elle qui serait ralentie dans l'arthritisme et, toutes les fois que les fonctions de désassimilation sont diminuées.

Cette réduction de la désassimilation peut prendre naissance dans toutes les conditions qui font naître l'arthritisme (émotions, traumas, névroses, fatigues, intoxications, intoxinations, infections, suralimentations), dans les intoxications médicamenteuses telles que celle de l'arsenic, ou du phosphore, ou enfin sous l'influence des troubles des fonctions glandulaires endocrines (insuffisance des ferments oxydants). Les unes rentrent donc dans la classe des obésités nerveuses; les autres dans celle des obésités hépatiques (toxiques) ou des obésités glandulaires. Mais, dans tous ces cas, il y a une véritable diminution de la respiration des tissus, c'est-à-dire de la respiration interne (Voy. Étiologie, Insuffisance pneumo-musculaire, p. 44).

5° OBÉSITÉS PAR TROUBLES MÉCANIQUES CIRCULATOIRES (STASES, ŒDÈMES, HYDRÉMIE)

Celles-ci sont des plus mal connues. On sait que les cardiaques et surtout les mitraux ont une forte propension à l'obésité, œdèmes hyposystoliques mis à part. « Les cardiaques sont, en général, assez gras, dit Mathieu[1]. Cela ne peut-il pas s'expliquer parce que l'œdème de

1. Mathieu, *Hygiène de l'obèse*, Masson, 1897.

stase, lorsqu'il n'est que très léger, peut chez des personnes prédisposées, fournir les éléments voulus de la surcharge graisseuse? Il y a,
chez ces malades, passage insensible, progressif, de la stase à l'adipose,
de même que, chez d'autres, il y a passage insensible du pseudo-lipome
œdémateux au lipome vrai, permanent. »

Je suis très disposé, pour ma part, à faire jouer un rôle important
aux stases des humeurs, en général, et du sang veineux en particulier,
dans la genèse de certaines obésités.

Les **cardiaques avérés**, tous ceux qui sont des vasculaires veineux,
des variqueux, des hypertendus du système veineux général (arthritiques), ou du système veineux portal, sont, par le mécanisme préalable de l'œdème interstitiel, prédisposés à l'accumulation graisseuse
aussi bien que ceux qui font de la stase lymphatique (scrofuleux, adénoïdiens, etc.). L'obésité scrofuleuse et lymphatique se rattache donc
à cette espèce. Les infiltrations œdémateuses névropathiques précèdent
souvent l'accumulation de graisse. Ici ce sont des troubles vaso-
moteurs qui favorisent l'exsudation et plus tard l'adipose.

Le mécanisme intime de ces obésités vasculaires peut s'interpréter
par le ralentissement du courant, qui laisse s'accumuler sur place les
particules lourdes et les matières grasses (de la lymphe). Peut-être
aussi l'anoxhémie locale produite entretient-elle des troubles dans le
tissu cellulaire graisseux?

Enfin tous les œdèmes cardiaques, rénaux, veineux, sont certainement toxiques pour les tissus qui les reçoivent, et peut-être y a-t-il de
ce fait une réaction hypertrophique, du tissu conjonctif (Voy. p. 300).

Il n'est pas douteux, en tout cas, que le tissu graisseux constitue
une vraie réserve pour l'eau, les sels (rétention des chlorures), les
déchets dont l'accumulation paraît favoriser singulièrement l'apparition de la graisse. Même chez les petits obèses qui entrent à peine
dans l'évolution fonctionnelle cardiaque, l'asthénie cardiaque, la méiopragie circulatoire jouent un rôle important dans la venue de ces
stases précœdémateuses et de ces œdèmes.

C'est pour cette raison que l'œdème chronique et la graisse sont
souvent concomitants, et que dans toute obésité, sous l'influence du
régime restreint et sec et de l'exercice avec sudation, la perte de poids
des premières semaines de traitement est plus rapide que dans la suite.

Au début, c'est l'infiltration aqueuse qui cède la première, en produisant la diminution du volume du corps, la sensation de bien-être
due à la libération des tissus, la disparition de la dyspnée.

L'hypertension humorale se trouve indistinctement dans toutes les
obésités; plus marquée chez les pléthoriques veineux à tension portale,
elle est exagérée, même s'ils sont au début de l'engraissement et de

l'embonpoint. Souvent accentuée chez la femme, elle s'amende par le massage et la cure de Vichy. Beaucoup d'arthritiques gras, qui veulent maigrir, trompés par ce dégonflement périphérique, le confondent avec le véritable amaigrissement, qu'ils apprécient à l'aisance des vêtements, trop étroits autrefois pour eux.

Inversement, ces sensations de gonflement, de tension, de pléthore séreuse, l'impossibilité de se serrer à la taille et au cou, sont les premiers indices d'un engraissement qui révèle une obésité en période d'évolution parfois associée à une certaine rétention chlorurée. Ils nécessitent, dès que le patient les éprouve, la réduction de boisson et d'aliments, l'exercice avec sudation, qui les enrayent aussitôt.

Mais bien que ces phénomènes de stase veineuse et lymphatique existent au début de l'obésité floride et lymphatique, ils ne deviennent vraiment très importants et manifestes que dans les **obésités pléthoriques**. C'est la prédominance de ces stases qui fait la forme congestive, la stase portale et la méiopragie cardiaque gauche et droite. L'apparition de cette nouvelle symptomatologie est l'indice de l'entrée dans une phase de complications ou plutôt d'évolution vers les lésions organiques. Ainsi se constituent des types mixtes d'obésités, dans lesquels la part des troubles nerveux primitifs s'augmente de celle des troubles vasculaires et rénaux. Ces associations de diverses pathogénies se traduisent par une accentuation de la surcharge graisseuse, tandis que le malade arrive à la période plus grave d'obésité-maladie.

Hydrémie. — La pléthore aqueuse dans l'appareil vasculaire doit se rattacher à cette question. Nous connaissons la pathogénie de l'une des hydrémies, celle qui est due à la rétention des chlorures. Mais il est vraisemblable qu'il en est d'autres et que le rein, le foie, l'appareil vasculaire avec la participation du système nerveux doivent jouer un rôle de premier ordre pour empêcher la sortie de l'eau en excès au niveau du rein, de la peau, du poumon. Cliniquement, les hydrémiques sont prédisposés à l'obésité et à l'infiltration. Ce sont souvent des hypertendus, des brightiques, des anémiques, des lymphatiques, des auto-intoxiqués, grands buveurs d'eau, qui deviennent ainsi obèses hypertendus. L'hydrémie n'est du reste qu'un symptôme, jamais univoque, associé, tantôt aux cardiopathies, aux néphrites, à la scrofule, etc. Mais toutes ces formes cliniques peuvent s'accompagner d'obésité due à la stase, à l'insuffisance d'oxydation par ralentissement circulatoire, aux altérations hématiques et aux troubles fonctionnels viscéraux concomitants. L'hydrémie joue souvent un rôle important dans l'augmentation de poids des gras et des obèses, car la rétention liquide peut être de 6 kilogrammes avant tout œdème (précœdème de Claisse) s'il y a rétention des chlorures.

6° OBÉSITÉS PRODUITES PAR ALTÉRATION DES FONCTIONS DES GLANDES A SÉCRÉTION INTERNE

Généralités. — Dans ces dernières années, les travaux ébauchés sur la physiologie des glandes endocrines ont eu un retentissement d'autant plus facile sur la pathogénie du syndrome obésité, que celui-ci a été un des premiers visés dès que l'insuffisance thyroïdienne a été démontrée génératrice du myxœdème.

L'exagération ordinaire à l'enthousiasme des premières recherches semble se calmer maintenant, et l'on peut plus raisonnablement faire la part de ce qui doit, dans les obésités, revenir à l'insuffisance (ou au déséquilibre fonctionnel) de la glande thyroïde, des glandules para-thyroïdes, de l'hypophyse, de l'ovaire, du testicule, en dehors même de celle du foie, du rein, du pancréas, considérés dans leurs fonctions endocrines.

Des arguments sérieux permettent de donner à ce rôle endocrinique des glandes une assise stable au point de vue pathogénique, car l'expérimentation s'est complétée par la guérison de certaines obésités à la suite d'ingestion thérapeutique du tissu des glandes déficientes.

C'est la thyroïde qui a été soupçonnée la première dans la voie expérimentale, tandis qu'historiquement la place importante appartiendrait plutôt aux obésités d'origine génitale (testiculaire ou ovarienne) observées dès les temps les plus reculés. Bien que Brown-Séquard ait ouvert la voie à l'opothérapie avec ses recherches sur la sécrétion interne du testicule, c'est en réalité depuis Reverdin, Gull, Ord et Charcot que l'attention fut éveillée sur les relations de l'obésité et du myxœdème.

Les travaux très nombreux qui se sont accumulés depuis, sur cette importante question du rôle des sécrétions internes en physiologie et en pathologie, n'ont fait que confirmer les premières notions acquises et maintenant on ne peut plus mettre en douté, devant les observations multiples, que dans quelques cas l'épreuve thérapeutique ait montré le bien fondé des théories qui prévoyaient des obésités endocriniques.

Mais où la difficulté commence, c'est quand il faut déterminer exactement la glande ou les glandes déficientes et leur rôle de facteur principal ou accessoire. A ce point de vue, on peut classer les cas observés et publiés aujourd'hui de la façon suivante :

1° *Obésités par insuffisance thyroïdienne pure*. — Dans cette variété, il faut supposer une lésion ou un trouble fonctionnel primitif de la glande retentissant sur l'organisme par diverses manifestations réactionnelles, et entre autres l'obésité. La preuve en est fournie par la disparition du syndrome sous l'influence de l'ingestion de la glande préparée. A la vérité, il est exceptionnel qu'il s'agisse de cas aussi simples qui répondent assez bien en clinique au myxœdème congénital, à l'obésité myxœdémateuse post-opératoire, ou à celle qui succède à la destruction accidentelle ou inflammatoire de la glande chez l'adulte, et particulièrement à la suite d'un infection telle que les oreillons, l'érysipèle, la typhoïde, la diphtérie, le rhumatisme, etc.

Beaucoup plus souvent, on se trouve en présence d'une des deux variétés suivantes :

2° Obésités liées à des insuffisances endocrines diverses et thyroïdiennes principalement. — La symptomatologie particulière à chacune de ces insuffisances a été maintenant assez étudiée pour que des médecins aient essayé, dans les cas d'obésités complexes où une certaine amélioration avait été obtenue par le traitement thyroïdien, de lui associer l'usage d'extraits d'autres organes, tels que l'ovaire ou l'hypophyse. Quelquefois on a pu obtenir ainsi des améliorations incontestables. Mais l'interprétation en reste toujours discutable, parce qu'il est difficile de délimiter ce qui, dans une insuffisance ou une hyperfonction, est d'ordre réactionnel et à cause du retentissement à distance d'une insuffisance glandulaire sur une autre glande qui, primitivement, n'était pas lésée.

Cependant, on a pu cliniquement établir que l'obésité de la ménopause est souvent à la fois hypoovarienne et hypothyroïdienne par inhibition.

3° Obésités par insuffisance endocrine pluriglandulaire. — Il semble bien que celles-ci doivent être des plus fréquentes dans la pratique, car le succès relatif obtenu dans des obésités quelconques par l'emploi systématique d'une seule glande montre l'insuffisance de la théorie unitaire; ensuite, les données de la pathogénie expérimentale laissent entrevoir que, par l'intermédiaire du sang, toutes les sécrétions internes agissent sur les sécrétions internes des autres viscères et aussi sur leurs sécrétions externes. De cette façon, il apparaît que les syndromes d'insuffisance et d'hyperfonction de chaque glande interne s'associent à des syndromes réactionnels secondaires de diminution ou de suractivité fonctionnelle des autres glandes. Des troubles des sécrétions externes hépatiques, rénales, viennent ajouter leur note spéciale, tandis que, de son côté, le système nerveux participe à la construction de ces cycles pathologiques, pour en compliquer le nombre des facteurs.

Il est bon, pour se retrouver dans cette question encore obscure, de rappeler d'abord les symptômes d'insuffisance et d'hyperfonction de chacune des glandes qui [peuvent jouer un rôle dans la pathogénie des obésités endocriniques.

A. — THYROÏDE

Manifestations hypofonctionnelles. — Elles sont représentées par les types cliniques du myxœdème, de la cachexie strumiprive, du goitre endémique, du crétinisme; par l'infantilisme dysthyroïdien du type Brissaud, avec toutes ses variétés, et qui correspondent à une *insuffisance lentement évolutive.* Voici l'énumération rapide des symptômes qui sont communs à tous ces types cliniques : -

Obésité avec œdème et infiltration graisseuse à la face souvent déformée en lune, membres épaissis et déformés, abdomen chargé de graisse. Atrophie ou dystrophie de la glande thyroïde, hyposécrétion sudorale, sécheresse des téguments. Augmentation à la résistance électrique. Hypothermie, frilosité, constipation, croissance ralentie, ossification enchondrale retardée, apathie psychique, troubles pilaires inconstants; quelquefois calvitie ou canitie précoce (signes rares dans le myxœdème infantile). Ralentissement des échanges nutritifs.

L'*insuffisance aiguë,* qui est surtout opératoire, est caractérisée par des convulsions tétaniques, des secousses musculaires, de la dyspnée, des accidents toxiques graves, pouvant mener rapidement à la mort.

Manifestations hyperfonctionnelles. — Elles sont représentées par le type clinique de Basedow et les symptômes en sont opposés à ceux indiqués précédemment : hypersécrétion sudorale, téguments lisses et humides, diminution de la résistance électrique, sensations de chaleur, hyperthermie, diarrhée, croissance accélérée, ossification enchondrale précoce, irritabilité du caractère, labilité psychique, émotivité exagérée, équilibre émotif instable, accélération des échanges nutritifs, etc.

Manifestations d'instabilité fonctionnelle. (Hypo-hyperthyroïdie de Léopold Lévy et Rothschild.) — L'insuffisance thyroïdienne serait, dans ce cas, la première en date et primitive, et l'hyperfonction apparaîtrait ensuite par compensation dans la glande même. Des réactions hyper- ou hypofonctionnelles se produiraient dans les autres glandes endocrines, et la symptomatologie serait celle du neuro-arthritisme thyroïdien, le plus fréquent des neuro-arthritismes, d'après les auteurs. Sa caractéristique clinique serait l'instabilité des troubles, qui tantôt se rapprochent du type myxœdème et tantôt du type Basedow. Il faut rappeler que Schrötter avait rapporté un cas d'association de maladie de Basedow et de myxœdème, avec obésité de la partie inférieure du corps, et amaigrissement du tronc. Byrom-Bramvell a cité un autre cas analogue. Théoriquement, la conception de Léopold Lévy et Rothschild se soutient parfaitement et d'autant mieux que des résultats thérapeutiques par l'opothérapie lui donnent une certaine consistance.

Appliquée à l'obésité, la théorie du neuro-arthritisme thyroïdien en expliquerait : les troubles du caractère, l'émotivité, la psychasthénie, le déficit mental, l'infiltration œdémateuse, si marqués à la période de cachexie, les symptômes accessoires, gastriques, intestinaux, articulaires, les troubles nutritifs et les signes qui relèvent à certains moments d'autres insuffisances : surrénales (variation de la tension, tachycardie, bradycardie), hypophysaire (adipose, acromégalie, déformations vertébrales associées), ovariennes (troubles génitaux, surcharge graisseuse de la ménopause).

B. — PARATHYROÏDES

Si, chez les animaux, Vassale, Générali, Moussu, Gley, Alquier ont pu facilement distinguer une fonction spéciale de ces glandules (cheval, âne, mouton, porc), chez l'homme il semble bien qu'il y ait trop d'intrication anatomique et physiologique entre ces organes et la thyroïde, pour qu'on puisse séparer ce qui appartient aux unes et aux autres. La maladie de Parkinson serait, d'après Lundborg et Berkeley, le type clinique de l'insuffisance parathyroïdienne (?). On y a ajouté depuis la tétanie, l'éclampsie, l'épilepsie, la démence précoce, le syndrome myasthénique d'Erb, la chorée, etc., mais il n'y a là aucune certitude scientifique et cette question doit être considérée comme encore à l'étude.

C. — HYPOPHYSE

Les types cliniques qu'on rapporte aux troubles fonctionnels de cette glande sont : *acromégalie, gigantisme, obésité, atrophie génitale.* L'hyperhypophysie créerait l'acromégalie, et l'hypohypophysie expliquerait l'adiposité.

Louis Rénon et Arthur Delille ont donné le tableau symptomatique suivant de l'insuffisance hypophysaire : abaissement de la tension artérielle, tachycardie, instabilité du pouls, insomnie, anorexie, sensations pénibles de chaleur, exagération de la sueur. Cet ensemble symptomatique disparaît par l'absorption de la glande hypophysaire. Notons en passant que beaucoup de ces signes se rencontrent dans les obésités vulgaires.

Cyon a étudié le rôle de l'hypophyse dans la circulation et a établi que son excitation provoque le ralentissement et le renforcement des systoles cardiaques. Howell prétend que, seul, le lobe postérieur du corps pituitaire a la propriété d'élever la tension artérielle. On a remarqué plusieurs fois dans le myxœdème l'hypertrophie compensatrice de l'hypophyse. On trouvera dans la thèse de M. Thaon (1907) toutes les connaissances qu'il est utile de posséder sur la physiologie de cette glande. Harven-Cushing [1] les a complétées par ses intéressantes recherches (1910).

C'est Fröhlich (1901) [2] qui a incriminé le premier l'hypophyse dans la pathogénie de l'obésité avec l'observation d'un garçon de quatorze ans pesant 54 kilogrammes, dont les organes génitaux infantiles et atrophiés disparaissaient dans la graisse; il était porteur d'une tumeur hypophysaire diagnostiquée par radiographie, et qui fut opérée par voie nasale par Eiselsberg. Le malade fut amélioré. Depuis, d'autres cas furent cités par Berger, Cestan, Fuchs, Zak, Galliard et Milian, Madelung (balle dans la selle turcique), Ebstein, Gross, Schuster.

Launois et Cleret [3] viennent de consacrer un important article à ce « syndrome de Frölich » dont l'obésité et l'atrophie génitale sont les éléments importants; aussi l'ont-il nommé : *Syndrome adiposo-génital hypophysaire*. C'est le titre de la thèse de Grahaud [4], faite sous la direction de Launois.

Il ressort de leurs travaux que les lésions, les tumeurs hypophysaires troublent l'évolution des tissus conjonctif, cartilagineux, osseux, dérivés du feuillet moyen du blastoderme en produisant trois syndromes : 1° acromégalique; 2° génital; 3° adipeux, mélangés quelquefois au myxœdème, ce qui confirme l'association pathologique endocrine thyro-hypophysaire.

L'obésité hypophysaire est donc accompagnée parfois des signes des deux autres syndromes et de ceux des tumeurs ou de la compression de la base et de la région turcique (Erdheim, Selke et Bartels) : céphalée, cécité, hémianopsie bitemporale, réaction hémiopique de Wernicke, névralgies, nausées, vertiges, vomissements, apathie, *somnolence invincible*, mouvements convulsifs, tremblements, accélération du pouls, abaissement de la température centrale, polyurie, glycosurie, troubles du goût, de l'ouïe, etc. A ces signes de probabilité, les signes de certitude tirés de l'examen radiographique sont préférables. Toupet et Infroy [5], Jangeas [6] ont donné les bases du diagnostic radioscopique.

L'obésité hypophysaire généralisée est : 1° *superficielle*; elle forme une collerette, à la face, au menton, au cou, des maniements mammaires, quelquefois un tablier graisseux tombe au-devant des organes

1. Harven-Cushing, The fonctions of the pituitary todie, *The Am. Journ, of the Med. Sciences*, avril 1910.

2. Frölich, *Wien. klin. Rundschau*, n°* 46-48, 1901.

3. Launois et Cleret, Le syndrome adiposo-génital, *Gaz. des Hôpitaux*, 1910, n°* 5 et 7.

4. Grahaud, *Syndrome hypophysaire adiposo-génital*, 1910, Paris, imprimerie Levé.

5. Toupet et Infroy, *Rev. de Neur.*, 30 nov. 1909.

6. Jangeas, Thèse de Paris, 1909.

génitaux. Les hanches sont souvent énormes, les membres inférieurs
transformés en colonnes. Les vergetures sont fréquentes, puisque la
surcharge est souvent rapide; 2° *profonde*, dans le médiastin, le péri-
carde, l'épiploon; les téguments sont pâles, froids, épaissis.

La pathogénie admise par certains auteurs ferait cette obésité consécutive à la lésion de la base du cerveau. Frölich, Fuchs la croient due à
l'insuffisance du ferment oxydant de la sécrétion interne de l'hypophyse.
Quoi qu'il en soit, il est bien certain qu'il s'agit ici d'une obésité endogène typique par altération fonctionnelle d'une glande vasculaire
sanguine, puisque l'opothérapie hypophysaire, entre les mains de Frölich,
de Léopold Lévy et Rothschild, aurait amélioré quelques cas de cette
forme.

D. — TESTICULE

Ancel et Bouin nous ont fait bien connaître la glande testiculaire
interstitielle qui est distincte, chez certains animaux, de la glande
spermatique. Chez l'homme, elle est représentée par des cellules
spéciales disséminées le long des vaisseaux du testicule. Tandis que
l'une de ces glandes préside à la formation des spermatozoïdes, l'autre
tient sous sa dépendance les attributs de la virilité : conformation
somatique spéciale à l'homme et opposée à celle de la femme, largeur
du thorax, étroitesse du bassin, production pilaire de la moustache et
de la barbe, répartition des poils sur l'abdomen et la zone péri-génitale,
expression de la physionomie, caractère masculin de la voix, etc.

Ces fonctions diverses du testicule ont été depuis longtemps
soupçonnées par l'observation des eunuques et des castrats. On sait que
les symptômes de la *castration* chez l'homme diffèrent suivant qu'elle a
lieu avant ou après la puberté : avant, l'obésité est presque constante,
ainsi que les troubles vocaux. Pitard, qui a étudié les Skoptzy, a montré
surtout les relations de la castration avec le type morphologique osseux
et facial de cette secte, type qu'on retrouve mélangé à certaines obésités
banales. Runmo et Ferranini étudiant la *gérodermie génito-dystrophique*
ont constaté dans cet état, qui peut exister avec le myxœdème et l'acromégalie : l'obésité, la gynécomastie et l'état glabre du visage.

L'*hyperfonction de la glande interstitielle* a pu être observée dans un
cas d'affection parasitaire (coccidiose du testicule), avant l'âge de la
fonction spermatique; dans ce cas, dû à Sacchi, le processus irritatif de
la glande se manifesta par une puberté précoce. Dalché, en 1901, a
publié un cas de dystrophie orchitique, chez un homme atteint de
syphilis du testicule, sans aucune altération apparente de la thyroïde,
et qui était cependant obèse et infiltré des membres inférieurs, de

l'abdomen, de la face, avec une allure myxœdémateuse, de l'apathie, de l'asthénie et absence de toute production pilaire.

E. — OVAIRES

Au point de vue de l'apparition de l'obésité, il faut distinguer l'insuffisance ovarienne pré et post-pubère. Celle-ci seule détermine l'obésité.

Martin, dans sa thèse de 1903, a montré que cette obésité post-opératoire pour annexites était presque constante. Jayle la croit moins fréquente. Delbet pense que l'obésité n'apparaît, après ablation des annexes, que chez les prédisposées arthritiques.

En dehors de la surcharge graisseuse, les symptômes accessoires de l'*insuffisance ovarienne* sont : des troubles vocaux, des modifications dans le domaine des vaso-moteurs, des bouffées de chaleur, des congestions céphaliques, des troubles nerveux neurasthéniformes, de l'asthénie, des palpitations, des névralgies de tout ordre, des tendances aux hémorragies supplémentaires (Beaudron et Paresse), l'hypertension artérielle et, en somme, tous les signes d'une ménopause anticipée.

Dalché[1] nous a fait connaître l'*hyperfonction de la glande* dont les symptômes seraient les suivants : puberté anticipée, développement physique et intellectuel précoce. Menstrues abondantes et prolongées. Règles douloureuses. Leucorrhée intermenstruelle. Plus tard, métrorragies. — Il est intéressant de souligner ce fait que, comme pour la thyroïde, des phénomènes d'hyper- et d'hypofonction peuvent s'associer en clinique, ou se compliquer d'autres qui relèvent de la dysthyroïdie. Chez les arthritiques obèses du sexe féminin, ces diverses combinaisons endocriniques se rencontrent fréquemment.

Les fonctions de l'ovaire dans la nutrition se manifestent en résumé :

1° Par son influence sur l'assimilation des graisses, d'où l'engraissement qui se montre après ovariotomie.

2° Par son influence sur les échanges respiratoires, qui résulte des recherches de Lévy et Richter (1899), de Charrin et Jardry (1906) sur les chiennes, et de Jung (1906) sur la femme; l'ovariotomie abaisse les échanges.

3° Par l'influence sur le métabolisme azoté. Pinzani (1890) a montré que chez la chienne l'ovariotomie diminue la proportion d'azote total et d'urée excrétés quotidiennement par les urines.

4° Par l'influence sur les échanges minéraux. Tandis que Curatulo et Tarulli (1895) voyaient l'ovariotomie diminuer, de moitié, les échanges phosphorés, Massé (1899), Schluz et Falk les trouvaient

---

1. Dalché, Hyper- et hypoovarie, *Gazette des Hôpitaux*, 1906.

normaux, au contraire Lambert (1903) et Pinzani donnaient raison par leur résultat aux premiers observateurs. Les chirurgiens se basèrent sur ces phénomènes pour traiter l'élimination phosphorée excessive de l'ostéomalacie, par l'ovariotomie, méthode qui n'a pas donné que des succès.

L'influence de l'insuffisance ovarienne pathogène de l'obésité relèverait donc des quatre mécanismes suivants : ralentissement du métabolisme des graisses; diminution des échanges respiratoires; ralentissement du métabolisme azoté et des échanges minéraux.

F. — FOIE, REIN, PANCRÉAS

Dans leurs fonctions endocriniques. — Le groupe organique hépato-pancréas, appareil anatomique unitaire chez certains animaux, n'existe chez l'homme que physiologiquement et par l'action réciproque de la sécrétion interne du foie et du pancréas.

Celle-ci est bien connue depuis les recherches faites sur la glycogénie hépato-pancréatique.

Bouchard a supposé l'existence de ferments hépatiques, hypothétiques, du reste; Hanriot, celle de ferments lipasiques qui n'ont pas encore été acceptés par les physiologistes et qui, les uns et les autres, permettraient d'édifier une théorie de l'obésité combinée à des troubles fonctionnels variables, dans d'autres organes, et conditionneraient la goutte, le diabète et les lithiases.

Bouchard a pu ainsi, à côté des troubles d'innervation et de ceux qui relèvent des hyper- ou des hypofonctions glandulaires, admettre des obésités par modifications des ferments, dont l'insuffisance ou l'excès peut porter :

1° Sur les ferments hydratants et saponifiants, d'où l'association clinique : obésité et lithiase biliaire;

2° Sur les ferments oxydants;

3° Sur le ferment glycolytique expliquant la coexistence de l'obésité et du diabète;

4° Sur le ferment hydratant de l'albumine, créant l'obésité avec lithiase et azoturie.

Si intéressante que soit cette conception qui, cependant, trouve un certain appui dans les vérifications de la clinique journalière, il est de toute évidence qu'elle reste encore à l'état d'hypothèse.

Néanmoins, il est certain que des actions semblables des viscères les uns sur les autres sont constantes dans l'organisme, et que tous peuvent faire fonction de glande endocrine, car, suivant le mot de Motto, « chaque organe, chaque cellule, chaque tissu possède une sécrétion interne », la suractivité de chacun d'eux est faite à la fois de la perturbation de la fonction de l'organe modifié et des réactions constatées dans les fonctions des autres. En dehors même des retentissements circulatoires et réflexes, le rein, le foie, le poumon jouent vis-à-vis les uns des autres le rôle de compensateurs et de suppléants. Les glycosuries, les cholémies, les urémies diverses associées à l'obésité peuvent être la traduction clinique de ces synergies.

APPLICATIONS DE CES DONNÉES EXPÉRIMENTALES ET CLINIQUES A L'ÉTIOLOGIE ET A LA PATHOGÉNIE DES OBÉSITÉS

A l'aide des lumières projetées par l'expérimentation sur les animaux, et par la chirurgie et l'opothérapie chez l'homme, on a pu facilement schématiser l'action des diverses glandes à sécrétions internes; mais il n'en est pas moins vrai que, dans la clinique, il reste des hésitations au médecin qui veut préciser, pour édifier sa thérapeutique, quelle est la part réciproque que prennent ces altérations sécrétoires à la constitution d'une obésité.

Le praticien a bien, en effet, quelque droit d'hésiter s'il observe que :

1° Des symptômes communs se retrouvent également dans des hyper- ou des hypofonctions des diverses glandes, et notamment : la surcharge graisseuse, l'œdème, les modifications de la tension artérielle et des troubles vaso-moteurs qui peuvent dépendre de la thyroïde, de l'ovaire, de l'hypophyse, etc., tout comme les changements dans la thermogenèse, les déviations nutritives, appréciées par les analyses d'urine, etc. ;

2° L'opothérapie par une glande modifie des symptômes qui semblent cependant dus à l'insuffisance d'une autre; exemple : obésité d'allure myxœdémateuse, améliorée par l'opothérapie ovarienne ou hypophysaire;

3° La difficulté est grande de déterminer la part des troubles nerveux coexistants, et de savoir s'ils sont primitifs ou consécutifs, ce qui est de premier intérêt au point de vue thérapeutique.

Nous avons vu, en effet, l'importance qu'il faut accorder au système nerveux dans l'apparition d'un nombre considérable d'obésités, car la question qui se pose est celle-ci : Les glandes vasculaires sont-elles, dans ces cas, atteintes en premier lieu, et conditionnent-elles l'obésité par leur action spéciale sur la nutrition du système nerveux, ou bien au contraire le système nerveux est-il le premier en date et vient-il, par l'intermédiaire des filets sympathiques, glandulaires et sécrétoires, de même que par ses vaso-moteurs, exciter ou réduire le fonctionnement des glandes vasculaires?

Il est vraisemblable que l'un et l'autre mécanisme existent; pour ma part, je considère le second comme le plus fréquent. D'où ce classement :

1° *Dyspragies endocrines primitives.*

Ce sont celles qui relèvent d'une *intoxication* accidentelle, médicamenteuse, iode, arsenic, mercure, cantharide, phosphore, etc., et où la thyroïde, l'hypophyse, le rein, le foie, le pancréas, le testicule peuvent être inhibés ou excités dans une ou plusieurs de leurs fonctions.

Les *infections* de tout ordre agissent de même, tels les oreillons sur l'ovaire, les salivaires, le pancréas, telles la dipthérie sur le foie, la scarlatine sur le rein, les pneumococcies, staphylococcies, les infections éberthiennes, les fièvres éruptives qui agissent plus ou moins sur toutes les glandes vasculaires sanguines et thyroïdiennes entre autres, par un processus inflammatoire d'abord, et scléreux ensuite, d'une intensité variable. Tous ces faits sont bien connus; l'étiologie qui nous a signalé des obésités post-infectieuses typhique, grippale, etc., nous fait prendre sur le vif la valeur de ces actions pathogéniques.

2° *Dyspragies endocrines secondaires.*

Aux troubles nerveux. Celles-ci relèvent ou d'une influence hyper- ou hypofonctionnelle d'une autre glande, ou plus souvent d'une altération primordiale du système nerveux qui fournit à l'organe considéré ses nerfs sécrétoires, vaso-moteurs, glandulaires, trophiques, etc.

Cette altération du système nerveux peut être directe ou réflexe : on sait que l'excitation des corps restiformes trouble la thyroïde qui réagit par le syndrome basedowien, lequel peut être consécutif d'un autre côté, à un trauma ou à un choc de l'axe cérébro-spinal.

De la même façon, les tumeurs cérébrales de la base, de l'hypophyse, les troubles du grand sympathique supérieur peuvent être à l'origine d'un myxœdème ou d'une obésité thyroïdienne.

On a décrit des affections lésionnaires du sympathique abdominal (Vigouroux), et plus spécialement du plexus solaire, avec retentissement viscéral pouvant se traduire par des méiopragies des organes de l'abdomen, avec troubles de la cénesthésie. Ces types cliniques existent aussi à l'état fonctionnel, telle la névrose psycho-splanchnique de Grasset. On peut assimiler à ces espèces, des troubles fonctionnels des branches sympathiques supérieures qui vont à la thyroïde, à l'hypophyse, au cœur, ou des branches qui vont aux surrénales, à l'ovaire, au testicule, et qui peuvent être mises en branle soit directement, soit par action réflexe au niveau du cortex cérébral, du bulbe, de la moelle, etc.

En présence de certaines observations cliniques, on peut soupçonner ces pathogénies et le raisonnement par analogie s'impose, dont l'exactitude est démontrée aussi par la nature de la thérapeutique employée, lorsqu'elle a réussi. On peut évidemment guérir ou améliorer une obésité thyroïdienne par l'opothérapie mais aussi par des actions physico-thérapiques autres.

Avec ces deux méthodes différentes, on n'atteint pas le cycle pathogénique au même niveau : lorsque le médecin améliore l'entérite muco-membraneuse, névrose du sympathique, en soignant le système nerveux général par l'hydrothérapie, la franklinisation, le repos moral et physique, il peut obtenir la guérison, comme en traitant directement l'intestin par le régime lacto-végétarien, l'usage des ferments lactiques, des médicaments sédatifs, tels que la belladone; mais dans le premier cas il cherche à atteindre davantage le système nerveux et le plexus solaire; dans le second, au contraire, il vise l'intestin sur lequel aboutissent du reste les réactions solaires.

Il est bien probable que les obèses névropathes, chez qui l'on trouve des petits signes d'instabilité thyroïdienne et de neuro-arthritisme, ou des modifications thyroïdiennes légères, sont atteints d'une sorte de dyspepsie (?) nerveuse de la glande thyroïde, comme ces malades en ont une de leurs organes digestifs.

Plusieurs glandes s'associent donc à ce syndrome de dépréciation des fonctions nerveuses qui règlent la vascularisation, les sécrétions et la nutrition de ces organes; et cette dépréciation nerveuse générale est banale chez des asthéniques et des psycho-névrosés. Mais il faut remarquer que la légèreté de l'atteinte endocrinique, l'instabilité même des symptômes (instabilité qu'on retrouve aussi dans les dyspepsies nerveuses gastro-intestinales), comme aussi la variabilité du poids et de la charge graisseuse, peuvent servir à distinguer cette espèce de l'insuffisance endocrinique primitive qui paraît toujours plus complète, plus stable et plus sévère.

Tel est du moins le sens de mes observations personnelles, et c'est ainsi que j'interprète et que j'accepte le neuro-arthritisme thyroïdien de Léopold Lévy, qui est trop souvent consécutif à des troubles nerveux primitifs par émotions, surmenages, shock, pour qu'au début, du moins, on puisse penser à des troubles directs de la glande elle-même. Que plus tard, lorsque les cycles pathologiques se seront étendus et refermés les uns sur les autres, l'insuffisance glandulaire puisse apparaître à la moindre infection, à la plus légère intoxication, par suite d'une débilité congénitale élective, cela est évident, et se retrouve du reste dans toutes les méiopragies héréditaires ou acquises.

Il semble donc admissible qu'à un moment donné il y a une phase d'instabilité endocrinique, comme on trouve aisément des périodes d'instabilité des sécrétions externes du foie, de l'estomac, du pancréas, du rein, dans toutes les maladies dites de la nutrition, diabète, goutte, etc. Les cercles vicieux ne tardent pas à se constituer et, par l'intermédiaire de l'auto-intoxication, la glande insuffisante ou hyper-fonctionnante dérègle le système nerveux qui, à son tour, va l'innerver d'une façon incorrecte.

L'intrication des réactions synergiques devient telle à ce moment qu'il n'y a plus intérêt à la suivre. C'est le dérèglement complet et absolu, qui va s'étendre progressivement sur tous les viscères, faire avalanche et mener le malade aux périodes d'insuffisance pluriglandu-laire et de méiopragie pluriviscérale, dont l'expression symptomatique complète se retrouve dans la cachexie adipogène que je décris ailleurs (cf. p. 314 et 387).

La thérapeutique opothérapique ne pouvant plus être de mise à ce moment, c'est à d'autres moyens que le médecin doit s'adresser, et l'investigation pathogénique poussée plus loin ne pourrait lui être d'aucun intérêt, si même elle était théoriquement possible.

En résumé : en présence de toute obésité, le médecin songera à une insuffisance primitive ou secondaire d'une ou plusieurs glandes à sécrétion interne.

Dans l'enfance, il s'arrêtera à la possibilité d'une obésité par myxœ-dème fruste.

A la puberté, dont il surveillera l'évolution, il se rappellera la fré-quence des troubles ovariens et il cherchera à établir si ceux-ci se rapprochent du type d'hyper-ovarie ou de celui d'hypo-ovarie. Suivant les indications, il pourra employer l'opothérapie en se dirigeant ainsi qu'il sera indiqué au chapitre du Traitement.

Chez l'adulte, à la suite des intoxications accidentelles ou médica-menteuses et des maladies infectieuses, l'apparition d'une obésité l'in-clinera à essayer la thérapeutique glandulaire, en se guidant sur les symptômes les plus manifestes, et en recherchant s'il existe des signes d'une atrophie organique principale, telle que celle du thyroïde ou d'une hypertrophie, telle que le goitre. Les altérations du type physio-logique, un certain degré de virilisme chez une femme ou de féminisme chez un homme, les différents types persistants d'infantilisme ou de gigantisme, l'arrêt de développement cérébral complet ou atténué, les dystrophies génitales, les altérations pilaires, les déformations soma-tiques diverses, les ménopauses anticipées ou les ménopauses troublées, seront l'objet de son examen, qui dépistera ainsi toutes les pathogénies endocrines possibles. Nous retrouverons du reste au chapitre du trai-tement l'utilisation de toutes ces connaissances pathogéniques.

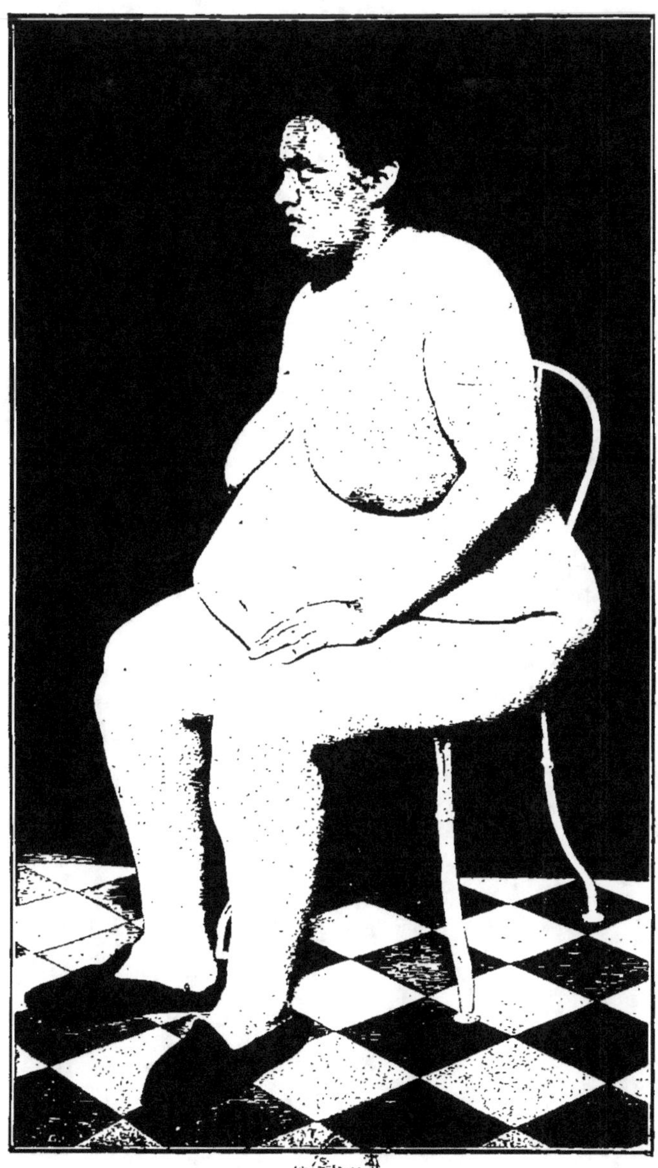

Obèse de l'observation Launois et Cléret (*Gaz. des Hôpit.*, n° 3, 1910).

Femme de trente-trois ans, poids maximum 117 kilos, minimum 95, taille 1 m. 65. Père et oncle obèses. Antécédents : rougeole, scarlatine, pneumonie. Réglée à onze ans. Mariée à seize ans et demi. Fausse couche. Fibrome utérin. rhumatisme art. aigu. Début de l'obésité à vingt et un ans. Cyanose de la face et des mains. Dyspnée par basite. Tachycardie. Tens. art. 21. Troubles mentaux, hyperémotivité, tristesse. puérilisme. Examen radioscopique du crâne nul. Puis hémoptysie, délire. mort par syncope. Autopsie : tuberculose aiguë généralisée. de date récente. Sclérose de l'ovaire et de la thyroïde. Epithélioma du corps pituitaire, primitif. (Cliché dû à l'obligeance de M. Launois.)

OBÉSITÉS MIXTES EMPRUNTANT LEUR PATHOGÉNIE
A PLUSIEURS DES ESPÈCES PRÉCÉDENTES

L'étude analytique nous a permis de séparer, d'une façon un peu théorique, toutes les variétés pathogéniques d'obésités. Il est rare de les rencontrer dans cet état de pureté et de simplicité dans la clinique journalière. En réalité, les obésités sont aussi variées et riches de causes que les dyspepsies, par exemple. Et le médecin moderne, dont la thérapeutique est commandée par une bonne pathogénie, saura toujours faire le décompte de ces actions diversement associées. Chez les vieux obèses arrivés à une phase très avancée de leur évolution fonctionnelle morbide, on peut relever l'action successive de toutes les causes classées ici, dans les rubriques précédentes. Mais, au début, il y a toujours une prédominence de l'une d'entre elles qui sert de pivot à la pathogénie.

A la vérité, il est des obèses qui le sont surtout par hérédité, et, comme certains goutteux, sont les victimes de l'inexorable loi de la fatalité évolutive; ces obèses héréditaires sont déjà gros dès l'enfance, sans être forcément des gourmands ni des paresseux. Mais la sagesse des nations qui prétend que l'obèse creuse sa tombe avec ses dents, exprime une vérité clinique. La suralimentation, qu'elle naisse de la gourmandise ou de la tachyphagie, s'associe le plus souvent à la sédentarité pour constituer les types les plus courants de l'obésité de la pratique. Mais ce n'est là qu'une vérité relative. Aussi le praticien ne doit-il pas exagérer l'utilisation systématique de la cure d'amaigrissement qui convient surtout aux gros mangeurs. Ce que j'ai dit du mécanisme complexe par lequel agit la suralimentation, montre que la réduction alimentaire n'est pas tout dans le traitement. L'association des causes suivantes : suralimentation relative, tachyphagie, troubles nerveux, solaires, avec dyspepsie, insuffisance adipolytique respiratoire et musculaire, correspond à la combinaison pathologique, peut-être la plus fréquente en clinique, et qui est aussi celle qui se rencontre chez les arthritiques et dans les premières phases de presque toutes les obésités.

A la lumière des recherches modernes, le médecin doit faire aussi jouer un rôle important aux troubles endocriniques. Mais le moment ne semble pas encore venu d'en tirer de grands avantages thérapeutiques, si ce n'est pour des obésités entretenues par l'insuffisance thyroïdienne ou hépatique. De ces dernières, je l'ai dit, on pourrait presque faire une classe à part, car elles sont rarement primitives, et sont souvent liées au déficit nerveux dyspeptogène.

Un autre type d'obésité mixte est celui qui se rencontre plus tard, lorsque l'obésité a franchi les premiers échelons de sa progression. Il comporte l'association des phénomènes vasculaires, de stase veineuse, et, plus tard, de méiopragie cardio-pulmonaire.

C'est par ce mécanisme que l'obèse devient alors un cardiaque, un pulmonaire, un rénal, et plus tard un cachectique.

Mais il n'en reste pas moins que l'action du système nerveux paraît primer en importance pathogénique toutes les autres causes qui ne sont, le plus souvent, que secondaires et accessoires.

Cette prééminence n'est pas pour nous étonner; dans la pathogénie même, elle s'explique tout naturellement par l'importance anatomique considérable de l'appareil nerveux, qui est véritablement frappante; elle se retrouve du reste avec la même valeur dans la pathogénie de chacune des grandes maladies de la nutrition.

MÉCANISME HISTO-PATHOLOGIQUE DES OBÉSITÉS

Cette question est loin d'être élucidée. Théoriquement il est admis que l'obésité est faite, histologiquement, de la *surcharge* graisseuse de la cellule conjonctive fixe, graisse empruntée aux réserves alimentaires. Une grande majorité d'obésités semblent donc avoir un substratum histologique semblable à l'engraissement physiologique; car l'homme et les animaux possèdent un tissu graisseux de constitution qui n'excéderait pas un poids de 50 grammes par kilogramme du poids du corps. Cette graisse de constitution se renouvelle et s'use sans cesse au cours des oxydations quotidiennes.

Il n'est pas douteux que les obésités des jeunes, des pléthoriques, gros mangeurs, ne soient d'abord une exagération de cette réserve cellulaire conjonctive.

Mais la classe des obésités toxiques (arsenic, phosphore, mercure, plomb) nous a appris à connaître d'autres modes d'accumulation graisseuse dans la cellule fixe et, plus tard, la stéatose protoplasmique viscérale. Il faut, ainsi, distinguer la stéatose, la dégénérescence, de la surcharge. Mais on peut se poser la question de savoir si la dégénérescence stéatosique du protoplasma de la cellule fixe conjonctive ne peut être produite par auto-intoxication, à des phases plus évoluées des obésités suralimentaires pures.

Il existe des faits cliniques qui permettent de penser que la richesse d'un régime alimentaire est trop petite pour expliquer des réserves. On voit des femmes atteintes de grandes obésités asthéniques et anémiques, et dont le régime n'atteint pas la moitié de la valeur d'un régime normal, et qui subissent, sans maigrir, plusieurs heures de

marche quotidienne. Des cardiaques, des brightiques latents, des œdémateux, encore actifs, sont dans des conditions analogues. Peut-on
admettre que, dans ces cas, en dehors de la surcharge empruntée aux
réserves, il existe un certain degré de dégénérescence stéatosique, qui
serait la réaction de la cellule fixe à l'intoxication endogène; le processus mixte semble vraisemblable dans tous les cas où les tissus
interstitiels sont imbibés longtemps par des humeurs toxiques, ou les
charrient. L'expérimentation seule pourra résoudre cette pathogénie
intime dont la conclusion applicable en clinique est la suivante :
*L'obèse ou le simple adipeux est toujours intoxiqué et surtout
auto-intoxiqué.*

SYNTHÈSES ET HYPOTHÈSES
1° LES OBÉSITÉS CONSIDÉRÉES EN FONCTION DE LA MORPHOLOGIE (HECKEL)

Si je me suis gardé, dans l'exposé analytique des différentes
pathogénies attribuables aux obésités, de toute synthèse philosophique inspirée par une idée directrice préalable, c'est surtout parce
que la pathologie fonctionnelle, qui doit être avant tout une œuvre de
clinique, n'en comporte pas, et que je n'ai pas voulu donner dans un
travers reproché à bien des auteurs.

Cependant quelque chose de général semble se dégager de cette
étude, non pas quant à la nature de l'obésité, mais quant à ses relations
avec les déformations extérieures qui lui sont tout à fait spéciales.

Il n'existe pas, en effet, dans la pathologie humaine, d'autres causes
déformatrices aussi accentuées que l'obésité, hors le rhumatisme
déformant, le rachitisme et l'ostéomalacie.

L'obésité, comme ces trois syndromes, montre bien manifestement
que la conservation de la forme somatique est liée à l'état de santé
(et inversement), et qu'en dehors du canon normal et de ses variétés
individuelles, il n'y a plus d'état physiologique.

De là à édifier une thérapeutique morphogénétique applicable à
l'obésité, de là à la formule de l'homme athlétique considéré comme
type non pas d'homme moyen, mais d'homme normal, il n'y avait qu'un
pas. On verra au traitement que cette conception a guidé la thérapeutique exposée dans cet ouvrage, où je désire montrer que la réputation
d'incurabilité de l'obésité est due à ce que la thérapeutique de réduction graisseuse n'est pas habituellement poussée assez loin pour
ramener l'homme obèse au type de l'homme normal.

Mais la récupération de la forme somatique nécessite le plein développement de l'enveloppe musculaire.

J'ai étudié ailleurs l'importance considérable de la fonction musculaire chez l'homme. J'ai montré la méiopragie musculaire banale, chez l'homme civilisé moderne, comme la constance de la morphologie athlétique chez les races primitives libres, dites sauvages.

Le premier danger que court l'homme dépourvu d'une enveloppe musculaire normalement développée est justement de devenir gras, pour verser dans l'obésité. Il existe donc chez l'homme une constante morphogénique lorsqu'il est en état d'équilibre, et lorsque le rapport du développement de chacun de ses systèmes organiques est conservé. Toutes les fonctions concourent, en réalité, à la perfection de chacune d'elles, et l'équilibre morphologique est dû à la régularité des *fonctions morphostatiques* qui, elles-mêmes, dérivent de l'équilibre entre l'assimilation et la désassimilation. L'obésité, si l'on tient à la considérer dans une synthèse philosophique, pourrait donc être définie : un déséquilibre des fonctions morphostatiques.

Importance thérapeutique de cette conception. — Ce concept, qui m'est personnel, n'a pas, dans mon esprit, la valeur d'un dogme, et d'autant plus que cette définition pourrait aussi bien convenir au rachitisme et à l'ostéomalacie. Il suffirait d'ajouter alors à l'idée de déséquilibre des fonctions morphostatiques qu'il est dû à l'accumulation des graisses et à l'altération du rapport : graisses sur muscles qui vaut normalement $1/10^e$ au minimum. S'il n'y avait pas d'autre avantage à cette définition, elle serait d'une pauvreté théorique évidente. Mais elle renferme à mon avis une idée thérapeutique de premier ordre, parce qu'elle indique que la guérison de l'obésité doit être recherchée par le retour à la forme normale, avec la récupération complète de l'appareil musculaire. Elle souligne la nécessité de la transformation somato-psychique de l'obèse sous l'influence du traitement, et fait saisir qu'il doit retrouver son énergie morale et sa vigueur physique qui ont subi une éclipse si prolongée pendant toute la durée du trouble fonctionnel. Ainsi l'obèse guéri ne pourra plus être seulement l'obèse amaigri, mais celui qui aura récupéré par un long entraînement d'exercices gradués, le poumon, le cœur, les muscles, qui sont si souvent méiopragiques chez les obèses de tout ordre. Cette conception est riche de résultats thérapeutiques, et c'est la véritable excuse de son caractère philosophique peut-être prétentieux. L'importance de la conservation de la forme somatique n'a du reste pas échappé à l'art vétérinaire ; elle y est très étudiée dans une science spéciale appliquée au cheval. C'est la science de l' « Extérieur », qui admet la relation de la forme et de la santé. Appliquée à l'homme, elle doit donner des résultats pratiques du plus haut intérêt, car, pour le médecin, l'homme doit rester le plus élevé des mammifères.

2ᵒ L'OBÉSITÉ, MALADIE D'ÉVOLUTION (CONCEPTION DE SIGAUD, DE LYON)

Laissant de côté les théories de MM. Bouchard et Guyot qui, en étudiant l'arthristisme, ont donné une synthèse indirecte de l'obésité, exposée dans les pages précédentes, je terminerai ce chapitre de pathogénie en exposant une conception originale, qui ressort des études de M. Sigaud, sur la pathologie de la digestion. Cet auteur, dont le « Traité de la digestion » contient de remarquables aperçus sur la pathologie digestive et une méticuleuse observation des modifications morphologiques externes qu'on peut y trouver, a vu, comme moi-même, l'importance des modifications de la forme somatique en patho-logie. Voici un résumé de sa conception de l'obésité :

« Le problème de l'obésité est avant tout d'ordre morpholo-gique. »

La *morphologie humaine* offre à toute observation deux ordres de faits :

a. Les premiers (morphologie de formation) sont des faits visant la constitution de l'individu. Des attributs morphologiques permettent de le différencier de ses congénères; d'où la division des êtres humains en quatre types : type *respiratoire,* type *digestif,* type *musculaire,* type *cérébral.*

Le type respiratoire répond à la prédominance morphologique et fonctionnelle de l'appareil respiratoire sur les trois autres appareils de l'organisme.

Une définition analogue convient à chacun des trois autres types.

Tous ces éléments de différenciation individuelle correspondent à une période de la vie, la période de formation.

b. Une seconde catégorie de faits embrasse la vie individuelle tout entière (morphologie d'adaptation). Et si les premiers traduisent l'adap-tation inégale de l'organisme aux divers éléments du milieu cosmique (air, aliment, mouvement, idée), les seconds répondent au plus ou moins d'effort de cette adaptation envisagée dans son ensemble, vis-à-vis du milieu cosmique global.

En un mot, quel que soit le type considéré, l'organisme *fonctionne,* c'est-à-dire tend à se mettre en équilibre avec le milieu cosmique. Mais ce fonctionnement entraîne, ou mieux, peut entraîner des modifica-tions de forme du corps humain, et ce sont ces modifications que le clinicien peut classer sous la rubrique : morphologie de fonctionne-ment.

Or, étudié à ce point de vue, le corps humain évolue dans une double voie : 1° tantôt vers la rétraction; 2° tantôt vers la dilatation.

Dilatation. — Ce sont les organismes orientés vers la dilatation qui forment la classe des individus dits obèses.

La dilatation progressive de l'élément anatomique, voilà le fait fondamental dans l'obésité.

Pourquoi cette dilatation? La physiologie générale nous répond : Tout élément anatomique se dilate qui réagit difficilement aux excitations ambiantes : la dilatation traduit l'effort fonctionnel.

Mais, parallèlement à la dilatation, le protoplasma de certains éléments anatomiques subit la dégénérescence granulo-graisseuse, d'où ce fait clinique de l'évolution en quelque sorte parallèle de la graisse et du grossissement.

Toutefois un processus physiologique se montre d'autant plus exclusif qu'il est plus franc; et il est certain que la dilatation évoluant franchement s'accompagne d'une dégénérescence graisseuse atténuée; au contraire, le type à prédominance graisseuse n'est jamais franchement dilaté. La clinique nous montre d'ailleurs une variété infinie de combinaisons dans l'accouplement de la dégénérescence granulo-graisseuse et de la dilatation de nos éléments anatomiques.

Quoi qu'il en soit, l'obèse est avant tout un dilaté, et le médecin doit connaître, à propos de chaque individu, les conditions ambiantes qui favorisent ou entretiennent ce processus de dilatation.

Adaptation. — Cette dilatation est soumise aux fluctuations de l'ambiance cosmique : elle s'accélère si cette ambiance est défavorable, c'est-à-dire si l'organisme peut diminuer son effort réactionnel.

Mais cette ambiance cosmique ne saurait être prise en bloc. Il est nécessaire de la décomposer en ses principaux éléments : excitants atmosphériques, alimentaires, musculaires et cérébraux; de même que l'organisme humain doit être étudié et analysé dans ses principaux appareils correspondant aux excitants naturels que nous venons d'énumérer.

Asymétrie morphologique. — Or, un grand fait clinique domine toute cette question, c'est le fait de la constitution asymétrique du corps humain. Ce qui nous ramène à la morphologie de formation et à nos types individuels ébauchés au début de cet exposé.

Prenons un exemple : voici un type musculaire; c'est l'individu qui vit surtout d'excitations musculaires (sports, marche, travaux manuels, etc.), les autres excitations passent au second plan; il est clair qu'il trouve successivement dans sa fibre musculaire les raisons physiologiques de sa résistance, de son déclin et de sa fin; le système musculaire est, en quelque sorte, le pivot de tout l'organisme, le centre attractif de tout le système économique individuel.

Les trois autres appareils ont un rôle secondaire et d'ailleurs se hiérarchisent d'une manière différente avec les individus.

En un mot, il existe chez chacun un système prédominant à la fois morphologiquement et physiologiquement.

Plus la prédominance individuelle est franche, plus l'adaptation générale de l'organisme à l'ambiance cosmique est facile, et partant, moindre est l'effort fonctionnel. De telle sorte qu'en face d'un dilaté, le clinicien peut conclure immédiatement à une prédominance morphologique peu marquée et à un effort de l'organisme pour vivre; l'effacement de la prédominance et l'effort fonctionnel sont en rapport direct avec le degré et les formes de la dilatation de cet organisme.

Au point de vue clinique, il faut envisager l'obésité successivement chez les quatre types (respiratoire, digestif, musculaire, cérébral). Et cette étude nous apprend que l'obésité revêt sa caractéristique la plus franche chez le digestif d'abord, chez le musculaire ensuite; elle est généralement mal dessinée chez les deux autres types.

La thérapeutique est étroitement liée aux conceptions précédentes.

D'abord, avant tout, il faut modifier l'ambiance cosmique, de manière à diminuer l'effort fonctionnel de l'individualité organique. Dans un cas, nous devrons agir par l'intermédiaire des excitants musculaires (type musculaire); dans un autre, l'aliment sera notre principal levier (type digestif); dans un troisième, ce sera l'ambiance atmosphérique que nous devrons modifier, etc. De cette façon, nous faisons de la prophylaxie, de l'hygiène, et nous maîtrisons la marche de l'obésité.

Évolution. — Mais notre obèse devient malade, cela revient à dire que le processus de dilatation ne peut plus s'accomplir dans les limites nécessaires pour maintenir l'équilibre fonctionnel. Alors nous assistons à un double phénomène : l'écroulement morphologique et l'insuffisance fonctionnelle.

Celle-ci se manifeste sous des formes très diverses que connaissent les cliniciens; l'une d'elles est la douleur, c'est-à-dire l'insuffisance de la fibre sensitive. Tant que l'organisme est en équilibre, fût-ce au prix d'une énorme dilatation, la douleur est absente parce que la forme de l'organisme est, au fond, ce qu'elle doit être, malgré ses variations et son caractère hypermégalique.

Quand la douleur apparaît, cela signifie que la forme s'écroule, que les éléments anatomiques s'affaissent et se déforment plus ou moins.

Il faut remarquer que l'effort fonctionnel qui se traduit par une dilatation des éléments anatomiques suppose toujours une résistance organique notable et, partant, ne peut s'observer que dans le « type fort. » Telle est l'intéressante conception pathogénique de Sigaud.

Déductions pratiques de ces pathogénies. — Quelques idées doivent se dégager du chapitre pour le praticien :

1° L'état d'adiposité, léger ou complet, est l'expression des réactions morbides de l'appareil nerveux soumis à l'intoxication, dont le type le plus fréquent, mais ni nécessaire, ni suffisant, est produit par la suralimentation combinée à la sédentarité ;

2° Tout individu gras est atteint d'intoxication endogène ou exogène, et la symptomatologie concomitante de sa petite obésité, quelquefois riche, souvent pauvre, est l'expression de cette intoxication. Il suffit d'étudier les autres symptômes qu'on trouve avec l'adiposité, pour avoir la certitude que l'engraissement morbide évolue en pleine intoxication, ou auto-intoxication ;

3° Dans les engraissements à peine ébauchés, l'adiposité morbide doit être considérée comme un signal (imminence morbide à longue ou brève échéance) de cet état d'intoxication ; facile à apprécier à la vue, c'est un avertissement précoce, mais non proportionné à la gravité de l'intoxication et des altérations organiques consécutives ;

4° Dans les grandes et moyennes obésités, l'adiposité est un effet mais devient en même temps une cause de troubles secondaires nerveux et vasculaires, surtout, qui commandent une évolution péjorative, et les méiopragies consécutives ; alors s'ébauchent les organopathies succédant aux troubles fonctionnels, et les entretenant ;

5° Mais aussi bien dans les formes légères que dans les formes complètes d'obésités, le praticien doit se servir comme moyen de vérification diagnostique, pronostique et thérapeutique de l'état d'adiposité et doit suivre ses variations comme il surveille une glycosurie, une albuminurie, véritables thermomètres de l'état général ;

6° Dans un cas clinique quelconque, en apparence étranger à l'obésité (emphysème, asthme, dyspepsie, entéro-colite, hépatite, petite ou grande urémie, neurasthénie, etc.), si le malade est gras, ou atteint de petite obésité, la règle de conduite pragmatique, est de viser d'abord « l'état d'adiposité », par le régime et la myothérapie. Il est exceptionnel qu'on n'obtienne pas la guérison des symptômes associés ;

7° Inversement, toutes les fois que chez un porteur de graisse, on aura négligé d'interpréter et de corriger l'adipose, les troubles concomitants, fonctionnels, ou d'apparence lésionnaire, si importants qu'ils paraissent au malade ou au médecin, persisteront, ou s'atténueront seulement, pour reparaître bientôt ;

8° Avant tout, en toutes circonstances cliniques, et particulièrement dans les maladies de la nutrition, faire revenir le patient au poids et à la forme somatique physiologiques, doit être la règle thérapeutique, qui sert de conclusion pragmatique à la première partie de cette étude.

TABLEAU II.

Classification pathogénique des Obésités (Heckel).

1° Obésités nerveuses. — *Par troubles toxiques, auto-toxiques, infectieux (tuberc. grippe, typhoïde, par réflexe ou inhibition (émotions, névroses).*

- **Trophiques locaux.**
  - Dystrophie conjonctive.
  - Adipose de la cellule conjonctive.
  - Dystrophie musculaire.
- **Trophiques généraux.** — Altérations du métabolisme.
  - De l'assimilation (hyper-adipogénie).
    - Obèses suralimentés absolus.
    - Ob. suralimentés relatifs (arthritiques sédentaires).
  - De la désassimilation (hypoadipolyse).
    - Ob. sédentaires.
    - — insuffisants musculaires.
    - Ob. insuffisants respiratoires.
      - De la respiration : thoracique, abdominale.
      - De la respiration interne (ferments cellulaires, oxydases).
      - Anoxhémies-anémies.
  - → Obésités mixtes chez les héréditaires et les arthritiques.
- **Sensitifs.**
  - *Centraux.* Obésités des paralysies générales. Tumeurs. Hystérie. — Psychoses.
  - *Périphériques.* Névrites.
  - *Vago-sympathiques (pl. solaire).* Obésités des dyspepsies douloureuses : de l'estomac, de l'intestin, du foie, du pancréas.
- **Moteurs.**
  - *Centraux.* Obésités des paralytiques, des grabataires.
  - *Vago sympathique, pl. solaire et ses branches.* Obésités des dyspepsies motrices gastro-intestinales, de l'atonie, de la dilatation du tractus gastro-intest. } *Insuffisances motrices.*
- **Sécrétoires** *(surtout sympathiques).* Obésités des dyspepsies sécrétoires : de l'estomac, de l'intestin, du foie, des glandes vasculaires. } *Insuffisances sécrétoires.*
- **Vaso-moteurs** *(trophicité circulatoire).*
  - *Segmentaires.* (Adiposes localisées. Hystérie. Névrites. OEdèmes tropho-névrotiques. Dercum). Maniements symétriques. Localisations à une moitié du corps.
  - *Viscéraux.* (Sympathicopathies adipogènes).

Insuffisances. — *Glandulaires.* / Endocriniques. — *Viscérales.*
- Testicules.
- Ovaires.
- Thyroïde.
- Hypophyse.
- Foie.
- Pancréas.
- Reins, etc.

2° Obésités vasculaires.

- **1° Veineuses.**
  - Cardiopathies.
  - Stase portale.
  - Pléthore abdominale. } Hydrémies des grands buveurs.
  - Congestion hépatique.
- **2° Lymphatiques.**
  - Lymphatisme (scrofule).
  - Adénoïdisme.
  - Anémies.
  - Cachexies hydrémiques (albumin.).
  - OEdèmes.
  - *Chlorurémies.*
  - *Rétentions interstitielles.*
- **3° Artérielles** (hypertension, artério-sclérose).
  - Brightisme.
  - Insuffisances rénales.
  - Cachexies adipogènes.

VIII

ÉVOLUTION GÉNÉRALE DES OBÉSITÉS
EN FONCTION DES ÉLÉMENTS ÉTIOLOGIQUES ET PATHOGÉNIQUES

Bien que chaque obésité ait un mode d'évolution un peu spécial qui tient à son étiologie et à sa pathogénie propres, cependant la marche des obésités peut être décrite dans un tableau d'ensemble, à la condition d'y ajouter un correctif pour quelques types spéciaux.

Si l'on vise l'obésité banale, qui relève étiologiquement de la suralimentation et de la sédentarité, et pathogéniquement de la dyspepsie gastro-intestinale et de l'auto-intoxication neuro-arthritique suite de ces causes premières, on peut dessiner ainsi les grandes lignes de l'évolution :

1° PÉRIODE DE PRÉPARATION ET D'IMMINENCE MORBIDE
ENGRAISSEMENT. OBÉSITÉ-SYMPTÔME

C'est la phase des erreurs d'hygiène et de diététique. Chez l'enfant, souvent prédisposé par l'hérédité arthritique, similaire ou non, la première cause est la suralimentation familiale, la dyspepsie des collégiens combinée avec le surmenage scolaire. La méiopragie neuro-digestive familiale trouve dans ces circonstances de bonnes raisons de son établissement.

De très bonne heure, on peut déceler chez ceux qui deviendront dans la suite gras ou franchement obèses, des traces de cette méiopragie : nervosisme plus ou moins marqué associé à des dyspepsies révélées par la douleur, et d'autres fois indolores et latentes. Le médecin doit savoir les retrouver derrière des manifestations éloignées telles que : céphalée, vertiges, palpitations, asthénie avec déviation de la colonne vertébrale, constipation, diarrhée, décoloration et pâleur du teint, ou, au contraire, congestion de la face, irritabilité, instabilité, paresse, difficulté au travail.

Déjà chez quelques-uns se dessine l'ébauche de l'adiposité future. Si, parmi ces candidats, les uns sont vifs, jaunes, et maigres jusqu'à la trentième année (cholémiques), d'autres, au contraire, se font remarquer par leur indolence, leur apathie, le développement de la graisse aux joues, aux hanches, à l'abdomen, mais sans que les profanes y veuillent voir rien d'anormal, surtout s'il s'y ajoute de la rougeur faciale ou de la roseur par stase veineuse (première phase de l'hypertension portale). Chez les filles, c'est la même symptomatologie, mais le type gras d'emblée y semble plus fréquent.

Le futur obèse qui est maigre encore ou seulement gras est dans un état d'imminence morbide vis-à-vis de l'obésité, qui s'exprime par les troubles fonctionnels que nous venons d'énumérer.

2° PÉRIODE D'INSTALLATION. EMBONPOINT ACCENTUÉ, OBÉSITÉ-SYNDROME

A la puberté, la première poussée d'obésité vraie se manifeste souvent sous l'influence du bouleversement organique si profond à ce moment. C'est surtout chez les fillettes que les caractères de l'obésité s'ébauchent, manifestement, à cette période.

Pour être moins ordinaire chez les garçons, le fait n'en est pas moins assez banal, surtout chez les jeunes asthéniques, et c'est alors qu'on voit s'accentuer les scolioses, tandis que la couche de graisse répartie sur les flancs et sur l'abdomen dépasse une épaisseur de deux centimètres.

Mais la puberté n'est pas, du reste, la seule raison qui puisse précipiter l'évolution des troubles précurseurs appartenant à la période précédente : Toutes les fois que des actions externes ou internes influeront fortement sur la nutrition, le vice nutritif latent se révélera. Ainsi agiront les émotions passionnelles, les fatigues de la période militaire pour les jeunes soldats, les surmenages d'examens et de concours, plus tard, les préoccupations, les responsabilités, le mariage, comme aussi les traumatismes, la grossesse, l'allaitement, à l'âge adulte.

Les maladies infectieuses, les infections atténuées ou graves, la ménopause, la sénilisation, normale ou pathologique, la fatigue générale ou organique, l'évolution d'une maladie intercurrente, peuvent être autant de causes révélatrices d'un trouble du métabolisme, d'autant moins imprimé dans les prédispositions individuelles, qu'il tarde davantage à se manifester.

Moment étiologique. — Aussi le moment d'apparition de l'obésité confirmée par une adiposité évidente est-il éminemment variable, et peut-il être plus ou moins précoce, suivant le consensus plus ou moins complet des accidents extérieurs (**obésité exogène**) ou des insuffisances organiques (**obésité endogène**).

Un arthritique héréditaire, fils d'obèse, placé dans les circonstances qui en font un dyspeptique précoce, un surmené, un asthénique, un suralimenté, est évidemment prédisposé à l'obésité. S'il est soumis, en outre, à l'auto-intoxication d'une constipation chronique, il a plus de chance de voir la surcharge graisseuse se dessiner précocement que celui qui, prédisposé aussi, mène une vie active sans fatigue exagérée, entretient son enveloppe musculaire, se soumet à une bonne hygiène digestive et générale.

Multiplicité des éléments étiologiques. — Quel que soit le moment où le groupement des causes pathogènes se trouve au complet, celles-ci sont généralement nombreuses. J'ai déjà mis en évidence cette multiplicité des éléments étiologiques et pathogéniques d'une obésité, et montré que, de même que dans l'ictère, le foie joue un rôle nécessaire, et non toujours suffisant, de même aussi une obésité n'est pas faite que du trouble fonctionnel ou de la lésion des organes qui sont directement employés aux transformations des graisses.

L'élément pathogénique le plus important, le plus nécessaire, paraît être d'essence nerveuse : c'est quand le **grand sympathique**, troublé par voie réflexe ou par intoxication, c'est quand ses grands plexus sont entrés dans le cycle des ébranlements pathologiques successifs, que se trouvent alors satisfaites toutes les conditions utiles à l'apparition du syndrome.

La dyspepsie signal-symptôme de l'imminence morbide. — Ici, l'importance de la dyspepsie est primordiale. Elle est autant effet que cause. Effet : elle est l'expression de l'imminence morbide; c'est le signal-symptôme de la première défaillance organique et un appel à la réduction alimentaire; dans ce cas, le vago-sympathique l'a conditionnée. Cause : elle devient en même temps pathogène pour l'appareil nerveux viscéral, remonte la chaîne vago-sympathique, ébranlée ici secondairement. Ainsi que Soupault et Leven l'ont montré [1], les dyspepsies sont liées, ou par la cause ou par l'effet, au plexus solaire hyperesthésique : « L'intimité organique et fonctionnelle de tous les centres nerveux explique comment la destruction de l'équilibre ner-

---

1. Soupault et Leven, *Traité des maladies de l'estomac* (1906).

veux en un centre aussi important que le centre solaire a des effets immédiats sur tous les éléments nerveux utéro-ovariens, intestinaux, cardiaques, respiratoires, sans oublier l'axe médullaire, le bulbe et le cerveau ». G. Lyon, dans ses différentes publications sur la pathologie gastro-intestinale et dans son récent *Traité des maladies de l'estomac* (Masson, 1909) semble se rattacher à cette interprétation.

Un adulte prédisposé, dyspeptique, tachyphage, gros mangeur, résiste-t-il, grâce à une certaine activité, à la surcharge graisseuse? Qu'apparaissent une émotion violente, une fatigue inaccoutumée, une auto-intoxication plus marquée, et tandis qu'on voit apparaître la sensibilité épigastrique, la graisse commence à s'accumuler. Ici les circonstances accessoires, fatigue, émotion, intoxication jouent le rôle du cristal tombant dans le liquide sursaturé et produisant la cristallisation de la masse.

Rôle toxique de la suralimentation. — Aussi me semble-t-il nécessaire, sinon de supprimer, mais de modifier la conception simpliste des vieux classiques qui ne voyaient dans la suralimentation que l'apport d'aliments fournissant la graisse de réserve. C'est davantage par l'auto-intoxication, par le trouble gastrique et intestinal, par le surtravail hépatique et rénal que cette cause, jusque-là supportée, devient subitement déterminante.

Cette pléthore d'aliments, ce « débordement de calories » est plus apparent que réel, car, ne l'oublions pas, les aliments ne sont pas assimilés en proportion de l'accumulation de graisse; en temps normal, la plus grande partie des aliments surabondants est rejetée ou inutilisée, car tous les gros mangeurs ne deviennent pas gras. Il en est de même chez les obèses gros mangeurs et il est probable que la graisse accumulée ne mérite peut-être pas autant qu'on le croit le nom de graisse de surcharge. Contrairement à l'opinion reçue, je crois que la dégénérescence protoplasmique graisseuse de la cellule conjonctive par auto-intoxication se produit au cours des obésités de suralimentation et de sédentarité, comme dans les cellules nobles des organes au cours de la stéatose d'infection (par toxines) ou de celle des intoxications chimiques. La suralimentation n'est pas suffisante pour expliquer la surcharge. Bien des obèses ont un apport en calories qui est inférieur à la ration d'entretien de plus de moitié. Il est donc probable que la conception de la surcharge par réserves empruntées à la suralimentation est incomplète ou inexacte, et doit être revisée comme la théorie des calories dont elle découle.

Les obésités de suralimentation se rapprochent donc, au moins pour une petite part, de celles de l'intoxication phosphorée, arsenicale, alcoolique, ou de celles produites par le ferment des glandes endo-

crines ou les toxines typhiques, grippales, etc. Les faits cliniques
démontrent d'une façon indiscutable l'opinion que je soutiens ici.

En somme, les règles qui président à l'apparition du syndrome adipeux complet, rappellent beaucoup celles que l'on trouve à la base de
toute évolution pathologique fonctionnelle. *Il n'y a pas pour lui de
spécificité étiologique* : lorsque, sous l'influence de causes variées, la
phase de l'imminence morbide est apparue, les mécanismes métaboliques adipogénétiques peuvent se mettre en branle.

Le syndrome d'adiposité s'étant ainsi constitué, le malade a donc
traversé successivement une première période où il était seulement
considéré comme gras; puis un embonpoint incontestable que personne
ne songe à accepter comme pathologique s'établit, pour déborder
bientôt vers l'obésité légère. A ce moment, on consent à accepter
autour de lui l'idée d'une évolution anormale. Mais comme les premières périodes parcourues ont pu se dérouler sur un grand espace de
temps, comme la progression a été insensible, et entrecoupée de phases
de stationnement, ou même de retour en arrière, c'est seulement
lorsque l'adiposité est marquée et incontestable, que malades et médecins vont organiser une thérapeutique réductrice. On saisit l'inconvénient de cette mauvaise méthode d'observation dont je montrerai les
dangers à l'étude du pronostic.

Intrication des cycles fonctionnels morbides. — En somme,
l'évolution des troubles fonctionnels est de plus en plus compliquée, et
l'engraissement, comme l'embonpoint, ne sont que de petites obésités,
suites d'insuffisances organiques légères; à ce moment, elles peuvent
être conditionnées par un nombre restreint de causes, par une seule
même, telle que la tachyphagie. Mais, suivant le mécanisme tracé
au chapitre de la pathogénie, les cycles pathologiques secondaires
viennent s'ajouter aux premiers, et font entrer en ligne de défection
les organes qui, d'abord sains et vicariants, deviennent, en raison même
de leur suppléance, insuffisants eux-mêmes : le processus de défense
est donc en même temps celui de la défaillance.

Les organes abdominaux : pancréas, foie, estomac, rein, *diversement associés suivant les altérations fonctionnelles*, plus tard les organes
thoraciques, entrent les uns après les autres dans les cycles anormaux,
mais celui qui leur sert de trait d'union, celui qui reçoit fatalement le
contre-coup de ces troubles viscéraux, c'est le système nerveux, et plus
spécialement, pour les viscères de l'abdomen, le plexus solaire, tandis
que le bulbe excitera ou sera excité par le pneumogastrique.

Ingérence constante du système nerveux. — Cette action du
système nerveux apparaît comme de première importance au cours de
la marche progressive des troubles, car, par ses branches viscérales,

innombrables, utiles aux fonctions motrices, sensitives, sécrétoires, trophiques, il devient le lien intra-viscéral, la voie d'excitation pathologique pluri-viscérale et pluri-fonctionnelle. C'est pourquoi j'ai attaché une grande importance à la symptomatologie réactionnelle du sympathique et du bulbe dans tout ce travail.

Les deux grands symptômes qui indiquent cette participation sont l'angoisse et les spasmes musculaires et vasculaires; c'est là une loi de pathologie générale sur laquelle a insisté Londe[1].

Réactions pulmonaires et cardiaques de la pathologie digestive. — La marche générale et la subordination de ces cycles sont les suivantes : le tube digestif, l'estomac, l'intestin, les glandes annexes, semblent être touchés en premier lieu. Puis, à la faveur de la réaction sympathico-solaire et vago-bulbaire (qui crée le spasme et l'angoisse), l'appareil pulmonaire fait d'abord fonction de défense et de vicariation. Sa méiopragie s'exprime bientôt par toute la symptomatologie des affections des bronches et des poumons, qui dérive donc, par le lien nerveux et vasculaire, de celle du tube digestif[2]. Vient ensuite la période des réactions cardio-vasculaires qui complète le cycle et le referme sur lui-même pour le transformer en cercle vicieux, où le système nerveux a joué le rôle d'un intermédiaire obligeant et inlassable.

C'est déjà au cours de la phase digestive que l'on voit apparaître, pour la première fois, d'abord d'une façon intermittente, puis continue, l'accumulation de graisse qui, suivant en cela la loi générale applicable à tout le cycle, ira toujours en suivant une évolution progressive, si la thérapeutique ne vient pas mettre un terme à la fatalité des complications fonctionnelles.

Si, au contraire, cette marche en avant se poursuit sans arrêt, sans intervention médicale, le trouble fonctionnel qui, parti du point d'origine physiologique, s'est élevé, petit à petit, au symptôme, puis au syndrome, va entrer enfin dans la phase de maladie.

3° PÉRIODE LÉSIONNAIRE : OBÉSITÉ-MALADIE

Si l'on fixe, en effet, son attention sur un grand obèse, homme ou femme, arrivé à une période très évoluée, on observe une symptomatologie très riche qui indique une participation fonctionnelle ou lésionnaire de tous les organes :

C'est l'infiltration graisseuse énorme, avec déformation osseuse; c'est la sclérose artérielle, cérébrale, c'est la diminution intellectuelle,

---

1. Londe, *Essais de médecine préventive*, Alcan, 1910.

2. Cf. Heckel, Laryngite et laryngo-trachéite d'origine gastro-intestinale et sympathique, *Arch. int. de laryng.*, 1906, Maloine.

la somnolence, l'impotence. Au cœur, on trouve la surcharge, la dégénérescence, la myocardite, la sténocardie, la sclérose; au foie, l'hypertrophie, la stéatose, la cirrhose, l'infection angio-cholitique; au rein, les lésions tubulaires, glomérulaires; au poumon, l'emphysème, le catarrhe, la congestion chronique des bases.

Fonctionnellement, les dyspnées, les angors, les troubles du rythme cardiaque, les symptômes digestifs, la rétention fécale, la diarrhée, le subictère, les coliques hépatiques et rénales, la glycosurie, les crises de goutte, les œdèmes, etc., montrent en même temps l'étendue du désastre. La vie est directement menacée; le clinicien sent qu'elle peut échapper d'un moment à l'autre par le mécanisme de la mort subite. Et c'est cette évolution terminale, c'est ce tableau de dernière bataille, c'est cette expression de défaite physiologique que le public présente enfin au médecin sous le nom incontesté d'obésité et qu'il lui demande de guérir.

4° PÉRIODE DE CACHEXIE ADIPOGÈNE

Chez quelques-uns s'établit ce que j'ai décrit sous le nom de cachexie adipogène dont les cas sont rares, heureusement, car la mort subite évite souvent au malade les affres de cette dernière déchéance (Voyez p. 387). La participation au cycle pathologique des insuffisances endocriniques, thyroïdiennes, ovariennes, testiculaires, hypophysaires joue certainement, avec celle des ferments hématiques des viscères, un rôle important dans l'apparition de cette période, car elle est cliniquement calquée sur l'image des obésités d'emblée cachectiques, telles que celle du myxœdème ou celle de l'hypophyse, que nous a fait encore mieux connaître le récent travail de Launois et Cléret. C'est là un nouvel exemple de cycle pathologique de deuxième ordre se greffant sur ceux des phases précédentes, et occupant subitement tout le tableau clinique par une symptomatologie moins bruyante d'habitude. A la vérité, dans toutes les obésités, et presque à toutes les phases, on peut trouver des signes de la participation d'insuffisance des sécrétions internes. Il n'y a pas d'obèse qui n'ait quelque peu, et ne fût-ce que passagèrement, d'insuffisance génitale, ou thyroïdienne, ou hypophysaire.

Terminaison. — Mais la cachexie adipogène n'est pas la règle, parce qu'en général l'évolution de l'obésité confirmée est interrompue par la mort due aux troubles fonctionnels graves ou aux lésions qui se sont constituées par la pérennité des premiers troubles fonctionnels légers (Voy. Mort subite, p. 319 et 383). Bien souvent ces lésions sont latentes justement parce qu'elles ont remplacé peu à peu ces troubles fonctionnels qui ne se manifestent qu'autant que le système nerveux est sensible et réagissant. A ce point de vue, les gras et les obèses doivent être classés en deux espèces.

1° Ceux chez qui la symptomatologie fonctionnelle est effacée et reste lettre morte pour le malade qui ne se sent pas atteint, et par conséquent continue à évoluer vers la lésion sans avertissement opportun (hypocœnesthésiques). Ce sont généralement les obèses pléthoriques des classiques, et qui fournissent le plus grand nombre des morts subites.

2° Dans l'autre variété sont répartis les hypersensibles, à conscience organique exaltée, les hypercœnesthésiques de Grasset chez qui le moindre trouble fonctionnel se traduit par des malaises, de l'angoisse, des spasmes, des modifications cœnesthésiques qui arrêtent l'attention du malade et l'empêchent d'aller aussi loin que les premiers dans la marche progressive du processus. Ceux-là sont les obèses nerveux, neurasthéniques, qui ont une riche symptomatologie précoce aussitôt qu'apparaît le trouble métabolique. C'est chez eux qu'on doit étudier et surprendre les premières phases de l'évolution des cycles pathologiques fonctionnels, alors que l'adiposité est encore légère.

Les formes frustes, atténuées, de l'obésité, ses relations avec les troubles fonctionnels coexistants peuvent s'établir plus facilement en étudiant les obèses de cette espèce. Si ceux-ci souffrent plus tôt et davantage, ils se soignent aussi à temps, à la période des simples oscillations fonctionnelles, et fournissent le matériel de consultation et d'observation pour le praticien, comme aussi la pépinière des succès au point de vue thérapeutique.

ÉVOLUTION INCOMPLÈTE

Obésités avortées et régressives. — Toutes les obésités, l'étude symptomatologique nous l'apprend, ne sont pas constamment évolutives ni progressives. Chez certains, et à toutes les périodes, l'évolution fonctionnelle semble s'arrêter. Et une surcharge graisseuse modérée se perpétue avec un minimum de réactions ou avec la conservation des troubles fonctionnels concomitants : dyspepsie, dyspnée, déformations limitées, troubles nerveux, méiopragie cérébrale légère. Ce sont les personnes grasses et qui le restent sans verser dans la pleine obésité, ce sont les femmes en état d'agréable embonpoint, ce sont en somme les non-malades, dans l'esprit du public.

Il semble bien en effet qu'un « modus vivendi » s'établisse et que, en somme, l'organisme supporte sans dommage cette situation. Mais en réalité, il n'en est rien ; si la symptomatologie est réduite, et si l'évolution de l'adiposité est considérablement ralentie, les troubles fonctionnels n'en continuent pas moins leur progression moins rapide et moins grave.

La marche en avant est retardée et le dénouement fatal du fait de l'obésité se produira seulement très tard, mais cependant suivant le mode habituel aux obésités rapides qui terminent la vie de cinquante à soixante ans. Ces petits obèses meurent à soixante-quinze, à quatre-vingts ans, mais on peut encore constater à ce moment la marche progressive de leur engraissement, jamais monstrueux, il est vrai, tandis qu'on les soigne de leurs angines de poitrine, de leurs cardiopathies, de leurs emphysèmes, de leurs dyspnées, de leurs artério-scléroses, de leurs urémies que les autres ont eu quinze ou vingt ans plus tôt.

Ces *obésités atténuées* et longtemps bénignes, où les malades ont été considérés, pendant la plus grande partie de leur vie, comme normaux, quoique gras, sont celles où la compensation se fait longtemps par suite de la vaillance d'un organe vicariant tel que le rein, le foie, de la résistance d'un bon appareil cardio-vasculaire ou parce qu'un peu de régime ou d'action thérapeutique sont venus réduire dans une certaine mesure l'importance des erreurs premières.

Les *obésités régressives* sont celles qui tiennent à des causes disparaissant en cours de route, telles que le surmenage professionnel, la cessation d'un état d'émotion chronique, de chagrin, d'inquiétude, la cure d'un trouble entretenu par des fautes d'hygiène ou l'influence d'une thérapeutique radicale (appendicite), etc.

Certaines *obésités transitoires* et fugaces sont le fruit de thérapeutiques passagères (arsenic, phosphates) ou de suralimentation intempestive.

Nous avons vu à la symptomatologie ces variétés évolutives d'obésités qu'il fallait opposer aux obésités progressives qui ne sont pas, je le répète, à beaucoup près, les seules de la pratique. Il est bien vraisemblable que les symptômes *atténués* d'œdème, d'infiltration graisseuse, de déformations, de méiopragies viscérales qui caractérisent toutes les formes avortées ou stationnaires de l'obésité, indiquent que les troubles fonctionnels sont légers et bien compensés par une majorité d'organes non débiles. Il est probable qu'alors ne se produit pas l'avalanche des cycles fonctionnels les uns sur les autres, et que surtout, à aucun moment, les insuffisances endocriniques ne prennent une grande importance.

Vue d'ensemble. — Cette vision d'ensemble sur l'évolution des obésités montre les avantages considérables qu'on tire, au point de vue thérapeutique, en observant un processus dans son entier, et non pas en considérant un moment de cette évolution et en fixant l'image observée lorsqu'elle est en pleine lumière, c'est-à-dire à son dernier stade.

Comprise ainsi, l'obésité n'est plus une maladie. Son étude embrasse une série de réactions de l'organisme sorti de son orbe physiologique sous l'influence des petites causes pathogènes longtemps persistantes. C'est aussi la considération détaillée de tous les retentissements pathologiques déterminés par l'ébranlement d'un premier système et l'histoire des modes de défense de plus en plus complexes qui s'édifient au fur et à mesure que le premier trouble s'étend.

Ainsi qu'une pierre tombée dans un bassin donne naissance à des ondes concentriques qui se propagent dans la masse totale du liquide, ainsi il n'est pas de cellule de l'organisme qui ne subisse, à un moment donné, le contre-coup du choc pathologique exogène ou endogène et ne réagisse contre lui. Décrire l'obésité suivant la formule classique, c'est considérer un seul des anneaux concentriques pris isolément; apercevoir le choc premier de la pierre et suivre les ondulations de proche en proche, c'est faire le travail moins facile, mais plus utile, que j'ai ébauché ici.

Le diabète, compagnon habituel de l'obésité, qu'il suit, peut-on dire, comme son ombre, représente un de ces cycles fonctionnels secondaires greffé sur le cycle principal primitif. J'ai montré à la pathogénie qu'au point de vue métabolique, les vices de transformation des matières grasses et des sucres n'étaient que deux paragraphes du même chapitre des anomalies dans le cycle d'évolution intra-organique du carbone; l'histoire des glycosuries et du diabète éclaire le mécanisme identique des engraissements et des obésités. Les opinions classiques sur les trois étapes progressives du métabolisme pathologique des sucres : glycosurie symptomatique, — syndrome diabétique, — diabète confirmé, — sont déjà arrivées au point où, dans ce travail, je désire amener la pathologie du métabolisme des graisses.

Le médecin-praticien qui sait bien comment on passe insidieusement et progressivement de la dyspepsie hépatique, de la glycosurie alimentaire au diabète définitif, est tout préparé à accepter le parallélisme évolutif de l'obésité.

Absence de spécificité originelle des obésités. — De ces considérations se dégage aussi cette notion que l'apparition, au milieu d'une série de troubles fonctionnels, d'un syndrome d'obésité n'a rien de spécifique ni d'inéluctable.

Si, à un moment donné d'une évolution morbide, l'adiposité vient montrer au malade et au médecin le sens du travail pathologique qui se produit bruyamment ou sournoisement sous la forme fonctionnelle, il est loin d'en être toujours ainsi. Dans bien des cas où la surcharge graisseuse n'existe cependant pas, rien ne manque à l'ensemble du cortège qui lui est habituel. L'apparition de l'adiposité est donc le seul signe sur lequel on puisse affirmer l'obésité, mais l'adiposité peut être symptomatiquement légère ou, au contraire, très affirmée.

Les troubles associés d'ordinaire à l'obésité peuvent évoluer chez beaucoup d'arthritiques, sans que jamais une surcharge graisseuse, même légère, vienne donner un corps et un nom à la symptomatologie diffuse qu'ils peuvent présenter, puisque les équivalents de l'obésité ne sont pas encore acceptés.

Il en résulte donc que l'obésité perd toute spécificité, car nous savons bien que le processus morbide doit varier très peu pour s'orienter, non plus vers la surcharge graisseuse, mais vers le diabète, la goutte, l'albuminurie, la lithiase.

Une bien petite cause pathogène accidentelle, comme un trauma, une émotion, une intoxication, une infection peut faire dévier de la voie pathologique, un migraineux ou un rhumatisant, et le lancer dans celle de l'obésité ou du diabète, comme aussi bien de la lithiase ou de la goutte. L'histoire des formes si variées de l'arthritisme familial ne nous le prouve-t-elle pas? La spécificité d'une forme d'hérédité arthritique n'existe pas à cause de cette instabilité même, qui se trouve dans l'évolution de n'importe quel trouble fonctionnel, toujours plastique aux accidents pathogéniques.

Et ce sont les faibles amplitudes de ces variations, la presque similitude des pathogénies et des étiologies de ces syndromes, qui font qu'en somme, l'étude de l'un d'entre eux n'est qu'un cas spécial de l'étude générale de cette **PATHOLOGIE FONCTIONNELLE**.

Ces syndromes sont en réalité des carrefours où se croisent un certain nombre de cycles pathologiques voisins pouvant naître indifféremment sous l'influence des mêmes causes sur des terrains particulièrement préparés à faire l'une de ces formules pathologiques. Ainsi s'explique que les étudier, non pas dans leurs relations les uns avec les autres, mais à un moment fictif au décours de leur évolution, ne permet ni d'en interpréter convenablement les causes premières ni d'établir le mode thérapeutique qui convient à chaque espèce.

COMMENT MEURENT LES GRAS ET LES OBÈSES

Contrairement à l'opinion accréditée dans le public, on meurt de l'obésité. Et si quelquefois on peut vivre avec elle, souvent on disparaît relativement jeune. Cette santé apparente, cette pléthore, cette hypertrophie vous tuent aussi sûrement que la plus grave des maladies.

Ce sont là des vérités qu'il n'est pas besoin de développer au médecin. Il n'en est pas un qui ne sache qu'il n'est pas indifférent de vivre à l'état de surcharge graisseuse. Mais trop, parmi nous, s'imaginent encore qu'il n'y a que les grandes et envahissantes obésités qui comportent un pronostic sérieux *quoad vitam*.

Trop croient volontiers que ce n'est qu'à la dernière période de l'évolution de la polysarcie, alors qu'elle est devenue importante au point de troubler la vie par des phénomènes de compression mécanique, que la mort devient possible. C'est là une erreur capitale et, en divers points de ce travail, j'y ai déjà insisté, montrant que le pronostic du syndrome n'a rien à faire avec l'abondance de la surcharge graisseuse, mais qu'il est enfermé tout entier dans la pathogénie et l'étiologie de l'espèce considérée.

C'est pourquoi ce n'est pas à la masse et au volume du corps d'un obèse que l'on peut apprécier le danger qu'il court.

On meurt de différentes manières, avec de petites obésités, du simple embonpoint d'apparence floride, ou même de l'engraissement léger, tout comme on meurt de petites albumineries et de diabète à glycosurie moyenne.

Étiologie générale. — La mort subite au cours de l'obésité a été exposée dans une étude isolée (p. 383). Il faut la séparer de la diathèse de la mort subide décrite par MM. Gilbert et Baudoin [1], sorte de syncope héréditaire qui peut se rencontrer du reste aussi chez les obèses.

C'est par l'évolution latente des lésions cardiaques et vasculaires, des artério-scléroses à manifestations diverses : angines de poitrine, hémorragies cérébrales, etc.; c'est aussi par des syncopes brutales au cours d'une myocardite, d'une dégénérescence graisseuse du myocarde, par des ruptures du cœur dégénéré (Minet et Leclercq [2]) qu'elle peut se produire. Et ce sont là des manières de disparaître brutalement dans les petites ou dans les grandes obésités sur lesquelles je suis revenu avec insistance.

Mais l'obésité devient une cause indirecte de mort au cours de certaines circonstances pathologiques ou normales de la vie courante.

Les raisons qui rendent l'obèse incapable de résister comme les autres hommes à des maladies qui, par elles-mêmes, ne comportent pas fatalement un pronostic mortel, sont les suivantes :

Altérations cardiaques. — Les premières peuvent se classer dans les altérations de la fibre cardiaque, suites de la surchage graisseuse du myocarde. Celle-ci, nous le savons, n'est elle-même pas proportionnée à l'intensité de la surcharge graisseuse générale d'un obèse. Le cœur gras peut l'être de deux façons, d'abord par dégénérescence, c'est-à-dire substitution de graisse à la fibre musculaire du cœur, ensuite par envahissement et dissociation de l'organe. Presque tous les gras ou les

---

1. Gilbert et Baudoin, *Diathèse de la mort subite*, 25 nov. 1908.
2. Minet et Leclercq, Rupture spontanée du cœur, *La Clinique*, 6 mai 1910.

personnes en état d'embonpoint, même les enfants, peuvent avoir de la surcharge et de l'infiltration du myocarde et il n'est pas possible de le prévoir par l'examen général :

Sur 14 femmes obèses, Bizot en trouve 9 atteintes de surcharge graisseuse du cœur. Mais, sur 26 personnes maigres, il la trouve 14 fois. Car elle peut se rencontrer dans des cachexies de tous ordres, tuberculeuses et cancéreuses, ainsi que l'ont montré Bureau, Servier. Elle est toutefois plus fréquente chez l'homme, d'après les recherches de Quain et Forcheimer, et chez l'enfant elle a causé la mort plusieurs fois par syncope (Brouardel, Croisier, Capitan, Kerckring, Etmuller, Schlemmer, etc.).

Athérome et sclérose. — La surcharge graisseuse du cœur est très souvent associée à l'athérome des coronaires (Kein), à la sclérose du myocarde, à des infarctus, à de la symphyse cardiaque. Ces lésions, latentes souvent, nous expliquent que le cœur de l'obèse, comme le cœur du petit infiltré ou de celui qui est en état d'embonpoint médiocre, soit immédiatement défaillant, toutes les fois que le myocarde sera obligé à un surtravail quelconque, par suite d'un barrage organique au niveau du foie, et toutes les fois qu'il y a une résistance dans la petite circulation.

Ces conditions se trouvent réalisées et dans l'artério-sclérose et dans les crises vasculaires que Pal nous a fait connaître, comme aussi dans la néphrite progressive, le mal de Bright.

Asystolies. — Au contraire, la dilatation du cœur droit et l'insuffisance circulatoire de l'organe central, avec ou sans syncope, suivront toutes les maladies qui élèvent la tension de la petite circulation, c'est-à-dire les maladies broncho-pulmonaires (bronchite, broncho-pneumonie, congestion, pneumonie, pleurésie), toutes les maladies abdominales qui peuvent réagir d'une façon ou d'une autre sur la tension veineuse généralisée ou sur la tension portale. Ainsi en est-il des affections du foie, la cirrhose hypertrophique ou atrophique.

Mais il n'est quelquefois pas nécessaire de maladies organiques aussi précises, et chez les obèses dyspeptiques, atteints de coronarite, de dégénérescence graisseuse et de surcharge du myocarde, un simple incident tel que des troubles digestifs légers, une indigestion, accompagnée de coliques hépatiques ou de coliques néphrétiques, suffit à produire un arrêt irrémédiable du cœur et la mort par syncope.

Augmentation du réseau vasculaire adipeux. — Un barrage périphérique progressivement croissant est constant chez tout individu qui fait des réserves graisseuses. J'ai montré à la pathogénie l'importance de cette petite constatation histologique : *tout nouveau lobule adipeux s'entoure d'un capillaire néo-formé.*

Donc, quelque petites que soient les accumulations de graisse, elles ne peuvent se produire qu'avec une augmentation parallèle du réseau capillaire. Qu'on se représente histologiquement l'importance de ces véritables placentas graisseux qu'une personne seulement grasse ou en état d'embonpoint porte au niveau de l'ombilic, des flancs, des mamelles, des cuisses, etc., et qu'on songe à la résistance opposée par ce barrage à la contraction cardiaque; qu'on veuille bien aussi remarquer que cette augmentation va être progressive, tandis que le myocarde lui-même va se charger et s'infiltrer de graisse : double raison de défaillance qui s'ajoute à toutes celles de l'intoxication du myocarde, du bulbe, des nerfs, qui lui apportent l'influx nerveux. Ainsi il est facile de prévoir ce qui se produira lorsqu'une congestion ou une stase subite viendront augmenter la résistance périphérique au moment d'une peumonie, d'une bronchite, d'un asthme, d'une congestion hépatique, etc. C'est pour cela qu'il suffit d'un coup de froid, d'un rhume, d'une indigestion pour rendre objectives et éclatantes des méiopragies jusque-là silencieuses.

Laissant donc ici de côté tout ce qui a été dit au sujet de la mort subite chez l'obèse, et qui se trouve suffisamment expliqué par ces quelques considérations générales, passons maintenant en revue, avant d'étudier cliniquement la mort de l'obèse dans les maladies que nous venons d'énumérer, quelles sont les autres raisons d'ordre général qui vont expliquer sa faible résistance.

Méiopragies. — Il faut mettre d'abord au premier plan la notion de défaillance organique latente qui, nous l'avons déjà vu, existe aussi bien du côté du foie que du rein, organes dépurateurs par excellence, que du côté des glandes à sécrétion interne.

Les travaux de ces dernières années, et ceux qui sont en cours d'étude en ce moment, montrent l'importance primordiale, dans toute la question de l'obésité, des insuffisances de l'ovaire, du testicule, du corps thyroïde, de l'hypophyse, des surrénales. Bien que nous ne puissions, pour le moment, que soupçonner l'intérêt de cette dépendance du syndrome vis-à-vis d'un trouble glandulaire, nous avons la certitude, au point de vue de l'étiologie et de la pathogénie de la mort dans les maladies organiques ou dans les infections, que ces insuffisances jouent un rôle de toute première importance.

1° **Glandulaires.** — Il est donc à peu près certain, bien que pour le moment on ne puisse pas encore le démontrer d'une façon définitive, que ces méiopragies glandulaires sont associées à celles qui nous sont maintenant bien connues dans le foie, dans le rein, dans le poumon et dans l'appareil circulatoire. Il suffit de jeter un coup d'œil sur le travail récent de Launois et Cléret (*Gazette des Hôpitaux*, janvier 1910) pour constater que, dans une série d'observations terminées par la mort ou subite ou rapide, on trouve une constance extraordinaire de lésions polyglandulaires au niveau des ovaires, de la thyroïde et de l'hypophyse surtout. Ces lésions glandulaires sont aussi marquées sur les glandes à sécrétion interne que sur les viscères nobles. Et il est de toute évidence que le terme d'insuffisance ou de méiopragie viscérale et pluri-glandulaire s'impose dans les obésités qu'ont étudiées ces auteurs; au point de vue clinique, elles se rapportent à des types très variés d'obésités de tout âge.

2° **Viscérales.** — On ne saurait, en effet, ne pas être frappé, dans les observations relevées dans le travail de Launois et Cléret, de la fréquence de la mort brutale au cours des obésités hypophysaires. Les lésions du cœur ne suffisent pas plus que celles du foie et du rein à les expliquer. Les défaillances et les méiopragies organiques fonctionnelles ou lésionnaires, suivant le mécanisme que nous avons indiqué à la Pathogénie, nous font comprendre que l'obèse est dans une situation d'infériorité très marquée vis-à-vis de n'importe quelle maladie d'un viscère, qu'elle soit d'ordre mécanique ou d'ordre infectieux. S'il s'agit, par exemple, d'une cirrhose hépatique simple, sans infection, aux troubles mécaniques qui sont de premier ordre et retentissent par la circulation sur le cœur, viennent s'ajouter, à certains moments, des intoxications dues à l'insuffisance du rein, qui cherche à suppléer le foie.

3° **Phagocytaires.** — S'agit-il, au contraire, de grandes infections qui se localisent à un moment donné dans un organe (pneumonie ou broncho-pneumonie), aussitôt les mécanismes de défense s'organisent, mais d'une façon insuffisante, dans tous ces viscères ou ces glandes endocrines, défaillants depuis longtemps en sourdine.

Mais il faut ajouter que, le plus souvent, lorsque surgit l'infection grave, toutes les insuffisances se témoignent à la fois en dehors même de celle qui vient d'une baisse certaine de la vitalité, et notamment de la défense phagocytaire. C'est que l'obèse, en effet, est un faible devant l'infection microbienne, laquelle n'est en dernière analyse, on le sait, qu'une véritable intoxication. C'est pourquoi l'obèse résiste si mal à la pneumonie et à la broncho-pneumonie, dans laquelle il meurt par son cœur, musculairement dégénéré, qui ne peut faire les efforts de contractions suffisants devant le barrage congestif du poumon, tandis que le rein et le foie, subitement débordés de toxines, sont incapables de défendre le système nerveux contre l'invasion toxique qui le terrasse.

Les mêmes mécanismes multiples expliquent la mort presque constante des obèses au cours de la typhoïde grave, de la grippe, de l'érysipèle. C'est encore pour ces raisons de phagocytose insuffisante qu'ils résistent si difficilement aux infections cutanées auxquelles ils sont prédisposés par l'invasion microbienne des glandes sébacées et sudoripares. La streptococcie, l'anthrax, la furonculose grave, le phlegmon deviennent pour l'obèse des causes de mort, et surtout quand le diabète s'est associé au syndrome de surcharge graisseuse.

Méiopragies : a. **Par intoxications.** — Enfin les intoxications de diverse nature, associées quelquefois à l'infection ou aux méiopragies viscérales, peuvent diminuer la résistance de l'obèse alcoolique, saturnin, morphinomane, opiomane. C'est pour cette raison que l'obèse alcoolique fait, au cours de la pneumonie, du délire et quelquefois du délirium tremens et le saturnin de l'urémie à forme nerveuse avec excitation ou dépression comateuse.

b. **Par dyscrasies.** — Comme dernier élément de pronostic fâcheux, qui permet de nous rendre compte facilement de la débilité réelle des gras et des obèses, au cours de maladies, il faut encore ajouter tous les syndromes d'évolution progressive, qui sont la suite, non pas de l'obésité elle-même, mais des troubles métaboliques intimes, base du trouble morbide.

En effet, sur le fonds arthritique évoluent le diabète, la goutte, la gangrène secondaire à des infections cutanées et à des obstructions par artérites; et voilà encore de nouvelles causes adjuvantes qui viennent achever le délabrement constitutionnel des polysarciques.

c. **Par troubles nerveux.** — Enfin il est bon de faire voir que l'émotivité, qui trouble si profondément la vie des organes desservis par le sympathique et par le pneumogastrique, joue encore un rôle de la plus haute importance pour nous expliquer comment on voit disparaître ces obèses dont nous venons d'examiner la situation organique. Ils se trouveront dans l'impossibilité de résister à une émotion violente, car la résistance à l'émotion se fait d'abord par le cœur et la circulation, ensuite par le système nerveux. Leur mort décèle la ruine organique qui se cache derrière une façade trompeuse que trop souvent on confond avec la santé.

Mort de l'obèse dans la typhoïde. — C'est par le cœur et le rein, le plus ordinairement, que se produisent les défaillances organiques dans la fièvre typhoïde, et cela dès le début. Dès le second septénaire, on en voit apparaître les premières manifestations. Très vite, le rythme cardiaque s'altère; les uns sont tachycardiques, d'autres ont le rythme fœtal et la disparition du premier bruit s'ajoute souvent à ces signes. Ce sont là les preuves de la myocardite et de l'intoxication nerveuse, et bulbaire particulièrement. En même temps, les troubles urinaires se montrent; les urines se font rares, deviennent foncées, albumineuses et, quelle que soit du reste l'énergie du thérapeute, la mort se produit par

asthénie cardiaque, alors que le malade est loin d'avoir perdu se
réserves de graisse auxquelles tant de gens tiennent pour résister au
maladies infectieuses.

Dans la *grippe*, les caractéristiques cliniques sont : l'intensité d
la dépression nerveuse, la richesse et la variété de complication
broncho-pulmonaires qui, rapidement, se mélangent avec d'autre
manifestations, telles que de broncho-pneumonie rénale de Lassègue

J'ai eu l'occasion de soigner un confrère obèse dans les circons
tances suivantes : Après une période de 8 jours de grippe banale, c
malade, âgé de quarante ans, et pesant 98 kilogrammes, pour 1 m. 70
fut pris de symptômes broncho-pulmonaires tenaces avec dyspné
intense. Au début, il se soigna mal. Puis, devant la persistance de cett
situation, il se confia à deux confrères qui firent, d'un commun accord
le diagnostic de phtisie galopante. Lorsque je le vis, un mois après
ce diagnostic pouvait en effet se soutenir assez bien, car des signe
cavitaires étaient apparus, après une première phase de ramollissemen
auquel on avait assisté précédemment.

Mais j'avais eu la chance, au cours d'une épidémie de grippe pen
dant mon internat, de faire connaissance avec ce type clinique curieu
qu'est la pseudo-phymie grippale, décrite par Tessier. Un examen bac
tériologique immédiat vint confirmer qu'il ne s'agissait pas de tuber
culose. Mais devant la persistance et la gravité de l'état général, une
diminution des urines et leur couleur de bouillon sale, je modifiai mor
diagnostic qui devint le suivant :

Au cours d'une obésité avec insuffisance rénale latente, véritabl
brightisme en préparation, apparition d'une grippe, celle-ci prend l
type broncho-pneumonique dans lequel vient se mélanger, petit à
petit, une véritable bronchite de Lassègue, ayant la même distributior
anatomique dans le poumon.

Une thérapeutique visant presque uniquement le rein nous permi
de remettre ce confrère sur pieds ; mais il resta dans la suite brightique
et depuis cette aventure pisse de l'albumine et des cylindres.

Je pourrais multiplier les exemples de ce genre avec de petite
variations. Mais, de toute façon, la grippe est le plus terrible et le plu
sournois adversaire d'un obèse. Elle fait surgir les défaillances, latente
jusque-là et, à cause de son action hyposthénisante si caractéristique
elle favorise aussi les syncopes graves dont la malignité tient ici à l
mauvaise fibre cardiaque de l'obèse.

La *faible résistance de l'obèse à l'érysipèle et à la scarlatin*
est bien connue, et il n'y a pas lieu d'y insister d'une façon particu
lière. Les mêmes réserves doivent être faites ici que pour la grippe et
d'une façon générale, pour toutes les maladies infectieuses.

J'ai vu deux fois des enfants obèses touchés durement par des diphtéries associées et consécutives à la scarlatine. Ces deux enfants sont morts en quelques jours, et tous deux de paralysie cardiaque,

Enfin, dans la *pneumonie*, qui est la fin naturelle de l'obèse, la gravité du pronostic se prévoit par l'insuffisance cardiaque et rénale. C'est le cas de répéter la phrase traditionnelle : « La maladie est au poumon et le danger est au cœur et au rein. »

C'est autant par l'insuffisance du cœur droit, par l'hyposystolie qui suit sa dilatation, que par l'insuffisance de la dépuration urinaire et la participation méïopragique du foie (ictère) que se produit la mort dans la pneumonie. Il faut rappeler que, chez l'obèse, elle est très souvent centrale ou double.

Toutes les fois qu'un médecin verra un obèse adulte, qui aura préalablement traîné quelque petite infection trachéo-bronchique anodine, se coucher avec une température de 40°, frissonner violemment et vomir, malgré le silence du poumon, qu'il songe à la pneumonie centrale. Au second jour, son malade délirera ; au troisième, il lui trouvera un souffle tubaire dans l'aisselle et, le soir, de la bradycardie avec une dyspnée intense, des urines foncées et rares. Au matin suivant, il apprendra la mort de son malade, dont il pourra constater *post mortem* l'ictère qui expliquait la bradycardie de la veille avec une température élevée.

C'est de cette façon que sont troussés en 36 heures ces gens qui éclatent de santé, et reçoivent avec un sourire d'ironie méprisante les conseils du médecin qui les incite à réduire leur adiposité.

L'*obèse diabétique* meurt quelquefois de son diabète par coma. Mais on peut mourir de coma par obésité sans être diabétique ; et il serait intéressant de savoir auquel de ces deux syndrômes, presque toujours associés, le coma doit son étiologie.

La *tuberculose*, la *pleurésie* sont encore pour l'obèse diabétique une manière de succomber ; et, d'autres fois aussi, c'est l'infection cutanée, sous forme de grangrène, qui trouve à la fois dans la graisse et dans le sucre des tissus les éléments les plus favorables d'une culture virulente.

L'association de la *goutte* à l'obésité peut-elle expliquer la mort si fréquente du goutteux par cette vieille entité qu'on appelle la goutte remontée ? Celle-ci n'est-elle pas due à la défaillance du myocarde en état d'infiltration et de dégénérescence graisseuse, et la goutte remontée au cerveau des anciens n'est-elle pas à la fois la preuve de lésions cérébrales de l'artério-sclérose et de l'intoxication cérébrale par une urémie hépatico-rénale ?

La *mort par intoxication médicamenteuse ou criminelle* doit être, en terminant, citée dans ce chapitre.

C'est chez les femmes obèses, et chez les hommes en apparence les plus vigoureux, qu'on a pu voir ces petites intoxications qui se terminent quelquefois tragiquement chez le dentiste par la cocaïne ou le protoxyde d'azote. A cause de leur insuffisance hépatique si fréquente et de leur défaillance cardiaque, les obèses sont particulièrement sensibles à l'action syncopale de ces poisons. Mais ce n'est point la seule. Toutes les intoxications retentissent violemment sur eux.

Ce sont encore souvent des gras et des obèses qui succombent aux intoxications alimentaires accidentelles par la charcuterie (botulisme), la pâtisserie, le poisson, les moules ou les huîtres.

Encore des obèses que les alcooliques hépatiques qui, sous l'influence de traumatisme, d'une émotion ou d'une infection, font le delirium tremens qui nécessite, comme on le sait, un mauvais foie et un système nerveux prédisposé. *La chloroformisation doit être prudente chez les obèses.*

Cette courte étude nous montre que les obèses, les gras, et même simplement les personnes qui sont en constitution d'obésité, c'est-à-dire qui n'ont encore que de l'embonpoint et des méiopragies en préparation sont de véritables malades. Dire d'une façon générale que le taux de leur vitalité est considérablement amoindri, ce n'est pas simplement une formule toute faite, c'est l'expression d'une réalité que les faits énumérés précédemment démontrent d'une façon surabondante.

OBÉSITÉS ET SOCIOLOGIE

Les maladies de la nutrition présentent au point de vue sociologique un intérêt aussi grand que les maladies infectieuses, tuberculose, syphilis, seules étudiées aujourd'hui. Les statistiques officielles manquent encore. Williamson a pu récemment en dresser une pour le diabète. Elle montre sa croissance progressive en Europe et en Amérique. Indirectement elle nous renseigne sur la progression de l'obésité qui lui est unie 90 fois sur 100. Or, en Angleterre, la mortalité annuelle par diabète était en 1860 de 450 morts. Elle est en 1908 de 3 360. En tenant compte de l'augmentation de la population pendant ce temps (100 p. 100) le diabète a augmenté sa fréquence de 700 pour 100. L'examen de la situation des grandes villes d'Europe et d'Amérique révèle la même progression. Il faut interpréter ces chiffres dans le sens de la généralisation des maladies du métabolisme; l'arthritisme étend ses ravages partout, et dans toutes les classes sociales. C'est un fait intéressant qui indique une baisse de la santé générale et au point de vue sociologique le danger de cette situation est égal à celui que déterminent les grandes infections, car l'hérédité des vices métaboliques est peut-être plus certaine que celle des infections. La diminution des races où les maladies de la nutrition prennent de l'extension est un fait évident, car l'homme peut vivre vieux et se reproduire lorsqu'il est atteint de goutte, d'asthme, de diabète, d'obésité.

L'antiquité a connu l'obésité; les satiriques latins et les comiques grecs nous laissent entendre que l'engraissement et l'embonpoint n'étaient pas tenus en grand honneur à Rome et à Athènes. On ne se figure pas aisément le Spartiate obèse. La virilité dans les sociétés antiques était une qualité fondamentale, tout homme était un combattant avant même d'être un citoyen. Les Néron, les Vitellius sont des hommes de la décadence qu'ils incarnent. La statuaire antique nous a laissé en dehors d'eux peu d'exemples d'obèses notoires; Silène et Bacchus adulte furent les rares divinités qui consentirent à la déformation physique polysarcique. Il est même remarquable que les hommes illustres de l'antiquité nous montrent dans leurs effigies une constitution athlétique qu'on chercherait en vain chez les intellectuels modernes.

Chez les Orientaux l'obésité est fréquente, elle est appréciée chez les femmes depuis le Caucase jusqu'à l'Empire du Milieu; elle est honorée chez les dieux qui en montrent des types complets chez les Chinois (Bouddha).

Au moyen âge, les conditions de la vie combattive, la rudesse des mœurs, ont fait nécessité de la vigueur physique. L'ascétisme religieux, la pauvreté, la disette, les famines éloignèrent longtemps le goût des festins qui s'épanouit au contraire chez les Hollandais et les Flamands; l'art pictural nous montre alors la pléthore grossière des buveurs de Jordaëns, les chairs abondantes des femmes de Rubens.

Après l'époque de la Chevalerie et des combats à l'arme blanche, l'activité physique se conserva chez les mercenaires, les soldats de carrière, tandis que la sédentarité devenait possible chez les artisans, les marchands, les bourgeois. Aux XVIe, XVIIe et XVIIIe siècles, la guerre continuelle nécessite l'homme d'armes, le mousquetaire, le reître, le gentilhomme, à qui l'entraînement physique est indispensable, et c'est seulement à la fin du XVIIIe et au commencement du XIXe que la bourgeoisie « assise », pourrait-on dire, va devenir la classe sédentaire par excellence, et le réceptacle social des tares nutritives. Le mépris des exercices physiques affiché par les encyclopédistes puis les romantiques se perpétuera jusqu'à nos jours, tandis que les caricaturistes, de Daumier à Léandre, trouveront dans tous les rangs de la société des modèles « du gros ventre » qui excite leur verve satirique.

Le peuple voué aux travaux rudes, de la ville ou des champs, sommairement nourri, fut longtemps exempt de cette déchéance. Aujourd'hui l'obésité y fleurit. Moins vaillante, moins vigoureuse, minée de tuberculose et d'alcoolisme, la classe populaire fournit de nombreux types d'obèses. Les uns ouvriers, manouvriers, journaliers occupés à des travaux de terrassement restent, pour cela, dépourvus de graisse, et font l'absinthisme cérébral ou l'éthylisme hépatique; les autres, cochers. bouchers, débitants, ouvriers, employés, sédentaires et buveurs de vin deviennent pléthoriques et franchement obèses. C'est encore et surtout la sédentarité qui fait l'engraissement des personnes de la petite bourgeoisie, des petits patrons, des fonctionnaires, des bureaucrates; à son action pathogénique il faut joindre celles de l'insuffisance respiratoire, des dyspepsies, des névroses, de la tachyphagie, de l'alimentation irrationnelle, des apéritifs réguliers. J'ai insisté ailleurs sur l'obésité féminine de ces milieux et le préjugé de l'embonpoint féminin. Le Français de la petite bourgeoisie ne connaît, comme Paul de Kock et Armand Silvestre, que ce signe de beauté et de santé chez sa compagne, qu'il ne conçoit pas vigoureuse, mince et élégante par le muscle enveloppé.

L'extension de l'obésité moyenne dans notre pays s'explique encore par deux faits importants, qui sont la consommation excessive du pain et l'éloignement de la vie des champs. La production importante du blé en France, et la difficulté des approvisionnements avant le xixe siècle firent donner au pain la plus grosse part dans l'alimentation; il fut longtemps l'aliment basal de la cuisine française qui sut en faire les préparations les plus variés au xviiie siècle. Avec la concentration urbaine, les approvisionnements de viande, poissons, légumes, devinrent réguliers, et leur usage se répandit; mais le pain fut traditionnellement conservé; de là une suralimentation qualitative. En même temps l'habitat de l'aristocratie à la ville, la disparition des propriétés terriennes, suppriment les moyens d'exercice, les sports à l'air libre. Le jardin de la petite bourgeoisie a disparu, tandis que se restreignaient les surfaces d'habitation, et par contre-coup le cube d'aération. Le raccourcissement de la période militaire, le noctambulisme, les distractions nocturnes, le recul des heures de coucher et de lever ont exagéré l'action nocive de la sédentarité. Enfin l'accès à tous des professions libérales, la vie cérébrale plus intense, le surtravail nerveux ont accentué le mépris pour tout ce qui est exercices du corps. Nos intellectuels de marque, littérateurs, poètes, artistes, hommes politiques, savants, croiraient déroger en essayant de conserver ou d'augmenter leur valeur cérébrale, par l'entretien de leur « guenille ».

Aussi les divers types d'obésité sont-ils fréquents dans le monde universitaire et politique, dans les professions libérales, chez les avoués, les notaires, les officiers, et, fait paradoxal, surtout chez les médecins!

Cette anomalie s'explique d'abord par la sédentarité, par le surmenage intellectuel, ou physique professionnel. La suralimentation est fréquente, pendant le cours des études, chez le médecin qui suit la filière des hôpitaux; la sobriété ne règne pas absolument aux tables de l'Internat, et la suralimentation carnée, l'albuminisme y sont ordinaires. D'autres, au contraire, éloignés de la table familiale, trouvent dans la cuisine des restaurants modestes, les raisons de dyspepsies tenaces. Quelques médecins des grands centres doivent l'obésité aux dîners en ville trop fréquents; mais ils ne sont pas le nombre, et le plus souvent elle est causée par le surmenage nerveux associé à la sédentarité. Aussi le médecin qui, les statistiques d'assurances le prouvent, meurt jeune, succombe-t-il souvent aux suites de l'obésité : artério-sclérose, ictus, urémie, cardiopathie. Cependant un peu de volonté et de réflexion, pourrait lui permettre de remédier à cette situation anormale qui permet à quelques ironistes de prononcer facilement l'adage : *Medice cura te ipsum.* Il est remarquable que ce trouble morbide frappe le milieu médical à la tête. Partout où l'on trouve des groupements de médecins de haute valeur, le pourcentage de l'obésité augmente : il en est ainsi dans les Académies, au sein des Facultés, dans le corps des médecins et des chirurgiens d'hôpitaux, etc.

Cependant, il n'est pas douteux que l'obésité constitue pour le médecin une diminution physique, intellectuelle et professionnelle. E. de Pradelle[1] a montré l'utilité, pour le médecin militaire et le médecin de réserve, de la conservation de la vigueur physique, et l'action néfaste de l'obésité chez les hommes de notre profession. Le médecin, même très occupé scientifiquement ou très pris par la clientèle, pourrait, par la pratique quotidienne d'une demi-heure d'exercices physiques rationnels, conserver longtemps sa vigueur physique et éviter cette déchéance somatique et cérébrale qu'est l'obésité, même moyenne.

En résumé, l'examen des conditions sociologiques modernes nous apprend qu'on est obèse dans le peuple, par l'alcool; dans la petite bourgeoisie et le milieu social moyen, c'est par insuffisance de dépenses musculaires, par hypotrophie musculaire, par prédisposition héréditaire; dans l'aristocratie, c'est d'abord par l'hérédité, par l'excès d'apport alimentaire (l'albuminisme souvent) et l'insuffisance de dépenses organiques, en même temps que par l'action des névroses qui y sont exaltées. Dans les professions libérales agissent les troubles nerveux, dus au surmenage, les modifications fonctionnelles du grand sympathique, la suralimentation, l'insuffisance musculaire et la séden-

---

1. De Pradelle, Extr. de Boigey, *Bulletin médical*, 27 nov. 1909.

tarité. C'est dans cette classe, en somme, que se trouvent réunies toutes les causes étiologiques et pathogéniques qui commandent aux diverses obésités. Mais partout on retrouve la suralimentation et l'auto-intoxication qui se révèlent comme les causes les plus fréquentes. « L'homme ne meurt pas, a-t-on dit, il se tue. » J'ajouterais volontiers : « il se tue à table ».

La notion de l'hérédité tenace et de la pérennité dans les familles, des maladies de la nutrition nous donne le *pronostic social* de l'obé-sité. A ce point de vue spécial, elle doit être considérée, pour une race, pour un peuple, comme un réservoir de toutes les tares arthri-tiques, car elle peut donner naissance à toutes les variétés de vices métaboliques qui constituent la série arthritique : goutte, diabète, rhumatisme, lithiases, etc., et par là elle détient une grande part de la pathologie viscérale. Théoriquement la disparition de l'obésité du cadre nosologique entraîne en même temps celle d'une grande part des maladies dyscrasiques.

La diffusion de ces idées générales serait de nature à améliorer considérablement la vitalité d'une race en vulgarisant quelques con-naissances sur l'esthétique somatique, l'hygiène alimentaire, l'hygiène musculaire et sportive. Il ne faut pas se dissimuler qu'à ce point de vue, qui est plus celui des politiciens et des économistes que des méde-cins, nous avons fort à faire dans notre pays. La race anglo-saxonne est une démonstration des résultats qu'on peut obtenir par la culture mus-culaire. Sa vigueur, sa maigreur légendaires, sont l'expression d'une santé physique qui conditionne une ténacité énergique, indice d'une grande vitalité; tandis qu'au contraire l'obésité tare tous les peuples germaniques, volontiers mangeurs, buveurs et sédentaires. Ling a dit : « Quand la France sera devenue sportive, il se passera de nouveau quelque chose de grand dans le monde. » On ne saurait montrer plus délicatement notre déchéance physique. Je souhaite que ce travail contribue à compléter sur ces questions l'éducation des sociologues et des économistes et les engage à relever la valeur physique moyenne des citadins et des ouvriers de notre pays.

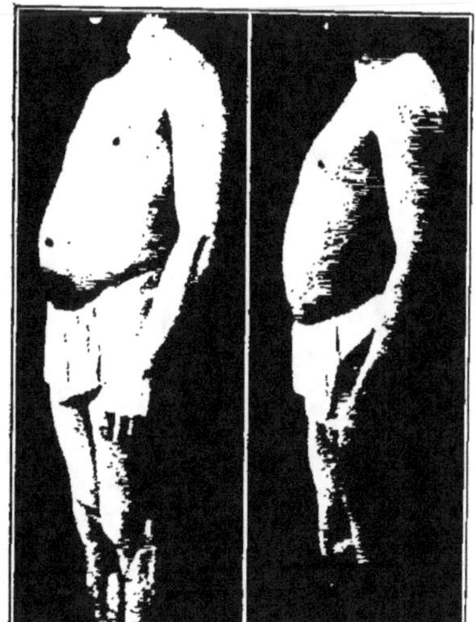

Fig. 29.   Fig. 30.

Petite obésité avec syndrome mental : auto-accusation. indignité, anxiété, phobies, troubles digestifs. Régime légèrement restreint. myothérapie. psychothérapie. Guérison en trois mois. Correction de la cyphose.

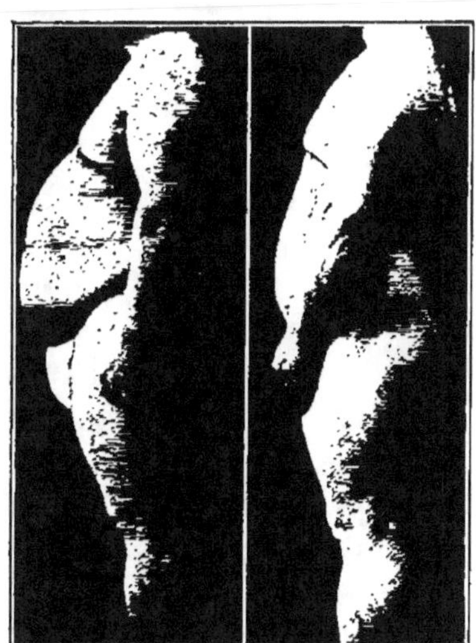

Fig. 31.   Fig. 32.

Grande obésité sans troubles fonctionnels apparents. Léger déficit cérébral et cholémie atténuée. En 31 cent kilos, en 32 soixante-dix. Récupération musculaire par une cure myothérapique énergique. Retour de l'activité psychique.

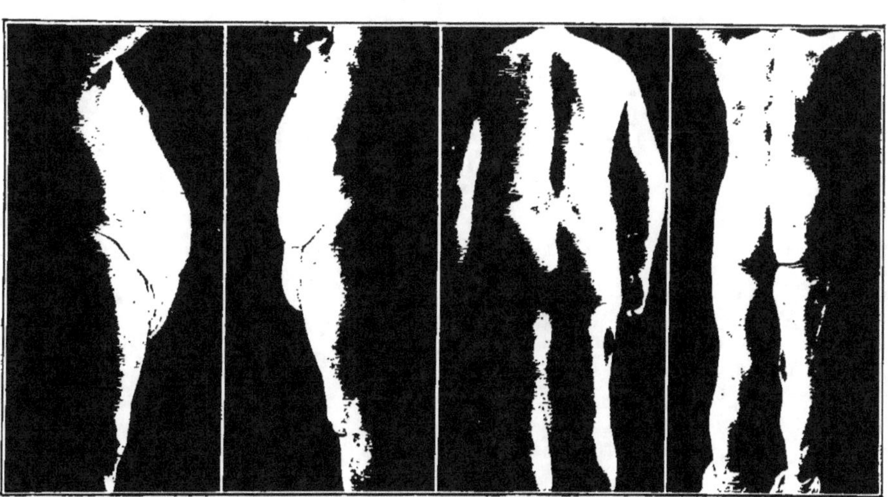

Fig. 33.   Fig. 34.   Fig. 35.   Fig. 36.

Petite obésité grave avant (33 et 35) et après (34 et 36) traitement. Homme de quarante-neuf ans. Surmenage, pléthore portale par suralimentation et excès de liquides. Hypertension artérielle secondaire, hémorragie protubérentielle ; bruit de galop. albuminurie. état neurasthénique. Traitement : régime restreint et végétarien, puis cure musculaire. La tension est tombée de 28 à 17. Remarquez en 33 l'attitude asthénique d'intoxication, la distension abdominale et leur correction en 34. Comparez le rajeunissement de 36 à l'attitude de 35. (Cure de trois mois.)

IX

DIAGNOSTIC

1° DIAGNOSTIC GÉNÉRAL

OBÉSITÉ CONFIRMÉE. — Les éléments généraux du diagnostic sont : 1° la surcharge graisseuse; 2° les troubles fonctionnels.

Nous avons déjà eu l'occasion de nous rendre compte de ce fait que la surcharge graisseuse n'était pas tout dans l'obésité. L'importance des troubles fonctionnels est, en effet, primordiale, qu'ils apparaissent nettement visibles, ou, au contraire, qu'ils restent latents et silencieux. Ce sont eux qui expliquent la pathogénie de la surcharge graisseuse, symptôme plus apparent que les autres, mais comme les autres aussi, sans signification pronostique s'il est isolé.

Cependant, il est dans les habitudes de considérer presque uniquement le poids et le volume du malade comme élément d'appréciation diagnostique d'une obésité. Lorsque ces symptômes sont très marqués, on parle d'obésité confirmée; et dans ce cas, au moins au point de vue de l'œil, il ne semble pas que le diagnostic puisse présenter de grandes difficultés.

Je laisserai aux livres didactiques le soin de discuter le diagnostic des autres affections qui ressemblent à la grosse obésité, c'est-à-dire : adéno-lipomatoses symétriques, maladie de Dercum et autres syndromes rares d'origine vraisemblablement nerveuse.

La discussion de toutes les variétés de gros ventres qui pourraient être grossièrement confondus avec une obésité confirmée appartient plutôt à la clinique d'hôpital.

A la vérité, je me suis trouvé quelquefois, dans la pratique de clientèle, en présence de malades qui étaient porteurs de gros ventres et se croyaient eux-mêmes atteints d'obésité. Dans un cas, il s'agissait de syphilis hépatique avec ascite, sur un malade légèrement infiltré à la face, au cou, aux membres supérieurs. Il pensait être obèse et ce n'était du reste pas la raison qui le poussait à consulter, mais plutôt l'ensemble de troubles consécutifs à sa lésion hépatique et particulièrement son état d'insuffisance digestive.

Faut-il signaler aussi quelques pièges, tels que celui qui pourrait être dû à une grossesse apparaissant chez une jeune femme déjà grasse, qui augmente de poids et qui a conservé ses règles?

Lorsqu'on a eu l'occasion de rencontrer de semblables causes d'erreurs, il semble alors possible que des cas de ballonnement hystérique chez des femmes légèrement grasses, des tumeurs de l'abdomen, notamment des fibromes, de l'hyposystolie chez des ascitiques et chez des cardiaques urémiques, puissent, à la rigueur, et dans le cas d'un examen bien rapide et insuffisant, laisser passer un instant dans l'esprit l'hypothèse d'obésité. Mais il ne me semble pas utile d'entrer dans le détail du diagnostic différentiel.

DIAGNOSTIC PRÉCOCE, ET DES FORMES ATTÉNUÉES. — Où la difficulté commence, c'est quand il s'agit d'affirmer le diagnostic d'une forme légère d'obésité. Soit que de lui-même le malade accuse déjà quelques symptômes pathologiques qui permettraient au médecin de douter de ses fonctions nutritives et de rechercher les signes d'une obésité insoupçonnée, soit qu'au contraire le malade n'accuse rien qui puisse, *a priori*, être rapporté aux troubles nutritifs, pour dépister une obésité débutante, il faut d'abord être pénétré des éléments physiologiques suivants :

L'engraissement est toujours un phénomène pathologique. — Cet axiome, qui paraîtra à beaucoup de lecteurs étrange, demande à être développé et surtout soutenu de preuves incontestables.

Si l'on admet, comme moi, que chaque individu peut porter avec soi une quantité totale de graisse toujours extrêmement légère et qui peut être moyennement placée comme valeur entre le 20ᵉ et le 10ᵉ du poids du corps, si l'on se souvient que ce poids doit rester constant, on sera prêt à admettre que toute modification dans cette situation indiquera un phénomène anormal.

Preuves. — Les preuves scientifiques que l'on peut apporter pour soutenir cette opinion sont en nombre assez considérable. En voici les principales :

1° Tolérance suralimentaire. — Les expériences de Leven ont montré que chez une personne en état de bonne santé et ayant un poids constant depuis de longues années, sans aucune surcharge graisseuse, l'engraissement ne se produit pas, même par une alimentation dépassant les besoins. Toutefois, au bout de quelques semaines de suralimentation, des troubles digestifs légers se produisent. Ils deviennent indirectement, par un mécanisme d'excitation fonctionnelle, la cause d'une altération du grand sympathique abdominal et, par suite, de tout le système nerveux.

Ce dernier, chargé de faire la régulation des acquisitions et des dépenses qui se produisent dans le cycle du carbone, autrement dit dans le métabolisme de ce cycle, associe bientôt aux premiers troubles fonctionnels un certain degré de surcharge graisseuse.

J'ai répété les expériences de Leven, et j'ai pu me rendre compte que les choses se passent exactement comme il l'a remarqué lui-même, et j'ai noté, entre le début de l'expérience et le moment où apparaissent les premiers symptômes de la surcharge graisseuse, **une période de latence** plus ou moins longue qui correspond à la défense de l'organisme contre la surcharge. Ce mécanisme de défense n'est pas élucidé nettement, et peut donner dans la suite naissance à un plan d'expérimentation intéressant. Il est vraisemblable que, de la même façon qu'il existe **une ration de gaspillage** vis-à-vis des albuminoïdes et que tous les physiologistes ont bien constatée, il doit en exister également une pour les hydro-carbones et la graisse (M. Labbé)[1]. Du fait de la suralimentation, au début du moins, l'activité est augmentée, ainsi que les dépenses.

L'examen des matières fécales montre une **déperdition** assez considérable d'aliments inutilisés, comme si l'intestin se refusait à absorber plus qu'il ne lui est utile. Du reste, nous savons que cette expulsion de l'alimentation supplémentaire a été constatée physiologiquement, au moins pour les matières grasses. Automatiquement, elles sont d'autant moins absorbées qu'elles sont en plus grande quantité.

Durée de la tolérance. — Le temps de latence pendant lequel l'organisme résiste à l'augmentation de poids par ces différents moyens est variable de durée. Chez certaines personnes, il est si long qu'il semble qu'il soit impossible de les voir engraisser. Les médecins connaissent bien ces personnes maigres et du reste bien portantes, qui, pour des raisons d'ordre esthétique, ont le désir, quelquefois maladif, d'engraisser. Or, on sait bien qu'il est plus difficile d'obtenir ce résultat que de faire maigrir de véritables obèses.

Chacun connaît de ces gens maigres et musclés qui mangent d'une façon excessive et qui n'engraissent pas malgré cela. C'est là, à mon avis, le signe d'une parfaite régulation de la fonction que nous étudions, l'indice d'un excellent fonctionnement organique.

A côté de ces cas où la période de latence semble très grande,

1. Marcel Labbé, La ration d'entretien et les habitudes alimentaires, *Journ. de Méd. de Paris*, juin 1910.

d'autres existent où elle se réduit à quelques semaines; trois ou quatre, en moyenne, représentent le temps pendant lequel l'organisme peut supporter la surcharge alimentaire sans en être troublé. Chez quelques autres enfin, cette durée s'abaisse à quelques jours seulement, et ce sont justement ceux qui, par leur hérédité ou par leur passé pathologique, constituent les prédisposés à l'obésité.

Phase d'intolérance. — Lorsque l'on fait des expériences cliniques de ce genre qui sont assez faciles à établir autour de soi, on peut constater plusieurs types de réaction à la suralimentation :

a. Il y a d'abord ceux qui engraissent sans accuser de troubles dans leurs différents appareils. Cependant, il est toujours possible de trouver chez eux, soit un peu de lourdeur après les repas, soit un peu de ballonnement gastrique ou intestinal, une tendance à la constipation ou à la diarrhée, une diminution de l'activité du matin, une très légère asthénie et, vers la fin de l'expérience, la troisième semaine, par exemple, un peu de sensibilité au point épigastrique.

b. D'autres, au contraire, réagissent très vite à la suralimentation, et déjà en quelques jours sont pris d'anorexie, de dégoût pour les matières alimentaires qu'ils prennent en trop grande abondance, de constipation précoce et d'un ensemble de symptômes réactionnels du côté du tube digestif. Il s'est créé une dyspepsie atténuée dont les manifestations nerveuses sont plus ou moins retentissantes, suivant le nervosisme du sujet. De même, aussi, le retour à l'état physiologique subit, ces diverses variations. Les uns reviennent à leur poids normal rapidement, aussitôt qu'ils absorbent moins d'aliments; d'autres conservent le poids acquis (malgré le changement d'alimentation) pendant un temps plus ou moins durable. Et enfin, il en est qui restent, pendant un temps véritablement long (deux mois par exemple), à la fois avec un peu de surcharge et quelques troubles fonctionnels.

Ceux-là représentent les types de passage entre l'état physiologique et l'obésité et sont, comme nous l'avons dit plus haut, les prédisposés.

2e preuve. — Une autre preuve nous est fournie par le retour automatique de l'obèse à son poids idéal. On rencontre, en effet, quelquefois ce type, et le fait est certainement beaucoup plus fréquent qu'on l'imagine. Après une période de surcharge graisseuse et de troubles fonctionnels qui a duré quelquefois des années, une personne maigrit, sans qu'on trouve aucune raison valable pour expliquer cet amaigrissement.

On s'alarme, et le médecin est inquiet. Qu'il y ait dans la famille de la tuberculose ou du cancer, et voilà notre obèse ému; mais en réalité, c'est un retour à l'état normal qui se fait par les seules forces curatrices de l'organisme.

Je connais le cas d'un homme politique qui, à la suite d'un événement très heureux, est tombé de 89 kilogrammes à 64. Ce phénomène de dégraissement physiologique s'est produit en l'espace de quatre mois. Des discussions se sont élevées entre les médecins appelés en consultation. Aucun ne voulait admettre la véracité des faits dont je parle, et qui sont cependant aujourd'hui classiques, depuis que Leven les a bien étudiés.

Mais, chose plus singulière, c'est que, pendant la période où se sont déroulés ces événements, le malade, imbu de l'idée qu'il dépérissait, a abusé de la suralimentation. Il s'est habitué depuis à rester à son nouveau poids, qui avait été, du reste, le sien jusqu'à l'âge de trente ans.

3ᵉ preuve. — Une autre preuve, thérapeutique, est apportée par ce fait que la guérison de l'obésité ne peut être produite d'une façon définitive, sans rechute, qu'autant que le malade est revenu à son poids physiologique (lequel se trouve toujours plus bas qu'on ne l'aurait soupçonné). Dans l'observation de l'homme politique dont je viens de parler j'avais affirmé que son poids normal devait être de 67 kilogrammes. On voit que j'avais fait encore une erreur de majoration de 3 kilogrammes.

Nous verrons, en effet, au moment de l'exposé du traitement, que le but qui doit être poursuivi est de faire descendre la surcharge graisseuse jusqu'au poids qui représente l'état physiologique absolu, et, tant qu'on n'est pas arrivé à ce chiffre exact, on peut toujours voir le malade retourner rapidement — lorsqu'il abandonne son traitement — à son état pathologique précédent.

4ᵉ preuve. — L'argument tiré de l'engraissement des convalescences ne va pas à l'encontre de cette conception, car dans la convalescence il s'agit de phénomènes de reconstitution qui ont pour but de réparer les pertes en matières hydrocarbonées et en albuminoïdes. Lorsqu'un typhique, par exemple, qui a perdu 7 ou 8 kilogrammes au cours de sa maladie, les récupère pendant sa convalescence, peut-on parler d'engraissement?

Des analyses d'urines montrent le contraire, car jusqu'au jour où le retour au poids physiologique est effectué, elles contiennent une quantité d'urée et de sels très inférieure à la normale. Ce sont des urines pauvres en matières extractives, pour la raison que très peu d'éléments organiques sont rejetés et servent à la reconstitution cellulaire, et non pas à l'engraissement.

Quelquefois, on voit apparaître, à la suite d'une maladie suivie de convalescence, une obésité secondaire, qui est due à la pérennité des troubles nerveux et digestifs, séquelles de la maladie première.

L'engraissement des tuberculeux, sous l'influence de la thérapeutique, ne peut pas être considéré comme normal. C'est un phénomène absolument pathologique et, pour ma part, je ne lui accorde pas la valeur pronostique favorable qu'il est classique de lui donner.

Si un tuberculeux a maigri, il est parfaitement logique qu'il revienne à son poids normal, mais non pas qu'il le dépasse, surtout par surcharge graisseuse.

On a fait justice, récemment, de ces vieux errements, mais sans entrer ici dans le détail, on sait qu'une réaction très vive s'est manifestée dans ces dernières années contre la valeur de l'engraissement systématiquement obtenu par le repos et la suralimentation. La méthode tout autre de Ferrier, ou celle du sanatorium de Primley, semblent donner autant, sinon plus de résultats, et cependant les malades guérissent sans avoir passé par une phase d'engraissement, et sans avoir arrêté, par le repos, leurs occupations et leur travail.

Peut-être même faudrait-il ajouter que si l'engraissement de certains tuberculeux est si facile, c'est qu'ils sont déjà atteints de troubles digestifs et aussi que, même arrivés à l'obésité thérapeutique, — ainsi que Rénon le faisait observer récemment dans son livre sur *le Traitement de la tuberculose*, — leur situation n'est pas améliorée; sous la graisse, les lésions continuent leur marche progressive.

L'engraissement thérapeutique médicamenteux, obtenu par l'arsenic, le phosphore, le fer, soit chez des paludéens, soit chez des tuberculeux, doit être, en somme, considéré comme un phénomène absolument pathologique et ne doit pas être recherché. Il ne signifie rien au point de vue pronostique, et il semblerait que l'emploi de ces agents devrait être surtout réservé à modifier la formule hématologique. Ce résultat obtenu, et du reste très rapidement, la surcharge graisseuse devrait être évitée.

5ᵉ preuve. — D'autres preuves peuvent être aussi apportées par l'étude de l'état somatique chez l'homme vivant de la vie naturelle hors de l'extrême civilisation des grandes villes. Les populations actives de nos campagnes, ou de certains pays exotiques, sont presque toujours dépourvues de graisse à l'état normal, et cependant restent en pleine vigueur et en pleine activité. En somme, la moyenne des hommes qui vivent dans des conditions naturelles sous toutes les latitudes, et quelle que soit leur race, sont dépourvues de réserves graisseuses abondantes.

6ᵉ preuve. — Si nous observons les animaux, nous constatons qu'il n'existe chez eux qu'un cas de réserve physiologique de graisse : c'est celui où ils doivent traverser de longues périodes de froid et d'obscurité, où l'alimentation est pour eux presque impossible. Dans ces conditions, ils accumulent pour l'hiver des provisions graisseuses, non pas dans tout l'organisme, mais dans les glandes hibernales de l'abdomen. En même temps, ils diminuent leurs dépenses par le sommeil prolongé.

Ces phénomènes d'hibernation ne peuvent pas être considérés comme pathologiques, mais ont une formule si précise et un retour tellement périodique, qu'évidemment il s'agit d'un fait spécial qui n'a rien de commun avec la question qui nous intéresse ici au point de vue pathologique.

7ᵉ preuve. — **Inutilité et dangers de l'accumulation graisseuse.** — Enfin, des confirmations indirectes sont apportées par ce fait que les accumulations de graisse qui constituent l'embonpoint et l'obésité n'ont véritablement aucun emploi et aucune utilité, quelles que soient, du reste, à ce sujet, les prétentions des obèses.

Mais si de pareilles croyances sont encore excusables chez le public, rien n'est plus surprenant que de les entendre dans la bouche de certains médecins, et notamment des médecins obèses. Pour excuser leur manque d'énergie et leur persistance dans leur mauvais état de santé, ils n'ont guère que cette objection : « Il faut avoir des réserves en cas de maladie ». J'ai déjà fait justice de cette opinion; de plus la thérapeutique des états fébriles s'est modifiée. Il est d'usage d'alimenter davantage nos typhiques, nos grippés, suivant la méthode de Vaquez, et nous savons bien par la clinique que l'obésité est une situation déplorable au point de vue de la résistance organique. L'obèse ou le simple adipeux est toujours un méiopragique latent ou apparent; c'est un débile rénal, intestinal et hépatique, et ce sont là, par conséquent, les plus mauvaises conditions pronostiques pour aborder des maladies infectieuses qui nécessitent, au contraire, l'intégrité fonctionnelle et les réactions de défense les plus énergiques.

Le médecin qui se trouve dans cette situation se doit donc à lui-même de ne pas y rester, car scientifiquement il n'a aucune raison sérieuse de défendre sa surcharge, sauf le cas où il aurait l'intention de vouloir refaire sur lui les expériences de Succi ou de quelque autre jeûneur. Nous ne vivons plus à une époque où nous devons faire de pareilles réserves alimentaires, qui permettraient de supporter les privations d'un long siège ou d'un ensevelissement accidentel!

Enfin les réserves graisseuses accumulées chez un obèse qui porte bien souvent plus de 30 kilogrammes de surcharge, représentent une valeur énergétique qui nécessite, pour être consommée, plus d'un an de régime, combiné à des augmentations considérables de travail musculaire!

Le médecin ne peut donc accepter, en aucun cas, les idées reçues sur ce point. Il doit rester dans son esprit que l'engraissement et l'embonpoint accentué sont des phénomènes absolument morbides,

qu'ils constituent les premières phases de l'obésité et sont l'indice d'u
état d'auto-intoxication.

Après avoir fait ces réserves sur la confusion entre l'état physiol
gique et l'état pathologique, définissons, avec quelque précisio
quelles sont les caractéristiques de ces états.

Caractéristiques physiologiques et pathologiques. — Les sign
de la normalité sont : l'absence de surcharge graisseuse, en même tem
que l'absence de troubles fonctionnels. Car l'un de ces deux caractèr
peut manquer, ainsi que j'ai eu l'occasion de le répéter bien souvent
il peut y avoir surcharge sans troubles fonctionnels apparents. Ce n'e
pas qu'ils soient véritablement absents, mais c'est qu'ils sont silencieu
pour deux raisons : soit que l'obèse se trouve encore en période d
temps de latence, soit que, par suite de ses faibles réactions nerveuse
il n'ait pas de manifestations du côté de son grand sympathique ou d
son système nerveux général. Mais, inversement, il peut y avoir de
troubles fonctionnels sans surcharge. C'est là peut-être le cas le plu
habituel ; à un moment donné, cette surcharge peut apparaître ; il s'agi
dans ce cas, d'une obésité latente en préparation.

Ceci demande quelques détails. Quelle différence y a-t-il donc entr
l'obèse latent qui est atteint de dyspepsie et les malades dyspeptique
simples ? Tout malade à troubles fonctionnels est en même temp
atteint de troubles du système nerveux ; c'est nettement le cas pour l
majorité des dyspeptiques en clinique, attendu que 95 p. 100 des dys
pepsies sont d'origine nerveuse, et non pas d'origine gastrique.

Mais ces troubles ne portent pas encore sur la régulation métabo
lique appartenant au système nerveux. Que surviennent cependant de
causes accessoires : émotions, chagrins, surmenage physique, infec
tion, etc. et le système nerveux, déjà préparé par un état de méio
pragie latente, va manifester dans une autre de ses fonctions e
conditionner son insuffisance fonctionnelle dans ses fonctions adipo
régulatrices ; alors l'accumulation de graisse se produit.

Si on veut bien admettre ces choses avec moi, on est obligé d'e
arriver à cette conception que l'obésité ne se juge pas par la quantit
de surcharge graisseuse qu'elle nous montre, et que c'est plutôt su
l'association de cette surcharge d'importance variée, avec des trouble
fonctionnels, que doit se faire le diagnostic. La question du poids e
du volume est du reste moins importante, en réalité, que celle de l
densité.

Le médecin qui veut affirmer qu'il s'agit d'un état physiologique
doit s'appuyer, de plus, sur *la conservation de la morphologie normale*
Il doit pouvoir dire : « Pas de graisse amassée, conservation de la forme
absence de troubles fonctionnels, pas d'obésité en préparation ».

Éléments fondamentaux du diagnostic : A. L'Épaisseur du pannicule. — Ces notions étant admises, nous voyons que le médecin doit se servir, surtout, pour apprécier l'obésité, de la valeur exacte de l'état d'adiposité.

Si l'on admet, par exemple, que le pannicule adipeux ne saurait avoir au maximum plus d'un centimètre dans la région de l'abdomen, des hanches et de la poitrine, et un demi-centimètre partout ailleurs, voilà déjà un premier élément général d'appréciation.

A ce point de vue, il est intéressant de considérer la figure qui a été établie par Richer (fig. 6). On y remarque la différence du pannicule chez l'homme et la femme : il a très peu d'épaisseur chez l'homme, au niveau de l'abdomen et des hanches; au contraire, chez la femme, on peut accepter, dans la région fessière, ventrale et lombaire, une épaisseur d'un centimètre et demi au maximum.

B. La Muscularité. — Enfin, le médecin observera toujours avec beaucoup de soin l'état de la muscularité. Ainsi que nous le verrons au chapitre du pronostic, l'insuffisance musculaire (mais non pas la cachexie ou la macilence) est une prédisposition marquée à l'obésité. Au contraire les athlètes, du fait de leur grande masse musculaire, supportent mieux la persistance de la suralimentation, même lorsqu'ils ont cessé tout entraînement physique.

C. Le Poids. — La question du poids devra entrer en ligne de compte, mais dans une assez faible mesure, pour l'appréciation diagnostique des formes atténuées et à la condition que, dans la pratique courante, on veuille bien se rappeler que chez les hommes normaux et moyens, la règle de Quételet a notoirement exagéré la valeur du rapport qui existe entre le poids et la taille (Voy. p. 348) pour le type d'homme ordinaire.

Il résulte de ces connaissances physiologiques que l'état pathologique sera manifeste si la surcharge graisseuse se présente accompagnée de troubles fonctionnels.

Chacun de ces éléments, considéré isolément, peut être variable. La surcharge graisseuse peut être rapide ou lente et, dans ce cas, elle est peu appréciable et peu visible ; mais, ce qui fait sa valeur pathologique, c'est sa progression : *Tout engraissement progressif est une obésité.*

L'apparition des troubles fonctionnels peut être bruyante ou presque silencieuse; mais toutes les fois qu'on verra apparaître des troubles fonctionnels du tube digestif et du système nerveux, les fonctions régulatrices du poids peuvent être troublées et on surveillera, à ce moment, l'épaisseur du pannicule adipeux, le poids et le volume, de façon à surprendre les premières manifestations de l'engraissement et de l'embonpoint, première phase de l'obésité.

Ce que nous venons d'exposer au sujet du début de l'obésité et de la confusion avec l'état physiologique peut se résumer en un certain nombre d'**AXIOMES**:

1° *L'engraissement se différencie nettement des phénomènes de reconstitution* cellulaire portant surtout sur l'assimilation des albuminoïdes et des graisses, *qui caractérisent la convalescence* des maladies graves ou bénignes. L'examen des urines permet d'établir le diagnostic. Ces phénomènes d'engraissement compensateurs d'amaigrissement préalable ont pour but d'établir *l'équilibre graisseux physiologique;* nous avons admis que cet état d'équilibre existe avec 50 grammes de graisse par kilogramme du poids. C'est la graisse de constitution.

2° *En dehors de ces cas, et de cet état d'équilibre, il n'y a pas d'engraissement physiologique.*

3° *Tout engraissement progressif,* si léger qu'il soit, *tend vers l'obésité,* dont il est la première phase.

4° *L'embonpoint est le signal-symptôme de l'obésité.* Les engraissements thérapeutiques sont presque tous pathologiques et peuvent être une amorce d'obésité.

5° *Ce qui fait l'obésité, c'est le déséquilibre fonctionnel;* la surcharge graisseuse n'en est qu'une suite et qu'un symptôme.

6° *Le diagnostic de l'obésité doit comporter,* par conséquent, *l'appréciation de la quantité de surcharge et de la qualité du trouble fonctionnel* qui l'accompagne et souvent la conditionne.

2° ÉLÉMENTS SÉMÉIOLOGIQUES DU DIAGNOSTIC GÉNÉRAL

Nous supposons donc le médecin parfaitement documenté sur ce qu'est l'état d'adiposité physiologique et devant qui se pose maintenant le problème de l'examen clinique du malade qu'il soupçonne d'obésité, et chez lequel il veut établir un diagnostic pathogénique et un traitement radicalement curateur.

Il doit, pour arriver à solutionner d'une façon convenable ces deux points, procéder avec méthode et entrer avec beaucoup de soin dans le détail des opérations séméiologiques suivantes :

Signes objectifs généraux. — Il étudiera d'abord les signes objectifs que nous allons suivre méthodiquement; cette précision nous sera d'une grande utilité, plus tard, moins pour le diagnostic que pour surveiller les effets du traitement.

Le patient peut être ou ne peut pas être examiné à l'état de nudité. J'ai déjà insisté beaucoup sur la nécessité qu'il y a de faire passer les questions de convenances après les obligations scientifiques, et d'être inexorable sur ce point, si cela est possible. Mais, dans certaines circonstances très particulières, on ne pourra rien obtenir. Le diagnostic s'édifiera alors sur les éléments qui seront fournis par l'interrogatoire et l'exposé des doléances du patient, en même temps que sur l'examen approximatif du corps à travers les vêtements, et sur celui du visage et des mains.

1er type : Le malade est atteint d'une obésité sous-cutanée généralisée et le visage est gras comme tout le reste du corps. Cela n'existe guère avant la trentième année.

2e type : Après cette période, en général, le visage peut rester relativement sec, alors que le corps est déjà très gras et notamment dans toutes les variétés d'obésité localisées à l'abdomen. Chez la femme, on peut toujours admettre l'existence d'une adiposité ventrale et lombaire marquée lorsque la surcharge graisseuse et l'empâtement deviennent apparents à la face, toujours prise en dernier lieu. S'il s'agit de quelque chose de plus que l'empâtement, comme par exemple l'apparition du double menton, on peut affirmer avec certitude qu'il y a plus de trois centimètres de pannicule adipeux à l'abdomen et aux hanches. Lorsque le double menton apparaît chez l'homme, il accompagne toujours une obésité diffuse ou localisée, extrêmement abondante.

L'engraissement de la face suit en général l'ordre que voici : le creux normal qui existe sous les pommettes est complètement comblé par l'hypertrophie de la boule graisseuse de Bichat; les joues sont rebondies; en même temps, la région sous-mentale commence à s'alourdir, mais avec conservation de l'angle sous-mento-laryngien. Ensuite, celui-ci s'atténue et cet angle, situé entre la ligne horizontale sous-mentale et la région laryngée, qui est normalement droit, devient obtus; puis apparaît le véritable double menton qui, petit à petit, envahit jusque sous les oreilles, faisant disparaître l'angle du maxillaire. Lorsque ce dernier est noyé dans la graisse cervicale, alors surviennent les signes de l'épaississement de la nuque. Et, chez la femme, petit à petit ils se compléteront par cette saillie graisseuse qui se forme au-devant de l'apophyse épineuse de la 7e vertèbre cervicale. Les femmes redoutent cette déformation qui dépare leur décolleté et se complique plus tard de lordose cervicale, de cyphose dorsale (fig. 24).

Chez l'homme apparaissent des bourrelets à la nuque, très visibles au moindre mouvement de flexion de la tête en arrière. Un double menton léger est chez lui un signe certain d'embonpoint, comme le double menton très marqué est une preuve incontestable d'obésité ventrale.

Les mains ne deviennent grasses, en général, que lorsque la surcharge graisseuse est très marquée et très étendue partout. Comme les avant-bras, elles n'engraissent guère qu'en dernier lieu et même après la face. D'où l'on peut poser ce principe que toute personne qui a des mains grasses est obèse quatre-vingt-dix fois sur cent.

L'examen du corps, dans le cas où le malade ne s'est point déshabillé, ne présente pas de difficultés chez l'homme, mais chez la femme le médecin peut être trompé dans ses appréciations par le boudinage dû au corset ou au port de la ceinture ventrale.

Mais lorsqu'il s'agit d'une obésité légère, les difficultés surgissent si le malade n'est pas examiné dévêtu, et c'est seulement alors l'interrogatoire qui peut faire soupçonner, par suite de la présence de quelques troubles nerveux ou digestifs, qu'il peut y avoir déjà quelques anomalies du métabolisme en période de constitution.

Supposons maintenant, au contraire, qu'il s'agisse du cas le plus normal. Le médecin est en présence d'une personne qui se laisse examiner d'une façon complète, dans un état de nudité absolue.

Examen somatique et répartition de la graisse. — 1° *On examinera l'ensemble des déformations*, s'il en existe. On cherchera à rapprocher le malade du type normal que nous avons établi au chapitre iv (Examen séméiologique, p. 95).

S'il s'agit d'une surcharge graisseuse incontestable, on en appréciera les répartitions et les localisations; on remarquera si c'est une infiltration diffuse; si, au contraire, elle est localisée à la région pectorale, ventrale, on établira de quelle façon les premières lignes de déformation (Voy. p. 101) se trouvent envahies; si seulement c'est la ligne inférieure, ou si la ligne supérieure est prise aussi. On jugera aussi les éléments accessoires, tels que ptoses, déformation du squelette, et notamment de la colonne vertébrale, le déplacement du centre de gravité et l'état des linéaments osseux et musculaires.

2° *On fera faire quelques mouvements* : lever les bras, lever les jambes, fléchir le tronc autour du bassin, ramasser un objet, se pencher latéralement, de façon à apprécier l'épaisseur des plis cutanés et leur importance et les modifications qui peuvent se produire dans la circulation : telles, par exemple, que la congestion de la face, des veines du cou, etc. On jettera un coup d'œil rapide sur la peau, et ses différentes modifications seront notées : vergetures, varices, varicosités, affections dermiques, coloration.

Appréciation de la graisse intra-dermique. — Ce premier coup d'œil assez rapide ayant été donné sur la morphologie, on appréciera l'épaisseur du pannicule adipeux. Pour cela, dans chacune des principales régions, la peau ayant été mise en état de relâchement, et le muscle sous-jacent ayant été contracté, on fera, entre le pouce et l'index, un pli contenant toute l'épaisseur de la peau, du tissu cellulaire sous-cutané graisseux, jusqu'à l'aponévrose.

Dans la région de la face, on appréciera l'épaisseur de la joue et la boule graisseuse de Bichat; dans la région postérieure du cou, on fera fléchir la tête en arrière pour mesurer l'épaisseur de la peau de la nuque. On prendra aussi un pli vertical qui suivra la direction de la colonne cervicale. Dans la région cervicale antérieure, il ne faut pas s'attendre à trouver une grande épaisseur de graisse : chez les sujets énormes, on trouve à peine un centimètre à un centimètre et demi autour du larynx; on fera contracter les peauciers, dont les fibres sont très visibles à l'état normal.

On mesurera aussi ensuite, par le procédé du pli cutané ou avec le *compas-vernier de Richer* (fig. 11), toutes les épaisseurs, le long des deux lignes cervico-pectorales et lombo-abdominales, que nous connaissons bien. On mesurera la surcharge graisseuse de l'aisselle avec soin, car c'est une région difficile à faire maigrir. On fera la part de la graisse mammaire et de la glande mammaire en faisant contracter les pectoraux. On appréciera la charge de graisse sus et sous-claviculaire.

Pour la région de l'abdomen, le malade étant couché, on le fera relever tandis qu'on appuiera la main sur les muscles grands droits et obliques pour en apprécier le développement et la vigueur. On constatera, sous l'influence de ces mouvements, la déformation de l'abdomen : si le ventre prend l'apparence, au moment de la contraction, de l'abdomen trilobé, signe de ptose et d'insuffisance de toutes les parois, ou, au contraire, s'il prend la forme de ventre de batracien, ce qui est l'indice de la faiblesse latérale, et particulièrement des muscles obliques.

Le malade étant debout, on le fera fléchir en demi-position, de façon à détendre toute la peau de l'abdomen dont on appréciera mieux l'épaisseur ainsi.

Dans la région de l'ombilic, on mesurera l'étendue du gâteau ombilical graisseux qui est toujours plus ou moins discoïde et aminci sur les bords. Il ne recouvre les obliques que dans les cas de grosse obésité.

Dans l'appréciation de ces diverses mesures, on s'aidera de la connaissance morphologique du dessin musculaire; on notera et on constatera la présence ou l'absence des lignes caractéristiques du canon anatomique.

On fera le même travail, pour la région dorsale, ayant toujours soin de faciliter le pincement du pli cutané par la mise en relâchement de la région qu'on examine. On cherchera à déterminer approximativement la quantité de graisse répartie sous la peau de la région dorsale.

On se trompe, en effet, assez souvent, car chez les arthritiques les téguments dorsaux sont généralement très épais et lardacés. et on juge souvent mal la quantité de graisse toujours assez importante à cause de la grande surface sur laquelle elle est répartie.

Dans la région des hanches, on délimitera ce qui appartient à la graisse du bassin et à la graisse des cuisses, on constatera la fusion des maniements qui vont du flanc à la cuisse.

Dans la région dorsale, on recherchera les limites du losange de Michaélis, la conservation des fossettes latérales. Quand ce losange est entièrement envahi de graisse et quand la peau a une épaisseur supérieure à un centimètre, il s'agit souvent d'une obésité avec grosse surcharge graisseuse, et c'est une région très difficile à rétablir dans sa forme normale, comme du reste toute la région lombaire.

La région fessière sera examinée aussi et on se rappellera que, chez l'homme, elle doit être toujours peu volumineuse. Cela tient du reste à l'étroitesse relative du bassin et au contraste qu'il forme avec le thorax bien développé. Chez la femme, au contraire, la région fessière est toujours la plus massive du corps, mais cependant dans des limites et des mesures qui sont fixées, ainsi que Richer l'a représenté sur les figures.

A la cuisse, on examinera le triangle de Scarpa, la région des adducteurs, et toute la face interne de la cuisse, car la graisse, dans les membres, est surtout répartie le long de la gaine des vaisseaux.

Le creux poplité sera apprécié comme le creux axillaire. Mais il n'est pas, comme lui, difficile à faire rentrer dans la norme.

Dans le cas d'infiltration diffuse à peu près généralisée, et notamment chez les femmes arthritiques, on aura quelque difficulté à apprécier le pli cutané. Non seulement il y a un épaississement périphérique dans ce cas, mais il y a aussi une infiltration profonde des muscles qui sont, dans l'espèce, dits « persillés ». Dans ce cas, les membres pris à pleine main ont une résistance assez spéciale : on dirait qu'ils sont injectés de paraffine.

J'ai remarqué que les obésités de cette nature, que j'appelle intra-musculaires, sont très résistantes au traitement, et je les classe, pour ma part, parmi les moins bonnes au point de vue pronostique.

Un moyen assez simple de reconnaître cette variété est de prendre le membre entier à pleine main, soit le bras, soit la cuisse, et à faire subir à la masse des tissus un mouvement de rotation spiroïde autour de l'os. On cherche à déplacer la masse entière, alternativement, à gauche et à droite, et on constate alors que tout tourne en même temps autour de l'humérus ou du fémur : peau, graisse, muscle qui y forment comme une masse cimentée et adhérente dans toutes ses parties.

Cette translation en masse ne se produit pas chez ceux qui sont uniquement musculeux, surtout si on les prie de contracter leurs muscles, tandis qu'elle existe, au contraire, chez les obèses infiltrés, même avec la contraction.

MENSURATIONS ET APPRÉCIATION DU VOLUME DU CORPS. — Par les mensurations circulaires prises au mètre souple inextensible (en acier), par l'appréciation des épaisseurs au compas de sculpteur, le médecin devra chercher à se rendre compte du volume du patient. Ces mensurations sont d'une certaine importance, non pas tant pour le diagnostic que pour le pronostic et surtout la thérapeutique. Elles permettront, en effet, de juger la répartition du tissu adipeux en se reportant aux mesures normales et, en même temps, de surveiller plus efficacement la cure.

Ces mesures doivent se prendre assez nombreuses, sur le tronc, l'abdomen, les membres et le cou. Voici les principales :

Au **niveau du cou**, trois mesures horizontales et parallèles, dont la 1re va de la partie la plus élevée de la nuque à l'angle guttural; la 2e est médio-cervicale et médio-laryngée; la 3e, un peu plus oblique en avant, va de la 6e vertèbre cervicale à la fourchette sternale. Les mesures circulaires normales du cou, chez un homme adulte de taille et de poids moyens, sont, en général, autour de 37 centimètres, et de 30 centimètres chez la femme.

On sait qu'en esthétique et dans les arts plastiques, on admet que la mesure du tour de cou est à peu près équivalente à celle du tour de mollet dans sa partie la plus saillante, et au demi-tour de taille.

Les **mesures du thorax** doivent être prises : la 1re horizontale et passant dans la partie la plus élevée du creux axillaire, les bras tombant le long du corps; normalement, chez l'homme adulte moyen et non gras, elle équivaut à 90 centimètres et à 78 chez la femme.

La 2e mensuration doit se prendre horizontalement au niveau des mamelons. Sa valeur normale est de 97 centimètres chez un homme bien constitué, la poitrine étant en inspiration moyenne. La 3e mesure thoracique est sous-pectorale : exactement horizontale, elle suit le bord inférieur du pectoral, et passe en arrière sous la pointe de l'omoplate. Elle est de 80 centimètres.

Les **mesures abdominales** seront prises horizontalement et obliquement.

1° Le *tour de taille*, dans sa partie la plus mince, lorsqu'il est horizontal, passe à quelques centimètres au-dessus de l'ombilic. Il est variable quant à son siège en hauteur, suivant qu'il s'agit d'une personne grande ou petite, suivant la forme du thorax, profond ou large. Sa valeur moyenne aussi est assez différente, suivant qu'il s'agit d'un tronc à forme carrée ou d'un tronc à forme d'X (classification de Richer).

Si le tronc est de forme carrée, la valeur du tour de taille est aux environs de 80 centimètres, pour l'homme moyen;

Si le tronc est légèrement étranglé au niveau de la taille, forme du reste parfaitement normale et dite en X, cette valeur est de 75 centimètres en moyenne, et de 72 dans certains cas. Elle est de 65 centimètres chez la femme non déformée par le corset.

2° La mesure abdominale principale sera l'*horizontale-ombilic*. Elle est généralement supérieure de quelques centimètres à celle du tour de taille. Si celui-ci est de 75, la mesure ombilicale sera de 78-80.

3° Il est intéressant d'avoir une mesure supplémentaire oblique qui, en arrière, prend le tour de taille et, en avant, descend à l'ombilic. Elle est très utile, pour apprécier le dégraissement de l'abdomen pendant la cure. Elle est variable, proportionnellement à l'obésité de l'abdomen. Elle dépasse rarement 80 centimètres à l'état normal pour l'homme et 70 chez la femme adulte.

4° *L'horizontale sous-ombilicale maximum*. Cette mesure passe à deux ou trois centimètres au-dessous de l'ombilic; sur les côtés, au-dessous de la saillie du grand oblique sur le bord coxal; en arrière, au-dessous des fossettes latérales du losange de Michaélis, et à peu près au milieu du sacrum. Mais elle varie naturellement de siège, suivant l'adiposité de la région, car plus le ventre est surchargé de graisse, plus l'ombilic descend bas, et par conséquent la mesure sous-ombilicale suit ce mouvement de descente. D'une façon normale, cette mesure est supérieure à la précédente de 3 ou 4 centimètres. Pour un homme d'une taille de 1 m. 75, elle vaut à peu près 82 ou 84 centimètres et chez la femme 88 centimètres.

Au bassin on mesurera le *médio-fessier pubis*. Cette mesure horizontale passe au milieu de la région fessière, au milieu du creux fessier latéral, sur la face externe de l'articulation coxo-fémorale, et enfin se termine en avant sur l'angle pubien supérieur. Sa valeur varie avec l'importance de la région fessière. Elle est bien plus considérable chez la femme que chez l'homme. Chez l'homme moyen, elle vaut de 90 à 95 centimètres, et, chez la femme vigoureuse, 100 centimètres et au-dessus.

Les membres supérieurs et inférieurs doivent être examinés au repos et en contraction. Le membre supérieur au repos aura 3 mesures : 1° la mesure *horizontale sous-axillaire* passe par la partie supérieure du creux axillaire et sur l'extrémité inférieure du deltoïde, près de son insertion humérale, est variable proportionnellement à la muscularité du bras. Elle vaut chez l'homme moyen vigoureux à peu près 32 centimètres. 2° *L'horizontale médio-biceps* vaut au repos, chez l'homme vigoureux et de taille moyenne, 30 à 31 centimètres. 3° Dans la partie la plus saillante de l'avant-bras, la mesure horizontale passe au-dessous de l'articulation du coude à une valeur moyenne do 28 centimètres.

Pour apprécier ces mesures en état de contraction musculaire, on fera fléchir le bras à angle droit. On trouvera une augmentation de mesure très variable avec la qualité musculaire de chacun. Chez les hommes vigoureux et entraînés aux exercices, le tour du bras au repos, qui vaut 30 à 31 centimètres, peut atteindre 36 centimètres pendant la contraction.

Pour faire contracter les muscles de l'avant-bras, le coude étant à angle droit, on fera fléchir la main, en supination. La mesure du tour d'avant-bras à la racine peut, dans ces conditions, passer de 28 à 30, et même à 31 centimètres.

Aux membres inférieurs, on prendra la mesure horizontale qui passe par la partie la plus élevée de la cuisse, à sa jonction aux organes génitaux. Elle traverse la face externe de la cuisse, à peu près à mi-hauteur entre la saillie du grand oblique sur l'os coxal et l'articulation du genou. Sa valeur moyenne est au-dessus de 50 centimètres, mais est très variable, suivant la muscularité et la nature des exercices pratiqués. Elle est généralement au maximum chez les pratiquants de la bicyclette.

La 2ᵉ mesure se prendra horizontalement autour du mollet, qui équivaut à 37 centimètres, comme le tour de cou, ou la moitié du tour de taille. En contraction, les mesures du membre inférieur s'élèvent seulement de quelques centimètres : pour la cuisse, 2 ou 3 centimètres; pour le mollet, à peine 1 centimètre:

Lorsqu'il s'agira de personnes ayant un développement abdominal assez manifeste, je conseille d'ajouter à ces mesures celle qui va de l'angle xyphoïde à la partie supérieure du pubis (*xypho-pubis*). C'est une des plus intéressantes au point de vue de l'amaigrissement. Normalement elle varie de 38 centimètres à 42.

Tous les chiffres qui sont donnés ici ont été relevés sur des femmes et des hommes moyens, mais assez vigoureux et en tout cas ne possédant pas plus de 4 ou 5 kilogrammes de graisse de constitution, pour un poids moyen de 68 kilogrammes (nu) et une taille de 1 m. 70 (hommes), ou 56 kilogrammes pour 1 m. 62 (femmes).

Je rappelle que si l'épaisseur du pannicule adipeux, au niveau du tour de ventre, de poitrine ou d'un membre augmente d'un centimètre, la mesure circulaire suit une progression d'augmentation plus grande, et vaut 3 ou 4 fois plus.

Il existe quelques différences de mesures prises sur la même personne à des heures différentes. Après une journée fatigante, les mesures de l'abdomen sont supérieures de 2 ou 3 centimètres, par suite du ballonnement qui, chez les dyspeptiques et les névropathes, peut atteindre un chiffre assez élevé.

De même, les mesures prises après les repas, au niveau de l'abdomen, sont aussi plus élevées de quelques centimètres. Les heures préférables pour les trouver exactes sont celles du matin, à jeun.

Barymétrie et pesées. — La balance est, avec le mètre, l'instrument le plus important pour le médecin qui veut s'occuper des questions de cure d'amaigrissement.

Elle sert à la fois au diagnostic et au contrôle de la cure. Les renseignements que l'on peut tirer de la surveillance du poids chez l'homme sain et chez l'homme malade sont du plus haut intérêt.

Aux médecins qui voudront s'instruire sur ce point, je conseillerai de prendre leur poids quotidiennement pendant une longue série de mois, et d'en dresser la courbe. Il est bien vraisemblable que beaucoup éprouveront quelque surprise devant les variations qu'ils pourront constater et l'appréciation des causes de ces variations ne sera pas sans difficulté (utilisation des *feuilles barygraphiques de Quidet*).

Les balances qu'on doit utiliser pour ce genre de constatation doivent être non seulement précises et pouvoir apprécier une différence de poids de 20 grammes sur 100 kilogrammes, mais encore il faut les régler d'une façon constante, toutes les semaines environ.

Sous l'influence des variations de température et sous l'influence des pesées, on peut constater, avec une bonne balance, une erreur de 50 grammes et au-dessus très facilement. Il serait préférable que les balances dont on doit se servir puissent peser au delà de 100 kilogrammes, beaucoup d'obèses dépassant ce poids. Mais le prix des balances, dans ce cas, est beaucoup plus élevé. Il existe un type de ces instruments fait normalement pour peser 100 kilogrammes et sur lesquelles, par l'adjonction d'un poids supplémentaire au fléau, on peut peser jusqu'à 200 kilogrammes.

Le règlement de la balance se fait généralement par le déplacement d'une petite masse que l'on pousse dans un sens ou dans l'autre jusqu'à ce que les indicateurs métalliques soient placés en équilibre exactement en face l'un de l'autre.

Il est indispensable aussi de prendre l'habitude de soulever, après l'usage, le levier de la balance pour éviter aux couteaux les chocs des objets qui pourraient tomber accidentellement sur le plateau ou y être placés.

Il est de toute nécessité que les balances soient placées sur un sol très horizontal. On vérifiera à l'aide d'un niveau d'eau cette horizontalité, en le posant sur le plateau de pesée dans deux directions perpendiculaires. Et on corrigera, à l'aide de calles, jusqu'à ce que la bulle d'air soit toujours bien exactement médiane dans l'une ou l'autre position.

Les causes d'erreurs d'une pesée — celles de l'inexactitude de la balance ayant été éliminées — sont nombreuses. Elles ont été étudiées récemment par Leven [1].

En principe, il vaut mieux peser les patients nus, toujours aux mêmes heures, que l'on doit noter sur les fiches, et toujours dans les mêmes conditions, c'est-à-dire à jeun, vessie et intestins vides.

Si, au contraire, on fait une pesée un jour à jeun et l'autre jour après le repas, il peut y avoir une différence de 1 à 2 kilogrammes, suivant la quantité d'aliments et de boissons; suivant que la vessie est vide ou qu'il existe un peu de constipation; suivant enfin l'état d'hydrémie. Une suée, prise accidentellement ou thérapeutiquement avant une pesée, peut également faire une erreur qui peut aller de 0 kgr. 500 à 2 kilogrammes ou même davantage, si, par exemple, il s'agit d'une suée par bain de vapeur. Mais si ces différentes causes d'erreurs venaient à s'additionner, on pourrait trouver des différences de 3 à 4 kilogrammes, à quelques jours d'intervalle. Si on ajoutait à toutes ces variations celles qui peuvent venir des vêtements, dans le cas où on ne pourrait peser le patient nu, on est à peu près dans l'impossibilité d'établir une courbe convenable du poids. Le poids des vêtements d'un homme moyennement couvert, pendant l'automne, par exemple, est de 4 kgr. 500. Chez la femme, il est extrêmement variable. Suivant qu'il s'agit de soie, de laine, de fourrures, le poids des vêtements oscille de 2 à 6 kilogrammes. L'adjonction d'un caleçon, d'un jupon, d'un tricot, peut faire varier de 300 à 700 grammes. Enfin, l'hygrométricité des vêtements joue encore un rôle. On peut constater une variation de quelques centaines de grammes de ce fait.

C'est pour ces diverses raisons qu'on ne peut ajouter aucune foi aux indications de poids qui sont fournies par les personnes qui s'observent elles-mêmes sans avoir été averties de ces nombreuses causes d'erreur. Beaucoup de personnes grasses s'illusionnent à ce sujet, et de même, au cours de leur cure thérapeutique, prétendent résister au traitement ou y trouver le succès suivant qu'elles se sont placées dans les unes ou les autres conditions d'erreur que je viens d'énumérer.

On peut dire, du reste, qu'il ne faut accorder aucun intérêt à une augmentation ou à un abaissement de poids qui n'est pas régulièrement progressif, et qui ne se chiffre pas par plusieurs kilogrammes. Il n'y a aucune importance pour un malade à constater une différence de 3 ou

---

1. Leven, L'engraissement et l'amaigrissement, interprétation des pesées, *La Clinique*, oct. 1900.

4 kilogrammes d'un hiver à un autre, par exemple. Ces 3 ou 4 kilogrammes peuvent être l'expression des erreurs exposées ci-dessus.

Mesure de la taille. — Pour apprécier sa situation anatomique, il est nécessaire de connaître la grandeur du sujet. Le meilleur moyen est d'utiliser une des nombreuses toises commerciales, le sujet ayant les talons, la protubérance occipitale externe et les épaules appuyés au mur ou au montant de la toise. Les obèses étant fréquemment voûtés, on tiendra compte du fléchissement dû à la cyphose et qui est peut-être de 3 à 4 centimètres. A l'aide de la taille et du poids on peut apprécier approximativement le volume, la densité du corps, et en y ajoutant la largeur des épaules en arrière et le tour de poitrine on peut établir divers indices tels que la corpulence, la constitution, l'indice de Pignet (Voy. p. 449), l'indice d'élancement, etc., mais qui n'ont pas grand intérêt au point de vue de l'obésité [1].

Spirométrie. — Le médecin examinera ensuite quelle est la capacité vitale du poumon. J'ai insisté beaucoup sur la valeur de ce signe au cours de l'exposé symptomatique. J'ai montré que la diminution de la capacité d'air intra-pulmonaire était un des premiers signes de l'obésité en période de constitution, et que l'augmentation de sa valeur était un des symptômes certains d'amélioration.

Il y a trois moyens pratiques de faire cette constatation :

a. Le premier et le meilleur, c'est de se servir d'un spiromètre — d'un bon spiromètre. Le plus pratique, à mon avis, est celui de Verdin, qui permet de lire sur un cadran la quantité d'air expiré. Il faut savoir que cette quantité vaut à peu près 3 litres 250 chez l'homme moyen dont nous avons donné les mesures plus haut. Suivant l'heure et les circonstances dans lesquelles on prend cette mesure, elle peut être très variable. En général, j'ai observé que la spirométrie avait, le soir, donné des résultats supérieurs à celle faite le matin, mais je ne crois pas que ce soit une condition normale. Je pense que c'est plutôt l'expression d'un certain état d'arthritisme. Quoi qu'il en soit, une personne qui fait 3 litres 250 le soir, ne fait guère plus de 3 le matin. La femme fait au Verdin 2 litres 700 à 3 litres en moyenne.

L'habitude de souffler dans le spiromètre peut jouer aussi un certain rôle dans la valeur du chiffre obtenu. A ce point de vue, du reste, on peut dire qu'il y a des personnes nerveuses qui sont très difficiles à éduquer convenablement. Elles retiennent leur expiration, vident incomplètement leur poumon, prennent mal l'inspiration préalable. Pour faire une bonne spirométrie, il ne faut pas plus de trois essais consécutifs ; car, à partir de ce moment, une certaine fatigue apparaît

---

1. Voy. à ce sujet, Anthony, Anthropologie physique, et Lafeuille, Mensuration anthropométrique, *in Anthropologie et Hygiène individuelle,* Baillière, 1906.

et les résultats pourraient être troublés. Il faut d'abord procéder à une bonne évacuation de la poitrine, puis l'on fait une inspiration, par le nez et aussi complète que possible, en l'accompagnant d'un mouvement de projection des épaules en arrière et en bombant la poitrine. On vide ensuite le contenu des poumons dans le spiromètre par le tube en verre placé entre les lèvres, et l'on pousse l'expiration jusqu'à ses dernières limites, en ayant soin de ne pas faire d'inspiration accessoire en cours de route. L'aiguille de l'appareil se déplace sur son cadran et indique la quantité de litres et de centilitres. Si l'appareil est en bon état et non rouillé, on observe que l'arrêt de l'aiguille, à la fin de l'expiration, se fait d'une façon progressive et non pas brutale. L'arrêt brutal nécessite que l'on recommence l'expérience.

Trois ou quatre essais suffisent généralement pour éduquer le patient; il faut avoir soin de cacher le cadran aux yeux de la personne qui fait l'essai.

Lorsque cette technique a été bien appliquée, on ne trouve pas de variations importantes dans le résultat. Le chiffre reste constamment le même, dans les mêmes conditions de développement thoracique, ce qui est bien une preuve de la valeur très suffisante de la méthode et de l'instrument.

L'émotion, la fatigue, les repas copieux, l'absence d'entraînement respiratoire diminuent assez notablement la valeur spirométrique.

b. Le 2ᵉ moyen d'apprécier pratiquement la capacité vitale du poumon c'est de mesurer la **différence cyrtométrique** du thorax en inspiration et expiration. Sur l'homme moyen que nous avons pris comme type-étalon, cette valeur varie d'abord suivant la hauteur où elle est prise. C'est le tour de poitrine sous-pectoral qui est le seul convenable et non pas le tour de poitrine maximum pris au niveau du mamelon, car dans l'inspiration et l'expiration forcées, la contraction des muscles pectoraux et dorsaux constituerait une cause d'erreur, étant donné que ce que l'on cherche à apprécier surtout, c'est le déplacement du squelette thoracique.

Supposons, par exemple, que l'homme moyen au repos et sans surcharge graisseuse ait un tour de poitrine sous-pectoral de 87 centimètres. Ce chiffre, au moment de l'expiration profonde, sans exagérer le rétrécissement de la poitrine en avant par la mobilisation excessive des épaules, peut tomber à 82 par exemple et, au moment de l'inspiration forcée consécutive, peut monter au-dessus de 92. C'est là une différence assez importante et qu'on ne trouve guère que chez les hommes très entraînés aux exercices respiratoires ou aux sports respiratoires, tels que la course à pied, la boxe, le football, la bicyclette, la nage.

Dans la pratique, une différence supérieure à 4 ou 5 centimètres peut être considérée comme à peu près moyenne, mais à mon avis insuffisante de près de moitié. Plus l'écart est grand, plus aussi la capacité vitale pulmonaire est considérable. Cependant, chose curieuse, il n'y a pas un parallélisme absolu, et on trouve des personnes qui ont une faible capacité vitale au spiromètre et une incursion respiratoire thoracique qui est proportionnellement plus grande.

De même, aussi, on rencontre des hommes vigoureux et pratiquant des exercices qui ont une capacité pulmonaire supérieure à 5 litres pour un poids et une taille moyens, mais qui n'ont pas cependant le maximum d'incursion respiratoire. Ainsi, j'ai eu quelquefois l'occasion d'observer des athlètes qui indiquaient 5 litres 1/2 au spiromètre de Verdin, et n'avaient que 8 centimètres de différence cyrtométrique entre l'inspiration et l'expiration, ce qui est déjà un beau chiffre, tandis que d'autres qui avaient quelquefois 14 centimètres de différence, c'est-à-dire presque le double, ne dépassaient pas 5 litres. La raison en est dans la différence de profondeur de la poitrine.

En général, on peut poser le principe que ceux qui ont les poitrines les plus longues ont, en même temps, la plus grande capacité spirométrique.

Ce sont parfois aussi ceux qui ont des différences cyrtométriques moyennes. La valeur plus grande chez eux de l'abaissement diaphragmatique explique ces anomalies. Plus le thorax est long et profond, plus la voûte diaphragmatique est surélevée et plus l'abaissement du dôme thoracique peut être grand.

On peut se rendre compte de cette incursion par la radioscopie. Mais c'est un procédé peu commode à employer dans la pratique quotidienne.

Ces causes d'exception mises à part, on peut en général admettre que la cyrtométrie et la spirométrie donnent des résultats parallèles. Une différence cyrtométrique égale ou supérieure à 8 centimètres constitue déjà un signe de la constitution athlétique. Il faut connaître encore, à ce propos, une cause d'erreur qui est assez fréquente lorsque l'on aura à apprécier ces différentes mesures chez des obèses vigoureux, ayant, sous leur graisse, les éléments d'une bonne constitution et qui sont, à la fois, hauts, larges et épais, la graisse mise à part. Il est bon de savoir qu'il existe des hommes très vigoureusement musclés et qui ont un thorax apparemment très grand, mais dont ils ne tirent pas tous les avantages au point de vue respiratoire. Même lorsqu'elles sont débarrassées de leur graisse, ces poitrines puissantes et musculeuses fournissent au spiromètre à peine 3 litres d'air avec des différences de 3, 4 ou 5 centimètres entre l'inspiration et l'expiration.

On peut même observer cela chez des individus qui font profession d'athlètes, et particulièrement parmi les leveurs de poids. Cela tient au déséquilibre de leur développement musculaire, par suite d'exercices mal dirigés. Ils ont développé, par exemple, davantage leurs muscles inspirateurs que leurs muscles expirateurs et la suprématie des premiers sur les seconds fait qu'ils sont, pour ainsi dire, toujours à l'état d'ankylose fonctionnelle vis-à-vis des muscles déficients.

Il existe donc une sorte d' « ankylose costale en inspiration » et d' « ankylose en expiration ». S'il n'est pas très exact au point de vue physiologique le mot fait image, car le fait, pour le thorax, d'être toujours placé dans la position où le soutiennent les muscles les plus développés, détermine un état relatif d'immobilité des côtes, et une certaine réduction du jeu articulaire.

Chez les obèses, il faut ajouter à cette diminution des incursions thoraciques la gêne apportée par la surcharge graisseuse des masses musculaires, par la surcharge intra-thoracique qui diminue les mouvements des côtes et du diaphragme. Il ne faudra donc pas croire que la diminution spirométrique tient toujours à cette unique surcharge graisseuse intra-thoracique, et il faudra savoir séparer ce qui appartient au déséquilibre du développement musculaire du thorax, pour l'inspiration, et à l'insuffisance des muscles abdominaux, pour l'expiration.

c. Le 3ᵉ mode de constatation clinique est celui qui consiste à faire compter ou à faire émettre un son continu avec l'air fourni par une seule expiration pulmonaire. C'est un procédé assez grossier, mais qui, cependant, peut servir dans le cas où l'on est dépourvu de mètre ou de spiromètre et à la condition que la même vitesse d'élocution soit utilisée dans chaque examen. On ne peut pas toujours certifier que le patient examiné a émis un chiffre par seconde. De plus, la perte d'air varie avec les chiffres prononcés et avec la façon dont on les prononce. C'est donc un moyen de fortune.

Appréciation de la valeur musculaire dynamométrique. — Nous avons vu, dans la description symptomatique et dans l'étude étiologique, que l'énergie nerveuse et l'énergie musculaire diminuent d'une façon notable chez les personnes en état d'engraissement, d'embonpoint, de surcharge graisseuse ou d'obésité. Il est donc important d'apprécier la valeur dynamométrique du patient, au cours du traitement; on la voit remonter proportionnellement à la chute de la courbe du poids et avec la disparition des troubles fonctionnels.

L'obèse guéri peut récupérer plus de 50 p. 100 de sa force musculaire, et par la disparition de ses troubles morbides et par sa régénération musculaire, sans laquelle il n'y a aucune guérison radicale. En réalité, par l'appréciation de la force de pression, de traction ou de répulsion, on ne mesure pas que la valeur musculaire, mais encore l'énergie nerveuse : c'est une mesure de l'énergie neuro-musculaire.

Le médecin se heurtera, toutes les fois qu'il faudra établir ces mesures, à l'incrédulité du patient. Il est remarquable que les trois quarts des obèses se croient vigoureux, et qu'en réalité ils sont très inférieurs à la normale, toutes proportions gardées, par rapport à leur taille et à leur muscularité. En tout cas, ils sont très inférieurs à ce qu'ils seront une fois guéris. C'est avec les dynamomètres métalliques à pression que l'on peut apprécier la force musculaire.

On mesure la force de pression des mains, celle des muscles pectoraux, des adducteurs des cuisses, de la traction des muscles lombaires, celle de la flexion du bras pour le biceps, la pression des muscles grands dorsaux, la répulsion des triceps, etc. Deux dynamomètres suffisent pour prendre ces mesures : le dynamomètre à pression manuelle, utilisé en médecine nerveuse, et le grand dynamomètre à pression de Régnier, qui donne la valeur des muscles pectoraux, et qui, posé sur un crochet retenu par le pied, sert à mesurer la traction lombaire. La valeur moyenne de la pression manuelle est de 25 à 30 kilogrammes. Si nous supposons un homme qui est à son poids normal nu, à 67 kilogrammes, pour une taille de 1 m. 70, en bon état de santé, sans surcharge graisseuse, avec une mesure d'avant-bras de 27 centimètres, nous trouvons au dynamomètre à pression une valeur moyenne de 35 kilogrammes par exemple. Si nous le supposons devenu obèse, pesant par exemple 80 kilogrammes, nous constatons que cette pression peut baisser de 5 à 6 kilogrammes. Guéri, par une méthode que j'indiquerai plus loin, c'est-à-dire consommation des graisses par le développement musculaire fasciculaire, nous pourrons trouver, six mois plus tard, par exemple, une pression supérieure à 50 kilogrammes, et davantage, bien entendu, si les muscles de l'avant-bras ont subi un entraînement spécial.

Les causes d'erreur sont les suivantes : la pression diminue sous l'influence de l'émotion, du surmenage et la fatigue de l'insomnie, des troubles digestifs, du froid, du jeûne et sous celle de la répétition de la contraction. Cependant, la seconde contraction et la troisième sont généralement supérieures à la première. A partir de la quatrième, le chiffre baisse. La pratique régulière des exercices du corps et de l'hydrothérapie froide maintient le chiffre au même niveau régulièrement. Par exemple, chez un homme qui n'a pas fait d'exercice depuis 8 à 10 jours, le chiffre baisse de 1 ou 2 kilogrammes. S'il pratique des exercices quotidiens, le chiffre se relève et se tient constamment au même taux. S'il continue son entraînement, pendant de longues durées, un an ou deux ans, par exemple, la pression s'élève constamment, même s'il n'existe pas d'entraînement spécial des muscles utilisés à cette pression. C'est donc la tonicité nerveuse qui augmente.

La valeur de pression des muscles pectoraux est très variable suivant le développement de ces muscles. Elle varie de 40 à 100 kilogrammes chez notre homme moyen-étalon.

Il en est de même de la traction lombaire dont le chiffre oscille dans les mêmes conditions entre 100 et 250 kilogrammes. Mais les variations qu'on observe sur le même individu sont très légères.

La dynamométrie est donc une méthode qui permet à la fois de suivre l'évolution de la tonicité nerveuse, et aussi du développement musculaire. Nous verrons au chapitre thérapeutique qu'elle est d'une importance considérable et qu'elle a aussi une certaine valeur pronostique sur laquelle je m'expliquerai au chapitre suivant.

Ce qu'il faut retenir, c'est que tous les indices dynamométriques baissent chez ceux qui deviennent gras et obèses, et qu'ils les récupèrent proportionnellement à leur état d'amélioration.

Examen de la température. — Les variations de la température sont considérables chez les obèses qui ont un état relatif de déséquilibre de leur thermogenèse, comme ils ont aussi une modification de l'adiporégulation, avec laquelle, physiologiquement, la première a plus d'un rapport.

A ce point de vue, les gras et les obèses peuvent être distingués en plusieurs classes :

1° Ceux dont la température ne présente aucune variation. Nous verrons que c'est un signe d'excellent pronostic.

2° Ceux qui ont des variations intermittentes, et qui, sous l'influence du repos et de l'immobilité, ont une tendance à l'hypothermie. Ils ont toujours une température rectale inférieure de quelques dixièmes à la normale et, de même, ils font assez facilement des poussées fébriles dans certaines conditions physiologiques et sous l'influence d'un travail physique. Ils ont, en somme, une tendance à accentuer les maxima et les minima de la courbe thermique nycthémérale.

3° Dans la dernière classe, nous rencontrerons ceux qui ont constamment une température au-dessous de la normale. C'est là une constatation bien facile à faire chez les obèses arthritiques, chez les obèses invétérés et dans les familles d'obèses. C'est généralement l'indice d'une réduction très marquée des oxydations et de l'inactivité musculaire et cérébrale. Sur 100 obèses dont j'ai suivi la température, j'en ai trouvé 35 qui, normalement, avaient une température rectale de 36, inférieure, par conséquent, à la normale d'un degré.

En faisant une épreuve d'exercices sur les personnes de ce type, et en exigeant d'elles une marche ou une course rapide, ou tout autre exercice violent, on peut noter des exacerbations de la température rectale. Par exemple, j'ai fait pratiquer à un jeune homme de vingt-

cinq ans, pesant 85 kilogrammes, dont la température était habituellement de 36 et quelquefois au-dessous, cinq minutes d'un exercice
qui consistait à frapper sans interruption sur un ballon. Au bout de
ce temps, il était essoufflé, suant, je le fis allonger, et je pris sa température rectale. Elle était de 40°. Or, j'avais fait parallèlement faire
à un jeune homme normal et de très bonne santé, qui n'avait pas
d'entraînement spécial, le même travail. Sa température était montée
à 38°,8, dans le même temps.

EXAMEN FONCTIONNEL. 1° *Fonctions digestives*. — Lorsque
le médecin aura terminé cette première phase de son examen, qui est
beaucoup plus longue à décrire qu'à pratiquer, il s'inquiétera de réunir
les éléments du fonctionnement physiologique de son malade; non pas
seulement dans le but d'établir un diagnostic précis au sujet de la
valeur organique, ce qui a, évidemment, un très grand intérêt, mais
aussi parce que cela sera indispensable pour les bases de son traitement et, dans la suite, pour surveiller la marche de la cure.

Le régime alimentaire jouant un rôle important dans la thérapeutique, bien qu'à mon avis il soit loin de la constituer tout entière, il
est urgent d'apprécier l'état du fonctionnement digestif. De quelle
manière le malade assimile-t-il? De quelle façon utilise-t-il tout ce qu'il
assimile? Quel est son mode de dépense, sa formule nutritive? Comment élimine-t-il? Et à quelle espèce peut-on rapporter sa surcharge
graisseuse? Est-elle due à une insuffisance de dépenses, à un excès de
recettes ou à ces deux causes réunies?

J'ai l'habitude, pour ma part, d'apprécier ces différents éléments
à l'aide de quelques épreuves particulières que voici :

Repas d'épreuve. — Le patient ayant déjà été examiné comme il
vient d'être dit, mesuré, pesé, etc., on lui fera faire, à quelques jours
de distance, deux repas, l'un léger, l'autre copieux. On se rendra
compte ensuite, d'après le poids, de ce qui se sera produit. Au besoin,
on répétera — et quelquefois cela sera nécessaire — cet essai sur plusieurs repas ou plusieurs jours consécutifs. Il est important, en effet,
de savoir ce que l'on peut attendre du malade à ce point de vue, pour
l'édification du traitement, et surtout de la pathogénie. Il n'est pas
suffisant de se renseigner auprès de lui au sujet de la valeur de son
alimentation. Sur ce point, il ne peut jamais être suffisamment précis.
Tous les médecins savent bien que les gros mangeurs et les buveurs
trouvent qu'ils mangent et boivent normalement.

Il est également utile de déterminer avec précision la qualité des
aliments de ces repas d'épreuve. Il faut indiquer des repas riches en
hydrocarbones, contenant des sucres, des féculents, des graisses (après
lesquels on cherchera le glucose urinaire) et d'autres repas albumi-

noïdes contenant des viandes, des laitages, des œufs (qui seront suivis de la recherche de l'albuminurie). On déterminera très exactement les variations du poids sous ces influences. Si des variations trop légères ne permettent pas d'établir une formule réactionnelle, on recommencera sur une durée plus longue. On aura soin, dans les appréciations qui suivront, de mettre de côté les causes d'erreurs qui peuvent tenir à la fatigue, aux veillées tardives. Il faut bien savoir, en effet, que chez beaucoup d'obèses, le fait de se fatiguer entrave la désassimilation. Donnez à un homme gras un repas léger, faites-le se reposer convenablement, il est bien rare qu'il ne perde pas du poids. Si, au contraire, il pratique un exercice jusqu'à la fatigue, et il ne faut pas oublier que l'obèse y est souvent peu résistant, vous verrez son poids rester constant ou augmenter. Tout se passe comme si la fatigue déréglait le système nerveux de ses fonctions adipolytiques et adipogéniques. Nous verrons, à la thérapeutique, l'importance de ces constatations.

Si l'on voulait pousser l'expérimentation plus loin, il faudrait, en même temps que l'on fait ces repas d'épreuve, faire des prélèvements d'urine et des examens coprologiques. Mais, dans la pratique de la clientèle, il n'est ni indispensable ni toujours possible d'utiliser ces documents.

Les renseignements que l'on pourra tirer de cette méthode d'épreuve qui, je crois, m'est assez personnelle, sont très variés. J'y ajoute quelquefois des repas uniquement composés de liquides. Cela est d'un grand intérêt, car les obèses font des rétentions de liquide qui ne s'expliquent pas seulement par une rétention parallèle des chlorures ; la question est vraisemblablement plus complexe, et je n'ai pas d'éléments suffisants pour l'élucider.

Les réactions des malades sont du reste très variables à ce sujet, et c'est ce qui peut expliquer que des médecins, comme Leven, Labbé, Debove, par exemple, n'attachent pas grande importance à la composition liquidienne du régime de l'obèse, quand d'autres, au contraire, y insistent ; on ne peut donc établir sur ce point de règle générale.

Pour ce qui est de mon cas personnel, par exemple, je ne serais jamais arrivé à perdre les 20 kilogrammes que j'ai laissés dans ma cure, si je n'avais pas voulu régler la quantité des liquides de mon régime.

Examen du fonctionnement respiratoire. — Lorsqu'on aura apprécié, par les mensurations spirométriques, la valeur de l'inspiration et de l'expiration, il faudra savoir aussi de quelle façon le poumon se conduit pendant la marche ou l'exercice. On étudiera le rythme respiratoire, la vitesse de la respiration, la dyspnée, la rapidité avec laquelle elle apparaît et les réactions cardio-vasculaires. La grande majorité des gens gras ou obèses sont incapables de soutenir la course ou une marche rapide pendant plus de quelques minutes, après lesquelles l'essoufflement est considérable.

Les éléments diagnostiques que l'on peut tirer de l'examen du fonctionnement pulmonaire ont un certain intérêt, parce que tous les obèses sont en état de méiopragie pulmonaire, comme du reste tous les autres arthritiques, ainsi que de Grandmaison le fait remarquer dans son *Traité de l'Arthritisme*; mais, de plus, la surcharge graisseuse du thorax joue un rôle dépréciateur de ces fonctions.

Examen du fonctionnement cutané. — La sudation se produit-elle normalement chez le patient? Il est utile de le savoir. En général, les gens gras, surtout ceux qui sont infiltrés, ceux qui n'ont encore que de l'embonpoint et beaucoup d'obèses éprouvent une très grande difficulté à suer. Il n'y a guère que ceux qui sont en état certain de dépression nerveuse qui ont des sueurs faciles; les diabétiques ou ceux qui ont de l'hypertension veineuse accentuée ont aussi des sueurs abondantes. Mais ces sudations, sauf chez les diabétiques, ne sont pas généralisées. Elles sont plutôt limitées à la tête et notamment au crâne. Chacun a remarqué l'obèse rouge, congestif, qui, l'été, le chapeau à la main, le mouchoir dans l'autre, éponge son crâne dénudé où perle constamment la sueur.

Quant aux femmes, il est remarquable qu'elles ont une véritable disparition de cette fonction cutanée dès les premières phases de leur embonpoint.

La fonction de sudation est cependant une des plus utiles de l'organisme, et c'est une nécessité que de suer; la peau supplée ainsi, très heureusement, aux fonctions rénales, en éliminant des déchets d'une grande toxicité. On sait aussi que certains obèses sont très appréciateurs des bains de vapeur, parce qu'ils ont trouvé une amélioration de leur état général et une légère perte de poids en les utilisant. Mais, au point de vue thérapeutique, la sueur éliminée dans ce cas n'a pas une valeur égale à celle que l'on obtient par la dépense musculaire. Elles contient moins de déchets. Tant que les obèses suent difficilement sous l'influence de l'exercice, on peut avoir la certitude qu'ils sont encore loin de leur guérison; lorsqu'au cours d'un entraînement aux exercices physiques, on commence à constater l'apparition de la sudation, on peut annoncer avec certitude au malade qu'à partir de ce moment, il va se produire une décharge régulière du poids; lui-même trouvera sa situation fonctionnelle rapidement meilleure.

Enfin, sous l'influence des exercices, on constatera aussi très souvent, en l'absence de sueur, une odeur caractéristique qui se dégage de la peau. Ce sont des principes volatils (éthers et acides gras) qui indiquent, comme nous l'avons montré à la symptomatologie, un état d'auto-intoxication chronique. Cette odeur disparaît avec ses causes au bout de quelques semaines d'entraînement.

Examen fonctionnel du rein. — Pour achever l'examen de la situation d'auto-intoxication du malade, il est bon de savoir de quelle façon le rein remplit ses fonctions dans l'organisme. Tout malade en constitution d'obésité ou en état d'obésité confirmée sera suivi à l'aide d'examens d'urine réguliers. La première de ces analyses d'urines devra comporter une étude de l'élimination du bleu et des chlorures qui permettra de dépister une insuffisance rénale sur la fréquence de laquelle nous sommes maintenant fixés par les études précédentes. On peut tirer quelques documents des variations du poids du malade au cours des repas d'épreuves. On devra soupçonner les formes frustes de la rétention chlorurée et l'urémie latente chez les malades qui prennent du poids après absorption de liquides. Claisse [1] rappelait récemment qu'un sujet est capable de se surcharger de 6 kilogrammes de liquide interstitiel avant qu'apparaissent des œdèmes appréciables par le signe du godet. L'hydrémie et le préœdème doivent donc être recherchés par la balance, et l'asthénie, la céphalée, les dyspnées, l'hypertension accompagnent bien souvent l'augmentation du poids par rétention liquide.

Il est inutile d'insister sur la nécessité de faire pour chaque malade une étude complète des rapports urinaires et d'en déduire son rythme nutritif particulier.

État de la tension vasculaire. — Enfin, on terminera l'examen objectif physique, en mesurant la tension artérielle, non pas seulement comme on le fait trop souvent en palpant la radiale en y cherchant des signes d'artério-sclérose ou d'athérome, mais en examinant les artères superficielles, les deux radiales, les deux humérales, les temporales et en comparant les renseignements qu'elles fourniront. On se gardera de rattacher à l'artério-sclérose les sinuosités très marquées de l'artère temporale. On sait que ce signe n'a pas la valeur qu'on lui avait classiquement accordée jusqu'ici, et Huchard, dans son rapport au Congrès de Buda-Pesth, a fait, du reste, justice de cette erreur.

Avec le sphygmomanomètre de Potain, ou le sphygmosignal de Vaquez, ou mieux, l'oscillomètre de Pachon, on mesurera exactement la tension artérielle, en se mettant à l'abri des causes d'erreurs qui sont bien connues, et sur lesquelles je n'insiste pas. On aura soin de noter cette tension et de la consigner sur la fiche du malade.

La tension veineuse sera appréciée par la facilité avec laquelle une ligature superficielle étant posée sur un segment de membre ou sur le

---

1. Claisse, *La Clinique*, 19 août 1910.

cou, on voit apparaître sur le territoire veineux une congestion plus ou moins intense ; on fera fléchir au malade le tronc, on lui fera faire quelques essais d'accroupissement, de flexion des genoux, des flexions latérales, des relèvements, et l'on verra apparaître une congestion céphalique plus ou moins marquée.

L'hypertension portale sera appréciée en dehors des documents d'interrogatoire, par la présence d'hémorroïdes qui peuvent être latentes, et qu'on recherchera, par la constatation, le long du rebord costal, de toute une série de petites varicosités que j'ai décrites à la symptomatologie avec les autres indices de ce syndrome (Voy. page 145).

Interrogatoire du malade. — Lorsque cet examen externe et le groupement des signes objectifs auront été achevés, le médecin aura pu aussi tirer de l'interrogatoire du malade quelques avantages pour son diagnostic. Il n'y a pas d'indication spéciale à placer cet interrogatoire au début ou à la fin de l'examen. Dans la pratique, il est assez souvent mélangé aux actes de l'examen somatique. Mais quel que soit le moment où il aura été fait, le médecin devra posséder des renseignements précis sur le passé pathologique, sur les antécédents familiaux, sur la santé des parents, des collatéraux et des enfants. Il cherchera à savoir :

Si le malade est entaché d'arthritisme, s'il présente et a présenté d'autres manifestations de cette diathèse. Il recherchera les antécédents familiaux pour juger s'il s'agit d'arthritisme héréditaire ou acquis ; les habitudes alimentaires, le genre de vie du malade lui seront connus ainsi que son degré d'activité physique et cérébrale, chose très importante comme cause étiologique d'un arthritisme acquis. Il se renseignera, s'il le peut, sur les phases antérieures d'engraissement. Il saura si son malade a eu quelques atteintes précédentes d'obésité, d'embonpoint, d'obésité avortée ou fruste. Le patient, quelquefois, pourra lui donner les renseignements sur son poids antérieur.

A ce propos, il est toujours bon de savoir, chez un homme, quel a été le poids, la taille, au moment du service militaire, et chez les jeunes femmes, quel était le poids de la dix-huitième année.

Il est un point peu connu qui présente un certain intérêt au point point de vue clinique : c'est de savoir si le patient est un douloureux ou non. J'entends par là, non pas qu'il puisse être atteint de douleurs rhumatismales, mais plutôt de tendances à faire de la douleur dans ses différentes réactions pathologiques.

Il est très remarquable, en effet, que certaines personnes, sous l'influence de troubles fonctionnels, font toujours des réactions dans le domaine de la sensibilité. C'est le cas de beaucoup de *dyspeptiques* ou du moins de ceux qui ont une forme de dyspepsie douloureuse. Ce n'est pas qu'habituellement ils soient moins dyspeptiques, mais à certains moments, sous l'influence de la baisse de leur tonicité nerveuse, la douleur apparaît. C'est chez eux que l'on trouve des douleurs gastriques qu'ils appellent « crampes d'estomac », des douleurs cérébrales, des migraines, un état névralgiforme, la lombalgie, la fausse sciatique, la névralgie dentaire très violente, à propos de la moindre carie.

Or il semble que, plus tard, à l'âge adulte, et vers la trentième année, ce sont précisément ces hyperesthésiques qui deviennent des obèses. Ce fait a été remarqué par Sigaud, qui le note dans son *Traité de la Digestion*, et récemment de Lambert[1] a essayé de donner une interprétation pathogénique de ces faits.

Enfin, dans l'examen du passé pathologique du malade, on n'oubliera pas d'établir toutes les causes qui ont été de nature à favoriser l'éclosion du syndrome, c'est-à-dire les causes accessoires d'émotions, de fatigue, de surmenage, ou les maladies infectieuses, parmi lesquelles la fièvre typhoïde et la grippe sont des plus communes.

Tous ces renseignements ayant été soigneusement colligés, le médecin sera alors en état d'aborder le deuxième problème diagnostique, et le plus important, c'est-à-dire de reconstituer la pathogénie de l'engraissement ou de l'obésité pour le cas examiné.

3° DIAGNOSTIC ÉTIOLOGIQUE ET PATHOGÉNIQUE

1° *Le malade est-il névropathe?* Telle est la première question que le médecin doit se poser.

Si le patient est un nerveux, à quelle espèce clinique doit-on le rattacher?

Est-il un psychasthénique, un hystérique, un dégénéré? Au contraire, présente-t-il des manifestations qui permettent de croire qu'il a des altérations graves du cerveau ou de la moelle?

Enfin, quelle est la partie du système nerveux qui semble plus particulièrement atteinte?

C'est ici que le médecin qui voudra faire de la bonne besogne pathogénique, et par conséquent thérapeutique, devra se révéler pathologiste averti et bon clinicien, car à ce moment il doit s'aider de toutes les méthodes séméiologiques utilisées en médecine générale, et de tous les renseignements qui lui permettent d'apprécier le fonctionnement de chacun des organes.

L'interrogatoire bien dirigé, l'aspect du malade, sa manière de répondre, lui permettront de se faire une opinion pour juger de la

---

1. De Lambert, La Sensibilité, *La Clinique*, oct. 1909.

première question et de séparer par exemple de la neurasthénie arthritique, qui est une réaction neurotoxique, une psychasthénie qui est plutôt une formule psychique morbide, héréditaire, congénitale, entretenue du reste souvent par un mauvais état organique.

On notera souvent l'union de l'hystérie féminine et de l'obésité. Les caractères habituels de la dégénérescence mentale, du déséquilibre moral, seront rapidement passés en revue. Enfin l'examen somatique, l'étude des réflexes, permettra de ne pas laisser dans l'ombre une paralysie générale, un tabès au début ou un pseudo-tabès alcoolique ou diabétique.

Lorsque ces différents points sont élucidés, le médecin passera ensuite à l'examen du grand sympathique, car chez certaines personnes l'absence de réactions psychiques ou cérébrales pourrait faire croire que le système nerveux est peu touché, alors qu'au contraire, dans le sympatique abdominal, par exemple, on peut constater des manifestations nettement anormales.

Aussi, le praticien se posera-t-il cette deuxième question :

2° *Le patient est-il un déséquilibré du grand sympathique?* Il faudra, pour établir ce point, distinguer les signes somatiques des signes fonctionnels. Par l'examen ou l'interrogatoire, on pourra arriver à faire une ample récolte de symptômes typiques.

Une des premières choses que l'on devra élucider, c'est la sensibilité du grand sympathique, et notamment au niveau du plexus solaire, en cherchant le point épigastrique solaire (Roux) et les points ombilicaux et para-ombilicaux où se trouvent les algies symptomatiques de l'hyperesthésie des plexus mésentériques et lombo-aortiques (Lœper et Esmonet). On les déterminera par la pression digitale. Et si une sensibilité anormale est accusée, on cherchera à la mesurer, soit par l'esthésiomètre de Roux et Millon, soit par pression faite à l'aide de poids gradués.

Il est nécessaire, en effet, d'avoir un point de départ pour pouvoir suivre plus tard l'évolution de cette sensibilité. Si on la découvre anormale, on est à peu près certain en même temps de se trouver en présence d'un dyspeptique de l'estomac ou de l'intestin, quelquefois des deux organes.

On devra ensuite noter l'état de tonicité abdominale dans lequel on distinguera la tension abdominale profonde et la tonicité des muscles de la paroi.

La main percevra, ou bien la résistance musculaire, ou, au contraire la mollesse et la facile dépression de l'abdomen[1] (Mac-Auliffe).

---

1. Mac-Auliffe, *Journal des Praticiens*, juin 1910.

On fera relever le malade allongé, en se rendant compte de la valeur de la contraction des muscles droits antérieurs et de l'espace laissé entre eux, c'est-à-dire du degré d'éventration. On pourra apprécier l'état gastrique, intestinal. par la percussion et la palpation, en délimitant les régions de sonorité et de matité des différents organes de l'abdomen. Cette partie de l'examen de l'abdomen devra être poursuivie avec précision en cherchant la disposition des damiers de Sigaud (Voy. Symptomatologie, page 232).

On cherchera les mobilités anormales du foie et du rein, les ptoses de l'intestin. On ne laissera pas inaperçus les spasmes du côlon, sa dilatation, son atonie, à l'aide des différents procédés de Glénard et de Langenhagen. On cherchera la tonicité du gros intestin, le bruit de crissement du cæcum, la rétention fécale. La coloration des téguments de l'abdomen, plus ou moins pâles, ou jaunes, la résistance de la peau au pincement seront notés aussi.

Il faut vérifier aussi la température de la peau. Bien souvent, on notera la froideur des téguments des genoux et des membres inférieurs, la sécheresse, le mordicant de la peau, son manque de souplesse; d'autres fois, au contraire, une onctuosité due à la séborrhée. Quelquefois on verra apparaître de brusques sudations émotives, surtout chez les femmes et qui sont l'indice certain de réactions morbides du grand sympathique. Au cours de l'examen, fait cependant dans une atmosphère tempérée, se produisent des frissons, la chair de poule, petits signes qui, de tout temps, ont été remarqués chez les obèses arthritiques, surtout cholémiques (Gilbert et Lereboullet). L'interrogatoire bien dirigé permettra de compléter le diagnostic d'une affection des voies digestives :

On se renseignera d'abord sur les symptômes éprouvés au cours de la digestion, sur la qualité de l'appétit, la façon dont il se satisfait : après quelques bouchées, ou, au contraire, après un repas copieux; sur le type de faim, faim dévorante, faim subite, faim anxieuse; sur les sensations anormales, telles que le délabrement stomacal et l'asthénie préprandiale; on n'oubliera pas de noter la tachyphagie, la salivation avant ou après les repas, signes de dyspepsie et souvent aussi d'entérite; sur l'oppression qui précède, accompagne ou suit l'ingestion alimentaire; sur la façon dont elle se montre ou disparaît. On complétera l'examen par quelques questions qui permettront de savoir s'il existe de la paresthésie pharyngée, de fausses angines nerveuses, des troubles de la déglutition, des spasmes de l'œsophage.

Il faut savoir si le patient est un déglutisseur d'air pendant ses repas, de façon à pouvoir établir le diagnostic si important d'aérophagie. J'ai signalé dans la symptomatologie ce phénomène pathologique qui n'est pas suffisamment apprécié des cliniciens, et qui se traduit par des renvois, après ou avant les repas, par du ballonnement abdominal et l'élimination de gaz non fétides, tandis qu'au point de vue fonctionnel, il peut simuler les maladies les plus graves, et entretient d'une façon incontestable les dyspepsies qu'il invétère.

Enfin, on terminera cet interrogatoire en insistant d'une façon très particulière sur la nature de l'élimination fécale. Et, à ce point de vue, je ne saurais trop insister, vis-à-vis du médecin, pour qu'il entre, sans hésitation, dans les détails les plus circonstanciés.

3° *Le malade est-il constipé.* Quand va-t-il à la selle? Quelle quantité de matières élimine-t-il? Est-ce un diarrhéique, par entérocôlite ou par constipation? Quelle est la couleur, la consistance, l'odeur de ces matières? Les selles ont-elles le caractère spasmodique? Sont-elles variables dans leur calibre? L'aspect des selles est-il toujours identique à chaque défécation? Sont-elles homogènes? Le malade rend-il des selles féculentes, mousseuses, accompagnées ou non de douleurs et de cuisson à l'anus?

Les précisions les plus grandes, sur ce point, sont nécessitées par ce fait que la majorité des malades ignorent tout de leurs digestions, et, par une pudeur bien mal comprise, sont toujours gênés pour répondre à ce sujet, surtout s'il s'agit de femmes.

Or, en dehors des troubles fonctionnels qui portent quelquefois sur des organes aussi éloignés que le poumon, le cœur ou les muqueuses, les entérites et les entéro-colites indolores n'ont pas d'autres signes que ceux que l'on peut trouver dans les selles. Et, d'un autre côté, il est impossible d'obtenir une cure complète de l'obésité chez un malade qui conserve une dyspepsie de l'estomac ou de l'intestin.

Des échecs nombreux enregistrés dans la pratique de la clientèle sur des obèses qui avaient cependant fait des traitements très rigoureux au point de vue exercices et réduction alimentaire, ne sont pas dus à autre chose qu'à la persistance de ces dyspepsies, latentes ou méconnues. Le véritable moyen d'éviter de semblables erreurs, c'est d'exiger, quand on le peut, un examen coprologique chimique des selles, suivant les méthodes de Gaultier, de Schmidt, de Einhorn ou de Lynch.

4° *Le malade est-il atteint de troubles organiques lésionnaires, fonctionnels, ou mixtes?* Il est évident qu'au cours de son examen complet, le médecin aura pu réunir tous les signes de maladies ou d'organopathie, s'il en existe chez son malade. Il aura pu constater l'existence d'altérations organiques du foie, gros ou petit, dur ou mou. Il aura pu localiser ces signes dans l'un ou l'autre lobe; savoir s'il s'agit d'un foie arthritique, d'un foie dyspeptique ou d'un foie congestionné par de la lithiase latente ou par des habitudes alcooliques.

Il aura noté aussi la possibilité d'une insuffisance hépatique due à la surcharge graisseuse ou à la suppléance fonctionnelle d'un mauvais rein. Il devra chercher à interpréter la part d'association fonctionnelle et de synergie morbide qui peut exister entre un intestin, un foie, un rein malades, et il sera de première utilité pour lui de savoir reconstituer la marche du cycle pathologique et, autant que faire se peut, lequel des organes a été atteint le premier. Les méiopragies organiques par compensation ou par surmenage seront ainsi découvertes, de façon à être combattues utilement plus tard.

L'auscultation du cœur soigneusement faite cherchera à dépister des lésions latentes, des arythmies, le bruit de galop droit ou gauche qui pourront être produits par la surcharge graisseuse, l'hypertension, la pléthore portale, le brightisme, comme aussi par des myocardies scléreuses en cours d'évolution.

Il devra examiner avec soin le foyer mitral, et surtout aortique, et ne pas laisser échapper un souffle systolique ou diastolique, indices d'une maladie aortique, quelquefois syphilitique.

L'auscultation pulmonaire cherchera les signes de bronchite de la basite, et si l'emphysème ou l'asthme peuvent être mis en discussion la possibilité d'un diagnostic d'urémie fruste sera examinée, à ce moment. L'insuffisance musculaire du myocarde pourra se soupçonner, à la constatation de râles symétriques aux bases avec troubles respiratoires et hypotension artérielle. L'auscultation permet encore de se rendre compte du fonctionnement pulmonaire, de la ventilation si importante dans l'oxydation des graisses.

Le départ entre les troubles organiques lésionnaires et les troubles fonctionnels sera toujours très délicat à faire, de même que l'appréciation de la qualité du trouble qui permettrait d'affirmer s'il y a lésion ou non.

A ce point de vue, je conseille de se tenir toujours au-dessous de son impression première, les exemples cliniques que j'ai cités au cours des chapitres précédents en sont bien la preuve. On ne se hâtera pas de conclure, quelle que soit la netteté des signes observés, à des lésions plutôt qu'à des troubles fonctionnels ; des signes angineux accompagnés de tout le complexus symptomatique habituel, ne seront interprétés dans le sens de coronarite qu'après essai thérapeutique. On songera aux fausses asystolies, aux fausses angines de poitrine déterminées par l'aérophagie, à celles de la cholémie, de l'auto-intoxication, de l'urémie légère, de la neurasthénie et des psychoses. S'il y a un ictus on se rappellera à temps qu'il en existe qui sont sans gravité chez les obèses pharyngiens qui ont des laryngites vaso-motrices. C'est là un fait banal, mais qu'encore il faut connaître.

Enfin on cherchera surtout à apprécier dans quelle mesure les troubles ci-dessus indiqués s'influencent.

L'action thérapeutique pourra aider beaucoup à solutionner ce problème extrêmement délicat et que j'ai déjà examiné dans le chapitre de la pathogénie. On s'aidera aussi des renseignements fournis par l'évolution. Quel est l'appareil qui est entré le premier dans la voie pathologique? Est-ce le système nerveux agissant à son tour sur le tube digestif et créant l'auto-intoxication, mère des insuffisances hépatiques et rénales? Est-ce, au contraire, la dyspepsie retentissant sur le système nerveux, et, par l'intermédiaire du grand sympathique, sur la régulation adipogène et adipolytique? Où sont les lésions incontestables? Dans quelle mesure sont-elles exagérées par le système nerveux du grand sympathique, quand elles sont inconscientes, par le cerveau, au contraire, si elles sont perçues?

En résumé, où en est le malade? Est-il encore un fonctionnel, ou bien un lésionnaire, ou un mixte? Et, dans ce cas, les cycles pathologiques étant nombreux et fermés, de quelle façon ont-ils pu retentir les uns sur les autres?

On n'oubliera pas que toute une série d'anneaux pathologiques fonctionnels peuvent être créés, vite ou lentement, par un premier et unique point de départ aussi banal, aussi peu grave en apparence que quelques mauvaises habitudes hygiéniques comme la tachyphagie, la suralimentation habituelle ou l'alimentation excessive à l'aide d'un seul aliment, comme le pain ou la viande.

Enfin, les réactions thérapeutiques du malade peuvent-elles faire espérer la disparition de certains de ces troubles fonctionnels et la diminution de lésions irrémédiablement constituées?

C'est à ce moment qu'on se rappellera toute la série de synergies morbides avec des associations fonctionnelles si fréquentes en clinique; l'influence du cœur sur le rein, du rein sur le foie, de l'estomac, du tube digestif en général sur le plexus solaire, du système nerveux abdominal sur le cerveau, sera soupçonnée.

5° *Diagnostic de l'état général et des diathèses.* — Arrivé à ce moment de l'examen le médecin pourra facilement avoir une impression d'ensemble sur la santé du patient. Il pourra juger aisément son tempérament et le classer dans un des cadres traditionnels. L'interrogatoire bien dirigé lui aura permis de connaître les viciations nutritives familiales. L'influence prépondérante de l'hérédité paternelle ou maternelle déjà chargée quelquefois d'obésité autorisera à prévoir l'évolution ultérieure chez le patient. Mais ce sont là des considérations applicables à tout autre syndrome. Le rôle pathogénique du lymphatisme, de la scrofule, de la tuberculose, de la chlorose, du rachitisme, de la goutte ne doit pas échapper, et quelquefois le diagnostic en est délicat dans les formes frustes.

Obésité lymphatique. — Si le diagnostic du lymphatisme chez l'enfant ne présente pas de difficultés, plus tard il peut échapper à l'observateur peu averti. Chez certains et surtout chez la femme le lymphatisme persiste après la seconde enfance et peut se conserver très tard avant de s'atténuer ou de se mélanger à un arthritisme tardif. J'ai observé assez fréquemment cette erreur dans la pratique qui consiste à méconnaître le lymphatisme des adultes derrière l'obésité floride. Les femmes lymphatiques obèses conservent cependant l'aspect spécial du visage, la bouffissure de la face, l'infiltration liquide, l'épaisseur des téguments, la tuméfaction du nez, des paupières, la vascularisation des joues, la tendance à la couperose. La graisse est molle, inconsistante, elle infiltre toutes les régions du corps, paraît surtout abondante en surface, engaine les articulations, les tendons qu'elle noie et dont les reliefs disparaissent ; la peau n'est pas toujours rose comme le veut la tradition, ni les cheveux toujours blonds. Parfois même sous la roseur vasculaire de la face si marquée après le repas, on distingue les plaques jaunes de la cholémie. Dans ce cas, le type lymphatique a perdu sa pureté et s'associe à l'arthritisme et souvent au nervosisme. — La part réciproque de ces diathèses est difficile à établir, aussi le traitement peut-il être hésitant au début, mais souvent c'est par la cure habituelle du lymphatisme, les bains de mer, la vie sur les plages, l'usage d'iode, d'extrait hépatique thyroïdien et de fer, combinés aux exercices et à la gymnastique respiratoire qu'on obtient la guérison de ces variétés d'obésités tenaces. Quelquefois l'obésité lymphatique paraît être liée à l'insuffisance thyroïdienne.

L'obésité scrofuleuse évolue sur le terrain lymphatique et se complique d'infections ou saprophytiques ou bacillaires. Les ganglions cervicaux ont grossi et même ont pu suppurer si la cure marine n'est pas intervenue à temps, et ces obèses, qui ont parfois l'aspect floride des précédents, ont été souvent porteurs de tuberculoses ganglionnaire ou osseuse latentes, quelquefois méconnues et d'autrefois guéries (ostéo-arthrites, coxalgies, tumeurs blanches, mal de Pott). Comme les lymphatiques ils sont souvent mous, indolents et cependant quelquefois nerveux, impatients. Ils sont sujets aux amygdalites, aux engelures, aux blépharites, aux érysipèles bénins. Le médecin, quel que soit leur âge, ne visera que le traitement de l'état général, et attachera ici moins d'importance à l'action des exercices qu'à celle de la vie sur les plages ensoleillées, et la pratique longtemps continué de la thalassothérapie.

L'obésité tuberculeuse est d'une fréquence considérable dans la pratique de la clientèle. Lorsqu'on est bien pénétré de cette notion, et qu'on pense à rechercher cette étiologie, on est surpris de la rencontrer si souvent (p. 49). Mais, si averti que l'on soit, on passe souvent à côté du diagnostic et on apprend parfois tard que l'obésité du malade en traitement a suivi immédiatement un accident tuberculeux tel que la pleurésie. On ne saurait trop appeler l'attention du praticien sur la surprenante coïncidence de la tuberculose et de la petite ou grande obésité. Il y a surtout dans la clientèle aisée des grandes villes une quantité considérable de tuberculeux gras qui, dans la suite, deviennent de francs arthritiques. Sur ce point au moins, la conception de Poncet paraît acceptable et la *diathèse arthritique post-tuberculeuse* semble en effet exister dans la pratique. Mais il faut dans ces appréciations faire entrer en ligne de compte deux notions importantes : d'abord la fréquence de la tuberculose en général et ensuite l'action d'amorce, sur l'obésité, des thérapeutiques de suralimentation. Quoiqu'il en soit le médecin doit être averti, car il peut être dangereux d'indiquer à des obèses une cure par exercices qui, exagérée ou mal comprise par le malade, peut réveiller des tuberculoses latentes, mal éteintes, qui avaient en réalité préparé des obésités qu'on met toujours trop facilement sur le compte de l'arthritisme héréditaire ou acquis par sédentarité et suralimentation. En somme, en présence d'un cas d'obésité quelconque, le médecin doit dépister par l'examen ou l'interrogatoire toutes les formes possibles de tuberculose antérieure (pleurésies, tuberculose rénale, testiculaire, asthme) et surtout dans les familles ou les ascendants ou les collatéraux ont présenté quelque manifestation bacillaire.

Obésité rachitique. — C'est surtout, croit-on, une forme infantile. C'est à mon avis une erreur. Certes le rachitisme est bien un syndrome infantile. Mais s'il prend naissance dès la première enfance, son action morbigène s'étend très tard dans la vie. Chez les enfants les formes légères associées à l'obésité peuvent seules donner lieu à erreur. Le médecin les reconnaîtra au retard de la marche, à l'arrêt de l'évolution des dents, à la fermeture tardive des fontanelles, à quelque ébauche de chapelet costal dont il faut savoir reconnaître la moindre trace, à la saillie des épiphyses et surtout des condyles du fémur (genu valgum ou varum léger), enfin à des ébauches de déformation du thorax et de la colonne vertébrale, si fréquentes aujourd'hui : aplatissement du thorax qui est rétréci en haut et évasé en bas, concave dans la région de l'espace de Traube, dans la région sous-mammaire droite, creusé au niveau du xyphoïde. Le dos rond, les cypho-scolioses, sont aujourd'hui légion. Je les ai décrites chez les obèses à la symptomatologie et j'ai montré leurs rapports avec l'asthénie et les dyspepsies. Le ventre globuleux, le foie gros peuvent être les seuls signes du rachitisme fruste des enfants. Mais les phénomènes les plus constants

sont les troubles dyspeptiques qui règlent peut-être les troubles nutritifs
et l'obésité; aussi leur association avec quelqu'un des symptômes
énumérés ci-dessus peut-elle mettre le médecin sur la voie du diagnostic
pathogénique. Il est rare que l'obésité rachitique infantile soit très
marquée. Il s'agit plutôt d'engraissement et d'infiltration diffuse combinée
à la saillie de l'abdomen par allongement intestinal. Mais l'intérêt du
diagnostic rétrospectif est très grand pour l'adulte obèse. Quand le
médecin peut retrouver un de ces stigmates chez un adulte, il a toutes
les certitudes que l'obésité soit liée à des troubles digestifs. C'est qu'en
effet l'action à distance du rachitisme sur les affections du tube digestif
est considérable. Les enfants rachitiques restent dyspeptiques à l'âge
adulte. Les fautes d'hygiène alimentaire de l'enfance se payent toute la
vie. Il suffit de constater que tous les gens dont le type céphalique révèle
le rachitisme juvénile ont des dyspepsies qu'on croit souvent d'origine
uniquement dentaire. Et ainsi s'explique aussi que tant d'obèses soient
atteints de déformations vertébrales, et que quelques femmes obèses
aient des accouchements difficiles par viciations pelviennes rachitiques.
— A Paris il est remarquable que beaucoup de femmes grasses ont les
jambes cagneuses. Chez les femmes d'origine plébéienne on trouve fréquemment une association de l'obésité, du lymphatisme et de la scrofule
avec des déformations rachitiques des jambes. Ces femmes sont roses,
grasses, blondes; elle sont pour le public l'image de la santé, qui est
loin en réalité d'être leur apanage; elles mettent au monde des enfants
débiles, rachitiques, tuberculeux; vers la quarantaine elles débordent de
graisse, et c'est le moment que choisissent les ignorants pour affirmer
que leur éclat rappelle celui des femmes de Rubens! (fig. 62 et 63).

Obésités chloro-anémiques. — La chlorose, syndrome presque
spécial à la femme, ne va pas sans un certain degré d'embonpoint qui
quelquefois peut être excessif. L'aspect général, le teint cireux, jaune-
verdâtre de la peau, la bouffissure, l'infiltration des téguments qui sont
fermes, l'embonpoint des flancs, de l'abdomen, des seins, associé, avec
la décoloration des lèvres, des gencives, des conjonctives, avec l'œdème
des paupières, des malléoles, les troubles cardio-vasculaires (palpitations), la tachycardie, l'hypertrophie du corps thyroïde, les troubles
nerveux, digestifs (contispation), respiratoires (dyspnée), l'association
avec le rétrécissement mitral, l'hystérie, la chorée, l'ulcère gastrique,
la néphrite, permettront toujours au médecin de reconstituer la pathogénie de cette variété d'embonpoint, dont les formes frustes peuvent
donner lieu à erreur. Certaines anémies, comme celle des fourneaux
chez les cuisiniers, due à l'empoisonnement par l'oxyde de carbone et
l'acide carbonique, déterminent un état d'embonpoint assez semblable
à celui de la chlorose.

Obésité goutteuse. — Les auteurs ne sont pas d'accord sur les rapports de la goutte et de l'obésité. Tandis que les uns affirment que le goutteux est rarement gras, les autres décrivent une obésité goutteuse. En réalité la goutte et l'obésité sont sœurs, et il est ordinaire de les rencontrer dans la même famille. Mais aujourd'hui cette question se présente en clinique d'une façon assez spéciale par suite de l'altération du type classique de la goutte. Les manifestations arthralgiques aiguës qui caractérisaient l'accès typique sont certainement infiniment plus rares aujourd'hui, tandis que les formes frustes, chroniques, viscérales, surtout nerveuses se multiplient et se confondent avec toute la symptomatologie diffuse de la diathèse arthritique. La goutte nous présente donc un exemple des mutations des types cliniques dans le temps. Elle reste cependant encore d'une très grande fréquence sous forme de goutte larvée. C'est sous l'aspect de la gravelle, des coliques néphrétiques, de la néphrite chronique (épithéliale ou vasculaire) qu'elle se manifeste de préférence. Souvent, surtout chez la femme, elle prend le masque des troubles fonctionnels nerveux : palpitations nocturnes, intermittences, dyspepsie, réveils angoissants, fausse angine de poitrine, états neurasthénoïdes, irritabilité, inquiétude d'esprit, ennui, sciatiques, prurigos eczématoïdes. Parfois la dyspepsie semble d'origine hépatique, le foie est sensible sinon gros, la cholémie s'installe avec les hémorroïdes, la constipation est opiniâtre. Les articulations sont sensibles aux traumatismes qui laissent des périostites hypertrophiantes et, s'il existe quelques manifestations aiguës-douloureuses, elles ne se localisent pas au gros orteil. Une forme aiguë peu connue de la goutte est la suivante : le malade est pris subitement d'une douleur vive, la nuit, sur les tendons des muscles de la patte d'oie, et les attaches inférieures du biceps de la cuisse. La flexion du membre est impossible; on pense à la sciatique, mais le nerf est muet à la palpation sur tout son trajet. Cette douleur cède au colchique, à la prasoïde. Quelquefois, mais rarement, elle précède la goutte du gros orteil. Celle-ci ne se rencontre plus que rarement, mais cependant il reste dans beaucoup de cas de goutte fruste une *rougeur de la peau de l'articulation métatarso-phalangienne du gros orteil* plus fréquente à droite. Cette rougeur est un signe pathognomonique, une signature, un *stigmate* de la goutte. Beaucoup de gens la portent qui ne se savent pas goutteux. Mais ils sont descendants de goutteux à une ou deux générations de distance, ou tout au moins de gravelleux, de neurasthéniques, d'artério-scléreux, d'asthmatiques, d'eczémateux. Tous sont soulagés par les exercices poussés jusqu'à sudation. La goutte des gaines tendineuses, la sensibilité articulaire au trauma, le stigmate permanent du gros orteil sans accès franc, les manifestations névropathiques, la neurasthénie, la névrose d'angoisse, l'insomnie, les hémorroïdes, la dyspepsie chronique, la cholémie, la dyspnée arthritique, les troubles vaso-moteurs me semblent les manifestations de la *goutte moderne* ou *uricémie*, confondue avec l'arthritisme, et associée très souvent à mon avis à une obésité tenace dont la pathogénie variée tient au foie, à l'estomac, au système nerveux, à l'hérédité. Comprise ainsi, on peut affirmer que l'obésité goutteuse est d'une grande fréquence. Je l'ai décrite en détail dans la symptomatologie.

Associations diathésiques. — Enfin il est rare que les diathèses, si bien séparées pour les besoins de la description, ne soient pas mélangées en clinique. Si pure que paraisse une diathèse arthritique, lymphatique, elle prend cependant, sur certains points, contact avec d'autres tendances morbides. Et ce n'est pas une des moindres difficultés de la thérapeutique que de combattre à la fois l'indolence du lymphatisme associé à l'excitation et à la faiblesse irritable de l'arthritisme. La pratique de tous les jours révèle la richesse des combinaisons diathésiques sur le même malade ou les variations lentes qui peuvent se produire dans le temps. Ainsi on rencontre fréquemment l'association du nervosisme et du lymphatisme chez les obèses; la goutte peut se joindre au rachitisme, sur le même sujet, et la tuberculose à la cholémie. Aussi la pathogénie d'un syndrome d'engraissement reste-t-elle toujours dans la pratique d'une certaine difficulté, si l'on veut en approfondir les origines dans le but d'édifier un traitement curatif.

6° *Existe-t-il de l'insuffisance musculaire, des ptoses, et dans quelles proportions?* — Il est aussi important pour le diagnostic que pour le pronostic de mesurer la valeur du fonctionnement musculaire du malade qu'on examine, car, en dehors de ses causes déterminantes, l'obésité peut être favorisée par des causes accessoires, par l'hérédité, par un système musculaire insuffisant et peu consommateur des énergies alimentaires.

Il faudra distinguer s'il s'agit d'une insuffisance musculaire diffuse ou limitée à certains points. On établira si elle dépasse la mesure d'une simple diminution musculaire, pour constituer une véritable hypotrophie, ou, au contraire, s'il y a les éléments d'une bonne musculature après régénération par quelques mois de gymnastique méthodique.

Si l'insuffisance musculaire est localisée au thorax, par exemple, elle aura l'inconvénient de se manifester sur l'inspiration et l'expiration, et s'accompagnera alors d'une certaine insuffisance de ventilation pulmonaire. Au contraire, localisée aux membres, elle aura un pronostic moins grave et sera plus facile à rétablir.

Enfin, si ce sont les muscles de la paroi abdominale antérieure et latérale qui paraissent en état de diminution fonctionnelle, on pourra espérer qu'une réfection de cette région améliorera l'expiration pulmonaire et la circulation abdominale ; par conséquent le fonctionnement des viscères abdominaux si important dans la pathogénie de l'obésité, c'est-à-dire le foie, l'estomac, l'intestin, le pancréas, sera réparable dans une certaine mesure.

On étudiera ensuite s'il existe des déformations squelettiques, si la colonne vertébrale est cyphotique, scoliotique. On se rendra compte exactement du sens de l'insuffisance musculaire qui constitue ces déviations, et on cherchera aussi si elles ne sont pas causées par une asthénie primitive due à un système nerveux méiopragique.

Le déplacement du centre de gravité et la proportion dans laquelle il est déplacé seront appréciés aussi ; et, du reste, trois clichés photographiques, un dorsal, un latéral ou de profil, un antérieur, serviront de point de départ et de base et pour le diagnostic et pour le traitement.

On aura ainsi une impression d'ensemble de la forme somatique, de façon à ranger le patient dans un des types physiologiques respiratoire, digestif, cérébral, ou mixte.

Les déformations somatiques seront étudiées ensuite. Déjà on sera renseigné par l'examen de l'état du grand sympathique sur la situation abdominale, mais les ptoses surtout seront jugées par les déformations qu'elles déterminent sur la face et le profil de l'abdomen.

Chez la femme surtout, l'appréciation de la ptose sous-ombilicale, la déformation de l'estomac en sablier, la chute du côlon transverse, le déplacement de l'S iliaque, des angles coliques, le creux lombaire du déplacement rénal, ne passeront pas inaperçus et viendront compléter les notions exposées déjà dans les pages précédentes.

7° *Le malade est-il atteint d'insuffisance endocrinique?* — Enfin, on terminera l'examen en étudiant, dans la mesure du possible, le fonctionnement normal ou anormal des glandes endocrines.

Savoir si le malade est insuffisant d'une de ses sécrétions internes est toujours un problème diagnostique difficile à solutionner.

Il faut procéder par éliminations successives, en se rappelant les quelques documents scientifiques que nous possédons sur ces questions.

L'insuffisance thyroïdienne n'échappera pas au médecin lorsqu'elle sera complète. Dans ce cas, l'allure myxœdémateuse du patient sera tout à fait typique : c'est le faciès lunaire, l'obésité œdémateuse, les troubles cutanés, la frilosité excessive accompagnée des modifications intellectuelles bien connues. Mais le diagnostic devient beaucoup plus délicat lorsqu'il s'agit de formes frustes et, en réalité, ce sont celles que l'on rencontre le plus souvent.

Les recherches récentes de Léopold Lévy et de Rothschild nous ont fait connaître la fréquence de ces insuffisances. On sait bien maintenant qu'elles ne sont jamais complètes, et qu'elles sont très mélangées de symptômes d'excitation glandulaire.

C'est ainsi qu'on pourra trouver sur le même malade obèse quelques signes du myxœdème accompagné de quelques troubles nerveux de la maladie de Basedow; mais l'insuffisance thyroïdienne doit être considérée elle-même comme un syndrome et, par conséquent, elle peut se rattacher à plusieurs pathogénies.

Il existerait, d'après Lévy et Rothschild, un arthritisme thyroïdien, véritable maladie de la nutrition due à un mauvais fonctionnement de la glande thyroïde; suivant que les symptômes d'insuffisance ou ceux d'excitation glandulaire dominent, la forme clinique se rapproche ou de la maladie de Basedow ou du myxœdème.

Mais en même temps il s'y ajoute tout un ensemble symptomatique qui est la marque de méiopragies hépatique, rénale, gastro-intestinale, dues au retentissement sur ces organes de l'anomalie sécrétoire de la thyroïde.

On ne laissera donc échapper aucun des symptômes qui peuvent traduire ou une hyperthyroïdie ou une hypothyroïdie et on ne s'attendra pas, en général, à trouver tous les signes qui constituent un myxœdème typique. Parmi ces symptômes, on retiendra l'état sec, rude et squameux de la peau, l'abaissement de la température si fréquent chez les obèses ; les troubles vaso-moteurs de vaso-constriction, la chute des cheveux, la raréfaction des sourcils, l'anorexie, la constipation, l'absence des règles chez la femme, l'agénésie chez l'homme, la somnolence, la chute des dents par gingivite expulsive, expression du ralentissement des fonctions nutritives.

Ces symptômes peuvent être associés à ceux qui caractérisent l'hyperthyroïdie : peau humide, transpiration abondante, troubles vaso-moteurs de vaso-dilatation, appétit excessif, crises diarrhéiques, insomnie, nervosisme, expression de l'exaltation des fonctions nutritives.

Mais lorsque ces symptômes d'hypertyroïdie sont marqués à ce point, il est très rare que l'obésité se conserve, et très rapidement l'état de maigreur, plus ou moins accentuée, ou tout au moins une baisse de poids peut coïncider avec l'exaltation passagère des phénomènes thyroïdiens. Plus ordinairement, c'est l'état d'instabilité thyroïdienne, auquel Léopold Lévy rattache le neuro-arthritisme thyroïdien. Et récemment, il a montré que si l'insuffisance du corps thyroïde et le myxœdème créent une sorte de sénilité, l'hyperthyroïdie, au contraire, donne une apparence de jeunesse, et certains malades présentent à la fois des signes de sénilité et de jeunesse associés.

On trouve ce mélange chez certains neuro-arthritiques obèses qui ont la barbe et les cheveux blancs autour d'un visage jeune et cependant déformé par une infiltration œdémateuse qui se retrouve aussi au niveau des membres.

L'appréciation exacte de l'état de la glande thyroïde restera toujours néanmoins délicate, nos connaissances sur ces questions de sécrétions internes étant actuellement en période de formation.

C'est surtout à l'aide du traitement thyroïdien que le médecin pourra déterminer avec exactitude la part de la glande thyroïde à la constitution d'une obésité. Le problème semblera encore plus délicat si l'on veut bien réfléchir que dans toute obésité il peut apparaître, à un moment, avec d'autres symptômes, une insuffisance thyroïdienne secondaire. Elle vient compliquer le cycle pathologique et s'ajouter, à son heure, à la série des défaillances organiques.

Nous retrouvons, du reste, à la fin de l'évolution des obésités dans la cachexie, et notamment chez les grands arthritiques, un ensemble symptomatique qui nous rapproche beaucoup du myxœdème et de la sénilité thyroïdienne.

Il est bon de noter enfin que, dans certaines familles, on trouve des enfants nettement myxœdémateux, qui ont subi l'arrêt de développement habituel à leur âge, et dont les parents, ou l'un des parents sont des obèses myxœdémateux frustes.

L'insuffisance ovarienne existe très souvent à un moment donné dans toute obésité féminine. Dans certains cas, elle apparaît très nettement, ainsi que nous l'avons vu dans la symptomatologie. L'interrogatoire aura, du reste, fourni les documents nécessaires au médecin qui saura depuis quand l'obésité a commencé par rapport aux troubles génitaux, s'il en existe, et au besoin, du reste, un examen gynécologique complet viendra éclairer la situation à ce sujet.

On recherchera si la malade a quelque affection de l'ovaire et des trompes et s'il n'y a pas d'affection sexuelle à incriminer dans le passé, ou s'il n'existe pas quelque ovaire scléro-kystique. Mais, de toute façon, si l'obésité n'a pas été déterminée par l'insuffisance ovarienne, on appréciera dans quelle mesure elle s'en est compliquée.

L'insuffisance de la sécrétion interne du testicule est d'une recherche toujours difficile.

Si elle est typique chez les patients qui, pour une affection antérieure du testicule : tuberculose, sarcome, fongus, ont dû subir l'ablation de cet organe, si elle s'est compliquée quelquefois de troubles de la voix et d'effémination, dans d'autres circonstances elle reste fruste. Du reste, la disparition de la sécrétion interne du testicule ne suit pas toujours la diminution de la sécrétion externe spermatique. On rencontre des tuberculeux restés maigres, malgré la destruction de leurs testicules par des lésions anciennes, et qui n'ont aucun signe d'effémination, en même temps qu'aucune tendance à l'obésité.

Je renvoie pour le diagnostic des obésités de cause hypophysaire à l'analyse des quelques rares documents cliniques établis sur cette question, et qui, s'ils permettent de soupçonner la tumeur hypophysaire à l'aide des signes de compression de la base, ne nous donnent aucune certitude de faire le diagnostic d'insuffisance fonctionnelle pure sans tumeur (Cf. page 291).

En somme, il sera bien exceptionnel que le médecin puisse faire autre chose que de soupçonner les obésités par insuffisance endocrine. Les symptômes, lorsqu'ils existent, ne sont pas constants, apparaissent pendant quelques jours, pour disparaître ensuite, soit par compensation, soit que le trouble, étant d'origine nerveuse, ou lui-même secondaire à une diminution de la sécrétion d'une autre glande, ait disparu ou soit en phase de compensation.

Lorsque le médecin aura réuni tous ces éléments du diagnostic général et du diagnostic pathogénique, il aura en sa possession, non seulement ce qui est nécessaire à établir la nature et les causes de l'obésité de son malade, mais encore il sera parfaitement armé pour se faire une impression judicieuse sur le pronostic et pour donner une direction rationnelle au traitement qu'il devra prescrire.

X

PRONOSTIC DES OBÉSITÉS

GÉNÉRALITÉS. — L'obésité, lorsqu'elle est constituée, n'est pas la maladie sans gravité que l'on croit. L'accumulation. exagérée de tissu graisseux dans l'organisme déséquilibre le rapport volumétrique réciproque des appareils. Ceux-ci sont prévus chez chaque individu pour une taille, un poids et un volume somatiques déterminés. Le cœur, le foie, le rein sont faits à la mesure qui convient au gabarit individuel. Ils n'ont qu'une faible capacité d'accroissement fonctionnel. Si le rapport de la graisse sur la masse du corps augmente, un déséquilibre s'établit dans la capacité fonctionnelle des organes, auquel s'ajoute l'action de la compression, du surtravail mécanique cardiaque et vasculaire, et du surmenage des organes digestifs qui doivent nourrir une masse supplémentaire de tissus néoformés.

Expression de troubles organiques fonctionnels ou lésionnaires variés, le pronostic de l'obésité ne peut pas être lié à la quantité ni à l'évolution de la surcharge graisseuse.

Ce qui fait, en réalité, la gravité d'une obésité, c'est bien plutôt l'état organique que la condition d'engraissement du sujet atteint. Et, à ce point de vue, on ne peut évidemment pas comparer celle de la jeunesse par suralimentation et inaction physique avec celle qui se produit au seuil de la vieillesse par suite de l'évolution d'une artério-sclérose grave. De même, celles qui vont avec de grosses lésions du rein, du foie, ne peuvent être placées à la même valeur pronostique que celles qui sont la suite du déréglement du grand sympathique, causé par de mauvaises habitudes alimentaires dyspeptogènes.

De plus l'importance de la surcharge graisseuse n'est pas toujours exactement proportionnée à la gravité ou à la bénignité du trouble causal. Il en résulte que le pronostic de la surcharge graisseuse n'existe pas en soi, si ce n'est lorsqu'elle est arrivée à une telle importance que les phénomènes mécaniques de compression peuvent, à leur tour, causer des troubles fonctionnels. Mais si fréquentes que soient les grandes surcharges graisseuses, elles sont loin de constituer les types les plus courants.

En réalité, l'engraissement et l'embonpoint ont bien souvent un pronostic et une évolution aussi intéressants à considérer pour le patient qu'une véritable grande obésité.

Nous avons déjà, dans le chapitre précédent, établi qu'il n'y a pas d'engraissement normal, sauf celui des convalescences, et que, de ce fait, tout engraissement, tout embonpoint sont des obésités à leur phase de début ou d'état, et qu'entre l'embonpoint et l'obésité il n'y a qu'une question de degré.

Cependant, malgré cette discordance entre les troubles fonctionnels et la surcharge graisseuse, seul symptôme apparaissant d'abord, on peut établir quelques classes d'obésités au point de vue de l'évolution ultérieure et du pronostic.

1° Le pronostic de l'infiltration diffuse sous-cutanée est meilleur que celui d'une surcharge abdominale ou intra-thoracique.

Ces deux dernières peuvent être assez longtemps silencieuses et la première plus facilement visible; la compression n'est pas à redouter dans les membres, tandis que dans le thorax elle diminue rapidement l'ampliation costale, les mouvements du diaphragme, gêne l'inspiration, l'expiration et les contractions cardiaques.

Dans l'abdomen, l'infiltration graisseuse, qui d'abord se limite au mésentère et à l'épiploon, s'étend bientôt autour des gaines vasculaires, puis se complique de surcharge et de dégénérescence graisseuses des viscères; rapidement des troubles de la circulation porte se constituent avec leur retentissement sur le fonctionnement cardiaque.

De plus, au point de vue thérapeutique, il est plus facile de faire maigrir les membres que l'abdomen et le thorax.

2° Une obésité intra-thoracique et intra-abdominale légère, lorsqu'elle est ancienne, peut être accompagnée de troubles graves intra-organiques. Cela est constant chez les artério-scléreux et s'observe en général dans la seconde partie de la vie, chez des personnes qui ont tous les signes extérieurs d'une bonne santé; si un accident mortel se produit, une autopsie vient montrer des lésions artérielles quelquefois très étendues, et même dans les vaisseaux de l'abdomen, car l'artério-sclérose des artères spléniques, mésentériques, etc., a été observée souvent dans ces dernières années.

3° Il semble que les obésités localisées à l'abdomen, aussi bien aux parois qu'à l'épiploon et aux viscères, tandis que les membres restent indemnes, sont l'indice d'un trouble fonctionnel ou de lésions du tube digestif et des glandes annexes. Le pronostic en est naturellement variable, suivant qu'il s'agit de dyspepsies ou de gastrites, d'entéro-névrose ou d'entérite, de congestion rénale ou de néphrite, de gros foie congestif ou d'hépatite.

Très souvent, les obésités abdominales de ce genre sont associées cliniquement à une insuffisance hépatique ou rénale et plus tard à l'urémie des deux formes : 1° gastro-intestinale, 2° pulmonaire (pseudo-asthme).

4° Les obésités pléthoriques avec hypertension portale : varices, varicosités, hémorroïdes, accompagnées d'infiltration graisseuse des membres, de l'abdomen, de l'épiploon et des viscères abdominaux et thoraciques, mènent toujours à l'artério-sclérose, et de très bonne heure.

Lorsque la déformation thoraco-abdominale produit le « ventre en futaille » ou le ventre de batracien, le malade est menacé par les complications de l'artério-sclérose qui a généralement dépassé à ce moment la phase de l'hypertension simple. Les autopsies accidentelles montrent alors les altérations graves du myocarde et, dans l'appareil circulatoire, des lésions de sclérose artérielle ou un athérome des plus typiques et quelquefois des plus avancés.

La mort subite est la suite naturelle de l'évolution de ce type, par l'hémorragie cérébrale et l'angine de poitrine ou l'urémie subite à forme d'œdème aigu et combinée à l'aortite coexistante.

5° L'obésité localisée à l'abdomen et accompagnée de ptoses chez la femme, ou d'infiltration des parois cutanées, est susceptible d'évoluer pendant de très longues années, sans complications graves, mais avec de nombreux troubles fonctionnels du côté du système nerveux, sous la forme de neurasthénie ; du côté du tube digestif, sous la forme d'entérite, de lithiase biliaire chronique, latente (cholémie), ou de coliques hépatiques.

6° L'obésité sous-ombilicale, puis ombilicale et pré-gastrique chez un homme ayant atteint la cinquantième année, accompagnée d'asthme, ou de pseudo-asthme, ou d'emphysème, avec pâleur de la face, doit faire soupçonner l'artério-sclérose à forme rénale.

De ces quelques axiomes cliniques, qui sont évidemment sujets à correction, suivant la condition, l'âge, le mélange à d'autres types sous forme de types mixtes, se dégage cette notion que le pronostic de l'obésité, lorsqu'elle est constituée et ancienne, doit être toujours considéré comme plus grave qu'il est dans les habitudes de le faire.

Mais s'il est bien nécessaire de remettre sans cesse au premier plan cette notion pour éviter, dans certaines circonstances, des désastres, il faut bien dire aussi que justement, parce que les modifications de la charge graisseuse chez l'homme peuvent être produites par des troubles fonctionnels bien légers, il existe des obésités tout à fait bénignes. Pendant de longues années, elles sont dépourvues de malignité, tout en restant cependant l'amorce de troubles plus sérieux, au fur et à mesure que le malade avance en âge.

Le médecin doit savoir que le type physiologique de l'homme est dépourvu de surcharge graisseuse, mise à part la graisse de constitution qui est indispensable à la charpente humaine, et qui peut représenter à peu près 1/15 du poids. Pendant l'enfance, l'adolescence et la jeunesse, où la bonne santé est évidemment la règle pour les organes, qui n'ont pas souffert les injures des maladies et des erreurs d'hygiène, ce type physiologique est encore le plus ordinairement observé. Les races vigoureuses, les habitants des campagnes, les montagnards, beaucoup de populations libres des pays chauds, lorsqu'elles mènent la vie normale, montrent encore partout le type physiologique très peu chargé de graisse; l'engraissement, considéré comme normal à la trentième année, apparaît justement en même temps que l'organisme commence à manifester sa souffrance contre les attaques répétées des maladies antérieures ou des fautes d'hygiène. Avant la surcharge graisseuse s'établissent toujours des troubles fonctionnels visibles ou non, des lésions latentes chroniques évoluées sournoisement, des insuffisances de toute nature, cachées sous les apparences d'une bonne santé. Enfin, la mort subite est amenée par les lésions constituées à petit bruit. Telles sont les raisons qui peuvent expliquer la gravité de certaines obésités, du reste fréquentes.

Obésités bénignes. — Il y a cependant des engraissements, des embonpoints et des obésités qui ne comportent pas de pronostic immédiatement grave. Ce sont des obésités moyennes quant à la surcharge graisseuse. On trouve de 5 à 15 kilogrammes de graisse. Au-dessus de ces chiffres, et quelle que soit la taille du patient, les phénomènes de compression peuvent se produire avec des troubles mécaniques qui feront passer cette obésité dans le rang de celles qui peuvent devenir graves.

Mais ces obésités bénignes ne le sont, en admettant qu'elles aient débuté vers l'âge de trente-cinq ans, par exemple, que pendant les 8 ou 10 premières années.

Le type en est des obésités produites par la sédentarité. Par définition, elle sont toujours en même temps effet de la suralimentation, bien qu'il faille se servir de ce terme pour désigner surtout les obésités des gros mangeurs. Mais celles-ci sont beaucoup moins bénignes, car des phénomènes de surmenage des organes digestifs, et par suite, d'auto-intoxication s'y ajoutent de bonne heure, ainsi que la pléthore sanguine.

La résistance du malade à l'obésité légère est très variée. Les uns, pendant 4 ou 5 années, ne semblent pas avoir d'autres troubles pathologiques que leur surcharge; ce sont de petits mangeurs, mais leur indolence même deviendra à la longue une cause d'augmentation de leur obésité et de leur paresse; la vitalité organique diminuera et l'insuffisance fonctionnelle apparaîtra par ce mécanisme.

Ils rentreront alors dans le même cadre que ceux qui sont victimes de la suralimentation et du surmenage des organes digestifs.

Quelles que soient les obésités bénignes, elles ne le restent pas longtemps et, surtout, s'il existe chez le sujet en observation une hérédité d'arthritisme ou de l'obésité familiale.

Il est remarquable, en effet, que les obèses héréditaires font plus facilement l'obésité sous l'influence des moindres causes pathogéniques, émotion, surmenage, maladie aiguë, grippe ou typhoïde. Alors qu'un homme maigre, fils d'obèse et soumis à la suralimentation et au repos, ne résiste à l'engraissement et aux troubles dyspeptiques que quelques jours ou quelques semaines, au contraire, il est des maigres doués d'un fort appétit qui n'engraissent cependant jamais.

La prédisposition héréditaire porte-t-elle sur la nutrition, sur le système nerveux et particulièrement le sympathique abdominal, ou sur les organes digestifs héréditairement débiles? Il est probable que ces différentes pathogénies existent et qu'elles sont variables dans chaque cas.

Les obésités bénignes sont transformées fréquemment en obésités graves, lorsque le malade a dépassé la cinquantaine, et tel obèse, par suralimentation, pléthorique, gai, boute-en-train, verse rapidement, après cet âge, dans l'artério-sclérose et devient cardiaque, rénal, urémique en quelques années.

Il résulte de l'observation des obésités bénignes et de leur transformation en une obésité plus grave, qu'au point de vue du pronostic, l'engraissement et l'embonpoint, lorsqu'ils restent constants ou légèrement progressifs, doivent être considérés comme de véritables causes pathogènes. Ils sont des amorces pour une foule d'affections organiques et de troubles fonctionnels, capables de créer des organopathies, et par conséquent obligent à considérer que tout engraissement et toute obésité, bénins au début, sont en réalité le signal-symptôme d'un état organique ultérieur toujours beaucoup plus sérieux.

La vitalité des obèses. — Quand on étudie l'aspect, l'allure générale des obèses pléthoriques, quand on remarque leur vivacité, leur verbosité et leur euphorie légendaires, la coloration d'abord rose. puis plus tard franchement rouge et enfin violette des téguments de la face, leur caractère entreprenant, violent même, on pourrait croire qu'il y a une véritable exaltation de la vitalité chez eux.

En réalité, il s'agit bien plutôt d'une excitation nerveuse factice et d'excitation fonctionnelle organique due à l'abondance d'aliments albuminoïdes, à l'usage des boissons alcooliques, dont on connaît la grande valeur énergétique. Comme toutes les excitations, elles seront suivies plus tard d'une dépression, aussi bien au point de vue cérébral qu'au point de vue organique. En réalité, il n'y a pas là autre chose que de l'usure, et bien souvent aussi la preuve d'un état d'excitabilité du système nerveux qui préexistait avant même l'obésité.

Cette phase d'exaltation du reste n'empêche pas que ce sont justement les obèses de ce type qui ont la durée de vie la plus courte.

D'où il résulte bien que la prétendue vitalité des obèses de cette classe n'est encore qu'une fausse apparence.

La situation des obèses appartenant au type scrofuleux, ou torpide, ou somnolent n'est évidemment pas meilleure. La vitalité, dans ce cas, est amoindrie d'une façon plus apparente, et bien que les obèses de ce type puissent vivre, en général, plus vieux, ils sont souvent dans un état de diminution cérébrale qui, dans certains cas, est tout à fait manifeste.

Ceux qui s'éloignent également de ces deux types extrêmes, et appartiennent aux cas moyens ou mélangés de symptômes des uns et des autres types, sont les obèses que l'on rencontre tous les jours dans la vie courante. Quelles que soient les apparences, quelle que soit leur intelligence et la valeur de leurs productions, variées suivant la profession qu'ils ont embrassée, ils subissent cependant toujours une certaine diminution qui porte à la fois sur la qualité et la quantité de leurs œuvres. On pourrait citer des exemples nombreux qui font exception à cette règle : on connait évidemment des hommes illustres qui furent obèses; il faut émettre cependant l'hypothèse que, débarrassés de l'obésité et des troubles qui l'accompagnent, ils auraient souvent pu vivre plus longtemps et produire une œuvre plus régulière et plus parfaite. Un des plus beaux exemples que l'on puisse citer est celui de Napoléon. Or, il n'est pas contesté aujourd'hui que sa situation de santé influença considérablement les actes de sa vie; tous les historiens se sont attachés à le démontrer. Son obésité, lorsqu'elle apparut, fut considérée par ses ennemis, en Europe, comme un premier signe de sa déchéance, et en réalité il en fut ainsi. Il suffit de lire les Mémoires, cependant imprégnés d'enthousiasme, de ceux qui vécurent autour de lui dans les dernières années de sa vie, pour se rendre compte de l'indolence et de l'indifférence qui l'atteignirent pendant sa captivité. Mais déjà auparavant, au moment de ses premiers désastres, les familiers de sa maison avaient constaté une diminution de son énergie morale, de sa vitalité, et les fautes, dès lors, allèrent s'accumulant.

Or, cette obésité fut sans cesse progressive, et fut, chez lui, accompagnée de troubles nerveux, de troubles digestifs extrêmement marqués. Napoléon était un arthritique, et, très vraisemblablement, un cholémique. Jeune, il correspondait tout à fait à la description que Lereboullet et Gilbert ont donnée du cholémique : extrêmement maigre, jaune, nerveux, mobile, violent, sujet à des fringales légendaires, atteint de prurit chronique, qu'à cette époque on avait pensé être une suite de sa gale, il souffrit presque toute sa vie de douleurs gastriques, d'insomnies, de maux de tête, de vomissements. Il avait, du reste, une hygiène alimentaire déplorable, et les excitations de toute nature qu'il fit subir à son estomac ne furent évidemment pas étrangères à l'apparition de son cancer et de ses complications hépatiques.

Si l'on étudie de la même façon la biographie des obèses illustres, et certes il y en a eu beaucoup, on trouve toujours des inégalités dans leur production. Ces inégalités correspondent à des troubles pathologiques et sont surtout manifestes à partir de la cinquantième année ; leur vie est abrégée, et, dans les dernières années, une baisse dans l'énergie cérébrale est remarquée par les familiers.

Et on peut dire, en somme, de tous les grands hommes qui devinrent obèses, qu'il est regrettable qu'ils l'aient été, car, en état de santé, ils auraient été probablement plus remarquables encore.

En somme, les gras et les obèses, à quelque milieu qu'ils appartiennent, et même s'ils atteignent une certaine vieillesse, après une santé excellente, dans les premières années de leur obésité, finissent toujours par souffrir, d'abord de malaises, puis ensuite de véritables maladies.

Nous savons, du reste, que la longévité n'est pas toujours une preuve indéniable de bonne santé. Que de vieillards ont vécu des existences de maladies! Ne savons-nous pas que l'asthme, et la goutte, que la migraine passent pour des brevets de longévité? On ne saurait dire cependant que la vie de l'asthmatique, du goutteux et du migraineux soit dépourvue d'accidents pathologiques, et ils ne sauraient passer pour des gens bien portants.

Mais il arrive toujours un moment, entre quarante et quarante-cinq ans, où les gras et les obèses sont atteints de maladies parallèles, concomitantes ou consécutives à l'obésité, qui réduisent beaucoup leur vitalité organique et cérébrale.

Leur prédisposition au cancer, au diabète, à toutes les maladies arthritiques, est absolument prouvée par la clinique journalière, et de ce fait on ne pourrait songer à accepter cette opinion si répandue dans le public que l'obésité, lorsqu'elle est très manifeste, n'est tout au plus qu'une infirmité.

La mort subite chez l'obèse. — De tout temps, la mort subite a été observée et notée par les médecins qui ont écrit sur l'obésité. C'est une notion classique, et il n'est pas un article récent sur le syndrome qui ne lui consacre au moins quelques lignes.

Brouardel [1], dans son livre si intéressant sur *La Mort subite*, n'a cependant pas consacré d'article spécial à celle qui surgit dans l'obésité. C'est tout à fait incidemment qu'il s'occupe de la mort subite chez les enfants gras. Il décrit deux cas observés par lui chez des enfants de treize à quinze ans, atteints d'obésité et de surcharge graisseuse du cœur, et chez qui il trouva, à l'autopsie, des lésions graves de cet organe. La mort s'était produite, dans les deux cas, au cours d'un bain froid pris en commun. Si l'on parcourt les observations détaillées, avec autopsies, qui sont nombreuses à la fin de ce livre, on est cependant frappé de cette note ajoutée par l'auteur, dans un grand nombre d'entre elles : *surcharge graisseuse très accentuée*, ou : *obésité caractéristique*.

Nous savons, par les statistiques, qu'il meurt chaque année à peu près 2 000 personnes subitement, dans la rue. La fréquence a du reste augmenté dans ces dernières années. Il y a une proportion plus grande de morts subites depuis 1904. Sur ce chiffre, les femmes fournissent 5 à 600 unités, et les hommes 1 400 à 1 500. Dans beaucoup de cas, la coexistence de l'obésité a été signalée.

Quoi qu'il en soit, c'est généralement pendant la période hibernale que ces accidents se produisent chez les obèses pléthoriques. C'est sous l'influence du froid vif, généralement après un repas copieux, des libations généreuses, et par l'action du retrait du sang vers les organes profonds, que l'accident cérébral, cardiaque ou rénal se produit.

L'hémorragie cérébrale semble être le plus fréquent de ces accidents. Mais l'angine de poitrine et l'urémie comateuse foudroyante se rencontrent aussi.

Presque tous les cas de morts subites que j'ai eu l'occasion de connaître depuis dix ans, en clientèle, se rapportaient à des obèses. Il en est de même de ceux auxquels j'ai eu l'occasion, comme tous les médecins, d'assister dans la rue.

Dans ma clientèle particulière, j'en ai rencontré des cas tout à fait typiques, et il me semble que si le malade meurt à son domicile, c'est peut-être plus fréquemment par angine de poitrine. Si rapide que soit la mort dans cette dernière maladie, elle est souvent précédée par

---

1. Brouardel, *La Mort subite*, Baillière.

quelques malaises ou crises avortées, qui retiennent le malade au lit, si bien que la terminaison fatale se produit souvent après quelques jours d'indisposition passés à la maison.

Il m'est arrivé plusieurs fois de prévenir des malades corpulents en état de méiopragie, de la situation dans laquelle ils se trouvaient à certains moments, et des dangers qu'ils pouvaient courir en sortant dans la rue à certaines époques de froid rigoureux.

« Une dame obèse, atteinte depuis quelques années d'albuminurie légère et de poussées d'aphasie transitoire avec petits signes d'urémie, voulut, par un hiver très froid, sortir dans la semaine même où elle avait eu deux ou trois retours agressifs de sa méiopragie rénale. Je lui déconseillai fortement de sortir ou de ne le faire que très couverte et en voiture fermée.

« Malgré mes avis, qui lui semblaient pessimistes, et poussée par le désir d'aller assister à une cérémonie religieuse, elle tomba sur le parvis Notre-Dame, où elle s'était exposée au froid. Sa famille la retrouva le lendemain à l'Hôtel-Dieu, dans le coma urémique dont elle n'était pas sortie depuis l'accident. »

« Un confrère, à peine âgé de quarante-quatre ans, qui, dans ces dernières années, avait pris une vingtaine de kilogrammes de graisse, et pesait à ce moment 105 kilogrammes, alors qu'à l'âge de vingt et un ans, au moment de son service militaire, il en pesait 65, devenu congestif et pléthorique, se riant également de mes prévisions et des conseils que je lui donnais, mourut d'hémorragie cérébrale dans la rue, au moment où il sortait de chez un client dont les appartements étaient chauffés à une température excessive. »

Tous les médecins ont présents à l'esprit des cas analogues, et il suffit qu'ils veuillent bien regarder autour d'eux pour se rendre compte que la coexistence de l'obésité et de la mort subite est d'une fréquence telle qu'elle ne peut être sérieusement contestée.

Est-ce à dire qu'il y ait un rapport de cause à effet avec la surcharge graisseuse? Évidemment non, puisque, à part les accidents de rupture de cœur dégénéré par la graisse, ou de cœur surchargé de graisse, il s'agit toujours de troubles organiques du rein, du cœur, ou du cerveau. Mais ce qui est toujours très remaquable, c'est que ces accidents sont inopinés, et que ces évolutions latentes, sous l'embonpoint trompeur, laissent le malade dans une illusion dangereuse.

Il faut bien savoir aussi que si la mort subite peut se prévoir chez l'obèse, lorsque des lésions sont en cours d'évolution, qui sont décelées par l'examen, dans d'autres circonstances, rien ne permet de pouvoir donner, sur l'examen clinique, un avertissement au malade.

J'ai vu récemment un cas d'obésité qui semblait bien supporté et bien compensé, chez un homme âgé de moins de trente-cinq ans. Or, il a été trouvé mort dans son lit, sans qu'antérieurement on eût rien observé qui eût pu faire prévoir une semblable terminaison. Ce silence symptomatique n'est donc pas une garantie.

Il est probable que le jour où l'attention ayant été appelée sur ces faits, les médecins voudront chercher à s'éclairer sur leurs causes, on se rendra compte alors que de graves lésions sont constituées bien avant qu'elles soient manifestes.

Les gras et les obèses sont des méiopragiques et des auto-intoxiqués. — La méiopragie créée par Potain, c'est-à-dire l'insuffisance fonctionnelle d'un organe, liée à des modifications légères (surtout circulatoires et sécrétoires) ou à des altérations cellulaires variées, se retrouve évidemment dans toute la symptomatologie de l'obésité. Mais ces méiopragies, qui portent aussi bien sur le foie que sur le rein, que sur la peau, le poumon, le système nerveux et les muscles, sont souvent silencieuses, par suite des phénomènes de compensation qui, dans une certaine mesure, y remédient.

C'est par une étude très détaillée de la symptomatologie, c'est par la recherche des petits troubles dont le malade ne songe pas à se plaindre, que ces insuffisances des organes peuvent être perçues.

Avant que ces insuffisances organiques se soient constituées et soient devenues facilement visibles, il faut faire, pour en assurer le diagnostic précoce, des recherches cliniques systématiques.

Les régimes d'épreuve, tels que je les ai décrits au diagnostic, sont de nature à éclairer sur les méiopragies hépatiques ou rénales. On peut les déceler par l'insuffisance des éliminations urinaires, par l'oligurie, par l'albuminurie post-prandium, la glycosurie alimentaire, ou les troubles de l'élimination du bleu et des chlorures. L'examen des selles décèle souvent les troubles biliaires. Je n'insiste pas sur ces faits ni sur les signes d'auto-intoxication qui chargent la symptomatologie.

L'insuffisance du foie est surtout accentuée lorsqu'elle s'associe à une insuffisance musculaire.

La méiopragie musculaire est d'une très grande fréquence chez les obèses, qui ont cependant la prétention injustifiée d'être vigoureux, à cause de l'ampleur de leurs membres. Nous savons que les dynamomètres prouvent justement le contraire.

Or, l'insuffisance musculaire est une condition déplorable au point de vue de la nutrition et a sur l'organisme, en général, et sur le métabolisme, en particulier, des répercussions que nous connaissons bien maintenant, et qui ne sont pas sans modifier beaucoup le pronostic.

La baisse du rapport : *masse musculaire* du corps, sur la *masse totale* du corps, et l'infiltration lente et progressive des faisceaux musculaires restants, sont des éléments de pronostic fâcheux pour l'avenir. Il n'est pas douteux que (chez la femme notamment) la constatation de cette insuffisance musculaire n'ait une certaine valeur pour apprécier la possibilité de guérison, et le temps qu'il faudra consacrer à la cure, puisque le muscle doit consommer la graisse au cours de la kinési-thérapie.

La **méiopragie respiratoire** et pulmonaire est manifeste par les mesures spirométriques, par la baisse du coefficient respiratoire, par les troubles perceptibles à l'auscultation : bronchite, œdème, congestion, insuffisance respiratoire des sommets, basite, accès asthmatiformes, dyspnées diverses, oppression, et enfin par la tendance aux infections aiguës de cet organe, notamment à la pneumonie, généralement grave et quelquefois double chez l'obèse..

La **méiopragie du système nerveux** se retrouve au niveau des territoires cérébral, médullaire et sympathique. Les psychasthénies, les psycho-névroses, les neurasthénies, l'hystérie, les troubles du caractère, l'émotivité apparente ou non, la dyspepsie d'origine vago-sympathique, les névralgies et les névrites, les migraines, l'insomnie, la diminution cérébrale, tout cela constitue un ensemble qui dénote la faillite du système nerveux due souvent à l'auto-intoxication.

L'insuffisance de la peau, sa sécheresse, la difficulté de la sudation, le caractère spécialement odorant de la sueur chez les obèses, l'apparition de prurits, de dermites, la facilité de l'infection cutanée, sous la forme d'érysipèle et de staphylococcies diverses, comme le furoncle et l'anthrax, l'état séborrhéique des téguments et du cuir chevelu, tout est l'indice et du travail de suppléance fait par cet organe, et de sa défaillance lorsque l'évolution de la maladie est tout à fait confirmée.

Méiopragie articulaire. — Celle-ci, pour n'être pas classiquement décrite, n'en est pas moins certaine. Les obèses sont prédisposés aux diverses variétés de rhumatismes, mais particulièrement au rhumatisme chronique, fibreux ou déformant, qui commence par les petites articulations des mains et des pieds, et remonte vers la racine des membres. Il faut le distinguer, évidemment, de l'infection rhumatismale qui est également fréquente chez eux, et d'une nature essentiellement différente. Mais sans qu'il s'agisse de lésions aussi nettement caractérisées, les obèses souffrent encore de leurs articulations d'une façon vague. Ils sont couramment atteints de myalgies et d'arthralgies, dont les unes relèvent évidemment de troubles nerveux, mais dont les autres, qui peuvent plus tard évoluer vers la goutte, sont nettement de l'espèce rhumatismale.

Les tendons participent à cette débilité. Chez les jeunes obèses la ténosite, sous l'influence du surmenage et du froid, et l'état douloureux des membres dû à des affections des aponévroses, des bourses séreuses, rotuliennes, scapulaires, sont banales. Enfin, plus tard, la goutte vient donner un caractère très spécial à ces tendances articulaires. La rétraction de l'aponévrose palmaire est le lot des obèses et des diabétiques. C'est vers la cinquantième année et, chez la femme, au moment de la ménopause, que l'ensemble de ces manifestations apparaît, et le rhumatisme chronique de l'âge critique se montre, chez les obèses, d'une ténacité désolante.

La cachexie adipogène arthritique. — Dans les dernières années de leur vie, entre cinquante et soixante ans, le plus souvent, certains obèses entrent dans une période de déchéance organique, à laquelle j'ai donné le nom de cachexie adipogène. On la retrouve aussi chez les arthritiques qui sont devenus gras dans les dernières années d'une vie où les manifestations de l'arthritisme ont été nombreuses et diverses.

A ce moment, toutes les insuffisances des organes se sont établies lentement, et sans que les compensations soient restées suffisantes. La déchéance, alors, va s'accentuer progressivement, jusqu'au jour où une altération prédominante sur un des organes entraîne, à la suite d'une cause occasionnelle banale, le froid ou l'émotion, la mort subite, par un des modes que nous avons indiqués.

Qui n'a pas rencontré dans sa vie quelques personnes atteintes de cette cachexie adipogène d'autant plus manifeste qu'il s'agit parfois de gens qui, dans leur jeunesse, ont été remarquables par leur activité intellectuelle, leur personnalité et leur œuvre?

« J'ai présent à l'esprit un confrère, laryngologiste bien connu, mort récemment, et qui réunissait en lui, dans les dernières années de sa vie, tous les caractères de la cachexie arthritique adipogène. Cet homme, remarquablement intelligent, d'un esprit très fin et d'une instruction générale très étendue, a laissé, dans sa spécialité, une trace très personnelle.

« Obèse depuis de nombreuses années, entre cinquante et soixante ans, on vit sa surcharge graisseuse augmenter jusqu'à la monstruosité. Assez grand autrefois, il s'était voûté beaucoup sous l'influence de sa charge abdominale. Le cou énorme et d'allure proconsulaire faisait songer involontairement à celui d'un gorille. La face, unie au cou par le menton chargé d'un double étage de graisse, était immobile et inexpressive, malgré la conservation d'un regard assez vif et d'un œil mobile que de lourdes paupières cachaient en temps ordinaire. Les membres énormes et écartés supportaient difficilement, dans la marche, la charge du thorax et de l'abdomen dû volume d'une futaille.

« Son intelligence sombrait d'année en année, et sa déchéance cérébrale était remarquée même de sa clientèle, qui lui restait cependant fidèle, presque jusqu'à la fin. En même temps que sa production technique s'était arrêtée, son goût pour les satisfactions matérielles augmentait. Les plaisirs de la table, auxquels il s'adonnait sans aucune retenue, achevaient progressivement sa ruine intellectuelle.

« Je me souviens, l'ayant rencontré au Bois de Boulogne, avoir été frappé de son anhélation à la marche, qui était devenue presque complètement impossible chez lui. Sa conversation, autrefois brillante et amusante, était devenue, vers la fin, insipide et rabâcheuse. Il avait constaté chez lui tellement de troubles de diverse nature, qu'il ne savait plus très bien lui-même quel était le taux de sa glycosurie ni de son albuminurie. »

« J'ai suivi aussi l'évolution morbide d'un professeur de Faculté, mort à cinquante-cinq ans d'une obésité qui atteignait des proportions extraordinaires. Il était diabétique, albuminurique, asthmatique et goutteux. Quand je fus appelé auprès de lui, il était atteint d'une grippe étrange qui durait depuis trois mois; le diagnostic qui avait été fait, avait été celui de grippe infectieuse, à forme pseudo-phymique.

« Je n'eus pas de peine à retrouver, dans la symptomatologie un peu déconcertante, une simple urémie chronique. Ce fut à ce moment qu'on constata chez lui une albuminurie qui, dans les dernières années de sa vie, arriva au taux de 12 grammes par jour. Entre temps, le diabète était apparu. Et la déchéance cérébrale chez cet homme qui possédait trois doctorats, était devenue telle qu'un visiteur non averti eût pu se croire en présence, en causant avec lui, de l'homme de l'extraction et de l'intelligence les plus ordinaires.

« Il est à remarquer, dans ce cas, que tous les membres de sa famille sont morts de maladies rénales, et que la débilité rénale congénitale qui existait chez lui avait certainement joué un rôle pathogénique très important, en dehors même d'habitudes alimentaires déplorables qui, pendant trente ans, avaient surmené son tube digestif et ses émonctoires compensateurs.

Au moment où il mourut, il était tombé, dans l'espace de six mois, de 145 kilogrammes à 72. La mort se produisit à la suite d'une parotidite cachectique. Mais, depuis trois mois, il était dans un état d'hébétude cérébrale qui frisait le coma. Ici, à la cachexie, s'ajoutait l'influence des altérations rénales. »

Mais, à côté de ces cas qu'il est rare de rencontrer aussi complets, et en dehors de l'arthritisme qui suffit du reste, dans certaines circonstances, à la créer, on trouve la cachexie chez des obèses encore jeunes, entachés de scrofule, de tuberculose, de diabète; la dégénérescence amyloïde, surtout lorsqu'il s'agit d'anciens paludéens ou d'anciens syphilitiques, peut y jouer un rôle pathogénique.

Cette cachexie peut se rencontrer avant la trentième année. Elle peut être due simplement aux progrès très rapides de la surcharge graisseuse.

« J'ai, dans mes observations, l'histoire d'une jeune femme obèse dès son enfance, qui pesait 75 kilogrammes à dix-huit ans, 100 kilogrammes à vingt-deux, 115 kilogrammes à vingt-cinq, et qui, aujourd'hui, à peine âgée de vingt-huit ans, ne trouve à s'asseoir dans aucun siège, et a dépassé maintenant le poids de 130 kilogrammes.

« Or, sa déchéance cérébrale s'accentue remarquablement depuis qu'elle a atteint son 110ᵉ kilogramme. Lorsqu'elle est installée en visite chez des amis, elle reste immobile, sans dire un mot, pendant des heures. Très redoutée de ses relations, elle occupe, pendant des après-midi entières, la banquette qu'on lui réserve, et là, complètement inerte, ne semble recevoir de l'extérieur aucune sensation ; il faut l'interroger plusieurs fois pour obtenir une réponse brève.

« On pourrait croire que l'insuffisance thyroïdienne doit jouer un rôle important dans un cas semblable. Il ne le semble pas, car la thérapeutique essayée dans ce sens n'a donné aucun résultat, pas plus sur l'adiposité que sur la déchéance intellectuelle. Ses enfants, car elle en a eu dans les premières années de son mariage, qui a eu lieu vers la dix-neuvième année, à une époque où son obésité n'avait pas atteint les proportions actuelles, semblent être orientés dans la même direction pathologique, et sont nettement des lymphatiques, adénoïdiens et obèses ralentis. »

Dans les cas de ce genre, il faut surveiller attentivement les urines ; et l'apparition subite d'une grande albuminurie dyscrasique associée à la glycosurie est un signe de la fin prochaine.

Inversement, toutes les fois qu'on voit apparaître une grande albuminurie chez des obèses, que la surcharge graisseuse soit petite ou grande, il faut songer au diagnostic possible d'obésité à tendance cachectique.

C'est dans ce type d'obésité qu'il faut faire entrer ce que les Latins avaient appelé : *cachexie des faux athlètes*, ou *cachexie des lutteurs*.

On sait qu'il est avantageux pour le lutteur d'avoir un très grand poids, et que l'augmentation de ce poids par la masse musculaire est très limitée. Elle ne peut être que le fruit d'un entraînement très progressif, très lent, et très fastidieux, et, du reste, cette augmentation musculaire est limitée à quelques kilogrammes. Les lutteurs se rendent donc obèses par suralimentation. C'est une obésité qu'ils supportent relativement mieux que les autres hommes, par suite de leur entraînement musculaire, pulmonaire et cardiaque. Mais dès qu'ils cessent l'entraînement professionnel, la cachexie peut apparaître chez eux avec une rapidité considérable, et l'insuffisance cérébrale devient très manifeste.

La dégénérescence graisseuse et amyloïde se remarque fréquemment chez eux, et proportionnellement au pourcentage de la syphilis et de l'alcoolisme. Le terme de cachexie des athlètes ne convient donc pas. Il s'agit d'une simple cachexie adipogène, car le véritable athlète qui reste mince et musclé ignore les maladies du métabolisme.

Méiopragies et obésité familiale. — La notion de l'hérédité tenace de l'obésité doit faire considérer les familles atteintes comme diminuées au point de vue de la résistance organique. Ce sont des familles débiles et véritablement tarées tout comme celles où fleurit la tuberculose, la syphilis, le cancer. Cette débilité ressort nettement de la gravité que prennent les moindres incidents pathologiques et des réactions morbides à la puberté, à la ménopause ou plus simplement dans des conditions de fatigue, d'émotion, qui n'auraient pas d'action sur des individus de constitution normale.

ÉLÉMENTS CLINIQUES DU PRONOSTIC

Age. — Après ces considérations générales sur le pronostic de l'obésité, nous allons étudier en détail les éléments de pronostic empruntés à l'âge, au sexe et à la race.

Les *obésités des enfants* ont la signification d'une tendance pathologique originelle fortement imprimée dans l'organisme. Elles sont plus graves, d'abord parce qu'elles commencent plus tôt, parce qu'elles évoluent pendant la période d'édification organique, et parce qu'aussi elles permettent un développement plus complet et plus précoce d'une obésité qui sera totale au moment de l'âge adulte.

On peut, du reste, poser en principe que plus les obésités commencent de bonne heure, plus elles sont graves, de ce double chef, et qu'elles signifient un trouble originel familial, et parce que les méiopragies organiques du foie, du rein, du cœur, commençant plus tôt, peuvent atteindre de meilleure heure le maximum de leur évolution complète.

Il y a une grande différence entre une obésité congénitale en pleine évolution vers la trentaine, et qui a déjà près de vingt ans de progression, et celle, au contraire, qui ne commence qu'à la cinquantaine. La première se termine souvent entre trente et cinquante ans. Les autres, au contraire, peuvent atteindre, à moins d'accidents imprévus, le seuil de la vieillesse.

Nous savons du reste, pour l'avoir étudié à la symptomatologie, que beaucoup d'obèses congénitaux seront des nerveux, des décou-

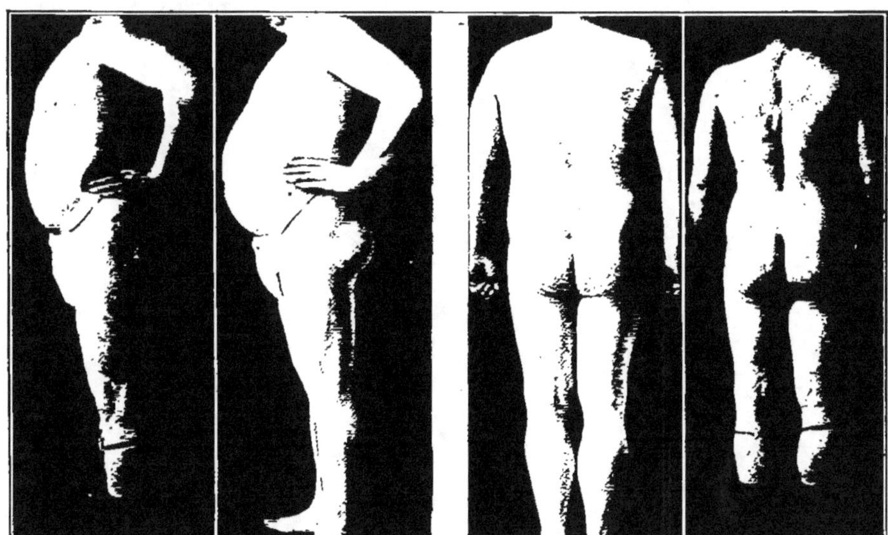

Fig. 37.   Fig. 38.   Fig. 39.   Fig. 40.

Obésité pléthorique chez un homme de cinquante-sept ans produite par sédentarité, pléthore alimentaire, éthylisme. Hypertension veineuse et artérielle. gros foie. Type d'obésité portale. Traitement par régime demi-restreint. myothérapie consciencieuse. Fig. 38 et 39 avant traitement de dix semaines, 37 et 40 après disparition de la pléthore vasculaire et hypertension.

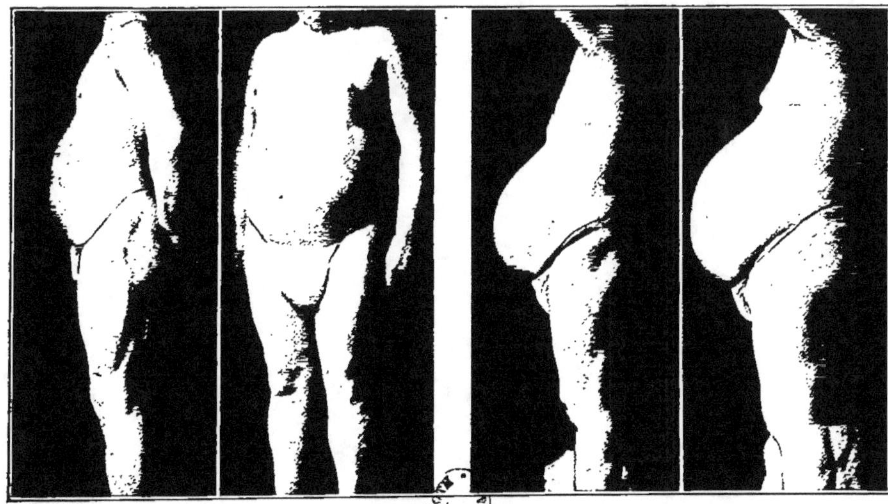

Fig. 41.   Fig. 42.   Fig. 43.   Fig. 44.

Petite obésité grave : auto-intoxication dyspeptique chronique, hypertension. albuminurie. basite, dyspnée, tendance à l'urémie. Cure diététique en cours.

Grande obésité bénigne due à la suralimentation et à la sédentarité. Un seul trouble fonctionnel : émotivité extrême. Indiscipliné au traitement.

Grande obésité par suralimentation chez un bacillaire (tuberculose fibreuse) En 44 poids 130 kilos, taille 1 m. 56. Après dix semaines de traitement par régime seulement le poids tombe à 91 kilos. L'hydrémie, le déficit cérébral, la somnolence et la dyspnée disparaissent. On commencera la myothérapie à partir de 80 kilos.

ragés, des impotents, des inactifs et, plus tard, des inintelligents.

Chez les filles, particulièrement, les troubles de la vie génitale commenceront de bonne heure, se poursuivront pendant toute la jeunesse et, plus tard, prédisposeront, au moment de la ménopause, aux complications utérines. C'est parmi les jeunes filles obèses dès l'enfance que l'on trouvera des exemples d'aménorrhée les plus caractérisés. La stérilité, bien souvent, sera la suite de ces troubles. Et chez les jeunes femmes, l'anémie, l'hydrémie seront les compagnes de la surcharge graisseuse, anémie qui n'est pas due à une diminution du nombre des globules rouges, mais à une baisse de la valeur hémoglobinique.

Enfin, la cachexie adipogène se montre plus volontiers chez les obèses qui le sont depuis l'enfance ou qui sont atteints d'obésité familiale.

L'*obésité de l'adulte* a diverses significations pronostiques, suivant ses causes. La moins grave est évidemment celle qui, débutant vers la trentaine, est la suite d'excès alimentaires et d'une insuffisance d'activité musculaire. C'est celle que l'on peut guérir le plus facilement, à la condition qu'on ne la laisse pas évoluer plus de quelques années, et que la surcharge graisseuse n'ait pas atteint un poids considérable, nécessitant une durée de cure de plusieurs années. De pareilles conditions sont, en effet, mauvaises, puisqu'elles nécessitent de la part du patient un courage et une persévérance thérapeutiques qui sont rares.

Mais cette obésité de l'adulte va, non pas se compliquant, suivant la formule classique, mais évoluant suivant une marche progressive qui change le pronostic, parallèlement aux méiopragies organiques qui s'y ajoutent toujours.

Les *obésités des vieillards* sont également variables dans le pronostic, suivant les causes qui les ont conditionnées. Celles qui sont liées à des troubles dyspeptiques, conditionnées par l'artério-sclérose ou des cardiopathies, sont évidemment plus graves que celles qui surviennent par suite d'inactivité, de sédentarité.

Tout dépend aussi de l'âge que l'on fixe comme limite inférieure de la vieillesse qu'il ne faut pas confondre avec la sénilité.

Cependant, d'une façon générale, on peut dire que, chez un homme apparemment bien portant et qui approche de la soixantième année, l'apparition brutale d'une obésité qui, dans ce cas, est généralement localisée à l'abdomen, doit faire rechercher d'abord l'artério-sclérose, et notamment la forme coronarienne ou rénale.

La vieillesse est aussi la période de liquidation des obésités anciennes, ou plutôt de l'âge adulte; c'est le moment de la reddition de comptes des obésités de la trentaine. Trente ans se sont écoulés, en effet, depuis le moment où l'homme, satisfait de son embonpoint, a continué des erreurs de régime qui, pendant cette longue période de sa vie active, ont eu le temps d'agir sournoisement, à loisir, et de troubler profondément les organes internes : le tube digestif, le foie, le rein, le cœur.

C'est l'heure des échéances méiopragiques, et dans ce sens le pronostic des obésités de la soixantaine est généralement d'autant moins heureux que l'apparition de troubles cardiaques ne permet pas toujours au médecin d'appliquer une partie importante de la thérapeutique, celle qui doit chercher la réfection musculaire. C'est trop souvent le régime seul qui, à ce moment, reste l'élément thérapeutique important mais insuffisant.

Pronostic d'après le sexe. — *L'obésité de la femme* est généralement moins grave *quoad vitam* que celle de l'homme. La femme meurt moins souvent subitement, bien qu'il y ait à ce point de vue de nombreuses exceptions, et qu'il m'ait été donné d'observer, dans la même année, la mort brutale par angine de poitrine, des deux époux, l'un et l'autre obèses.

Nous savons maintenant que dans l'obésité acquise, et surtout dans les milieux bourgeois et aristocratiques, les principales raisons de l'obésité féminine sont des erreurs de régime et l'inaction physique.

Or, de ce fait, l'obésité de la femme doit être facilement curable. Et il en est ainsi, en réalité, dans la grande majorité des cas, bien qu'encore il faille tenir compte de la difficulté qu'on éprouve chez les femmes à appliquer avec une constance suffisante le régime alimentaire et la cure d'exercice.

Le pronostic de la surcharge graisseuse chez la femme doit être aussi modifié par la difficulté de lui faire comprendre la relation qui existe entre l'engraissement et l'embonpoint avec l'obésité complète.

Par suite de ce fait, que l'esthétique féminine est complètement faussée par la mode, et que l'embonpoint passe pour un caractère esthétique favorable, beaucoup de femmes se laissent entrer dans une période déjà très avancée de surcharge graisseuse qui leur fait craindre de perdre, en maigrissant, la tonicité de leur peau.

L'hérédité arthritique vient, il est vrai, ajouter son caractère péjoratif à la polysarcie féminine. La femme est prédisposée à l'arthritisme, par suite de son atrophie musculaire. Les complications hépatiques qui naissent de ce fait viennent aggraver une situation à laquelle s'ajoutent les ptoses abdominales, et leur retentissement sur le système nerveux, la prédisposition aux psychoses, à la psycho-névrose qui sont, nous le savons, d'excellents éléments pour entretenir les troubles des fonctions adipogéniques et adipolytiques.

Enfin, il faut bien le dire, la femme est très attachée à certaines erreurs d'hygiène qui font presque partie de son existence. La constipation de la femme est légendaire, et, si quelques-unes font de grands efforts pour s'en débarrasser, en général c'est aux purgatifs que la majorité demande une guérison de ce symptôme qui devient alors définitif.

La compréhension de la constipation dans ses origines est assez difficile pour la femme. Vouloir obtenir d'elle l'application du traitement hygiénique et alimentaire qui convient est presque une impossibilité.

L'insuffisance musculaire du plan abdominal étant, entre autres, l'élément qui l'entretient d'une façon incontestable, et la réfection musculaire de l'abdomen n'étant possible que par des exercices très longs et fatigants au début, le port du corset enfin, qui produit ou favorise tout au moins la ptose du côlon et la ptose rénale, sont les raisons qui rendent ardue la cure radicale de la constipation, cause pathogène méconnue de l'obésité par auto-intoxication stercorémique.

Chez certaines enfin, nous savons qu'il faut faire jouer une part importante aux habitudes d'alcoolisme; qu'il s'agisse d'alcoolisme mondain ou d'alcoolisme chez les professionnelles de la galanterie, de toute façon, c'est un élément pronostique important, car l'usage de l'alcool accompagné de suralimentation et d'inactivité physique, est une cause incontestable de surcharge et de dégénérescence graisseuses. C'est du reste chez les femmes âgées d'une cinquantaine d'années, après la ménopause, et surtout chez celles qui sont devenues de véritables épaves de la galanterie, que l'on trouve les cas d'obésité alcoolique les plus typiques et les plus complets.

Obésité de l'homme. — L'obésité de l'homme, très variable, suivant qu'elle est familiale, congénitale ou acquise, est généralement assez grave, par suite de la difficulté qu'il y a à réduire les excès alimentaires chez ceux qui ont des occupations actives, et sont obligés de se dépenser beaucoup. Chez les nerveux notamment, la fatigue cérébrale détermine une sorte de besoin impérieux de réfection alimentaire qui entraîne le patient à dépasser la ration utile.

Chez l'homme, la tachyphagie est un élément étiologique de l'obésité sur l'importance de laquelle j'ai déjà insisté. La trop grande abondance des liquides joue aussi chez lui un rôle plus important que chez la femme. Et dans certaines professions, l'insuffisance musculaire et l'inactivité sont aussi grandes que chez cette dernière.

Enfin, tandis que chez la femme les manifestations hépatiques, lithiasiques semblent plus spéciales, chez l'homme, au contraire, l'artério-sclérose, le diabète et l'albuminurie semblent être davantage son apanage.

ÉLÉMENTS DE PRONOSTIC EMPRUNTÉS
A LA MARCHE DU SYNDROME

Il faut d'abord distinguer : 1° les *obésités abortives*, qui souvent ne sont que la première période d'installation, en quelque sorte intermittente, d'une obésité définitive.

Vers l'âge de vingt ans, par exemple, sous l'influence de périodes passagères de repos physique, de suralimentation, alternant avec du surmenage nerveux ou émotif, on voit des obésités rapides se constituer en même temps qu'apparaissent quelques troubles dyspeptiques. Puis, avec la disparition des causes, tout rentre dans l'ordre. Il s'agit là, bien souvent de prédisposés héréditaires à l'obésité, dont les parents sont des congestifs, des névropathes ou des arthritiques. L'engraissement interrompu, les variations annuelles du poids, avec une flèche de 5, 6, 7 kilogrammes entre l'hiver et l'été, et quelles que soient, du reste, les circonstances extérieures qui peuvent expliquer ces variations, doivent être considérés comme une forme d'obésité incipiente, une véritable attaque d'obésité abortive. Très rapidement, du reste, après quelques années de variations semblables, l'obésité confirmée s'installera.

2° *Les obésités latentes ou petites obésités.* — Ce sont celles qui nécessitent de la part du médecin un examen somatique très complet. Qu'elles soient diffuses ou généralisées, il s'agit seulement d'une augmentation de 3 ou 4 kilogrammes sur le poids biologique; l'épaisseur du pli cutané dans les régions infiltrées est supérieure à la moyenne d'un demi-centimètre ou d'un centimètre. Les malades se considèrent tous, à ce moment, comme en état de santé parfaite. Ce sont des « gras », des « faux maigres », suivant les expressions très courantes et très triviales qui servent dans le public à désigner cette situation. Ce sont les personnes dont on dit humoristiquement, pour les hommes, qu'ils sont « entrelardés » et, pour les femmes, qu'elles sont « grasses comme des cailles ».

Mais le médecin qui sait dépister, derrière ces symptômes anodins, l'entéro-colite fruste, la dyspepsie à peine ébauchée, le point épigastralgique, les petites modifications nerveuses, ne se laissera pas tromper par cette apparence excellente.

3° Les *obésités rapides*, qui apparaissent, soit à la suite d'émotions, de coups sur la tête, shock nerveux, de suralimentation, de repos excessif, ont toujours une certaine gravité pronostique, par suite de ce fait qu'on ne sait pas, *a priori*, à quel degré elles se limiteront, bien qu'elles puissent être suivies d'un retour non moins radical à l'état normal, ainsi qu'on peut l'observer dans les obésités émotives. Parfois elles peuvent être accompagnées de déchéance organique et cérébrale qui surprennent par leur intensité.

Je connais, dans ce sens, l'observation d'un chirurgien notoire décédé vers quarante-cinq ans d'obésité rapide, et dont la déchéance cérébrale et organique se constitua à partir de la 40ᵉ année, sans qu'antérieurement on eût pu déceler chez lui autre chose qu'un certain état de nervosisme, qui n'avait du reste rien d'excessif.

4° Les *obésités chroniques progressives*, qui sont les plus communes, constituent, en somme, une véritable maladie chronique qui ne semble pas avoir, par elle-même, de tendance à la guérison. Bien au contraire, on peut affirmer qu'il s'agit là d'un syndrome qui, sans intervention médicale très active, ne cesse d'évoluer vers les complications graves.

Son pronostic ne peut donc pas être fixé à l'avance, car il n'a de valeur réelle que suivant son étiologie et sa pathogénie.

5° Les *obésités à rechutes* sont d'une grande fréquence, et tiennent à ce que, pour constituer une obésité, il faut des tendances organiques et héréditaires évidentes. Ne devient pas obèse qui veut. Aussi la guérison accidentelle ou thérapeutique d'une obésité n'indique-t-elle pas la disparition des tendances personnelles ou congénitales. Il est facile de s'en rendre compte dans les cures thérapeutiques. Même lorsqu'on a obtenu les caractéristiques d'une guérison, c'est-à-dire la constance du poids, en cessant longtemps la cure, sous l'influence d'une cause nouvelle, on peut voir de nouveau apparaître le syndrome.

Il est bien évident que ceux qui ont subi une première fois les atteintes de la surcharge graisseuse et des troubles fonctionnels qui l'accompagnent, restent des prédisposés à de nouvelles obésités créées quelquefois par d'autres conditions étiologiques que la première.

A la question des obésités à rechute se rattache celle des métastases dans l'obésité, qu'il faut sans hésiter résoudre dans le sens de la négative. Les métastases de ce genre ne sont qu'apparentes, et sont dues à des préjugés ou à des erreurs d'interprétation. Il n'y a dans l'obésité que de fausses métastases.

ÉLÉMENTS DE PRONOSTIC EMPRUNTÉS
A LA FORME SYMPTOMATIQUE

1° Les *obésités florides* doivent ce caractère apparent de bénignité aux modifications circulatoires veineuses qui sont la cause de stases périphériques, si manifestes à la face; justement, par cette participation des vaisseaux aux troubles divers qui vont avec l'obésité floride et aussi parce qu'elle est un trompe-l'œil pour celui qui en est atteint, elle comporte déjà un certain pronostic fâcheux. En se transformant en obésité congestive elle mène le mieux et le plus sûrement à l'hémorragie cérébrale, à l'ictus apoplectique, et aux méiopragies circulatoires et rénales.

2° Les *obésités anémiques*, plus particulières aux jeunes filles et aux femmes, plus spéciales aussi aux formes héréditaires, se compliquent d'insuffisance cérébrale, de lenteur, d'inactivité, de troubles menstruels, de stérilité, et plus tard de cachexie adipogène.

Nous savons aussi qu'il existe des formes mixtes, qui empruntent des éléments pronostiques à ces deux formes anémiques et florides et qui sont, du reste, à partir d'un certain âge, d'une très grande fréquence.

Les obésités florides se compliquent souvent, à un moment donné, qui est justement celui de la cachexie, des caractères de l'obésité anémique.

3° Les *obésités nerveuses* se rattachent ou à des troubles fonctionnels, ou à des lésions constituées du système nerveux, et partagent, de ce fait, le pronostic pathogénique de ces maladies. Elles lui empruntent, dans certains cas, leur gravité, comme par exemple celles de la phase euphorique de la paralysie générale ou de certaines psychoses, telles que les manies; dans d'autres cas, bien que rendant la vie insupportable aux malades (obésités des psychasthénies et des neurasthénies vulgaires, ou des déséquilibrés du vago-sympathique), elles comportent un pronostic moins grave, car, sous l'influence d'une thérapeutique appropriée, elles sont susceptibles d'une certaine amélioration (au point de vue de la symptomatologie nerveuse).

4° Les *obésités pléthoriques* ne sont qu'un type avancé des obésités dites florides. Nous avons déjà insisté sur la façon dont le teint chaud et agréablement coloré de certains obèses à faible surcharge graisseuse se transforme lentement et progressivement, avec l'âge et les circonstances étiologiques adjuvantes, en un teint rouge et congestif qui devient si menaçant vers la cinquantaine, comme indice d'artério-sclérose des artères cérébrales.

5° Les *obésités dyspeptiques* comportent un pronostic variable suivant la nature de la dyspepsie. Le plus bénin est évidemment celui qui tient aux dyspepsies nerveuses : les dyspepsies graves entretenues par les lésions gastriques, comme celles des gastrites toxiques alcooliques invétérées, ou du cancer, ont évidemment un autre pronostic que les dyspepsies catharrales, émotives, chez des névropathes uniquement psychopathes.

6° Les *obésités asthéniques* tirent leur pronostic des causes mêmes de l'asthénie. Très généralement, elles sont l'indice d'un état d'intoxication du système nerveux, lequel n'est généralement qu'un symptôme de l'insuffisance hépatique et gastro-intestinale.

L'asthénie des psycho-névroses s'associe bien souvent aussi à l'obésité. Elle est quelquefois tenace chez certains dégénérés, mais de toute façon elle n'est qu'un élément accessoire. On la retrouve dans les obésités anémiques, lymphatiques et dans la cachexie adipogène.

7° Les *obésités dites hépatiques* sont celles dans lesquelles la participation du foie est primordiale, soit que ce dernier organe réagisse à des intoxications, telles que l'alcoolisme, à des infections nettement définies, telles la lithiase biliaire, à la suralimentation carnée ou hydro-carbonée, à la ptose du foie, ou plus simplement à la cholémie, à l'arthritisme et à l'insuffisance musculaire.

Enfin, il faut faire entrer en ligne de compte aussi de véritables dyshépaties, qui semblent bien être des troubles du foie dus à une mauvaise innervation de cet organe, par ses filets nerveux venus du grand sympathique, et qui évoluent en même temps que d'autres troubles du plexus solaire, dans le domaine de l'intestin et de l'estomac. Le diabète, ou du moins la glycosurie, peut être quelquefois l'expression de cette dyshépatie.

Ces variétés cliniques d'obésités, avec participations diverses du foie, ont le pronostic de l'insuffisance hépatique, en général, et celui de la prédisposition très nette au diabète.

Les obésités arthritiques, goutteuses ou diabétiques, étudiées ailleurs, sont influencées notablement par cette participation du foie.

Il est difficile, du reste, d'établir scientifiquement le rapport exact qui existe entre la goutte, le diabète et l'arthritisme en général, avec l'obésité.

Trop d'hypothèses faciles peuvent être mises en avant pour les expliquer, pour qu'il soit utile d'en choisir une seule.

Ce qu'il faut en retenir, au point de vue pronostique, c'est que les obésités qui sont coexistantes avec ces maladies sont de la nature la plus résistante et la plus tenace. Elles évoluent chez des malades qui semblent avoir, par leur état cérébral et leurs habitudes, une très grande difficulté à se soumettre et au régime alimentaire et à la cure musculaire qui, chez eux, doit être continuée pendant de longs mois pour donner un résultat satisfaisant.

PRONOSTIC D'APRÈS LA LOCALISATION DE LA SURCHARGE GRAISSEUSE

Bien que nous sachions maintenant qu'il n'y a pas une relation absolue entre la quantité de graisse accumulée dans l'organisme d'un obèse et la gravité ou la bénignité du syndrome, toutefois, il y a une certaine importance à considérer la répartition de cette surcharge diffuse ou localisée, et en quel endroit, dans ce cas, cette localisation s'est effectuée.

1° L'*obésité infiltrée, diffuse et musculaire* se présente sous différents aspects. Tantôt il s'agit d'une infiltration dure; tantôt, au contraire, les tissus, quoique chargés de graisse, ont conservé une certaine laxité. On voit souvent l'infiltration dure aux membres et aux téguments du tronc et du dos chez des arthritiques avérés; elle est fréquente chez la femme et dans la variété pléthorique. C'est elle que l'on rencontre de préférence dans les premières périodes de l'obésité floride. On la trouve aussi assez souvent chez les enfants et les jeunes filles. Elle semble indiquer une conservation relative de la vitalité et de l'énergie physique, et, en ce sens, elle est d'un pronostic meilleur. On peut toujours espérer qu'elle sera curable avec un peu de régime, beaucoup d'exercices et le retour à l'activité normale.

Les **infiltrations molles**, au contraire, ne semblent pas seulement dues à la prédominance de la palmitine et l'oléine sur la stéarine. Elles paraissent plutôt liées à une insuffisance de la tension des muscles peauciers, ou à un état d'asthénie générale. Elles se rencontrent fréquemment dans l'obésité neurasthénique, et ce sont elles qui constituent le fonds de l'obésité scrofuleuse, anémique, et enfin celles que l'on trouve chez les femmes cholémiques et ptosiques.

Souvent, l'obésité dyspeptique rentre aussi dans cette forme, mais il est rare qu'elle soit généralisée. Elle est plutôt limitée à l'abdomen.

Il est démontré en zootechnie que chez les animaux à l'engrais on obtient une graisse dure ou molle suivant la qualité de l'alimentation [1]. Il est certain qu'il en est ainsi chez l'homme, et qu'une mauvaise nourriture abondante, ou une bonne nourriture mal assimilée produit la mollesse du tissu adipeux.

Dans les obésités diffuses, qu'elles soient de la variété dure ou molle, il y a toujours un élément important qu'il faut chercher à déterminer pour le pronostic : c'est l'existence de l'infiltration du muscle si nette chez beaucoup d'obèses arthritiques. Avant la quarantaine, on constate une dureté des membres infiltrés de graisse qui est due non seulement à la surcharge graisseuse de la peau, mais aussi à l'infiltration interstitielle des faisceaux musculaires des membres; ceux-ci donnent au palper cette sensation de plénitude et de tension que beaucoup de personnes prennent pour un indice de santé. C'est cela qu'elles appellent « avoir de la chair », ou « avoir du muscle! »

Ces variétés que l'on rencontre chez les arthritiques bien nourris

---

1. Chez le porc, l'alimentation avec maïs donne un lard mou, se conservant difficilement, tandis que les farines de seigle, les pommes de terre, donnent un lard ferme et de bonne qualité. (Difüoth, *Zootechnie, loco citato.*)

et inertes au point de vue musculaire, se transforment, sous l'influence du traitement par la cure physique. Assez rapidement, l'emploi d'exercices appropriés fait disparaître la graisse interstitielle du muscle, produit une notable diminution de poids et de volume des membres, et laisse seulement une charge sous-cutanée qui disparaîtra dans la deuxième phase du traitement, mais avec beaucoup plus de lenteur.

J'ai observé que les obésités avec grande infiltration musculaire, lorsqu'elles vieillissent et passent définitivement à la chronicité, mènent fréquemment au diabète et à l'albuminurie dyscrasique grave.

Mais, pendant de longues années, entre trente et quarante ans, un effort de six à huit mois permet toujours de réduire les obésités diffuses avec infiltration musculaire, surtout lorsqu'il s'agit d'arthritiques pléthoriques, qui ont conservé un bon état général, et n'ont pas de dépression nerveuse.

L'**obésité de couverture** (superficielle sous-cutanée) constitue une phase des obésités généralisées, et des obésités incomplètes évoluant avec des poussées successives; les variétés latentes et abortives sont aussi de ce type.

Elles sont des plus fréquentes, avec des ébauches de maniements au niveau du tronc et de l'abdomen, et elles constituent, pour le public, cet état qu'il caractérise en disant que l'on est « gras ».

2° Les *infiltrations localisées (maniements)* à l'abdomen notamment comportent en général le pronostic de leurs causes déterminantes, qui sont d'abord les dyspepsies de toute nature. Elles sont variables, quant au pronostic, suivant la nature et les causes des dyspepsies; plus graves et plus durables s'il s'agit d'arthritisme ou d'intoxication exogène, moins, au contraire, s'il s'agit de troubles digestifs par suralimentation ou tachyphagie qu'une diététique convenable corrige. Au contraire, les dyspepsies hépatiques ou intestinales, par leur caractère plus marqué de chronicité liée à la diathèse qui les commande, ont un pronostic évidemment plus réservé.

Les **obésités abdominales**, notamment chez la femme, sont compliquées souvent de déformations par insuffisance musculaire, que cette insuffisance soit localisée aux muscles de l'abdomen et accompagnée de ptoses, ou qu'elle soit généralisée aux membres, ce qui est un cas fréquent.

Quelquefois on se trouve en présence d'une surcharge graisseuse répartie au ventre et au flanc avec ptoses et dyspepsies gastro-intestinale et hépatique; dans les membres, on trouve une légère infiltration sous-cutanée, cachée dans l'atrophie musculaire, qui échappe au malade, ou même au médecin peu averti. Ces cas s'améliorent, surtout si la réfection musculaire est faite d'une façon complète. Au contraire, ils marchent vers la chronicité si on se contente de la cure par le régime restreint, et très souvent alors se compliquent de troubles nerveux et d'asthénie qui existaient du reste, moins marqués, auparavant.

Nous savons que, parmi les obésités localisées à l'abdomen, on doit réserver quelque méfiance pour celles qui surgissent de cinquante à soixante ans et qui peuvent faire craindre l'association avec l'artériosclérose, ou chez de prétendus asthmatiques avec troubles digestifs, une insuffisance rénale souvent ignorée.

Le pronostic des obésités abdominales qui atteignent en même temps l'épiploon, est plus sérieux que celles où l'infiltration est surtout sous-cutanée. Elles se compliquent, en effet, d'hypertension portale, d'hémorroïdes, de varices dans les membres inférieurs, de troubles circulatoires variés, d'insuffisance respiratoire par gêne diaphragmatique.

Les **obésités à prédominance thoracique** sont rares, quelques-unes sont remarquables par le développement de la région mammaire. En général l'abdomen est intéressé en même temps. Mais on peut rencontrer quelquefois une disproportion entre le développement réciproque de chacune de ces régions; et quelques personnes, avec 2 ou 3 centimètres de pannicule péri-ombilical, en ont déjà 5 ou 6 sous l'aisselle. Ces charges axillaires vont ordinairement avec une compression intrathoracique et cardiaque assez marquée.

Enfin, les **formes mixtes**, qui sont si fréquentes, ou qui se constituent après une période dans laquelle une première localisation avait été d'abord manifeste, participent d'un pronostic variable suivant tant de circonstances accessoires qu'il est très difficile de les prévoir à l'avance.

PRONOSTIC
D'APRÈS CERTAINES CIRCONSTANCES PHYSIOLOGIQUES
ET L'ÉTAT ANTÉRIEUR DU SUJET.

Nous sommes éclairés suffisamment sur ce que l'âge ajoute au pronostic, pour qu'il soit utile d'y revenir ici.

La *grossesse*, chez la femme obèse, constitue une circonstance défavorable. Si son obésité est déjà assez développée, on verra augmenter les troubles fonctionnels pendant toute la durée de la grossesse.

Les uns seront d'ordre mécanique, tels que les troubles respiratoires; d'autres, d'ordre circulatoire et cardiaque (hyposystolies), ou vasculaires (infections veineuses, phlébites); enfin, les méiopragies rénales et hépatiques, si elles sont déjà ébauchées, augmenteront et se manifesteront, soit par des crises de lithiase, soit par de petites urémies et des albuminuries gravidiques.

L'insuffisance myocardique graisseuse prédispose aux *accidents gra-vido-cardiaques* d'une façon plus certaine peut-être que les lésions val-vulaires ordinaires, dont on a modifié, du reste, par des recherches récentes, la gravité pronostique autrefois admise dans la grossesse.

Au moment de l'accouchement se révèlent l'insuffisance muscu-laire du plan abdominal et sa surcharge graisseuse, qui ne favorisent pas l'évacuation utérine. Enfin, la tendance aux hémorragies du *post partum* sera évidemment augmentée.

L'allaitement n'est aucunement favorisé par la grosseur apparente des seins. Et, depuis longtemps, on a constaté chez les obèses une dis-sociation des acini et une atrophie des glandes mammaires qui vont cependant avec une augmentation notable du volume de l'organe. On sait que les nourrices obèses manquent généralement de lait, et c'est une vérification que l'on peut faire tous les jours dans la pratique de la clien-tèle. L'allaitement entraînant souvent la suralimentation de la nourrice est une cause prédisposante d'obésité à laquelle s'associe la sédentarité.

L'état antérieur du sujet a aussi une certaine importance au point de vue de l'obésité qui se constitue à l'âge mûr. L'*obésité des buveurs*, qui est une complication banale de l'alcoolisme, comporte une gravité de pronostic qui vient des altérations du foie, des parois des veines, de la mauvaise qualité des capillaires, et aussi des dyspepsies avec des altérations organiques de l'estomac, de l'intestin et des glandes acces-soires du tube digestif.

Le buveur qui est devenu obèse est notoirement prédisposé à la dégénérescence graisseuse du cœur, du foie, et à la mort rapide par le cerveau, par le cœur, par la pneumonie alcoolique. De toutes façons, les circonstances aggravantes sont multiples.

L'obésité des *anciens paludéens,* et d'une façon générale des *cachec-tiques coloniaux,* comporte aussi un pronostic sérieux. Elle doit toujours être considérée comme une preuve de la diminution de la vitalité et des échanges organiques, et, par conséquent, elle constitue une véritable complication chez des malades dont le tube digestif et le foie sont toujours à l'état méiopragique.

L'obésité complique fréquemment les *cardiopathies*. Le cardiaque valvulaire mitral est prédisposé à l'obésité dont nous avons discuté les causes aux chapitres : Étiologie et Pathogénie. Les troubles circulatoires jouent en effet un rôle participant important, de même que l'hydrémie, l'hypertension veineuse qui sont fréquentes chez eux, en même temps que l'insuffisance rénale congestive.

On peut considérer que l'obésité apparaissant chez les hépatiques, les néphrétiques, les dyspeptiques, constitue une véritable circonstance aggravante.

Ce n'est généralement pas ainsi qu'elle est comprise par le malade et par le public. Bien souvent, au cours de ces affections digestives, on la considère comme un symptôme d'amélioration. Or, ce que nous savons, au contraire, du rôle du foie dans les transformations des graisses et leur utilisation dans l'organisme et, d'un autre côté, de l'insuffisance rénale, si facile chez les obèses, ne peut pas permettre d'accepter cette manière de voir.

L'*état dvspeptique antérieur* est de toute banalité chez les obèses. Nous savons qu'il doit être considéré comme une des causes occasionnelles, sinon absolument déterminantes, d'un grand nombre d'obésités.

Et, à ce point de vue, il faut se pénétrer de cette idée que le pronostic de ces surcharges graisseuses est lié assez étroitement à l'évolution de la dyspepsie.

Tant que celle-ci persiste, on ne peut pas penser à une guérison définitive du dérèglement des fonctions adipolytiques et adipogéniques. Et même, lorsqu'on a obtenu une cure de surcharge graisseuse, si la dyspepsie persiste, si légère qu'elle soit, on peut craindre de voir réapparaître tous les autres symptômes. Aussi le pronostic de cette obésité est-il parallèle à celui de la dyspepsie gastrique ou intestinale.

Le *diabète*, la *goutte* sont si étroitement liés à l'obésité, qu'il est très exceptionnel de trouver un goutteux ou un diabétique qui n'ait pas de surcharge graisseuse. Le fait se produit cependant, mais dans ce cas il s'agit plus de glycosurie que de diabète, et plus de rhumatisme que de goutte. Le diabète gras est classique, et l'obésité pléthorique s'observe chez les goutteux. La coexistence de ces maladies avec l'obésité doit être considérée comme une cause aggravante.

On rencontre des *tuberculeux obèses*, et beaucoup de tuberculeux aujourd'hui entrent dans l'obésité par la suralimentation thérapeutique.

Le pronostic en est-il meilleur pour la tuberculose? Je crois que la majorité des médecins est revenue de ces errements, et que le régime diététique de la tuberculose, s'il comporte une bonne alimentation suffisante et même copieuse, ne doit plus, comme par le passé, pécher par les exagérations que l'on trouve quelquefois encore dans les sanatoria français, et toujours dans les sanatoria suisses et allemands.

On sait que la tuberculose survenue chez les obèses ne semble pas être influencée favorablement par la surcharge graisseuse, et que l'on peut retrouver chez les obèses des formes rapides de phtisie.

D'un autre côté, nous savons bien aussi que la surcharge graisseuse thérapeutique se maintient, chez certains tuberculeux, avec une amélioration de leur état pulmonaire, surtout grâce à l'immobilité et à la station dans les altitudes, mais ces obésités thérapeutiques constituent de véritables duperies. Elles n'empêchent pas l'évolution des grosses lésions tuberculeuses. « Et je me rappelle avoir observé, pendant mon internat, un obèse pléthorique qui avait quelque 30 ou 40 kilogrammes de surcharge graisseuse et d'énormes cavernes pulmonaires. C'était un habitué d'hôpital qui passait, tant bien que mal, ses hivers dans les divers services où on le recevait à titre d'échantillon curieux, mais son état pulmonaire, s'il ne s'aggravait pas rapidement, n'arrivait pas à de sérieuses modifications dans le sens de la guérison, malgré une obésité brillante enviée de ses camarades d'hôpital. Dans la suite, ce malade est devenu diabétique, et a été emporté rapidement par le coma. »

Chez des tuberculeux guéris se développe, à la suite des excès alimentaires, un véritable arthritisme thérapeutique dont la recherche était la grande préoccupation des médecins qui voulaient obtenir la fibrose pulmonaire.

Mais ces obésités, accompagnées d'autres manifestations arthritiques, ont gêné dans la suite les malades autant, peut-être, que la tuberculose qu'on avait guérie; leur vie a été écourtée par des accidents d'une autre nature.

J'ai connu un confrère qui, après quinze ans de suralimentation et de cure de grand air, a succombé, jeune encore, à une néphrite goutteuse et à un diabète grave, consécutifs à son obésité thérapeutique.

On n'a pas de documents certains sur la relation de l'*obésité* et de la *syphilis*. Cependant, j'ai cru remarquer que, chez certains malades qui sont apeurés par leur maladie vénérienne, et qui se soignent beaucoup, évitant la fatigue, le surmenage, s'alimentant convenablement, l'obésité peut survenir.

« J'ai soigné récemment un syphilitique qui eut, de bonne heure, des accidents médullaires paralytiques, qui s'amendèrent du reste, sous l'influence d'un traitement spécifique intensif. Cet avertissement ne lui avait pas servi de leçon, et il continua à se négliger. Il fut atteint alors de tuberculose pulmonaire et laryngée.

« Très effrayé cette fois, il se mit à la suralimentation, au repos, et s'en fut en Algérie. Je l'ai trouvé, quelques mois après, complètement obèse. Un asthme, peut-être curateur de sa tuberculose, avait pris naissance, qui empoisonnait littéralement son existence, par la fréquence de ses crises.

« Depuis qu'il est devenu obèse, sa syphilis semble s'être réveillée, à tout instant se montrent des manifestations spécifiques nouvelles, qui résistent quelquefois longtemps au traitement mixte.

« Sa situation pulmonaire ne paraît pas avoir varié, la quantité des bacilles contenus dans les crachats ne s'est pas modifiée. Et il semble maintenant, en somme, qu'il supporte moins bien sa syphilis et peut-être le mercure et l'iodure. »

Théoriquement, en tout cas, on ne voit pas l'avantage qu'un syphilitique peut avoir à ajouter aux inconvénients d'une maladie infectieuse ceux d'une maladie de la nutrition. De toutes façons, l'obésité qui s'ajoute à la syphilis doit être considérée comme une cause péjorative.

CAUSES ACCESSOIRES QUI FONT VARIER LE PRONOSTIC.

Un élément de pronostic de la plus haute importance dans l'obésité, particulièrement vis-à-vis de la thérapeutique et du médecin, c'est :

La mentalité de l'obèse. — A ce point de vue, les malades se divisent nettement en deux espèces : les uns — et ce sont fréquemment des congestifs ou des florides — sont toujours euphoriques, soit par ignorance, soit par l'optimisme qui tient à leur état organique. Quoi qu'il en soit, ils n'écoutent que bien à regret les conseils qu'on leur donne; malgré les avertissements répétés, ils laissent passer la période de la cure facile : ils n'acceptent pas de réduire leur alimentation à un taux raisonnable; ils ne veulent pas vivre d'une vie active, diminuer le nombre de leurs heures de sommeil, faire cesser le surmenage psychique ou physique, ils commencent les traitements sans persévérance, et, en un mot, n'ont aucune malléabilité.

Les autres, soit par conviction, ou que leur mentalité neurasthénique les pousse à s'exagérer leur situation et à se soigner sérieusement, sont faciles à diriger au point de vue thérapeutique, et bénéficient, par conséquent, d'un pronostic d'avenir bien meilleur que les premiers.

Pronostic d'après les possibilités thérapeutiques. — Il existe donc un pronostic spécial de l'obésité devant la thérapeutique. Et, à ce point de vue, qu'il me soit permis de faire remarquer que rien ne serait plus curable que l'obésité, surtout si les conceptions que j'en ai soutenues dans ce volume se répandaient dans le monde médical et, par la suite, dans le public.

Que d'obésités et leurs suites funestes pourraient être évitées à ceux qui sont encore dans la phase de l'engraissement léger et de l'embonpoint! Quelques semaines de traitement permettraient de revenir à l'état normal et de guérir les affections ou les troubles fonctionnels qui sont en constitution, et dont la surcharge graisseuse, apparente déjà, n'est qu'une manifestation entre beaucoup d'autres!

La conception de la thérapeutique de l'obésité étant modifiée, comme je l'indiquerai plus loin, peu d'obésités, même parmi les plus accentuées et les plus graves, peuvent échapper à l'action d'un médecin rompu à toutes les délicatesses du diagnostic pathogénique et à la manœuvre des armes nombreuses qu'il a à sa disposition pour lutter contre ce syndrome si variable dans ses origines.

On peut dire, en somme, que quels que soient leur ancienneté et leur développement, **toutes les obésités sont curables**, sauf le cas, bien entendu, où le malade est devenu un lésionnaire ou a acquis une surcharge graisseuse monstrueuse, exceptionnelle. Et je parle ici de celles qui atteignent ou dépassent 200 kilogrammes.

Ce pronostic d'une obésité, devant la thérapeutique et vis-à-vis d'une cure radicale, varie évidemment aussi avec quelques éléments accessoires, tels que l'ancienneté de l'obésité, son aspect, la complexité de sa pathogénie.

L'engraissement de la trentaine, dû à un peu de dyspepsie par suralimentation et à la sédentarité, n'est certes pas comparable à l'obésité qui accompagne un diabète, une néphrite, une aortite, chez un syphilitique, un paludéen, un goutteux, un artério-scléreux, etc.

Tous ces éléments qui doivent être étudiés au moment de la thérapeutique, et visés par une action médicamenteuse, diététique ou gymnastique, entrent à ce moment en ligne de compte.

A ce propos, l'état musculaire du malade joue un rôle important, que j'ai souligné souvent.

La **réfection musculaire**, étant tout à fait indispensable et devant être absolument complète, nécessite une thérapeutique d'assez longue durée, beaucoup d'énergie et de patience de la part du malade et du médecin. L'insuffisance musculaire entraîne donc avec elle un pronostic sérieux.

Le **mode d'existence du malade**, sa liberté plus ou moins grande, la possibilité matérielle qu'il a de se soigner, jouent un rôle important au sujet de l'évolution; son degré d'instruction ou d'ignorance n'est pas sans intérêt. Car peu de malades ont une confiance assez aveugle dans le médecin pour accepter les traitements qu'il propose, s'il ne les convainc d'abord, et il n'est guère de maladie où l'on ait à heurter autant d'erreurs ou d'opinions préconçues.

Enfin, si le malade est un psychasthénique, un dégénéré, un intellectuel névropathe, un aboulique, la cure du traitement sera compromise par son **inconstance thérapeutique.**

Au point de vue de **l'application des exercices**, l'obésité héréditaire ou familiale est incontestablement plus résistante aussi à l'action du médecin que celle qui est acquise. Celle-ci, le plus souvent, est due à la suralimentation et à l'inactivité. L'autre, au contraire, comporte une persistance qui est due à une déviation métabolique, mais aussi à l'habitude qu'a le malade de voir l'obésité dès la jeunesse autour de lui et à la considérer comme un phénomène normal.

Enfin, certaines **impossibilités thérapeutiques** viennent encore assombrir le pronostic.

A ce point de vue, l'influence de l'âge est incontestable. Les séniles sont des incurables, soit parce qu'ils ne comprennent pas les indications de leur traitement, soit parce qu'ils n'en apprécient pas convenablement l'urgence, soit parce que des affections comme les cardiopathies ou des lésions vasculaires rendent difficile la pratique des exercices musculaires.

Il en est de même des rhumatisants qui, touchés dans leur appareil locomoteur, sont dans l'impossibilité de pratiquer des exercices d'autant plus utiles pour eux qu'ils combattraient l'atrophie et la dégénérescence musculaires, complications presque inévitables des rhumatismes chroniques. Les malades de ce genre, à moins qu'il ne s'agisse de femmes atteintes de rhumatisme de la ménopause, qui peut disparaître après cette période, sont dans une mauvaise situation au point de vue de l'évolution ultérieure de leur obésité et sont voués à la cachexie adipogène.

Les alcooliques, lorsque leur intoxication chronique est devenue une manie incurable, ont un état mental qui enlève toute action au médecin qui voudrait entreprendre la cure de leur obésité.

D'une façon générale, les femmes seraient plus facilement curables que les hommes, s'il était possible de vaincre leur paresse musculaire, les erreurs de leurs conceptions esthétiques et, dans certaines circonstances, l'influence des parents ou des maris ignorants. Il est très remarquable, en effet, que les plus beaux succès qu'un médecin puisse obtenir dans les cures des obésités de l'âge adulte sont certainement ceux qui appartiennent au sexe féminin.

Sous l'influence d'un peu de régime alimentaire et d'un exercice musculaire modéré, on voit, en quelques mois, si l'on sait soigner la dyspepsie, la constipation, l'entéro-colite, la neurasthénie, si souvent coexistantes chez elles, des femmes obèses s'améliorer avec une rapidité infiniment plus grande que des hommes proportionnellement moins atteints.

Le seul moyen que le médecin ait à sa dispositton contre l'apathie de certaines femmes obèses, c'est la coquetterie. Et, à ce point de vue, il n'est pas douteux que si l'on fait toucher du doigt à une femme sa déchéance esthétique, on a beaucoup de chance de l'entraîner à l'effort nécessaire pour sa guérison.

Du reste, il n'est pas utile de persister avec énergie très longtemps pour obtenir déjà de bons résultats. Si l'on peut faire traverser à une malade de cette espèce les six premières semaines de son traitement, l'amélioration est le plus souvent assez rapide pour que, à partir de ce moment, toutes les espérances puissent être acceptées.

Cependant, il faut faire la part du milieu et de la race dans ces observations pronostiques. Il n'est pas douteux que certaines femmes de familles très arthritiques ou appartenant à des races prédisposées à l'arthritisme, telles que la race sémite, par exemple, éprouvent plus de difficulté à revenir à leur poids normal et à se débarrasser des causes pathogéniques de leur engraissement. Dans les milieux de la bourgeoisie et de l'aristocratie, on se heurte trop souvent à la crainte exagérée de la maigreur qui, en effet, ne doit jamais être recherchée.

Chez d'autres, c'est le désir de conserver des réserves, en vue d'une maladie telle que la fièvre typhoïde, grippe grave, etc. Nous avons déjà fait justice de ces errements.

L'obésité de l'homme est, d'une façon générale, assez résistante à partir de la quarantième année. La guérison définitive n'est pas sans nécessiter, de la part du malade comme du médecin, une certaine ténacité, et de l'esprit de suite. Beaucoup d'hommes perdent patience au cours de leur traitement, et supportent encore plus facilement le traitement par la rééducation musculaire que la diminution du régime alimentaire. La très grande majorité des malades sont effrayés à l'idée de restreindre leur alimentation, et beaucoup s'y refusent, préférant la maladie et même les risques de la mort, plutôt que de modifier leurs habitudes alimentaires.

Le pronostic thérapeutique est encore variable devant le degré d'évolution de la maladie et le sens des lésions organiques surajoutées. Une obésité qui se maintient avec une tension artérielle normale et sans l'apparition d'insuffisance rénale, cardiaque ou vasculaire, est infiniment plus facile à réduire que celle qui a déjà déterminé une urémie nettement caractérisée et à rechutes ou des troubles fonctionnels graves du côté du foie, du cœur, etc.

Enfin, si l'obésité a été guérie, le pronostic est encore variable, suivant que cette guérison est complète ou non. J'appelle guérison complète d'une obésité, celle qui a fait disparaître non seulement la surcharge graisseuse, mais encore les troubles accessoires, digestifs, nerveux, etc.

Les éléments de la guérison se tirent donc de la certitude que toutes les causes étiologiques et pathogéniques ont été attaquées par le traitement. Aussi celui-ci n'aura négligé ni la réfection musculaire qui est, dans mon esprit, de si grande importance, ni la régulation de l'adipogénie et de l'adipolyse; il ne laissera pas de côté les causes accessoires, comme la tachyphagie, en même temps il saura utiliser la thérapeutique morphogénétique, qui pourra transformer l'obèse, qui est un malade, en un être parfaitement sain et normal, non seulement dans son fonctionnement organique, mais encore dans sa forme somatique.

Nous allons, du reste, étudier ces différents éléments au chapitre suivant, consacré au traitement et aux cures radicales des obésités.

X

TRAITEMENT

CONSIDÉRATIONS GÉNÉRALES

BASES PATHOGÉNIQUES D'UNE CURE

Il semble résulter de la lecture des ouvrages qui ont été publiés sur cette question, que toute la thérapeutique de l'obésité tienne dans l'*amaigrissement*.

On peut être surpris que si peu de médecins, parmi ceux qui ont étudié ce syndrome, aient été frappés de l'insuffisance de ce moyen thérapeutique.

Beaucoup se figurent, — suivant en cela la tradition, — que la preuve de la cure d'une obésité est apportée par la disparition du tissu graisseux de surcharge, et qu'il suffit d'avoir fait perdre au malade un certain poids pour lui garantir une guérison certaine.

Or, c'est là un point de départ défectueux, ce qui peut s'exprimer dans cet axiome : *La surcharge graisseuse n'étant pas tout dans la symptomatologie, le traitement qui ne vise que la disparition de ce symptôme ne constitue pas toute la cure*, et, de ce fait, si cet élément diagnostique est insuffisant, celle-ci est incomplète.

Étudions avec détail et commentons ce premier axiome.

1° L'étude étiologique, pathogénique et clinique démontre surabondamment que l'obésité n'est qu'un syndrome dont le symptôme le plus frappant. aux yeux du profane comme du médecin, est l'accumulation de graisse dans les différents tissus.

Mais, pour être le plus apparent, nous savons qu'il est loin d'en être le plus important, et que, sur ce point particulier, il doit céder le pas aux troubles fonctionnels ou aux lésions organiques qui l'ont créé, l'accompagnent, le suivent et le compliquent.

Nous avons appris aussi de quelle façon ce syndrome, associé à d'autres syndromes voisins, peut constituer des cycles pathologiques, plus ou moins nombreux, retentissant les uns sur les autres. Le médecin, pour faire une thérapeutique complète et certaine, doit les comprendre parmi les éléments à combattre par sa thérapeutique.

On peut comparer l'erreur traditionnelle à celle qui existait depuis longtemps pour la glycosurie et pour le diabète dont on ne faisait jusqu'à ces dernières années que le traitement symptomatique.

Il est inutile de revenir sur ces considérations, qui ont été développées dans le chapitre précédent.

2° Nous savons aussi que *l'on ne peut prononcer le mot de guérison que lorsque sont disparus, avec la graisse, tous les autres symptômes fonctionnels* et lorsque le médecin a montré, par la cure définitive, que sa thérapeutique a été essentiellement pathogénique, c'est-à-dire qu'elle a obéi à la seule règle qui peut mener, avec quelque certitude, au succès.

Nous savons cela par l'expérience clinique, qui nous apprend que, quelles que soient les apparences, pour l'obésité, comme pour les autres syndromes, il faut s'astreindre étroitement à cette règle de thérapeutique générale, sous peine d'avoir fait une cure seulement apparente.

3° C'est qu'*on ne peut considérer comme guéri* un malade obèse qui s'est débarassé de ses troubles fonctionnels par un traitement approprié, mais qui, cependant, a conservé une petite charge adipeuse.

Nous avons un point de départ physiologique qui nous est fourni par les cas de guérison autogène qui se sont produits sans l'intervention d'une thérapeutique quelconque et, en quelque sorte, automatiquement, par le seul effort curateur et les moyens de défense organiques.

Or, l'existence de ce type de guérison autogène nous permet d'exiger du médecin qu'il s'en rapproche au maximum par son action thérapeutique. Celle-ci devra être telle qu'elle engage justement le malade dans la même voie que l'organisme emploie pour revenir à l'état normal.

Dans ces circonstances, on voit que le retour au poids physiologique est tel qu'un homme de cinquante ans, par exemple, qui pesait 100 kilogrammes, a pu revenir aux 65 kilogrammes qu'il pesait à vingt-cinq ans, avant d'avoir été atteint de son trouble nutritif.

Quel que soit donc le poids de graisse qui resterait en surcharge au malade, quand même, il ne serait que de quelques kilogrammes au-dessus du poids physiologique, on aura cependant la certitude que la cure n'est pas terminée et que le malade n'est qu'un pseudo-guéri.

Or, si on le laisse dans cet état, le retour à l'obésité complète, telle qu'elle était avant le traitement qui l'a améliorée, est non seulement probable, mais certain, après une période de défense plus ou moins longue.

Un médecin ne doit donc pas, vis-à-vis du malade qui lui accorde sa confiance, se satisfaire d'une demi-cure, et il doit l'engager à un traitement plus complet de son état pathologique.

4° *On ne peut considérer comme guéri* un malade gras ou obèse qui a perdu sa surcharge graisseuse à l'aide d'une méthode quelconque : diététique, gymnastique ou autre, et qui, se croyant débarrassé et revenant à l'alimentation naturelle, à la cessation ou à la diminution de ses travaux musculaires, tend à reprendre son poids tandis que persistent tous les autres symptômes fonctionnels à quelque organe qu'ils appartiennent, qu'ils soient amoindris ou non.

Il s'agit encore, dans ce cas, d'un pseudo-guéri. Le malade est un obèse amaigri, mais il est toujours un obèse; de la même façon un glycosurique ou un diabétique le sont encore, malgré la disparition de la réaction glycosurique des urines sous l'influence de la privation de sucres et d'hydrates de carbone. Ils le redeviennent, du reste, aussitôt que ces aliments reparaissent dans le régime.

Cet obèse amaigri n'en est pas moins un malade, dont le mécanisme régulateur du poids est altéré dans les fonctions adipogéniques et adipolytiques, tout comme le diabétique, malgré l'absence du sucre dans les urines, est un déréglé de ses fonctions glycolytiques et glycogéniques.

Et la meilleure preuve, c'est que, revenant aux conditions ordinaires, il reprend son poids, avec une rapidité qui n'est proportionnée ni à l'effort qu'il a fait pour le perdre, ni au temps, quelquefois considérable, qu'il a dû y consacrer.

Ces sortes de guérisons en trompe-l'œil sont particulièrement désespérantes pour les malades qui les ont présentées, et elles tendraient à faire croire à certains médecins ou à certains patients que l'obésité est une maladie incurable.

On a l'occasion de rencontrer quelquefois des personnes qui ont courageusement subi plusieurs cures de ce genre, et que l'on trouve à quelques années de distance, tantôt en pleine pléthore; tantôt maigres, les téguments jaunes et flétris, dans un mauvais état de santé et qui ont cependant le courage de faire ainsi plusieurs fois l'accordéon. Les méthodes thérapeutiques qui comportent de tels résultats ne répondent véritablement pas aux exigences scientifiques.

5° *On ne peut considérer comme guéri* un malade amaigri depuis une certaine durée qui, en cessant son traitement, reprend du poids très lentement, alors qu'il a vu disparaître *presque complètement* ses troubles fonctionnels. Si près de l'état de guérison que ces malades puissent paraître, cependant l'observation clinique montre qu'ils sont encore capables, dans un temps court, sous l'influence de circonstances adjuvantes, de tomber de nouveau dans leur situation pathologique antérieure.

Pour cette raison, et si près, je le répète, qu'ils soient de la cure radicale, on doit les considérer comme des « presque guéris ».

6° *On ne peut considérer comme guéri* un obèse qui n'est plus gras, qui semble revenu définitivement à son poids biologique, mais qui conserve nettement des troubles fonctionnels, dans quelque organe qu'ils se présentent, et quelle qu'ait été la réduction de ces troubles dans un des autres territoires organiques, digestif, nerveux, hépatique, sympathique, cérébral, etc. Il n'est pas, par conséquent, revenu à un état de guérison parfaite de tous ses cycles pathologiques. Le syndrome a réduit son territoire symptomatique, cela est de toute évidence; le champ pathologique s'est rétréci, autant qu'on le voudra, mais il est resté entier sur certains points. Cela est suffisant pour constituer l'amorce des cycles pathologiques qui tendent vers la fermeture complète ou vers la prise de contact avec d'autres cycles -pathologiques secondaires.

Or, sous l'influence de causes pathogéniques non disparues, qui entretiennent ces troubles, et qui sont sujettes à des exaltations accidentelles, l'obésité tout entière avec tout son cortège réapparaîtra. Ces obèses sont en période de rémission. Ce sont les obèses pseudo-guéris, à rechutes.

Si dans une partie du territoire pathologique il se fait une amélioration, le fait qu'un certain nombre de troubles continuent leur évolution, bien que la surcharge graisseuse ait disparu permet de prévoir des altérations anatomiques qui suivront la période fonctionnelle et le pronostic organique restera entier.

Ce n'est pas parce que la surcharge graisseuse aura disparu que le dypseptique tachyphage, l'entéro-colitique cesseront de s'auto-intoxiquer, de surmener leur foie, leur rein et d'évoluer vers les méiopragies et l'artério-sclérose malgré la disparition des troubles du système nerveux, surtout dans son territoire du grand sympathique, qui règle mieux alors le métabolisme du carbone.

Les preuves cliniques abondent pour démontrer cette appréciation.

Cette situation est non seulement celle d'anciens obèses déchargés de leur graisse, mais c'est également celle de ceux qui vont entrer dans l'obésité.

C'est en somme le retour à la phase préparatoire de l'obésité, à la période de latence que l'on observe dans les expériences physiologiques faites sur la variation de poids chez l'homme soumis à la suralimentation.

Le *corollaire* de ces axiomes empruntés à la clinique est le suivant :

On ne peut pas accepter comme méthodes thérapeutiques répondant aux exigences d'une bonne pathogénie celles qui peuvent amener de semblables résultats, et l'on doit en déduire immédiatement que c'est la condamnation de quelques moyens curatifs actuellement encore acceptés, et auxquels on doit faire, en se tenant loin [de toute exagération systématique, un certain nombre de critiques que nous allons examiner.

CRITIQUES GÉNÉRALES DE QUELQUES MÉTHODES ENCORE UTILISÉES

1° *Méthodes basées sur la réduction alimentaire totale.* — Ce sont celles qui prennent comme point de départ l'étude de la valeur calorimétrique de l'alimentation quotidienne.

Nous avons déjà vu, dans les chapitres précédents, qu'il n'était pas possible d'arriver à une détermination exacte de la quantité d'aliments mesurée en calories que l'on doit rapporter à un poids déterminé, tel que le kilogramme d'homme vivant. Toutes [les données qui ont été apportées sur ce point par les physiologistes ou par les cliniciens ne sont qu'apparemment précises (Cf. p. 15).

On sait que le principe général des méthodes que j'examine dans ce paragraphe est le suivant :

Réduire l'alimentation du malade d'une quantité d'aliments qu'il sera obligé d'emprunter à sa graisse dite de réserve. Or, si on veut bien se reporter aux chapitres d'étiologie et de pathogénie, on pourra se rendre compte qu'un des vices importants de la nutrition chez les obèses, c'est l'impossibilité d'utilisation normale des graisses, et leur accumulation dans l'organisme, sous une forme chimique, qui n'a pas été favorable à une assimilation et à une désassimilation physiologiques, au moment où cette accumulation s'est produite. Il n'y a pas de raison de penser que, par suite d'une insuffisance d'alimentation qui va, nous allons le voir, retentir sur les fonctions nerveuses, l'utilisation des graisses devienne à ce moment meilleure.

Évidemment, par ce mode thérapeutique il y a diminution de la graisse de surcharge, mais nous ne savons pas si le mécanisme qui la règle est normal et favorable, et si elle n'est pas accompagnée d'une consommation parallèle des autres tissus.

Bien au contraire, le peu d'analyses et de recherches qui ont été faites dans ce sens montrent qu'il existe de nombreux cas dans lesquels la consommation du muscle, parallèlement à la fonte graisseuse, est importante, et en tous les cas, n'est pas équivalente chez tous les obèses.

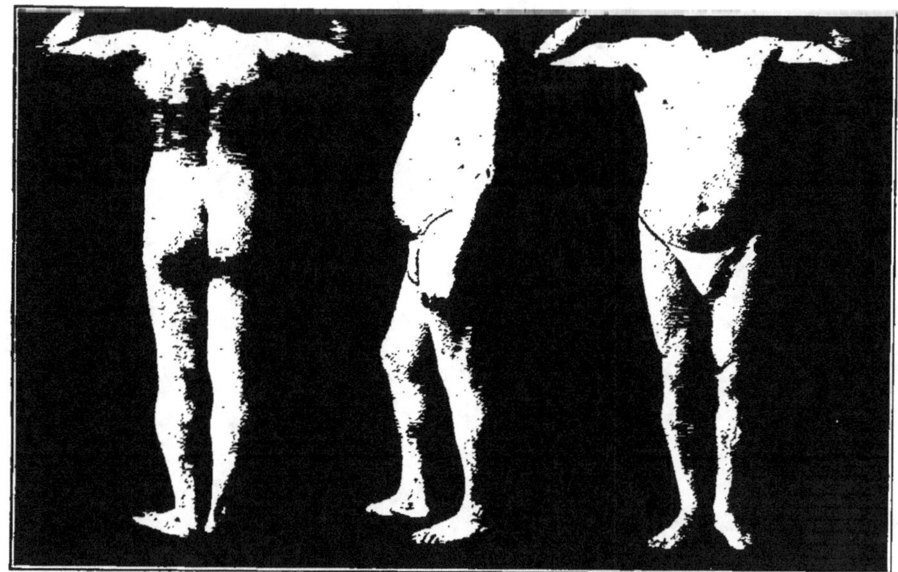

Fig. 45.   Fig. 46.   Fig. 47.

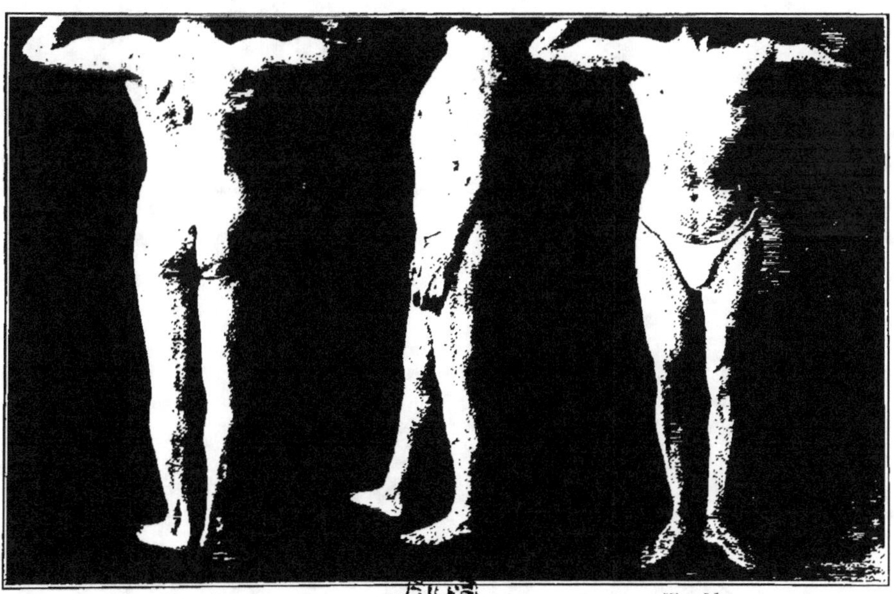

Fig. 48.   Fig. 49.   Fig. 50.

Fig. 45, 46, 47. — Obésité légère chez un ancien bacillaire. Auto-intoxication par suralimentation. Pléthore, état neurasthénoïde, dyspnée sibilants, céphalée, névralgies. Régime restreint et myothérapie modérée, résultat (fig. 48, 49, 50) en dix semaines : disparition des signes d'auto-intoxication, euphorie, correction de l'attitude asthénique, disparition des signes pulmonaires. Il reste une certaine insuffisance musculaire, que la suite du traitement myothérapique sans régime restreint corrigera.

Sous l'influence de ces méthodes, on voit apparaître souvent, sinon toujours, un état spécial d'asthénie et de dépréciation générale qui est évidemment dû à l'émaciation relative.

Or, si les compensations s'établissaient convenablement, par une résorption de la graisse de réserve, cette asthénie spéciale, qui est incontestable, et qu'ont éprouvée, comme moi, tous les médecins obèses qui se sont soumis à ce traitement par réduction alimentaire, n'existerait pas.

D'autres inconvénients non moins sérieux sont la suite de la réduction globale des aliments de la ration :

a. Outre la dépression nerveuse qui apparaît plus ou moins marquée suivant les sujets, on voit parallèlement se produire des insuffisances musculaires, dont les ptoses et les dyspepsies atoniques sont une des expressions.

A ce point de vue, que je considère, pour ma part, comme important, on peut dire que la thérapeutique employée agit ici dans le même sens que la maladie évoluant seule. L'insuffisance musculaire et les ptoses sont des phénomènes fréquents et du reste défavorables au cours des obésités, chez les femmes ou chez les dyspeptiques asthéniques, névropathes, qui sont souvent aussi des dénourris, quoique obèses.

b. En dehors même de ces inconvénients qui sont relevés par la clinique, on peut dire que ces méthodes constituent une véritable erreur biologique.

En effet, elles réduisent, d'une façon notable, la vitalité, et l'on voit fréquemment, pendant la période de restriction alimentaire, quelquefois excessive, que certains médecins font subir à leurs malades, un abaissement marqué de la température. J'ai observé un obèse de 100 kilogrammes qui, pour une perte de 3 kilogrammes obtenus par quelques semaines de diète lactée, avait vu sa température, autrefois à 36,5, tomber à 35,9. Ces cures enlèvent au malade l'énergie morale qui est, comme je l'ai répété si souvent dans cet ouvrage, un des éléments indispensables d'un bon traitement. Elles poussent, par la réduction de la masse alimentaire, à la constipation, à la lenteur de la traversée digestive, à l'insuffisance de la motricité gastrique et intestinale. Par ces divers mécanismes, elles mènent à l'auto-intoxication et à ses conséquences ; elles nécessitent l'usage d'une thérapeutique spéciale, purgative ou laxative, qui n'est pas sans danger. En général, elles découragent si vite le malade, qu'elles le dégoûtent de son médecin et de la thérapeutique et en font un récalcitrant définitif aux cures de l'obésité.

c. Elles sont, en général, impuissantes à produire une guérison définitive. Outre qu'elles sont mal établies au point de vue physiologique, elles ne peuvent résister à une étude pathogénique, et l'amélioration qu'elles produisent sur le syndrome qui nous occupe ne porte guère que sur l'un des éléments symptomatiques, c'est-à-dire sur l'engraissement. Cette amélioration est légère, elle est le plus souvent notoirement insuffisante, et enfin, seulement transitoire.

Les malades qui y sont soumis ne perdent, en effet, que quelques kilogrammes, et justement ceux qui constituent ce que de Saint-Germain avait appelé spirituellement : « la dette flottante de l'obèse » qui représente la quantité de graisse et surtout d'eau que tout obèse perd très facilement sous l'influence de n'importe quel régime.

Il est très curieux, à ce point de vue, de voir certains malades, et aussi leur médecin, parler d'amélioration ou de guérison d'obésité sous l'action d'un régime qui, en quelques semaines, a apporté une réduction de 5 à 6 kilogrammes de poids.

Or, quelle que soit la méthode curatrice que l'on emploie, ces quelques kilogrammes disparaissent ou se récupèrent avec une facilité qui enlève toute valeur à la thérapeutique qui voudrait se glorifier de cette action. Si un malade qui a 30 kilogrammes de graisse de surcharge par exemple et a perdu en un ou deux mois 5 ou 6 kilogrammes de son poids, cesse à ce moment son régime, on le voit reprendre son poids en un temps qui varie de quinze à trente jours.

Il faut ajouter à cela quelques réactions fâcheuses, au cours des régimes très restreints comme, par exemple, l'exagération de certains troubles urinaires ou l'apparition de troubles nouveaux, tels que les phobies, les angoisses, un état submélancolique, etc.

2° *Méthodes basées sur une réduction partielle de l'alimentation et la privation de graisses et de féculents.* — Bien que l'expérience ait démontré que les méthodes de cette espèce sont plus facilement supportées que les précédentes, parce que les albuminoïdes abondamment prescrits dans ces cas, sont susceptibles de se transformer dans l'organisme en graisses et en sucre, cependant elles ont des inconvénients multiples, surtout appliquées à des obèses arthritiques.

Par ces méthodes on s'éloigne du type physiologique de la ration humaine qui doit comporter les quatres éléments : albuminoïdes, graisses, sucres et sels minéraux; de plus, comme l'obèse doit être considéré comme un pathologique, on peut se demander comment un médecin fait cadrer avec la pathogénie une thérapeutique qui est excellente pour l'obésité et néfaste pour l'arthritisme causal.

Or, il n'est pas douteux, au contraire, que l'alimentation végétarienne et féculente soit plus favorable à toutes les méiopragies organiques, qui relèvent de la diathèse arthritique.

Le médecin qui étudie cliniquement les obèses qui sont en cours de traitement, par alimentation réduite en féculents et en sucres, avec légère ou grande augmentation de la quantité des albuminoïdes, est obligé de constater les inconvénients nombreux que cette méthode détermine sur les dyspepsies gastriques et surtout intestinales, qu'elle exagère après quelques semaines.

Mais que dire de ce régime carné, appliqué à des obèses de l'âge mûr, déjà hypertendus ou même artério-scléreux, chez qui l'on constate des méiopragies rénales ou cardiaques, et sont, en somme, de véritables auto-intoxiqués, candidats à la goutte, par exemple?

On ne sera pas surpris que des accidents nouveaux se manifestent, et que même une réaction pathologique autre vienne compliquer l'évolution jusque-là bénigne de l'obésité. Cette cause d'erreur vient s'ajouter, du reste, à l'inanition relative qui est combinée avec le régime qualitatif. Car on ne se contente pas de transformer le régime au point de vue de ses éléments composants, mais encore, on en réduit la quantité d'ensemble.

Sous son influence, on voit se produire les mêmes pertes de poids, surtout manifestes au début du traitement, que nous avons déjà signalées dans les méthodes précédentes. Mais elles ne sont pas beaucoup plus solides, bien que généralement poussées plus loin et plus facilement supportées, par suite de la transformation d'une partie des albuminoïdes en sucre et en graisse.

Aussi, chez certains malades nerveux, chez ceux qui sont en même temps des asthéniques ou des neurasthéniques, voit-on s'exagérer les symptômes de dépression nerveuse, se surajouter d'autres symptômes neuro-toxiques, tandis que les entéro-colites s'exaltent, prenant nettement le caractère spasmodique qui leur vient de l'excitation intestinale par le régime carné.

A certains moments apparaissent de véritables crises diarrhéiques, qui indiquent la participation du foie, qui peut se congestionner, donnant lieu à des chasses biliaires, tandis que dans les phases intercalaires de ces paroxysmes, on constate une entéro-colite typique. Le premier accès de goutte peut surgir à ce moment et la composition des urines, au cours d'un traitement d'obésité par réduction des féculents et des graisses, indique nettement une formule qui se rapproche de celle de la goutte avérée. Il y a une véritable uricémie par suralimentation carnée (albuminisme).

Il me semble donc que la méthode qui consiste à faire disparaître du régime d'un obèse les éléments féculents ; le pain, le sucre, les pâtisseries, et tous les corps gras : graisse, beurre, huile, végétaux gras ou fruits gras, bien qu'elle produise un incontestable mais incomplet amaigrissement, ne peut pas être considérée comme favorable, et répondant à l'indication pathogénique qui devait être déterminée par la diathèse la plus fréquente chez les obèses.

Le régime lacté systématique, associé ou non aux œufs et à la viande, ou aux légumes, ne paraît pas convenir davantage, car il est un véritable régime albuminoïde qui n'est quelquefois pas, chez certains malades dyspeptiques de l'intestin, moins toxique que la viande.

Tous les médecins ont pu voir que certains névropathes, entéro-colitiques à fermentations intestinales, à gros foie, supportent encore mieux la viande que le lait, qui détermine des fermentations, et même des intoxications incontestables, sur lesquelles, du reste, l'attention a été appelée dans ces dernières années.

Il n'est du reste pas de régime plus constipant que le régime lacté, et il faut ajouter qu'une grande quantité d'obèses ne supportent pas cet aliment et le repoussent *a priori* Le lait contient du reste une quantité appréciable de graisse et, pour être absorbé en quantité suffisante, exagère la pléthore liquide, néfaste aux obèses à hypertension portale.

Nous aurons du reste l'occasion, à propos des régimes liquides, de reparler de cette méthode qui a été employée par Bouchard et Debove.

Le seul avantage, évidemment péjoratif, que je trouve à l'alimentation albuminoïde avec légumes verts et suppression des féculents et des graisses, c'est qu'elle souligne d'une façon nette les tendances pathologiques du malade, en faisant éclater d'une façon visible des méiopragies jusque-là à peine ébauchées.

C'est ainsi que j'ai pu voir un obèse mis à ce régime, manifester, par une albuminurie rapide, l'exaltation de son insuffisance hépatico-rénale qui devait bien exister auparavant, mais était moins apparente, par suite d'un régime plus proche de la normale. Et, du reste, la preuve en fut donnée par le retour à une situation rénale meilleure, sous l'influence d'un régime lacto-végétarien,

On pourra, dans les mêmes conditions, voir apparaître des asthmes, des bronchites, dites emphysémateuses, qui ne sont qu'urémiques, des subictères, des manifestations cutanées qui ne sont qu'insuffisance hépatique, et des exaltations du nervosisme qui ne sont que neuro-toxiques.

Des réactions aussi violentes ne se rencontreront pas dans tous les cas et pour les médecins satisfaits par le symptôme amaigrissement, si ces réactions pathologiques sont inaperçues, il pourra sembler que le régime a bien agi et qu'ils peuvent continuer à l'utiliser.

Une opinion différente serait la leur, s'ils pouvaient observer ce qui s'est passé plus tard et notamment le retour à peu près complet de l'obésité lorsqu'on est revenu au régime normal, et l'exagération de certaines dyspepsies gastro-intestinales, sous l'influence du régime carné, dyspepsies qui, du reste, peuvent être pathogènes vis-à-vis de cette nouvelle poussée d'obésité.

Mes observations personnelles à propos de la privation des féculents sont tout à fait caractéristiques. J'ai pu me rendre compte que toutes les fois qu'on privait un obèse, ou même seulement un homme normal, de sucre et de féculents, il apparaissait, en dehors d'une asthénie, surtout manifeste dans les mouvements, une certaine tendance au refroidissement, une frilosité marquée, un état spécial d'anémie compliquée de nervosisme, que j'appelle « anémie par privation de féculents » ou anémie des féculents. » Il s'établit, en effet, chez les patients soumis à ce régime, une anémie lentement progressive, mais très visible au bout de 4 ou 5 mois de régime, qui est facile à vérifier sur les conjonctives, et sur toutes les muqueuses. En même temps apparaît une coloration subjaunâtre, puis franchement subictérique des téguments, avec une teinte plus orange, des urines. On pourrait croire qu'il y a un véritable subictère. Comme, de par ailleurs, il existe toujours à ce moment une certaine bradycardie, on pourrait s'imaginer qu'il s'agit d'un ictère hémaphéique cholémique, ou hémolytique. Il suffit de donner des féculents pendant quelques semaines, pour voir cesser ces phénomènes.

En même temps, une irritabilité du caractère, une impatience qui se trouve même chez les patients relativement calmes, — car les obèses sont presque toujours des nerveux, — montre le retentissement sur l'appareil cérébro-spinal.

Ces modifications sont encore plus marquées si on a ajouté au régime l'exercice physique, pour lequel, du reste, les gens privés de sucres et de féculents, ont un véritable dégoût.

Le seul bénéfice incontestable, en somme, que l'on doive accorder aux méthodes de ce genre, c'est un amaigrissement certain, à la condition que la privation de féculents et de sucres soit poursuivie assez longtemps.

Mais, comme je l'ai dit, cet amaigrissement ne persiste pas après la cessation du régime, et quelques semaines après, où quelques mois, suivant le temps que le patient met à retrouver ses habitudes antérieures d'alimentation trop copieuse, tout revient en l'état précédent, et si je ne craignais d'être taxé d'exagération, j'ajouterais : avec une petite exaltation des causes qui avaient préalablement créé l'obésité et surtout des causes gastriques, intestinales, hépatiques et nerveuses.

Si l'on se trouvait en présence de malades qui eussent le courage de persévérer longuement à ne se nourrir que de viande, d'œufs, de légumes verts et de fruits, il est bien vraisemblable que l'on assisterait à d'assez rapides évolutions de goutte ou d'artério-sclérose.

Les inconvénients de cette méthode sont moins visibles si elle est appliquée uniquement à de jeunes obèses à la période de bonne compensation, et chez ceux qui sont encore à l'état d'embonpoint euphorique ou d'obésité floride bien supportée. C'est dans ces circonstances spéciales qu'elle a été recommandée surtout par Schlesinger, Huchard, Fiessinger.

3° *Méthodes basées sur la diminution ou l'augmentation de la quantité des liquides.* — Comme on avait remarqué que les grands buveurs sont prédisposés à l'obésité, et que beaucoup d'obèses augmentent de poids après une grande absortion de liquides, depuis les temps les plus reculés, on leur avait conseillé de boire peu et de s'abstenir d'une alimentation épicée ou de l'usage de vins alcooliques qui peuvent exciter la soif.

D'autres, au contraire, hantés par l'idée de l'élimination abondante des déchets produits au niveau du rein, ont pensé qu'il y avait avantage à créer une sorte de lavage du sang par ingestion de grandes quantités de liquides. Ceux-là se basaient surtout sur les inconvénients d'un régime sec qu'on accusait de véritables désastres.

Voyons donc d'abord ce qu'il faut penser des régimes secs : à part quelques exagérations rares et vraiment exceptionnelles aujourd'hui, le régime dit sec n'a presque jamais été réellement employé.

On sait d'abord que beaucoup d'obèses et d'arthritiques, surtout s'ils sont névropathes, ont une tendance à réduire leur boisson, sans parler même de ceux qui sont atteints de sitiophobie. Il faut opposer ces malades aux congestifs et aux florides qui, au contraire, constituent la classe de ceux qui boivent beaucoup, mais surtout beaucoup de boissons alcooliques.

On rencontre donc très souvent des obèses qui vivent à l'état, sinon du régime sec absolu, mais du régime demi-sec. Le régime sec n'existe presque jamais par suite de ce fait que les légumes verts, les fruits, qui font partie de presque tous les régimes d'obésité, apportent une part très importante d'eau à la ration alimentaire.

Le meilleur moyen de réaliser un régime sec serait d'en vérifier la valeur par l'émission des urines. J'ai vu quelques obèses, et notamment des médecins qui se croyaient au régime sec, et éliminaient cependant très largement 1 litre 1/2 d'urine par vingt-quatre heures, alors qu'ils ne dépassaient pas le poids de 80 kilogrammes relativement faible pour tout obèse, et qu'ils n'avaient pas d'altérations rénales.

On a accusé le régime sec d'être la cause d'accidents tels que l'albuminurie grave, une asthénie très marquée, des crises de goutte, de coliques néphrétiques, de diabète, d'hémorragie cérébrale, de coma, etc.

Pour moi, il n'y a pas de doute qu'il y ait erreur, et qu'il s'agisse là de complications survenues chez des obèses soignés trop tard pour empêcher l'évolution naturelle d'accidents qui seraient survenus avec ou sans régime sec. La coïncidence de ces mêmes accidents avec les autres espèces de régime est bien la preuve que le régime sec n'a rien à faire dans cette circonstance, et qu'il est bien innocent des désastres qu'on lui prête.

Il y a, du reste, dans le cadre nosologique, beaucoup d'autres états pathologiques où les malades n'absorbent presque pas de liquides et ont un taux urinaire bien au-dessous de la moyenne. Les psychasthéniques, les mélancoliques, certains paralytiques généraux sont dans ce cas. On a trouvé cette tendance à boire peu chez des hystériques, chez des choréiques et, d'une façon générale, chez beaucoup de névropathes. On a vu des phobiques de la miction réduire leur boisson à un taux extrême pendant des années, qu'ils fussent gras, qu'ils fussent maigres, qu'ils fussent atteints d'affections organiques variées, sans avoir pu remarquer la prétendue gravité de la réduction des boissons.

En réalité, ces réductions de la ration liquide se supportent beaucoup mieux qu'on le pense. D'un autre côté, il est facile de réunir des observations de femmes coquettes de tous âges, qui, pour se faire maigrir, absorbent très peu de liquide et n'en ont pas le moindre inconvénient.

Il ne semble donc pas qu'il y ait de garantie sérieuse de la pathogénie des accidents qui ont été mis sur le compte de la réduction des liquides, et d'autant plus que, dans le régime dit sec, employé chez les obèses, cette réduction est plus apparente que réelle.

Je suis d'autant plus à l'aise pour soutenir cette opinion, que, quant à moi, je ne trouve aucune utilité, du reste, à priver systématiquement les patients d'une certaine quantité de boissons, et qu'au contraire, je crois indispensable de surveiller la quantité d'urine et de la fixer dans les prévisions diététiques et thérapeutiques d'après le poids actif du patient.

Mais, s'il ne semble pas y avoir d'inconvénient très évident à se servir du régime sec ou demi-sec dans l'obésité, on pourrait se demander si on peut en tirer quelque rendement thérapeutique.

Sur ce point, les théories ne présentent pas un grand intérêt, attendu qu'on pourrait en édifier un grand nombre qui ne seraient pas semblables. Mais la pratique démontre bien qu'il y a des obésités sans rétention chlorurée qui ne se réduisent qu'à la condition que la quantité de boisson soit soigneusement réglée, et sinon diminuée d'une façon importante, au moins réduite au strict nécessaire.

Je sais que cette opinion n'est pas en faveur en ce moment, depuis les recherches récentes de Marcel Labbé et Furet, et j'ai le regret de ne pas me trouver en accord avec eux sur ce point. Mais j'ai été éclairé d'abord par mon cas personnel; après diverses tentatives de régimes variés, et du reste tout à fait classiques, j'ai pu constater une amélioration notable et une baisse de mon poids persistante à partir du moment où je me suis astreint à ne pas boire au hasard et à faire des repas secs tandis que les boissons étaient distribuées entre les repas.

J'ai vu d'autres personnes, et notamment plusieurs fois des confrères, qui réagissaient suivant la même formule, tandis que certains, et du reste je le reconnais, en assez grand nombre, étaient parfaitement indifférents sur ce point, et pouvaient ingérer de grandes quantités de liquides sans influencer la marche favorable de leur traitement.

De plus, on rencontre des types mixtes sans rétention des chlorures où, à certains moments, les liquides sont mal supportés et compromettent la décharge en poids; mais, plus tard, lorsqu'ils seront améliorés, les malades supporteront parfaitement bien l'exagération de la quantité des liquides absorbés. Il ne me semble donc pas qu'on puisse établir une règle générale et dire, comme on l'a répété souvent dans ces derniers temps, que la quantité de boisson est indifférente. C'est là, pour moi, une erreur incontestable.

Enfin, d'autres médecins ont pensé qu'il serait excellent, chez les arthritiques, de faire éliminer toutes les cendres organiques et les déchets qui imprègnent plus au moins les humeurs et les tissus des diathésiques, des dyspeptiques, des hépatiques, des auto-intoxiqués, méiopragiques, etc.

Je me suis toujours posé, quant à moi, la question que voici à ce sujet:

Faire passer par le rein une plus grande quantité de liquide, est-il réellement sans inconvénient pour le fonctionnement de cet organe? Élever, même passagèrement, la tension vasculaire, ce qui est la suite naturelle d'une ingestion abondante de liquides, est-il bien recommandable chez des malades pléthoriques ou atteints d'hypertension veineuse? Ne leur fait-on pas courir quelque danger de rupture vasculaire? Cette hypertension ne favorise-t-elle pas l'artério-sclérose? Huchard semble le penser. Et pour faire éliminer des déchets par des urines plus abondantes, ne faut-il pas d'abord en créer la formation en augmentant le rendement métabolique qui les pousse jusqu'à la transformation chimique la plus complète.

Or, en quoi l'ingestion de boissons fait-elle les déchets solubles?

La condition même des diathésiques bradytrophiques n'est-elle pas justement que la transformation intra-cellulaire des éléments nutritifs est insuffisamment poussée pour fournir des déchets ultimes, les seuls solubles du reste dans les liquides organiques?

Le lavage du sang et du rein chez les arthritiques ne semble, jusqu'à présent, avoir donné de résultats que comme balayage mécanique, en entraînant des déchets néoformés, tels par exemple que des calculs uratiques amassés dans le bassinet et qui sont emportés par le courant. Mais, à part ce cas spécial, il semble bien que ces diurèses thérapeutiques peuvent avoir autant d'inconvénients que d'avantages vis-à-vis de l'obésité.

En somme, on peut dire que si l'abondance des boissons, et par contre-coup des urines, est indifférente, et n'apporte aucune amélioration à la guérison de la maladie, il semble, en tout cas, qu'elle puisse augmenter certains symptômes existants, tels que l'hypertension portale, la pléthore abdominale, la dyspepsie gastrique ou intestinale, surtout dans les cas où il existe de la diarrhée.

Pour conclure, il serait plus juste de dire, non pas que certains obèses bénificient du régime des liquides abondants, mais plutôt que quelques-uns semblent le supporter sans inconvénient apparent. Il est contre-indiqué s'il y a rétention des chlorures.

4° Méthodes basées sur le succès d'un cas particulier. — Tous les médecins ont eu l'occasion de soigner et de guérir des obèses, quelquefois notoires, par une méthode spécialement appliquée à un cas particulier et qui a pu produire une guérison typique.

Certaines de ces méthodes portent à la fois le nom du médecin guérisseur et du malade guéri. Il y en a eu même plusieurs empruntées à des vétérinaires.

Ces observations une fois connues, d'autres médecins ont voulu les appliquer aux malades qu'ils avaient en cours de traitement.

Quelques-uns, qui rentraient dans les cas analogues et qui étaient classés dans une pathogénie presque identique, ont obtenu de bons résultats, qui ont été publiés en négligeant ceux des insuccès qui pouvaient être interprétés comme accidentels ou des cas mal suivis. Et ainsi se sont généralisées des indications thérapeutiques qui, à partir de ce moment, sont devenues déplorables du fait de leur généralisation même.

Tous les médecins qui auront sur les obésités une conception aussi variée que moi-même, seront prêts à accorder peu de valeur à des formules curatrices de ce genre. Ainsi que je l'ai dit dans ma préface, j'ai été amené à m'occuper d'obésité à propos de mon cas personnel. Dans la première phase de mon traitement, je me suis appliqué à essayer successivement plusieurs de ces méthodes, pendant un temps suffisant pour obtenir des résultats qui ne sont pas venus.

J'ai dû me créer une méthode personnelle, et je suis arrivé, après des tâtonnements nombreux, à trouver la formule qui me convenait. Le résultat thérapeutique, une fois acquis et confirmé par une expérience suffisante, m'a fait connaître la pathogénie de mon propre engraissement et des troubles fonctionnels qui l'accompagnaient.

J'ai donc pu faire un travail inverse de recherche étiologique et remonter de la cure jusqu'aux causes. Si cela était une bonne condition d'expérimentation, en revanche, cela en serait une mauvaise comme direction thérapeutique pour d'autres obésités.

Il m'est arrivé, au début surtout, de faire appliquer à des confrères qui voulaient imiter mon exemple et bénéficier de mon expérience personnelle, très exactement les moyens thérapeutiques qui m'avaient réussi. Ils ne m'ont pas toujours donné les mêmes résultats. Et j'aurais commis justement, en m'obstinant à les faire entrer dans mon cadre pathogénique, les mêmes erreurs que je reproche aux méthodes critiquées dans ce paragraphe.

Nos traités de thérapeutique sur l'obésité sont vraiment surchargés de moyens de cette espèce. Leur multiplicité et la longueur de la liste qui va chaque année en augmentant, est bien la preuve de leur non-valeur au point de vue général. Il n'y a pas plus de méthode systématique de guérison de l'obésité qu'il n'y en a de la guérison de n'importe quel autre symptôme.

Quel est le médecin qui consentirait à traiter toutes les hémorragies par la digitale, sous prétexte de la cure par cet agent thérapeutique des hémoptysies cardiaques? Et cependant le même médecin qui se refuserait à soigner indistinctement tous les rhumatismes par le salicylate de soude, accepte trop souvent d'appliquer à tous ses obèses les derniers régimes parus à la suite de travaux d'un médecin qui a obtenu une série de résultats heureux observés dans le même milieu et dans des conditions pathogéniques, pour cette raison, très voisines.

L'obésité s'est enrichie, bien des fois, dans sa thérapeutique, de méthodes apportées par des médecins obèses. Lorsque de Saint-Germain eut perdu notablement du poids, par l'emploi des exercices systématiques, et du reste exagérés, les obèses de la même époque furent soumis à des exercices d'une violence et d'une persistance inaccoutumées.

Mais, quelques années plus tard, lorsque Leven eût fait remarquer que des obèses maigrissaient en mangeant à leur faim, et sans surmenage physique, les malades se trouvèrent plus heureux d'un traitement qu'ils apprécièrent comme plus agréable et moins fatigant.

3° *Méthodes utilisant spécialement les exercices sportifs.* — La thérapeutique actuelle de l'obésité se résume en deux recommandations et quelquefois en trois : « Mangez moins; faites de l'exercice disent les uns; et prenez tel médicament, ajoutent quelques autres. »

Mais on peut dire que de ces trois éléments, c'est certainement l'exercice qui manque le moins souvent.

L'exercice est en soi une chose excellente. Il est d'une bonne hygiène d'en faire tous les jours. Mais il ne se comprend qu'appliqué à des êtres normaux.

Faire de l'exercice, c'est exercer son appareil locomoteur. Encore pour cela est-il utile d'en avoir un en état de développement convenable. On sait que cela est loin d'être la situation habituelle des obèses.

L'exercice, tel qu'on le comprend en médecine actuellement, a surtout pour but d'aider le malade à perdre par l'usure musculaire une partie des graisses qu'il a en surcharge.

S'il s'agit seulement d'exercices modérés, non très violents, je puis affirmer que l'amaigrissement ne se produit pas. Lorsqu'on fait simplement et purement de l'exercice, on consomme ses énergies actuelles, c'est-à-dire celles qui sont circulantes sous formes de glycose, d'albumine, d'éléments minéraux, etc., mais non pas celles qui sont à l'état de réserve. Celles-ci constituent l'armée d'énergies de deuxième ligne qui ne marche et évolue que lorsque la première a été détruite.

Il est donc presque impossible d'arriver à attaquer les réserves glycogéniques ou graisseuses qui sont contenues d'abord dans les organes et les muscles, puis dans le tissu cellulaire sous-cutané, si on se contente d'un exercice modéré. On peut donc accepter que celui-ci est capable d'arrêter les progrès d'un engraissement déjà constitué, mais non pas de le réduire.

Quand on comprend ainsi l'exercice, on est bien obligé d'admettre qu'il constitue une méthode thérapeutique générale très recommandable pour les obèses guéris et bien débarrassés de leur surcharge graisseuse.

Mais ce n'est pas en général de cette façon qu'on le considère, et les médecins qui, imbus des idées traditionnelles, ont voulu l'utiliser comme base curative, ont été obligés de le pousser jusqu'à un degré qui atteint presque le surmenage.

Voyons d'abord quels sont les exercices qui sont employés d'habitude :

La *marche* vient en premier lieu, dans la pratique journalière. On recommande ensuite, snrtout dans les obésités moyennes, l'escrime, la bicyclette et le tennis, aux femmes particulièrement.

La marche ordinaire n'a jamais fait maigrir un obèse. J'ai fait sur ce point quelques essais personnels, et j'en ai fait faire à d'autres personnes qui me permettent d'être affirmatif sur ce point.

A moins qu'elle ne soit particulièrement rapide, que le marcheur ne soit chargé de vêtements chauds, que cette marche n'ait lieu le matin, à jeun, et qu'elle soit suivie d'une suée considérable, elle n'a aucune espèce d'influence réelle et persistante sur le poids.

Un confrère a bien voulu se prêter à l'expérience suivante :

Marche régulière de trois heures par jour à une vitesse moyenne de 5 kilomètres à l'heure. Poursuivie, sans rien changer, de par ailleurs, à la vie habituelle, l'expérience a duré 15 jours. Le poids a été pris chaque matin, au départ. Il était repris à l'arrivée. Dans les deux cas, le corps était pesé nu. Au bout de 15 jours, nous avons constaté une augmentation de poids de 2 kilogrammes, c'est-à-dire 86 kilogrammes au lieu de 84.

Lorsque la marche avait eu lieu par temps froid, il y avait une légère diminution de poids. L'appétit avait diminué dans les six premiers jours, puis il augmenta dans la suite. Mais l'expérimentateur ne se laissa pas aller à manger davantage; sa ration était moyenne, et sa valeur calorimétrique aurait été considérée comme légèrement au-dessous de la normale par les médecins qui ont établi les chiffres qu'elle doit, disent-ils, atteindre normalement.

J'ai eu l'occasion de vérifier très souvent par des expériences analogues faites sur moi-même ou sur des personnes de mon entourage, que la marche ne fait presque jamais maigrir dans ces conditions, et que, le plus souvent, au contraire, elle produit une légère augmentation de poids. Il n'en est pas de même de la marche en montagne. Celle-ci agit d'une façon au contraire très nette, et la perte de poids est proportionnelle à la suée. Mais elle n'est pas seulement une perte d'eau.

La marche en montagne ou dans des collines très escarpées est tellement différente de la marche dans les villes ou dans les parcs dont on dispose à Paris ou ailleurs, qu'elle rentre plutôt dans les sports, et elle ne doit pas être assimilée par conséquent à la marche ordinaire.

La marche qui agit, et que je recommande dans certains cas, est tout autre : on la pratique une ou deux fois par jour, et six jours par semaine.

Elle doit être brève, et ne jamais excéder une heure. Elle doit se faire à une allure très rapide, le matin, non pas absolument à jeun, mais après une petite tasse de thé ou de café, légèrement sucré.

Le marcheur sera couvert de laine épaisse placée directement sur la peau, il en augmentera l'épaisseur au niveau des points les plus surchargés de graisse et où il désire le plus maigrir.

On marchera droit devant soi pendant une demi-heure, et l'on retournera ensuite. La vitesse de la marche sera toujours autour ou au-dessus de 7 kilomètres à l'heure. On la fera à petits pas rapides, en posant parfaitement le pied sur le sol. On se tiendra les épaules effacées et bien redressées, et le haut du corps très mobile sur les hanches, pour pouvoir accomplir un mouvement de rotation des épaules à chaque pas.

Les mains seront balancées en même temps, vivement, et se déplaceront à gauche et à droite. La respiration sera profonde, ne sera pas rythmée sur le pas, mais sera régulière, complète, ample, avec une expiration aussi prolongée que l'on pourra. La sueur, dans ces conditions, apparaîtra dès le premier quart d'heure, et elle ira sans cesse augmentant. Lorsque l'on rentrera, la perte de poids constatée variera considérablement, suivant l'énergie qu'on aura dépensée.

Dans les premières marches, la sudation est difficile, comme toujours, pour les obèses et les arthritiques. Mais plus tard, on aura subi un véritable entraînement. Et plus la situation ira s'améliorant au point de vue nutritif et de la cure de l'obésité, plus la sudation s'établira facilement.

La perte de poids varie de 300 gr. à 1 kgr. 500 par jour (2 séances).

J'ai observé plusieurs fois des pertes de poids égales à ce dernier chiffre, chez des obèses jeunes, pesant autour de 100 kilogrammes, avec un bon appareil cardiaque, qui marchaient pour la première fois et se prétendaient incapables de suer.

Cette méthode est empruntée à celle de l'entraînement des jockeys et des boxeurs américains.

Le médecin aura vite fait de régler, suivant ses convenances et suivant les besoins, la durée et la vitesse de cette marche spéciale et toutes les circonstances utiles, suivant la perte de poids constatée chez le malade.

Il est inutile d'exiger des pertes supérieures à 500 grammes par séance. Du reste, dans ces chiffres, il faut tenir compte de la perte d'eau qui est toujours assez considérable, car la seule qui soit intéressante, c'est celle qui est due à l'usure vraie. L'eau perdue sera récupérée dans une certaine mesure dans la journée. Mais il restera toujours une décharge de 100 ou 150 grammes qui sera définitive, et qui est due un peu à l'usure par la consommation musculaire, mais bien davantage encore probablement à la ventilation pulmonaire rapide, produite par le mode respiratoire spécialement indiqué et la vitesse de la marche.

L'escrime pratiquée modérément est un sport sans intérêt au point de vue qui nous occupe ici. Trop d'escrimeurs de marque sont des obèses, et trop d'obèses escrimeurs ne se servent que de leur main et de leur tête dans ce sport, sans y faire participer le jeu musculaire du corps. Il est évident que la leçon d'escrime est meilleure à ce point de vue que l'assaut. Une leçon se compose, en effet, en général, de deux ou plusieurs reprises de cinq à dix minutes chaque. Les unes sont consacrées aux mouvements de défense, auxquelles participent peu de muscles, les autres à des mouvements d'attaque qui nécessitent une plus grande dépense musculaire et respiratoire.

L'obèse qui veut tirer un bénéfice de l'escrime doit donc surtout prendre des leçons, et particulièrement des leçons d'attaque avec fentes répétées, se succédant rapidement.

Mais en même temps, cette rapidité entraîne la vitesse des combinaisons cérébrales et par conséquent une certaine fatigue nerveuse. L'escrime, en effet, est un sport qui nécessite, pour être convenablement exécuté, une part de combinaisons cérébrales aussi importante que dans n'importe quel jeu absorbant : les échecs, par exemple. Ceux qui s'y livrent entièrement éprouvent, après un assaut long et mené de la sorte, une véritable courbature cérébrale qui se joint, quelquefois, à une courbature physique.

Il est vrai que ces inconvénients ne sont l'apanage que d'escrimeurs d'une certaine classe. Les obèses, et je le répète, il n'en manque pas dans les salles d'armes, se font remarquer, au contraire, par l'habitude qu'ils ont d'écourter leur leçon, pour se livrer davantage aux combinaisons plus fantaisistes de l'assaut.

Dans celui-ci, en effet, l'escrimeur est plus libre de se conduire comme il lui convient, suivant ses tendances, S'il est mou et indolent, il se contente de rester immobile sur ses jambes, et de ne faire travailler que le pouce et l'index de la main qui tient le fleuret ou l'épée. Le travail physique, dans ces conditions, est réduit à bien peu de chose, et cependant des escrimeurs très difficiles et du reste obèses, ne font pas d'autre travail musculaire.

Le jeu d'attaque rapide, qui essouffle et qui fait suer, ils l'évitent généralement, et le laissent faire à leur adversaire dont ils se contentent de parer les coups en ripostant, s'ils le peuvent.

On voit par cette analyse, que l'escrime pratiquée sans indications très détaillées de la part du médecin qui la conseille, peut être un exercice inutile dans bien des cas aux obèses, et par conséquent décourageant au point de vue des résultats.

Beaucoup d'obèses ayant peu de temps à consacrer à leur traitement, il est bon que le médecin sache quel fonds il doit faire sur cette méthode ; et d'un autre côté, je le répète, l'escrime pratiquée avec vigueur, dépense plus d'énergie nerveuse que beaucoup d'autres sports. Elle a l'inconvénient, du reste, au point de vue qui nous occupe, d'être justement un sport beaucoup plus qu'un exercice, c'est-à-dire de nécessiter la combinaison fonctionnelle de quelques muscles travaillant dans un sens déterminé, et de laisser à l'état de développement rudimentaire toute la masse la plus importante des muscles de l'organisme.

Le *tennis* serait un excellent exercice s'il était fait longtemps et vigoureusement et si le pratiquant consentait à aller ramasser les balles employées. Mais trop souvent c'est un groom qui est chargé de cette besogne, excellente au point de vue de la sudation.

Il a l'avantage d'un exercice pris en plein air, qui conviendrait particulièrement aux femmes; mais il me semble qu'il est nécessaire de le pratiquer avec beaucoup d'énergie, sans cela, comme rendement au point de vue de la charge graisseuse et de l'obésité, il n'en produit pas beaucoup plus que la marche faite suivant la formule ordinaire.

Il faut remarquer, en revanche, que les champions de tennis sont, au contraire, remarquablement minces et assez musclés. Ceux-là peuvent pratiquer cet exercice avec toute la vigueur désirable : bondir d'un carré à l'autre, faire les brusques mouvements de flexion que nécessite la balle envoyée rapidement et très près du bord du filet, courir et se baisser pour ramasser les balles, tous mouvements qui font travailler beaucoup les muscles abdominaux, et qui, par conséquent, répugnent aux obèses.

La *bicyclette* ne fait pas maigrir lorsqu'on en fait aux allures de la promenade, c'est-à-dire en n'excédant pas 12 à 13 kilomètres à l'heure, en pays plat. Pour en obtenir de bons résultats, il faut pouvoir marcher à une allure supérieure à 16 kilomètres à l'heure ou la pratiquer en pays accidentés, entrecoupés de côtes ou montagneux.

C'est un exercice qui a l'inconvénient d'être impraticable dans nos régions, en hiver, à cause de la pluie de l'état des routes, du froid et du brouillard, et qui, pendant la période estivale, peut être remplacé ou du moins accompagné d'exercices autrement actifs.

Lorsqu'on le pratique seulement de la façon habituelle, c'est-à-dire sur de courtes distances, n'excédant pas 20 kilomètres par exemple, on ne peut le considérer que comme une distraction agréable, insuffisante pour une cure d'obésité.

Au taux qui conviendrait pour obtenir l'amaigrissement, la bicyclette est néfaste pour les obèses essoufflés, pléthoriques, congestifs, ou anémiques, ou asthéniques, et surtout si ces états s'accompagnent de surcharge graisseuse du cœur.

Elle ne peut donc être considérée que comme un complément d'exercices dans la deuxième phase de la cure d'une obésité, alors que l'amaigrissement est déjà accentué, que le cœur est dégraissé, que le poumon fonctionne d'une façon suffisante.

Dans ces conditions, le malade étant alors assez résistant, on peut varier les méthodes de cure musculaire et respiratoire : lui faire faire deux ou trois sorties hebdomadaires à vitesse soutenue, aux environs de 18 à 20 kilomètres, très couvert de laine, en choisissant autant que possible un terrain accidenté et des montées.

Cette course peut durer une ou deux heures, et lorsque la sudation est abondante, le patient rentrera pour se changer.

Il faut que la formule de cet exercice se rapproche de celle que j'ai indiquée pour la marche, c'est-à-dire qu'il y ait une rapidité suffisante pour exiger une grande ventilation pulmonaire, une dépense musculaire assez active, à laquelle participent un assez grand nombre de muscles du corps, ce qui se produit dans les efforts soutenus des montées, et quand cet exercice n'est pas trop prolongé.

Réfection musculaire. — Mais quels que soient les inconvénients variés, on le voit, que comporte chacun de ces exercices, il est une critique beaucoup plus générale qu'il faut leur faire, c'est que, dans la conception classique que j'indiquais au début de ce chapitre, l'exercice a pour but de faire fonctionner l'appareil musculaire. Or celui-ci est le plus souvent à l'état d'atrophie chez les obèses; pour se servir d'une image vulgaire c'est donc mettre la charrue avant les bœufs, que de faire pratiquer des exercices à des gens qui n'ont pas assez de muscle.

Nous savons, en effet, pour l'avoir étudié dans différentes parties de cet ouvrage, que l'hypotrophie musculaire est le lot habituel de l'obèse quoi qu'il en pense, du reste, et quel que soit le volume apparent de ses membres.

Même chez ceux qui les ont relativement conservés, c'est-à-dire les obèses pléthoriques et les obèses jeunes, s'ils n'ont pas fait préalablement le développement spécial de leur enveloppe musculaire, on trouve, au moment de la cure, un état d'insuffisance, au moins relative, qui n'est pas favorable à l'application des exercices.

Il faut donc *d'abord*, avant de recommander la pratique d'un sport, exiger la réfection de l'appareil musculaire que l'on obtiendra par d'autres moyens, et, entre autres, par la pratique de la *culture physique* régulière qui constitue, en même temps que la réfection de tout l'appareil musculaire, un traitement pathogénique de l'obésité dont j'ai indiqué les éléments au chapitre II (Cf. page 44 et suiv.).

Lorsque, après un temps variable appliqué à ce développement, on aura obtenu un épanouissement à peu près harmonique, qu'on aura, notamment, musclé le plan abdominal et développé les muscles respiratoires, on pourra alors appliquer cet appareil musculaire aux combinaisons sportives : à l'escrime, à la marche, à la bicyclette, au tennis à la boxe, à la natation, au foot ball, au patinage. Ces exercices pourront être recommandés comme méthode de distraction, pour maintenir et perfectionner les résultats acquis par la cure musculaire anatomo-physiologique.

On évitera ainsi, d'une façon définitive, de courir le risque de surmenage physique qui se produit très souvent chez les obèses, et qui est peut-être la véritable cause de ces accidents thérapeutiques qu'on a trop souvent mis, à mon avis, sur le compte d'un régime mal compris, et entre autres, du régime sec.

C'est qu'en effet, pour quiconque est rompu aux questions d'entraînement physique et d'athlétisme, il n'est pas douteux que, sous le nom d'exercices physiques, beaucoup d'obèses n'aient pas fait autre chose que des cures de surmenage !

Je crois qu'il ne faut pas hésiter à faire rentrer dans cette espèce la pratique de de Saint-Germain qui, s'il a pu maigrir avec une méthode d'exercices physiques qui auraient ruiné définitivement la santé de tout autre, moins vigoureux que lui, n'est du reste pas arrivé à un résultat curatif, puisqu'il est revenu à son obésité première.

Or, en dehors du risque d'insuccès que court le médecin en même temps que son malade, il y a de sérieux inconvénients à pousser l'exercice jusqu'au surmenage, qui est fatal, et même nécessaire, si l'on veut faire perdre du poids par la marche, l'escrime, la bicyclette, etc., à un obèse qui n'a pas fait préalablement son éducation musculaire. Le surmenage physique est un fait aujourd'hui bien établi, non seulement par les physiologistes, mais encore par les recherches modernes de Lagrange.

D'un autre côté, l'arthritisme et l'obésité évoluent sur un fonds d'auto-intoxications de toute nature. Il n'est donc pas douteux qu'en surmenant physiquement, même légèrement, un malade de cette espèce, on crée un véritable arthritisme par intoxication à l'aide des substances ponogènes. Cet arthritisme par surmenage physique vient s'ajouter et compliquer l'arthritisme préexistant de l'obèse.

Sous l'influence d'erreurs de ce genre, que je constate, pour ma part, fréquemment, on voit éclater des accidents, légers ou graves, dont le moindre inconvénient et d'arrêter la cure, de décourager le malade et de discréditer la méthode employée.

La cause de ces accidents est vraisemblablement dans le surmenage, non seulement du cœur, mais plus particulièrement du foie et du rein qui sont surchargés de déchets à éliminer ou à transformer.

Ainsi, au moins chez les adultes, s'explique l'apparition de ces poussées de goutte, d'asthme, et même de ces coliques néphrétiques et hépatiques, quelquefois plus encore, de ces urémies légères, de ces bronchites, de ces emphysèmes, qui trop souvent sont mis sur le compte d'un régime, quel qu'il soit. C'est l'intoxication par fatigue musculaire qui en est la cause, le plus souvent.

Ce surmenage organique ne va pas sans augmenter l'obésité. Et lorsqu'on n'est pas très versé dans la technique des exercices à employer, surtout lorsqu'on ne les a pas tous pratiqués soi-même, il est très facile de commettre des erreurs de direction. A moins qu'on ne les connaisse dans le plus grand détail, il est non moins ardu d'interpréter les petits accidents qui peuvent se produire.

Il est bon de savoir, par exemple, que beaucoup d'obèses augmentent de poids sous l'influence de l'exercice. J'ai été frappé bien souvent par ce phénomène, avant de trouver un moyen d'y remédier. Quelques médecins qui, à Paris, s'occupent particulièrement d'application sportive d'exercices, de culture physique, ont fait les mêmes observations que moi-même. En voici quelques exemples :

Un obèse est soigné par un médecin qui le met au régime restreint ou au régime qualitatif limité, et lui conseille des exercices.

Le patient, désireux de guérir, suit religieusement l'une et l'autre partie du traitement.

Au bout de quelque temps, il revient trouver son médecin, qui, je le suppose, avait noté le poids primitif du patient, nu. Quelle n'est pas la stupéfaction du client et du confrère, quand l'un et l'autre trouvent une augmentation de poids dépassant quelquefois 1 ou 2 kilogrammes par semaine !

Le médecin a la conviction que le malade n'a rien fait de son traitement. Celui-ci est désolé ou irrité de l'incrédulité de son médecin qu'il taxe d'ignorance. Or, il peut se faire, c'est une des hypothèses possibles, mais il y en a d'autres, que dans la semaine qui suit l'arrêt du traitement, le patient découragé, voie son poids baisser de 1 ou 2 kilogrammes.

Cette formule singulière se rencontre chez quelques malades, où bien, n'existant pas au début, s'établit dans la suite chez quelques autres, et disparaît du reste si la guérison se produit.

J'ai pu guérir en une année un homme de 100 kilogrammes, que j'ai ramené à 70 kilogrammes, et qui ne maigrissait que lorsqu'il ne faisait point d'exercices, mais qui ne maigrissait pas sans exercices (fig. 31).

Aussi, la méthode thérapeutique employée pour lui était la suivante :

Une semaine d'exercices réguliers, pendant laquelle le poids de la semaine précédente se maintenait, puis, arrêt d'une semaine, pendant laquelle le poids tombait de 1 kilogramme à 1 860 grammes.

Chez d'autres malades, la formule n'est pas exactement identique, et le rythme de la décharge en poids ne s'établit que parallèlement à d'autres éléments qui appartiennent à la fois à la diététique et à l'exercice.

Dans une autre partie de cette étude thérapeutique, j'analyserai quelques-unes de ces formules d'amaigrissement, que j'ai pu classer et observer.

Méthodes de spoliation liquide (sudation). — Ces méthodes ont été apportées à la médecine par des usages empiriques qui sont aussi anciens que le monde et ont été employées de tout temps chez les peuples orientaux.

La *sudation*, si facile dans les pays chauds, avait fait prévoir qu'elle pouvait créer une méthode de diminution de poids chez les obèses, et c'est peut-être ainsi que sont nées toutes les variétés de bains maures, de bains russes dans lesquels on emploie soit la vapeur sèche, soit la vapeur humide, pour obtenir par le mécanisme de la défense contre la chaleur une sortie importante de liquide sudoral par la peau, et de vapeur d'eau par la voie pulmonaire.

On sait que les entraîneurs anglais utilisent cette façon de faire à l'égard des jockeys et aussi des professionnels de différents sports, comme la course ou la boxe.

Mais ces procédés ne sont généralement employés que pour obtenir de faibles réductions de poids, et dans la réalité, c'est, en effet, tout ce qu'ils peuvent faire.

La pratique de ces diverses méthodes, qu'il s'agisse de vapeur sèche ou de vapeur humide, montre en effet que, si l'on peut, dans une seule séance, obtenir une décharge en poids atteignant jusqu'à deux kilogrammes, il suffit d'une journée ou de deux pour récupérer tout le liquide par les boissons, sans qu'il y ait trace d'usure véritable de la graisse.

Il n'est pas sans danger d'utiliser ces méthodes chez les personnes atteintes d'obésité, sujettes aux congestions veineuses et artérielles, par leurs troubles circulatoires, par leur insuffisance cardiaque, plus ou moins marquée ; elles peuvent être atteintes d'accidents qui, pour n'être que désagréables le plus souvent, ont pu, cependant, être quelquefois mortels.

C'est acheter bien cher la réduction en poids qui, même lorsque l'on persiste dans l'emploi de la méthode, ne saurait excéder 3 à 4 kilogrammes. Enfin la répétition, l'abus des sudations excessives provoque l'anémie par destruction globulaire (Hédon).

On sait combien les neuro-arthritiques qui ont pris l'habitude de ces pratiques, y tiennent à cause de la sensation de bien-être qui suit la sudation.

Bien qu'on ne puisse comparer en aucune façon le bénéfice, au point de vue anti-toxique, que l'on retire de la sudation par l'application de la chaleur, avec celui qui résulte de l'exercice musculaire, il n'est pas douteux qu'il peut y avoir, ou par suite de l'élimination d'une petite quantité de produits toxiques, ou par suite d'un meilleur fonctionnement de la peau, et de son retentissement sur le système nerveux, une sensation d'euphorie très manifeste, et qui trompe le malade sur la valeur du procédé. Je le considère, en tout cas, comme tout à fait accessoire dans le traitement de l'obésité, et je ne vois aucun inconvénient, sauf contre-indication venant de l'état de l'appareil circulatoire, et notamment de l'hypertension, à ce que certaines personnes l'utilisent, mais à la condition que les indications importantes du traitement soient remplies de par ailleurs.

Au contraire, la sudation produite par un exercice musculaire énergique, est une des meilleures méthodes pour agir non seulement sur la charge graisseuse, mais encore sur les troubles fonctionnels qui accompagnent toute obésité.

Parmi les actions favorables qu'il faut accorder à la cure musculaire, la sudation vient en première ligne. C'est du reste pour l'obtenir que toutes les méthodes d'exercices doivent être utilisées suivant une technique spéciale qui produit rapidement une sueur assez abondante.

À ce point de vue particulier, il vaut infiniment mieux conseiller aux obèses, lorsqu'ils auront traversé la période du premier amaigrissement, et dégraissé leur cœur, de faire des exercices rapides, entraînant de profondes inspirations et expirations, bien plutôt que des sports comme la marche, l'escrime ou le patinage, que l'on pratique pendant assez longtemps, avec une sudation modérée.

Il vaut mieux, et lorque l'obèse est en état de la supporter, conseiller une demi-heure de marche extrêmement rapide, suivant la formule que j'ai déjà donnée, qui produit la grande sudation et une généreuse ventilation pulmonaire, que d'accorder trois ou quatre heures à une marche moitié plus lente, mais qui ne produit pas d'usure appréciable de la graisse, et, en tout cas, ne fait disparaître qu'une faible charge en poids.

L'inconvénient de cette sorte de marche est qu'elle nécessite un entraînement physique préalable assez considérable, et qu'il faut toujours apprécier à trois mois le temps préparatoire de cure musculaire qui doit précéder l'application de procédés aussi actifs que la marche rapide.

La sudation obtenue par la *course à pied*, au pas de gymnastique, pendant une durée d'un quart d'heure à vingt minutes, lorsque l'amaigrissement est déjà notablement avancé, et l'entraînement musculaire suffisant, est tout à fait remarquable. Il n'y aurait pas de difficulté, si on le voulait, à faire perdre à un obèse 5 kilogrammes en quinze jours, s'il n'y avait pas là un danger que je suis le premier à signaler, attendu que je ne suis aucunement partisan des amaigrissements rapides. Il est bon de savoir que les obèses suent difficilement au début de leur cure. Leur peau ne sait pas suer. Lorsque la sudation paraît c'est un bon signe d'amélioration et d'entraînement.

Pour conclure il faut donc bien distinguer, au point de vue de la perte de poids par la sudation, celle qui est due au travail musculaire et qui est l'expression d'une oxydation intense des graisses par l'oxygène envoyé dans le sang, à la faveur d'une ventilation pulmonaire considérable, et au contraire, la sueur de bains maures ou russes qui ne contient presque que de l'eau.

Dans le premier cas, la perte de poids est à peu près définitive et se retrouve presque intacte aux jours suivants tandis qu'au contraire, dans le second, le poids primitif est presque récupéré en vingt-quatre heures.

Le *massage* est un moyen qui, pour être très employé et très répandu, est bien loin de valoir, au point de vue des résultats, ce qu'il coûte au point de vue pécuniaire.

Il a le principal mérite de satisfaire surtout les paresseux, et particulièrement les femmes, à qui il manque l'énergie suffisante pour faire de l'exercice.

Ce n'est pas que le massage ne soit une excellente méthode pour améliorer la circulation superficielle veineuse ou lymphatique.... C'est par ce moyen, du reste, que le massage fait disparaître en quelques séances, la sensation de gonflement périphérique qui existe chez tous les obèses, comme chez tous les arthritiques, et c'est justement la disparition de cette sensation de gonflement qui leur fait croire qu'ils maigrissent.

Le massage a encore une action excellente sur le système nerveux; par l'intermédiaire des nerfs sensitifs il entretient une certaine tonicité et vitalité dans les groupes musculaires, à condition qu'ils soient suffisamment malaxés, par un masseur habile et vigoureux. Peut-être ainsi a-t-il une petite action favorable sur la nutrition. Mais il ne s'agit, en somme, que de phénomènes tellement légers, que véritablement on ne peut le recommander qu'aux personnes qui, par leur situation de fortune, peuvent se permettre de l'ajouter aux autres moyens thérapeutiques actifs, et on ne doit pas laisser croire aux obèses qu'il puisse avoir une action favorable et sérieuse sur la guérison de leur maladie.

J'ajoute aussi qu'il suffit d'arrêter pendant quinze jours une série de massages ayant duré six mois, pour en perdre tout le bénéfice.

Au point de vue de l'amaigrissement des parties massées on constate d'abord la disparition des liquides superficiels, qui sont repoussés vers les régions profondes, et par conséquent une certaine facilité à pouvoir attacher les vêtements qui, jusqu'alors, serraient un peu, et étaient même étroits.

Ajouté à la sensation de dégonflement dont nous avons parlé, ce phénomène est de nature aussi à faire croire à l'amaigrissement. Mais les variations du poids, sous l'influence du massage, lorsque celui-ci est seul, sans régime, et employé loin des villes d'eaux, sont toujours très minimes, presque nulles.

C'est généralement à ces actions associées : régime, vie au grand air, activité plus grande pendant les villégiatures, que les personnes qui se font masser doivent attribuer les améliorations qu'elles constatent.

A ce point de vue, il ne saurait subsister aucun doute. Il suffit de se donner la peine de vérifier à la balance, pour se rendre compte que le massage seul n'a aucune espèce de valeur thérapeutique dans l'obésité.

Massages médicamenteux. — Combien de masseurs et de masseuses empiriques ajoutent à leurs moyens mécaniques l'introduction de certains médicaments, sous forme de pommades, dites amaigrissantes ! On en connaît un grand nombre de formules qui, presque toutes, se rapprochent de celles du Codex, dont elles ne sont que des plagiats plus ou moins heureux. On sait que c'est l'iode et l'iodure de potassium qui en constituent les bases. Ces agents thérapeutiques produisent un certain amaigrissement local. Je ne le croyais pas autrefois, mais je les ai expérimentés moi-même, de façon à me fixer sur ce point. Voici ce qui résulte de mes essais.

Pratiqué sur la peau préalablement savonnée et dégraissée, de façon à faciliter l'absorption, un massage répété journellement sur l'abdomen, à l'aide d'une certaine quantité d'une de ces pommades, produit, au bout d'une dizaine de séances, un amaigrissement local appréciable. Le pannicule adipeux diminue certainement dans les premiers jours, et en dehors de l'iode, l'expression des liquides qui rentrent dans les vaisseaux profonds de l'abdomen y joue un rôle. Au bout de quelques jours, le pincement du pli cutané indique une diminution du pannicule.

Cette méthode serait donc recommandable, si on pouvait l'appliquer sans danger sur tout le corps. Mais comme elle est due purement et simplement à l'absorption de l'iode, ainsi que le prouvent les réactions urinaires et l'odeur de l'haleine, il faudrait faire entrer en ligne de compte la possibilité d'une intoxication, si l'on voulait agir sur de grandes surfaces.

D'un autre côté, un inconvénient primordial doit la faire rejeter.

C'est que la peau, massée de cette façon, se fripe, se ramollit et à ce point de vue, l'action réductrice médicamenteuse ne saurait supporter la comparaison avec l'amaigrissement dû au travail musculaire.

Qu'il me soit permis, puisque je touche à cette question qui est surtout esthétique, d'ajouter quelques réflexions au sujet du massage de la face, du cou et du sein, que certaines femmes du monde, trop grasses, se font pratiquer dans le but de conserver leurs téguments défaillants.

Ce massage, qui est généralement pratiqué par des empiriques, dont la sincérité est la moindre qualité, produit un allongement et une flaccidité de la peau qui mène justement au résultat opposé que cherchent les malheureuses victimes exploitées par ces individus.

Il est bon de redire que les massages électriques, qui se font à l'aide de petits rouleaux où passe un courant aussi faible que peu continu, n'ont aucune espèce d'action topique.

Lorsqu'on veut produire une restauration de la peau devenue flaccide par suite d'amaigrissement rapide, il faut user, non pas de massage, mais de percussions, et de pincements que l'on doit faire, suivant le procédé que les médecins emploient pour faire apparaître la contraction idiomusculaire. Ces pincements ont pour but de faire réagir par action réflexe les muscles peauciers, et de leur faire prendre, sous l'influence de ces excitations répétées, la tonicité particulière qui réapplique la peau sur les points amaigris. Jacquet et Leroy ont indiqué un procédé de massage pratique qu'on utilisera avec profit (*loco citato*).

C'est là seule méthode qui favorise en même temps la nutrition et la circulation cutanées. Et à ce point de vue, les avantages qu'on peut en tirer ne sont aucunement comparables avec ceux, très insuffisants, du massage manuel vulgaire.

6° *Électrothérapie.* — On a utilisé soit le bain électrostatique (J. de la Touche, *Congrès de Besançon*, 1893, et Deschamps, Régnier, *Congrès de méd.*, 1900), soit les bains hydroélectriques, soit les courants de haute fréquence (Foveau de Courmelles, 1897), soit le travail musculaire généralisé produit par les contractions musculaires fournies par des courants intermittents (fauteuil de Bergonié, à l'essai encore), mais je n'ai pas observé un seul cas d'amélioration lorsque le patient était sans régime et sans exercice. Je crains que les succès publiés soient dus à l'action des thérapeutiques associées.

7° *Des méthodes mixtes et des méthodes systématiques appliquées à tous les cas.* — Un certain nombre de médecins, se rappelant probablement l'adage latin : *In medio stat virtus*, et partisans de solutions intermédiaires, ont cru trouver un moyen convenable d'établir une thérapeutique rationnelle des obésités, en empruntant à chacune des méthodes principales que nous venons d'examiner, les éléments qui leur semblaient les plus caractéristiques de chacune, et en même temps les meilleurs.

C'est ainsi que les uns ont voulu faire porter la réduction alimentaire un peu sur tous les aliments, sans les supprimer toutefois, et bien qu'en permettant plus particulièrement l'usage des albuminoïdes. En même temps, ils recommandaient l'usage des exercices, l'utilisation des sudations par les bains maures ou les bains russes, et la pratique régulière des sports. On peut appliquer à cette méthode combinée ce qui a été dit pour chacune d'elles prise isolément, avec cette différence, toutefois, que les exagérations des méthodes primitives n'ont pas empêché des guérisons retentissantes de quelques obésités, tandis que souvent les méthodes mixtes ont donné un pourcentage d'insuccès, plus grand, semble-t-il.

Mais un meilleur argument existe contre elles, que l'on peut tirer justement de la pluralité des méthodes qui sont à leur origine. Nous savons bien ce qu'il faut penser des thérapeutiques multiples appliquées à une même maladie. C'est généralement l'expression de l'incapacité curatrice de la médecine vis-à-vis de cette maladie. Et les défaillances thérapeutiques de cette nature tiennent, le plus souvent, ou à des erreurs dogmatiques, ou à une insuffisante connaissance de la pathogénie ou de l'étiologie.

Enfin la tradition, l'habitude des auteurs de se copier les uns les autres, de traité en traité, et de conserver religieusement le stock des erreurs séculaires, expliquent la pérennité des vieux errements.

En réalité, s'il y a tant de méthodes curatrices de l'obésité, c'est que toutes sont beaucoup trop générales pour pouvoir être adaptées à chaque cas en particulier. Et, en même temps, cela prouve qu'il s'agit plus d'un syndrome que d'une maladie.

C'est bien le cas de rappeler « qu'il y a des malades et non des maladies, des obèses et non des obésités ».

Nous savons que l'obésité est surtout un trouble fonctionnel, et que, pour en apprécier les causes, il faut avoir un point de départ physiologique précis. Les troubles fonctionnels peuvent être légers. Ils peuvent, dans certains cas, être très voisins de l'état physiologique, mais cet état n'est pas défini, et il est très variable d'un individu à l'autre, parce que, comme nous l'avons vu au chapitre de l'étiologie et de la pathogénie, il n'y a pas d'état de santé idéal, et chacun a sa manière d'être, physiologiquement.

Aussi la déviation se dessine-t-elle dans chaque cas particulier dans le sens des tendances personnelles. Et si l'un fait son obésité, surtout par son système nerveux, l'autre, par son insuffisance thyroïdienne, un troisième par son tube digestif ou son foie, il est bien évident que pas plus une méthode unique qu'une méthode mixte moyenne ne peut donner toujours un bon résultat.

8° *Critique des cures insuffisantes*. — Il est courant de lire aujourd'hui des observations de guérison d'obésité où l'on signale des réductions de poids qui sont véritablement dérisoires, et qui satisfont cependant leur auteur.

Ce n'est pas sans surprise que l'on voit certains médecins accepter comme des résultats thérapeutiques effectifs des amaigrissements de 10 à 12 kilogrammes chez des obèses qui atteignent ou dépassent 90 ou 100 kilogrammes.

A part les cas où il ne s'agit plus d'hommes moyens, la taille et le poids de l'homme moyen étant, je le rappelle, de 1 m. 70 pour 67 kilogrammes, on se demande quel intérêt il peut y avoir à faire maigrir un obèse du tiers ou du quart de sa surcharge graisseuse. Pourquoi s'arrêter, au cours du traitement, à ce chiffre plutôt qu'à un autre? Pourquoi, lorsqu'on a fait descendre de 80 à 70 kilogrammes une femme grasse, négliger de la débarrasser des dix ou douze kilogrammes qui lui restent encore en surcharge.

Il y a bien à cela quelques raisons, celle-ci par exemple : lorsqu'on emploie une thérapeutique quelconque et qui a réussi avec un autre patient, on peut presque toujours faire perdre à un obèse (surtout s'il y a restriction de régime), ce que de Saint-Germain a appelé « sa dette flottante », en matière de surcharge graisseuse.

Mais, cette première réduction étant obtenue, on entre dans une phase où le combat contre le syndrome devient plus ardu, et où la réduction en poids ne se fait que très lentement.

A ce moment, beaucoup de patients et de médecins perdent courage, et s'imaginent volontiers que l'organisme est récalcitrant pour une réduction plus marquée.

Or, d'après les principes généraux qui ont été exposés au début de ce chapitre, nous savons que cette manière de procéder n'a aucune valeur au point de vue thérapeutique, et qu'un homme de 100 kilogrammes, qui en pèse 88 après trois mois de traitement désagréable, ne mettra pas souvent plus de huit à dix semaines pour récupérer son poids antérieur, s'il retourne à son régime habituel.

Outre qu'il aura quelques droits, en sortant de ces épreuves, d'apprécier assez sévèrement la valeur de la médecine, — je n'ose pas dire de son médecin, — il est bien probable qu'un traitement, même bien dirigé, ne sera plus de nature à le tenter beaucoup. Il aurait été bien préférable, par conséquent, de le laisser en l'état primitif.

Que dirions-nous d'un chirurgien qui ne consentirait qu'à faire la moitié d'une opération, et devant une petite complication, fermerait l'abdomen ouvert, laissant la plus grande partie des organes atteints, sans les extirper?

S'il y a évidemment des difficultés très nombreuses et très variées qui surgissent dans certaines cures d'obésité, elles ne sont pas cependant au-dessus des ressources de l'art; j'espère le montrer, par la suite, aux praticiens.

Le médecin qui voudra s'entourer de tous les éléments pathogéniques utiles, qui ne négligera pas le moindre symptôme et l'utilisera suivant sa valeur, qui saura apprécier aussi bien l'importance d'une tachyphagie, cause fréquente et méconnue d'obésité, de troubles dyspeptiques très légers, d'une aérophagie atténuée, d'un trouble intestinal fruste, tel que constipation ou diarrhée, d'une insuffisance glandulaire de la thyroïde, de l'ovaire, sera au contraire dans les meilleures conditions pour éviter de faire une cure insuffisante au point de vue pathogénique, et pour parer, de ce fait, à un échec retentissant.

Avec une bonne étude pathogénique et la notion que l'obésité est un syndrome très variable d'origine, que, par conséquent, les thérapeutiques toutes préparées ne lui conviennent point, le médecin facilitera beaucoup sa besogne et guidera son malade plus agréablement, parce qu'il le dirigera intelligemment et non pas avec des connaissances uniquement dogmatiques et préétablies.

Il faudra aussi qu'il sache résister, dans la mesure convenable, à la tendance que certains malades ont à accorder une action thérapeutique qui est souvent nulle à des médicaments qui leur ont été recommandés, soit par des personnes guéries, soit par des réclames banales, et qui prendront la place des méthodes véritablement curatrices.

9° *Critique des cures médicamenteuses.* — Il n'y a pas de médicament spécifique de l'obésité, parce que l'obésité n'est pas une maladie, mais un syndrome, et que si on doit faire fonds sur quelques agents thérapeutiques empruntés à la pharmacopée, ceux-ci ne peuvent être employés dans tous les cas et doivent être variés dans leur forme et dans leur posologie.

Les éléments pathologiques qui constituent le trouble que nous étudions ici, étant généralement multiples, il en résulte qu'un médicament n'ayant d'action que sur l'un d'eux, la thérapeutique médicamenteuse de l'obésité, doit être fatalement polypharmaque.

C'est la raison pour laquelle tant de spécialités ont été lancées avec un succès véritable dans ces dernières années, sous le prétexte de guérir tantôt la surcharge graisseuse, tantôt l'insuffisance thyroïdienne, ou ovarienne, ou hépatique, qui sont des éléments conditionnant diverses obésités.

Passons rapidement en revue ceux qui, parmi eux, ont résisté à l'épreuve du temps et ont été conservés, sinon pour leur valeur, du moins par la tradition.

Purgatifs. — Dès les temps les plus reculés, les purgatifs ont été mis en honneur dans l'obésité. Bien qu'*a priori*, ils ne puissent guère convenir qu'aux obésités pléthoriques, et chez des hommes vigoureux, cependant ils constituent la base de toutes les réclames qui ornent la quatrième page des journaux quotidiens.

Les résultats, on les connaît. S'ils produisent quelquefois chez les obèses vigoureux un amaigrissement incontestable, c'est par le procédé de la spoliation sanguine continue, et de l'élimination répétée de liquides organiques empruntés au sang par la voie intestinale, qui constituent une véritable saignée quotidienne.

Or, la saignée véritable a été démontrée sans valeur au point de vue de l'obésité; les petites saignées répétées favorisent l'obésité, puisque c'est un moyen employé en boucherie pour engraisser les animaux. Si on a conservé la saignée intestinale que représente la purge saline, c'est que d'abord elle produit une diminution de poids facile à vérifier, et parce qu'ensuite elle empêche l'absorption des graisses qu'elle rejette au dehors avec la masse des aliments, qui deviennent, de cette façon, inutiles.

Il est évident que ces procédés conviennent à la masse des gourmands qui, à la façon des Romains. peuvent manger tout à leur guise, sans être obligés de se débarasser par vomissement. L'amaigrissement venu de cette façon est donc assez identique à celui qu'on obtient par une cure de réduction alimentaire. Il donne, au point de vue de la décharge graisseuse, des résultats incontestables chez les personnes exceptionnellement vigoureuses, mais il produit d'une façon non moins certaine des entéro-colites chroniques ou définitives.

Parmi ces purgatifs, les sels de soude sont les plus employés, mais ne constituent généralement pas la base des spécialités journalistiques.

Celles-ci sont habituellement faites de plantes purgatives, telles que scammonée, aloès, cascara; elles sont un mélange des principales d'entre elles, empruntées, du reste, au Codex le plus classique.

Parmi ces purgatifs, quelques-uns agissent très violemment sur le foie, et produisent ainsi une décharge biliaire, et une décongestion favorable de l'organe, surtout chez les gros mangeurs.

« J'ai pu, récemment, observer la femme d'un avocat atteinte d'obésité alcoolique. Cette dame, très vigoureuse, pléthorique, haute en couleurs, a maigri, sous l'influence d'une aloïne, de 30 kilogrammes en cinq mois de purgations biquotidiennes.

« Or, cet amaigrissement trop rapide, s'est accompagné d'un état de flétrissure de la peau et des téguments de la face, d'une entérite chronique, qui ne cesse sous l'influence d'aucun traitement depuis, et d'une hyperfonction hépatique créée par l'action de l'aloès, en même temps que d'hémorragies menstruelles répétées et d'hémorroïdes qui sont dues à l'action bien connue de l'aloïne sur les veines du petit bassin.

« Je ne pense pas qu'on puisse considérer cet amaigrissement qui, du reste. n'est plus stationnaire depuis que la malade a cessé d'user de son purgatif, comme un exemple de cure heureuse de l'obésité.

« J'ai la conviction que lorsqu'on examine de près les prétendues améliorations ou guérisons d'obésités obtenues par ces méthodes, c'est toujours d'une façon analogue qu'il faut conclure. »

Les inconvénients généraux que l'on trouve dans la méthode systématique des purgatifs sont que, d'abord, ils amènent un amaigrissement rapide. C'est, par exemple, le cas des cures thermales dues à des eaux purgatives. Elles ne peuvent constituer, dans la vie des obèses, que des accidents thérapeutiques. Et si, en cinq ou six semaines, elles produisent de grandes diminutions de poids, qui vont quelquefois jusqu'à 18 et 20 kilogrammes, on peut dire que c'est surtout pour cette raison qu'elles sont néfastes, car une obésité se reconstitue d'autant plus facilement qu'elle a été plus rapidement amoindrie.

Je ne parle que pour mémoire de la *méthode de désintoxication de Guelpa*, qui consiste à utiliser pendant trois jours de jeûne, trois purges salines. Une perte de poids très manifeste se produit alors (3 ou 4 kilogrammes), et en même temps une amélioratiou très nette au point de vue de certains symptômes d'auto-intoxication qui appellent l'emploi de la méthode.

Bien que je la considère pour ma part comme assez logique, elle est véritablement par trop sévère pour pouvoir être utilisée d'une façon répétée, si ce n'est à de longs intervalles, et elle convient mieux contre les accidents d'auto-intoxication, qu'elle vise, du reste, qu'à une véritable cure de l'obésité.

Alcalins et Vichy. — La thérapeutique par les alcalins jouit encore d'une certaine considération dans l'esprit de quelques médecins.

Les alcalins passent pour être des médicaments anti-arthritiques, en général, et leur action décongestive sur le foie est admise. C'est un des principaux bénéfices que les malades doivent en tirer surtout s'ils sont atteints d'hypohépatie (Cf. page 151).

Or, il est bien certain qu'à la suite d'une cure à Vichy, un arthritique franchement obèse ou même seulement doué d'embonpoint, constate généralement, quelque temps après sa cure, une diminution du poids qui se chiffre par quelques kilogrammes, et qui lui paraît cependant plus manifeste comme sensation interne qu'elle ne l'est à la balance.

C'est que les eaux de Vichy, qui ont une action thérapeutique que je ne conteste pas sur le foie et sur la nutrition, produisent, avec le régime, le massage, l'hydrothérapie et l'exercice au grand air qu'on leur associe, une véritable cure indirecte de l'obésité.

Mais les éléments thérapeutiques qui entrent en ligne de compte sont, on le voit, trop nombreux pour qu'on puisse accorder avec certitude au bicarbonate de soude seul et à l'ionisation des eaux l'unique valeur curative.

Cependant, il faut bien constater que presque tous les obèses étant des hépatiques ou des cholémiques latents, les alcalins, les eaux de Vichy ne peuvent que leur être favorables, et aident, dans une certaine mesure, ou à certains moments, à la cure complète et sérieuse de l'obésité. Et à ce titre, ils doivent être considérés comme des éléments adjuvants d'une certaine valeur avec ce correctif cependant : c'est qu'on voit quelquefois des obèses engraisser à la cure de Vichy, surtout pendant les premières semaines du traitement.

Iode et composés iodiques. — L'iode et les iodures ont été conservés dans la thérapeutique de l'obésité. Au point de vue de leur action les obèses se divisent en deux espèces très nettes :

Chez les uns, les plus nombreux, aucun résultat; chez les autres, une perte de poids assez variable de quantité, mais cependant jamais très marquée. Et là encore la difficulté surgit de séparer l'action de l'iode des autres traitements accessoires : régime ou exercices. Cependant chacun sait bien, en médecine, que le traitement iodé ne fait pas maigrir tous les syphilitiques obèses, au contraire. D'un autre côté, l'iode ou les iodures employés dans la cure de l'arthritisme ou de l'hypertension artérielle n'amènent toujours pas régulièrement la décharge graisseuse. Ce sont donc des agents thérapeutiques très infidèles au point de vue de cette action spéciale.

On a pensé que chez ceux qui observaient une diminution de poids on pouvait faire entrer en ligne de compte l'action spéciale de l'iode qui excite, on le sait, les fonctions thyroïdiennes. Mais tout cela n'est que pure hypothèse.

En tout cas, l'usage d'iode, soit sous forme d'iodure, soit sous forme de teinture d'iode absorbée dans un excipient tel que le lait, est sans grand inconvénient au moins à titre d'essai, à la condition que ce soit à doses extrêmement légères, et qu'on ne soit pas en présence d'un malade atteint d'affection des voies digestives ou d'insuffisance rénale.

On se trouve bien d'utiliser l'iodure à très petites doses chez les artério-scléreux gras, au début, et par périodes intercalaires, avec de longues périodes de repos. Et là encore, du reste, faut-il être prêt à ne pas insister, si on voit quelque réaction trop marquée du côté des muqueuses nasale, trachéo-bronchique, intestinale, vésicale, etc.

Je n'insiste pas longuement sur l'action de l'*acide phosphorique* considéré comme médicament métabolique dans l'arthritisme en général, ou comme ayant la propriété de réveiller les fonctions de certaines glandes endocrines qui en contiennent dans leurs tissus, normalement. Pour moi, je l'ai toujours vu faire engraisser.

Il ne faut pas oublier les méiopragies hépatiques et rénales de beaucoup d'arthritiques et de beaucoup d'obèses. Et je ne crois pas qu'il soit très nécessaire d'utiliser d'une façon durable l'acide phosphorique ou l'huile phosphorée qui, à de très faibles doses, ont produit des intoxications et des dégénérescences graisseuses.

Thyroïdine. — La thyroïdine et, d'une façon générale, les médicaments employés dans le but opothérapique, ont eu un certain succès, il y a quelques années. Ils semblent tomber maintenant dans une dépréciation qui est tout aussi éloignée de la vérité que l'enthousiasme primitif.

La thyroïdine, notamment, a été utilisée, et l'est encore par nombre de médecins et par le grand public chez qui elle a pénétré maintenant. Appliquée d'abord uniquement aux cas d'obésités myxœdémateuses, on l'a ensuite considérée comme ayant sur la nutrition une action d'excitation que l'on retrouverait du reste dans toutes les autres sécrétions internes.

Les recherches récentes de Labbé et Furet semblent montrer que, au moins dans certains cas, la perte de poids que l'on constate par suite de son usage serait surtout fournie par la destruction des albumines de la charpente cellulaire, et, par conséquent, qu'elle serait néfaste.

Dans la grande majorité des cas d'obésité, l'usage du corps thyroïde, soit en nature, soit sous forme de préparations desséchées *dans le vide et à froid*, paraît donner des résultats relativement assez constants au point de vue de la perte de poids. Du moins les observations de ce genre sont nombreuses, et tous les médecins connaissent bien des malades qui se sont soignés de leur propre chef par l'absorption d'une quantité quelquefois considérable de thyroïdine, qui ont notoirement maigri et qui n'ont pas eu les accidents qu'on pourrait craindre.

C'est que l'usage des préparations thyroïdiennes est, en effet, quelquefois dangereux, et doit être soumis à une posologie exacte.

Claisse [1] a donné récemment des indications précises sur son mode d'emploi : chercher par tâtonnements la dose favorable, user de petites doses, d'abord bi-hebdomadaires; absorption de la dose le soir au coucher avant une tasse de thé, — repos physique, — cesser si le pouls monte au-dessus de 95 pulsations par minute (pour un adulte).

En tout cas, l'utilisation des opothérapies, thyroïdienne ou autre, est intéressante, en principe pour le médecin, et surtout lorsqu'il aura quelques éléments pathogéniques qui pourront lui faire suspecter la participation d'une insuffisance endocrine.

Mais il doit surtout éviter d'en faire une méthode systématique, ne l'employer qu'à bon escient et avec prudence, en surveillant de très près les réactions du malade. Très rapidement du reste, il sera fixé sur le point de savoir s'il peut attendre un résultat favorable de cette thérapeutique particulière.

---

1. Claisse, 1907, Journal *la Clinique*, p. 307 : Traitement de l'obésité.

10° **CURES THERMALES**

La cure thermale de l'obésité est une erreur. — Voici en quels termes M. Mathieu, dans son excellent *Traité d'hygiène de l'obèse*, parle des cures de ce genre.

« Leur inconvénient est d'amener un amaigrissement rapide par des procédés intenses qui provoquent la fatigue. Les obèses ainsi traités ont une grande tendance, une fois qu'ils sont rentrés chez eux et qu'ils ont repris leurs habitudes, à regagner rapidement ce qu'ils avaient perdu.

« Ces cures ne sauraient convenir qu'à des individus encore jeunes, doués d'une suffisante résistance.... Elles ne sauraient être recommandées qu'aux obèses pléthoriques. Leur intervention ne sera jamais qu'un épisode dans l'existence des obèses. Ceux qui veulent maigrir et rester maigres doivent se résigner à changer définitivement de genre de vie.... Demander le même résultat à une cure de quelques semaines pendant laquelle on expie les erreurs de toute une année et même de toute sa vie est une dangereuse illusion. On risque toujours de sortir de ces périodes intensives avec une vitalité organique à jamais amoindrie... » (Proust et Mathieu [1]). On ne saurait mieux dire.

On sait que ces cures, qui sont surtout *exploitées* à l'étranger, en Allemagne, en Autriche, sont passibles des reproches que l'on doit faire à toutes les méthodes mixtes systématiques.

En général, les malades sont soumis à la fois à la réduction alimentaire et à tous les moyens d'oxydation intense par l'aération systématique. Toutes les méthodes de gymnastique médicale et sportive, danse, course à pied, bicyclette, marche en montagne, etc., l'usage d'hydrothérapie, de bain d'air chaud sec, et de bain de vapeur humide avec grande sudation, l'administration de l'eau de source généralement purgative, et de pilules dites réductives, de composition généralement cachée, mais purgative aussi, le tout accompagné de réduction des heures de sommeil, tel est l'ensemble thérapeutique utilisé dans ces stations, avec des régimes restreints en hydrocarbones, et riches en albuminoïdes. Les malades reviennent généralement de ces lieux de supplice très amaigris, anémiés, et quelquefois même complètement déprimés, au point que, dans certaines stations, on a soin de les envoyer ensuite faire des cures d'eaux ferrugineuses, où ils s'empressent bien souvent de reprendre une partie de leur poids.

J'ai observé, l'année dernière, deux confrères revenus d'une eau

---

1. Proust et Mathieu, *Hygiène de l'obèse*, Masson.

allemande, dans un état de dépression tel, qu'ils ont dû, tous deux, retarder la reprise de leurs occupations par une saison de repos complet dans le Midi.

On peut se demander comment des méthodes semblables peuvent convenir à un syndrome cliniquement et pathogéniquement si variable que l'obésité. Je ne pense pas, du reste, que les médecins qui ont pratiqué eux-mêmes des cures de ce genre, ou qui les ont vues pratiquer autour d'eux, aient la moindre difficulté à en condamner le principe qui, tel que je l'ai exposé, ne saurait être acceptable.

Mais la plus grande critique qu'on puisse leur adresser c'est que l'effort considérable qu'elles représentent pour le malade n'empêche pas le retour au poids primitif en quelques mois, car, en général, une mentalité spéciale se produit chez lui, qui peut se résumer ainsi : faire des infractions au régime ou au traitement rationnel, pendant tout le courant de l'année, et se remettre au poids presque normal par un traitement intensif de six semaines sans faire précéder, ni suivre, la cure, de l'hygiène et de la prophylaxie convenables.

Un médecin consciencieux ne saurait accepter une pratique thérapeutique capable de déterminer une pareille mentalité chez le patient.

BASES GÉNÉRALES DE LA CURE D'UNE OBÉSITÉ

Un certain nombre de conditions doivent être exigées d'abord, pour obtenir une cure faite dans une bonne direction au point de vue de la guérison radicale.

Tout malade qui désire subir une cure de réduction de poids, en même temps que se débarrasser de troubles fonctionnels qui accompagnent ou conditionnent la surcharge graisseuse, doit être préalablement préparé par son médecin, et se pénétrer de l'esprit général qui doit diriger le traitement.

Il doit savoir que celui-ci doit être d'une durée assez longue, et averti que les cures dites rapides n'ont aucune valeur et sont pleines de dangers.

Elles n'ont aucune valeur, car il est matériellement impossible en quelques semaines, ainsi qu'on le fait dans les stations balnéaires, de produire par la thérapeutique une action suffisante sur les troubles viscéraux : nerveux, gastriques, intestinaux, hépatiques, ou tous autres qui ont causé l'obésité.

Or, il est indispensable de faire disparaître ces éléments pathogéniques. Et quels que soient l'habileté et le savoir du médecin, il est toujours nécessaire de quelques mois pour obtenir de semblables résultats.

De plus, il n'y a aucun avantage à effectuer, en quelques semaines, une réduction considérable de poids. Car, en cas d'arrêt, la récupération se fait plus vite encore que la diminution.

Enfin, il y a inconvénient à vider rapidement le tissu cellulaire sous-cutané et les viscères profonds de la graisse qui les infiltre. Sur la peau, cela produit des flaccidités et une véritable déchéance très redoutée des femmes, et dans les viscères, un déséquilibre de la statique, auquel il est difficile de remédier en un temps si bref.

Enfin, il me semble physiologiquement nuisible de faire subir des variations morphologiques aussi considérables en un temps aussi court, et particulièrement à partir d'un certain âge.

Les jeunes gens, ou les jeunes adultes, peuvent supporter relativement mieux les cures de réduction rapide.

Le médecin devra donc d'abord convaincre son malade que, pour être moins brillante, la cure lente est la seule capable de donner des résultats définitifs. Ensuite, il lui fera toucher du doigt toutes les difficultés qui pourront surgir. Il lui fera comprendre l'importance d'un régime, adapté aux nécessités particulières de son cas, et non pas de tous les obèses en général.

Il le priera de se déterminer à refuser l'intervention des personnes de sa famille ou de ses relations qui voudront lui donner toujours un meilleur conseil que le médecin. Et, pour prix de son obéissance, on pourra lui affirmer un succès certain dans un temps qui variera de trois ou six mois à un an. C'est là, à peu près, en effet, la durée moyenne d'une cure d'obésité, car il n'y a pas lieu d'excéder une décharge mensuelle de poids de 3 à 4 kilogrammes. Et il est rare, du reste, que l'on ait à faire perdre à un malade des charges supérieures à 50 kilogrammes. Les chiffres moyens sont entre 20 et 30 kilogrammes.

Enfin, le médecin devra particulièrement insister sur la nécessité d'arriver à cette réduction complète et définitive de l'obésité. Il déterminera pour cela le poids-limite probable du patient qui représente en réalité son poids normal, et lui donnera, comme moyen propre à juger le terme de la cure, le retour à une alimentation abondante pendant une ou deux semaines d'épreuves où son poids ne devra pas varier.

Il exigera enfin, pour accepter la réalité de la guérison, la disparition de tous les troubles organiques, quels qu'ils soient, et il aura soin de les poursuivre jusqu'au retour à l'état normal définitif.

Enfin le médecin s'assurera de la possibilité matérielle de son client à le suivre, dans l'application du régime, dans la répartition des heures employées à la cure musculaire ou aux différents moyens thérapeutiques externes, tels que l'hydrothérapie, par exemple, et en somme il s'évertuera à lui prescrire un traitement qui soit facile à suivre, autant du moins qu'il sera possible.

On ne saurait, en effet, tenir rigueur à certains obèses qui n'ont pas voulu suivre des traitements excellents dans le fond, mais mal édifiés dans la forme et incommodes, que certains médecins distraits ou par trop théoriciens ordonnent quelquefois.

Caractéristiques d'une bonne cure. — Les principales qualités d'une bonne cure se résument ainsi : 1° elle doit être d'une durée suffisante pour qu'on ait la certitude qu'elle a eu le temps d'agir sur tous les éléments pathogéniques.

2° Elle doit produire une perte en poids régulière, et pas trop rapide.

3° Elle doit être d'une application relativement aisée et ne pas demander au malade une trop grande perte de temps, ni empiéter sur les heures qui doivent être données à la pratique d'un métier ou d'une profession, et, en somme, elle doit tenir compte des nécessités de la vie matérielle.

4° Elle ne doit pas demander de la part du malade un trop grand esprit de sacrifice ou des qualités exceptionnelles d'énergie qui sont justement celles qui, par définition, sont les plus rares chez les obèses.

5° Elle doit enfin être radicale, c'est-à-dire que, pour justifier tous les moyens, quelquefois coûteux ou désagréables, qu'elle est obligée d'employer, elle doit récompenser le patient par une guérison définitive, une amélioration de la santé antérieure, un retour à une santé presque parfaite. Elle éloigne la possibilité de rechutes, en même temps qu'elle apporte la guérison de tous les troubles fonctionnels pathogéniques en faisant l'éducation alimentaire et la mentalité d'action.

1° *Premiers éléments de départ*. — *Calcul du poids normal du malade*. — Il est bon que le médecin, tout au moins pour son édification personnelle, essaie, dès son premier contact avec le patient, d'établir aussi précisément que nos moyens scientifiques nous le permettent, quel sera son poids en état de bonne santé, lorsqu'il sera débarrassé de sa surcharge graisseuse, et qu'il aura acquis un développement musculaire suffisant.

Or, il faut bien avouer que les meilleurs procédés que l'on puisse employer ne valent pas, à beaucoup près, l'habitude et l'expérience personnelles que le médecin peut acquérir, après quelques essais, et avec la coutume d'examiner de près les questions de cette espèce.

Les deux principales méthodes qui permettent d'établir le poids physiologiques sont la méthode statistique et la méthode de Gautrelet modifiée.

La première méthode est celle qui consiste à examiner à peser et à mesurer un très grand nombre d'adultes supposés bien portants, et de prendre la moyenne de leur poids à tout âge.

Elle est passible d'une première objection : c'est qu'elle représente certainement l'état de l'homme moyen, mais aucunement celui de l'homme normal. Il est donc à peu près certain que ses chiffres doivent être un peu supérieurs à la normale, attendu que, dans la vie moderne, il serait impossible d'établir la statistique sur des athlètes qui ne s'y rencontrent plus en assez grand nombre.

Or, nous avons déjà insisté sur ce point que l'athlète, s'il n'est pas hypertrophié, constitue l'homme normal, sinon l'homme moyen. On peut songer qu'il serait alors facile de grouper les poids et les mensurations prises sur une série d'hommes normalement développés par les méthodes d'entraînement physique, et que, bien que constitué par un nombre insuffisant d'éléments, on pourrait déjà avoir ainsi un point de départ.

Or, la statistique n'a de valeur qu'autant qu'elle porte sur un très grand nombre d'examens, ce qui n'est pas le cas. Et, enfin, on trouve chez les athlètes des variations morphologiques assez considérables suivant les spécialisations sportives qui ont suivi leur phase de développement physique général.

Cependant on peut se servir des chiffres pris sur les statistiques des femmes et des hommes moyens, en les réduisant dans une certaine mesure. Ce ne sera encore là qu'une approximation, deux hommes moyens, avec une adiposité moyenne, dans les mêmes conditions physiques de rééducation musculaire et de développement thoracique et avec la même perte de graisse de surcharge, n'auront pas acquis avec le même entraînement la même quantité de muscle.

Il n'est pas douteux, en effet, que certains individus ont la propriété de faire du muscle sous l'influence du travail physique plus facilement, au moins en poids et en volume, que d'autres; ce qui n'implique pas du tout une supériorité de qualité.

Voilà donc les principales causes d'erreur qui peuvent entacher la méthode statistique. Mais, dans la pratique, les petites variations dont il s'agit peuvent être négligées. Et je ne pense pas qu'il y ait grand inconvénient à ce qu'un médecin ait annoncé comme poids normal 65 kilogrammes quand, il sera démontré dans la suite que c'était 62.

On peut donc conserver l'*usage des tables*, en se rappelant qu'elles indiquent généralement des chiffres un peu trop forts pour les hommes de taille moyenne; ou bien, si l'on veut les supposer à peu près exactes, il faut admettre que les pesées sont faites avec des vêtements ordinaires.

Ainsi, on pourra parfaitement accepter qu'un homme moyen, de constitution moyenne, d'une taille de 1 m. 70 pèsera, avec des vêtements de forme et d'usage courants, 70 kilogrammes. Or, le poids de ces vêtements oscille entre 3 et 5 kilogrammes. En règle générale on peut donc se servir de la *loi de Quételet* et admettre qu'on doit peser habillé en hiver sans manteau, autant de kilogrammes que la taille possède de centimètres au-dessus du mètre. Pour la femme à taille égale, il faut retrancher de 3 à 6 kilogrammes au poids de l'homme, suivant sa constitution faible ou forte. Un homme de 1 m. 70, de forte constitution, pèsera habillé 70 kilogrammes. La femme de même taille et de même constitution, 67 kilogrammes et 64 à 65 si elle est moins vigoureuse. Pour une taille moyenne de 1 m. 58 à 1 m. 60 une femme adulte de bonne santé et de constitution moyenne pèse, dévêtue, 55 à 57 kilogrammes et 60 kilogrammes habillée. Il ne s'agit pas, bien entendu, à ce poids, de femme amaigrie, et on peut estimer à 5 kilogrammes le poids de graisse répartie dans le corps d'une femme de cette taille et de ce poids. Il ne faut pas oublier, comme base de direction, qu'en aucune circonstance et à taille égale une femme ne peut dépasser le poids d'un homme. La densité de l'homme est toujours supérieure à celle de la femme la plus robuste. Tous les viscères, les os, les muscles de l'homme sont plus pesants et plus volumineux, pour une taille égale, que chez la femme. Les athlètes d'une taille de 1 m. 60 pèsent rarement plus de 58 kilogrammes (nus). A plus forte raison une femme de la même taille ne peut-elle dépasser ce poids. C'est donc en général à l'aide de la comparaison avec ce poids de l'homme de même taille que l'on calcule le poids de la femme en le réduisant de 3 à 6 kilogrammes.

La deuxième méthode, ou méthode de Gautrelet *modifiée*, consiste à prendre la moyenne qui existe entre les trois indices obtenus : 1° en multipliant la taille par une constante, 0,4 ; 2° en multipliant la carrure, c'est-à-dire la mesure d'une extrémité acromiale à l'autre, par la constante 1,66 ; 3° en y ajoutant le poids de l'individu nu.

Ces trois chiffres sont divisés par 3. On a ainsi le poids de l'homme à trente ans. Par exemple, supposons un homme de 1 m. 67 de hauteur, de 42 centimètres de carrure et pesant nu 62 kgr. 500. Quel serait son poids « biologique » ? Nous aurons :

$$p = 167 \times 0{,}4 = 66 \text{ kgr. } 8$$
$$p' = 42 \times 1{,}66 = 67 \text{ kgr. } 2$$
$$p'' = 62{,}5$$

Le poids « biologique » $= \dfrac{66{,}8 + 67{,}2 + 62{,}5}{3} = 65$ kilogrammes à l'âge de trente ans, en supposant qu'il s'agisse d'un homme sain.

Or, il se trouve que, réduite à cette première partie, la formule de Gautrelet me semble exprimer la réalité au sujet du poids de l'homme normal. Mais Gautrelet, qui a établi ces tables pour les besoins de ses analyses d'urine, y a adjoint une rectification qui est la suivante : il ajoute une certaine quantité de poids de trente à soixante ans, et il en enlève une autre quantité au-dessus de soixante. Le maximum de cette table est entre quarante-quatre et quarante-six ans, Gautrelet l'estime à 7 kilogrammes et, à partir de soixante ans, il retranche en moyenne 1 kilogramme par année. Ainsi, pour l'exemple ci-dessus, il ajouterait 7 kilogrammes et le poids, au lieu de 65 kilogrammes, serait de 72. Ces chiffres sont hypothétiques, et, pour mon compte personnel, je ne puis pas les accepter, étant donnée la définition préalable qui a été établie ici de l'engraissement, de l'embonpoint et de l'obésité. Attendu qu'à trente ans, un homme possède et son ossature et sa musculature normales, il n'y a aucune raison, sauf entraînement physique particulier, pour que ce poids augmente jusqu'à quarante-six ans. Les 7 kilogrammes que Gautrelet lui accorde sont vraisemblablement de la graisse, et s'il est intéressant, au point de vue urinaire, de faire entrer en ligne de compte ces moyennes, pour nous *cette partie* de la méthode n'a aucun intérêt.

Il ne semble donc pas que nous puissions songer à l'utiliser pour établir le poids idéal d'un homme qui se présente devant le médecin à l'état de surcharge graisseuse.

3° Enfin, il est bon d'employer, dans certaines circonstances, un correctif qui est apporté par l'*indice de Pignet*.

Il permet de calculer la constitution de l'individu, et de le ranger d'après un indice dans les hommes de constitution *faible, moyenne, forte* ou *très forte*.

Pignet distingue 7 degrés et les indices se succèdent, dans cette échelle, depuis 0 jusqu'au-dessus de 35. La constitution *moyenne* donne des indices ordinaires de 20 à 25.

La constitution *très forte* donne des indices de 0 à 10;

La constitution *faible* apparaît à partir de 26.

Voici comment on établit cet indice :

On additionne le périmètre thoracique (Pth) pris sous les pectoraux, avec le poids (P) du corps, nu, à jeun, la vessie et le rectum étant vides, et on retranche de cette somme la hauteur (T) exprimée en centimètres et prise à la toise, $I = T — (Pth + P)$.

Pour un homme à l'état de santé musculaire et de développement thoracique parfaits, il est évident que cet indice est intéressant à considérer. Mais où la difficulté surgit, c'est quand il s'agit d'établir une mesure thoracique circulaire sur un homme qui peut avoir 3 ou 4 centimètres de pannicule adipeux au niveau où se fait la mesure.

S'il était possible, à ce moment, d'appliquer le centimètre non pas sur des muscles infiltrés et le thorax recouvert d'une peau doublée de graisse, mais sur une peau et des muscles normaux, on pourrait trouver un chiffre moindre de 10, 12, 15, 20 centimètres. Il y a donc là une cause d'erreur de très grosse importance.

En somme, on peut conclure que toutes ces méthodes n'ont d'intérêt que pour apprécier le poids d'hommes en état de morphologie normale. Et il reste évident que le médecin ne pourra prendre une base pour fixer le poids du malade que sur l'appréciation de la quantité de graisse par la méthode que nous avons déjà exposée, soit : la mesure par l'œil et par l'appréciation du pli de peau, de la quantité de graisse sous-cutanée.

Il lui sera toujours facile de juger à peu près si le patient qui est devant lui, étant supposé débarrassé de sa graisse, reste de constitution moyenne, forte ou faible.

En utilisant ensuite les données de la statistique, il ne fera qu'une très petite erreur qui, dans la pratique, est sans importance.

Mais je dois dire qu'avec quelque expérience de ce genre d'observations, il arrivera à approximer le poids physiologique à 1 ou 2 kilogrammes, ce qui est amplement suffisant.

Je ne conseille pas au médecin d'indiquer tout de suite à son malade quel est le poids de graisse qu'il doit perdre, si ce poids est élevé et supérieur, par exemple, à 8 ou 10 kilogrammes, chiffre qui est du reste au-dessous de la moyenne des cures d'obésité où la réduction est en général de 20 à 35 kilogrammes.

Il est meilleur, pour ne pas décourager à l'avance le patient, de ne pas spécifier nettement la valeur de la perte, et de lui dire que ce chiffre n'est pas, scientifiquement, possible à déterminer à l'avance. Il est préférable, plutôt, de lui fixer la durée de temps, s'il le demande, et étant donné qu'il faut lui recommander une cure lente, de lui expliquer qu'il n'a aucun avantage à précipiter son traitement; de cette façon, on évitera une cause d'insuccès tenant au découragement préalable.

2° *Le type d'alimentation. — L'alimentation doit tendre vers la normale et le régime ne doit viser que les troubles fonctionnels.* — Contrairement à la majorité des auteurs qui font autorité en matière de traitement d'obésité, je ne crois pas qu'il y ait avantage à pratiquer la cure de réduction alimentaire avec la rigueur qu'on lui donne habituellement. Bien au contraire, de mon observation personnelle et de celles multiples, que j'ai faites sur d'autres, je crois pouvoir affirmer que le meilleur rendement s'obtient en cherchant à se rapprocher du régime normal.

Définition du régime normal. — J'entends sous cette appellation le régime qui comporte une quantité d'aliments suffisante pour permettre une activité moyenne, sans qu'apparaisse aucun des signes de l'inanitiation, c'est-à-dire l'asthénie diffuse, la tendance à la tristesse, quelquefois l'amaigrissement trop rapide, les troubles digestifs dus à l'atonie gastrique, à la lenteur de la traversée digestive, le retard de l'évacuation, la constipation par insuffisance du bol alimentaire, la saburre linguale et l'insomnie.

Cet ensemble symptomatique que l'on a quelquefois confondu avec une ébauche de neurasthénie s'observe, dans le traitement par réduction alimentaire. Je ne peux pas accepter qu'il soit de nature à permettre au système nerveux de remplir d'une façon convenable ses fonctions de régulation. Je crois que c'est une vérité tellement évidente qu'elle n'a pas besoin d'être discutée devant des médecins.

Le tonus nerveux est naturellement fonction de la réserve énergétique glycosique accumulée par les aliments, mais il n'est pas fonction des réserves adipeuses existant dans les divers organes.

Il semble donc que c'est la quantité de glycogène contenu dans les muscles, le foie et le sang, glycogène immédiatement utilisable suivant les besoins du système nerveux ou des organes, qui est la base énergétique du tonus.

Il est bien démontré par l'expérience que le tonus baisse chez les obèses, lorsque l'alimentation est au-dessous de la normale, et que *les réserves graisseuses qui sont utilisées pour compléter le déficit, ne sont pas tonigènes.* Il faut donc donner au malade, pendant sa période de traitement, la quantité d'aliments la plus petite qui permettra de garder à peu près intact le fonctionnement du système nerveux, et notamment ce que nous exprimons par la *tonicité.* Faire autrement, c'est vouloir accentuer les troubles digestifs qui ont déjà conditionné l'obésité, bien qu'ils pussent être dus à la suralimentation et, par son intermédiaire, à l'intoxication du système nerveux. Mais que ce soit par l'intoxication suralimentaire, ou que ce soit par le déficit énergétique, le dérèglement de l'appareil nerveux ne peut pas être considéré comme une condition favorable.

On cherchera donc par tâtonnements, et en commençant par une semaine, par exemple, de régime légèrement restreint, quelle est, sur ce point spécial, la réaction particulière du malade en traitement?

Si l'on voit apparaître une asthénie assez marquée, la saburre linguale, la constipation, le désir d'inaction, on augmentera légèrement la quantité d'aliments jusqu'à ce que ces phénomènes disparaissent.

Il ne faudra pas cependant être surpris, dans la première semaine d'adaptation, d'une certaine diminution d'énergie qui vient de la cessation des coutumes suralimentaires.

C'est un élément dont il faudra tenir compte dans une certaine mesure.

Mais, de toute façon, si, au bout de quinze ou vingt jours, le malade semble assez profondément diminué dans son activité et son fonctionnement somatique, il faudra se décider à remonter légèrement le taux alimentaire. Pour un adulte d'âge et de taille moyens, voici un exemple de *régime de départ qui n'est qu'une indication moyenne* :

Petit déjeuner, le matin, au lever : Composé d'une tasse de café au lait, ou de thé léger au lait avec un croissant et, à la rigueur, une très petite quantité de beurre. Sans restriction sur le sucre (2 morceaux).

A midi : 1° Un plat de viande rôtie, de préférence, équivalent à une forte côtelette, ou une aile de volaille, ou 100 gr. de bifteck.

2° Un plat de légumes, généralement verts ou herbacés (épinards, salades cuites, haricots verts), à discrétion.

Un dessert composé de préférence de fruits crus, à discrétion aussi.

Une tasse de thé ou de café léger, suivant les habitudes du malade.

A 4 heures : Une tasse de thé très léger ou de toute autre boisson aromatique, légèrement excitante, et sucrée (2 morceaux); 2 biscottes.

Dîner, le soir : Pas de potage.

1° Deux œufs préparés de quelque façon que ce soit; 2° Deux ou trois cuillerées d'un féculent en purée (pomme de terre, lentilles, etc.).

Dessert, comme à midi.

A la fin du repas, une boisson chaude (thé léger ou camomille).

Le pain sera pris en très petite quantité. Jamais plus de 30 grammes par repas, non pas pour diminuer l'apport alimentaire qu'il représenterait, mais parce qu'il est extrêmement dyspeptogène au-dessus de petites quantités. Le mieux est de le supprimer et d'ajouter une troisième cuillerée de féculents à sa place, au dîner du soir.

Les boissons devront être réparties plutôt entre les repas que pendant le repas, car la digestion est généralement plus facile s'il n'y a pas une trop grande abondance de liquide. Il faut préférer l'eau de source et se priver de vin ou de bière systématiquement.

Si le patient urine avec ce régime un volume d'urine égal ou voisin de la normale, soit 1 600 centimètres cubes, par exemple, il est inutile de chercher à le faire boire davantage.

Au contraire, on introduira entre les repas un ou deux verres d'eau supplémentaires jusqu'à atteindre le chiffre moyen et normal d'urine qui correspond à un *minimum* de 20 grammes d'urine par kilogramme de poids *actif* du corps et pour 24 heures.

C'est là, à mon avis, la seule règle précise à laquelle on puisse obéir.

Valeur énergétique du régime. — On remarquera que cette alimentation peut passer aux yeux de certains pour restreinte. Et cependant c'est celle qui convient à la grande majorité des hommes actifs, et qui ne maigrissent pas avec elle.

A ceux qui pourraient s'étonner qu'une quantité relativement minime d'aliments, si minime qu'elle semble défier et confondre toutes les formules des livres, puisse suffire chez ces sujets, non seulement à *entretenir* la vie, mais encore à faire face aux dépenses énergétiques considérables qu'un travail musculaire parfois intensif semble exiger, nous répondrions par ces réflexions qu'ont suggérées à Lapicque et Richet l'étude de la ration alimentaire des Malais et des Abyssins : « Il n'est pas nécessaire d'établir cliniquement leur bilan nutritif pour démontrer que cette ration leur suffit; il n'y a qu'à constater qu'ils vivent de ce régime, qu'ils travaillent et qu'ils se reproduisent... Une telle constatation, si elle est suffisamment établie, répond d'elle-même à toutes les objections théoriques. » (Vincent, *La Clinique*, 1910.)

Je veux bien admettre que cette ration est entièrement utilisée et qu'elle se trouve au-dessous des conditions de la ration de gaspillage albuminoïde ou hydro-carbonée, mais cependant c'est celle que j'utilise moi-même en temps normal, lorsque je ne me livre à aucun exercice physique, et en restant à une activité au-dessus de la moyenne au point de vue cérébral.

. C'est également celle qu'ont conservée les obèses que j'ai guéris par la méthode à laquelle j'ai donné la préférence. Parmi eux, en l'état actuel, trente-trois médecins s'en trouvent parfaitement bien, et avec elle ils suffisent à une activité plus grande que celle qu'ils avaient pendant leur période-d'obésité.

Variations du régime type. — Cependant, j'ajoute qu'on l'augmentera proportionnellement aux nécessités, et pour arriver à se trouver dans la normale vis-à-vis des signes de tonicité nerveuse qu'il faut toujours conserver. En somme, ce régime constitue un mode de réduction alimentaire suffisant pour des obèses; pour le médecin, il sera le retour à l'alimentation moyenne normale propre à remédier à la dyspepsie, et *hors de la période d'exercice, où il sera plus abondant.*

Mais, d'autres considérations doivent guider le médecin dans l'établissement de ce régime et le faire varier dans une certaine mesure.

L'alimentation prescrite doit s'inspirer particulièrement des conditions pathogéniques de l'obésité en cause. S'il s'agit d'une suralimentation arthritique (par imitation familiale ou par acquisition), généralement le régime qui conviendra le mieux est celui qui visera la dyspepsie gastrique, intestinale et hépatique, qui existe presque toujours dans ce cas, et qui s'adaptera à sa forme symptomatique.

Si, au contraire, on se trouve en présence d'une obésité avec du surmenage nerveux ou une insuffisance nerveuse due à des émotions, des chagrins, de l'inanition relative, il faudra prescrire un régime et un traitement qui sera adapté à ces causes.

Et c'est dans ce sens qu'il faut concevoir que certains obèses, qui se nourrissent insuffisamment, doivent avoir un régime prescrit par le médecin, supérieur à celui qu'ils avaient établi d'eux-mêmes.

Je dois dire que ce n'est pas là la circonstance la plus habituelle, car les obésités que l'on rencontre aujourd'hui sont presque toujours accompagnées de suralimentation.

Et, pour conclure, le médecin s'adaptera aux conditions cliniques, et visera surtout, dans son régime, le traitement des fonctions ou des organes qui paraissent pathogéniquement en cause, beaucoup plus qu'il ne s'inquiétera de faire consommer la graisse de surcharge par la réduction alimentaire.

C'est pour répondre du reste aux conditions habituelles de suralimentation carnée que le régime moyen sus-indiqué ne comporte des albumines, empruntés à la viande, qu'en petite quantité. Beaucoup de médecins seront étonnés d'y voir figurer le sucre et les féculents qui sont, à mon avis, aussi indispensables à un obèse, dans une certaine mesure tout au moins, qu'à un diabétique, fait bien connu aujourd'hui.

L'abondance des légumes verts et des fruits répond à l'indication de lutter contre la *faim* et la *constipation* si habituelles. Mais cette prescription doit être modifiée dans certains cas, et notamment si le malade a de l'entéro-colite qui ne serait point due à la suralimentation.

3° *Cure de rééducation et de réfection musculaires, et non pas d'abord exercices sportifs.* — Nous savons que la grande majorité des obèses sont en état de méiopragie musculaire, et parce qu'ils n'utilisent pas leurs muscles, qui s'atrophient, et en même temps aussi parce que la tonicité neuro-musculaire est diminuée chez eux, par suite de leur état d'auto-intoxication.

L'infiltration musculaire qui se produit lorsque l'obésité et la surcharge sont bien développées vient s'ajouter comme cause de diminution fonctionnelle.

Or, si le médecin doit ramener le tube digestif, le système nerveux, le foie, le cœur de son patient à la norme, il ne contestera pas davantage la nécessité de ramener l'appareil musculaire à son volume et à sa qualité physiologiques.

La fonction glycolytique du muscle, qui est une des plus importantes de la nutrition et qui, avec la glycogénie du foie règle certainement tout le métabolisme du cycle du carbone, ne se fait d'une façon convenable qu'autant que cet appareil musculaire est en état de fonctionnement régulier.

Or, comment demander à des gens qui n'utilisent plus leurs muscles, quelquefois depuis leur jeunesse, de se livrer subitement à des exercices physiques qu'ils eussent été à peine capables de faire à ce moment? Après une longue période de sommeil au point de vue de son fonctionnement, on exige subitement de leur appareil musculaire un certain travail, et quelquefois pendant plusieurs heures par jour?

Il n'est pas douteux que ce soient là d'excellentes conditions de surmenage, et par conséquent d'auto-intoxication. Est-il bien utile d'en ajouter à l'obèse, qui est au premier degré un intoxiqué?

Il faut donc procéder d'une façon différente et faire l'éducation lente et progressive de tout son appareil musculaire, par des moyens appropriés.

Il faut, en même temps, ne pas augmenter les auto-intoxications. en évitant une décharge trop grande des produits toxiques dans le sang, à la suite des exercices.

En même temps, il faut obtenir avec certitude la réfection musculaire absolue, qui se témoignera par le retour au volume et aux poids normaux de cette enveloppe musculaire.

Aussi, dans les premiers temps, la méthode à conseiller doit-elle être de faire travailler ou peu de muscles à la fois ou beaucoup de muscles pendant très peu de temps et avec très peu de vitesse.

Méthodes des poids légers. — Il vaut mieux se servir de la première formule, parce que, dans ce cas, la gradation de l'exercice est moins délicate. On fera donc contracter les muscles, successivement ou par groupe de deux ou trois au maximum. On répétera le mouvement un certain nombre de fois, qui sera chaque jour augmenté.

On ne fera pas faire à ces muscles des efforts rapides ni grands, mais progressifs. On augmentera par conséquent le travail du muscle suivant une échelle graduée.

La méthode à employer sera celle des *poids légers* (haltères) ou des extenseurs en caoutchouc de faible tension.

Tous les jours, pendant une durée qui n'excédera pas, pour la première phase, quinze minutes, l'obèse fera contracter ses groupes musculaires, en les soumettant à une charge moyenne d'abord de 2 kilogrammes à 2 kilogrammes et demi.

On lui fera apprendre une série de mouvements, et, chaque jour, il augmentera la répétition de chacun des mouvements qui constitueront sa série jusqu'à une durée de 45 minutes maximum. Il ne fera ni marche, ni autres exercices. pendant la plus grande partie de sa cure. Le temps sacrifié aux exercices est donc petit. *C'est un des grands avantages de cette méthode.*

Les exercices que l'on doit employer sont de plusieurs espèces :

Exercices suédois. — Les uns dits suédois, se font avec les mains libres et sans aucun poids. On doit les utiliser chez les grands obèses pendant la première semaine, dite d'adaptation. Dans ces mouvements suédois sont compris ceux qui visent plus particulièrement les muscles inspirateurs. La gymnastique respiratoire, ou plutôt les mouvements inspirateurs sont de la plus haute importance dans cette méthode de rééducation physique. Il est nécessaire, en effet, de développer le thorax de façon à augmenter considérablement la capacité thoracique, et par conséquent, en même temps, le coefficient respiratoire.

Le but de la **gymnastique respiratoire**, qui est maintenant assez répandue depuis les nombreuses et intéressantes communications de Rosenthal, est d'augmenter l'incursion costale, et la musculature, surtout des muscles inspirateurs et du diaphragme. On n'oubliera pas aussi de faire cultiver à l'obèse, ses muscles expiratoires accessoires qui sont les muscles de l'abdomen.

A côté des mouvements suédois, on utilisera les mouvements avec haltères légers et qui comportent une résistance de 2 kgr. 500 à 3 kilogrammes dans chaque main, et les mouvements dits « de parquet », qui consistent, le patient étant couché à terre, sur le dos, à lui faire relever le tronc comme pour s'asseoir, le poids de ce tronc servant de résistance; ou à lui faire lever les membres inférieurs vers la tête, le poids de ces membres constituant la résistance à vaincre.

Les **mouvements de parquet** ont surtout pour but de faire travailler la musculature abdominale utile à l'expiration, de lutter contre l'hypertension portale; et, par ce moyen, de régulariser la tension artérielle. Si le patient travaille couché sur le ventre, les mouvements de redressement du tronc en arrière, les pieds étant fixés, auront pour but de remédier à l'insuffisance du plan musculaire dorsal, et de corriger certaines attitudes vicieuses de la colonne vertébrale.

Je donnerai plus loin des détails complémentaires sur les diverses séries de mouvements que l'on peut employer, suivant les circonstances, et dont les médecins pourront apprendre le détail dans l'excellent livre de Lagrange, *La Médication par l'exercice* [1].

La question de la **vitesse des exercices** a une importance assez considérable, car la contraction lente pratiquée à fond sur chaque muscle a la propriété de l'hypertrophier, et, au contraire, les exercices rapides font de préférence maigrir les réserves graisseuses qui sont accumulées autour du muscle en travail, tandis que l'hypertrophie fibrillaire est moins manifeste que dans le cas précédent.

C'est du reste là le fonds de la méthode de rééducation musculaire

____

1. Alcan, édit.

appliquée à l'obésité. Tout muscle qui se contracte, et dont la contraction se répète, tend à consommer d'abord son glycogène de réserve, puis la graisse placée immédiatement autour de lui, et qui est brûlée à la faveur de la congestion vasculaire circonvoisine due à l'intensité de son travail.

Aussi, en faisant contracter tous les muscles du corps les uns après les autres, on arrive à consommer à peu près également partout, toute la graisse préexistante.

Et, par déduction, on peut localiser l'amaigrissement au niveau des points où la surcharge est le plus accentuée, en faisant travailler davantage les muscles sous-jacents à ce point.

La démonstration pratique de ces lois empiriques est fournie par ce fait que les points qu'il est le plus difficile de faire maigrir par ces méthodes d'exercices sont ceux des régions où il y a peu de corps musculaire, mais surtout du tendon, ou de grosses aponévroses épaisses et volumineuses.

C'est ce qui se produit justement au niveau de la région lombaire où se trouve la grande masse des aponévroses et des muscles dorsaux et sacro-lombaires ; dans la région antérieure de l'abdomen où se trouve la ligne blanche et les intersections aponévrotiques de muscles qui, de par ailleurs, sont peu développés et travaillent peu chez l'homme. Aussi ces régions sont elles les plus grasses et les plus difficiles à faire maigrir.

Utilisation de ces différentes actions. — Enfin, il est bon de savoir que les grands mouvements de flexion qui mobilisent de grands segments du corps comme, par exemple, la flexion du tronc autour de l'abdomen, ou le relèvement et la plicature des genoux vers l'abdomen, lorsque le patient est couché sur le dos, produisent surtout de l'essoufflement et de la sudation, beaucoup plus que de l'hypertrophie des muscles qui travaillent.

Ce sont des mouvements *à action générale*, et qui, par conséquent, sont plus fatigants, surtout s'ils sont faits avec une certaine vitesse. Ils précipitent les rythmes cardiaque et respiratoire.

Il résulte de ces quelques observations que, suivant les cas, suivant le degré d'intensité de la surcharge, suivant l'état du cœur et du poumon, suivant la nature des méiopragies, le médecin devra utiliser tantôt des mouvements lents des segments des membres chez des malades qui doivent être ménagés, tantôt, au contraire, les grands mouvements qui déterminent la sudation, l'essoufflement et un peu de fatigue physiologique, et qui seront de mise dans une phase plus avancée, chez les malades plus vigoureux.

Il ne faudrait pas que le médecin s'imaginât que tout ce qu'il faut savoir sur ces méthodes s'apprend très rapidement et par des lectures.

Je conseille aux confrères qui voudront acquérir quelque compétence sur ce point, de se documenter d'abord, en lisant quelques bons ouvrages, tels que ceux de Lagrange, de Démeny, de Tissié, de Hébert, ou quelques bons articles, tels que celui de Lafeuille, dans le *Traité d'hygiène* de Brouardel, et ensuite de pratiquer eux-mêmes ces exercices, pour se rendre compte des différentes méthodes employées aujourd'hui dans les établissements, encore rares, dits de culture physique, et dont il existe deux ou trois à Paris. Il est fâcheux que des médecins croient pouvoir juger *a priori* de ces questions dont ils ne soupçonnent pas la complexité, car beaucoup ignorent le mouvement scientifique remarquable qui s'est créé autour d'elles et dont notre confrère le général Canonge [1] a donné une remarquable étude historique.

Il est bon d'avoir quelques notions sur les indications différentes des mouvements dits suédois, et des mouvements avec résistance.

Beaucoup de médecins qui ne se sont pas tenus au courant de l'évolution en matière de gymnastique médicale pensent que tout ce qui est méthode suédoise représente ce qu'il y a de mieux en fait d'exercices.

Or, sans vouloir diminuer en rien la valeur considérable de Ling et de la méthode qu'il a imposée, avec le succès que l'on sait, à son pays et à l'Europe médicale, on peut affirmer que celle-ci ne représente pas le dernier progrès en cette matière.

Depuis, des modifications importantes ont été ajoutées, sous l'influence de quelques médecins, parmi lesquels Lagrange est certainement le plus notoire. Les méthodes qui sont employées maintenant en France, autant par les empiriques que par les rares médecins qui s'en sont occupés ou qui les ont pratiquées eux-mêmes, tendent à ne voir dans les exercices suédois qu'une part seulement de ceux que l'on peut utiliser.

Ces exercices suédois doivent être conservés, notamment pour ce qui est du développement du thorax en fonction de la respiration, de même que pour donner une belle attitude due à l'effacement de l'épaule et à la bonne tenue générale du corps.

Mais on peut reprocher, d'une façon générale, à ces mouvements d'être, si on n'utilise qu'eux, insuffisants au point de vue du développement de l'appareil musculaire, qui n'acquiert jamais un volume très considérable chez les pratiquants de la méthode uniquement suédoise. Celle-ci convient, en résumé, à l'éducation physique des enfants et à l'entretien des adultes qui sont en état d'équilibre musculaire, mais elle est insuffisante à l'acquisition de cet appareil ou à sa réfection en cas d'hypotrophie. Il semble, si l'on veut être éclectique,

1. Canonge, *De l'éducation physique en France*, Charles Lavauzelle, édit. 1909.

que, dans toutes les applications de l'exercice, notamment aux obèses, il doit toujours exister une première phase qui sera la phase suédoise, laquelle laissera place ensuite à l'utilisation des poids et notamment des poids légers.

On terminera l'éducation physique en se servant quelquefois, mais rarement, de poids moyens et de poids lourds.

Après cette préparation on pourra faire aborder avec fruit la pratique des sports, tels que natation, course à pied, saut, cyclisme, etc. Mais, pour obtenir un développement musculaire satisfaisant et suffisant en volume, et notamment dans le but de donner à un individu un appareil à grand rendement métabolique, on devra toujours, à un moment donné, passer à la phase du travail avec résistance plus ou moins grande.

Ce n'est que tout à fait à la fin de la cure d'entraînement physique, que le médecin pourra, sans aucun danger, utiliser chez son malade obèse les sports que d'habitude l'on prescrit d'emblée sous le nom d'exercices et alors que le malade n'a pas de muscles à exercer. Mais à ce moment, justement, la cure de l'obésité sera presque terminée, et, en somme, la phase d'exercices combinés, sous le nom de sports, est la moins importante du traitement musculaire.

4° Cure des déformations. — Thérapeutique morphogénétique. — Un grand avantage de cette méthode de rééducation — anatomo-physiologique — de l'appareil musculaire de l'obèse, c'est que, automatiquement, et sans que le médecin ait besoin de s'en inquiéter, elle corrige les déformations nombreuses qui peuvent exister chez le malade, et que nous avons étudiées en détail précédemment (p. 216).

Parmi ces déformations, les plus fréquentes sont celles de la colonne vertébrale (cyphose et lordose de compensation), en même temps que celles qui sont dues aux insuffisances musculaires du plan abdominal, c'est-à-dire les ptoses, dont nous avons déjà étudié le rôle primordial au chapitre de la pathogénie.

Nous n'insisterons donc pas de nouveau sur l'importance de ces corrections, et nous nous contenterons de rappeler que les ptoses entretiennent les dyspepsies, et indirectement le déficit nerveux. En même temps elles conditionnent souvent la mobilité rénale que l'on rencontre dans l'obésité féminine atonique ; il est donc de toute nécessité de les guérir d'une façon complète, car ce sont là des troubles fonctionnels qui ont toute la valeur d'une pathogénie.

Le lecteur est fixé aussi sur l'insuffisance respiratoire de l'obèse qui participe à la fois de la surcharge graisseuse du thorax et de l'abdomen, de l'ankylose costale relative, de l'insuffisance musculaire diaphragmatique et abdominale.

On sait aussi l'influence que la respiration externe a sur la respiration cellulaire dite interne, et on n'ignore pas qu'elle peut jouer un rôle important dans la constitution de l'asthénie par anoxémie.

Aussi on n'aura aucune espérance d'arriver à une cure définitive de l'obésité si ces éléments pathogéniques n'ont pas été combattus d'une façon complète.

D'autres symptômes accessoires, comme l'albuminurie chez les jeunes obèses cypho-scoliotiques, se trouvent corrigés en même temps que les déformations osseuses.

Le développement relativement considérable que nous avons donné à l'étude de ces faits dans le chapitre des déformations et de la pathogénie, nous permet de ne pas insister davantage sur ce point important du traitement.

5° *Modification de l'état mental de l'obèse.* — C'est un élément que le médecin doit viser le plus fermement, car c'est en réalité là que se trouve la clé d'une guérison définitive.

Le retour à l'activité normale est indispensable et, bien entendu, ne peut être obtenu qu'à la condition d'une guérison complète. C'est, indirectement, le meilleur moyen d'obtenir la régularisation des fonctions nerveuses, la disparition des phénomènes de psychasthénie augmentés par la vie oisive. C'est encore un procédé détourné de maintenir dans l'organisme une usure nécessaire à la régularisation des fonctions de l'assimilation. Enfin c'est le moyen de cesser un jour l'usage des exercices physiques conservés pour maintenir cette guérison.

L'état mental de l'obèse doit donc être, après la guérison, placé aux antipodes de ce qu'il était pendant la période d'état.

L'obèse guéri ne l'est qu'à la condition d'avoir le goût à l'activité, au travail aussi bien physique que cérébral. Il doit être débarrassé de tout état neurasthénique et être toujours prêt à utiliser les forces nouvelles qu'il a acquises par développement neuro-musculaire. Or, c'est justement là un ensemble de conditions qui sont parfaitement bien remplies par cette cure musculaire.

Le fait d'avoir un bon développement et une belle enveloppe musculaires prédispose incontestablement à l'action; le goût du mouvement est le résultat du développement spécial de cet appareil.

Au contraire, les malades traités uniquement par la méthode de réduction alimentaire, quel que soit leur état d'amaigrissement, restent presque aussi indolents et souvent aussi asthéniques ou inaptes au travail qu'ils l'étaient pendant la période d'obésité. Et cela tient surtout à ce qu'ils restent dans l'obligation de conserver un régime par trop restreint, en même temps qu'ils gardent leurs dyspepsies, les entérites ou les troubles nerveux qui ont conditionné leur obésité, de même que leur diathèse arthritique.

Il faut avoir soin de régler l'activité et le travail cérébral des patients, de façon à éviter tous les excès, qui sont précisément de nature, contrairement à ce qu'on pense à ce sujet, à maintenir le poids au-dessus de la normale.

Il est remarquable, en effet, que le surmenage cérébral peut prédis= poser à l'obésité. Et c'est un élément pathogénique qu'il ne faudra pas oublier lorsqu'on se trouvera en présence d'un obèse intellectuel qui veut bien se guérir, mais sans rien changer à ses habitudes de travail intensif.

Le médecin appellera l'attention de son client sur ce point spécial, et l'engagera à régulariser sa vie dans la mesure du possible, à équilibrer ses dépenses nerveuses par des dépenses physiques, qui ne produisent pas, comme on le croit trop souvent, une usure ajoutée a une usure.

Ces bases générales d'une cure ayant été bien comprises, il est nécessaire ensuite que le médecin fasse une analyse serrée des éléments pathogéniques qui sont variables avec chaque cas, et restent toutefois d'une très grande importance, parce qu'ils peuvent modifier les indi- cations thérapeutiques générales.

Ce sont eux que nous allons étudier dans le chapitre suivant, et qui constituent les éléments cliniques particuliers d'une cure, variables avec la pathogénie de chaque cas.

BASES PARTICULIÈRES D'UNE CURE

ÉLÉMENTS CLINIQUES VARIABLES

1° L'examen général du malade aura donné au médecin un grand nombre de renseignements, qui seront de nature à faire varier certains détails de la médication. Ils sont fournis par l'histoire de la maladie, et son évolution, par les antécédents personnels et héréditaires.

Le médecin en tirera d'autres de l'état actuel de l'obèse. Et, à ce point de vue, par exemple, on ne pourra pas faire subir un traitement identique à un obèse surchargé de graisse, essoufflé, tachycardique et âgé, et, à un jeune obèse qui n'a qu'une faible surcharge et qui a conservé du souffle et de la vigueur cardiaque. L'obésité due à du surmenage intellectuel nécessite un régime et un mode de vie diffé- rents de ceux utiles à une obésité par sédentarité, suralimentation. De même, le névropathe ne pourra pas avoir le même régime et la même quantité de travail musculaire que l'obèse pléthorique qui a conservé un bon système nerveux, mais dont le foie ou le rein sont déficients.

Le type clinique du malade, suivant qu'il est floride ou anémique, suivant que la marche a été rapide ou lente, qu'il y a eu des poussées ou des rechutes, qu'il y a de l'atrophie musculaire ou des déformations, des troubles fonctionnels ou de véritables lésions organiques, entraîne des modifications thérapeutiques extrêmement variées.

Les épreuves auxquelles le malade aura été soumis par le médecin pendant la première phase du traitement imposeront aussi une direction thérapeutique spéciale.

Certains obèses sont très sensibles à l'influence de l'absorption des liquides, et à ce point de vue, le médecin devra être fixé.

Chez d'autres, au contraire, le régime alimentaire, quel qu'il soit, ne permet l'amaigrissement qu'à la condition que le pain soit extrêmement réduit. Quelques-uns ne se mettent à maigrir qu'à partir du jour où est interdit l'usage du vin qui entretenait, sans qu'on s'en doute, une dyspepsie latente et quelques troubles du côté d'un foie, hypersensible à l'alcool.

Certains réagissent aux hydro-carbones et aux féculents d'une façon exagérée. Et il faut, à l'aide de la balance et d'une surveillance constante, arriver à trouver la quantité maximum qu'on peut leur en permettre.

Ce qu'il y a, du reste, d'assez remarquable, c'est qu'à des époques différentes, le même obèse est sensible à l'action des liquides pendant qu'il est indifférent aux féculents; quelques mois plus tard il n'en est plus ainsi, tandis que pendant la période terminale de guérison des infractions sur la quantité des liquides et des féculents ne font plus augmenter le poids.

Le repos relatif est nécessaire à certains obèses, et notamment aux névropathes et aux surmenés, pour que leurs fonctions digestives se fassent d'une façon convenable; il peut donc être le meilleur moyen de les ramener à leur poids.

D'autres, au contraire, ne voient ces fonctions satisfaisantes qu'à la condition de faire un exercice léger qui, chez quelques-uns, doit être, au contraire, considérable (les musculaires de Sigaud).

L'influence de l'émotion se traduit chez certaines femmes obèses et quelques hommes par un arrêt dans le fléchissement régulier et quotidien du poids.

Enfin, des éléments thérapeutiques seront fournis au médecin par l'évolution même de la cure : la facilité plus ou moins grande avec laquelle le malade y obéira, la *forme de la courbe d'amaigrissement*, la disparition plus ou moins rapide des troubles fonctionnels et, enfin, la situation mentale, qui se rapprochera plus ou moins vite de la normale.

Mais, lorsque se produit, au cours d'un traitement, une période d'arrêt plus ou moins longue, des investigations répétées et tenaces dans le sens des indications qui viennent d'être données doivent être pratiquées patiemment par le médecin.

Il y a toujours une raison à ces arrêts de l'amélioration, qui, s'ils étaient trop longs, seraient de nature à compromettre la cure en impatientant le malade. Avec quelque habitude, on arrivera très facilement à trouver quel est l'élément qui les a conditionnés.

On se rappellera enfin que certains malades ont des réactions tout à fait personnelles vis-à-vis de la cure musculaire et vis-à-vis du régime. et qu'il est quelquefois difficile de les prévoir ou de les interpréter.

Conduite à tenir en présence d'un cas moyen d'obésité courante.

Première Consultation. — Nous allons étudier dans le détail la façon dont le médecin praticien devra diriger le traitement d'un cas de ce genre.

Cela nous permettra d'avoir un type de cure d'obésité qui nous facilitera les variations thérapeutiques dans certains cas un peu particuliers : chez les enfants, les vieillards, les femmes, et quand surviennent des complications organiques.

Nous supposons qu'il s'agit d'un homme de taille moyenne, 1 m. 70, par exemple, entre trente-cinq et quarante-cinq ans, et qui pèse 85 kilogrammes, nu, au lieu de 65 kilogrammes qui seraient son poids sans développement musculaire et thoracique spécial. Après la cure d'exercices, et par suite du développement de l'appareil musculaire, son poids oscillerait entre 67 et 68 kilogrammes.

Ce malade est peut-être venu consulter pour sa surcharge graisseuse, mais plus vraisemblablement pour les symptômes accessoires, tels que la dyspnée, l'essoufflement, des troubles digestifs quelconques, un état neurasthénique, de la diminution cérébrale, tous symptômes auxquels il accorde ou n'accorde pas, suivant le cas, de relations pathogéniques avec son obésité.

Le médecin a d'abord procédé comme il a été indiqué au chapitre du diagnostic, c'est-à-dire que le malade a été dévêtu, examiné en détail, mesuré, pesé, et que les conditions de la première pesée ont été notées.

L'examen somatique complet à été fait. L'état fonctionnel de tous les appareils est connu du praticien, il a en main la dernière analyse d'urine, et le malade lui aura fourni des renseignements suffisants sur son genre de vie, son alimentation exacte, son activité, etc.

Avec tous ces éléments, nous supposerons qu'il a pu établir un diagnostic complet et précis.

Il a su faire la part de la participation familiale ou personnelle, héréditaire ou acquise, des causes occasionnelles qui ont provoqué le déréglement du métabolisme et du poids. Il s'est fait une opinion sur le cycle ou les cycles morbides existants, sur leurs relations et leur filiation.

Ces diagnostics symptomatiques, étiologiques et pathogéniques sont à peu près sûrement étayés. Le malade a été dûment prévenu de la longueur et du sens de la cure, de la nature de sa maladie et de la relation des symptômes coexistants.

Ceci fait, le médecin s'occupera alors de viser les différents éléments pathogéniques, et pour cela, il faudra :

A. **Ramener le malade au régime qualitativement normal.** — Le régime alimentaire sera établi en obéissant à la règle physiologique, qui consiste à laisser l'usage des albuminoïdes, des hydrates de carbone, des graisses, des sels minéraux, dans la proportion où le permettront les troubles fonctionnels.

Le régime spécial, suivant les cas, sera anti-dyspeptique, anti-hépatique, anti-rénal, etc.

B. **Tachyphagie.** — Elle est presque toujours existante. Elle est une cause importante de persistance de l'obésité. Aussi doit-on insister beaucoup auprès du malade pour obtenir qu'il essaie de se débarrasser de cette mauvaise habitude, et on lui indiquera différents procédés d'y remédier.

Il pourra prier les personnes de son entourage ou de sa famille de lui rappeler les recommandations médicales, pendant le repas, ou se les rappeler lui-même, comme le faisait un de mes clients, à l'aide d'une pancarte posée devant lui, qui porte cette indication : « Manger lentement ». Il évitera de lire, de discuter trop vivement et se donnera une durée moyenne : trois quarts d'heure à peu près, pour absorber les aliments de son repas.

C. **Régularité des repas.** — Elle est de première nécessité, et c'est un des éléments thérapeutiques les meilleurs pour ramener les fonctions digestives à la norme. Le fait de varier tous les jours l'heure des secrétions gastriques, nécessaires à une bonne digestion, finit par amener une sorte de déséquilibre des secrétions, et tend à rendre l'estomac hypersensible. Le point épigastrique s'atténue assez vite chez les obèses qui consentent à manger lentement, et à heures régulières.

D. **Heures des repas.** — Il est nécessaire de régler ces heures, lorsqu'on se trouve en présence d'obèses dyspeptiques, nerveux, asthéniques.

Il y a une certaine importance à leur faire absorber une petite quantité d'aliments par repas, et par conséquent à leur ajouter un ou deux petits repas dans la journée. Certains obèses ne peuvent, en effet, s'adapter au régime moyen, qu'ils considèrent comme restreint par rapport à leurs habitudes antérieures, qu'à la condition de tromper leur faim par des repas plus fréquents, si petits qu'ils soient. On pourra accéder à leur désir de se tromper ainsi eux-mêmes.

Les jeunes gens obèses dyspeptiques, voûtés, ptosiques, se trouvent généralement bien d'employer aussi cette manière de répartition des heures d'alimentation. Et on doit en général leur donner un goûter qui, avec une tasse de thé habituelle, comporte quelques biscuits (tea rusks).

E. **Composition des repas.** — Il faut donner une assez grande latitude au malade, lui indiquer d'abord l'esprit général du régime, lui faire comprendre que celui-ci vise surtout les troubles du fonctionnement gastro-intestinal et que le désir du médecin est de faire reposer des organes surmenés ou malmenés; lui donner enfin quelques modèles de repas, de façon à éviter qu'il reste enfermé dans un cercle trop restreint des mêmes aliments qui amèneraient forcément le dégoût.

Je crois que l'habitude de prescrire et d'écrire à la main quelques menus, avec *un dosage alimentaire précis*, est excellente et de nature à inciter le malade à suivre mieux les prescriptions.

Il y a avantage, quelquefois, à augmenter l'importance du petit déjeuner du matin, surtout chez les femmes obèses déprimées, asthéniques, qui ont la langue saburrale; de la céphalée en casque, de l'insomnie, etc.

Elles ont ainsi plus de facilité à restreindre l'importance de leur déjeuner à midi, et leur activité matinale y gagne aussi.

Enfin ce petit repas amorce de meilleure heure leur pleine activité qui, chez beaucoup d'entre elles, n'apparaît guère, sans cela, que vers cinq ou six heures du soir, après le goûter.

Si l'on croit utile de ne donner de la viande qu'une fois par jour, au repas de midi, par exemple, on montrera au malade l'importance de cette prescription qui est nécessitée par son état arthritique. Aussitôt qu'il sera entré dans la période des exercices musculaires, avec résistance, on pourra lui accorder de la viande au repas du soir.

On insistera beaucoup auprès de lui pour qu'il accepte de manger très peu de pain. Pour tourner la difficulté on pourra user du subterfuge qui consiste à faire abandonner le pain d'une façon définitive en indiquant cette restriction pour vingt et un jours seulement par exemple. Cela n'est pas toujours nécessaire, mais, en quinze jours, on s'habitue à manger sans pain et c'est un moyen excellent de précipiter l'amaigrissement. Au bout de vingt et un jours le malade ne songe plus à se plaindre, et d'autant que cette perte de poids le satisfait.

Il conserve alors l'habitude de ne plus manger de pain pendant la cure entière.

Mais, au point de vue du fonctionnement de la digestion gastrique, il est peut-être préférable d'accorder un peu de pain pour rendre l'absorption des viandes et des légumes plus sapide, et par conséquent plus normale ; car tout ce qui est sapide provoque l'activité de la sécrétion pepsique, d'où le danger des régimes insipides.

En tous cas, on ne devra jamais permettre au malade plus de 100 grammes de pain par jour.

Les repas seront composés comme il a été dit au chapitre où nous avons étudié les bases générales de la cure.

F. **Usage ou suppression des excitants nerveux.** — Les opinions médicales en cours actuellement sont peu favorables à l'usage du thé ou du café, sous le prétexte que leur grande teneur xanthique est susceptible d'augmenter les déchets uriques, et, par conséquent, on ne saurait les recommander aux arthritiques.

Sur ce point, rien ne vaut l'essai et la pratique. Outre qu'il n'est pas certain que la quantité plus grande d'acide urique qu'on trouve parfois dans les urines des consommateurs de thé et de café soit due à l'apport de xanthine, et que peut-être elle est produite par une élimination d'acide urique plus considérable sous l'influence de l'action nerveuse de la caféine, ou de la théine, et d'une filtration rénale plus grande, il faut remarquer que le café et le thé sont sans inconvénients chez beaucoup de personnes, favorisent leur digestion et les poussent à l'activité si utile dans le cours du traitement de l'obésité.

Je crois qu'il y a avantage sur ce point à laisser quelque latitude au malade, et s'il est entraîné à consommer ces excitants, il ne serait peut-être pas judicieux de les retrancher au moment où l'on diminue la ration alimentaire.

G. **Repos après le repas.** — C'est un moyen thérapeutique excellent pour améliorer, au moins dans les premières semaines, et particulièrement chez les femmes, de vieilles dyspepsies, par névroses, métrites ou hyperesthésie du plexus solaire, avec ralentissement de la traversée digestive,

Certains malades, comme Leven l'avait déjà signalé, maigrissent sous cette seule médication, avec le régime, et très peu d'exercices. Mais, sans aller jusqu'à des repos très longs, on peut conseiller à tous les obèses qui rentrent dans cette classe de se reposer une demi-heure ou une heure, et même davantage si les indications de la balance le permettent. C'est ainsi que l'on pourra régler le repos nécessaire dans ces cas.

Plus tard, lorsque l'hyperesthésie gastro-intestinale et solaire semblera calmée, on pourra se permettre de diminuer la longueur du repos allongé après les repas, de façon à obtenir une chute de poids plus importante.

A ce point de vue, il est bon de rappeler que certains obèses sont très sensibles au repos allongé pris dans la journée, et qu'il suffit d'une heure ou deux de repos pour voir la perte de poids devenir nulle.

H. Durée du sommeil. — Autant il faut réglementer et réduire la quantité de sommeil chez l'obèse pléthorique congestionné, et qui a conservé encore, avec la jeunesse, une certaine vigueur musculaire, autant, au contraire, il faut permettre un repos suffisant, sept ou huit heures au moins, à tous les obèses neuro-dyspeptiques, psychasthéniques, neurasthéniques. Mais il faut savoir aussi que beaucoup d'insuccès dans la cure de l'obésité sont dus à ce fait qu'avec les régimes les plus sévères, les malades asthéniques ont une tendance à se coucher tôt, à se lever tard, et si le médecin oublie de se renseigner sur ce point, ou si le malade évite de le faire, on peut risquer de persister longtemps sans trouver cette cause d'erreur.

I. Repos intellectuel. — Il serait excellent qu'après le repas, les intellectuels, qui sont si souvent obèses, prissent l'habitude de se distraire et non pas de se mettre immédiatement au travail, ce qui est une manière de faire détestable et essentiellement dyspeptogène; sa suppression est démonstrative à cet égard.

Il faudra quelquefois vivement combattre pour obtenir que le travail cérébral, surtout le travail de composition et d'écriture, ne soit pas repris avant un intervalle d'une heure et demie ou deux heures après la fin du repas.

L'importance de toutes les prescriptions hygiéniques que nous venons d'énumérer est certainement très grande, car lorsque les malades veulent bien s'y astreindre, en quelques semaines ils peuvent constater une amélioration très grande dans leurs fonctions digestives.

Le médecin insistera donc sur ce point, et fera espérer au patient une plus grande latitude dans le régime aussitôt que les symptômes fonctionnels du côté du tube digestif et du système nerveux se seront amendés.

J. Activité. — Dans la première période du traitement, on recommandera à l'obèse une activité moyenne, sans excès. Il ne faut pas, en effet, le faire immédiatement changer son mode d'existence et l'obliger à un exercice nécessitant la parfaite intégrité de tous ses organes qu'il ne possédera que vers la fin de son traitement. On exigera cependant qu'il prenne dès le début de bonnes habitudes qu'il devra conserver dans la suite.

Le lever aura lieu à sept heures ou sept heures et demie. L'usage, après la toilette de l'hydrothérapie, chaude ou froide (tub) suivant les possibilités, sera recommandé, puis une activité moyenne à des occupations variées sera exigée jusqu'à l'heure du repas. On peut quelquefois conseiller à certaines femmes nerveuses et dyspeptiques ou à certains hommes très occupés dans la matinée, d'arrêter leur travail une demi-heure avant le repas et de se reposer, assis ou couchés, de façon à préparer l'estomac et le système nerveux à une meilleure digestion.

Après le déjeuner de midi et le repos, l'activité ne sera reprise qu'à deux heures ou deux heures et demie. C'est à ce moment que ceux qui voudront marcher à pied, aller et venir pour leurs occupations, pourront le faire, sans avoir la crainte de troubler leur fonctionnement gastro-intestinal.

L'après-midi ne sera interrompue que par un instant de repos, à l'heure du goûter, très léger bien entendu. On autorisera, sauf contre-indication spéciale venant de l'état organique, les sorties le soir, les réunions, le théâtre, qui prolongeront la veille jusque vers minuit, et réduiront le sommeil à une durée de sept heures, qui doit être considérée comme suffisante en moyenne.

Enfin, pour terminer sa prescription, le médecin priera le malade de surveiller la quantité de ses urines, sa température et son pouls, s'il y a des indications particulières à ce sujet. En effet, il faut se rappeler que lorsque l'alimentation est réduite, la température tend à baisser et le pouls à se ralentir, en même temps qu'il faiblit.

Ces moyens sont préférables à ceux qui, malgré leur apparence de rigueur scientifique, mesurent une ration alimentaire en calories suivant la méthode thermo-chimique; ainsi que j'ai eu l'occasion de le montrer plusieurs fois au cours de cet ouvrage, celle-ci est théoriquement contestable; elle est très insuffisante dans la pratique de la clientèle et ne peut s'adapter aux variations ontophysiologiques.

Après cette première consultation, le malade sera renvoyé à huit ou dix jours. Cette durée représentera la première phase d'essai dans le traitement, où l'on n'utilisera pas encore la cure d'exercices.

Deuxième Consultation. — Lorsqu'une période de huit ou dix jours sera écoulée, pendant laquelle le malade aura appliqué le nouveau régime de vie dont on vient de discuter les principaux éléments, il devra être revu pour que l'on puisse donner une suite convenable à la thérapeutique précédente, et juger de ses réactions personnelles vis-à-vis des premières indications moyennes.

Dans cette seconde consultation, le malade sera de nouveau pesé et mensuré. On se renseignera auprès de lui pour savoir comment il a supporté les changements apportés par le régime alimentaire.

Dans la grande majorité des cas, la suralimentation existant dans la phase précédente, le retour au régime normal constitue en réalité, pour le patient, une sorte de régime relatif de réduction.

Il faut donc s'attendre à ce qu'il trouve une diminution de son énergie, et surtout dans le cas où il n'a pas une instruction très étendue, il se laisse influencer par son milieu et un entourage de gros mangeurs.

On lui aura, très vraisemblablement, déconseillé de manger aussi peu, et fait prévoir toutes sortes d'inconvénients et de dangers à cette prétendue cure de famine.

Au contraire, dès les premiers mots, d'autres malades reconnaissent qu'ils se sont déjà améliorés, ce qui est bien la preuve que préalablement ils avaient quelques malaises gastro-intestinaux qui se sont amendés par la disparition de la surcharge alimentaire.

C'est dans la mesure qui dépend de ces conditions un peu particulières que le médecin tiendra compte des sensations qui seront accusées par l'obèse à la suite de cette première période de régime.

Si le malade se plaint et que ses plaintes ne soient pas imaginaires, ce que le médecin pourra toujours vérifier par l'apparition de signes d'hyposthénie, jaunissement du teint, pâleur des muqueuses, saburre linguale persistante disparaissant par l'alimentation, caractère déprimé ou irritable, apparition du point épigastrique hypersensible et oppression, il y aura lieu de relever le taux du régime alimentaire.

On se servira, pour mesurer la valeur énergétique du tonus neuro-musculaire, des épreuves au dynamomètre, en ayant toujours soin de cacher le cadran aux yeux du malade, et en le priant de donner tout son effort.

Si, au contraire, le régime a été bien supporté, et que les signes d'un tonus nerveux normal soient bien réels, on passera ensuite à la deuxième vérification, c'est-à-dire celle du poids.

De deux choses l'une : ou le malade est resté stationnaire, ou il a maigri. Nous verrons tout à l'heure qu'il peut même avoir repris du poids, et nous examinerons ce cas exceptionnel.

1° Le malade a perdu du poids. — On s'occupera de savoir quelle est la moyenne de perte de poids quotidienne obtenue, dans le but d'empêcher une déperdition trop rapide ou, au contraire, de l'accélérer, si elle était insuffisante.

2° Le poids du malade est resté stationnaire. — Il faudra alors en trouver les raisons, qui peuvent tenir à ce qu'il y a eu d'abord des erreurs de pesée; à ce que le patient ne se trouve pas dans les mêmes conditions que lors de la première pesée; que le rectum ou la vessie peuvent être pleins, alors qu'ils étaient vides la première fois. Et un moyen de vérifier la possibilité de ces erreurs, c'est de compléter l'examen par l'appréciation du volume du corps.

On prendra les différentes mesures circulaires, et on verra, en les comparant aux premières, si elles correspondent à la diminution ou à la station du poids.

Supposons que l'on puisse éliminer les erreurs de pesée, et qu'en réalité il n'y ait pas eu de réduction. On interrogera le malade pour savoir s'il n'absorbe pas trop de liquide, s'il ne se fatigue pas trop, s'il n'est pas trop actif, s'il ne se couche pas trop tard, et, de plus, s'il suit bien exactement les prescriptions hygiéniques par rapport aux heures de repas et à la mastication lente, etc.

A ce point de vue, la vérification du point épigastrique a une grande valeur, car les tachyphages ont toujours de l'épigastralgie, qui disparaît en huit ou dix jours de bradyphagie.

Mais, après ces vérifications, le médecin s'aperçoit qu'il n'y a rien de tout cela, et que l'invariabilité du poids tient évidemment à quelque réaction obscure et personnelle au malade.

Il faut en arriver alors à l'application systématique de diverses épreuves qui permettront, par éliminations successives, de fixer les caractéristiques de cette obésité au point de vue du régime.

On priera le malade de vouloir bien se peser, matin et soir de chacune des journées qui vont s'écouler, pendant une période de dix jours, et de prendre en même temps, à la même heure, sa température rectale.

Le malade sera soumis pendant une période de deux jours à chacune des épreuves suivantes, avec un jour intercalaire de retour à la normale.

Épreuve du pain. — La première chose à faire, c'est d'essayer la suppression radicale du pain, non pas seulement parce qu'on désire réduire l'apport énergétique d'aliments, mais parce que, dans les conditions ordinaires que nous examinons ici, c'est-à-dire de l'obésité moyenne, à la phase des troubles fonctionnels, sans grosses lésions organiques, les dyspepsies étant les causes pathogéniques les plus courantes, la suppression du pain, élément dyspeptogène, s'impose.

Lorsque c'est lui qui est en cause, il suffit de quarante-huit heures de suppression pour constater une amélioration du fonctionnement gastro-intestinal, et, par contre-coup, une réduction de poids.

J'ai vérifié bien des fois qu'un obèse stationnaire, dès qu'il supprimait son pain (qu'il ne prenait cependant qu'à la dose de 100 grammes par jour dans le régime indiqué et qu'on peut compenser par l'apport de quelques féculents supplémentaires), pouvait perdre immédiatement 75 à 100 grammes et plus.

Si le malade est très exigeant sur ce point, on pourra lui accorder quelques biscottes ou des petits pains préparés, anti-dyspeptiques, dont il existe maintenant de nombreuses marques dans le commerce.

Mais, de toute façon, on aura soin de bien séparer les épreuves, de façon à ne pas être tenté de mettre sur le compte de l'une ce qui devrait être accordé à l'autre.

Ce petit travail d'élimination est très minutieux, et doit être fait exactement, pour qu'on en tire quelque avantage précis.

Supposons maintenant que le pain ne joue aucun rôle dans la persistance du poids. On passera à l'épreuve suivante.

Épreuve des liquides et du sel. — On priera le malade de boire abondamment, pendant deux jours, en ayant soin de restreindre l'usage du sel. — On surveillera les pesées pendant ce temps, puis, après le repos d'un jour, on recommandera au malade de boire abondamment, avec sel. On appréciera les divers changements qui peuvent ou non se produire, et on pourra être amené à conseiller la cure continue de déchloruration.

Supposons qu'il n'y ait encore aucun changement. On passera alors à l'**épreuve des albuminoïdes.** Quelques malades, surtout parmi les asthéniques nerveux, ne s'accommodent pas du régime dit des arthritiques, qui ne comporte de viande qu'une fois par jour. Si paradoxal que cela paraisse, ils ne retrouvent le sommeil régulier et une bonne formule de nutrition qu'à la condition d'augmenter la quantité de viande d'une petite portion ajoutée au repas du soir, à la place des œufs.

Quelquefois ce phénomène ne se produit que pendant la période où le malade commence à faire des exercices.

Il semble que chez les personnes de ce type, les albumines soient indispensables comme élément tonigène, et que les phénomènes anormaux que l'on constate soient dus à l'insuffisance de tonus du système nerveux. C'est ainsi qu'il faudrait expliquer la persistance du dérèglement du poids.

Enfin, on passera à l'**épreuve des féculents,** et l'on verra si leur abondance ou leur réduction modifie le poids du malade.

Dans le cas où aucune de ces épreuves n'aurait donné d'indication précise, et où le malade ne paraîtrait pas avoir de formule particulière vis-à-vis de l'une de ces épreuves, on essaiera enfin l'**épreuve du repos et de l'exercice.**

On ajoutera au régime du malade deux siestes prolongées, de trois heures par exemple, dans le cours d'une après-midi. On le priera de se coucher de bonne heure ce jour-là. Et on vérifiera le poids le lendemain.

L'*épreuve de l'exercice* consistera à prescrire soit une marche à pied, ou à bicyclette qui n'atteigne pas la véritable fatigue, et qui ne soit pas accompagnée d'une décharge urinaire excessive.

Température. — Enfin, la marche de la température, qui aura été surveillée pendant toute cette période d'essai, donnera des indications au médecin.

La thermogénèse se déséquilibre chez certains malades, sous l'influence de la fatigue qui donne normalement une hyperthermie de quelques dixièmes qui s'exagère particulièrement chez les asthéniques.

Elle s'élève aussi quelquefois sous l'influence d'une trop grande abondance d'albuminoïdes dans le régime.

Au contraire, sous l'influence du repos, dans le décubitus, la température tend à descendre autour de 36°, ainsi que cela se voit fréquemment chez presque tous les arthritiques à oxydations réduites.

Cet ensemble d'épreuves aura duré approximativement quinze jours, et aura fourni au médecin de précieux moyens de direction pour la suite de la cure.

En procédant comme il vient d'être dit au cours de ces véritables expériences cliniques, on aura pu facilement déterminer ce qui, chez un obèse, est capable, pendant une certaine période tout au moins, d'annuler ou de diminuer les effets du régime moyen.

Mais il faut bien savoir que cette formule ne restera pas constante, et que, si on la vérifie au bout de quelques mois, dans le cas où un arrêt de l'amélioration se produirait, on sera très surpris de constater qu'elle s'est modifiée. Le malade, qui était très sensible à l'action des féculents et qui prenait du poids aussitôt qu'il en absorbait une certaine quantité, ou très sensible encore à l'action du sel ou des boissons abondantes, peut présenter à ce moment une formule tout à fait différente.

Ces modifications prouvent du reste la marche vers la guérison définitive, moment où le patient doit être peu sensible à l'influence adipogène des aliments, des boissons, du repos ou de la fatigue.

Troisième Consultation. — Le médecin étant armé comme il vient d'être dit, peut maintenant passer, avec la certitude de bien connaître son malade, à la phase délicate de la pratique des exercices musculaires, dans le but de remédier à l'insuffisance musculaire, de transformer le métabolisme de l'obèse, de corriger les déformations et les ptoses, et de faire, en somme, acte de thérapeutique morphogénétique.

Il aura recommandé à son client de se faire photographier, face, dos et profil; ces documents permettront de suivre les progrès, et seront, pour le malade, un très grand encouragement, comme plus tard une preuve de guérison.

On pourra s'étonner de me voir utiliser la cure d'exercices à ce moment seulement, c'est-à-dire près d'un mois après le début du traitement. C'est qu'il est de première importance de faire passer le malade par transitions insensibles de son indolence coutumière à de nouvelles habitudes d'activité, et surtout de pouvoir débrouiller les diverses actions du régime, avant de juger la façon dont le patient réagit à l'exercice qui ne doit s'employer qu'après la résorption des liquides interstitiels. S'il survenait, en effet, à cette période, quelque arrêt dans l'évolution et le progrès de la cure, on serait en présence de trop d'éléments d'erreurs pour pouvoir distinguer où elles se cachent.

Pour être plus long et moins élégant, le procédé est autrement certain et scientifique.

CURE D'EXERCICES

1° *Surveillance étroite du malade pendant les six premières semaines de la cure musculaire.* — Pendant cette période, et notamment quand il s'agit d'une femme, le traitement myothérapique doit être très suivi par le médecin et fait devant lui au moins une fois par semaine, de façon à ce que le patient soit encouragé. Quel que soit son désir de guérir, et l'énergie morale que le médecin doit lui infuser, il éprouvera quelques troubles, des douleurs musculaires et des courbatures qui pourraient le rebuter. Il faut aussi l'empêcher, dans le but d'aller vite, de se surmener, ce qui serait facile aux névropathes, volontiers exagérateurs des prescriptions médicales. Il faut donc le tenir constamment en mains, et calmer ou exciter son ardeur, suivant les besoins.

Lorsque la phase d'accoutumance à l'exercice aura été traversée, sans qu'il y ait eu d'incidents, grâce à une [progression bien conduite, le malade pourra être revu moins fréquemment, mais toujours au moins trois fois par mois.

Il est nécessaire, en effet, de modifier les séries de mouvements qu'il doit faire, autant pour éviter l'ennui qui viendrait de l'application des mêmes gestes que pour en indiquer d'autres qui sont mieux adaptés au nouveau développement de certains groupes musculaires, et que pour insister sur ceux qui n'ont pas produit un effet suffisant.

Le médecin doit être très documenté sur cette thérapeutique spéciale et les effets produits par chaque mouvement, qu'il doit pouvoir montrer lui-même au besoin; il les modifiera suivant les indications.

Il remarquera si le développement thoracique se fait proportionnellement, et suit le développement musculaire général, si le cœur s'entraîne régulièrement, proportionnellement à cette musculature nouvelle.

Il est très important, en effet, pour la suite, de ne pas faire pousser la musculature trop vite, alors que le cœur, de son côté, ne se développerait pas, et ne se musclerait pas proportionnellement.

Rien n'est plus dangereux que d'être possesseur d'une belle

enveloppe musculaire du tronc et des membres, et d'avoir un cœur incapable de la servir en période d'activité.

C'est à ce déséquilibre que sont dues les dilatations aiguës du cœur et les crises d'hyposystolies que l'on observe chez certains jeunes gens dont la cure a été faite par des empiriques, à l'aide de la méthode des poids lourds.

Par ce procédé peu recommandable on voit en peu de temps disparaître la graisse et apparaître de beaux muscles sur tout le corps, alors que le cœur, plus lent à s'adapter, par suite du faible retentissement que ces mouvements musculaires isolés ont sur lui, est resté hypotrophique. Son insuffisance antérieure se trouve accrue du fait de cette disproportion.

J'ai vu quelquefois des dilatations cardiaques aiguës avec état syncopal et gros foie se produire au moment où, se croyant bien développé musculairement, le pseudo-athlète voulait se permettre un effort soutenu auquel le cœur ne pouvait pas répondre.

Comme le but de la culture musculaire est de préparer l'obèse à pouvoir aborder les sports, il ne faudrait pas l'y amener avec les apparences d'un athlète, mais d'un athlète qui aurait le cœur d'un atrophié musculaire.

Les mêmes réserves doivent être faites vis-à-vis du développement thoracique, et, en somme, dans la première phase de cet entraînement physique, il faut s'occuper surtout de développer le thorax par l'emploi fréquent et intercalaire des exercices de respiration et des mouvements des membres qui font travailler les muscles qui peuvent jouer un rôle accessoire dans l'inspiration et l'expiration; les muscles abdominaux seront donc développés parallèlement.

Il faut savoir aussi qu'on peut obtenir un développement musculaire assez complet, surtout s'il a été fait lentement, sans que le patient soit adapté à la fatigue.

L'entraînement lent, par des poids légers, n'est pas fatigant lorsqu'il est fait dans de bonnes conditions.

Aussi, un patient qui ne serait pas convenablement dirigé, pourrait arriver, après plusieurs mois, à posséder une certaine musculature, mais à rester cependant fatigable.

Or, une musculature bien développée, lorsqu'elle est en action, est évidemment une source de fatigue. Aussi, après une période de quelques semaines, où le malade aura été pour ainsi dire débourré au point de vue musculaire, faut-il s'occuper de commencer l'entraînement, vis-à-vis de la fatigue, qui s'obtient par la pratique des mouvements essoufflants progressifs introduits dans les séries que l'on emploie. Ce sont surtout les grandes flexions rapides, avec poids légers, et l'usage de la course sur place, du saut à la corde. L'augmentation de la vitesse des mouvements est, pour cela, un moyen excellent. *On ne peut s'entraîner à la fatigue qu'en se fatiguant.*

Mais, de toute façon, le médecin vérifiera avec soin cette partie du traitement, car, d'un malade à l'autre, il y a des variations qui ne peuvent pas être jugées dans une étude générale.

La question du choix des poids à employer a aussi quelque importance, et sera bien différente s'il s'agit d'un intellectuel physiquement atrophié ou au contraire d'un obèse autrefois vigoureux, et qui a pratiqué quelques sports qui lui ont fait un myocarde suffisant et un poumon moyennement développé.

Suivant les cas aussi, on pourra conseiller la méthode d'exercices par petites séances de quinze minutes, répétées deux fois par jour, jusqu'au moment où, le malade n'étant plus fatigable, on pourra lui en imposer une plus longue et d'une seule tenue (45 min. au maximum).

Enfin, la durée du temps d'adaptation sera variable avec chaque individu, et d'une façon générale, tous les névropathes asthéniques seront amenés à l'entraînement avec une sage lenteur.

Quelques indications particulières sont fournies aussi par la répartition de la graisse. Les malades à très gros abdomen doivent, au début, faire beaucoup d'exercices respiratoires, de façon à se débarrasser de leur charge graisseuse qui gênerait la gymnastique des muscles abdominaux, impossible au début. Mais ensuite, on insistera sur celle-ci, car l'hypertension portale qui existe dans ce cas ne sera définitivement corrigée que par une musculation complète du plan abdominal.

2° Surveillance de la perte quotidienne du poids. — Nous savons que celle-ci doit être lente et régulièrement constante. Chaque fois que le patient sera revu par son médecin, celui-ci aura soin de faire le calcul de la perte moyenne quotidienne. A ce sujet on peut poser les règles suivantes :

Il est préférable, pour une obésité dont la cure doit durer quatre ou cinq mois, par exemple, que la perte ne soit pas supérieure à 150 grammes par jour, chez les jeunes obèses et chez les adultes vigoureux jusqu'à l'âge de quarante-cinq ans, au maximum (pendant la période d'exercices).

Au-dessus de cet âge, il faut la réduire à 130 grammes par jour, au maximum, jusqu'à cinquante-cinq ans. Et, à partir de cet âge, surtout s'il existe des signes d'insuffisance rénale, hépatique ou myocardique, à 100 grammes par jour. En certaines circonstances, du reste, la perte du poids ne doit excéder, chez des hommes moyens, et qui ne s'étaient pas adonnés aux sports préalablement, pendant leur jeunesse, 4 kilogrammes par mois; cela donne une perte de 24 kilogrammes en six mois, chiffre très suffisant.

Il ne faut pas croire que dans les très grosses obésités on puisse se permettre de faire plus. Ce sont au contraire celles qui nécessitent une grande lenteur, surtout dans les phases du début. Il faut faire cependant une exception pour les obésités hydrémiques, pléthoriques et chlorurémiques, où la restriction des boissons et des aliments produit au début une perte de poids énorme. J'ai observé, par exemple, sur un homme de 158 kilogrammes une perte de poids de 30 kilogrammes en quarante jours, et, sur un obèse de 130 kilogrammes, de 18 kilogrammes en dix-sept jours. Mais après cette première phase de déshydratation la rapidité de la réduction diminue considérablement. C'est à ce moment qu'on peut commencer la cure musculaire.

Lorsque, par une perte de 20 à 25 kilogrammes, les obésités auront été ramenées à une surcharge graisseuse moyenne, on pourra, au contraire, l'appareil musculaire, le cœur et le poumon étant bien développés, se permettre d'aller plus vite.

Certains obèses perdent très rapidement du poids par l'exercice. Et il ne faut pas hésiter, dans ce cas, à modérer la cure, non pas en apportant de grandes modifications dans le régime ou dans la pratique des exercices, mais, au contraire, en procédant par la « méthode des plateaux » :

Lorsqu'on a eu une perte de poids supérieure à la normale, par exemple 6 kilogrammes en un mois, et particulièrement après le premier mois, on arrête les exercices, et on relève le régime, de façon à permettre la station au poids nouveau pendant une semaine, par exemple.

On reprend ensuite, en surveillant toujours la réduction.

3° *Phénomènes de compensation musculaire.* — Certains individus, sous l'influence de l'entraînement physique, ont la propriété de faire très vite et très facilement du muscle. Et, en cinq ou six semaines, on voit sortir de la graisse des muscles bien dessinés.

Quelques arthritiques sont ainsi. C'est là, du reste, une exception. D'autres sont tout à l'inverse, et obtiennent une hypertrophie de leurs muscles en poids et en volume, avec beaucoup de lenteur.

Chez les premiers, la réduction du poids en graisse sera compensée dans une certaine mesure par la récupération musculaire, à cause de la grande densité du muscle.

Mais il ne faut pas croire à la possibilité de cette compensation dans les débuts d'une cure et dans les cas moyens. Elle ne peut pas rentrer en ligne de compte à ce moment, et même chez ceux qui subissent, du fait de l'exercice, un certain degré de compensation de poids, on ne peut pas observer de différence de plus de 1 500 grammes, par mois, dans les premiers mois. Une augmentation totale de la masse musculaire d'une valeur de 4 kilogrammes en six mois doit être considérée comme très remarquable et du reste exceptionnelle.

4° *Causes d'erreurs.* — Dans la cure moyenne, les erreurs qui tiennent à l'ignorance du malade et à ses résistances de toute espèce aux conseils du médecin, de même qu'à des infractions de régime sont assez prévues pour qu'il soit inutile d'y insister. Nous les avons d'ailleurs déjà examinées.

Mais il en est d'autres qui tiennent aux exagérations du malade désireux de mener sa cure rapidement, et elles sont généralement méconnues.

Lorsqu'elles sont dues par exemple à l'excès de l'exercice physique, qui crée un véritable arthritisme par auto-intoxication, et arrête la perte du poids par ce mécanisme, elles échappent aux médecins peu expérimentés et qui n'ont pas pratiqué eux-mêmes ces méthodes.

Lorsque le poids ne diminue plus et qu'on voit au malade un teint jaune, alors qu'il affirme suivre exactement son régime, si l'on constate aussi le durcissement du muscle au repos hors de la contraction volontaire, on peut soupçonner qu'il exagère la durée de ses exercices. Il faut savoir, eu effet, contrairement à une notion fausse très répandue, que le muscle d'un athlète en équilibre de santé est toujours très mou hors de la contraction volontaire. Plus un muscle est fort et rapide plus il est mou au repos.

Il suffit donc d'arrêter les exercices pendant quelques jours, quatre ou cinq, par exemple, et de faire reposer le patient.

Si l'on constate alors une perte de poids, on peut penser qu'on se trouve en présence d'un cas tel que ceux qui ont été étudiés précédemment, d'obèse maigrissant par l'exercice, mais hors des phases d'exercice.

5° *Usage de l'hydrothérapie, massages et frictions.* — Ces moyens excellents peuvent être ajoutés à la cure, à ceux surtout qui ont le temps de se soigner. Si on n'a pas la possibilité de les employer tous les trois, c'est à l'*hydrothérapie* que l'on donnera la préférence; on s'inspirera des règles habituelles de l'hydrothérapie que Beni-Barde a bien établies[1]. On essaiera au début des douches chaudes à une température moyenne de 34 ou 35°, accompagnées de savonnage de la peau, avec ou sans frictions à la sortie de la douche. Plus tard, lorsque la régulation des troubles circulatoires sera faite, lorsque l'hypertension veineuse ou l'hypertension artérielle seront déjà diminuées, on pourra utiliser l'hydrothérapie écossaise, mais en surveillant toujours l'action de l'eau froide sur la circulation, les réactions vaso-motrices, le retour

---

1. Beni-Barde, *Méthode hydrothérapique*, Masson, 1905, et *Neurasthénie*, 1908.

possible des troubles fonctionnels, si faciles chez certains arthritiques de souche goutteuse.

D'une façon générale, l'hydrothérapie chaude est plus facile à employer parce qu'elle laisse place à moins de réactions fâcheuses. La durée de la douche chaude n'excédera pas une minute; la froide sera très courte, six à dix secondes. Le jet à la lance ne sera employé qu'après quelques temps d'usage de la douche en pluie verticale, ou de la pluie oblique. La lance en pluie est préférable à la lance en jet.

Les *frictions*, notamment au gant de crin, sont un moyen thérapeutique beaucoup plus puissant et violent qu'on s'imagine.

La friction sèche au gant de crin et à l'alcool est un tonique qui se transforme facilement en excitant chez les déséquilibrés du système nerveux. Mal indiquée, elle peut produire de l'insomnie, de l'hyper-esthésie nerveuse, et, indirectement, divers troubles fonctionnels, notamment dans l'appareil digestif. Il ne faut s'en servir qu'à bon escient, et chez les malades qui sont susceptibles de réagir suffisamment à son action.

La friction n'est pas indiquée chez les asthéniques irritables, ou seulement à partir du moment où la cure est entrée dans une phase assez éloignée du début. Elle ne doit pas laisser après son usage de sensation de fatigue, ni d'exagérations des réflexes rotuliens, tous petits phénomènes que l'on constate aisément chez certains névropathes exci-tables, chez certains psychasthéniques qui supportent mal l'action violente, je le répète, de la friction cutanée, vigoureuse et appliquée tous les jours.

6° *Période athlétique*. — Si le patient a suivi exactement son entraî-nement physique pendant une période de quelques mois, de trois à six par exemple, la réduction de la surcharge graisseuse peut avoir été déjà suffisante pour que les lignes principales de la musculature appa-raissent.

En même temps il se produit d'importantes modifications dans la capacité pulmonaire mesurée au spiromètre; celle-ci est supérieure à quatre litres. Les mensurations thoraciques indiquent une augmen-tation cyrtométrique du tour de poitrine et se rapprochent de 100 cen-timètres pour l'homme moyen dont nous examinons le traitement en ce moment; les différences entre l'inspiration et l'expiration sont égales ou supérieures à 8 centimètres, pour le tour de poitrine sous-pectoral; les battements du cœur à l'auscultation sont devenus nettement per-ceptibles et vigoureux; sous l'influence d'une marche ou d'une course rapide, l'essoufflement est insignifiant; la fatigabilité est devenue normale, et la résistance acquise est grande; les troubles fonctionnels, du tube digestif, du système nerveux, du foie, etc., sont très atténués ou disparus. Dans ces conditions on sera en droit de penser que l'obèse est arrivé à la période dite athlétique, qu'il se rapproche par conséquent de l'homme, non pas moyen, mais normal, et qu'on peut alors lui prescrire sans danger, et même avec une grande utilité, la pratique d'un sport de son choix.

A ce moment, on peut laisser le malade se diriger suivant son goût, à la condition toutefois que l'on conserve, ou qu'il conserve sur lui une surveillance suffisante pour éviter les surmenages, d'autant plus faciles pour lui qu'il connaît moins les limites de sa résistance, qu'il se sent plus fort d'après les indications dynamométriques, et que l'émulation, s'il est nerveux, peut l'entraîner au delà de ses forces.

On lui apprendra à surveiller ses urines; quand il aura excédé sa résistance, on verra apparaître de véritables décharges urinaires, en même temps qu'un retour de quelques troubles fonctionnels.

La marche, la course, le cyclisme, l'escrime, avec quelques réserves au sujet des dépenses nerveuses qu'elle entraîne chez ceux qui veulent y exceller, la boxe, le patinage, la natation, le canotage pourront, à ce moment, accélérer la marche de la cure et de la décharge en poids.

Alors on pourra permettre, deux ou trois fois par semaine, une séance d'une demi-heure à trois quarts d'heure d'un sport de combat, tel que la boxe ou l'escrime, avec sudation abondante, mais à la condition de surveiller les urines.

Quelques petits signes, tels que la soif exagérée, le jour même ou le lendemain de ces exercices, une tendance à la constipation, un peu de pâleur du visage seront l'indice qu'on à excédé la mesure.

Pendant cette période, la réduction du poids peut être rapide, et, si l'on n'y mettait bon ordre, excéder 2 kilogrammes par semaines. Mais, parallèlement, il est nécessaire d'augmenter l'alimentation et de se rapprocher du régime normal.

On pourra se le permettre alors, car les troubles fonctionnels, qui sont intenses dans les cas ordinaires, auront été fortement améliorés, sinon guéris, par le régime alimentaire que l'on poursuit depuis six mois par exemple.

Les modifications du rythme nutritif sont suffisamment importantes pour qu'on puisse laisser le malade retourner à l'alimentation albuminoïde complète. On aura peut-être pu reprendre l'usage modéré du pain, et les hydro-carbones seront donnés en plus grande quantité.

Déjà peut-être seront apparus les signes de la guérison, tels que la conservation du poids malgré cette augmentation des recettes alimentaires.

PHASE DE GUÉRISON.

A ce moment, le rôle du médecin est de retenir le patient qui touche à la phase terminale de sa cure et qui, généralement, est toujours prêt ou à abandonner trop tôt ou à exagérer,

Devenu musculaire, et même sportif, car l'appétit musculaire suit le développement du muscle, transformé, débarrassé presque entièrement de sa graisse, mieux découplé, vigoureux, il veut quelquefois se perfectionner. Le rajeunissement, que l'on constate facilement dans son entourage, le retour de l'énergie morale, la facilité du travail intellectuel ou physique, tout cela tend à faire croire à l'obèse qu'il est devenu presque un surhomme. Et cependant il suffirait, même à ce moment, d'infractions répétées ou d'erreurs par exagération, pour qu'une rechute vienne remettre en question le succès définitif de la cure.

Cette phase de guérison doit être aussi une phase de perfectionnement : les photographies prises au début du traitement seront à ce moment très utiles, car elles permettront de juger dans le plus grand détail de la disparition définitive des déformations thoraciques ou abdominales et notamment des ptoses, s'il en existait.

Ce sont elles que le médecin poursuivra avec insistance. C'est le moment d'obtenir la formation définitive d'une bonne sangle abdominale, le redressement complet de la cyphose dorsale, et de tâcher de gagner encore, si possible, du côté de la capacité pulmonaire.

Il arrivera un moment où l'amaigrissement graisseux ne sera plus possible, et où, malgré la persistance de la cure, s'établira une phase de petites oscillations autour d'un poids presque constant.

Supposons par exemple qu'on ait, au début de la cure, pensé que le poids à obtenir était de 66 kilogrammes. Or, une difficulté incontestable surgit à l'atteindre. On reste à 67 ou 67 kgr. 500.

Après deux ou trois semaines de suées obtenues par des sports violents, le poids tend à se rapprocher de 67 kilogrammes; mais, avec le moindre repos, à le dépasser légèrement.

Cependant des infractions fréquentes au régime alimentaire ne semblent pas faire remonter le poids au-dessus de ce chiffre de 67 kgr. 500, lequel ne descend qu'à la suite des pertes d'eau qui suivent les exercices violents. Alors on peut penser qu'on a atteint la limite inférieure, et il ne faut pas persister à s'approcher davantage du poids théorique, surtout si quelques signes de fatigue ou quelques petits troubles fonctionnels apparaissent à la suite des efforts de réduction.

Si toutes les fonctions sont devenues régulières, si le sommeil est bon, la digestion satisfaisante, si la résistance physique à la marche paraît acquise parallèlement à la résistance au travail intellectuel, si l'état mental se rapproche de l'euphorie normale, si la température reste constamment aux environs de 37° et ne se surélève pas trop dans l'exercice musculaire énergique, on peut penser qu'on est maintenant arrivé à la phase de guérison définitive.

Il faut la déterminer avec précision par quelques essais et quelques épreuves.

Épreuves de guérison. — On permettra au malade de faire quelques infractions alimentaires. Tout en conservant l'habitude de manger aux heures régulières, lentement, de bien mastiquer, il augmentera notablement son régime. Il pratiquera, seulement une fois par semaine, une petite demi-heure de travail aux poids légers pour ne pas perdre complètement son entraînement habituel. On vérifiera le poids après quelques jours de ces écarts de régime, qui porteront aussi bien sur les hydro-carbones, les viandes que les liquides; s'il reste à peu près constant, on fera subir au patient quelques épreuves de fatigue.

On peut penser que la cure est terminée, et que le malade peut retourner à peu près complètement à la vie normale si aucune manifestation pathologique ne se produit dans ces conditions.

Mais bien souvent cette période n'arrive qu'après une longue persistance des habitudes d'hygiène, acquises sous l'influence de la direction médicale.

Et tel malade qui aura résisté à cinq ou six jours de suralimentation et de fatigue, commence à voir remonter son poids, à partir de ce moment.

Il faut alors retourner, avec la plus grande rigueur, à la pleine thérapeutique, et remettre au mois suivant un nouvel essai.

Après quelques oscillations de cette espèce, la guérison, qui d'abord n'était pas très solide, paraît enfin définitive et pour ainsi dire fixée dans l'organisme.

A ce moment on peut admettre que la nutrition se fait sur un rythme nouveau et entièrement différent de celui qui existait au début et au moment de la pleine obésité : les résultats généraux de la méthode ont porté à la fois sur l'activité des échanges, sur les fonctions trophiques, motrices, circulatoire, secrétoires, sensitives, du système nerveux. Les organes importants, tels que le foie ou le rein, se trouvent alors en état d'équilibre fonctionnel vis-à-vis de l'appareil musculaire, et celui-ci, notamment, a produit une régulation parfaite du cycle du carbone qui lui appartient en même temps qu'au foie.

Ces modifications de la nutrition resteront définitives à la condition que l'équilibre se maintienne entre les différents viscères, le système nerveux et l'appareil musculaire.

*Conduite à tenir dans certains cas particuliers
qui ne rentrent pas dans le type moyen précédent.*

A. *Avant la huitième année.* — Nous avons vu à la symptomatologie que l'obésité apparaît dès les premières années de la vie, même chez les nourrissons. Chez eux, elle peut passer inaperçue plus que chez les petits enfants ; elle est relativement fréquente, liée à des troubles digestifs, à la suralimentation, avec ou sans prédisposition héréditaire.

Il suffira donc au médecin de remarquer l'augmentation exagérée du poids et du volume de l'enfant pour qu'il songe à examiner la nourrice, mère ou mercenaire. L'état d'embonpoint de cette dernière l'incitera à en rechercher les causes ; à savoir s'il est d'origine alimentaire ou dû aux boissons et à la bière, si souvent employée avec excès sous le prétexte qu'elle est galactogène.

Il se rappellera que, quand la nourrice est buveuse, l'enfant est, par contre-coup, alcoolique, et que chez lui c'est surtout le foie et le système nerveux qui réagissent à l'intoxication.

Aussi s'inquiétera-t-il de savoir si l'enfant est agité, s'il crie, s'il a de l'insomnie, des troubles intestinaux ; il examinera le foie et aussi les selles, dont la qualité, la couleur, l'odeur lui fourniront les renseignements habituels sur ce point. Il suffira de remettre la nourrice au régime convenable pour voir disparaître ces symptômes et l'ébauche d'obésité chez le nourrisson.

Dans d'autres cas, il faudra chercher la dyspepsie due, en dehors même de la suralimentation lactée, à l'adjonction au régime de farines, de pommes de terre ou de tout autre aliment indigeste.

Le lait maternel ou le lait d'animal utilisé seront vérifiés au point de vue de la richesse en crème.

On songera aussi à des troubles digestifs produits par la mauvaise régulation des heures de tétées ; on s'assurera si l'enfant dort trop, ce qui est quelquefois l'indice qu'il est suralimenté (somnolence dyspeptique), aussi bien que c'est pour lui une cause prédisposante à la surcharge graisseuse. Au début, dans ce cas, il est souvent constipé. Plus tard son intestin devient diarrhéique et fermentant.

Il n'est pas utile d'insister ici sur la thérapeutique à employer. C'est celle de toute la pathologie digestive du nourrisson qui n'entre pas dans le cadre de cette étude.

Si ces diverses variétés d'obésités infantiles ne peuvent pas être mises en cause, on recherchera si l'enfant n'est pas anoxémique ; s'il vit dans une pièce suffisamment aérée ; si l'air y est renouvelé et aussi s'il n'a pas quelque insuffisance fonctionnelle de son appareil aérien supérieur : déformation nasale obstruante, végétations adénoïdes qu'il faut enlever à tout âge, sans s'occuper de la règle fallacieuse qui n'indique l'intervention qu'à partir de la quatrième année. On doit opérer les enfants qui ne respirent pas, à tout âge.

L'obésité et le gros ventre du rachitisme ne seront pas laissés de côté, et très souvent ils s'associeront à la fois au manque d'aération, ou de lumière et à la vie dans un logement insalubre.

Dans certaines familles entachées de goutte ou de diabète, des parents obèses, gros mangeurs et grands buveurs, renouvellent la pratique que l'on faisait subir à Henri IV, et croient qu'un peu d'eau-de-vie ou quelques gorgées de vin quotidiennes feront de leurs enfants des échantillons vigoureux et tels qu'ils croient être eux-mêmes.

Enfin, dans certains cas, le médecin soupçonnera, dans l'œdème diffus, l'apparition d'un myxœdème qu'il ne faudra pas confondre avec l'obésité. Mais l'atrophie somatique, les caractères spéciaux du côté du visage ne permettent guère la confusion.

Les enfants scrofuleux ne sont pas seulement que bouffis par la stase lymphatique. Bien souvent ils sont anoxémiques par leur hypertrophie des muqueuses aériennes, des adénoïdes, des amygdales; en même temps, ils ont un certain degré de rachitisme avec gros ventre; une véritable obésité est même assez fréquente chez eux.

Le médecin devra y remédier par le traitement qui convient à ce syndrome scrofuleux, c'est-à-dire l'hygiène générale, la vie au grand air, à la mer, les bains salés, l'usage de l'iode, pris de préférence dans du lait, la cure opératoire des végétations et des amygdales.

Les petits enfants sont aussi atteints de bonne heure, surtout s'ils sont nerveux et arthritiques, de tous les troubles dyspeptiques, gastriques et intestinaux qui peuvent exister chez les grands enfants, les adolescents et les adultes. Mais il faut se souvenir que ce sont surtout ceux qui ont eu déjà des troubles digestifs pendant leur période d'allaitement, quelle que soit l'origine de ces troubles, du reste, qui, dans la suite, seront dyspeptiques.

Aussi, les enfants allaités au sein maternel et surveillés pendant leurs premières années d'une façon étroite et convenable, sont-ils, à ce point de vue, dans une bien meilleure condition que ceux qui ont été alimentés par des nourrices mercenaires, ignorantes, ou par allaitement artificiel. Devenus de ce fait dyspeptiques, diarrhéiques ou constipés, ils doivent être soumis dans la première enfance, au régime anti-dyspeptique habituel, et ils se confondent, au point de vue traitement de l'obésité avec les enfants plus grands que nous allons étudier maintenant.

B. *Chez l'enfant au-dessus de huit ans.* — Chez celui-ci, le traitement de l'obésité se rapprochera de celui qui convient à l'adulte. Les conditions étiologiques et pathogéniques particulières que je vais rappeler dirigeront le médecin au point de vue thérapeutique :

1° **Suralimentation familiale.** — Outre ce qui vient d'être dit pour l'étiologie, on songera aux causes d'obésité qui sont apportées par la vie spéciale et les habitudes d'éducation de certains milieux sociaux.

On recherchera d'abord les suralimentations et les dyspepsies larvées, et qui sont entretenues par les goûters trop importants et l'usage quotidien des pâtisseries et des friandises.

Que d'erreurs familiales on rencontre dans la pratique, et surtout dans les familles de gros mangeurs obèses; combien d'idées erronées, contre lesquelles le médecin aura toujours à lutter, et le plus souvent, du reste, sans succès!

Pour obtenir ce que souhaitent les mamans de leurs petites filles, c'est-à-dire la rougeur des joues, que l'on croit un signe de santé, et les gros mollets qui font si bien au-dessus de coquettes chaussettes, que d'enfants sont alimentés comme les animaux gras préparés pour les concours et les expositions!

Nous savons bien, nous médecins, ce que valent ces signes trompeurs. Et nous n'ignorons pas que chez les filles arthritiques de la bourgeoisie, qui sont naturellement pâles par vaso-constriction névropathique du visage, on n'obtient ces joues rebondies et ces roseurs artificielles du visage qu'à la faveur d'un embonpoint qui n'a pas grande valeur au point de vue de la santé, et qui est trop souvent l'amorce de troubles dyspeptiques qui ne demanderont qu'à s'éterniser.

2° **Usage précoce du vin.** — Que de fois aussi le médecin sera obligé d'intervenir chez des parents du milieu bourgeois qui sont des buveurs, sans le savoir, et qui imposent à leurs enfants l'usage trop précoce du vin, en dehors duquel ils ne voient qu'anémie, maigreur, dépérissement!

Les enfants des villes, et surtout appartenant au milieu des classes moyennes, c'est-à-dire au milieu prédisposé à l'arthritisme par suralimentation, ne doivent pas boire de vin, sauf exceptions thérapeutiques, avant la quinzième année. Et encore, suis-je bien convaincu que l'habitude de boire toute la vie de l'eau est une des plus excellentes qui soient pour les personnes de ce milieu social. Elles ont de par ailleurs une alimentation suffisamment abondante pour qu'il ne soit pas utile d'employer ce prétendu aliment qui, pour elles, a plus d'inconvénients que d'avantages.

Le vin chez les enfants produit plus encore, et d'une façon plus visible que chez les adultes, de nombreux troubles dyspeptiques, souvent, sinon toujours, accompagnés d'obésité.

Que d'enfants sont nerveux, pâles, les yeux cernés, constipés ou diarrhéiques, irritables, parce qu'ils digèrent mal, ou même souffrent de leur estomac, sans savoir l'exprimer, et que l'on voit revenir à la santé régulière en supprimant simplement l'usage du vin? C'est là un fait clinique si facile à vérifier que toutes les théories des gens qui veulent que l'on vende le vin de France ne sauraient avoir quelque valeur contre lui.

C'est, de plus, un excitant nerveux qui ne convient aucunement à des êtres chez lesquels l'appareil cérébro-spinal a une si forte prédominance.

Il est inutile d'énumérer tout ce qu'il peut produire de troubles à cet âge. Le médecin n'hésitera pas à le supprimer systématiquement à tous les enfants qui auront quelque trouble fonctionnel accompagné d'obésité.

3° Surmenage infantile. — C'est un élément pathogénique assez spécial que le médecin ne négligera pas d'atteindre. Dans certaines familles, notamment, on n'a aucune connaissance de la faible résistance des enfants au travail cérébral, et de la nécessité de faire prédominer chez eux le travail musculaire et les jeux.

On rencontre des enfants dont la santé est complètement altérée par un travail intensif qui n'a pas, à ce moment, sa raison d'être.

Ils se lèvent de bonne heure pour se rendre à leur pension, et sont déjà émus et préoccupés de leurs devoirs et de leurs leçons, les repassent en déjeunant, troublant ainsi leur première digestion, se fatiguent à marcher rapidement pour être à la première heure à l'école, subissent ensuite les émotions et la fatigue du travail fait dans de mauvaises conditions pendant la phase digestive, dans des salles mal aérées, dont l'air est imprégné d'oxyde de carbone par les poêles qui tirent mal. L'émulation chez certains enfants nerveux, les exigences des familles qui sont désireuses de leur voir amasser des récompenses, les font dépasser la mesure du travail qu'ils doivent fournir à cet âge, *et qui est extrêmement petite.*

Dans ces conditions, chez ces enfants des villes, le nervosisme héréditaire souvent s'exalte. Ils jouent trop aux heures de récréation, courent quelquefois jusqu'à la sudation, interrompant ainsi le fonctionnement normal de la digestion, oubliant les heures et les moments convenables pour aller à la selle. Ils deviennent très rapidement des névropathes et des dyspeptiques, et, par suite, de véritables malades neurasthéniques, car la *neurasthénie des enfants* se voit tous les jours en consultation.

Alors, après la phase de pâleur avec langue saburrale, yeux bistrés, quelquefois amaigrissement, on peut voir apparaître l'obésité, accompagnée des troubles nerveux habituels.

Du côté du tube digestif, on voit la dyspepsie avec régurgitation, renvois gazeux et ballonnement du ventre, et toute la série des troubles qui font partie de la symptomatologie de l'entérocolite, des entéro-névroses avec ou sans constipation.

La bouffissure du visage apparaît bientôt avec la charge graisseuse aux hanches et aux mollets. Plus tard, sous l'influence de l'asthénie, due à la fatigue nerveuse, apparaît la déformation scoliotique ou cypho-tique, à laquelle la mauvaise tenue pendant les heures d'étude pré-dispose encore.

Toutes ces conditions sont excellentes pour créer l'obésité suivant le mécanisme habituel que l'on retrouve chez l'adulte. Et c'est contre elles que le médecin s'ingéniera à instituer le régime hygiénique convenable, et à faire comprendre aux parents qu'en persistant dans ces erreurs, ils compromettront la santé de leur enfant d'une façon définitive pour l'avenir.

Il s'agira donc ici d'une thérapeutique prophylactique et hygié-nique où la médication pharmaceutique aura peu à faire.

4° Surmenage physique. — Dans d'autres familles, au contraire, le médecin aura à prescrire une hygiène et une prophylaxie absolument opposées à celles qui conviennent aux cas précédents. Là, dans un but excellent, on exagère.

C'est la vie selon la mode anglaise. Les enfants sont bien nourris, et mangent souvent beaucoup de viande, même au petit déjeuner du matin. Ils font de l'exercice et, sous la direction d'une gouvernante anglaise, on les voit arpenter rapidement, même pendant de trop longues heures, les allées du Bois, près duquel ils habitent.

Peu de travail cérébral, et à des heures convenables : usage habituel du repos *post prandium*; déjeuner abondant; goûters, sucreries et friandises de toute espèce; coucher de très bonne heure; lever relati-vement tardif, tels sont les éléments pathogéniques qu'on trouve dans ces cas.

Ici, c'est l'obésité inévitable en très peu de temps, et très souvent à type floride, avec congestion vasculaire de la face, qui fait le sujet d'admiration de la maman et de ses amies.

Beaucoup de ces enfants sont surmenés par les exercices physiques, la danse, le tennis et particulièrement la marche.

Il est bon de rappeler au médecin, surtout s'il n'est pas lui-même père de famille, ou s'il est au début de sa pratique, qu'aujourd'hui beaucoup d'enfants des villes supportent très mal la marche. C'est une erreur très répandue que celle qui consiste, sous prétexte d'hygiène, à les faire marcher systématiquement.

Or, si la marche convient bien à l'adulte, qui a un bon développement des membres et de son squelette, elle convient moins bien à l'enfant, chez qui se fait un travail continu du côté des os, des articulations, des muscles et des cartilages diarthrodiaux. Cependant, à petite dose et par petite quantité, la marche ne saurait être néfaste.

Il faut observer que bien des états dyspeptiques, nerveux et consécutivement certains troubles de la nutrition tels que l'obésité, peuvent être produits par cet ensemble d'erreurs, chez les enfants de ces milieux. Ils sont, je le reconnais volontiers, anormalement fatigables et prédisposés à toutes les asthénies musculaires, ainsi que le prouve bien la fréquence étonnante des scolioses chez eux.

Je sais des cas d'enfants entéro-colitiques, chez qui toutes les thérapeutiques avaient été inutilement essayées, jusqu'au moment où un médecin pédiâtre plus expérimenté a recommandé aux parents de cesser pendant quelque temps la marche, et a fait disparaître ainsi la cause du surmenage physique.

J'ai insisté plus particulièrement sur ce fait bien connu des médecins pédiâtres, mais qui n'est pas indiqué dans les ouvrages.

5° **Traitement des diathèses chez l'enfant gras.** — L'action thérapeutique devra porter sur tous les faits particuliers énumérés dans le paragraphe précédent. Mais en même temps elle devra viser aussi le terrain sur lequel ils évoluent, c'est-à-dire la diathèse variable dans chaque cas.

L'arthritisme sera le plus souvent en cause, car, après la huitème année, les enfants ont déjà manifesté les premiers symptômes de leur tempérament morbide.

Pour ce qui est des relations de l'**arthritisme** et de l'obésité, elles sont tellement étroites qu'on ne peut guère traiter l'un sans l'autre. Mais le médecin saura distinguer les différents types qui en existent et séparer l'arthritisme par suralimentation qui est quelquefois acquis de bonne heure par une mauvaise hygiène, de l'hépatisme héréditaire, qui se voit parfois en dehors des excès alimentaires. La goutte infantile, héréditaire, existe. J'ai vu des accès typiques, à six ans, à quatorze ans. D'habitude elle prend le masque d'un nervosisme intense, de la dyspepsie, de l'entéro-colite, de la neurasthénie, d'épistaxis, d'urticaire (Lancereaux). Elle s'associe quelquefois à un engraissement excessif et précoce. Si la réduction alimentaire est de mise en cette circonstance, c'est plutôt celle qui porte sur les aliments albuminoïdes de la ration. On tendra à orienter vers le régime lacto-végétarien les habitudes de la famille ; en tout cas, on ne pourra jamais accepter que les enfants continuent à absorber de la viande deux fois par jour, et à avoir, comme fonds de boisson, le vin, qu'il soit ou non coupé d'eau.

Cela a peut-être, à cet âge, plus d'importance que plus tard chez l'adulte, et surtout chez les enfants qui jouent peu, qui ne dépensent pas d'une façon suffisante leur ration alimentaire, et commencent des études absorbantes qui laissent peu de place à l'exercice.

Le traitement médicamenteux des diathèses ne paraît pas utile ni intéressant chez les enfants, et si, dans certaines circonstances accidentelles, on peut utiliser chez eux, soit les alcalins, soit les laxatifs, pour lutter contre la constipation passagère, c'est surtout par une diététique continue que l'on peut espérer des modifications radicales.

Le médecin saura soigner d'une façon différente les arthritiques colorés, vigoureux et gras, et les hépatiques, névropathes, cholémiques, jaunes, bouffis, surchargés de graisse, et enfin ceux qui, plus pâles, les yeux cernés de bistre, indolents, se rapprochent davantage des scrofuleux purs.

C'est dans les milieux ouvriers qué l'on rencontrera surtout ceux qui se rattachent à l'obésité scrofuleuse, mélangée cependant quelquefois d'un certain déséquilibre nerveux, qui tient souvent à l'hérédité alcoolique.

C'est aussi dans ce même groupe social que l'obésité scrofulotuberculeuse se trouve, compliquée ou non de tuberculose osseuse.

Il est bien certain que les indications thérapeutiques sont extrêmement variables suivant les éléments pathogéniques héréditaires, qui ont une importance considérable à cet âge de la vie. Mais on peut dire que le moyen thérapeutique qui convient à presque tous, c'est l'habitat à la campagne, et notamment à la mer.

Sans qu'il soit bien nécessaire d'insister sur le régime, ni de prescrire des agents pharmaceutiques, on voit très rapidement, sous l'influence tonique de l'air, des bains, tous ces vices nutritifs rapidement modifiés chez l'enfant, alors que, chez l'adulte, ils sont, dans ces circonstances, beaucoup plus persistants.

Il est très exceptionnel, du reste, que, sous l'influence de ces simples éléments thérapeutiques naturels, on ne voie pas des améliorations rapides se produire, à la condition que les parents veuillent bien accepter de donner une alimentation plus réduite, plus végétarienne et fruitarienne, aux enfants autrefois suralimentés de pain.

La vie bien réglée au point de vue des heures de repas et du travail, la pratique régulière de l'hydrothérapie, l'éloignement des écoles où l'on pousse à l'excès le désir de voir briller les jeunes élèves, et où on les surmène, en somme un *modus vivendi* satisfaisant aux lois ordinaires de l'hygiène suffiront bien souvent pour remettre la santé dans une voie normale. Alors disparaissent les petits troubles fonctionnels qui ne demandent qu'à devenir chroniques, qu'à dérégler définitivement la nutrition, en même temps qu'à créer des syndromes tels que l'obésité.

Le **nervosisme** des enfants nécessiterait, dans certains cas, un isolement qui serait favorable, en les éloignant des parents névropathes. On rencontre bien des familles où la névropathie infantile ne se constitue que par imitation de celle des parents. Mais il est difficile d'exiger une prophylaxie aussi sévère, pour ceux qui sont astreints à vivre dans ces conditions, et sont voués, plus tard, aux névropathies et psychasthénies dites, bien à tort, congénitales.

Il n'est du reste pas dans mon rôle d'étudier en détail les moyens thérapeutiques que le médecin pourra mettre en usage contre ces éléments pathogéniques qu'il me suffisait de signaler.

Au point de vue spécial de l'adiposité le *régime alimentaire qualitatif des enfants doit être à peu près identique à celui de l'adulte.*

Mais, pour la surcharge graisseuse, comme pour la diathèse, l'utilité des exercices chez l'enfant est aussi incontestable que dans le traitement de l'obésité de l'adulte.

Les exercices chez l'enfant.

Ici le mot d'exercices est tout à fait de mise. Car, en réalité, il s'agit de combattre une adiposité qui n'est pas encore très marquée, d'attaquer un trouble nutritif, peu profondément ancré dans l'organisme, et enfin à cette époque on n'a pas le devoir ni même la possibilité de rechercher le plein développement musculaire.

Pour diverses raisons, on ne pourrait pas l'obtenir par la méthode de la cure musculaire progressive et intensive qui est si utile chez l'adulte.

L'enfant, en effet, à moins qu'il ne soit un atrophique, par suite de lésions héréditaires d'infection ou d'intoxication, telles que la tuberculose ou l'alcoolisme, possède un appareil musculaire naturellement assez développé, au moins à partir de la sixième année.

L'insuffisance musculaire n'a pas encore eu, en effet, le temps de se constituer, et elle sera l'œuvre de longues années d'incurie, avant d'apparaître complète à l'âge adulte.

Il suffit donc à l'enfant d'exercer les muscles que la nature lui a donnés en quantité et en qualité suffisantes. Et ses tendances naturelles, s'il est à peu près bien portant, sont du reste, de les exercer dans les jeux, pour lesquels il a beaucoup de goût.

Mais cette activité musculaire disparaît justement avec les premiers troubles digestifs qui sont les principaux dans la pathogénie de l'obésité infantile. Lorsque la surcharge graisseuse est déjà assez avancée, l'enfant devient indolent et s'immobilise autant que l'adulte; l'obésité ne fait que s'en accroître, de même que les troubles fonctionnels. Il faut donc y remédier, en utilisant les exercices qui, mélangés au régime, produisent assez rapidement un effet salutaire.

Les jeux, à la condition qu'ils ne soient pas trop violents ni trop prolongés, les petites courses, avec ou sans jouets, comme le cerceau, l'usage des raquettes, des jeux de balles, sont très recommandables aux enfants obèses, si toutefois la surcharge graisseuse du myocarde ne paraît pas encore excessive. La sudation sera surveillée pour éviter les refroidissements faciles chez ces petits êtres qui ne savent point s'observer.

. Vers l'âge de sept ans, on peut utiliser la bicyclette, qui fatigue beaucoup moins les enfants que la marche à pied. D'une façon générale, ce qui manque aux enfants dans l'exercice, c'est avant tout l'endurance. Un exercice d'une heure fait en une seule séance est excessif pour un enfant qui pourra en faire deux heures dans la journée pourvu que ce soit en séances séparées, chacune n'excédant pas, par exemple une demi-heure. Le besoin de repos fréquent est la manifestation de cette faible endurance.

J'ai noté que certains enfants se trouvent très bien de se reposer complètement après le repas de midi, et même d'y dormir une heure, ce qui est facile à obtenir lorsqu'ils sont obèses. Car les enfants bien portants se refusent en général à toutes les siestes. Mais, à la faveur de ce petit repos placé au milieu du jour, on peut augmenter beaucoup la quantité d'exercices à faire le matin et le soir, et, en somme, le traitement y gagne en rapidité.

Pas de poids chez les enfants non surveillés. — Les enfants ne supportent pas, avant d'avoir traversé complètement la période de la puberté, la pratique du développement musculaire à l'aide de poids ou d'extenseurs.

Des empiriques ont essayé de faire travailler avec des poids relativement légers des enfants à partir de l'âge de cinq ans, et ont obtenu comme résultat une diminution très nette de la taille.

Un exemple frappant a été fourni par la fille d'un athlète connu qui, à la suite de la culture musculaire, à l'aide de poids trop lourds, est restée, à l'âge de neuf ans, de la taille d'un enfant de cinq ans, mais avec un développement en largeur considérable et du reste disproportionné.

Les raisons de cette action spéciale ne sont pas connues. On a invoqué, mais sans preuves, l'action de pression produite par les poids sur les cartilages, le détournement au profit du muscle des matériaux nutritifs qui devaient aller aux tissus osseux. Peu importe du reste, le fait n'en est pas moins incontestable.

Cependant, à partir de l'âge de six ou sept ans, si un enfant est surveillé de près par quelqu'un de compétent, et par là j'entends un médecin instruit par la pratique personnelle de ces méthodes, on peut utiliser un procédé analogue à celui de l'adulte, et recommander tous les jours vingt minutes de mouvements des membres, à l'aide de petits haltères proportionnés à la vigueur de l'enfant.

Si l'on veut agir ainsi, il faut, tous les quinze jours, surveiller à l'aide de la toise la progression en hauteur de l'enfant, prendre ses différentes mesures, et en somme, le suivre de près.

J'ai utilisé dans ma propre famille cette méthode, en faisant travailler les enfants à partir de leur sixième année à l'aide de poids d'une livre, et en ajoutant aussi, ce qui est le principal, chez eux, c'est-à-dire l'éducation respiratoire. Le résultat est des plus brillants et a surpris plus d'un confrère. Mais, je le répète, on ne peut pas généraliser, et ce n'est qu'exceptionnellement que les enfants pourront être développés par ce moyen qui nécessite un éducateur compétent.

Méthode suédoise. — C'est là un procédé de choix pour les enfants, parce qu'il ne comporte presque pas de contre-indications. Tous les mouvements seront faits à mains libres, pendant des séances courtes, de préférence le matin et, si possible en plein air, avec de nombreux repos qui seront utilisés à faire des mouvements respiratoires profonds.

Il n'est pas très utile de chercher à les faire à grande vitesse pour obtenir la sudation. Les enfants suent assez difficilement, sauf dans la course; et, à ce point de vue, on ne peut pas les comparer aux obèses adultes qui semblent bénéficier bien moins d'un exercice, quel qu'il soit, s'il ne se produit pas en même temps une sudation assez abondante.

Importance des mouvements respiratoires. — Développement thoracique. — Il n'y a jamais aucune contre-indication à développer le thorax, les muscles respiratoires, le diaphragme, les muscles abdominaux; aussi le médecin emploiera-t-il d'abord avec insistance cette partie de la méthode, qui aura l'avantage de donner pour toute la vie à l'enfant un appareil d'oxygénation parfait en même temps que les graisses de réserve seront facilement brûlées.

Ces exercices respiratoires ne sont pas fatigants. On peut les utiliser soit en les intercalant entre les mouvements des membres, soit en petites séries qui constituent un véritable repos après les mouvements plus pénibles qui ont pour but de mobiliser la ceinture abdominale.

Mais avant toute tentative d'exercice il faudra soigneusement vérifier quelle est exactement la *perméabilité nasale et rétro-nasale*. Cela est très important et ne fait que confirmer ce que nous avons dit pour les enfants plus petits qui doivent, nous le savons, être opérés de leurs amygdales ou végétations adénoïdes. Car il ne faut pas oublier qu'il y a deux périodes de poussée adénoïdienne chez l'enfant. La première débute vers le sixième mois de la vie, jusqu'à la deuxième ou troisième année, et la seconde se fait souvent vers l'âge de six ou sept ans.

Tel enfant a été examiné par un spécialiste qui a affirmé qu'il n'avait rien de ce genre à l'âge de quatre ans, qui deux ans plus tard, à la suite de quelque rhume ou d'une grippe, est atteint d'imperméabilité nasale ou rétro-nasale avec ou sans autres signes, par suite d'une hypertrophie du tissu adénoïdien qui n'existait pas auparavant. L'infection grippale est la cause la plus habituellement déterminante, et comme Sahli (de Berne) l'a bien montré, elle est souvent suivie de l'infection du tissu adénoïdien de l'appendice, du moins chez les prédisposés arthritiques et intestinaux. Cet ensemble de circonstances se trouve souvent chez les jeunes obèses, et la septième année est souvent l'heure de la deuxième poussée adénoïdienne naso-pharyngée et de la première manifestation appendiculaire.

Cette perméabilité nasale ayant donc été préalablement bien rétablie, les exercices respiratoires et le développement thoracique seront poursuivis journellement pendant toute la durée de la cure de l'obésité, et il y aura tout avantage à conserver dans la suite la pratique de cette méthode, qui aidera considérablement au développement définitif des enfants, et leur rendra le grand service de les rendre réfractaires à la tuberculisation pulmonaire. (G. Rosenthal.)

On sait que ces exercices sont constitués : 1° par des inspirations profondes, favorisées par les mouvements d'élévation des bras ou par leur mobilisation horizontale; 2° par des expirations, accompagnées d'abaissement des bras et de mouvements de grande flexion du tronc sur les jambes.

Quelques auteurs veulent que l'expiration, comme l'inspiration, se fasse par le nez. Cela est parfait ainsi, mais j'y adjoins aussi l'expiration par la bouche, et en ayant soin de faire prolonger le temps de l'expiration en réduisant la sortie de l'air, par une petite ouverture des lèvres.

Ce petit procédé a l'avantage de permettre une compression plus complète de l'air dans les lobules pulmonaires, et de favoriser leur déplissement. Il doit être, à mon avis, utilisé alternativement avec l'expiration nasale rapide et brusque que quelques auteurs préconisent seule.

Un temps d'arrêt, dit de compression, peut être aussi intercalé de temps à autre, entre l'inspiration et l'expiration.

Modèles d'exercices respiratoires. — Il existe un grand nombre

de ces mouvements respiratoires, et l'école suédoise en a donné déjà
une liste innombrable.

Mais il faut se garder de cette complication pour les enfants, et
pour ma part, je conseille toujours aux parents des adénoïdiens ou
des amygdaliens que j'ai opérés, de n'en utiliser que quatre, que les
enfants apprennent et répètent quotidiennement.

Ce sont :

1° L'inspiration avec rotation des épaules, suivie d'une expiration
avec flexion du tronc;

2° L'inspiration avec élévation verticale des bras, suivie d'expira-
ration avec abaissement des bras, et flexion du tronc jusqu'à l'horizontale;

3° L'inspiration, en partant de la position de flexion du tronc,
les mains touchant le sol, et le relèvement jusqu'à la position des
bras en croix. (L'expiration se fait en sens inverse.)

4° L'inspiration combinée à la rotation du tronc sur les hanches
immobiles, et l'expiration pendant le mouvement inverse pour revenir
à la position de départ.

Voici le détail de ce mouvement un peu plus complexe. Les
enfants sont à 40 centimètres d'un mur, dos au mur, les talons joints :
1ᵉʳ temps : Inspiration profonde nasale, en amenant les mains à
hauteur des épaules; *2ᵉ temps* : Compression; *3ᵉ temps* : Expiration
en faisant un mouvement de rotation des épaules à droite, qui
amène les deux mains à toucher le mur devant lequel l'enfant fait ses
exercices, hanches fixes; *4ᵉ temps* : Retour à la position des mains
aux épaules, en inspirant; *5ᵉ temps* : Temps de compression; *6ᵉ temps* :
Expiration en faisant la rotation des épaules à gauche et en projetant
les mains en arrière vers le mur, les hanches bien immobiles.

Ces gestes mobilisent les muscles inspirateurs principaux et accessoires, et les muscles d'expiration forcée de l'abdomen, notamment les
obliques utilisés à la rotation particulièrement difficile, si l'on maintient les hanches bien en place pendant la rotation des épaules. Thooris
conseille de pratiquer ces exercices dans le *décubitus* (*Press. méd.*, 1910).

Ces quatre mouvements, quotidiennement répétés en séries, suffisent très largement à faire passer en trois mois la capacité spirométrique d'un enfant obèse de sept ans, de 1 litre 15, par exemple, à
1 litre 75. S'ils sont continués tous les jours, pendant quelques années,
le thorax acquiert un développement surprenant, et la capacité thoracique dépasse de beaucoup la moyenne, en même temps que l'on voit
apparaître les bienfaits d'une bonne ventilation pulmonaire.

Ces exercices déterminent quelquefois chez les débutants, et
surtout chez les obèses de souche névropathique, du vertige par

suroxygénation bulbaire mais qui, en tout cas, ne résiste jamais plus d'une semaine. Chez les débutants, on ne doit pas répéter chaque exercice plus de six fois de suite.

On intercale alors des mouvements des membres ou des muscles abdominaux pour les reprendre ensuite. Mais, dans la séance de vingt minutes, la moitié de cette durée doit être affectée aux exercices respiratoires chez les enfants obèses.

On aura soin aussi de mélanger les expirations rapides et nasales à des expirations lentes par la bouche demi-fermée.

Exercices respiratoires de vitesse. — Le saut à la corde, la course sur place, le jeu de cerceau seront utilisés si les méthodes précédentes ne suffisent pas chez les enfants déjà suffisamment accoutumés aux exercices, mais toujours à petites doses et avec de grands ménagements.

Le saut à la corde ne doit pas être fait, chez les enfants, sur les deux pieds à la fois, exercice beaucoup trop essoufflant, mais au contraire, sur un pied, puis sur l'autre. Une minute de saut, suivie d'une minute de mouvements respiratoires, et ainsi de suite, en augmentant chaque jour la progression, mais sans jamais dépasser quatre ou cinq minutes au total.

La course sur place est d'autant plus active sur la ventilation pulmonaire, que l'on fait relever davantage le buste et soulever les jambes en fléchissant fortement le genou. Le travail musculaire augmente si le haut du corps se penche en avant.

Exercices pour le développement des muscles expiratoires accessoires, et la ceinture abdominale. — Ces exercices sont excellents chez les enfants, et leur rendent le très grand service de leur constituer une sangle abdominale. Par ce procédé les petites filles évitent la possibilité des ptoses ultérieures et des troubles génitaux de la puberté. En même temps, c'est le meilleur moyen de faire disparaître la graisse de réserve qui s'accumule sur l'abdomen et sur les flancs.

Technique. On fera coucher les enfants sur un tapis très épais ou sur une couverture capitonnée, et on leur indiquera une dizaine de mouvements, dont les uns appartiennent au type de flexion du tronc avec extension de bras pour toucher la pointe des pieds (dans ce cas, la résistance est constituée par le poids important du tronc), et les autres — le dos restant à plat sur le sol — consistent en des relèvements des membres inférieurs jusqu'à la verticale, avec ou sans flexion des genoux. On peut encore utiliser la rotation et l'écartement des jambes. — Il y a avantage à n'employer qu'un nombre restreint de ces mouvements, de façon à ne pas charger la mémoire des enfants et des parents. Le principal est de les choisir de façon à obtenir une action sur tous les muscles de l'abdomen.

Lorsque, après quelques semaines d'entraînement, les muscles de l'abdomen seront devenus suffisamment vigoureux, et que leur infiltration intra-fasciculaire aura diminué, on pourra utiliser les mouvements de relèvement des membres inférieurs et du tronc, par saccades. Ils ont une action très marquée sur le dévoppement musculaire de la sangle abdominale.

Observations importantes. — Pendant tout exercice qui a pour but de faire travailler les muscles de l'abdomen, il faut éviter la fermeture de la glotte et, pour cela, obliger les enfants à respirer profondément et bruyamment. Le mécanisme de l'effort ne doit jamais se produire, et si, au début, l'enfant n'est pas suffisamment musclé pour pouvoir effectuer les mouvements, on lui permettra de fixer la pointe des pieds sous un meuble, pour relever le tronc, ou, au contraire, de se tenir par les mains au pied du meuble le plus voisin ou à un tiroir entr'ouvert au-dessus de sa tête pour pouvoir lever les jambes jusqu'à la verticale.

Dans les premiers temps, ces mouvements déterminent une courbature musculaire à douleurs transverses, qui simulent celles de la colite ; elle est quelquefois assez marquée, et le meilleur moyen de la faire disparaître, pendant l'exercice même, c'est de faire coucher les enfants quelques minutes sur le côté, en « chien de fusil ».

Durée des séances d'exercices chez les enfants. — De six à dix ans, seule période où les premiers exercices physiques soient de mise, on ne fera jamais excéder une durée de vingt minutes, à laquelle on arrivera du reste progressivement en une vingtaine de jours, en commençant par cinq minutes, et en augmentant de deux minutes par jour.

Chez les enfants névropathes, on observe après la séance une certaine pâleur de la face, les traits sont souvent tirés. Mais c'est là un phénomène sans importance, s'il n'est pas trop accentué, et qui disparaît du reste à la longue par l'entraînement.

Il est moins marqué si l'on fait travailler les enfants le soir, une heure après leur goûter, soit à six heures, à peu près, parce que la récupération des forces par le dîner et le sommeil efface ces petites traces de fatigue qui n'existent plus le lendemain.

Les enfants obèses débiles, dont les familles sont atteintes par le grand arthritisme, sont quelquefois asthéniques d'une façon marquée, et leur insuffisance de résistance est si grande que, même après quelques essais, on constate des réactions de fatigue du côté du tube digestif ; la langue se salit, les digestions se font lentes, un peu d'état dyspeptique apparaît avec la constipation, et on constate que la décharge de poids ne se produit pas ou se produit trop vite et marche vers l'émaciation.

Il est nécessaire alors de réduire l'exercice et de rechercher quelles sont les causes qui entretiennent une asthénie aussi considérable.

Ces enfants sont en général les mêmes qui, de bonne heure, sont atteints de scoliose ou de cyphose asthéniques, l'asthénie étant elle-même associée, concomitante ou consécutive, aux troubles digestifs.

Correction des déformations somatiques infantiles associées à l'obésité. — Il est de la plus haute importance de ne pas laisser de côté à cet âge le traitement des premières déformations qui sont si fréquentes chez les jeunes neuro-arthritiques, surtout chez ceux qui sont névropathes ou cholémiques, tandis que les congestifs florides en sont plus rarement atteints.

Il ne faut pas, en effet, laisser s'installer de déformations ptosiques ou osseuses, qui, dans la suite, deviendront beaucoup plus difficiles à corriger. En effet, plus les scolioses débutent tôt, plus elles risquent de se compliquer d'usure cunéiforme des disques vertébraux. A cette période, comme à celle de la rotation des vertèbres et des côtes qui se produit plus tard, les déformations sont beaucoup moins faciles, sinon impossibles à guérir.

Il en est de même des ptoses précoces; lorsqu'elles ont persisté jusqu'à l'âge adulte, elles ont acquis toutes les raisons d'une pérennité définitive.

Or, ces modifications morphologiques sont si faciles à guérir chez l'enfant, en quelques mois d'un traitement excellent aussi pour l'obésité, qu'il y aurait vraiment incurie de la part du médecin à négliger d'y tenir la main avec une grande énergie.

Résultats produits par la méthode pneumo-musculaire chez les enfants. — On peut dire que, pour les enfants neuro-arthritiques, c'est une grande chance de devenir obèses dans la seconde enfance, s'ils doivent être dirigés à ce moment par médecin compétent, et si les indications prescrites par lui sont fidèlement suivies par la famille.

Contrairement à ce que l'on trouve écrit dans les classiques, l'obésité infantile, qui passe pour congénitale, est infiniment moins tenace qu'on se l'imagine, à la condition qu'elle soit soignée suivant les principes que j'indique ici. Cela prouve qu'elle est plus souvent due à des erreurs du régime alimentaire qu'à une véritable hérédité. Cette opinion est aussi celle de Marcel Labbé.

A ce propos on ne saurait oublier de signaler ces enfants qui, élevés par des parents gros mangeurs, déjà obèses vers la huitième année, sont, par suite de la disparition de leurs parents, élevés dans une autre branche de la famille, avec une autre hygiène et d'autres habitudes plus favorables. On les voit alors se transformer en très peu de temps, et ne point retourner à leur obésité première, parce qu'ils ne sont plus soumis aux premières erreurs alimentaires.

Direction du régime chez les grands enfants obèses. — Les mêmes règles générales que celles qui ont été exposées pour l'adulte sont de mise pour l'obésité de la seconde enfance; mais, le plus souvent, il n'est pas nécessaire de rechercher avec tant de précision quels sont les éléments qui sont susceptibles d'engendrer l'adiposité. Il suffit de revenir à un régime moyen *très légèrement restreint*, et en suivant les règles que j'ai indiquées vis-à-vis de l'asthénie par inanition, pour obtenir très vite la réduction de la surcharge graisseuse et l'amélioration des causes pathogéniques.

Celles-ci, à cet âge, portent surtout sur des troubles digestifs dus, le plus souvent, à la suralimentation générale ou à la suralimentation par le pain et les gâteaux.

Le problème pathogénique est donc assez limité, mais, dans certains cas, le traitement demande à être complété par la cure du nervosisme héréditaire ou acquis sur un fonds héréditaire et développé à la faveur de quelques erreurs telles que celles que nous avons énumérées : surmenage physique par les jeux, ou surmenage intellectuel scolaire, excès de marche, coucher trop tardif, usage du vin, etc.

Le médecin n'éprouvera aucune difficulté à établir le régime qui convient, et il aura du reste analysé avec soin, comme je l'ai dit plus haut, tout ce qui peut relever du terrain arthritique ou lymphatique. Il trouvera ensuite les indications classiques.

L'obésité par surabondance de pain est tout aussi fréquente que chez les adultes, et toujours le médecin aura l'esprit mis en éveil par les goûters trop copieux.

La seule difficulté, en somme, qui existe dans l'application du régime infantile, c'est la résistance de certains parents qui voient toujours leurs enfants menacés de dénutrition et d'anémie aussitôt qu'ils ne sont pas gavés jusqu'à l'indigestion.

L'existence des dyspepsies infantiles ou des entérocolites sera la raison de quelques indications thérapeutiques particulières. La surveillance des fonctions d'évacuation s'impose. Le médecin ne perdra pas de vue que la constipation ou la diarrhée chroniques sont quelquefois la preuve d'une appendicite chronique latente, si fréquente aujourd'hui chez les enfants arthritiques, et l'application d'un régime végétarien peut, dans ce cas, être indiquée durant un certain temps.

Le médecin se rappellera aussi que, dans certaines circonstances, chez les enfants qui sont en demi ou en pleine pension, l'alimentation ne peut être suffisamment modifiée pour qu'on puisse espérer la régression du petit trouble fonctionnel déjà existant, et que le retrait de ces pensions ou de ces collèges, néfastes au point de vue de l'hygiène alimentaire, s'impose si l'on veut obtenir un succès définitif.

Le médecin, du reste, ne doit pas hésiter à déconseiller ces établissements où la santé des élèves passe après les prétendues exigences de l'enseignement.

Rien n'est plus déplorable pour les enfants que de manger à la hâte leur repas, sous le prétexte qu'ils doivent être en classe de très bonne heure, et rien n'est plus exagéré que les exigences ridicules de certains maîtres. A cet âge il est facile de contracter, quelquefois pour toujours, des affections des organes digestifs et du système nerveux qui sont la suite des infractions aux règles d'hygiène faites dès le début de la vie.

Combien de dyspepsies des jeunes collégiens ou des lycéennes sont plus tard l'amorce de neurasthénies invétérées, d'origine digestive, d'affections chroniques du foie, d'entéro-còlites, qui empoisonnent, par la suite, des existences entières.

Les enfants sont, plus encore que les adultes, par suite de leur faible résistance, sensibles à ces fautes d'hygiène. Et ces petits effets sont, en vérité, la source de mauvaises santés définitivement acquises, parce qu'ils se sont fixés dans la vie à un âge où les impressions pathologiques sont rapidement profondes.

La règle idéale à suivre serait la suivante :

Les enfants qui doivent travailler le matin ne devraient pas le faire sans avoir absorbé un petit déjeuner plus confortable que celui qui est habituel dans nos pays. Ce travail ne devrait pas commencer avant dix heures, et ne pas avoir une durée supérieure à une heure, avant l'âge de dix ans.

Plus tard, il pourrait être augmenté d'une heure, jusqu'au moment de la puberté.

A ce moment, il devrait être réduit de nouveau. Une demi-heure au moins de repos avant le repas de midi est nécessaire aux enfants pour qu'ils ne se mettent pas à table fatigués par le travail cérébral, ce qui est une déplorable condition de préparation digestive.

Le repas de midi, qui doit être léger, mais contenir un peu de viande, doit être lent et d'une durée de trois quarts d'heure. On doit exiger des enfants qu'ils mastiquent très soigneusement, car cette habitude, une fois prise, sera acquise pour toute leur vie.

Réglementation du travail chez l'enfant. — Ils ne doivent ensuite reprendre le travail que trois heures au moins après le début du repas, c'est-à-dire au plus tôt vers la troisième heure de l'après-midi. A la fin de la seconde heure de la digestion, on peut leur permettre d'agir, soit de jouer sans violence, soit de se promener au grand air.

L'après-midi, deux heures de travail au maximum peuvent être recommandées, de trois à cinq heures. Cela fait trois heures et demie au maximum par jour, jusqu'à l'âge de la puberté, c'est-à-dire entre la treizième et la quinzième année.

Pendant cette période, le travail ne doit pas être augmenté, surtout chez les petites filles. Et j'affirme, pour ma part, que si tous les enfants employaient régulièrement ces trois ou quatre heures de travail d'une façon sérieuse, il en est peu qui seraient incapables, vers leur seizième année, d'aborder l'épreuve des examens définitifs.

Le reste du temps de la journée doit être réparti entre les distractions, les excercices, les jeux au grand air. Mais cette conception hygiénique du travail de l'enfant est loin d'être dans nos mœurs. Et il est vraiment pénible pour un médecin de voir, même dans des familles instruites, de malheureux enfants entraînés au travail cérébral comme s'ils devaient entrer à l'Institut à leur majorité; à ce moment du reste leur santé nerveuse et leur nutrition sont quelquefois ruinées définitivement.

En résumé, contrairement à ce que beaucoup s'imaginent, les enfants sont hypersensibles à toutes les causes pathogéniques et surtout à la fatigue cérébrale.

Ils sont atteints bien plus souvent qu'on le croit de petits troubles fonctionnels peu manifestes, et pour cette raison, ceux qui sont bien dirigés dans leur jeunesse, arrivent à l'âge adulte avec un fonds de santé qui leur permet, dans la suite, de conserver toute leur valeur économique, et de donner au point de vue social un rendement bien plus considérable que les premiers, et avec un travail moindre.

Les vacances de l'enfant obèse. — C'est à la mer qu'il faut, sans hésitation, envoyer tous les enfants obèses, à quelque classe qu'ils appartiennent. Qu'ils soient pléthoriques, florides, anémiques, névropathes, scrofuleux, tous bénificient d'une façon remarquable et incontestablement mieux qu'à la campagne ou à la montagne, des éléments thérapeutiques naturels multiples et puissants qui sont les caractéristiques de la thalassothérapie. Ils trouveront, avec les jeux sur la plage, les courses, la balnéation, une accélération de leur activité physique et de leurs échanges nutritifs. Les parents auront seulement à modérer leur appétit et à restreindre le régime à des quantités normales.

C'est par l'augmentation de la dépense physique qu'ils verront leur obésité diminuer. Les pâles, les anémiques, les scrofuleux, subiront l'action des effluves iodés, de la suroxygénation, du coup de fouet nutritif, qui favorisera et l'hématose et la crise hématique. Les petits névropathes asthéniques seront moins excités qu'on le craint, mais bien plus souvent tonifiés; on verra disparaître en même temps leurs troubles fonctionnels digestifs et leur névropathie s'améliorer.

La mer, en effet, est rarement contre-indiquée aux névropathes, et les exagérations de l'école moderne au sujet de la proscription du climat marin aux nerveux sont patentes. Les stations qui conviennent sont celles de la Bretagne baignée par le Gulf-Stream et non pas celles vraiment excitantes du Nord, sauf Berck, qui conviendra aux lymphatiques, aux scrofuleux, à la condition qu'ils ne soient pas trop nerveux en même temps. Très peu d'enfants deviennent excités à la mer, surtout si on a la précaution de ne pas les faire baigner d'emblée et de surveiller leur régime alimentaire, qui doit être toujours modéré, malgré leur appétit.

Mais on observe que ceux qui ne dorment pas ou s'excitent, sont beaucoup plus calmes dès que l'on règle leurs jeux et qu'on limite leur alimentation.

La mer est pour eux, en somme, comme pour les adultes, un excellent lieu pour commencer et pour finir un traitement. Tout ce que l'on peut dire à ce propos pour l'adulte, et que nous étudierons plus loin, peut se répéter aussi pour l'enfant.

C. *Conduite à tenir chez les grands enfants obèses immédiatement avant, pendant et après la puberté.* — Lorsqu'on aura à traiter un enfant obèse de la treizième à la quinzième année, époque moyenne de la puberté pour les garçons et les filles, dans nos pays, le médecin s'inspirera de ses connaissances spéciales sur la physiologie de cette période très importante de la vie infantile.

A ce sujet les enfants doivent être classés en deux espèces : 1° ceux qui étaient déjà obèses avant la puberté, depuis leur seconde enfance; 2° ceux qui le deviennent au moment de la puberté.

La distinction a son importance, car les enfants de la seconde espèce sont vraisemblablement ceux chez lesquels les troubles nutritifs, jusque-là non existants, sont apparus sous l'influence d'une mauvaise instauration des fonctions génitales, et notamment des sécrétions internes de l'ovaire ou du testicule.

Peut-être aussi faut il penser que ceux qui versent dans l'obésité à cette période étaient déjà des prédisposés par hérédité ou troubles fonctionnels préexistants.

Pour les filles surtout, il y a à cet âge une recrudescence dans la fréquence des obésités de la jeunesse. Et on peut comparer cette période de la vie à celle de la ménopause, au point de vue de la pathogénie des obésités.

De plus, on sait bien quelle influence considérable l'instauration des fonctions sexuelles a sur le système nerveux. Les réactions psychiques, quelquefois violentes chez les névropathes prédisposés, se traduisent quelquefois simplement par des excès imaginatifs, et vont chez d'autres jusqu'à la constitution de névroses, et même des psychoses graves.

Ainsi, la puberté est une cause indirecte de dérèglement du fonctionnement nerveux qui peut s'étendre à tout son territoire, et jusque dans les fonctions nutritives, adipolytiques ou adipogéniques.

Si, chez les petites filles, le médecin doit s'occuper particulièrement de ce retentissement spécial sur le système nerveux, chez les jeunes garçons, il se rappellera que c'est le moment où, sous l'influence des premières excitations génésiques, peut se produire un surmenage nerveux, qui n'est pas sans influencer considérablement la nutrition et particulièrement le fonctionnement digestif.

Aussi, ces divers éléments pathogéniques devront-ils entrer en ligne de compte dans la thérapeutique du médecin qui surveillera particulièrement les héréditaires, modifiera leurs réactions nerveuses, suivra avec attention l'évolution psychique, pour utiliser soit la réduction du travail, l'action des jeux, de la distraction ou au contraire de l'isolement.

On peut dire, en général, que l'enfant qui fait une bonne puberté a peu de chances de voir surgir les troubles fonctionnels, et notamment l'obésité. Et, au contraire, parmi les jeunes filles qui sont devenues obèses, beaucoup ont souffert de l'instauration génitale, et sont restées dans la suite des dysménorrhéiques définitives.

M. Legendre nous a bien fait connaître les déterminantes de l'obésité des collégiens qui apparaît si souvent au moment de la puberté. Beaucoup de causes prennent part à sa constitution. Chez ceux qui sont pensionnaires, l'alimentation légendairement abondante en pain et en féculents, et le haricot universitaire ont été la cause de bien des dyspepsies. Mais la mastication insuffisante, la précipitation des repas, la fatigue, l'excitation des jeux, le surmenage intellectuel, l'intoxication carbonique, les coups de froid, la masturbation, entrent en cause dans une proportion qu'il est difficile de déterminer et qui n'a en réalité qu'une seule formule thérapeutique : c'est le retour dans la famille et dans la normalité réglée, avec les vacances, le repos, l'alimentation normale et une équilibration plus rationnelle entre les fonctions musculaires et les autres fonctions organiques.

La thérapeutique de cette période est donc essentiellement prophylactique, et l'hygiène suffirait à la fixer.

Une preuve peut être tirée de la comparaison du collégien français et anglais. Celui-ci est maigre, musculeux, osseux, coloré, calme et énergique. Le pensionnaire des lycées français, souvent gras, bouffi, pâle, indolent, est aussi incapable d'énergie physique que peu apte à bénéficier de l'enseignement savant, mais indigeste, qu'on lui distribue sans esprit de parcimonie.

CONDUITE A TENIR POUR DIRIGER LA CURE DES OBÉSITÉS OU DE L'EMBONPOINT PROGRESSIF CHEZ LA FEMME

A. *Chez la femme de vingt à trente ans.* — Ce que nous avons préalablement dit du traitement de l'obésité chez les enfants et les jeunes filles, nous permet d'aborder, sans risquer d'être incomplet, la phase la plus intéressante de l'obésité féminine, qui est, de vingt à trente ans, la période d'installation des premiers troubles. Il est vraiment regrettable qu'un malentendu entretenu par l'ignorance ne puisse être suffisamment dissipé pour que le grand embonpoint recherché par une coquetterie mal comprise et une déplorable esthétique mondaines soit enfin considéré comme un phénomène vraiment morbide.

Si cela était, aucune maladie peut-être ne serait aussi facile à poursuivre avec de nombreuses chances de brillant succès que l'obésité. Mais le médecin se plaint que, sur ce point, les femmes les plus intelligentes ne se laissent pas convaincre.

Est-ce par un petit complot tacitement préparé par la jalousie des autres femmes obèses, mais on ne peut rencontrer de femme qui ait la chance de posséder, non pas la maigreur, mais une élégante minceur, qu'elle ne soit mordue du désir tenace d'engraisser.

Je ne crois pas que de longtemps le médecin puisse modifier, sur ce point, les interprétations familiales, et celui d'entre nous qui arrivera à faire entendre aux mères de famille qu'une jeune fille grasse et rose peut être en préparation de troubles morbides sera certes doué d'un véritable talent de persuasion.

C'est qu'il est très rare de rencontrer, au début de l'obésité, des troubles fonctionnels suffisamment inquiétants, ou du moins incommodants, pour décider les candidates à l'obésité à venir demander conseil, et quand la chose se produit, le médecin risque, bien souvent, de perdre de la considération et de la confiance qu'il avait jusqu'alors, en voulant réduire, si peu que ce soit, une réserve graisseuse qui passe pour l'expression de la force et de la santé.

Bien souvent c'est après une lutte longuement soutenue que la jeune patiente est arrivée à déranger enfin ses fonctions adiporégulatrices par des excès alimentaires, pour cacher sous la graisse des clavicules autrefois trop saillantes.

Or, entre le goût de sa couturière, de sa mère, des candidats soupirants à sa main et les conférences thérapeutiques du médecin, il n'y a pas, à cet âge, de jeune femme qui hésite.

On se trouvera donc en réalité dans une circonstance favorable au point de vue de la cure d'une *obésité débutante*, dans le cas où une dys-

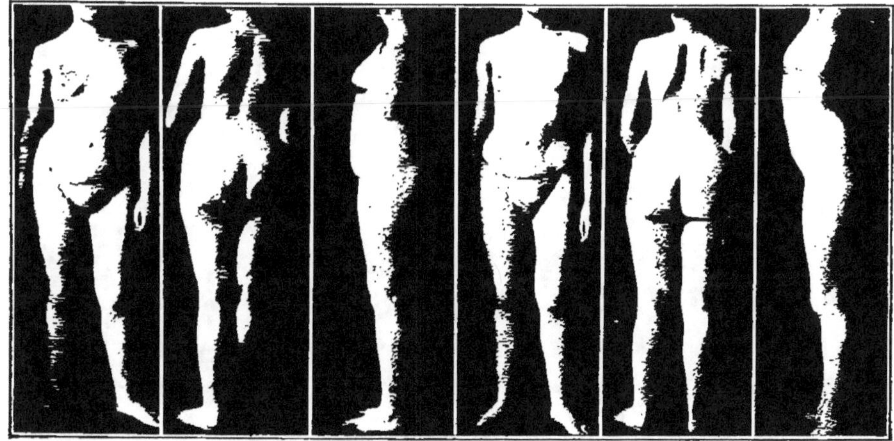

Fig. 51.   Fig. 52.   Fig. 53.   Fig. 54.   Fig. 55.   Fig. 56.

Petite obésité avec état neurasthénoïde.
Scoliose. Attitude asthénique. dyspepsie.
hyperesthésie solaire.

La même après dix semaines, correction de
la scoliose. fonte graisseuse (6 kg.), développement pneumo-musculaire.

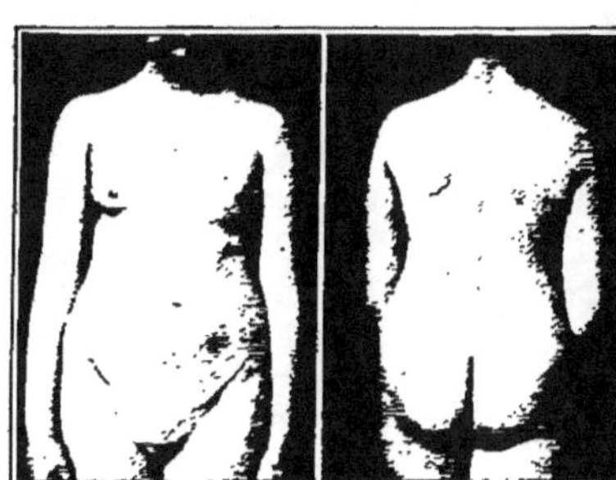

Fig. 57.   Fig. 58.

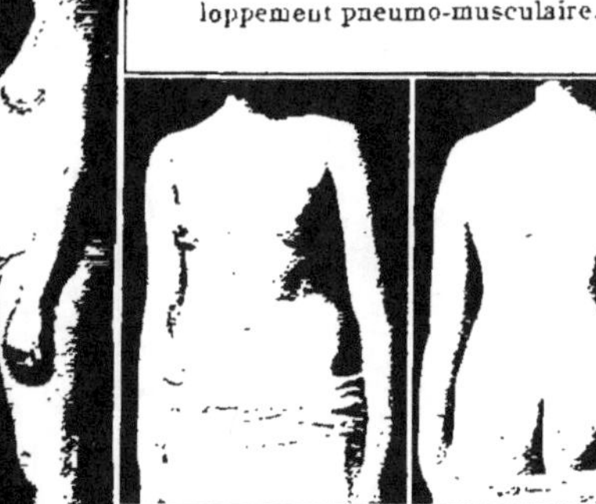

Fig. 60.   Fig. 61.

Fig. 59.

Fig. 57, 58. 59. — Petite obésité chez une
fillette neuro-arthritique. Asthénie. pseudo-rhumatisme. entéro-colite.

Fig. 60, 61. — La même après un mois de
traitement par la myothérapie. Disparition des signes fonctionnels.

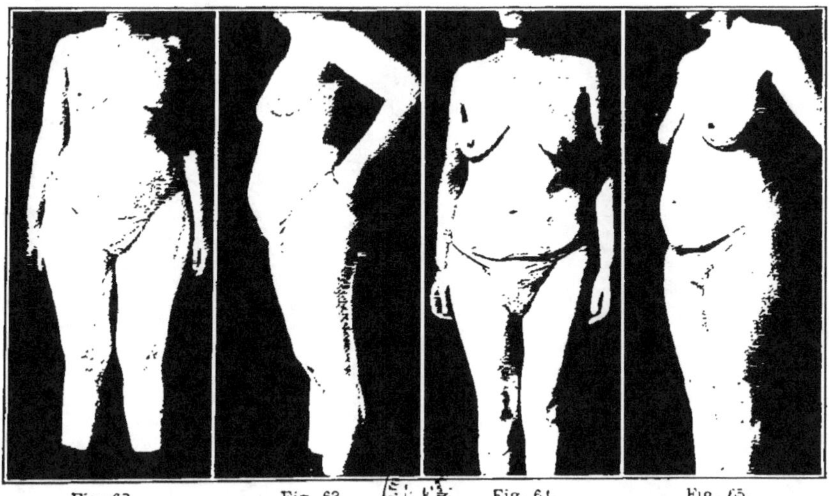

Fig. 62.   Fig. 63.   Fig. 64.   Fig. 65.

Fig. 62 et 63. — Obésité légère et rachitisme. Attitude asthénique. dyspepsie nerveuse, dyspnée,
hyperesthésie solaire. Ptose et effondrement

Obésité corrigée (fig. 64) par le régime restreint et
(fig. 65) par la myothérapie correctrice de la flétrissure ; hypochondrie. asthénie, égotisme, persécu-
tion, irritabilité, topoalgie. Amélioration par la cure.

pepsie bien dessinée, avec sa somnolence, ses lourdeurs, ses malaises cérébraux, ses retentissements réflexes, la toux, l'oppression, les sensations anormales de gonflement, après le repas, viendront apporter, au médecin qui veut commencer une cure dans de bonnes conditions, une aide imprévue et, dans ce cas, de quelque valeur.

Et, du reste, alors, l'action thérapeutique est aussi simple qu'efficace. En général, un peu de régime alimentaire constitué par la ration de retour à la normale, puisqu'il s'agit le plus souvent de jeunes femmes suralimentées, et le traitement de la dyspepsie, suffisent pour produire très vite, en quelques semaines ou quelques mois, la fonte graisseuse. La femme accepte assez facilement le régime alimentaire, et même se l'impose avec plus de rigueur encore que le médecin ne l'a exigé. Il n'y a guère que dans les familles de gros mangeurs (chez les Israélites notamment) qu'on se heurte à quelques difficultés qui viennent de conceptions fausses et traditionnelles sur la nécessité d'une alimentation riche, et aussi de la contagion par l'exemple.

De toute façon, les obésités de cette période de la vie féminine se rattachent à trois espèces principales :

1° Celles de la **suralimentation** chez les arthritiques ;

2° Celles qui sont dues à des **dyspepsies latentes** ou bruyantes et de différentes origines ;

3° Enfin celles qui dépendent d'un trouble nerveux primitif, d'une **névrose préexistante**, telle que la neurasthénie ou l'hystérie.

Bien souvent s'y ajoutent des causes accessoires ou des origines mixtes qui font les espèces tenant à la fois aux trois groupes.

Le retour à la vie et à l'alimentation normales doit s'accompagner de toute façon d'une plus grande activité et de l'usage de l'hydrothérapie.

Dans les cas de névrose, c'est la réglementation exacte des heures de repas, la disparition de la tachyphagie, la cessation aussi des habitudes de gourmandise exagérées et la suppression du goûter, si cher à certaines femmes, qui s'imposent nécessairement pour réduire à un taux normal l'apport des hydro-carbones.

Enfin la pratique des exercices ne semble pas encore à ce moment très nécessaire, sauf dans le cas de leur indication habituelle : insuffisance musculaire très marquée, surcharge graisseuse importante, troubles nerveux ou hépatiques accentués, métabolisme altéré d'une façon notable.

En somme, à part de rares exceptions, la coquetterie naturelle de la femme est à la fois un mode de défense pour elle et un levier thérapeutique pour le médecin ; s'il sait évoquer le spectre de la laideur en prononçant les mots d'empâtement, d'épaississement de la taille, d'alourdissement, il pourra réussir à entraîner sa cliente dans la voie de la cure.

Surtout, il ne devra pas négliger de faire voir le danger qui menace pour l'avenir, et il devra convaincre, quelles que soient les difficultés, la mère, le mari, ou tous ceux qui, au nom d'une esthétique intempestive, créent des difficultés au cours du traitement ou l'arrêtent après un amaigrissement qui ne suffit pas pour la guérison.

S'il devient nécessaire de faire intervenir la cure musculaire, on se heurtera davantage encore à la résistance de la malade ou de son entourage.

On sait que certains ignorants s'imaginent que le muscle est une propriété exclusive de l'homme. Il est entendu, dans certains milieux, que la femme n'en possède point, et qu'en tout cas, il ne doit jamais se montrer!

A de très rares exceptions près, la femme, en effet, n'acquiert presque jamais un muscle visible, sous l'influence d'un exercice continu et rigoureux.

Infiniment plus sensible à l'exercice que l'homme, elle maigrit sous son influence d'une façon beaucoup plus rapide.

Lorsqu'il s'agit de femmes appartenant au groupe des arthritiques, les résultats qu'on en obtient sont généralement très remarquables, car en même temps que l'amaigrissement apparaît, la santé va s'améliorant. Les règles troublées se régularisent; le teint, qui commençait à jaunir, reprend un coloris de bon aloi; les fonctions gastriques, digestives et intestinales se rapprochent petit à petit de la normale, et parallèlement le système nerveux s'en ressent aussi.

Mais les désavantages dont on se fait une couverture dans le monde, pour refuser de faire pratiquer l'exercice musculaire sont absolument théoriques : car malgré l'expérience personnelle que j'ai sur ce point, je n'ai jamais vu une femme obèse maigrissant par l'exercice gagner du muscle d'une façon apparente.

Les femmes athlètes qui ont de l'hypertrophie musculaire, très laide, du reste, je le reconnais, ont dû employer dix ou quinze ans d'un travail régulier et très intense, pour l'obtenir. Mais après la période, relativement courte, du traitement, qui n'exige pas une durée d'exercice journalier excédant une demi-heure, on ne peut observer de déformations professionnelles de ce genre.

Je connais plusieurs cas de femmes de tout âge qui pratiquent la cure musculaire avec succès depuis plusieurs années, sans y avoir trouvé autre chose que la guérison de troubles fonctionnels. Elles possèdent une forme esthétique bien supérieure à celle qu'elles avaient autrefois, des membres pleins et vigoureux, mais qui restent toujours suffisamment enveloppés pour que le muscle ne soit pas visible.

Il n'y a donc, de ce fait, rien à redouter qui puisse accorder quelque valeur aux résistances ou aux craintes des familles sur ce point.

B. *Chez la femme de trente à quarante ans.* — A ce moment, on entre dans la période d'état de l'obésité qui n'a pas été soignée convenablement, ni avec assez de persistance dans la phase précédente.

Il ne saurait plus s'agir de femmes seulement grasses ou douées de quelque embonpoint. Elles-mêmes commencent à être effrayées de la progression continue d'une situation qu'elles ont trouvé, à un moment, heureuse.

De nouveau elles courent chez le médecin dont elles avaient fait quelques années auparavant l'oiseau de mauvais augure et elles le supplient de mettre un terme au ridicule qu'elles craignent bien davantage que l'altération réelle et persistante de leur santé.

A ce moment, la méthode tout à fait rigoureuse, et telle qu'elle a été indiquée au chapitre de l'obésité masculine, sera appliquée avec quelques modifications nécessitées par le sexe.

Le *fonctionnement génital* devra être soigneusement examiné. Il faudra mettre, en effet, de côté la possibilité d'une part d'obésité par hyper ou hypo-ovarie; et surtout ne pas interpréter les troubles génitaux produits par l'obésité comme l'ayant causée.

Chez la femme, comme chez l'homme, il faudra aussi déterminer avec soin l'*insuffisance musculaire de l'abdomen et le processus ptosique* plus ou moins complet qui l'accompagne presque toujours.

C'est là une complication qui doit être, en effet, poursuivie avec beaucoup de rigueur, car elle-même est la cause indirecte des troubles nerveux et des ébranlements sympathiques, origines de névroses viscéro-sympathiques secondaires, qui ne sont qu'améliorées par le port de ceintures orthopédiques.

Bien entendu, la *dyspepsie* gastrique, intestinale, hépatique, sera analysée et visée par les actions thérapeutiques, comme nous l'avons vu aussi pour l'homme.

Enfin, la part du *système nerveux* sera soigneusement faite, et lorsqu'il aura été établi qu'il est primitivement ou secondairement en cause, la thérapeutique pourra être édifiée rationnellement.

J'ai déjà fait remarquer que le **régime alimentaire** ne présenterait généralement pas de grandes difficultés d'exécution et qu'il serait, du reste, quelquefois suffisant.

On aura bien soin de se rappeler que l'amaigrissement chez la femme ne doit pas être très rapide, surtout si la surcharge graisseuse est très marquée, de façon à éviter un inconvénient. grand désespoir pour les femmes qui n'ont pas renoncé à plaire : c'est la flaccidité des téguments, produite par la disparition de la graisse.

Flaccidité des téguments. — Cette crainte est si générale que le médecin doit être armé pour y répondre, d'abord, et pouvoir démontrer, ensuite, qu'il est des moyens certains de l'éviter :

a. **Pas de massage.** — C'est, d'abord, de ne pas user du massage ordinaire dans les régions qui risquent de devenir flaccides, car le massage, conseillé en général pour remédier à la flaccidité, est le meilleur moyen de la produire !

Il n'y a peut-être qu'une seule manœuvre qui se rapproche du massage et qui est d'une efficacité réelle contre ce que les femmes appellent « les bajoues », c'est le pinçage de la peau, et, surtout, des pauciers sous-jacents. C'est à la fois au joues, au menton, au cou, aux seins, à la partie inférieure et latérale de l'abdomen que, dans la cure trop rapide d'obésité, peut se produire la flaccidité des téguments.

Mais, à ce propos, il faut remarquer qu'avec des obésités à peu près identiques, deux femmes ne sont pas forcément égales devant ce risque spécial. Même par l'amaigrissement obtenu par l'unique et déplorable méthode du régime réduit, certaines femmes n'ont pas de rides et de flaccidité ; d'autres, au contraire, dès les premiers kilogrammes de réduction, voient leurs craintes se vérifier. Quelles sont les raisons de ces différences ?

b. **Traitement de la dyspepsie.** — C'est que les femmes qui sont plus spécialement disposées à se rider sont justement celles qui ont des troubles dyspeptiques bien accusés : ce sont les vieilles arthritiques ou dyspeptiques ; celles qui, depuis longtemps, sont constipées ou diarrhéiques, qui ont différents troubles gastriques ou intestinaux et quelquefois même, une dyspepsie douloureuse ; celles, aussi, qui ont abusé de la suralimentation depuis de longues années et qui ne sont pas d'une sobriété suffisante au point de vue de la consommation des vins et des sucreries. Ce sont en somme des auto-intoxiquées.

c. **Traitement de la névropathie.** — Du reste, ce sont celles-là mêmes qui, très névropathes, très asthéniques et ptosiques, ont le plus souvent une graisse molle et jaunâtre.

Les femmes de ce type sont beaucoup plus prédisposées à se flétrir que celles dont l'obésité, suite d'inertie plus que de troubles gastro-intestinaux, coexiste avec une fermeté assez grande des tissus ; surtout si elles ont encore du muscle, elles sont dans une situation meilleure que les premières.

J'insiste un peu longuement peut-être sur ce point de détail qui, cependant, pour le praticien, est extrêmement important, car la crainte d'être ridées arrête bien souvent les femmes dans le traitement qu'elles seraient assez disposées à faire.

Aussi, je conseille au médecin de se diriger de la façon suivante :

Pour éviter à ses clientes ces complications si redoutées, il doit s'occuper de la réfection musculaire et du traitement de l'état dyspeptique avant de faire sérieusement maigrir la malade. Le régime alimentaire, dans ce cas, devra donc viser surtout l'espèce des troubles fonctionnels, et ne pas être très réduit. Notamment on attachera toute son attention à ne pas ajouter une asthénie de dénutrition à une asthénie neuro-toxique précédente.

On alimentera suffisamment les malades. On leur fera comprendre l'importance qu'il y a pour elles à faire une bonne hygiène alimentaire; à manger aux heures, chaque jour; à se guérir d'une façon définitive de toute espèce de tachyphagie, à renoncer aux dîners fins, à l'usage des vins généreux et à s'alimenter en quantité suffisante à l'aide de mets préparés d'une façon simple, et sous des formes faciles à assimiler. Les purées, les hachis, l'alimentation plutôt végétarienne et fruitarienne seront donc indiqués d'abord.

d. **Réveil de la tonicité cutanée.** — On apportera ainsi quelque amélioration à l'état de l'estomac, de l'intestin, du foie; on aura poursuivi avec soin la constipation, l'entéro-colite, on aura fait porter aussi pendant quelques semaines la ceinture orthopédique ventrale. Ainsi se sera atténuée l'acuité de ces premiers phénomènes pathologiques qui sont créateurs de la flaccidité des téguments. L'usage régulier de l'hydrothérapie mixte, chaude d'abord, puis écossaise avec un très court jet froid, préparera à passer ensuite aux exercices musculaires qui auront pour but, par leur lenteur, par l'emploi limité aux régions qui doivent perdre le plus de graisse, sans danger esthétique, d'augmenter la fibre musculaire de volume, de préparer ainsi un bon dessous, sur lequel la perte de graisse sera moins visible et les téguments moins flaccides.

e. **Le pinçage** aura pour but d'exciter les muscles peauciers et de leur faire subir une véritable hypertrophie fasciculaire, qui appliquera plus étroitement la peau sur l'aponévrose.

On le pratiquera à partir du moment où la peau sera suffisamment détendue par un léger degré d'amaigrissement; et voici comment il faut procéder.

On saisit, par exemple, à la face, au cou, entre le pouce et l'index d'une main, la peau de la région où l'on veut éviter l'apparition des rides. On la tire en levant vers soi d'un centimètre à un centimètre et demi à peu près, et on la relâche brusquement. Sous l'influence de cette excitation, le peaucier réagit en se contractant. Et même, on voit, dans certaines circonstances, se produire au point pincé, le phénomène de contraction idio-musculaire.

En répétant ce geste sur toute la surface que l'on veut améliorer et alternativement avec les deux mains, on obtient généralement un succès assez complet.

M. Jacquet[1] et son élève R. Leroy[2] ont récemment indiqué une méthode de traitement de certaines dermatoses et des infiltrations de la face, par un procédé de tapotage, de pinçage et de clivage de la peau qui se rapproche de celui que je décris ci-dessus, et qui peut donner aussi de bons résultats pour éviter la dystrophie cutanée après amaigrissement.

f. La friction au gant de crin a la même influence, et, combinée à l'hydrothérapie écossaise, elle donne, avec le pinçage, le meilleur succès, si l'amaigrissement n'est pas trop rapide, s'il est accompagné d'une compensation par développement musculaire, et si l'alimentation n'est point trop restreinte.

J'ai pu arriver à pousser assez loin l'amaigrissement d'une dame âgée de soixante ans, et lui faire perdre en un hiver 30 kilogrammes sur 100 kilogrammes, avec une conservation parfaite de la peau qui, pas plus au menton qu'au visage, au cou ou à la poitrine, ne laissa paraître d'amollissement grâce aux précautions prises et que je viens d'exposer.

Traitement de l'obésité abdominale, combinée aux ptoses. — C'est là une forme qui nécessite des moyens thérapeutiques un peu différents de ceux qui sont utilisés contre l'obésité diffuse, infiltrée.

Elle nécessite l'emploi, en dehors de tous les éléments thérapeutiques qui ont été indiqués jusqu'ici, d'exercices abdominaux spéciaux, et qui, chez une femme, présentent quelques difficultés d'exécution.

Il ne faut pas oublier, en effet, que l'insuffisance musculaire de l'abdomen est, chez la femme, non seulement due à l'absence d'exercices dans sa vie habituelle, mais encore à l'atrophie produite par l'application du corset. C'est là la véritable raison de l'intensité du processus ptosique, et de son retentissement secondaire sur les nerfs du grand sympathique tiraillé par les organes tombants.

Le médecin doit attacher la plus grande importance à refaire d'une façon tout à fait définitive la paroi abdominale antérieure et latérale. Les exercices que l'on doit employer dans ces cas sont de deux espèces : relèvement des membres inférieurs, la patiente étant couchée sur le sol et reposant sur le dos; fléchissement du tronc vers les pieds pour en faire toucher la pointe avec les mains.

Or, ces mouvements mettent en action les grands droits antérieurs de l'abdomen et les muscles obliques. En même temps aussi, ils agissent sur le plan inférieur périnéal. Et, de cette façon, ils remédient, dans une certaine mesure, à l'insuffisance de ce plan qui, on le sait, produit entre autres choses le prolapsus utérin, et ses suites bien connues.

---

1. Jacquet, *Acad. de Médecine*, juin 1907.
2. Raoul Leroy, *Le massage plastique dans les dermatoses de la face*, Boulangé, 1909.

Mais, à cause de cette insuffisance musculaire poussée à un degré si intense, la femme se trouve, au début, dans l'impossibilité matérielle de redresser le tronc ou les membres, lorsqu'elle est étendue à terre. Aussi faut-il avoir le soin de faire engager l'extrémité des membres inférieurs sous un point d'appui représenté par un meuble, ou la main d'une personne aidant pendant les exercices.

Ensuite, il ne faut pas faire des séries d'exercices continus sur les muscles abdominaux, mais avoir soin de les entremêler d'exercices des membres supérieurs et d'exercices respiratoires, de façon à laisser reposer la musculature de l'abdomen.

Un entraînement très lent et très modéré doit être suivi afin d'éviter la courbature abdominale, et des douleurs qui retentissent jusqu'au plexus solaire et peuvent ainsi accentuer les troubles préexistants.

Mais si le traitement myothérapique est bien dirigé, en un trimestre d'exercices appropriés, et d'une durée quotidienne d'un quart d'heure, on peut arriver à refaire d'un façon complète la sangle antéro-latérale de l'abdomen.

Cette phase du traitement physique est de la plus haute importance. Elle doit être suivie de très près, poussée aussi loin que le nécessitent les déformations et les troubles fonctionnels abdominaux, sans découragement et avec la certitude d'arriver à un résultat tout à fait complet. Même chez les femmes grasses, on peut, en persistant longtemps, obtenir un développement musculaire très remarquable dans la région ombilicale, et se rapprochant assez, comme type, de celui de la Vénus de Milo, par exemple, où l'on voit très nettement, malgré une adiposité suffisante au point de vue esthétique, de beaux muscles antérieurs, interrompus par des intersections aponévrotiques.

Ces résultats seront très intéressants, surtout chez les femmes éventrées par des grossesses antérieures, et qui, de ce fait, se trouveront à l'avenir dans une situation autrement meilleure. C'est l'accoucheur, d'une part, et l'enfant, de l'autre, qui en bénéficieront.

Il est indispensable, pendant la première partie de la cure des grosses obésités chez les femmes âgées de trente-cinq ans environ, de conseiller le port d'une ceinture élastique simple, pendant toute la période du traitement. C'est un moyen de maintenir les organes en place, de conserver les acquisitions musculaires, jusqu'au moment où cette sangle artificielle pourra être remplacée par les muscles bien développés.

C'est aussi le meilleur procédé pour remédier aux troubles fonctionnels digestifs conditionnés par les ptoses, d'un côté, et les troubles du grand sympathique, de l'autre.

Traitement de l'adiposité de la région pectorale. — Il ne faut pas confondre cette variété, qui peut accompagner les précédentes, avec les hypertrophies de la glande mammaire, de différentes espèces.

Mais il est bien certain aussi que, dans certaines circonstances, l'obésité a pu s'y associer; et ce n'est pas une mince difficulté pour le médecin que de mener à bien les réductions graisseuses de ces régions sans produire des désastres au point de vue de la statique de ces organes qui jouent le rôle que l'on sait dans les prétentions esthétiques de la femme.

Ce n'est pas sans crainte, en effet, que quelques-unes d'entre elles considèrent les suites possibles de l'amaigrissement sur ces régions distendues pendant de longues années, par l'infiltration des glandes et de la peau, surtout s'il y a eu des allaitements antérieurs.

Le médecin doit se rappeler que lorsqu'il procède à un amaigrissement par régime alimentaire ou par exercices, cet amaigrissement se produit d'une façon plus manifeste dans la partie supérieure du corps et sur les membres que sur l'abdomen.

A ce point de vue, la région pectorale se tient entre les deux extrêmes. Mais, en général, il faut chercher à obtenir l'amaigrissement des maniements qui joignent le sein à la région axillaire et à la région sous-mammaire, en laissant autant que possible intacte la glande elle-même.

Or, la glande maigrit surtout par la cure de réduction alimentaire dont, on le sait, je ne suis pas toujours partisan, pour diverses autres raisons.

Et, d'un autre côté, les exercices musculaires n'agissent surtout qu'en faisant maigrir la zone située autour du muscle qui se contracte.

Pour conserver donc à peu près intacte la région du sein, il faut éviter tous les mouvements qui font travailler les muscles sous-jacents, c'est-à-dire les muscles pectoraux.

Aussi, les mouvements d'adduction des bras étendus en croix, les mouvements d'abaissement des bras levés au-dessus de la tête, comme le mouvement de ramener les bras pendants le long du corps, vers la ligne médiane, à hauteur des épaules, doivent être proscrits si l'on veut conserver des formes esthétiques.

Mais, pour obtenir l'amaigrissement de la région axillaire et de ces bourrelets de graisse qui unissent l'aisselle au sein, il faut utiliser les mouvements d'élévation et d'abaissement latéraux du bras et tous ceux qui sont susceptibles de faire contracter le muscle grand dentelé. en même temps que le muscle grand dorsal.

Le muscle pectoral doit peu travailler surtout dans la partie de ses fibres obliques inférieures sur lesquelles est placé le sein. Mais les fibres supérieures, qui sont dirigées de l'extrémité interne de la clavicule à l'aisselle, se mobilisent en général par tous les mouvements qui mettent en action le deltoïde antérieur et le deltoïde latéral, c'est-à-dire les mouvements d'élévation du bras en avant et en dedans, de même que les mouvements qui consistent, les bras étant en croix, à les ramener au-dessus de la tête, le dos des mains se rencontrant. Tous peuvent être conservés, car ils sont de par ailleurs très utiles pour amaigrir la région delto-pectorale supérieure.

Toutefois, si l'on néglige d'une façon complète la contraction des muscles pectoraux, on n'obtient pas un bon dessous pour soutenir la mamelle.

Il faut donc se tenir dans une juste mesure, et avoir soin de faire contracter quelquefois le pectoral inférieur, mais en recommandant à la patiente de ne pas le faire dans la station verticale. De même que, si l'on est obligé d'utiliser le saut sur place, la course sur place, ou le saut à la corde, il est nécessaire, au préalable, d'immobiliser les deux seins par un bandage en forme de double spica, de façon à éviter le ballottement des glandes, qui seraient flétries par un véritable mécanisme de massage. Je le répète, à ce propos, le massage du sein que certaines femmes emploient pour le conserver, va tout à fait à l'encontre du but qu'elles poursuivent, et cette malaxation de l'organe produit, d'une façon tout à fait certaine, le ramollissement des tissus qui le constituent.

Au contraire le pinçage, les frictions à la serviette rude alcoolisée et l'hydrothérapie froide ont une action tonique sur les fibres musculaires de la peau. En terminant je mets en garde les femmes qui, pour faire maigrir la région pectorale, utilisent des sachets de camphre qu'elles établissent à demeure dans leur corset. Il se produit alors une flétrissure considérable et une atrophie marquée de la glande mammaire.

Amaigrissement localisé aux points les plus empâtés chez la femme. — C'est généralement au niveau des hanches et de la taille, à la racine des cuisses, et quelquefois à la région fessière, que des masses considérables de graisse nécessitent l'action de mouvements musculaires spéciaux, et persistants.

Le médecin devra donc posséder toute une gamme de mouvements assez variés pour les adapter à chaque nécessité spéciale de ce genre, et dans chaque cas, il devra avoir à sa disposition quelques mouvements différents, de façon à pouvoir constituer des séries qui ne soient pas trop monotones.

Je ne puis pas, on le comprend, entrer dans le détail de chacun de ces exercices, dont la description comporterait à elle seule tout un volume.

Les médecins qui ont suivi le mouvement physicothérapique de ces dix dernières années, auront trouvé dans les nombreux ouvrages et articles spéciaux parus pendant ce temps sur ces questions, toute une liste de mouvements appropriés. Mais il suffit d'en connaître une centaine pour l'ensemble des mouvements indispensables à une cure, et avec un groupe ainsi constitué, le médecin pourra combiner des séries appropriées à chaque cas, suivant les indications anatomiques. Lorsqu'on sait se servir de ces actions musculaires grâce à une expérience qui vient assez vite à la faveur de souvenirs suffisants d'anatomie musculaire, on peut obtenir des résultats véritablement surprenants, et faire disparaître la graisse, à certains niveaux plutôt qu'à d'autres, d'une façon aussi précise qu'un sculpteur pourrait le faire sur une maquette de terre glaise.

Ce sont, pour le médecin, des connaissances utiles à posséder dans la pratique ; et bien qu'il ne doive pas, en général, se laisser séduire par la poursuite du but esthétique, il peut, pour entraîner la malade à une cure satisfaisante, sacrifier à quelques-unes de ses exigences, et lui accorder quelques satisfactions de ce côté pour en obtenir lui-même d'autres plus sérieuses.

Question du port de corset. — Doit-on conserver, pendant la cure, le corset, ou le supprimer? C'est une question qui se résout d'elle-même, car, en général, après quelques semaines de traitement, l'amaigrissement de l'abdomen est suffisant pour que le corset porté précédemment soit inutilisable.

Le médecin, à ce moment, interviendra pour exiger le port d'un corset fabriqué suivant les règles de l'hygiène. Il le recommandera privé de baleines dures, de très petites dimensions, et jouant, autant que possible, le rôle de la ceinture abdominale orthopédique. Mais s'il veut, sur ce point, obtenir quelque obéissance de sa cliente, je lui conseille de le rendre pratique et de ne pas le transformer en une véritable machine orthopédique munie de boucles et de bretelles qu'aucune femme n'acceptera de placer sous ses vêtements.

On trouve aujourd'hui, du reste, dans le commerce, toutes sortes de modèles commodes qui permettront de résoudre cette petite difficulté.

Mais, en principe, il vaut mieux, en dehors des heures de sortie ou de toilette, exiger le port d'une simple ceinture et la disparition radicale du corset. C'est le meilleur moyen de rendre possible le développement thoracique et abdominal, en même temps que de guérir les troubles statiques de l'estomac, de l'intestin, du foie, qui ont été produits par l'étranglement somatique dû au port de corsets baleinés.

C. *Traitement de l'obésité de la femme au-dessus de quarante ans.* — C'est la période des grosses obésités, des déformations excessives, autant par la surcharge graisseuse abondante que par l'apparition de la cyphose dorsale, la lordose lombaire, et des grandes éventrations.

C'est aussi l'époque de l'exagération de l'infiltration graisseuse de la face, de l'apparition des cascades de graisse sous-mentale, en triple menton, de la saillie graisseuse placée à la base du cou, sur l'apophyse épineuse de la septième vertèbre cervicale, du vieillissement précoce, et en même temps des troubles fonctionnels. Cette situation va s'aggraver encore du fait de l'âge critique, qui va achever ce tableau de déchéances par un accroissement d'obésité dû à l'arrêt de la sécrétion endocrine de l'ovaire.

Déjà à cette période sont survenus des troubles fonctionnels de diverses espèces qui se sont aggravés et vont céder la place à des affections lésionnaires.

Aussi le médecin est-il souvent consulté à ce moment, et on lui demande d'oublier la mauvaise volonté qu'on a mise autrefois à accepter les prévisions et les bons conseils qu'il donnait pour éviter la venue des accidents qu'on déplore alors.

Son rôle ne peut plus être, à ce moment, que celui d'un réparateur plus que d'un guérisseur. Mais je dois dire que c'est surtout la conception classique qui laisse s'accréditer chez le médecin la pensée de son impuissance. Je lui affirme, au contraire, s'il a quelque force de conviction sur sa cliente, s'il sait la tenir en main et la soutenir au moment des défaillances, un succès plus certain que nos études préalables ne le laissaient entrevoir.

Quelle que soit la gravité apparente des troubles fonctionnels auxquels sont dues les véritables complications de l'obésité; quelle que soit l'importance des défaillances organiques et l'intensité des déformations et de la surcharge graisseuse, il obtiendra, à sa grande surprise, des cures presque complètes. En effet, des manifestations qui sont classiquement rattachées à des lésions définitives ne sont, le plus souvent, que des troubles fonctionnels très intenses, très marqués, mais qui ne sont pas incurables.

La seule difficulté qu'il rencontrera à cette période, c'est quand il aura la prétention de pousser la cure très loin et de la rendre parfaite.

On dit beaucoup dans le public qu'il ne faut pas maigrir au moment de l'âge critique, et que les grosses obésités réduites rapidement donnent lieu à de véritables désastres.

Cela est vrai, surtout si l'on vise les cures obtenues par l'usage régulier des purgatifs, de la thérapeutique thermale ou des médicaments délicats à manier tels que la thyroïdine.

Mais cela est faux s'il s'agit d'une cure dirigée avec les indications générales que l'on trouvera au début de ce chapitre thérapeutique.

Il n'y a, au contraire, que des avantages à poursuivre loin et longtemps la surcharge graisseuse et les méiopragies viscérales apparentes.

Seules, les cures incomplètes sont sans valeur et sans signification.

Mais si la femme insiste si souvent à ce moment pour ne pas effectuer de cure définitive, c'est pour deux raisons psychologiques que voici :

Beaucoup d'entre elles s'abandonnent au désespoir d'une situation qu'elles considèrent comme compromise et même perdue, au point de vue esthétique. Celles qui ont encore conservé quelques prétentions, et il faut bien constater qu'elles sont assez nombreuses, veulent garder ou ne pas compromettre leurs derniers restes par le flétrissement dont elles accusent toujours les cures complètes.

Un autre argument aussi, c'est qu'à cette période de la vie, il ne reste qu'un plaisir à beaucoup de femmes : celui de la bonne chère. Et la cure de réduction, pour cette raison, leur convient médiocrement parce que, disent-elles, elle n'apporte pas de compensation esthétique.

Or, il faut dire bien haut qu'une cure d'obésité survenant quelques années avant l'âge de la ménopause atténue singulièrement la gravité de celle-ci, et tend à la rendre anodine et tout à fait normale. **Au contraire, la ménopause et l'obésité s'aggravent réciproquement,** et l'on voit bien souvent des accidents méiopragiques du rein ou du cœur ou des métrorragies graves se produire chez des femmes grasses et amener des terminaisons fatales qu'on aurait pu éviter par un traitement fait quelques années plus tôt.

Du reste, par l'emploi des méthodes dont j'ai donné plus haut les éléments, les craintes qu'une femme peut avoir de maigrir sont peu justifiées.

Si l'on y met la lenteur et la progression nécessaires, si l'on ne réduit pas le régime au-dessous d'un certain taux et si l'on prend toutes les précautions indiquées pour ménager le cœur, le poumon et le système nerveux, à cette époque de la vie, la cure de l'obésité constitue un véritable acte de rajeunissement, un soulagement considérable pour des organes déficients, des artério-scléroses menaçantes.

Au moment de l'application de la thérapeutique gymnastique, il faudra songer à ménager un cœur gras, et peut-être dégénéré, un rein déficient qu'une décharge de déchets dus au travail musculaire, pourrait rendre subitement insuffisant. La névrose neurasthéniforme qui est souvent en évolution ou en préparation commande de ménager la tonicité nerveuse par une sage gradation dans les moyens thérapeutiques actifs.

Ce n'est donc pas à la légère que le médecin entreprendra un traitement de ce genre. Il le surveillera de très près, ne laissant rien au hasard, se servant de tous les éléments diagnostiques et thérapeutiques que j'ai énumérés au cours de cet ouvrage. Il doit, de plus, jouer le rôle de conseiller moral, en se servant de la psychothérapie, très utile à ce moment de la vie féminine.

Traitement des troubles nerveux de cette période. — Les longues erreurs d'hygiène alimentaires et l'influence de la sédentarité prolongée, ont fait entrer la malade dans la phase neuro-toxique, qui a succédé aux troubles nutritifs et à la méiopragie hépatique et rénale.

D'un autre côté, ces troubles nerveux sont souvent conditionnés par des artério-scléroses en préparation.

Le médecin saura donc faire la part de ces pathogénies des réactions nerveuses, et établir la démarcation entre les psycho-névroses ou les neurasthénies, qui chez la même malade, dix ans auparavant, étaient de toute autre origine, et sans gravité, alors qu'elles sont maintenant l'expression d'une auto-intoxication et de troubles nutritifs plus avancés cachant peut-être des désordres lésionnaires définitifs. Aussi, un examen complet sera-il nécessaire pour l'application de certains éléments de la cure : de l'hydrothérapie, de l'électricité, du régime alimentaire convenable, et aussi de l'exercice.

On ne persistera pas, par exemple, à rattacher à une vieille névrose psycho-splanchnique des phénomènes angineux ou asthmatiformes, des oppressions diverses qui sont depuis devenues bulbaires, rénales myocardiques ou coronariennes.

Pour cette raison, le régime alimentaire sera surveillé. Il sera toujours bon, à tout hasard, de commencer par utiliser, durant une période de trois ou quatre semaines, un régime lacto-végétarien assez strict, après lequel on pourra entrer dans la phase de la cure musculaire.

Peut-on espérer une réfection musculaire suffisamment accentuée à cette époque ? Vers l'âge de cinquante ans, la femme ne peut plus obtenir par la cure musculaire, à part de rares exceptions, ce que l'homme cependant gagne encore jusqu'à la soixantième année. Il s'agit donc plus, en réalité, à ce moment, d'exercices que de réfection musculaire marquée.

On ne peut pas avoir l'espérance d'augmenter beaucoup à ce moment, étant donnée la prudence que l'on va mettre à l'entraînement, la masse de l'enveloppe musculaire périphérique déjà depuis longtemps atrophiée.

Bien qu'une amélioration évidente puisse se remarquer, et notamment pour ce qui est des muscles abdominaux, dans la pratique, on n'obtient pas un rendement très considérable, étant donné surtout qu'on est généralement limité par l'état vasculaire, cardiaque, rénal, etc.

Aussi, à cette période, le traitement médicamenteux retrouve-t-il une certaine valeur et les indications en sont-elles variables, suivant justement le sens de ces méiopragies.

Elles ne tiennent pas suffisamment à la question de l'obésité pour qu'il soit utile de les développer ici, et elles font partie de la thérapeutique médicale générale.

Si, au contraire, les troubles nerveux et les autres troubles fonctionnels sont atténués, ils sont l'indice de la conservation à peu près complète de l'état viscéral; alors on se retrouve tout à fait dans les cas visés précédemment (pour l'homme) et on leur applique la même thérapeutique, dont la base est l'hydrothérapie, l'exercice poussé jusqu'à la sudation quotidienne, la marche rapide, etc.

Traitement des troubles fonctionnels associés. — Bien souvent on aura, à partir de ce moment, à s'occuper d'un certain nombre de troubles fonctionnels ou lésionnaires de quelque importance, tels que l'albuminurie ou le diabète. Ils peuvent même, suivant leur degré et leur origine, indiquer ou contre-indiquer certains agents de la cure, telle qu'elle a été établie précédemment, mais en principe, il n'y a guère que le diabète très avancé et grave qui contre-indique les exercices violents (par crainte de coma) où l'albuminurie par lésions rénales. L'albuminurie dyscrasique, au contraire, bénéficie en général de la méthode de culture physique qui agit mieux que n'importe quel régime sur ce trouble métabolique.

J'ai cependant remarqué que, même dans les cas où la situation n'était pas bonne au point de vue viscéral, tous les exercices généraux (sportifs) étaient plus mal supportés que de petites séances d'exercices musculaires réglés par le médecin et avec une progression sage. La marche, notament, n'est pas recommandable, car elle ne peut pas être assez rapide pour être agissante, et elle produit assez rapidement la fatigue, surtout si la surcharge graisseuse est importante.

Direction du traitement chez la femme âgée. — On ne peut conserver le traitement habituel de l'obésité à cette période que quand les malades ne sont ni cardiaques, ni emphysémateuses, ni albuminuriques, ni artério-scléreuses, ni angineuses, ce qui est rare.

Mais si on se trouve en présence d'un cas d'obésité avec intégrité de l'état viscéral, on n'hésitera pas à mettre en pratique le traitement habituel, et on sera surpris des résultats rapides et brillants que l'on pourra en obtenir; sous l'influence de l'exercice, l'amaigrissement se produit très vite, accompagné le plus souvent, si l'adiposité n'est pas excessive, d'un rajeunissement surprenant.

On sera même étonné de la conservation relative de la tonicité cutanée qui n'est pas toujours abolie proportionnellement à l'âge, mais qui est en relation, plutôt, comme je l'ai déjà fait remarquer, avec l'existence de vieilles dyspepsies, gastriques ou intestinales.

L'amaigrissement pendant la vieillesse ne comporte pas plus de danger, s'il est amené rationnellement et lentement, qu'aux autres périodes de la vie, et il y produit les mêmes bienfaits, en réculant certainement d'une façon notable l'échéance fatale.

Mais cette condition n'est pas la plus ordinaire, et le plus souvent, l'obésité chez la femme âgée n'est plus un syndrome, mais une véritable maladie. Ce n'est plus le trouble fonctionnel de la jeunesse à peine ébauché et modifiable; il s'est mélangé à tous les autres cycles pathologiques qui sont, petit à petit, venus le compliquer ; il est accompagné d'altérations graves : de myocardite, d'aortite, de coronarite, de néphrite avec ou sans manifestation urémique. Alors, le régime seul est de mise qui a pour but, en diminuant la surcharge graisseuse et les compressions mécaniques, de soulager le cœur et les vaisseaux, de réduire le travail des organes déficients, et particulièrement du rein et du foie.

C'est déjà là une besogne suffisamment utile, car c'est lutter contre tous les éléments qui, souvent accessoires, deviennent à certains moments de la plus haute importance pour conditionner des accidents graves comme l'angine de poitrine ou l'hémorragie cérébrale. On sait bien, aujourd'hui, que ces phénomènes aigus sont liés à des insuffisances polyorganiques subites. Un excès de table passager augmente le taux de l'auto-intoxication générale, et souligne l'insuffisance rénale, laquelle élevant brusquement la tension artérielle, conditionne l'hémorragie ou le spasme coronaire.

Résumé des éléments les plus importants du traitement de l'obésité féminine.

En somme, il résulte de cette étude de la thérapeutique à opposer à l'obésité chez la femme qu'elle se différencie de celle qu'on applique à l'homme par un certain nombre d'éléments particuliers :

Le médecin aura à jouer un rôle plus important et plus étroit de conseiller patient et bienveillant.

Chez les femmes jeunes, il insistera beaucoup sur l'utilité de se débarrasser d'une maladie à évolution chronique et dangereuse de bonne heure. Il aura à résister plus encore que pour l'homme aux ignorances et à l'affection intempestive des familles qui conservent les préjugés les moins justifiés.

Lorsqu'il sera appelé à faire une cure facile, le médecin devra se

rappeler l'influence du système nerveux sur la régulation du poids, et
de plus le rôle important qu'il joue particulièrement chez la femme; à
ce point de vue, il se méfiera de la réduction alimentaire excessive, et
empêchera les femmes coquettes d'exagérer la dénutrition qui les mène
quelquefois à l'insuccès thérapeutique. Il les mettra en garde contre les
moyens traditionnels aussi dangereux qu'inutiles : la confiance aveugle
dans le massage, les stations thermales et l'usage des médicaments
toxiques comme la thyroïdine, dont il réservera l'emploi aux myxœdémateuses. Le myxœdème de la femme se rencontre aujourd'hui
d'une façon relativement fréquente dans tous les milieux. On saura
reconnaître celles de ses formes qui, peu marquées chez les parents,
ont produit dans la famille des infantilismes révélateurs; dans le myxœdème tardif, on ne se laissera pas illusionner par des apparences
d'intelligence qui sont dues à un vernis trompeur chez les personnes
d'un certain rang social. On dépistera les myxœdèmes secondaires
associés à des obésités d'abord simples et où l'insuffisance thyroïdienne
est survenue comme complication des insuffisances d'autres glandes
endocrines, notammment de l'ovaire (ménopause).

Le médecin se rappellera les conceptions toutes récentes de Léopold
Lévy sur l'arthritisme thyroïdien et il sera prêt, dans ces circonstances,
à utiliser le traitement opothérapique suivant les principes prudents de
H. Claisse, quitte à l'abandonner s'il ne produit aucun résultat appréciable, ou des troubles nerveux et cardiaques.

L'association si fréquente et particulière à la femme du rhumatisme
fibreux et déformant et de ses formes cliniques mixtes devra être
dépistée dès les premières manifestations articulaires des mains et des
pieds. Et il faudra insister pour faire appliquer un traitement rigoureux
contre l'obésité et l'ensemble des troubles nutritifs qui marchent avec
ce symptôme redoutable.

Une thérapeutique énergique sera de mise dans ces circonstances,
car une fois le rhumatisme chronique en pleine évolution chez une obèse,
c'est l'incurabilité presque certaine et de l'obésité et des troubles articulaires, par suite de l'immobilité inévitable à la phase des ankyloses.

Le médecin révélera aux femmes qui approchent de la ménopause
le danger qu'elles peuvent courir à la traverser en période d'obésité, et
il se souviendra des rapports que nous avons établis au chapitre de la
symptomatologie entre l'obésité et le cancer du sein et de l'utérus, qui
se rencontrent si souvent à ce moment chez elles.

En somme, on le voit, l'obésité de la femme a des caractères bien
spéciaux que le médecin devra avoir présents à l'esprit pour diriger
convenablement une cure où son action sera généralement très heureuse
s'il sait l'employer en pleine connaissance de cause.

TRAITEMENT DES OBÉSITÉS DE LA VIEILLESSE

L'étude symptomatique nous a appris à distinguer parmi elles :
1° celles qui ont existé pendant la première partie de la vie et qui
persistent pendant la vieillesse, mais diminuent par l'amaigrissement
normal à cette période de la vie, et 2° celles qui, venues tardivement
après la cinquantième année, sont généralement l'indice de troubles
nutritifs graves, accompagnant des modifications fonctionnelles organiques, symptomatiques d'altérations graves, parmi lesquelles l'artério-
sclérose et ses complications, rénales et cérébrales, est des plus fréquentes.

Suivant ces deux espèces, le traitement doit être différent :

1ᵉʳ Cas. — Dans l'obésité conservée jusqu'à la vieillesse, on trouvera
bien souvent des lésions organiques que nous retrouverons et traiterons
dans les variétés suivantes. Il est bien rare que l'on vienne demander
conseil, dans les cas ou l'obésité a été supportée sans dommage apparent jusqu'à la vieillesse. Les malades, en effet, considèrent l'obésité
comme faisant partie depuis trop longtemps de leur constitution pour
qu'ils ne redoutent pas, à ce moment, d'y apporter quelque changement trop radical, et qui pourrait les desservir.

Le médecin, dans ce cas, ne doit intervenir que s'il trouve des
preuves que cette surcharge graisseuse persistante encore se complique
de menaces du côté du cœur, du rein ou du cerveau, et d'une artério-
sclérose ou d'un athérome fréquents à ce moment.

Chez un homme de soixante ans, par exemple, gros depuis sa
jeunesse, chez qui la surcharge graisseuse se maintient, quelques signes,
tels que de vagues symptômes angineux, accompagnés de modifications
apparentes de la circulation, cyanose légère des lèvres ou un peu de
dyspnée, par exemple, doivent faire prescrire une cure au moins
partielle de l'obésité. Le régime lacto-végétarien convient bien à cette
période de la vie; il reculera l'apparition des accidents redoutables et
fera disparaître une adipose qui, par suite de la défaillance organique,
va, dès ce moment, être moins bien supportée.

Que d'obèses, en effet, sont emportés subitement par une angine
de poitrine ou une hémorragie cérébrale qu'une cure de réduction de
quelques mois eût laissé vivre encore peut-être dix ou quinze ans!

Or, au point de vue économie sociale, il est des cas où la disparition d'un homme de cet âge est aussi déplorable que celle d'un adulte.
Et quoi qu'en disent certains découragés, la vie vaut encore souvent la
peine d'être vécue à ce moment.

A soixante ans, on rencontre encore bien des hommes qui ont des charges de famille ou des charges sociales et dont la disparition est un désastre ; l'éviter, est le devoir élémentaire du médecin.

Je ne pense pas qu'il y ait un grand avantage à cette période de la vie à pousser la cure d'obésité aussi loin que chez les jeunes adultes, car à ce moment la partie est presque entièrement jouée. La prophylaxie et le traitement, chez les jeunes obèses, ont, comme raison principale de leur rigueur et de leur sévérité, la conservation de la valeur économique complète du patient pendant les trente et quarante ans qu'il peut espérer vivre encore. Le point de vue est donc sensiblement différent lorsque cette durée d'années a été déjà parcourue.

On ne trouve pas du reste non plus chez le patient le même désir esthétique d'entreprendre une cure de réduction complète. Et l'existence possible de lésions cachées doit rendre le médecin prudent dans l'application de la myothérapie, et l'oblige à diriger la réduction avec une grande lenteur.

Ces conseils généraux suffisent à indiquer que le régime alimentaire devra surtout viser la mise au repos des organes. L'emploi de procédés de la gymnastique respiratoire, au moins dans la première période du traitement, est indiqué pour réduire une surcharge qui doit disparaître lentement. C'est surtout pour la première période du traitement que ces observations de prudence sont de mise. Je conseille au médecin de prendre l'habitude de se mettre à l'abri des accidents toujours possibles à cet âge et qui peuvent se produire par suite de l'évolution naturelle d'altérations organiques latentes qui n'ont pas encore eu le temps de se modifier par un traitement à peine ébauché.

Mais malgré cela, si la mort subite se produisait, et à cet âge elle est des plus ordinaires, il n'est pas douteux que la famille aurait de fortes tendances à mettre sur le compte du traitement une terminaison fatale qui serait survenue sans cela.

La preuve en est fournie par l'histoire de ces obèses méiopragiques qui, après avoir consulté, sont obligés de remettre le début du traitement conseillé à une période ultérieure, à cause d'un voyage, d'une fête de famille, mariage ou tout autre, et meurent justement à ce moment sans avoir suivi les conseils donnés.

Il n'y a pas de médecin qui n'ait dans la pratique de la clientèle observé des cas de ce genre.

Il faudra donc, au cours de la consultation où l'on prescrira les éléments d'hygiène et de vie nouvelle, avoir soin de prévenir de la persistance du danger, pendant quelque temps encore malgré l'application du traitement. On aura soin d'énumérer les accidents possibles à la famille, et qu'il ne faudrait pas laisser mettre injustement sur le compte du régime, des exercices ou des médicaments prescrits.

2ᵉ Cas. — Celui-ci est le plus fréquent. Les vieux obèses qui avaient jusqu'alors bien supporté une obésité, entrent dans la phase de mauvaise compensation viscérale et sentent, eux-mêmes, le danger qui se manifeste par l'apparition de troubles qui ne sont que la suite d'une évolution silencieuse, et maintenant éclatante.

C'est l'heure des échéances inexorables. C'est le moment de la défaillance organique où se payent les excès alimentaires et de boisson ou bien les fatigues et le surtravail, au cours d'une vie mal réglée au point de vue hygiénique, malgré les conseils du médecin, toujours considéré comme pessimiste et jamais écouté.

Généralement l'obèse qui vient consulter à cette période de la vie, entre soixante et soixante-cinq ans, constitue un véritable musée pathologique, et le médecin ne sait par quel bout saisir le fil pathogénique. Le malade est alors très gros et ne semble pas avoir diminué aux approches de la vieillesse.

Autrefois rouge et congestif, il a conservé quelques plaques vasculaires sur les joues. et de la dilatation capillaire des petits vaisseaux de la face. Mais, sauf ce point, les téguments du visage sont jaunes ou pâles et blafards ; l'anhélation est manifeste ; elle est aussi bien due à la surcharge graisseuse du cœur qu'à sa dégénérescence ou à sa sclérose ; elle est associée à la dyspnée urémique, plus ou moins typique ; le foie et le rein sont aussi déficients.

Le régime alimentaire qui convient doit s'inspirer de ces nécessités et ménager aussi bien le foie que le tube digestif, l'intestin, en même temps qu'il doit apporter peu d'éléments toxiques, puisque la dépuration urinaire se fait mal. C'est donc encore au régime mixte presque complètement végétarien, avec suppression complète de la viande par périodes, qu'on doit donner la préférence.

L'existence de la goutte, du diabète ou de l'albuminurie ne doit pas, à de rares exceptions près, et sauf accidents aigus, obliger au régime lacté pur. Ses indications ne seront du reste que très restreintes et passagères. Chez les malades de cette espèce l'on ne doit pas viser une perte de poids immédiate.

On aura à régler l'absorption des liquides, car à ce moment les malades sont altérés, comme tous les auto-intoxiqués, et ont du reste, pris depuis vingt-cinq ou trente ans l'habitude de boire beaucoup.

Le régime sera donc moyen, se rapprochant autant de la normale, dont j'ai donné la formule à propos du traitement de l'obèse adulte. que le permettront les indications venant de l'état organique.

La thérapeutique pharmaceutique utilisera les différents médicaments nécessaires, tels que la théobromine, la digitale. Et, sur ce point, ce sont les nécessités cliniques qui fourniront les indications.

L'emploi de la cure d'exercices produira encore d'excellents effets, si les indications et les contre-indications en sont bien saisies.

Il tombe sous le sens que l'on ne devra pas mettre systématiquement à la pratique des mouvements un obèse diabétique en imminence de coma ou nettement angineux. C'est après une phase préparatoire, après l'emploi d'un régime qui aura éloigné les accidents de cette espèce que l'on commencera à utiliser d'abord la gymnastique respiratoire, qui est la plus douce parmi celles indiquées à la cure de l'obèse adulte et que, petit à petit, on associera aux autres moyens tels que les mouvements de parquet progressivement augmentés suivant les indications déjà données.

Lorsque la surcharge graisseuse, diminuée au bout de quelques mois de ce régime et de ces excercices, aura ajouté à l'amélioration celle qui vient de la disparition des phénomènes mécaniques de compression sur le poumon, le cœur, les viscères et les vaisseaux; lorsque la diminution du barrage périphérique capillaire par la réduction du territoire vasculaire intra-adipeux aura soulagé le travail du cœur; quand, enfin, le malade aura dépassé la phase de courbature réactionnelle et d'essoufflement, on pourra, si l'on n'y voit pas de contre-indications spéciales, utiliser la vraie cure musculaire qui, bien amenée, produit encore des effets excellents sur la nutrition intime des organes. Il faudra savoir la doser et en suivre les effets. La fatigue, les réactions urinaires montreront de quelle façon l'élimination des déchets produits par l'exercice s'établit.

Il y a une possibilité de surmenage rénal, si on laisse le malade à son impulsion personnelle, toujours exagérée, dès qu'il va mieux.

A part ces indications et contre-indications spéciales, l'ensemble de la cure reste ce qui a été dit pour l'obèse adulte. Ces formes d'obésité de la vieillesse, heure des échéances, — comme je l'ai déjà dit, — nous amènent à étudier la ligne de conduite dans celles que les classiques ont dénommées : obésités compliquées.

J'ai déjà insisté sur ce que cette appellation a de mauvais, puisqu'elle supprime la notion de l'évolution fonctionnelle cyclique. Elle fausse donc les idées pathogéniques.

Mais il n'est pas douteux qu'à une période éloignée du début, à partir de cinquante ans, par exemple, ou dans la vieillesse, les obésités ne sont plus des syndromes, mais constituent une véritable maladie évoluant progressivement vers la terminaison fatale, à laquelle l'obèse peut arriver sans complication brusque intercurrente, par le mécanisme de déchéance, que j'ai étudié sous le nom de cachexie adipogène.

TRAITEMENT DES OBÉSITÉS MONSTRUEUSES

Nous savons que les obésités monstrueuses qui se montrent dans la jeunesse ou l'âge adulte sont rapidement mortelles.

J'en ai observé un cas chez un homme de vingt-huit ans, qui pesait 165 kilogrammes. Il est mort très rapidement d'asystolie compliquée de déchéance adipogène, dans laquelle l'insuffisance endocrinique de la thyroïde et de la pituitaire paraissent avoir joué un grand rôle.

Les documents classiques montrent qu'en général c'est de cette façon que finissent les très grosses obésités.

Les cas exceptionnels qu'on a signalés et où la vie s'était prolongée jusqu'autour de quarante ans, sont assez peu nombreux pour que l'on puisse assez facilement en retrouver toutes les observations.

C'est donc surtout à l'âge mûr et dans la vieillesse que, par suite de la progression constante du syndrome, le malade est arrivé à la phase dont nous parlons.

Il ne faudra pas, dans ces circonstances, faire ce que le médecin a quelque tendance aujourd'hui à accepter, c'est-à-dire se contenter de donner quelques conseils d'hygiène et « jeter le manche après la cognée », sans espérance de modifications. Contrairement à ce que l'on pourait penser, ce n'est pas parce que la surcharge est énorme, qu'elle prouve de très grands troubles fonctionnels ou lésionnaires, et ce sont ceux-ci bien plus que celle-là qui font la nécessité de la prudence et par conséquent les dangers de la cure plus ou moins complète.

Il faudra d'abord faire, si cela est possible, le départ entre ce qui est lésionnaire et fonctionnel.

Pour cela, on se basera sur l'examen physique, sur l'évolution, sur les analyses d'urine, l'interrogatoire, les accidents qui ont pu exister dans le passé et surtout sur un examen très précis et détaillé du côté cœur, rein et foie et des glandes vasculaires. On se rappellera surtout que si rien ne paraît très menaçant, avec un peu de persistance et un régime rationnel, par le traitement des troubles associés, on peut obtenir des résultats relativement brillants et en un temps court.

Du reste, à ce moment, il suffit de faire reculer le poids de 15 ou 20 kilogrammes, par exemple, pour obtenir aussitôt une amélioration considérable et pour rendre de nouveau la vie possible et une certaine activité sociale. Or ces premières pertes de poids sont toujours très rapides. En un mois ces obésités monstrueuses diminuent aisément de 10 à 15 kilogrammes, par le régime restreint en liquides surtout.

En somme, on procédera comme il a été déjà indiqué dans le chapitre précédent, pendant la première période thérapeutique, qui aura pour but de mettre le malade dans une condition meilleure au point de vue fonctionnel, et sera la préparation à une deuxième phase, où la thérapeutique habituelle sera alors appliquée avec quelque chance de succès, et aucune de complications redoutables.

On ne pourra pas avoir l'espérance, dans ces cas, d'arriver à une cure esthétique. Et quand un homme ou une femme de cet âge ont des mesures circulaires de l'abdomen qui dépassent des chiffres énormes tels que 1 m. 50, pour une taille qui n'est quelquefois pas supérieure à ce chiffre, on comprend bien que la flaccidité des tissus de l'abdomen ne peut pas être évitée. Cependant il est bon de signaler que la chirurgie esthétique par l'emploi des incisions cachées (Dartigues) peut corriger toujours la flaccidité cutanée trop marquée.

On s'attachera beaucoup, malgré cela, à obtenir surtout la correction de l'insuffisance musculaire de l'obésité, qui est généralement poussée au plus haut degré, et qui s'accompagne d'une hypertension portale et veineuse, qui commande à son tour les accidents vasculaires artériels.

Le traitement sera largement entrecoupé de phases d'interruption avec des périodes de plateau, et c'est particulièrement chez les obèses de ce type que l'on constatera les décharges de poids plus marquées pendant les périodes d'inactivité physique ou leur succédant immédiatement.

DIRECTION GÉNÉRALE POUR LE TRAITEMENT
DES DIFFÉRENTES FORMES CLINIQUES

Ainsi que je me suis attaché à le montrer dans la symptomatologie, le diagnostic et le pronostic, les obésités doivent leurs différentes formes cliniques : florides, congestives, anémiques, bien plus souvent à la prédominance de certains symptômes qu'à une pathogénie véritablement différente. On s'en aperçoit bien, justement au cours du traitement.

1° L'*obésité floride*, qui n'est souvent qu'un type atténué d'obésité congestive qui lui succède un peu plus tard et qui est généralement le lot des jeunes, des hérédo-arthritiques, tient en réalité à l'excitation par alimentation surcarnée, et parfois par l'alcoolisme, qui cède au régime. L'état floride n'est donc, en somme, qu'un symptôme d'apparat, et l'obésité perd ce caractère aussitôt que le malade se soumet au régime normal.

Il n'y a donc pas, de ce fait, pour l'obésité floride, de thérapeutique très particulière; dès que l'alimentation se rapproche du type moyen, quand la viande est réduite comme quantité à ce que les physiologistes ont considéré comme nécessaire à la vie, c'est-à-dire 1 ou 2 grammes d'albumine par kilogramme de poids actif, qu'on doit emprunter à la viande et aux végétaux; dès que l'alimentation en légumes et en fruits devient plus abondante, la situation s'améliore. Les phénomènes congestifs, la stase qui existent dans les formes florides, l'hypertension veineuse vont disparaître aussitôt, car le régime indiqué est en même temps celui qui convient à l'hypertension veineuse abdominale et à son retentissement hépatique.

Cette disparition de la roseur de la face n'est, du reste, pas sans inquiéter et les malades et les familles, qui les considéraient jusque-là comme un signe de santé, et le médecin devra seulement être attentif à ce que la réduction du régime alimentaire, surtout chez les femmes jeunes et qui désirent esthétiquement maigrir, ne soit pas excessive, car alors les téguments jaunissent et la tonicité cutanée risque de disparaître.

2° L'*obésité congestive* est celle dans laquelle les troubles vasculaires, l'hypertension veineuse, commandent une certaine asthénie cardiaque avec bruit de galop droit ou gauche et, plus tard, les myocardites, la dégénérescence graisseuse et l'hyposystolie, suites de ces différents troubles mécaniques.

Elle est en même temps combinée à la congestion chronique du foie, venue par la gêne de la circulation portale, et activée par l'intoxication alcoolique. A la longue, le foie se laisse atteindre par la dégénérescence graisseuse.

Or, cet ensemble symptomatique disparaît après quelques mois de régime, et en même temps par la réfection de l'appareil musculaire de l'abdomen, qui agit avec la disparition de la suralimentation et de l'alcool sur l'hypertension portale, les fonctions hépatiques, le cœur, etc.

Des indications particulières peuvent être apportées dans l'obésité congestive par la surabondance habituelle des boissons. Il faudra toujours y attacher une certaine attention et y remédier.

De même, la persistance d'altérations hépatiques produites par la dyspepsie ou de la gastrite alcoolique commande une thérapeutique indentique à celle des cirrhoses au début, et l'usage des mercuriaux paraît dans ce cas devoir être associé avec certaines cures thermales, comme celles de Vichy, par exemple.

3° L'*obésité anémique* est souvent celle *des nerveux déprimés*, et d'autres fois celle des scrofuleux, que nous étudierons ensuite.

Souvent elle indique une certaine insuffisance alimentaire et se rencontre chez des jeunes femmes neuro-arthritiques, qui s'étonnent d'engraisser avec si peu d'alimentation, et qui, disent-elles, transforment toute nourriture en graisse.

Dans ces cas spéciaux, le médecin, par un régime plus proche de la normale, évitera l'inanitiation.

Il vaut mieux, après une phase de quelques semaines où l'on s'occupe uniquement d'améliorer l'état d'asthénie et d'anémie par l'usage du fer, de la strychnine, de l'arsenic, et d'une alimentation suffisamment tonique, mettre la malade dans une situation générale meilleure qui permettra ensuite de s'occuper de la surcharge graisseuse. Et, dans cet état de dépréciation, on n'oubliera pas la part du déséquilibre nerveux, auquel on remédiera par les procédés habituels : vie au grand air, usage d'hydrothérapie généralement chaude, exercices physiques et respiratoires, d'abord très modérés. Lorsque la situation sera modifiée, on constatera le plus souvent que, contrairement à ce que l'on prévoyait il ne s'est produit aucune augmentation de poids, et si, ce qui est généralement exceptionnel, 1 ou 2 kilogrammes ont été gagnés pendant ce temps, ce n'est pas une raison pour déconseiller cette méthode de traitement, qui est beaucoup plus rationnelle que celle qui est classique.

Alors on sera placé dans des conditions satisfaisantes pour employer la partie importante du traitement, c'est-à-dire la myothérapie qui, ici, a des avantages éclatants parce qu'elle permet de graduer infiniment mieux l'exercice et d'éviter le surmenage.

Les éléments symptomatiques particuliers à viser dans ce cas sont la constipation et l'association d'un nervosisme souvent entretenu par des causes psychiques. L'étiologie et la pathogénie seront donc établies à ce point de vue spécial. Il faudra découvrir les causes morales, s'il en existe, le surmenage, le déséquilibre mental fruste, l'inanitiation psychique et enfin, l'hystérie si souvent associée à l'obésité anémique féminine, avec réduction alimentaire.

La constipation, qui marche tout naturellement avec ces troubles nerveux, sera particulièrement visée par un traitement médicamenteux ou hygiénique, que l'on retrouvera à la fin de ce chapitre.

C'est aussi dans ces formes que les dyspepsies et l'entéro-colite nerveuse peuvent entretenir un état de déséquilibre du grand sympathique, très souvent amené lui-même par les troubles psychiques primitifs.

Il existe un type d'obésité anémique d'origine endocrinique, ovarienne ou thyroïdienne.

Tous ces différents éléments cliniques et pathogéniques seront jugés à leur véritable valeur par le médecin qui cherchera à éviter les erreurs qui peuvent venir de leur intrication symptomatique.

4° L'*obésité scrofuleuse et tuberculeuse*, avec son retentissement ganglionnaire et osseux chez les enfants, la pâleur et la bouffissure du visage, mélangée d'un certain état floride par stase veineuse capillaire, sera soupçonnée, dans les familles à antécédents tuberculeux, où des affections gutturales, amygdaliennes, l'existence d'adénoïdes, pourront la faire facilement dépister.

Souvent elle se mélange avec un certain degré d'infiltration lymphatique des téguments de la face, le myxœdème fruste et le rachitisme. Tous ces troubles nutritifs et ces véritables déchéances peuvent se combiner, dans les familles pauvres, surtout associées à l'infection bacillaire facilitée parfois par l'hérédité alcoolique.

Les indications particulières se résument dans l'utilisation de l'iode et des phosphates, et quelquefois même, malgré la surcharge graisseuse, l'usage de ces émulsions maintenant très répandues, qui se rapprochent plus ou moins de l'huile de foie de morue traditionnelle.

Les phosphates et l'iode, qui sont du reste les agents actifs de l'huile de foie de morue, sont moins engraissants lorsqu'ils sont suspendus dans des solutions gommeuses qui contiennent de ce fait moins d'oléine, et sont théoriquement mieux indiquées.

Mais il faut bien savoir que, dans la pratique, si l'huile de foie de morue est souvent adipogène, c'est parce qu'elle est surtout mal supportée par l'estomac et l'intestin dont elle altère le fonctionnement régulier.

Pour ma part, je donne la préférence aux suspensions gommeuses et aux divers extraits hépatiques, plus facilement acceptés par les enfants et les adultes.

La mer, pendant de longs mois, sur les côtes tièdes de la Bretagne, de l'Ouest, et non pas sur les plages venteuses et aigres du Pas-de-Calais, produit les meilleurs effets sur les obésités de cette espèce. Associée à l'exercice, à petites doses d'abord, et à une bonne alimentation moyenne, où la viande peut être prise avec plus de liberté que dans les autres types d'obésité, la cure marine permet d'obtenir, sans une réduction alimentaire très grande, des résultats assez rapides, surtout s'il ne s'agit pas d'obésité mélangée de dégénérescence amyloïde qui apparaît chez les coxalgiques anciens et les pottiques immobilisés dans leur lit, et généralement suralimentés. Dans ces derniers cas, la thérapeutique dont il s'agit ici ne saurait être de mise qu'après la phase de guérison de la lésion osseuse. Et, en passant, je me permets d'insister sur ce point que l'obésité thérapeutique souvent recherchée ne signifie pas grand'chose au point de vue de la guérison de l'infection bacillaire.

5° *L'obésité des arthritiques* est, nous avons eu l'occasion de nous en rendre compte bien souvent au cours de cet ouvrage, un type trop compréhensif. L'arthritisme lui-même n'a pas de définition très précise. Et celle-ci étant différente, suivant la théorie propre à chaque médecin, il ne semble pas qu'il soit possible de lui trouver d'éléments thérapeutiques communs, autres que ceux qui visent la suralimentation et la sédentarité habituelles, faute d'hygiène commune à tous les arthritiques.

Cependant on peut dire que le traitement sera assez variable suivant le type de l'arthritique. Le cholémique usera d'un régime très peu riche en viande, suivant le mode alimentaire végétarien, fruitarien et légèrement féculent, avec une association des exercices et un ensemble thérapeutique visant aussi le système nerveux. Tandis qu'au contraire, le type uricémique, qui est celui des goutteux, nécessitera, après la phase d'exercices bien réglés, l'usage d'un régime peu carné et d'une vie de dépenses physiques régulières, en ménageant toutefois l'appareil articulaire.

Mais, du reste, les types mixtes sont tellement plus ordinaires, que les indications thérapeutiques seront très variables dans chaque cas, et que la nécessité de s'occuper toujours de la formule morbide fonctionnelle ou lésionnaire de chacun, ne permet pas d'entrer dans le détail, suffisamment étudié dans d'autres parties de ce chapitre de thérapeutique.

L'obésité des arthritiques étant, en somme, celle qui survient à la fois par l'action de la suralimentation fixée dans des générations successives et l'insuffisance des dépenses physiques, le retour à un régime moyen combiné avec la myothérapie restera la base du traitement à prescrire. Et c'est celui qui correspond au type moyen d'obésité courante, dont la thérapeutique a été exposée en détail au début de ce chapitre.

6° *Obésités chez les cardiaques.* — Il s'agit ici de l'obésité conditionnée surtout par les cardiopathies qui l'ont précédée, et non pas de l'obésité compliquée de troubles cardiaques.

On a remarqué que les cardiopathies orificielles ou artérielles prédisposent à l'obésité, probablement par le mécanisme de l'œdème et de l'infiltration périphérique.

Je souscris à cette opinion, qui est, entre autres, celle de Mathieu et de Proust. Plus tard, cette tendance à la stase des liquides se complique assez facilement des causes habituelles, parmi lesquelles la cessation de tout exercice musculaire, souvent conseillée du reste par le médecin, et nécessitée par l'insuffisance cardiaque, vient s'ajouter aux troubles de la circulation périphérique, veineuse surtout.

Dans ce cas, c'est le régime restreint qui, en mettant au repos les organes digestifs et le foie, améliorera d'abord la tension veineuse abdominale, et réduira considérablement les chances de l'asystolie, à laquelle participe toujours, comme on le sait, un certain degré d'auto-intoxication. Car, dans la pathogénie de l'asystolie ou des hyposystolies, on ne trouve pas, comme beaucoup se l'imaginent, que des causes mécaniques.

Le régime est aussi le meilleur moyen de supprimer ces passagères dilatations du cœur droit, accompagnées de troubles pulmonaires, que Potain avait déjà étudiées, et que M. Huchard n'admet comme possibles que chez ceux qui ont déjà des lésions myocardiques incontestables.

La dyspepsie d'origine cardiaque sera améliorée du fait de l'usage de ce régime léger, en même temps, les troubles respiratoires, qui se mélangent plus ou moins aux troubles de la circulation pulmonaire, disparaîtront, eux aussi.

La constipation, qui sera particulièrement visée dans ces cas, diminuera l'auto-intoxication intestinale, qui joue, on le sait, un rôle important dans l'apparition de l'insuffisance du cœur droit.

L'usage des exercices physiques est, à mon avis, nettement indiqué, et s'explique, si l'on admet comme favorable la méthode d'Œrtel.

Les cardiaques se trouvent généralement bien de conserver une bonne contractilité du myocarde, à l'aide de petits exercices musculaires et respiratoires, et par le moyen de la digitale, dont l'action pour être certaine, est infiniment plus passagère.

Et si la méthode d'Œrtel peut être blamée lorsque, exagérée et poussée très loin, elle risque d'abréger la phase d'hypertrophie cardiaque compensatrice, pour faire verser rapidement le malade dans la dilatation secondaire, cependant, en entretenant la tonicité myocardique, comme s'il s'agissait de n'importe quel autre muscle, elle est incontestablement favorable.

On peut donc dire que non seulement il n'y a pas de contre-indication de la cure musculaire par les exercices méthodiques, mais qu'encore celle-ci semble plus indiquée chez les cardiaques que chez n'importe quels autres obèses, et qu'elle constitue à la fois un excellent mode de traitement et pour l'obésité et pour l'avenir de la cardiopathie.

Elle obéit, en effet, à toutes les indications de la cure musculaire chez les cardiaques. Elle se fait par petites séances n'excédant pas 15 ou 20 minutes, ne produisant pas de fatigue générale ni de surmenage violent, par conséquent, elle permet de régler la vitesse des mouvements sur le rythme respiratoire.

Elle est essentiellement progressive et s'adapte par conséquent très bien à la capacité fonctionnelle du cœur.

On peut même dire que, pour un cardiaque non artériel, c'est une excellente chose de devenir obèse s'il est poussé à se soigner ainsi, car c'est le meilleur moyen, en entretenant le myocarde, dans un état de tonicité constant, par la cure musculaire visant l'obésité, d'éviter la dilatation à laquelle la digitale ne remédie pas éternellement.

Cette question, qui n'est pas encore du reste élucidée, de l'exercice appliqué aux cardiaques, s'éclairerait plus vivement si les médecins pouvaient observer fréquemment l'évolution des cardiopathies existant chez des personnes pratiquant régulièrement des exercices.

J'ai eu l'occasion d'en suivre quelques cas qui m'ont montré que, dans l'ensemble, l'exercice modéré et réglé a une action très remarquablement favorable sur l'insuffisance mitrale ou le rétrécissement.

Mais, pour se faire une opinion précise sur ce point, il faudra suivre ces méthodes pendant de longues années, et quatre ou cinq ans ne sont pas une période suffisante pour se prononcer.

Bien entendu, suivant les indications, les accidents et les périodes, la thérapeutique habituelle de la cardiopathie sera de mise en même temps que celle de l'obésité et les toniques cardiaques, spartéine, digitaline, utilisés avec le régime lacté, ou le régime liquide restreint tel que Fiessinger et Huchard l'ont récemment indiqué, avec ou sans privation de chlorures, viendront s'associer à la thérapeutique générale de la cure de l'obésité.

Dans les cardiopathies artérielles, le traitement doit varier beaucoup suivant qu'il s'agit d'un type :

a. **Rénal**. — Dans ce cas, c'est le régime lacto-végétarien, la cure de déchloruration (pendant la phase active ou la poussée congestive de néphrite) qu'on associera, avec la pratique des exercices uniquement respiratoires : dans ces périodes troublées, tous les petits urémiques se trouvent très bien de la pratique des exercices respiratoires qui soulagent considérablement leur dyspnée.

b. S'il s'agit d'un type **cérébral**, d'une artérite cérébrale qui a déjà manifesté son existence par des atteintes de petites hémorragies peu graves, soit par une dépréciation des fonctions intellectuelles, des troubles paralytiques, oculaires ou du facial, etc., le traitement s'inspirera de la nécessité d'éviter tous les efforts violents, surtout veineux, et, si l'on en vient à ordonner une cure de l'obésité, par la méthode des exercices, il faudra assez insister sur les dangers des efforts sur la tension veineuse.

c. S'il s'agit d'un cardiaque **angineux**, obèse avec des reins malades, le régime alimentaire réduit et de type lacto-végétarien diminuera en même temps les risques d'auto-intoxication digestive, et leur contre-coup rénal, qui conditionne si souvent l'apparition de la crise angineuse redoutable. L'émotion, le traumatisme, l'effort, l'indigestion, la constipation, l'entérite jouent un rôle dans la naissance de ces accidents, et, de plus, entretiennent l'obésité. A ce double point de vue ils doivent être évités chez les cardiaques méiopragiques.

7° *Obésités chez les albuminuriques et les diabétiques.* — *a.* Obèses albuminuriques. — Le traitement sera essentiellement différent, suivant que l'albuminurie sera l'expression d'une néphrite du type épithélial ou scléreux, ou, au contraire, qu'elle paraîtra se rapprocher des albuminuries dyscrasiques si discutées au point de vue théorique, mais si incontestablement existantes dans la pratique journalière.

Autant il convient d'insister sur la cure habituelle de l'obésité, avec une large participation des exercices physiques, dans les albuminuries dyscrasiques, autant, au contraire, toute la seconde classe des albuminuries purement rénales, qu'il s'agisse d'un brightisme par néphrite épithéliale ou par néphrite scléreuse évolutive, nécessite une grande prudence dans l'application du traitement diététique et gymnastique.

Dans ce cas, le régime alimentaire doit particulièrement viser l'insuffisance rénale et, fait souvent négligé, celle du foie.

Car, ainsi que M. Debove l'a montré, c'est bien souvent l'insuffisance hépatique qui commande l'apparition de la crise urémique.

Or, il faut bien savoir que le lait, qui paraît un bon aliment au point de vue rénal, n'est pas toujours excellent au point de vue intestinal et hépatique.

Beaucoup le supportent très mal. Il est une cause de fermentations, d'entérite, et peut ainsi, fait paradoxal, conditionner une poussée d'insuffisance rénale subite.

Quant aux exercices, ils ne peuvent être de mise qu'à la condition qu'ils soient faits sans aucun excès susceptible de souligner l'insuffisance rénale par l'apport d'une trop grande abondance de déchets urinaires. Les albuminuries fonctionnelles, gastriques intestinales, hépatiques, bénéficieront du traitement de la dyspepsie, de la congestion hépatique, de la lithiase; celles qui accompagnent les scolioses, véritables albuminuries asthéniques, s'amélioreront par le traitement musculaire de la déviation, et par les actions thérapeutiques qui relèvent la tonicité nerveuse : hydrothérapie, strychnine, phosphates.

b. Obésités chez les diabétiques. — Il n'est pas de moyen de mettre mieux en valeur l'origine commune du diabète et de l'obésité que de souligner leur guérison parallèle par la cure unique de l'obésité. Sauf les grands diabètes arrivés à la période terminale, ou les diabètes pancréatiques, si souvent lésionnaires, toutes les glycosuries par hyper- ou hypohépatie bénéficient remarquablement et de la cure musculaire et du régime restreint et peu carné. L'observation que j'ai rapportée (page 83) et d'autres ailleurs m'ont montré la baisse constante du sucre urinaire dès les premières semaines du traitement et sa disparition avant la fin du deuxième mois. Cette glycosurie peut disparaître définitivement si le diabétique veut continuer, par la suite, à pratiquer les exercices méthodiques en séances quotidiennes. Je possède des observations de diabètes anciens guéris, sans régime, par la myothérapie qui a consommé les réserves graisseuses, tandis que la récupération musculaire semble avoir définitivement réglé la glycogénie hépatique. Mais ces observations ne datent que de quatre ans, temps insuffisant pour affirmer la cure définitive.

c. **Obésités goutteuses.** — Elles se trouvent généralement bien de la cure ordinaire de l'obésité. Le régime restreint en viandes remédie à l'albuminurie des uricémiques, et l'exercice réglé agit admirablement, mais en évitant les excès et les surmenages qui provoquent l'accès de goutte ou les reprises de goutte larvée viscérale, si fréquentes aujourd'hui (Voy. Diagnost. page 370). Le traitement de l'obésité goutteuse se confond parfois avec celui de la néphrite et de l'artério-sclérose qui l'accompagnent souvent.

TRAITEMENT PARTICULIER DE QUELQUES SYMPTOMES FRÉQUENTS DANS LES DIVERSES OBÉSITÉS

A. *Symptômes appartenant à l'appareil respiratoire.* — 1° *Toux.* — La toux sera d'abord rattachée à la pharyngite, la laryngo-trachéite chronique, la dyspepsie, l'entérite et en somme à toutes les causes qui peuvent entretenir une excitation tussigène réflexe. La bronchite et l'emphysème sont en cause dans les vieilles obésités, de même que la goutte dans certaines toux dites trachéales.

C'est bien souvent par le traitement de l'état gastro-intestinal qui, du reste, est lui-même pathogénique de certaines obésités, qu'on obtient la disparition de ces toux quinteuses et persistantes qui sont si fréquentes chez les obèses arthritiques. On sera souvent obligé d'y associer un traitement local des pharyngo-laryngites chroniques et des catarrhes naso-pharygiens si ordinaires aussi chez eux.

On évitera de les confondre, je l'ai déjà dit, avec de prétendus emphysèmes ou asthmes dont la possibilité diagnostique est apportée par l'association avec une oppression très fréquente chez des neuro-arthritiques dyspeptiques.

Mais souvent, au bout de quelques semaines de traitement visant l'adiposité, on voit disparaître la toux, dont la pathogénie arthritique s'éclaire de ce fait.

2° *Oppression, dyspnée.* — Ce symptôme, d'une très grande fréquence, disparaît le plus souvent aussitôt que le régime alimentaire convenable a été appliqué à l'entéro-colite, à la dyspepsie, à la tachyphagie et à l'état névropathique (névrose psychosplanchnique) qui en sont, souvent, les causes associées.

Quelques malades exigeant l'emploi des médicaments appropriés, il faut donner la préférence aux préparations anodines, aux *valérianates* ou à l'*éther*, absorbé sous forme de sirop, et à très petites doses.

Quelques spécialités à base d'*éther amylvalérianique* peuvent aussi être utilisées dans cette circonstance. Mais aussitôt que, par l'application du traitement pathogénique gastro-intestinal, on voit disparaître la sensibilité du plexus solaire au point épigastrique, en général l'oppression cesse après les repas.

D'autres fois, celle-ci est entrenue par les ptoses, et c'est la réfection de la sangle abdominale qui en produit la guérison.

Tout autre est le traitement de la dyspnée par **surcharge graisseuse du cœur, dégénérescence ou myocardite**, par troubles mécaniques et compression intra-thoracique du cœur, ou par la résistance vasculaire des masses adipeuses néo-formées, qui constituent un barrage progressif parce que le champ capillaire de ce territoire est sans cesse augmenté.

Ici, la guérison ne peut survenir que par la disparition des troubles mécaniques, de la surcharge graisseuse, et en même temps par la cure à l'aide de toniques cardiaques, de la défaillance neuro-musculaire myocardique.

Dyspnée asthmatoïde avec bronchite. — On la rapportera d'abord à ses causes réelles. On ne se laissera pas influencer par le diagnostic facile et insuffisant d'asthme.

L'asthme essentiel n'existe pas, et il est toujours symptomatique de quelque chose qui se passe ailleurs, dans le tube digestif, le rein, le foie, le cœur, le système nerveux, etc.

Il ne restera persistant qu'autant que le médecin n'aura pas fait cette besogne pathogénique. Il en est de même des bronchites, qui peuvent être entretenues par des phénomènes gastro-intestinaux, et sont réflexes ou auto-toxiques (Londe, Heckel).

Le médecin n'acceptera le diagnostic d'emphysème qu'avec la plus grande réserve, et seulement lorsqu'il s'agira de vieux bronchitiques chez qui la sclérose lobulaire peut être admise sans conteste.

Sans cela, il se croira plutôt en présence d'un pseudo-emphysème dont il cherchera les causes ou dans les phénomènes d'auto-intoxication si ordinaires chez les obèses, ou dans des réflexes gastro-intestinaux et les troubles nerveux du vago-sympathique entretenus par ces deux ordres de causes (dyspepsies et auto-intoxication).

La thérapeutique suivra cette pathogénie et sera donc variable dans chaque cas. La combinaison du régime végétarien, de la diète liquide, et quelques médicaments anti-spasmodiques, si cela est nécessaire, avec l'exercice, et notamment les exercices respiratoires, donnera dès le début une amélioration qui deviendra définitive lorsque la cure de l'obésité aura été complète. La méthode de désintoxication de Guelpa réussit souvent dans ces circonstances.

Enfin, derrière les bronchites à tendances chroniques, le médecin saura retrouver les formes frustes, latentes, de l'insuffisance rénale. Il ne les confondra pas avec les congestions broncho-pulmonaires de l'insuffisance myocardique, ni avec la basite arthritique, telle que nous l'avons décrite dans la symptomatologie.

B. *Symptômes appartenant à l'appareil digestif.* — La *salivation* est, le plus souvent, un symptôme de dyspepsie nerveuse gastro-intestinales, mais aussi, fait moins connu, des dyspepsies pancréatiques.

C'est une indication qu'il ne faudra pas méconnaître. Et il serait inutile de chercher dans l'usage de la belladone, par exemple, le traitement d'une salivation pancréatique. C'est le régime seul qui peut convenir dans ce cas.

Les *troubles de l'appétit*, soit par excès, soit par défaut, sont l'indice, ou des névropathies s'associant à une dyspepsie quelconque ou des troubles plus graves, tels que le diabète.

Chez les obèses anémiques, l'anoréxie avec sensations nauséeuses est l'indice d'un état d'inanition relative.

Ces symptômes peuvent apparaître aussi chez tous les obèses soumis à un régime alimentaire insuffisant. Et on se rappellera, à ce propos, que l'état saburral de la langue, surtout le matin, est de nature à faire soupçonner au médecin cet état d'inanition relative.

Le régime alimentaire dans ce cas devra être fortement relevé, et fera disparaître l'anorexie, les nausées, et parfois les vomissements et tout le reste de la symptomatologie d'inanition bien connue maintenant et sur laquelle Jean Charles-Roux, Mathieu, Gaston Lyon ont si heureusement appelé l'attention.

Ballonnement. — C'est un symptôme banal au cours de l'obésité associée à une dyspepsie gastro-intestinale, à l'entéro-colite, à l'insuffisance hépatique par suralimentation, et aux fermentations intestinales, surtout lorsque ces troubles digestifs évoluent sur un terrain névropathique.

Mais le plus intéressant pour la thérapeuthique de l'obésité c'est le ballonnement dû au surmenage physique, et qui apparaît le soir, après un excès de fatigue par le traitement myothérapique. Il doit être surveillé et traité par la diminution des exercices. Tant qu'il existe, du reste, ce ballonnement indique le plus souvent un état de déséqui-

libre nerveux et de surmenage, lequel entretient à sa suite des troubles
digestifs divers qui sont capables d'expliquer le ballonnement.

Constipation. — Voici le symptôme pour lequel le médecin sera
certainement le plus fréquemment consulté, lorsqu'il aura à soigner des
hommes et surtout des femmes obèses. La constipation dans l'obésité
ayant des origines diverses, nécessite aussi des traitements variés. Mais,
au point de vue pratique, il n'y a à en retenir que les types principaux
qui sont les suivants :

1° Constipation due à des erreurs alimentaires. — Celle-ci se rencontre
souvent chez les gros mangeurs qui consomment plus de viande et
d'aliments féculents, pâtisserie, entre autres, crêmes et laitage, que de
fruits et de végétaux verts. Cette disproportion entre les albuminoïdes
et les végétaux se traduit par une excitation spasmodique de l'intestin,
qui est la cause habituelle des constipations de ce type.

Le traitement ne consistera pas, suivant une erreur fréquente,
en l'usage de laxatifs ou de purgatifs, quels qu'ils soient, qui sont, eux
aussi, des éléments spasmogènes, n'ont qu'une action passagère, et
produisent une selle le lendemain de leur emploi, mais ensuite un
spasme secondaire qui exalte la constipation précédente.

C'est la réduction des albuminoïdes dans le régime, l'augmentation
des aliments végétaux, l'usage abondant de salades cuites, des fruits de
toute espèce et très mûrs, beaucoup plus que les fruits cuits, qui
remédiera à la constipation spasmodique, avec quelques pratiques hygiéniques, telle que l'usage des boissons aqueuses en quantité suffisante,
soit au repas, soit dans l'intervalle des repas.

Il est nécessaire de rappeler, en effet, que beaucoup de femmes
obèses réduisent d'elles-mêmes les liquides de leur boisson, parce
qu'elles préfèrent maigrir par ce procédé que de supprimer le pain ou
les pâtisseries de leur régime.

Or, j'ai déjà dit qu'il y avait à cette pratique quelques inconvénients; on ne doit pas indiquer à un obèse une réduction de boisson
suffisante pour diminuer le volume normal des urines, qui doit
atteindre au moins 1 litre et demi par vingt-quatre heures, quantité
qui s'élèvera du reste proportionnellement au poids actif du corps.

L'usage du verre d'eau froide matinal n'est en réalité qu'un remède
au desséchement des matières, dû au régime sec. Il ne paraît pas avoir
d'autre action si ce n'est sur les suggestionnables, ou les nerveux, chez
qui l'action du froid peut déterminer la contraction musculaire des
parois de l'intestin.

2° Constipation due à un état nerveux avec retentissement gastro-
intestinal. — Celui-ci, qui se rencontre dans les diverses circonstances
énumérées dans la symptomatologie, et plus encore chez les femmes

que chez les hommes obèses, nécessite un traitement du spasme de l'intestin, et repousse, par conséquent, tout usage de laxatifs ou de purgatifs, quels qu'ils soient.

Les moyens de diagnostic ont été exposés ailleurs, et le spasme mélangé d'atonie, bénéficie plutôt de l'usage de médicaments sédatifs de l'intestin, parmi lesquels la *belladone* est des plus recommandables. Pour ma part, je donne la préférence aux *suppositoires belladonés*, utilisés pendant cinq à six jours, à la dose de 2 à 3 centigrammes pour un suppositoire de 3 grammes de beurre de cacao, et qui, moins que des préparations prises par la bouche, produisent des symptômes d'intolérance.

L'alimentation anti-spasmodique est de mise aussi dans ces circonstances, et peut être facilement combinée avec les exercices abdominaux qui peuvent produire un auto-massage assez efficace, mais qui risquent, s'il produisaient quelque fatigue, d'exagérer la constipation. C'est que, en effet, tout ce qui est de nature à troubler le fonctionnement nerveux, tel que l'émotion, le surmenage, le froid, exalte l'état spasmodique intestinal chez les névropathes déséquilibrés du grand sympathique et est susceptible de créer une poussée d'entéro-colite à laquelle les obèses de cette variété sont particulièrement sujets.

3° Le troisième type de constipation que l'on rencontre asociée à l'obésité est entretenu souvent par une entéro-colite plus ou moins marquée, accompagnée d'hypocholie intermittente.

Cet ensemble symptomatique est particulièrement fréquent chez les femmes grasses, mais ptosiques, neuro-arthritiques ou hystériques.

Le traitement qui convient à cette variété de constipation où, du reste, le symptôme n'est pas constant, mais entremêlé de crises diarrhéiques polycholiques, relève, en réalité de celui de l'entéro-colite et de l'état hépatique.

C'est donc un traitement général portant à la fois sur le système nerveux ou les troubles organiques primitifs, tels que les annexites, les lithiases hépatiques chez la femme, la prostatite chez l'homme, qui doit ici avoir la première place.

L'usage de l'hydrothérapie chaude, combinée ou non au massage, à l'électrisation abdominale, à la compresse de Priessnitz, et aussi le régime végéto-féculent, surtout au moment des phases fermentatives, avec l'emploi de belladone dans les périodes de spasme, permettent généralement d'obtenir une amélioration de ce symptôme très persistant. Le *Rhamnus frangula* est recommandable dans ces cas.

Mais, quel que soit le type dont se rapproche la constipation envisagée dans un cas quelconque, et la thérapeutique hygiénique que l'on ait pu employer, ce qu'il faut éviter systématiquement, c'est d'utiliser, à la demande du malade, un laxatif ou un purgatif habituel. Aucune constipation ne doit être traitée par cette méthode puisqu'il semble maintenant définitivement établi que presque toutes sont du type spasmodique, ainsi que Fleiner l'a bien montré. Tout ce qui est de nature à entretenir ou exagérer le spasme intestinal, même les lavages ou lavements qui sont des excitants de l'extrémité inférieure du tube digestif, doit être, sans exception, considéré comme formellement contre-indiqué chez les obèses.

Pour ces raisons donc, sont exclus de la thérapeutique la rhubarbe, le cascara en poudre ou la cascarine et, à petite dose, l'huile de ricin, qui n'a pas l'innocuité que beaucoup s'imaginent, et les purgatifs salins : sulfate de soude ou eaux purgatives allemandes, autrichiennes, espagnoles, aussi bien que les purgatifs violents, tels que le calomel, même à petite dose, l'aloès, l'aloïne et les poudres composées de scammonée, d'aloès, de coloquinte, que l'on retrouve dans tous les purgatifs dits végétaux et les tisanes dites anodines, qui sont la base des réclames étalées à la quatrième page des journaux.

Les seuls moyens thérapeutiques que l'on puisse employer seront empruntés au régime et aux agents physiques qui agissent d'une façon mécanique, et sans produire d'excitation intestinale.

A ce point de vue, on doit donner la préférence à tout ce qui est, comme la *graine de lin*, les *semences de psyllium*, capable de produire un certain état de gonflement, d'humidité et de viscosité des matières, véritable action sédative qui est sans danger, et peut être utilisée longtemps.

Dans ces dernières années, on a essayé divers procédés pour augmenter la masse du bol alimentaire, ce qui est, théoriquement, une chose excellente, mais, pratiquement, n'a pas été solutionné. Différentes spécialités ont, depuis, la prétention de répondre à cette indication. Elles sont à base de *gélose* ou d'*agar-agar*. Leur action n'est pas toujours régulière, aussi quelques pharmaciens ont cru bon d'y associer des laxatifs, comme la rhubarbe ou le cascara. C'est là une innovation assez malheureuse.

Le médecin choisira donc dans la longue liste des médicaments de cette nature utilisés dans le commerce ceux qui répondront à cette action mécanique sédative, et, pour les raisons que l'on devine, je tiens à n'en désigner aucun particulièrement, et à lui laisser le choix suivant son jugement personnel.

En somme, en dehors de ces actions particulières, le traitement médicamenteux de la constipation n'existe pas. Il appartient entièrement au régime et à la physicothérapie.

Le régime saura, suivant les circonstances, viser l'organe qui est susceptible d'entretenir la constipation : l'intestin souvent, le foie fréquemment et l'estomac hypersthénique ; dans d'autres circonstances la physicothérapie sous la forme d'hydrothérapie chaude ou froide, quelquefois même l'électrisation de l'abdomen s'associeront avec chance de succès encore à la pratique quotidienne des mouvements qui mobiliseront tous les plans antérieurs et latéraux de l'abdomen.

On peut utiliser cette méthode qui fait, du reste, partie intégrante de la cure de l'obésité, dans presque tous les cas de constipation, où elle agit d'une façon purement mécanique en hâtant la progression des matières dans le tractus intestinal, et en mobilisant la masse intestinale, à l'aide de contractions des muscles grands droits et des obliques.

Les mouvements que l'on doit recommander sont justement les mêmes que ceux qui font la réfection de la sangle abdominale, et qui ont été décrits au début du chapitre sur la thérapeutique.

Leur action sera d'autant plus marquée et efficace que l'insuffisance musculaire qui entretient la constipation sera plus absolue. C'est dire que, chez les femmes, et notamment chez celles qui sont ptosiques, l'action de cet auto-massage sera des plus manifestes.

Diarrhée. — Alternant souvent avec la constipation, à titre de complication de l'entéro-colite, la diarrhée est d'autres fois, chez les obèses gros mangeurs, d'origine hépatique, et due alors à l'hypersecrétion biliaire.

Elle exprime quelquefois le surmenage intestinal par suralimentation ; d'autres fois, elle est la preuve d'une entéro-colite alcoolique ou éthylique. Et, dans d'autres circonstances, enfin, elle est la manifestation de troubles nerveux sécrétoires relevant du plexus solaire.

Certains obèses sont atteints d'une véritable diarrhée chronique dont les causes ne sont pas toujours univoques. Chez un malade, je l'ai vue disparaître avec la suppression du tabac ; chez d'autres, elle a la valeur d'un phénomène de défense et de vicariation pour remédier à l'auto-intoxication, et elle traduit, dans ce cas, une insuffisance de quelque autre organe, tel que le rein.

La diarrhée urémique, qui peut exister dans certaines obésités après la cinquantième année, est de cet ordre.

Aussi, avant d'entreprendre la cure de ce symptôme, le médecin devra avoir toute certitude qu'il ne va pas enrayer un phénomène de défense. En somme, le traitement de la diarrhée de l'obèse ne comporte pas d'indications autrement particulières, et relève davantage du traitement de la cause qui la produit, que de l'usage systématique de calmants de l'intestin, tels que l'opium ou le bismuth, par exemple, qu'on lui oppose quelquefois, d'une façon par trop systématique.

C. *Symptômes appartenant au système nerveux*. — La *céphalée* et la *migraine* sont fréquentes dans l'obésité. Suivant qu'on les aura rattachées à un état neurasthéniforme accompagnant le syndrome, à la migraine essentielle, dont on n'oubliera pas les rapports gastro-intestinaux, à la psychasthénie, si fréquente chez les femmes, ou à la congestion céphalique par hypertension veineuse, qui peut être une menace d'accidents cérébraux prochains, on leur donnera le traitement des unes ou des autres de ces causes variables.

Le médecin saura reconnaître les céphalées rénales ou artérioscléreuses qui nécessiteront naturellement un traitement pathogénique spécial, et qui seront l'indice d'une altération organique grave et de dangers imminents de tous ordres.

Les *douleurs névralgiques*, les arthralgies, si fréquentes chez tous les arthritiques, les lombalgies relevant des rhumatismes musculaires, ne seront pas confondues avec celles qui prennent naissance dans tous les états gastro-intestinaux, et notamment dans les entéro-colites avec participation des angles du côlon. Le spasme intestinal, la ptose du côlon transverse s'accompagnent de douleurs lombaires chroniques. Les affections des organes génitaux internes chez la femme sont souvent associées à la sacrodynie, dont on oublie fréquemment l'origine.

La *rachialgie neurasthénique*, si banale chez les femmes grasses et arthritiques, passe souvent à tort pour de la lithiase rénale ou du lumbago rhumatismal.

Enfin, les *sciatiques* seront rapportées à leurs causes réelles qui est due à l'évolution d'un arthritisme parallèle, de la goutte, de l'albuminurie, du diabète dont ces névralgies si tenaces sont les symptômes marquants, surtout si elles sont doubles. La rachi-cocaïnisation et l'injection intra-musculaire de sérum (Sicard) leur seront opposées.

Tous ces troubles nerveux s'améliorent surtout par le traitement général appliqué à l'obésité, en dehors de l'emploi de quelques médicaments particuliers de la douleur, parmi lesquels l'*aspirine* est un des plus efficaces et en même temps des moins toxiques. Je possède plusieurs observations d'obèses atteints de sciatiques qui ont guéri pendant leur cure et à l'aide d'exercices des membres progressivement pratiqués. Dans les périodes où ils ont négligé leur cure ils ont eu des rechutes de leurs névralgies, améliorées de nouveau aussitôt qu'ils ont repris la pratique habituelle de leurs exercices quotidiens.

Les *troubles psychiques* qui relèvent de la *psychasthénie*, tels que l'*asthénie*, l'*anxiété diffuse*, les *phobies*, les modifications de la cœnesthésie normale, et que trop souvent on confond dans un diagnostic un peu simple et élémentaire, sous le nom de neurasthénie, auront des traitements différents suivant qu'ils seront primitifs ou secondaires. La psychothérapie et l'action personnelle du médecin, par son ascendant moral et l'autorité de sa parole, joueront un rôle assez important au point de vue thérapeutique.

Quand ces phénomènes sont entretenus ou aggravés par des auto-intoxications dues à des vices métaboliques, la cure simple de l'obésité suffira à les améliorer progressivement.

Il est très remarquable, du reste, que des psychasthéniques à symptômes nombreux et bruyants n'ont trouvé la guérison de leur névrose que le jour où, atteints d'obésité et désirant s'en guérir, ils ont dû apporter à leur vie une activité régulière, aussi bien au point de vue des fonctions motrices que des fonctions cérébrales.

Le retour à la vie normale dans toute son activité est une des meilleures thérapeutiques à opposer aux psycho-névroses. Une cure d'obésité est souvent, en ce sens, une circonstance favorable qui touche à la fois à la diathèse causale, et relève le tonus nerveux par le moyen de la réfection musculaire, de l'hydrothérapie, etc.

L'*insomnie*, si ordinaire chez les nerveux gras, souvent entretenue par des troubles psychiques, l'asthénie, des troubles stomacaux ou intestinaux, s'améliorera par le traitement de ces causes et la pratique de l'hydrothérapie sous la forme du drap mouillé, procédé héroïque, et plus sûr que l'usage des hypnotiques tels que le trional, utile cependant à la dose d'un gramme le soir au coucher chez les purs névropathes et à titre exceptionnel. Le surmenage physique d'une cure d'obésité mal conduite peut déterminer l'insomnie.

Les sensations de *gonflement*, de *refroidissement*, les *troubles sensitifs* de la peau, la *frilosité excessive*, en dehors des cas où elles appartiennent à une insuffisance thyroïdienne incontestable, que l'absorption de glande thyroïdienne peut démontrer, sont le plus souvent l'expression de troubles nerveux appartenant à la classe précédente d'insuffisance fonctionnelle légère des organes d'élimination, ou la preuve des troubles mécaniques dans la circulation, de troubles vaso-moteurs divers et souvent de l'hypertension veineuse; le traitement de la cause mènera à la guérison de l'effet.

Les accidents nerveux graves de l'axe encéphalo-médullaire, les *hémorragies cérébrales* entre autres ne peuvent, chez les obèses, échapper à la récidive que par la cure de réduction complète (Cf. page 77).

D. *Troubles relevant des fonctions circulatoires.* — Chez les obèses cardiaques, ou chez ceux qui le sont devenus par altération, surcharge ou dégénérescence de la fibre musculaire du myocarde, nous avons déjà indiqué quelle doit être la direction générale du traitement, et de quelle façon il doit se combiner à celui de l'obésité, de façon à éviter ce que la myothérapie pourrait produire de fâcheux par le surmenage cardiaque.

Les hémorroïdes, les varices, les varicocèles, les hémorragies nasales et utérines relèveront, au point de vue thérapeutique, le plus souvent ou de la correction de l'hypertension veineuse, ou, pour ces dernières, de celle l'artério-sclérose débutante.

La thérapeutique de l'hypertension veineuse se résume en quelques indications : c'est d'abord la cessation des habitudes d'éthylisme ou de suralimentation qui congestionnent le foie; le traitement des hépatites diverses, souvent à l'état latent; la thérapeutique tonique du myocarde à l'aide des médicaments habituels : digitale, spartéine et la *restriction des boissons* dont l'abondance, si souvent, s'ajoute à ces différentes causes d'hypertension portale. Le traitement gymnastique par les mouvements des membres et la flexion du tronc qui nécessitent l'intervention de tous les muscles abdominaux antérieurs et latéraux a, nous le savons aussi, une action extrêmement active sur l'amélioration de la tension vasculaire générale, première phase de l'hypertension portale.

Cette gymnastique spéciale suffit à faire disparaître en quelques jours les hémorroïdes procidentes et à diminuer les varicocèles.

C'est une façon élégante de montrer l'action indubitable de la contraction des muscles de l'abdomen sur sa circulation veineuse profonde.

E. *Troubles cutanés.* — La *sécheresse de la peau* ou les *sueurs exagérées* dues à des troubles nerveux ou à des compensations vicariantes du rein, du poumon, de l'intestin insuffisants, se corrigent automatiquement au cours de la cure par la régulation des fonctions cutanées qui vient des sudations régulières produites chaque jour au cours des exercices.

Les *dermites* de toute espèce, les *prurits* et les *lichens*, les *eczémas* véritables ou faux, trouvent une amélioration considérable dans le régime restreint comme par la désintoxication produite par la pratique des exercices poussés jusqu'à la sudation.

La *congestion faciale*, les différents types d'*acné*, de *séborrhée* et de *couperose* s'atténuent par l'usage d'un régime alimentaire normal, débarrassé de tous les mets excitants. Mais surtout la poursuite des habitudes tachyphagiques dont le retentissement sur les téguments de la face a été si bien démontré par Jacquet, est plus nécessaire peut-être encore pour obtenir une cure définitive de ces lésions cutanées de la face.

Enfin, les *troubles pilaires*, lorsqu'ils ne seront pas très intenses, relèvent d'une séborrhée chronique entretenue par les troubles digestifs auxquels on aura remédié, pour mener la cure de l'obésité à bien.

On se rappellera aussi que l'*alopécie* et la raréfection des poils aux sourcils ont été traités avec un succès remarquable, chez certains neuro-arthritiques et chez les hypothyroïdiens, par l'absorption de préparations de thyroïdine.

Léopold Levy et Rothschild ont insisté sur cette thérapeutique dans les diverses publications qu'ils ont consacrées au neuro-arthritisme dysthyroïdien.

LES VACANCES DE L'OBÈSE

Si j'ai montré l'inutilité et même le danger d'envoyer les obèses vers des cures thermales où l'on combat uniquement leur surcharge graisseuse sans s'occuper de sa pathogénie si variable, il ne faut pas cependant négliger, surtout pour ceux qui appartiennent à un milieu social qui permet de le faire, d'utiliser l'action thérapeutique si manifeste de la climatothérapie.

La montagne ne saurait en général convenir qu'aux obésités bénignes, à faible adiposité, avec de très légers troubles fonctionnels.

Car, si à la montagne on peut trouver un air excitant ou sédatif, suivant l'altitude et la situation géographique, la marche, qu'on utilise si souvent comme un moyen de distraction, ne saurait convenir aux grands obèses ou à ceux qui ont déjà des altérations organiques de quelque gravité.

Pour cette raison, je pense qu'il vaut mieux envoyer à la montagne, s'ils le désirent particulièrement, les obèses qui sont déjà arrivés à une phase d'amélioration importante, qui peuvent marcher ou courir sans s'essouffler et bénéficier par conséquent de la marche ascendante si pénible. Au début, et dans les obésités moyennes, il est préférable d'indiquer les stations marines.

UTILITÉ DE LA MER DANS LE TRAITEMENT DE TOUTES LES OBÉSITÉS. — La mer, en effet, convient à presque tous les obèses. La seule contre-indication générale de la mer, c'est-à-dire celle qui vient de l'excitation nerveuse, redoutable dans certaines affections telles que les neurasthénies du type faiblesse irritable ou les formes actives des rhumatismes chroniques, peut être cependant écartée si l'on a soin de choisir un climat où la température ne soit pas trop froide, et où il n'y ait ni humidité ni un régime de vents constants.

Sauf dans les obésités qui sont associées à la scrofule typique ou au rachitisme et qui se trouveront bien de *Berck*, les stations françaises marines qui conviennent à l'obésité sont celles de la *Bretagne*.

Les vacances étant généralement prises pendant la période estivale, la Méditerranée ou l'Océan, près des Pyrénées, ne peuvent être choisies que pendant l'hiver. Et, du reste, il ne faut pas oublier que les côtes océaniennes méridionales sont assez souvent humides, tandis que les côtes méditerranéennes sont excitantes à cause du vent violent qui y souffle, surtout à la fin de l'hiver, en février et en mars.

Les côtes bretonnes baignées par le Gulf Stream, à climat moyen et avec des vents modérés, ont cependant une action légèrement tonique sans être hyperexcitante, et conviennent parfaitement pour cette raison à la cure de presque toutes les obésités.

Les artério-scléreux qui se trouvent en général mal de la montagne, et surtout si l'altitude atteint ou dépasse 600 mètres, supportent suffisamment bien le climat marin breton, de même que ceux qui ont des complications pulmonaires ou rénales.

L'action de la mer sur le métabolisme des neuro-arthritiques est généralement favorable et plus que les auteurs ne l'admettent en général.

De plus, on trouve à la mer toutes les commodités pour effectuer la marche, la course, le canotage, les exercices respiratoires de toute nature faits en plein air, la natation même, chez les obèses vigoureux; ces distractions variées rompent la monotonie de la cure.

La mer est un lieu excellent pour commencer le traitement de l'obésité, tout comme elle l'est encore pour le terminer.

De plus, contrairement à ce que l'on peut s'imaginer d'après le dogme classique, bien des manifestations secondaires fréquentes dans l'obésité disparaissent à la mer; c'est ainsi que j'ai vu des obèses atteints de prurit et de dermite, qu'ils appelaient improprement eczémas, et à qui on avait conseillé de ne consommer ni poisson ni coquillage, revenir complètement guéris de la mer, après une station de trois mois où ils s'étaient baignés constamment et avaient régulièrement mangé poissons et coquillages.

Après une cure hivernale d'obésité faite à Paris et avec une perte de poids assez considérable, mais du reste insuffisante, des obèses faisant une station à la mer et y ayant abandonné leur régime, reviennent sans avoir gagné le moindre poids, à la faveur justement de ces actions particulières et indéfinissables que les stations marines possèdent sur les états diathésiques avec ralentissement de la nutrition.

Quand une obésité relève d'hyposthénie nerveuse, de neuro-arthritisme, de lymphatisme, de dyspepsie, d'insuffisance hépatique, en général l'action de la mer est des plus favorables. La mer passe pour faire maigrir, de même que la pratique de la natation. Ces deux actions sont incontestables, mais si l'on restait à la mer immobile et dans les conditions où l'on vit habituellement dans les grandes villes, je crois fort que ces actions favorables seraient fortement diminuées.

Quant à la natation, il n'y a pas lieu de s'étonner de son action amaigrissante. Outre qu'elle est un merveilleux exercice respiratoire, elle développe, en effet les muscles thoraciques scapulaires et brachiaux dans des proportions considérables, si on la pratique régulièrement.

De plus, la perte de calorique pendant le bain n'est pas sans importance au point de vue de l'obésité, et elle est d'autant plus grande que les bains se prolongent.

Les indications de la balnéothérapie sont extrêmement nombreuses et variables.

En général, pour les cas moyens, il faut conseiller de suivre une progression dans la durée du bain.

Au début, ils ne doivent pas excéder deux à trois minutes et ils doivent être suivis de frictions sèches et de bains de pieds chauds. Au bout d'une douzaine de jours, on peut les prolonger, surtout si on a la précaution de faire précéder le bain d'un exercice actif, tel que la marche rapide ou une course brève.

On ne doit jamais se mettre à l'eau sans avoir chaud ou être même en sueur complète. Dans ces conditions la réaction se fait bien.

La séance de bain pourra être prolongée, si le malade est bon nageur : on peut alors l'autoriser à faire des séances d'une durée maxima de vingt minutes.

De toutes façons on évitera le frissonnement de retour qui est rare si l'on nage vigoureusement, et si le bain est en plein soleil. Avec l'entraînement on peut prendre deux bains par jour, mais plus courts, et qui doivent laisser une sensation de bien-être. L'oppression à l'entrée du bain est atténuée par le plongeon brusque ; il faut toujours mouiller la tête et la poitrine avant de plonger le corps dans l'eau froide.

Faite de cette façon le balnéothérapie marine produit un amaigrissement marqué après une cure de deux à trois mois.

L'alimentation, à la mer, peut être moins sévère pour l'obèse que lorsqu'il est à la ville. Elle doit être proportionnelle, naturellement, à l'intensité et à la durée des exercices qu'il pratique. Mais il ne faut pas manquer, lorsqu'il part, de lui donner un *vade mecum* des indications thérapeutiques principales, et notamment insister pour que l'amaigrissement qu'il peut subir pendant son séjour n'excède guère 3 à 4 kilogrammes par mois ; son alimentation devra être proportionnellement adaptée à la vitesse de son amaigrissement.

Bien entendu, la marche, comme la natation, la courses à pied sur les plages ne seront autorisées qu'autant que l'état cardiaque le permettra, et que la première phase de la cure de l'obésité aura été dépassée, c'est-à-dire que l'adaptation du poumon et de l'appareil circulatoire aura été préalablement faite par les exercices méthodiques.

Lorsque les obèses terminent, à la mer, une cure d'obésité commencée à la ville, on peut les autoriser à consommer de la viande deux fois par jour, sans leur faire courir le risque d'engraisser. Ils reviendront au contraire avec quelques kilogrammes de moins encore. Mais il m'a semblé que leur amaigrissement était généralement, dans ces circonstances, définitivement fixé, comme leur nouveau rythme nutritif était définitivement acquis et que l'on pouvait penser que, sous l'influence d'une assimilation meilleure, d'une ration d'albuminoïde plus importante, ils avaient édifié dans leur organisme une bonne charpente cellulaire.

Quoi qu'il en soit, les avantages de la thalassothérapie permettent de dire que les vacances de l'obèse doivent surtout se passer à la mer. Les contre-indications de la cure marine ne tiennent qu'aux obésités trop avancées, compliquées d'altérations organiques graves, et menaçantes pour la vie. Bien entendu, dans ce cas, il ne saurait être question de grands transports et de grands voyages.

Enfin, il est inutile d'insister sur ce fait que le lymphatisme, la scrofule, le rachitisme qui, souvent, commandent les obésités infantiles, s'améliorent d'une façon incontestable par une station sur les côtes bretonnes.

LES RECHUTES DE L'OBÉSITÉ APRÈS TRAITEMENT

On rencontre des obèses qui ont tenté plusieurs fois, au cours de leur existence, des cures médicalement dirigées, et où ils ont fait preuve d'une grande obéissance et d'une grande énergie dans l'application des conseils sévères qui leur avaient été donnés.

A plusieurs années de distance, ils sont tantôt véritablement amaigris, et à d'autres moments franchement obèses.

Ces obèses intermittents se plaignent de l'insuffisance médicale et sont les victimes des erreurs traditionnelles que j'ai analysées au début du chapitre thérapeutique. Je les ai désignés, humoristiquement, sous le nom d'obèses « accordéon ».

Soumis le plus souvent à une cure d'amaigrissement, par restriction alimentaire, avec augmentation des albuminoïdes, on les reconnaît aisément à leur teint jaunâtre, à la flétrissure de leurs traits, à leur atonie, et aux petits troubles dont ils se plaignent, qui sont des symptômes de l'albuminisme : prurit, état nerveux neurasthéniforme, insomnie, constipation opiniâtre, alternant avec des crises diarrhéiques, poussées cutanées qui peuvent aller jusqu'à l'eczéma, etc. Tel est leur état dans la période de leur cure d'amaigrissement.

Lorsque, après quelques mois de cette thérapeutique incontestabl
ment agissante sur l'adiposité, ils reviennent enfin, avec l'autorisatio
de leur médecin, à l'alimentation ordinaire de leur famille, on les vo
retourner en quelques semaines à leur poids primitif, tandis que l
troubles fonctionnels légers que je viens d'énumérer s'atténuent da
une certaine mesure.

Une pareille cure, je l'ai déjà dit, mérite-t-elle vraiment de figur
dans un chapitre de thérapeutique? et peut-il y avoir quelque étonn
ment, de la part d'un médecin pathogéniste, à la voir produire un eff
si insuffisant? Comment est-il admissible, du reste, qu'une uniqu
méthode thérapeutique puisse être indistinctement appliquée à d
malades divers, et comment se fait-il que des auteurs puissent persist
dans des erreurs aussi flagrantes, qui se trouvent en contradiction ave
ce que nous savons, sur la nécessité d'établir le traitement sur un
pathogénie jamais constamment univoque?

Si l'obésité passe en général pour être peu curable, c'est aux erreur
de ce genre qu'elle le doit, et s'il se produit des rechutes dans les ca
traités de cette façon, c'est à cause de ces fautes de départ qui so
évidemment basales. Mais ce ne sont pas les seules.

Le traitement rapide, l'amaigrissement précipité est une autre caus
des rechutes.

Beaucoup de médecins exagèrent dans le régime restreint qu'il
donnent aux malades ou dans l'intensité des exercices imprécis qu'il
leur recommandent de pratiquer. Il n'y a pas de malade qui doive êtr
suivi autant, au cours du traitement, que l'obèse, justement parce qu'i
est atteint d'un syndrome de toutes pathogénies, dans lesquelles il peu
y avoir de multiples causes premières, et aussi parce qu'il y a quelque
fois, sous la graisse, des lésions en cours d'évolution que le médeci
ne peut pas soupçonner de prime abord.

Les actions thérapeutiques doivent être surveillées de très près
appliquées à bon escient, et le médecin ne doit pas croire que le traite
ment de l'obésité puisse se réduire à une thérapeutique préparée
l'avance et toujours identique à elle-même.

Les rechutes sont donc bien souvent, avec les idées médicale
répandues aujourd'hui sur cette question, à la fois dues aux insuffisance
de la pathogénie et aux exagérations des moyens employés. Le malade
autant que le médecin, se laissent entraîner par le désir de sortir rap
dement d'une situation souvent dangereuse; l'inconstance du patien
est une cause de plus pour éloigner les moyens lents, mais plu
certains.

Est-ce à dire qu'on évitera toujours les rechutes par la méthod
un peu personnelle que j'ai recommandée ici, et qui a l'inconvénien

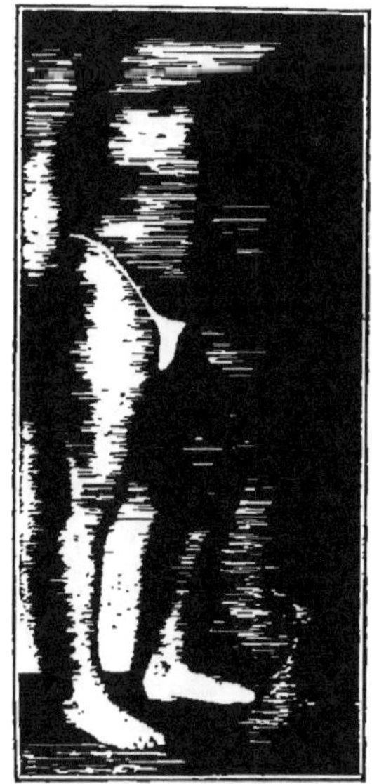

Fig. 66.

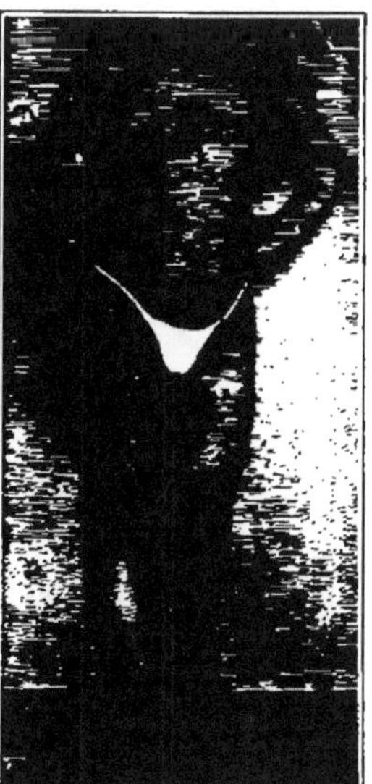

Fig. 67.

Fig. 66 et 67. — Obésité moyenne à forme d'infiltration diffuse avec maniement lombaire et sous-ombilical. Cyphose asthénique, état neurasthénoïde, dyspepsie nervo-motrice. Causes : surmenage intellectuel, tachyphagie, suralimentation carnée. Réaction psychique : hypochondrie, irritabilité. Poids 89 kilog. pour une taille de 1 m. 71. Age trente-quatre ans. Capacité spirométrique 3 litres 80. Tour de poitrine 100. Tour de taille 108.

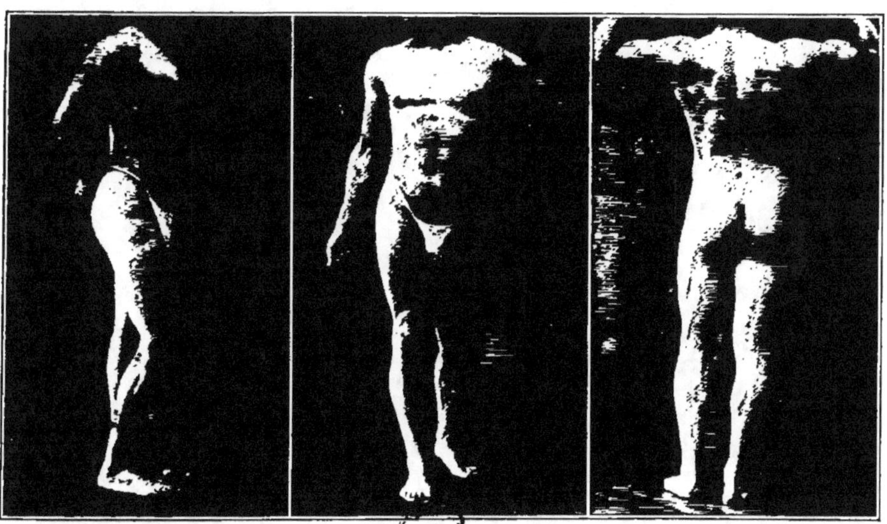

Fig. 68.   Fig. 69.   Fig. 70.

Le même que ci-dessus après la première période de la cure myothérapique (six mois). Fonte graisseuse de 20 kilog. (69 au lieu de 89). On remarquera la différence des figures 67 et 69, le développement musculaire, thoracique. Spirométrie 5 litres. Tour de poitrine 106-108. Tour de taille 72. Quoique bien musclé et non émacié ce sujet n'obéit pas à la règle de Quételet puisqu'il pèse 69 kilog. pour 1 m. 71. Cependant son indice de Pignet est négatif, c'est-à-dire qu'il est plus qu'athlétique. Cure myothérapique sévère et prolongée, avec régime restreint au début et assez riche dans la suite. Age actuel trente-sept ans. Comparez les résultats fournis par la méthode myothérapique complète avec le canon de Richer (pl. III, page 108).

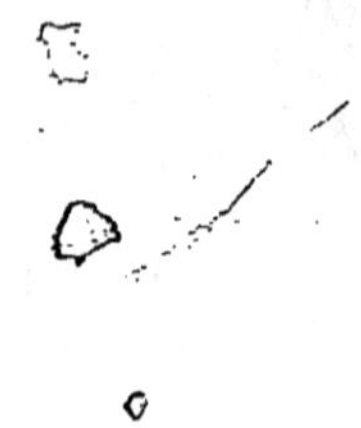

de nécessiter du médecin une recherche exacte des éléments étiologiques, un examen plus approfondi de la situation organique et la nécessité de suivre le traitement avec une attention soutenue?

Je puis affirmer qu'on aura un succès complet si l'on s'en tient à la formule que j'ai donnée, c'est-à-dire à la poursuite de la surcharge graisseuse jusqu'au retour de la norme morphologique, si, d'un autre côté, on obtient une récupération musculaire notable, si on ne laisse dans l'ombre aucun des éléments pathogéniques importants, et enfin si l'on décèle les principaux des cycles pathologiques en cours d'évolution chez le malade. Mais celui-ci doit persister à rester dans l'état morphologique nouveau, grâce à une pratique moins sévère cependant des exercices qui serviront à conserver les acquisitions musculaires de la phase thérapeutique.

Aussi le médecin ne prononcera-t-il le mot de guérison que lorsque, par les procédés que j'ai indiqués dans ce dernier chapitre, il aura scientifiquement établi, à l'aide des épreuves de guérison, que la nutrition de son malade est lancée dans un rythme métabolique nouveau qui est proche de l'état physiologique parfait.

VALEUR DE LA MÉTHODE THÉRAPEUTIQUE DE L'AUTEUR :

(Régime non systématique, myothérapie morphogénétique, kinésithérapie).

Les avantages de la méthode thérapeutique que je viens d'exposer en détail sont les suivants : c'est d'abord la commodité de la myothérapie méthodique et la brièveté du temps qu'on lui consacre chaque jour, puisque son efficacité régulière rend inutile l'emploi de la marche et des sports, incommodes aux gens occupés. C'est ensuite la latitude plus grande dans le régime, qui n'est pas, comme celui d'Ebstein, par exemple, constitué par une alimentation d'exception (graisses). Il éloigne deux causes d'insuccès : l'asthénie et la faim. En augmentant un peu sa quantité, on peut le conserver comme modèle, après la cure, il est donc éducateur au point de vue du mode alimentaire, comme la myothérapie est éducatrice pour le muscle et créatrice de la mentalité d'action. Par ces deux facteurs cette méthode donne une discipline mentale et physique au patient, qui aura fait ainsi la meilleure acquisition prophylactique contre les troubles fonctionnels et les vices nutritifs. Elle est supérieure à la diététique employée seule, à laquelle on peut reprocher, dans toutes les maladies de la nutrition où il y a auto-intoxication et insuffisance fonctionnelle plus ou moins marquée, de s'adapter à l'amoindrissement organique, mais de ne pas le corriger. Or la myothérapie bien réglée relève au contraire la valeur fonctionnelle de tous les organes ainsi qu'il résulte des publications antérieures de Lagrange, dont la pratique vérifie les conclusions. Enfin les résultats esthétiques remarquables qu'on peut en tirer ne sont pas sans quelque intérêt au point de vue des cures féminines.

La combinaison de la diététique et de la myothérapie méthodique a une valeur plus générale qu'une étroite thérapeutique visant une seule espèce morbide; appliquée à tout état pathologique évoluant sur un malade en « état d'adiposité » (angine de poitrine, asthme, emphysème, dyspepsies, neurasthénies, glycosuries, albuminuries, hépatites), elle suffit à les guérir, et son application continue moins rigoureuse en évite le retour. Les résultats pratiques fournis par elle sont des plus remarquables : après la phase d'adaptation, plus ou moins difficile, suivent la mentalité du malade et l'action du médecin, la majeure partie des incommodités qui assombrissent l'existence des malades s'atténuent et disparaissent. La vigueur morale revient avec la lucidité cérébrale, le désir d'action, l'esprit d'entreprise reparaissent, tandis que le pessimisme hypocondriaque se dissipe; enfin la confiance en soi s'établit avec la sensation d'euphorie et de vigueur musculaire; c'est l'état cénesthésique normal.

La seule difficulté d'application de ces modes thérapeutiques est qu'ils nécessitent du médecin la connaissance des techniques nouvelles de kinésithérapie, dont l'efficacité considérable est encore méconnue de la masse des praticiens, malgré les efforts de quelques médecins d'avant-garde, qui, sous l'impulsion du professeur Gilbert[1], en ont résumé les indications au dernier Congrès de Physicothérapie. On peut affirmer qu'on ne peut posséder bien ces techniques qu'en les ayant pratiquées soi-même[2], ce qui enlève tout intérêt aux écrits quelquefois séduisants des pédotribes-théoriciens. On pourra s'étonner que je n'aie pas donné, en détail, tous les modèles d'exercices à faire. J'y ai renoncé, car il eût fallu ajouter à ce qui en a été dit la description d'une centaine de mouvements et autant de figures. De plus, l'expérience montre qu'il est préférable de faire exercer les patients par des instructeurs compétents, dans des établissements spéciaux. Livré à lui-même le malade altère très vite le type des mouvements indiqués; les résultats deviennent alors nuls; d'autres exagèrent et se fatiguent, autre cause d'insuccès. Je dois, à ce propos, mettre le médecin en garde contre certains établissements de gymnastique « amorosienne »,

---

1. Gilbert et Carnot, *Physiothérapie*, Bibliothèque de thérapeutique (kinésithérapie), Baillière, 1909.

2. J'ai fait obligeamment l'éducation d'un certain nombre de confrères parisiens et provinciaux, qui ont traité leur adiposité par cette méthode, et m'ont donné leurs observations, dont quelques-unes sont publiées dans cet ouvrage, auquel ils ont ainsi participé.

qui, pour obéir au mouvement actuel, se sont contentés de changer d'étiquette et de se couvrir des termes « gymnastique suédoise », éducation ou culture physique, etc. Il y a actuellement peu d'éducateurs capables de diriger efficacement et rationnellement une cure myothérapique, et de rendre à un obèse ou à un malade de la nutrition les caractéristiques morphologiques normales. Des praticiens croient pouvoir tourner la difficulté en utilisant la « mécanothérapie », procédé scientifiquement rationnel, mais dont la lenteur d'action enlève toute valeur dans la pratique. Si l'on veut bien consulter les documents iconographiques qu'entre beaucoup d'autres j'ai donnés ici, on verra qu'aucune autre méthode ne peut en moins de temps produire des résultats plus complets (fig. 25, 27, 30, 32, 36, 37, 40, 48, 56, 61, 69).

*
* *

Avant de fermer ce livre, que les médecins veuillent bien m'excuser d'avoir rompu sur certains points avec la tradition, et de n'avoir pas enrichi la médecine d'une pathogénie chimique personnelle de l'obésité. Ma conception de l'obésité-syndrome opposée à l'obésité-maladie ne le permet pas, et j'avoue mes préférences pour la médecine pragmatique. C'est celle qui constate les faits cliniques et qui en tire tout ce qui peut, pratiquement, s'en déduire d'utilisable, sans s'enfoncer dans de dangereuses conceptions, si caduques cependant, et dont notre vieux monument pathologique classique est si mal étayé.

Ajouter quelque fissure à cet édifice vermoulu serait facile, sinon utile; avec un peu d'imagination, on peut donner une apparence de lien aux constats de la clinique et aux suppositions de la théorie.

Je me suis, au contraire, laissé guider seulement par le désir, exprimé dans la préface, de rendre service aux médecins et à leurs malades, en me limitant du côté brillant et facile, c'est-à-dire de la documentation bibliographique.

J'ai développé davantage tout ce que j'ai pu observer dans une question que j'ai vécue, en quelque sorte, pendant ces dernières années, pour me soigner moi-même ou diriger la cure d'amis, de clients ou de confrères obèses.

Le praticien trouvera ici, je l'espère, des renseignements cliniques et thérapeutiques de toute utilité pour sa pratique. Je serai satisfait si je lui ai donné une bonne direction générale, et s'il évite, grâce à ce modeste travail, les difficultés et même les pièges dont la cure radicale des obésités est semée, en clientèle.

TABLE DES MATIÈRES
ET PLAN DE L'OUVRAGE [1]

1. Cette table ne comporte que les sous-titres principaux mais non pas leurs subdivisions.

TABLE DES PLANCHES

MASSON ET CIE, ÉDITEURS

LIBRAIRES DE L'ACADÉMIE DE MÉDECINE

120, BOULEVARD SAINT-GERMAIN, 120 — PARIS — VI° ARR.

PR. N° 646   AOUT 1910

EXTRAIT DU CATALOGUE MÉDICAL [1]

RÉCENTES PUBLICATIONS

COLLECTION DE PRÉCIS MÉDICAUX

Cette collection s'adresse aux étudiants, pour la préparation aux examens, et à tous les praticiens qui ont besoin d'ouvrages concis, mais vraiment scientifiques, qui les tiennent au courant

---

Introduction
à l'Étude de la Médecine

Par G.-H. ROGER
Professeur à la Faculté de Médecine de Paris, Médecin de l'hôpital de la Charité.

QUATRIÈME ÉDITION, REVUE ET AUGMENTÉE

1 volume petit in-8° de XIV-780 pages, avec un lexique des termes techniques. Cartonné toile anglaise souple. . . . . **10** fr.

Précis de Physique Biologique

Par G. WEISS
Professeur agrégé à la Faculté de Paris, Ingénieur des Ponts et Chaussées.

DEUXIÈME ÉDITION, REVUE ET CORRIGÉE

1 vol. petit in-8° de XII-556 pages, avec 570 fig., cart. toile anglaise souple **7** fr.

Précis de Chimie Physiologique

Par Maurice ARTHUS
Professeur de Physiologie à l'Université de Lausanne.

SIXIÈME ÉDITION, REVUE ET AUGMENTÉE

1 volume petit in-8° de VI-403 pages, avec 118 figures et 2 planches hors texte en couleurs, cartonné toile anglaise souple . . . . **6** fr.

MÉDECINE

CHARCOT — BOUCHARD — BRISSAUD

BABINSKI — BALLET — P. BLOCQ — BOIX — BRAULT — CHANTEMESSE — CHARRIN
CHAUFFARD — COURTOIS-SUFFIT — O. CROUZON — DUTIL — GILBERT — GRENET —
GUIGNARD — G. GUILLAIN — L. GUINON — GEORGES GUINON — HALLION
— LAMY — CH. LAUBRY — LE GENDRE — A. LÉRI — P. LONDE — MARFAN
— MARIE — MATHIEU — H. MEIGE — NETTER — ŒTTINGER —
ANDRÉ PETIT — RICHARDIÈRE — ROGER — ROGUES DE
FURSAC — RUAULT — SOUQUES — THOINOT
THIBIERGE — TOLLEMER — FERNAND WIDAL

TRAITÉ DE MÉDECINE

DEUXIÈME ÉDITION, ENTIÈREMENT REFONDUE, PUBLIÉE SOUS LA DIRECTION DE MM.

BOUCHARD	BRISSAUD
Professeur à la Faculté de Médecine de Paris, Membre de l'Institut.	Professeur à la Faculté de Médecine de Paris, Médecin de l'Hôpital St-Antoine.

10 volumes grand in-8°, avec figures dans le texte. . 160 francs.

Chaque volume est vendu séparément:

Tome I, **16** fr. ; Tome II, **16** fr. ; Tome III, **16** fr. ; Tome IV, **16** fr. ;
Tome V, **18** fr. Tome VI, **14** fr.; Tome VII, **14** fr. ; Tome VIII, **14** fr. ;
Tome IX, **18** fr. ; Tome X, *avec table analytique des 10 volumes*, **18** fr.

Manuel de ❦ ❦ ❦ ❦ ❦ ❦ ❦ ❦ ❦ ❦ ❦ ❦ ❦
❦ ❦ ❦ ❦ ❦ ❦ Pathologie interne

Par G. DIEULAFOY

Professeur de Clinique médicale à la Faculté de Médecine de Paris,
Médecin de l'Hôtel-Dieu, Membre de l'Académie de Médecine.

QUINZIÈME ÉDITION
entièrement refondue et considérablement augmentée.

4 vol. in-16 diamant, comprenant ensemble 4300 pages, avec figures en noir et
en couleurs, cartonnés à l'anglaise, tranches rouges. . . . . **32** fr.

Clinique Médicale ❦ ❦ ❦ ❦ ❦ ❦ ❦ ❦ ❦ ❦
❦ ❦ ❦ ❦ ❦ ❦ de l'Hôtel-Dieu de Paris

Par G. DIEULAFOY

6 vol. grand in-8°, avec figures dans le texte.

I. 1896-1897. 1 vol. in-8°. . . **10** fr.		III. 1898-1899. 1 vol. in-8°. . . **10** fr.
II. 1897-1898. 1 vol. in-8°. . . **10** fr.		IV. 1900-1901. 1 vol. in-8°. - . **10** fr.
V. 1905-1906. 1 volume in-8°, avec nombreuses planches . . . . **10** fr.			

Vient de paraître :

VI. — 1 volume in-8° avec nombreuses figures et 4 planches hors texte en
couleurs . . . . **10** fr.

BIBLIOTHÈQUE DE THÉRAPEUTIQUE CLINIQUE
à l'usage des Médecins praticiens

Vient de paraître :

Thérapeutique usuelle des Maladies de l'Appareil Respiratoire
Par le Dr A. MARTINET
Ancien interne des Hôpitaux de Paris.

1 volume in-8° de IV-295 pages avec 36 figures, broché. . . . . 3 fr. 50

Vient de paraître :

Les Régimes usuels
PAR LES DOCTEURS

P. LEGENDRE	A. MARTINET
Médecin de l'Hôpital Lariboisière.	Ancien interne des Hôpitaux de Paris.

1 volume in-8° de IV-434 pages, broché. . . . . 5 fr.

I. Régimes à l'état normal. — II. Régimes systématiques. — III. Régimes dans les maladies. — IV. Alimentation artificielle. — V. Annexes.

Vient de paraître :

Les Aliments usuels

COMPOSITION — PRÉPARATION
par le Dr A. MARTINET
DEUXIÈME ÉDITION REVUE ET AUGMENTÉE

1 volume in-8° de VI-352 pages, avec figures . . . . 4 fr.

Les Médicaments usuels
par le Dr A. MARTINET

TROISIÈME ÉDITION, REVUE ET AUGMENTÉE, CONFORME AU CODEX DE 1908
1 volume in-8° de XIV-516 pages . . . . 5 fr.

Les Agents Physiques usuels

*Climatothérapie — Hydrothérapie — Kinésithérapie
Thermothérapie — Electrothérapie — Radiumthérapie*

Par les Drs A. MARTINET, MOUGEOT, P. DESFOSSES, DUREY DUCROCQUET, DELHERM, DOMINICI

1 vol. in-8° de XVI-633 pages, avec 170 figures et 3 planches . . . . 8 fr.

CLINIQUE HYDROLOGIQUE
PAR LES DOCTEURS

F. BARADUC (de Châtel-Guyon) — FÉLIX BERNARD (de Plombières)
M. E. BINET (de Vichy) — J. COTTET (d'Evian) — L. FURET (de Brides)
A. PLATOT (de Bourbon-Lancy) — G. SERSIRON (de la Bourboule)
A. SIMON (d'Uriage) — E. TARDIF (du Mont-Dore)

1 volume in-8 de X-636 pages. . . . . 7 fr.

Vient de paraître :

Aide-Mémoire de Thérapeutique

PAR MM.

G.-M. DEBOVE
Doyen honoraire de la Faculté de Médecine
Professeur de Clinique
Membre de l'Académie de Médecine

G. POUCHET
Professeur de Pharmacologie et Matière
médicale à la Faculté de Médecine de Paris,
Membre de l'Académie de Médecine

A. SALLARD
Ancien interne des Hôpitaux de Paris.

DEUXIÈME ÉDITION, ENTIÈREMENT REVUE ET AUGMENTÉE
CONFORME AU CODEX DE 1908

1 *volume in-8° de* VIII-911 *pages, imprimé sur 2 colonnes, cartonné toile.* **18 *fr.***

Cet *Aide-Mémoire de Thérapeutique* est destiné à parer aux défaillances de mémoire, inévitables dans l'exercice de la pratique journalière. Il réunit, sous une forme concise, mais aussi complète que possible, toutes les notions thérapeutiques indispensables au médecin. Pour faciliter la recherche rapide, les questions sont classées par ordre alphabétique. Elles comprennent : 1° l'exposé du *traitement de toutes les affections médicales et des grands syndromes morbides* ; 2° l'étude résumée des *agents thérapeutiques principaux, médicaments et agents physiques* ; 3° la mention des *principales stations hydro-minérales* (situation, composition, indications) et *climatériques* ; 4° l'exposé des *connaissances essentielles en hygiène et en bromatologie.*

Traité élémentaire de Clinique Médicale

PAR

G.-M. DEBOVE et A. SALLARD

1 volume grand in-8° de XVI-1296 pages, avec 275 figures. Relié toile . . . . . **25 fr.**

Traité de
MICROSCOPIE CLINIQUE

PAR

M. DEGUY
Ancien Interne des Hôpitaux de Paris,
Ancien Chef de Laboratoire
à l'Hôpital des Enfants-Malades.

A. GUILLAUMIN
Docteur en Pharmacie,
Ancien Interne des Hôpitaux de Paris.

1 *vol. grand in-8° de* 428 *pages, avec* 38 *figures dans le texte,*
et 93 planches en couleurs

Relié toile anglaise. . . . . **50 *fr.***

TRAITÉ DE L'INSPECTION

DES

Viandes de Boucherie

DES VOLAILLES ET GIBIERS
DES POISSONS, CRUSTACÉS ET MOLLUSQUES

PAR

J. RENNES

Ex-inspecteur du service sanitaire de la Seine,
Vétérinaire départemental de Seine-et-Oise.

Préface par le Professeur VALLÉE (d'Alfort).

1 volume in-8°, de VIII-368 pages, avec 45 planches, comprenant 87 figures, par G. Nicolet, et 28 photographies. . . . . **15 fr.**

Le plan adopté par l'auteur du présent livre, qui est plus une *technique* qu'un *Traité de l'Inspection des viandes*, correspond bien au but cherché : initier aux méthodes de l'inspection tous ceux qui n'ont point la possibilité de prendre part aux opérations de ces excellentes écoles que représentent les services d'inspection de nos grandes villes : préparer aussi plus avantageusement ces privilégiés aux leçons pratiques qu'ils recevront.

L'auteur a, d'ailleurs, très justement considéré que les meilleures descriptions n'entrent en possession de leur complète valeur que si elles sont dûment illustrées. La documentation photographique et l'habile crayon d'un spécialiste hors pair enrichissent de données inédites et précieuses ce livre de conception bien nouvelle.

BIBLIOTHÈQUE

D'HYGIÈNE THÉRAPEUTIQUE

Fondée par le Professeur PROUST

Chaque volume in-16, cartonné toile, tranches rouges, **4 fr.**

L'Hygiène du Goutteux (2ᵉ *édition*), par le Dʳ A. Mathieu.

L'Hygiène de l'Obèse (2ᵉ *édition*), par le Dʳ A. Mathieu.

L'Hygiène des Asthmatiques, par le Pʳ E. Brissaud.

Hygiène et Thérapeutique thermales, par G. Delfau.

Les Cures thermales, par G. Delfau.

L'Hygiène du Neurasthénique (3ᵉ *édition*), par le Pʳ G. Ballet.

L'Hygiène du Tuberculeux (2ᵉ *édition*), par le Dʳ Chuquet, préface du Dʳ Daremberg.

Hygiène et Thérapeutique des Maladies de la Bouche (2ᵉ *édition*), par le Dʳ Cruet, dentiste des Hôpitaux de Paris, avec une préface du Pʳ Lannelongue.

L'Hygiène des Maladies du Cœur, par le Dʳ Vaquez.

L'Hygiène du Dyspeptique (2ᵉ *édition*), par le Dʳ Linossier.

Hygiène thérapeutique des Maladies des Fosses nasales, par MM. les Dʳˢ Lubet-Barbon et R. Sarremone.

Hygiène des Maladies de la Femme, par le Dʳ A. Siredey.

Hygiène du Syphilitique (2ᵉ *édition*), par le Dʳ H. Bourges.

Vient de paraître :

MALADIES DU CUIR CHEVELU

III. Les Maladies Cryptogamiques

LES TEIGNES

PAR

le Docteur **R. SABOURAUD**

Directeur du Laboratoire Municipal de la Ville de Paris,
à l'Hôpital Saint-Louis.

1 vol. gr. in-8°, de VI-855 pages avec 433 figures et 28 planches hors texte.   **30** fr.

Publiés antérieurement :

I. Les Maladies Séborrhéiques :

SÉBORRHÉE, ACNÉS, CALVITIE

1 vol. gr. in-8° avec 91 figures en noir et en couleurs. . . . . **10** fr.

II. Les Maladies Desquamatives :

PITYRIASIS

ET

ALOPÉCIES PELLICULAIRES

1 vol. grand in-8° avec 122 figures en noir et en couleurs . . . . . . **22** fr.

Thérapeutique clinique
de la Syphilis

PAR

E. EMERY	A. CHATIN
Médecin de Saint-Lazare.	Médecin des Eaux d'Uriage.

1 vol. in-8° de VIII-640 pages, avec figures . . . . **10** fr.

Ce volume est divisé en deux parties : la première est consacrée à l'étude des médicaments antisyphilitiques, à leur mode d'administration et au traitement de la syphilis en général. Dans la seconde, les auteurs étudient les traitements locaux des accidents cutanés ou muqueux les plus habituels de la syphilis et ses principales manifestations viscérales. Pour donner toute sa valeur à l'exposé du traitement, les auteurs n'ont pas hésité à décrire aussi brièvement que possible les différentes affections.

LA PRATIQUE ❧❧❧❧❧❧❧
❧❧❧❧❧ DERMATOLOGIQUE

Traité de Dermatologie appliquée

PUBLIÉ SOUS LA DIRECTION DE MM.

ERNEST BESNIER, L. BROCQ, L. JACQUET

PAR MM. AUDRY, BALZER, BARBE, BAROZZI, BARTHÉLEMY, BÉNARD, ERNEST BESNIER, BODIN, BRAULT, BROCQ, DE BRUN, DU CASTEL, COURTOIS-SUFFIT, A. CASTEX, J. DARIER, DÉHU, DOMINICI, W. DUBREUILH, HUDELO, L. JACQUET, JEANSELME, J.-B. LAFFITTE, LENGLET, LEREDDE, MERKLEN, PERRIN, RAYNAUD, RIST, SABOURAUD, MARCEL SÉE, GEORGES THIBIERGE, F. TRÉMOLIÈRES, VEYRIÈRES.

4 vol. reliés toile, illustrés de figures en noir et de planches en couleurs. **156** *fr.*

TOME I (Anatomie et Physiologie de la Peau. — Pathologie générale de la Peau. — Symptomatologie générale des Dermatoses. — Acanthosis nigricans à Ecthyma). Avec 230 figures et 24 planches . . . . **36** fr.
TOME II (Eczéma à Langue). Avec 168 figures et 21 planches . . . . **40** fr.
TOME III (Lèpre à Pityriasis). Avec 201 figures et 19 planches . . . . **40** fr.
TOME IV (Poils à Zona). Avec 213 figures et 25 planches . . . . **40** fr.

MALADIES DES PAYS CHAUDS

Manuel de Pathologie exotique

Par Sir Patrick MANSON

DEUXIÈME ÉDITION FRANÇAISE

Traduite par M. GUIBAUD sur la quatrième édition anglaise, entièrement refondue. 1 vol. grand in-8° de XVI-815 pages, avec 241 figures et 7 planches en couleurs. **16** fr.

❧❧❧ LES VENINS ❧❧❧

LES ANIMAUX VENIMEUX ET LA SÉROTHÉRAPIE ANTIVENIMEUSE

Par A. CALMETTE

Directeur de l'Institut Pasteur de Lille

1 vol. in-8°, de XVI-396 pages, avec 125 figures. Relié toile. . . . . **12** fr.

DIAGNOSTIC ET SÉMÉIOLOGIE
DES MALADIES TROPICALES

PAR MM.

R. WURTZ	A. THIROUX
Agrégé, Chargé de cours à l'Institut de Médecine coloniale de Paris.	Médecin-major de première classe des troupes coloniales.

1 vol. grand in-8°, de XII-544 pages, avec 97 figures en noir et en couleurs. . . . **12** fr.

TRAITÉ D'HISTOLOGIE

PAR

A. PRENANT
Professeur
Faculté de Médecine de Nancy.

P. BOUIN
Professeur agrégé
à la Faculté de Médecine de Nancy.

L. MAILLARD
Chef des travaux de Chimie biologique
à la Faculté de Médecine de Paris.

Pour paraître en octobre 1910 :

TOME II **et dernier**

HISTOLOGIE ET ANATOMIE MICROSCOPIQUE

1 vol. grand in-8° de 1088 pages, avec nombreuses figures en noir et en couleurs.

Déjà publié

TOME I

CYTOLOGIE GÉNÉRALE ET SPÉCIALE

1 vol. gr. in-8° de 977 pages, avec 791 fig. dont 172 en plusieurs couleurs. **50 fr.**

Vient de paraître :

Les Débris Épithéliaux ❦ ❦ ❦ ❦ ❦

❦ ❦ ❦ ❦ ❦ ❦ ❦ ❦ ❦ ❦ ❦ Paradentaires

D'après les travaux de **L. MALASSEZ**
Directeur adjoint des Hautes Études, Membre de l'Académie de Médecine,
Président de la Société de Biologie.
Publiés par le Dʳ **V. GALLIPPE**
1 volume grand in-8° de XXVI-269 pages avec 60 figures. . . . . **12 fr.**

Vient de paraître :

LES ANAÉROBIES

par **M. Jungano** et **A. Distaso.**
Préface par M. le Professeur **Metchnikoff.**
1 volume in-8° de XII-228 pages, avec 58 figures dans le texte. . . . . . **5 fr.**

Vient de paraître :

OUVRAGE COMPLET

Abrégé d'Anatomie

PAR

P. POIRIER
Professeur d'Anatomie
à la Faculté de Médecine de Paris.

A. CHARPY
Professeur d'Anatomie
à la Faculté de Médecine de Toulouse.

B. CUNÉO
Professeur agrégé à la Faculté de Médecine de Paris.

Tome I. — EMBRYOLOGIE — OSTÉOLOGIE — ARTHROLOGIE — MYOLOGIE.

1 vol. grand in-8° de 560 pages, avec 402 figures en noir et en couleurs.

Tome II. — CŒUR — ARTÈRES — VEINES — LYMPHATIQUES — CENTRES NERVEUX — NERFS CRANIENS — NERFS RACHIDIENS.

1 vol. grand in-8° de 500 pages, avec 248 figures en noir et en couleurs.

Tome III. — ORGANES DES SENS — APPAREIL DIGESTIF ET ANNEXES — APPAREIL RESPIRATOIRE — CAPSULES SUR-RÉNALES — APPAREIL URINAIRE — APPAREIL GÉNITAL DE L'HOMME — APPAREIL GÉNITAL DE LA FEMME — PÉRINÉE — MAMELLES — PÉRITOINE.

1 vol. grand in-8° de 562 pages et 326 figures.

3 volumes in-8°, formant ensemble 1620 pages avec 976 figures en noir et couleurs dans le texte, richement reliés toile . . . . **50 fr.**

Traité de Physiologie

PAR

J.-P. MORAT
PROFESSEUR À L'UNIVERSITÉ DE LYON

Maurice DOYON
PROFESSEUR ADJOINT A LA FACULTÉ DE MÉDECINE
DE LYON.

5 vol. grand in-8°. En souscription (Août 1910). **60 fr.**

Volumes publiés :

Tome I. — **Fonctions élémentaires.** — 1 vol. grand in-8°, avec 194 figures. **15 fr.**
Tome II. — **Fonctions d'innervation.** — 1 vol. grand in-8°, avec 263 figures. **15 fr.**
Tome III. — **Fonctions de nutrition.** — 1 vol. grand in-8°, avec 173 figures. **15 fr.**
Tome IV. — **Fonctions de nutrition** (*suite et fin*). — 1 vol. grand in-8°, avec 167 figures . . . . **12 fr.**

Sous presse : Tome V et dernier. — **Fonctions de relation et de reproduction.**

MÉDECINE OPÉRATOIRE
DES VOIES URINAIRES

Anatomie Normale et

Anatomie Pathologique Chirurgicale

Par J. ALBARRAN

Professeur de clinique des Maladies des Voies
urinaires à la Faculté de Médecine de Paris,
Chirurgien de l'Hôpital Necker.

1 volume grand in-8°.
de XII-992 pages, *avec 561 figures
dans le texte en noir
et en couleurs*

Relié toile . . . . 35 fr.

Dans ce volume, l'auteur a voulu exposer les procédés opératoires employés par lui pour le traitement des maladies de l'appareil urinaire qui nécessitent l'intervention chirurgicale ; il n'a pas cru utile d'indiquer toutes les variantes, il a voulu seulement, par sélection, exposer les procédés opératoires, dont il a reconnu la supériorité.

Enfin, sachant l'importance capitale des soins post-opératoires, le professeur Albarran n'a pas hésité à donner un minutieux développement à la description des soins à donner aux opérés.

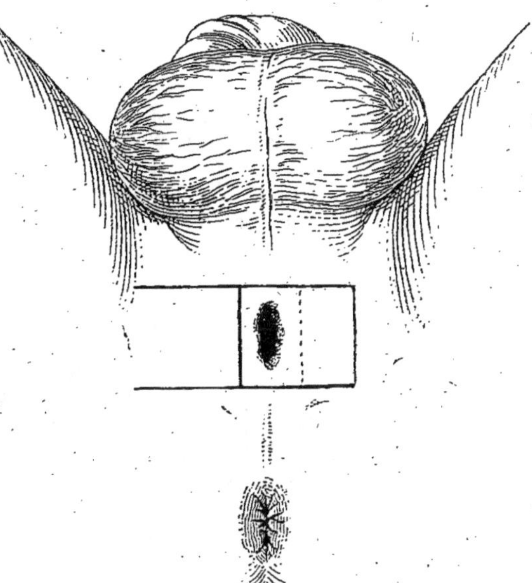

Fig. 486. — Autoplastie à lambeaux de l'Urètre périnéal.
Procédé de Guyon. 1er temps.

Vient de paraître :

La Période

Post=Opératoire

Soins, Suites et Accidents

PAR

Salva MERCADÉ

Ancien Interne, Lauréat (médaille d'or) des Hôpitaux de Paris.

1 vol. gr. in-8° de VI-550 p. avec 82 fig. dans le texte, cart. toile anglaise. **10 fr.**

Vient de paraître :

TRAITÉ
DE
TECHNIQUE OPÉRATOIRE

PAR

Ch. MONOD
Agrégé à la Faculté de Médecine de Paris,
Chirurgien honoraire des hôpitaux,
Membre de l'Académie de Médecine.

J. VANVERTS
Chirurgien des hôpitaux de Lille,
Ancien interne, lauréat des Hôpitaux de Paris
Membre corresp. de la Société de Chirurgie.

DEUXIÈME ÉDITION, ENTIÈREMENT REFONDUE

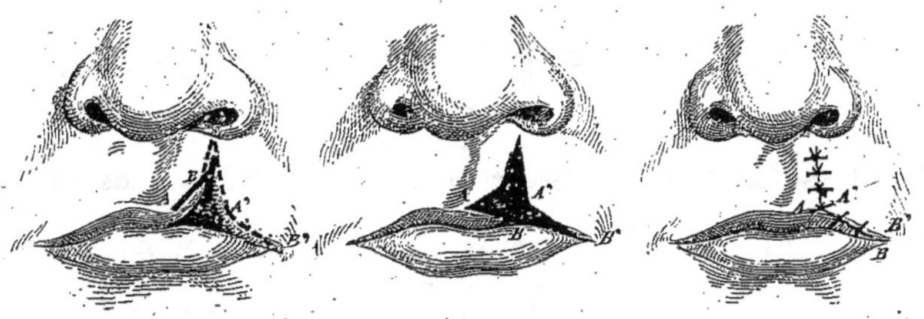

Procédé de Mirault

Fig. 1. — Tracé du lambeau A B et de l'avivement (indiqué en pointillé) B A'B'.

Fig. 2. — Le lambeau A B est rabattu, l'avivement a été pratiqué.

Fig. 3. — Sutures, opération terminée.

2 volumes grand in-8°, formant ensemble XII-2016 pages avec 2337 fig. dans le texte. . . . . **40 fr.**

Nouvelle Édition

PRÉCIS
DE
TECHNIQUE OPÉRATOIRE

PAR LES

Prosecteurs de la Faculté de Médecine de Paris
Avec introduction par le Professeur **Paul BERGER**

Pratique courante et Chirurgie d'urgence, par VICTOR VEAU, *3e édition.*
Tête et cou, par CH. LENORMANT, *3e édition.*
Thorax et membre supérieur, par A. SCHWARTZ, *2e édition.*
Abdomen, par M. GUIBÉ, *2e édition.*
Appareil urinaire et appareil génital de l'homme, par PIERRE DUVAL, *3e édit.*
Membre inférieur, par GEORGES LABEY, *2e édition.*
Appareil génital de la femme, par R. PROUST, *2e édition.*

7 volumes. — Chaque volume cartonné toile et illustré de plus de 200 figures . . . . **4 fr. 50**

OBSTÉTRIQUE — CHIRURGIE

Précis d'Obstétrique

PAR

A. RIBEMONT-DESSAIGNES
Professeur à la Faculté de Paris,
Membre de l'Académie de Médecine.

G. LEPAGE
Professeur agrégé à la Faculté de Paris,
Accoucheur de l'Hôpital de la Pitié.

SIXIÈME ÉDITION, ENTIÈREMENT REFONDUE

1 volume grand in-8° de 1420 pages, avec 568 figures dans le texte dont 400 dessinées par **M. Ribemont-Dessaignes**. Relié toile. . . . . **30 fr.**

Iconographie Obstétricale

Par A. RIBEMONT-DESSAIGNES

FASCICULE I. — Rétention du Fœtus mort dans l'Utérus avec intégrité des membranes
1 volume de 12 planches en couleurs, avec texte explicatif . . . . **12 fr.**

FASCICULE II. — Anomalies et Monstruosités Fœtales
1 volume de 12 planches en couleurs, avec texte explicatif . . . . **12 fr.**

FASCICULE III. — Anomalies et Monstruosités Fœtales
1 volume de 12 planches en couleurs, avec texte explicatif . . . . . . **12 fr.**

Vient de paraître :

FASCICULE IV. — Anomalies et Monstruosités Fœtales.
12 planches en couleurs gr. in-8°, avec texte explicatif et observations. **12 fr.**

Précis de Manuel Opératoire

Ligatures des Artères, Amputations. Résections, Appendice
NOUVELLE ÉDITION, COMPLÈTEMENT REVUE ET AUGMENTÉE DE FIGURES NOUVELLES

PAR

L.-H. FARABEUF

Professeur à la Faculté
de Médecine de Paris.

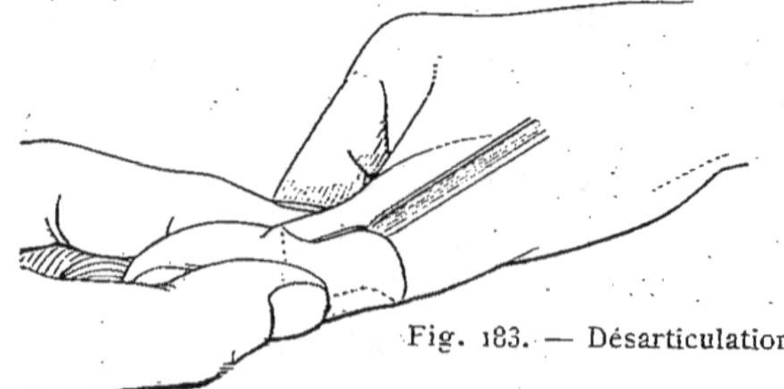

Fig. 183. — Désarticulation du pouce.

1 vol. in-8° de XVIII-1092 pages, avec 862 fig. dans le texte. . . . . . . **16 fr.**

GYNÉCOLOGIE — CHIRURGIE

TRAITÉ
DE GYNÉCOLOGIE

Clinique et Opératoire

Par

Samuel POZZI

Professeur de Clinique gynécologique à la Faculté de Médecine de Paris
Membre de l'Académie de Médecine, Chirurgien de l'Hôpital Broca.

QUATRIÈME ÉDITION, ENTIÈREMENT REFONDUE

AVEC LA COLLABORATION DE **F. JAYLE**
Chef de Clinique à la Faculté de Paris.

2 vol. grand in-8° de XVI-1500 pages, avec 894 figures, reliés toile. **40 fr.**

Cette édition est profondément remaniée. Les derniers progrès de la technique chirurgicale ont été tels qu'il a paru nécessaire de refondre presque entièrement les chapitres relatifs au traitement. Le Professeur Pozzi s'est aussi attaché à formuler plus nettement les indications opératoires et à conseiller tel ou tel procédé dont l'expérience lui a démontré la supériorité. L'anatomie pathologique a également dû être complètement mise à la hauteur de nos connaissances actuelles. Le texte a été sensiblement augmenté; le nombre des figures a été notablement accru.

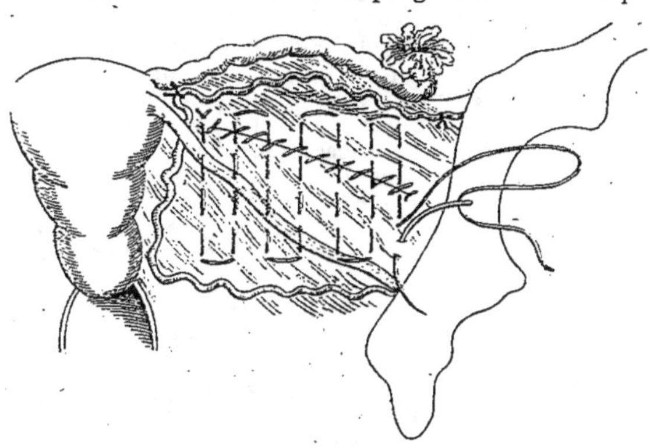

Fig. 634. — Sutures profondes et superficielles du ligament large après l'énucléation du kyste (Ashton).

Vient de paraître :

ÉTUDE SUR LES

Hernies du Gros Intestin

par G. LARDENNOIS et J. OKINCKZYC

Prosecteurs à la Faculté de Médecine de Paris

1 vol. gr. in-8° de 152 pages avec 56 fig. dans le texte, broché . . . . . **2 fr. 50**

DIVERS

ACHARD. — **Nouveaux Procédés d'Exploration.** — Leçons professées à la Faculté de Médecine de Paris par CH. ACHARD, agrégé, recueillies et rédigées par P. SAINTON et M. LŒPER. *Deuxième édition*, 1 vol. grand in-8°, avec figures. . **8** fr.

ALBARRAN et IMBERT. — **Les Tumeurs du Rein**, par MM. J. ALBARRAN, professeur à la Faculté de Paris, et L. IMBERT, agrégé à la Faculté de Montpellier. 1 vol. grand in-8°, avec 106 figures . . . . **20** fr.

— **Exploration des Fonctions rénales** : *Étude médico-chirurgicale*, par J. ALBARRAN. 1 vol. gr. in-8°, avec 143 figures et tracés en couleurs. . . . . **12** fr.

ARSONVAL (D'), GARIEL, CHAUVEAU, MAREY. — **Traité de Physique biologique**, publié sous la direction de MM. D'ARSONVAL, GARIEL, CHAUVEAU, MAREY. Secrétaire de la rédaction : **G. WEISS**, agrégé à la Faculté de Paris.

> TOME I. — *Mécanique, Actions moléculaires, Chaleur.* 1 vol. in-8° de 1150 pages, avec 591 fig. . . . . **25** fr.
>
> TOME II. — *Radiations, Optique.* 1 vol. in-8° de 1160 pages, avec 665 figures et 3 planches hors-texte en noir et en couleurs. . . . . **25** fr.
>
> TOME III. — *Électricité, Acoustique* (*Sous presse*).
>
> Les tomes I et II sont vendus **25** fr. chacun. On souscrit à l'ouvrage complet au prix de **70** fr. — Ce prix restera tel jusqu'à la publication du tome III.

BROCA. — **Leçons cliniques de Chirurgie infantile**, par A. BROCA, chirurgien de l'hôpital Tenon (Enfants-Malades), professeur agrégé.

> 2e SÉRIE. 1 vol. in-8° broché, avec 99 figures . . . . **10** fr.

— **Précis de Chirurgie cérébrale**, par AUG. BROCA. 1 vol. avec figures . . . **6** fr.

CALMETTE. — **L'Ankylostomiase**, *maladie sociale (anémie des mineurs)*, par A. CALMETTE, directeur de l'Institut Pasteur de Lille, et M. BRETON, avec un *Appendice*, par E. FUSTER. 1 vol. in-8°, avec figures dans le texte. . . . . **5** fr.

— **Recherches sur l'épuration biologique et chimique des Eaux d'égout**, par A. CALMETTE, avec la collaboration de MM. E. ROLANTS, E. BOULLANGER, F. CONSTANT, L. MASSOL, de l'Institut Pasteur de Lille, et de M. le professeur A. BUISINE, de la Faculté des Sciences de Lille.

> TOME I. — (*Épuisé*).
>
> TOME II. — (*Épuisé*).
>
> TOME III. — 1 vol. gr. in-8°, avec 50 figures . . . . **8** fr.
>
> TOME IV. — 1 vol. gr. in-8°, avec 18 figures, 12 graphiques et 5 planches hors texte. . . . . **8** fr.
>
> TOME V. — 1 vol. gr. in-8°, avec figures et graphiques et 5 planches hors texte **6** fr.
>
> (1er *Supplément*) **Analyse des Eaux d'Égout**, par E. ROLANTS, chef de laboratoire à l'Institut Pasteur de Lille. 1 vol. gr. in-8°, avec 31 figures. . . . . **4** fr.

CHANTEMESSE et PODWYSSOTZKY. — **Processus généraux** (*Pathologie générale expérimentale*), par les Drs CHANTEMESSE, professeur à la Faculté de Paris, et PODWYSSOTZKY, professeur à l'Université d'Odessa.

> TOME I. — 1 vol. gr. in-8° avec 162 figures en noir et en couleurs. . . . . **22** fr.
>
> TOME II. — 1 vol. gr. in-8°, avec 94 figures en noir et en couleurs . . . . **22** fr.

DUVAL. — **Précis d'Histologie**, par M. MATHIAS DUVAL, professeur à la Faculté de Paris. *Deuxième édition.* 1 vol. gr. in-8°, avec 427 figures dans le texte. . . . **18** fr.

FOURNIER (Edmond). — **Recherche et diagnostic de l'Hérédo-Syphilis tardive**, par le Dr EDMOND FOURNIER, ex-chef de clinique de la Faculté. 1 volume grand in-8°, de 412 pages, avec 108 figures et une planche. . . . . **12** fr.

GAUTIER (A.). — **Cours de Chimie minérale et organique**, par ARMAND GAUTIER, membre de l'Institut, professeur à la Faculté de Paris. 2 vol. grand in-8° avec figures.

> I. *Chimie minérale.* 2e *édition.* 1 vol. grand in-8°, avec 244 fig. dans le texte. **16** fr.
>
> II. *Chimie organique. Troisième édition*, mise au courant des travaux les plus récents, avec la collaboration de MARCEL DELÉPINE, professeur agrégé à l'École supérieure de pharmacie, 1 vol. gr. in-8°, avec figures . . . . **18** fr.

— **Leçons de Chimie biologique normale et pathologique.** *Deuxième édition*, publiée avec la collaboration de M. ARTHUS, 1 vol. in-8°, avec 110 figures. **18** fr.

— **L'Alimentation et les Régimes chez l'homme sain ou malade.** *Troisième édition, revue et corrigée*, 1 vol. in-8° de VIII-756 pages, avec figures . . . . **12** fr.

DIVERS

HAYEM. — Leçons sur les maladies du sang, par Georges Hayem, professeur, médecin des hôpitaux, recueillies par MM. E. Parmentier et R. Bensaude, 1 vol. in-8°, avec 4 planches. . . . . **15** fr.

— **Les Évolutions pathologiques de la digestion stomacale**, par le professeur G. Hayem. 1 vol. in-12 avec figures, cartonné toile . . . . **5** fr.

HENNEQUIN et LŒWY. — Les Fractures des Os longs (Leur traitement pratique), par les docteurs J. Hennequin, membre de la Société de Chirurgie, et Robert Lœwy, 1 vol. in-8°, avec 215 figures . . . . **16** fr.

KIRMISSON. — Leçons cliniques sur les maladies de l'appareil locomoteur (*os, articulations, muscles*), par le Dr Kirmisson, professeur à la Faculté de Médecine, chirurgien des hôpitaux. 1 vol. in-8°, avec figures. . . . . **10** fr.

— **Traité des Maladies chirurgicales d'origine congénitale**, par le Pr Kirmisson. 1 vol. in-8°, avec 311 fig. et 2 planches en couleurs. . . . . **15** fr.

— **Les Difformités acquises de l'Appareil locomoteur pendant l'enfance et l'adolescence**, par le Pr Kirmisson. 1 vol. in-8°, avec 430 figures . . . . . **15** fr.

LANDOUZY et LABBÉ. — Planches murales destinées à l'Enseignement de l'Hématologie et de la Cytologie, publiées sous la direction de L. Landouzy, professeur à la Faculté de Paris, et Marcel Labbé, chef de laboratoire à la clinique de l'hôpital Laënnec. 15 planches tirées sur papier toile très fort et munies d'œillets, avec texte explicatif rédigé en français, allemand, anglais . . . . **60** fr.

LANNELONGUE. — Leçons de clinique chirurgicale, par O. Lannelongue, professeur à la Faculté de Paris. 1 vol. gr. in-8°, avec 10 fig. et 2 planches. **12** fr.

PASTEUR (Institut). — Collection de planches murales destinées à l'enseignement de la Bactériologie, publiée par l'Institut Pasteur de Paris. 65 planches du format 80×62 centimètres, tirées sur papier toile très fort et munies d'œillets, avec texte explicatif rédigé en français, allemand, anglais. Prix de la collection. **250** fr. Chaque planche séparément, **4** fr. Le texte explicatif, **3** fr.

PROUST (R.). — La Prostatectomie dans l'hypertrophie de la prostate: *prostatectomie périnéale et prostatectomie transvésicale*, par R. Proust, agrégé à la Faculté de Paris, chirurgien des hôpitaux. 1 vol. grand in-8°, avec 100 figures. . . . **10** fr.

RECLUS. — L'Anesthésie localisée par la cocaïne, par le Dr Paul Reclus, professeur à la Faculté de Paris. 1 vol. petit in-8°, avec 59 figures dans le texte. **4** fr.

ROGER. — Les Maladies infectieuses, par G.-H. Roger, professeur à la Faculté de Paris, 1 vol. in-8° de 1520 pages, publié en 2 fasc., avec figures. . . . . **28** fr.

TRAITÉ DE PATHOLOGIE GÉNÉRALE, publié par Ch. Bouchard, membre de l'Institut, professeur à la Faculté de Paris. Secrétaire de la Rédaction : G.-H. Roger, professeur à la Faculté de Médecine de Paris, médecin des hôpitaux. 6 vol. grand in-8°, avec figures dans le texte. . . . . **126** fr.

Chaque volume est vendu séparément :

Tome I. — 1 vol. in-8° de 1018 pages, avec figures : **18** fr.

Tome II. — 1 vol. in-8° de 940 pages, avec figures: **18** fr.

Tome III. — 1 vol. in-8° de 1400 pages, avec figures, publié en deux fasc. : **28** fr.

Tome IV. — 1 vol. in-8° de 719 pages, avec figures : **16** fr.

Tome V. — 1 vol. in-8° de 1180 pages, avec nombreuses figures : **28** fr.

Tome VI. — 1 vol. in-8° de 935 pages : **18** fr.

WEISS. — Leçons d'Ophtalmométrie (*Cours de perfectionnement de l'Hôtel-Dieu*), par G. Weiss, professeur agrégé à la Faculté de Médecine. Avec une préface de M. le professeur de Lapersonne. 1 vol. in-8° de VIII-224 pages, avec 149 figures. **5** fr.

WURTZ et BOURGES. — Ce qu'il faut savoir d'Hygiène, par R. Wurtz, professeur agrégé à la Faculté de Médecine de Paris, médecin des hôpitaux, et H. Bourges, ancien chef du Laboratoire d'hygiène de la Faculté de Médecine de Paris. 1 vol. petit in-8°, de VI-333 pages, avec figures dans le texte. . . . . . . **4** fr.

COLLECTIONS

Encyclopédie Scientifique ✢ ✢ ✢ ✢ ✢ ✢
✢ ✢ ✢ ✢ ✢ ✢ ✢ des Aide-Mémoire

Publiée sous la direction de H. LÉAUTÉ, Membre de l'Institut

Au 15 Septembre 1909, 403 VOLUMES publiés

Chaque ouvrage forme un vol. petit in-8°, vendu : Br., **2** fr. **50**. Cart. toile, **3** fr.

DERNIERS VOLUMES MÉDICAUX PUBLIÉS

dans la *SECTION DU BIOLOGISTE*

BAZY. — *Maladies des Voies urinaires, Urètre, Vessie,* par le Dʳ BAZY, 4 vol.
I. *Moyens d'exploration et traitement.* 2ᵉ édition. II. *Séméiologie.* III. *Thérapeutique générale. Médecine opératoire.* IV. *Thérapeutique spéciale.*

BERGÉ. — *Guide de l'Étudiant à l'hôpital,* par A. BERGÉ, interne des hôpitaux. *Deuxième édition.*

BODIN. — *Biologie générale des Bactéries,* par E. BODIN, professeur à Rennes.
— — *Les Bactéries de l'Air, de l'Eau et du Sol,* par E. BODIN.
— — *Les Conditions de l'Infection microbienne et l'Immunité,* par E. BODIN.

BONNIER. — *L'Oreille,* par PIERRE BONNIER. 5 vol.
I. *Anatomie de l'oreille.* II. *Pathogénie et mécanisme.* III. *Physiologie : Les Fonctions.* IV. *Symptomatologie de l'oreille.* V. *Pathologie de l'oreille.*

BORDIER. — *Technique radiothérapique,* par H. BORDIER, professeur agrégé à la Faculté de Médecine de Lyon.

BROCQ ET JACQUET. — *Précis élémentaire de Dermatologie,* par MM. BROCQ et JACQUET, médecins des hôpitaux de Paris. 2ᵉ édition entièrement revue. 5 vol.
I. *Pathologie générale cutanée.* II. *Difformités cutanées, éruptions artificielles, dermatoses parasitaires.* III. *Dermatoses microbiennes et néoplasies.* IV. *Dermatoses inflammatoires.* V. *Dermatoses d'origine nerveuse. Formulaire thérapeutique.*

DEMMLER. — *La Chirurgie du champ de bataille. Méthodes de pansement et interventions d'urgence d'après les enseignements modernes,* par le Dʳ DEMMLER, membre correspondant de la Société de Chirurgie de Paris.

FAISANS. — *Maladies des Organes respiratoires. — Méthodes d'Exploration, Signes physiques,* par le Dʳ LÉON FAISANS, médecin de l'hôpital de la Pitié. *Quatrième édition.*

HÉDON. — *Physiologie normale et pathologique du Pancréas,* par E. HÉDON.

JACQUET. — *Traitement de la Syphilis,* par L. JACQUET, médecin de l'hôpital Saint-Antoine, et M. FERRAND, interne à l'hôpital Broca.

LABBÉ. — *Analyse chimique du Sang,* par H. LABBÉ, chef de Laboratoire à la Faculté de médecine de Paris.

LABIT ET POLIN. — *Le Péril vénérien,* par MM. LABIT et POLIN, médecins principaux de l'armée.

MARIE. — *La Psychologie morbide collective,* par le Dʳ AUGUSTE-ARMAND MARIE, médecin des Asiles de Villejuif, directeur du Laboratoire de Psychologie pathologique à l'École des Hautes-Etudes.

MENETRIER ET AUBERTIN. — *La Leucémie myéloïde,* par P. MENETRIER, professeur agrégé, et CH. AUBERTIN, ancien interne des hôpitaux.

MERKLEN. — *Examen et Séméiotique du Cœur,* par le Dʳ PIERRE MERKLEN, médecin de l'hôpital Laënnec, et J. HEITZ. *Troisième édition.*
I. *Inspection. Palpation. Percussion. Auscultation.* II. *Le Rythme du cœur et ses modifications.*

SERGENT ET BERNARD. — *L'Insuffisance surrénale,* par E. SERGENT, ancien interne, médaille d'or des Hôpitaux, et L. BERNARD, chef de clinique adjoint à la Faculté. *Ouvrage couronné par la Faculté de Médecine de Paris.*

SIMON. — *Les Applications thérapeutiques de l'eau de mer,* par le Dʳ ROBERT-SIMON.

SPINDLER. — *Les amétropies et leur correction par les lunettes,* par HENRI SPINDLER, médecin-major de l'armée.

VINAY. — *La Ménopause,* par CH. VINAY, professeur agrégé à la Faculté de Médecine de Lyon, médecin des hôpitaux.

COLLECTIONS

L'ŒUVRE MÉDICO-CHIRURGICAL
Dr CRITZMAN, directeur.

SUITE DE
MONOGRAPHIES CLINIQUES
SUR LES QUESTIONS NOUVELLES
En Médecine, en Chirurgie et en Biologie

La science médicale réalise journellement des progrès incessants. Les traités de médecine et de chirurgie auront toujours grand'peine à se tenir au courant. C'est pour obvier à ce grave inconvénient que nous avons fondé ce recueil de Monographies, avec le concours des savants et des praticiens les plus autorisés.

Chaque monographie est vendue séparément. . . . . **1 fr. 25**

Il est accepté des abonnements pour une série de 10 Monographies consécutives, au prix à forfait et payable d'avance de **10** francs pour la France et **12** francs pour l'étranger (port compris).

DERNIÈRES MONOGRAPHIES PUBLIÉES (Août 1910).

33. **L'Elongation trophique,** par le Dr A. CHIPAULT, de Paris.
34. **Les Consultations de nourrissons,** par Ch. MAYGRIER, agrégé.
35. **Le Rhumatisme tuberculeux,** par le professeur A. PONCET et M. MAILLAND.
36. **La Médication phosphorée,** par le professeur GILBERT et le Dr POSTERNAK.
37. **Pathogénie et traitement des névroses intestinales,** *en particulier de la « Colite » ou entéro-névrose muco-membraneuse,* par le Dr GASTON LYON.
38. **De l'Enucléation des fibromes utérins,** par Th. TUFFIER, professeur agrégé.
39. **Le Rôle du Sel en Pathologie,** par Ch. ACHARD, professeur agrégé.
40. **Le Rôle du Sel en Thérapeutique,** par Ch. ACHARD.
41. **Traitement de la Syphilis,** par le professeur GAUCHER.
42. **Tics,** par le Dr HENRY MEIGE.
43. **Diagnostic de la Tuberculose par les nouveaux procédés de laboratoire,** par le Dr NATTAN-LARRIER, chef de clinique de la Faculté de Paris.
44. **Traitement de l'hypertrophie prostatique par la prostatectomie,** par R. PROUST, professeur agrégé à la Faculté de Paris.
45. **De la Lactosurie,** par M. CH. PORCHER, professeur à l'Ecole vétérinaire de Lyon.
46. **Les Gastro-entérites des nourrissons.** *Etude clinique,* par A. LESAGE, médecin de l'Hôpital des Enfants.
47. **Le Traitement des gastro-entérites des nourrissons et du choléra infantile,** par A. LESAGE.
48. **Les Ions et les médications ioniques,** par S. LEDUC.
49. **Physiologie de l'acide urique,** par P. FAUVEL, docteur ès sciences.
50. **Le Diagnostic fonctionnel du cœur,** par W. JANOWSKI, professeur agrégé à l'Académie médicale de St-Pétersbourg.
51. **Les Arriérés scolaires,** par R. CRUCHET, agrégé à la Faculté de Bordeaux.
52. **Artério-sclérose et Athéromasie,** par le Pr TEISSIER, professeur à l'Université de Lyon.
53. **Les Sulfo-éthers urinaires,** par H. LABBÉ, chef de laboratoire et G. VITRY, chef de clinique à la Faculté de Paris.
54. **Les Injections mercurielles intra-musculaires dans le traitement de la Syphilis,** par le Dr A. LEVY-BING.
55. **Anticorps antigènes et Méthode de déviation du Complément** (*Le Mécanisme de l'Immunité*) par le Dr P.-F. ARMAND-DELILLE (3e tirage).
56. **L'Anaphylaxie et les réactions anaphylactiques** (*Maladie du sérum, cuti et ophtalmo-réaction à la tuberculine*), par le Dr P.-F. ARMAND-DELILLE (2e tirage).
57. **Les Sutures vasculaires,** par L. IMBERT, professeur et J. FIOLLE, chef de clinique à l'Ecole de Médecine de Marseille.
58. **L'Hérédité normale et pathologique,** par CH. DEBIERRE, professeur d'anatomie à l'Université de Lille.
59. **Traitement chirurgical de la tuberculose pulmonaire.** (*Pneumectomie. — Pneumotomie. — Collapsthérapie. — Méthode de Freund*), par les Drs TUFFIER, professeur agrégé à la Faculté de Médecine de Paris et J. MARTIN, chef de clinique chirurgicale à la Faculté de Montpellier.
60. **La Rachicentèse,** par MM. P. RAVAUT, médecin des hôpitaux de Paris, GASTINEL et VELTER, internes des hôpitaux de Paris.
61. **Les Métaux colloïdaux électriques en thérapeutique,** par MM. L. BOUSQUET et H. ROGER, chefs de clinique à la Faculté de Montpellier.

LA PRESSE MÉDICALE

JOURNAL BI-HEBDOMADAIRE
Paraissant le Mercredi et le Samedi

Par numéros de 16 pages, grand format, avec de nombreuses figures noires

Direction scientifique :

F. DE LAPERSONNE
Professeur
de Clinique ophtalmologique
à l'Hôtel-Dieu.

E. BONNAIRE
Professeur agrégé,
Accouch. de l'Hôp. Lariboisière.

J.-L. FAURE
Professeur agrégé,
Chirurgien de l'Hôpital Cochin.

L. LANDOUZY
Doyen de la Faculté de Médecine.
Professeur de Clinique médicale.
Membre de l'Acad. de Médecine.

M. LETULLE
Professeur agrégé,
Médecin de l'Hôpital Boucicaut.
Membre de l'Acad. de Médecine.

H. ROGER
Professeur de Pathologie expérimentale à la Faculté de Paris.
Méd. de l'Hôpital de la Charité.

M. LERMOYEZ
Médecin
de l'Hôpital Saint-Antoine.

F. JAYLE
Ex-chef de Clin.gyn. à l'Hôp.Broca
Secrétaire de la Direction.

Rédaction :

P. DESFOSSES, J. DUMONT, SECRÉTAIRES DE LA RÉDACTION

ABONNEMENTS :

Paris et Départements. . . . . 10 fr. | Union postale. . . . . 15 fr.

Les Abonnements partent du commencement de chaque mois.

Le Numéro : Paris, 10 centimes. Départements et Étranger, 15 centimes.

BULLETIN DE L'ACADÉMIE DE MÉDECINE

PUBLIÉ PAR MM.

S. JACCOUD, Secrétaire perpétuel, et **G. WEISS**, Secrétaire annuel.

Abonnement annuel: PARIS, SEINE ET SEINE-ET-OISE, 15 fr.; AUTRES DÉPARTEMENTS, 18 fr.
UNION POSTALE, **20** fr. — LE NUMÉRO, **50** CENTIMES.

Comptes rendus hebdomadaires des Séances
DE LA SOCIÉTÉ DE BIOLOGIE

Abonnement annuel: PARIS ET DÉPARTEMENTS . . . **25** fr. — ÉTRANGER . . . **28** fr.
LE NUMÉRO, **1** fr.

Bulletins et Mémoires
DE LA SOCIÉTÉ DE CHIRURGIE DE PARIS

Publiés chaque semaine par les soins des Secrétaires de la Société.
Abonnement annuel: PARIS, SEINE ET SEINE-ET-OISE, **18** fr., AUTRES DÉPARTEMENTS, **20** fr.
UNION POSTALE, **22** fr. — LE NUMÉRO, **60** CENTIMES.

Bulletins et Mémoires de la Société Médicale
DES HOPITAUX DE PARIS

Abonnement annuel : PARIS, **25** fr. — DÉPARTEMENTS, **26** fr. — UNION POSTALE, **28** fr.
LE NUMÉRO, **1** FRANC.

JOURNAL
DE
CHIRURGIE

REVUE CRITIQUE PUBLIÉE TOUS LES MOIS

PAR MM.

B. CUNÉO — A. GOSSET — P. LECÈNE — CH. LENORMANT
R. PROUST

Professeurs agrégés à la Faculté de Médecine de Paris, Chirurgiens des Hôpitaux.

AVEC LA COLLABORATION DE MM.

AMEUILLE — BAROZZI — BASSET — A. BAUMGARTNER — BENDER — CAPETTE — CARAVEN
M. CHÉVASSU — CHEVRIER — CHIFOLIAU — CLUNET — COTTE — DE JONG — DENIKER
DESFOSSES — DESMAREST — DUJARIER — FREDET — GRISEL — GUIBÉ — GUYOT
P. HALLOPEAU — IMBERT — JEANBRAU — KÜSS — LABEY — LANGLOIS — LARDENNOIS
GEORGES LAURENS — LERICHE — LÉTIENNE — P. LUTAUD — MASCARENHAS — P. MATHIEU
MAYER — MERCADÉ — MICHEL — MOCQUOT — MOUCHET — MUNCH — OKINCZYC
PAPIN — PICOT — SAUVÉ — SENCERT — WIART

SECRÉTAIRE GÉNÉRAL

J. DUMONT

Le **JOURNAL DE CHIRURGIE** paraît le 15 de chaque mois, à partir du 15 avril 1908.

Il a pour but de tenir le chirurgien au courant des plus récents et des plus intéressants travaux de chirurgie parus dans le monde entier.

Chaque numéro contient régulièrement :

Les *Sommaires des principaux Périodiques chirurgicaux*, spéciaux et de médecine générale ;

Les *Sommaires des Comptes rendus des Congrès et Sociétés de Chirurgie*, ainsi que des principaux Congrès et Sociétés mixtes de Médecine et de Chirurgie ;

L'Index des *Thèses* et des *Livres de Chirurgie* les plus importants ;

Des *Analyses* très complètes — souvent illustrées — des principaux articles, communications, ouvrages énumérés dans le Sommaire ;

Des *Informations* de nature à intéresser le chirurgien.

En outre chaque numéro contient une *Revue générale* sur une question nouvelle de pathologie ou de thérapeutique chirurgicales.

PRIX DE L'ABONNEMENT ANNUEL :

PARIS : **40** fr. — DÉPARTEMENTS : **42** fr. — ÉTRANGER : **44** fr. — LE NUMÉRO : **4** fr.

REVUE GÉNÉRALE
D'HISTOLOGIE

Comprenant l'exposé successif des principales questions d'Anatomie générale, de Structure, de Cytologie, d'Histogenèse, d'Histophysiologie et de Technique histologique

PUBLIÉE PAR LES SOINS DE

J. RENAUT
Professeur d'Anatomie générale
à la Faculté de Médecine de Lyon,
Membre associé de l'Académie de Médecine.

CL. REGAUD
Professeur agrégé
Chef des travaux pratiques d'Histologie
à la Faculté de Médecine de Lyon.

AVEC LA COLLABORATION DE SAVANTS FRANÇAIS ET ÉTRANGERS

La *REVUE GÉNÉRALE D'HISTOLOGIE* paraît sans périodicité rigoureuse, par fascicules autant que possible monographiques.

Un nombre de fascicules successifs, variables suivant l'importance de chacun d'eux, mais formant un total d'environ 800 pages, avec de nombreuses figures, constitue un volume. Il paraît un volume par année, en moyenne. L'abonnement est de **35** francs par volume. Chaque fascicule est vendu séparément.

67010. — Imprimerie LAHURE, 9, rue de Fleurus, Paris.